現代語訳

脈論口訣

—原文・注釈・解説付き

著：曲直瀬道三
訳・校注：篠原孝市

医道の日本社
Ido･No･Nippon･Sha

はしがき

本書は、日本の天和三年（一六八三）に刊行された『新鐫増補脈論口訣』五巻を現代語訳し、それに訳注と解説を附したものである。

中国医学の診察法といえば、『難経』六十一難に端を発し、明代に確立した四診（望聞問切）がすぐに想起されるが、それはあくまでも体系化された後世のことであって、中国で古来から重要視されてきたのは、症状と脈状に基づく病態の解釈学（病証と脈証）である。そのなかでも脈診は、常に特別の位置を与えられてきた。そのことは、司馬遷の『史記』扁鵲倉公列伝を一読するだけで明らかであろう。

診断学の最初の隆盛は漢代であって、その成果は三国時代の王叔和が著したとされる『脈経』に集大成された。『脈経』は、漢代を中心とする診断学の水準の高さを示すものであるとともに、その後の脈診の基礎となったという二重の意味で重要である。そこに集約された脈診の内容は、その後、六朝から隋唐時代においてさまざまに変奏されたが、それが空前の発展を遂げたのは、宋元時代以降のことである。その折りに影響をあたえた典拠医書は、一方では『脈経』とそれを承けた『備急千金要方』『千金翼方』であり、他方では新しい脈法の体系の礎石となった『難経』と『王叔和脈訣』である。その内容を一口で言えば、宋以降の脈状の体系である七表八裏九道（『王叔和脈訣』）と浮沈遅数の四脈（『難経』）であり、左右寸関尺診（『脈経』）と二種の人迎気口診（『脈経』あるいは『霊枢』）である。この二つの脈状、三つの脈法が援用されて臨床に大きな意味を持ってくるのは、宋代以降、とりわけ南宋金元明医学が隆盛してからのことである。脈診と病証は、南宋以降の医学、つまり陳言の『三因極一病証方論』で展開された内因、外因、不内外因の三因論と、李東垣や朱丹溪による李朱医学のための主要な診察法として、決定的な発展を遂げたのである。

日本の古代の医学は、隋唐医学の影響下にあったが、病証はまだ未成熟であり、脈診は診察の手段とはなっていなかった。中世になって、ようやく脈診を取り上げる気運が出て来たが、なお定着するには至らなかった。脈診が本格的に問題とされ、臨床上の重要な診察手段となるのは、初代曲直瀬道三が登場して察証弁治の医学を主張してからである。すなわちわが国の脈診は、中世の終わり頃に、金元李朱医学とともにもたらされたもので、初代道三は、その創始者であり、大成者であった。

初代道三の没後、凡そ百年ほどの間、初代道三の脈診についての小著である『診脈口伝集』や『脈訳簡略』の刊行はあったものの、臨床に関わる総合的な脈診の専門書が刊行されたことは一度もない。

江戸前期の終わり頃になってようやく、本書『脈論口訣』が登場する。本書は初代道三の医書や脈書からの引用を基本にしつつ、初代道三が参照することできなかったと考えられる明代後期の主要な医書からの引用によって補ったものである。しかも全五巻のうち、前半三巻で脈法のあらゆる問題を取り扱うとともに、後半二巻においては婦人、小児、六脈部位、経脈流注、灸穴、薬物、医療の心得、養生などの幅広い分野について、その要点を述べている。初代道三以降、江戸前期の末に至る日本脈学は、本書でその頂点に達したといってよい。そして、このような総合的な脈書は、その後、近世の終わりに至るまで現れることはなかったのである。

江戸中期以降、日本医学の様相は次第に変化していき、初代道三の追求した金元李朱医学のわが国への定着の努力は退けられ、方証相対の古医方へと大きく舵をきった。診察法は病態の見方に規定される。陰陽五行説を基礎とする蔵府経脈や風寒暑湿に基づく病態の構造化は否定され、採用された主な切診も、中国由来の脈診ではなく、日本由来の腹診であった。こうした風潮のなかでも、脈診に関する書物はなお、僅かながら著されたり、刊行されたりはした。しかし、もはや昔日の面影を取り戻すことはできなかった。

わが国において脈診に再び関心が集まったのは、一九三〇年代以降の伝統鍼灸の復興、とりわけ経絡治療家が、経脈を捉える方法として脈診に着目したことに始まる。のちに「六部定位脈診」と命名された経脈把握のための脈診は、江戸期の古医方の証概念に似た〈経脈の虚実〉という診断の枠組みをもたらした。ただし、六部定位脈診だけでは、経脈の虚実証の根底にある様々な病態を十分につかむことはできないと考えた経絡治療家たちは、六部定位脈診による選経選穴を、親試実験に基づいて更に細密化することと並行して、日中韓の古医書に基づく病態把握の研究に着手した。その成果の一つは、本間祥白の『鍼灸病証学』である。もう一つは岡部素道の論文「臨床時に於ける脈診と経絡の関係に就て」「経絡治療に於ける切診による補瀉に就て」で、これらの論文において岡部は『脈論口訣』を援用して、脈状と補瀉の程度の決定について述べ、脈状の手技の面における臨床応用の可能性を示唆した。以上のことは全て戦前の数年間に行われたことである。

戦後、経絡治療がわが国の臨床に定着したあとも、『脈論口訣』は経絡治療家たちによって変わりなく読まれ続けた。影印本もコピーも無かった時代、繰り返し重刊された油印本の存在がそれを証する。ちなみに、このように『脈論口訣』が繰り返し読まれた要因については、岡部とならぶもう一人の経絡治療の創始者・井上恵理による強い推奨があったためと、筆者は考えている。

『脈論口訣』のわが国の鍼灸臨床に対する最大の影響は、一九七〇年代に現れた。井上雅文による『脈状診の研究』がそれである。井上は戦前からの父・井上恵理、師・本間祥白の問題意識を受け継ぎ、経脈の虚実証の背景にある病態把握のための方法を求めて、試行錯誤を繰り返したのち、『脈論口訣』に見られる「道三の脈書」(『診脈口伝集』)に引かれた陳言の人迎気口診に着目し、わが国において初めて、病因、病機、予後などをつかむための系統的な脈状診を創成した。『脈論口訣』に書かれている内容が、複雑な手続きを踏んで、経絡治療の臨床に繰り込まれていった経緯、ひいては古典というものがどのように臨床化されるかということに関心のあるむきには、『脈状診の研究』を読むことをおすすめする。

このように、『脈論口訣』は近代における脈診復興に大きな役割を果たし、現在なおこれを学ぼうとする者は少なくない。ただし、本書は漢字カタカナ混じりの和文で書かれているにもかかわらず、しばしば江戸時代の俗語を交えたその文章は決して読みやすいものではない。特に本書を難解なものとしているのは、文章の典拠となっている医書や脈書が、初代道三の著書だけにとどまらず、中国の一六〇〇年代前半頃までの膨大な範囲にわたっており、内容をより正確に理解しようとすれば、必ず典拠となっている原文にあたらなくてはならないという事情である。さらに付け加えれば、前にも述べたように、本書は金元李朱医学における脈学の発展と、初代道三とその後継者たちによる受容という複雑な事情を背景に書かれているため、読解のためには一定程度、背景に対する知識を必要とするということがある。

以上のような事情から、本訳注では、原文の影印とできる限り平易な訳文によって、全般の理解ができるように務めるとともに、訳注や解説によってさらに踏み込んだ理解ができるようにした。病証用語や薬物、医学理論について、一層詳しい注解や説明があればよいかもしれないが、それは本訳注の範囲を超えるものであり、紙数の関係でも断念せざるを得なかった。本書を読むことを通じて、典拠となっている初代道三の医学の世界、ひいては広大な中国医書や脈書に触れるとともに、日本の現行の脈診にも関心をもっていただければ幸いである。

本訳注本執筆のきっかけとなったのは、二〇一八年八月十日の経絡治療夏期大学でのこと、『脈論口訣』についての講義を終えた直後、医道の日本社の山口智史編集長が筆者のもとに来られて、訳注本執筆の要請をされたことによる。実際にとりかかってみると、訳注の作業は予想を越えて難航し、結局、完成までに十四ヶ月あまりを要することとなったが、その間、山口編集長はなかなかできあがらない原稿を辛抱強く待ってくれた。本訳注本を完成させることができたのは、ひとえに山口編集長の熱意と激励の賜物である。ここに記して深く感謝の意を表したい。

二〇一九年十月十四日

篠原孝市

凡例

一、底本には国立公文書館内閣文庫所蔵本（一九五函一七八号）を使用し、同版本である京都大学図書館富士川文庫と早稲田大学図書館所蔵本（Ｗｅｂ画像）、後印本である一九八二年経絡治療学会影印本と自家蔵本、ならびに古典鍼灸医術叢書油印本を適宜参照した。

二、和訳に際しては、読みやすさを考慮し、原本に使用されている科疏その他の体例には必ずしも従わなかった。細字双行注や傍注は（）内に示し、さらに文章の理解の助けになるように、必要に応じて［］を附して文字を補った。

三、原文の同字や異体字は、概ね通用の字に統一した（裡→裏、臓→蔵、腑→府など）。

四、原文に散見する誤字や誤読については、典拠などを参照して訂正し、その旨を注記した。また原文の振り仮名に明かな誤読が見られる場合には、同様にこれを改めた。

五、訳注では、言葉の解釈と典拠の明示に主眼を置いた。

六、解説は、脈法を述べた主要部分である巻之一と巻之二を中心に、言葉の解釈や個々の条文の典拠を越えて、特別に説明を加えるべき必要が有ると思われる場合に附した。

七、目次については、原本の目次を援用した。

八、本書の成立や著者、内容や版本については、巻末の解説を参照されたい。

【目次】

はしがき……iii
凡例……vi
序論……1
目録……7
第一巻……25
第二巻……75
第三巻……137
第四巻……215
第五巻……271
解説……340

序論

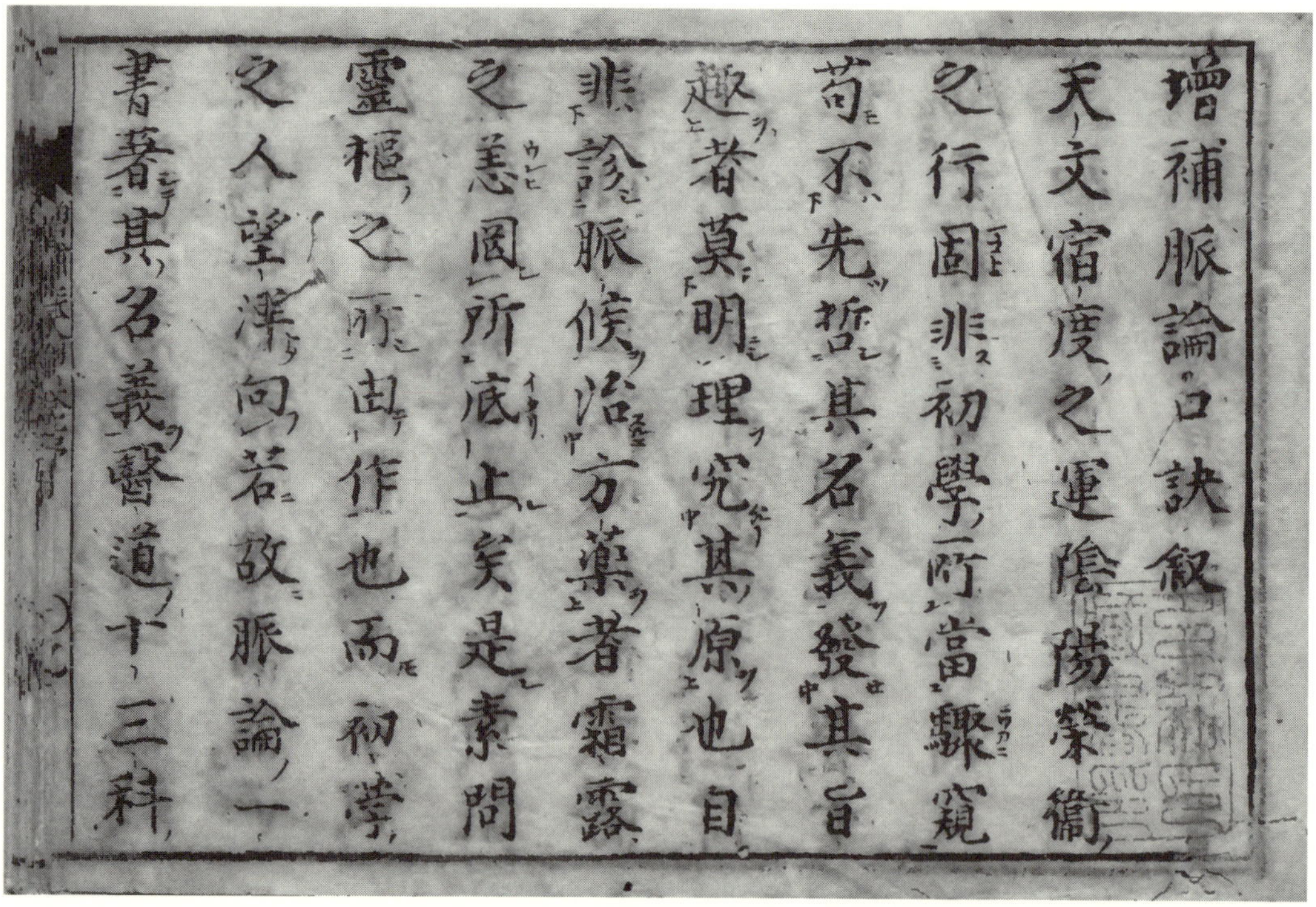
增補脈論口訣叙
天文宿度之運陰陽榮衛
之行固非初學所當驟窺
苟不先哲其名義發其旨
趣者莫明理究其原也自
非診脈候治方藥者霜露
之恙固所底止矣是素問
靈樞之所由作也而初學
之人望洋向若故脈論一
書著其名義醫道十三科

増補脈論口訣叙

【訓読】

天文宿度の運、陰陽栄衛の行①、固《もと》より②初学の驟《にわ》かに窺《うかが》うべきところに非ず。苟《いやしく》も先ず其の名義を哲《し》り③、其の旨趣《ししゅ》を発せざれば④、理を明かし、其の原を究むること莫し。自ら脈候を診し、方薬《ほうやく》を治《じ》するに非ざれば⑤、霜露《そうろ》の恙《うれい》、底《いた》り止まるところ罔《な》し⑥。是れ『素問』『霊枢』の由《よ》って作るところなり。而《しか》れども初学の人、望洋《ぼうよう》として若《じゃく》に向かう⑦。故に脈論の一書、その名義を著《あらわ》して、医道十三科の診法⑧、悉く一病一脈を断《ことわ》って⑨、標本を彰《あきら》かにす。病者の千変万態にして、治法尤《もっと》も層見畳出《そうけんじょうしゅつ》す⑩。孟子の曰く、「事は近きに在りて、必ずしも遠求を求めず」と⑪。斯《こ》の書を以て万里を行くと雖も、必ずしも他の書を挟まず⑫。医人の本分の事のみ⑬。亟《すみや》かに伝えずんばある可からず。梓《し》に鏤《ろう》して闔境《こうきょう》の医をして少しく助けせしむと云爾《しかいう》⑭。旹《とき》⑮、天和《てんな》三昭陽大淵献《しょうようたいえんけん》⑯、花洛書林玉池斎書《しる》す⑰。

【和訳】

増補脈論口訣叙

天の二十八宿や人の陰陽栄衛の運行というものは、いうまでもなく初学者がすぐに察知できるようなものではない。もし先ず以て言葉の意味やその趣旨を明らかに知ることがなければ、原理は究明されない。［医学

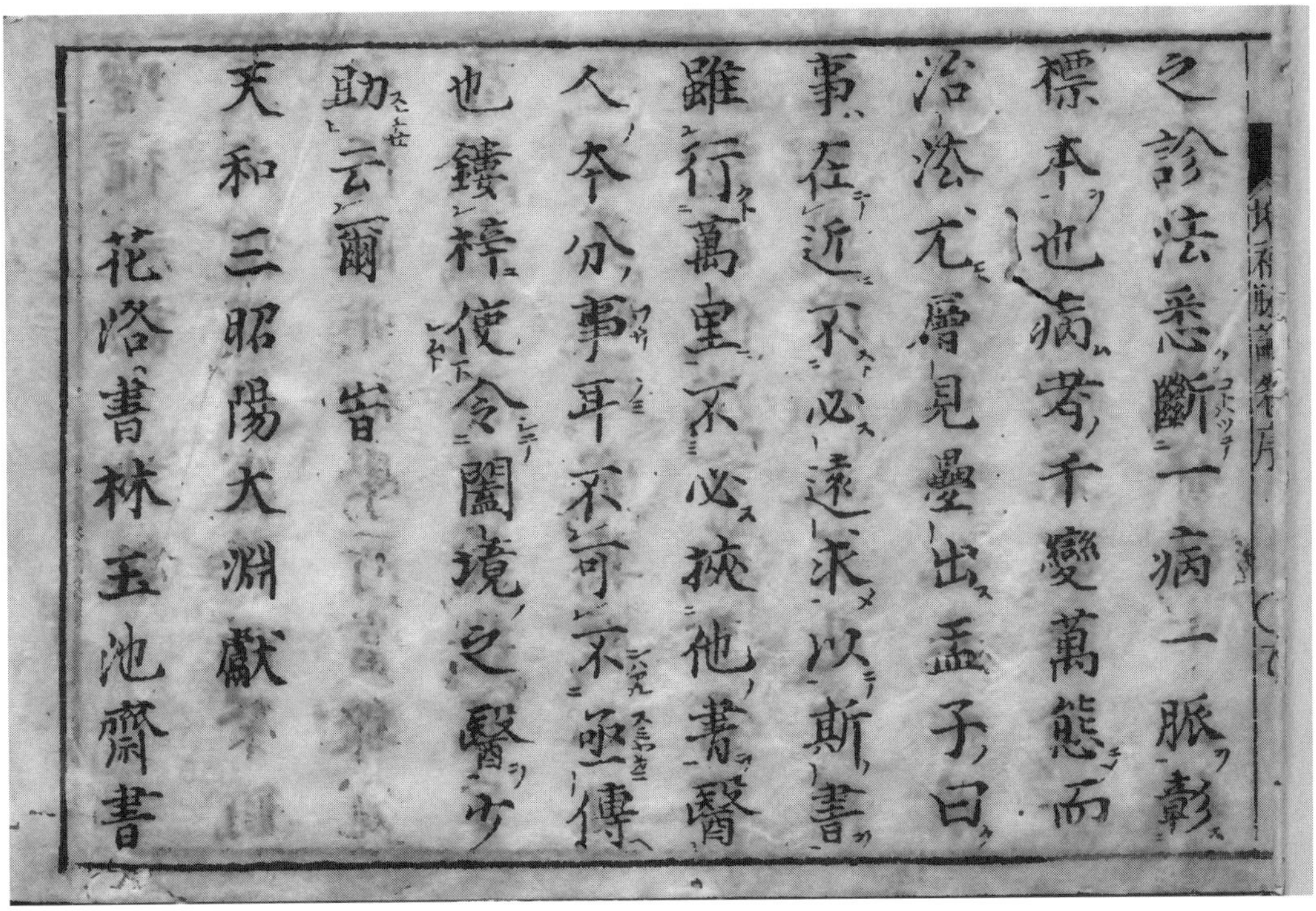

之診法悉斷一病一脈彰
標本也病若千變萬態而
治法亦層見疊出孟子曰
事在近不必遠求以斯書
雖行萬里不必挾他書醫
人本分事耳不可不亟傳
也鏤梓使令闔境之醫少
助云爾 皆
天和三昭陽大淵獻
花洛書林玉池齋書

においても同様で、」自分で脈を診《み》て、調剤が正されることがなければ、病が止むことはない。これが『素問』『霊枢』の作られた由縁である。しかしながら、初学者は『素問』『霊枢』を前に、その偉大さに呆然として歎息するだけである。そこで脈を論じたこの一書によって、言葉の意味を述べ、医学の十三の科目についての診察法について、全て病証と脈状の対応関係を定め、事の本末を明らかにした。病人の症状が変化窮まりのないように、治法というものも重なり合うように次々と現れてくるものである。しかし、『孟子』離婁《りろう》上に「なすべき事というものは近くにあるもので、必ずしも遠くに探し求める必要はない」とあるように、本書があればどこに行こうとも、必ずしも他の医書は必要としない。本書の内容は、医師の本分というべきものであり、速やかに伝えないわけにはいかない。印刷刊行して国中の医師の一助とするものである。時に天和三年（一六八三）癸亥《みずのとい》、京都の書肆である玉池斎、これをしるす。

① 「天文宿度、陰陽栄衛の運行」の義。「宿度」は星の運行（二十八宿）の度合い。『後漢書』律暦志中に「失㆑天益遠、日月宿度、相㆓覚浸多㆒。（天を失うこと益々遠く、日月宿度、浸浸《ますます》多きことを相覚ゆ）」とある。

② 原書では「固」に「まことに」と仮名をふるが、「もともと」「元来」の意味、「わかりきったことであるが」のニュアンスがある「もとより」に改めた。

③ 「名義」は名前の意味。「哲」は明らかに知るの義。

④ 「旨趣」は趣旨、事のおもむき。「発」は、発明する、明らかにするの義。

⑤ 「方薬」は薬剤を調合すること。「治」は、調える、正すの義。

⑥ 「霜露《そうろ》の恙《うれい》」は「霜露之病」「霜露之疾」と同じ。寒冷のために侵される病、外邪。『漢書』公孫弘伝に「蓋君子善㆑善、及㆓後世㆒若㆑茲行、常在㆓朕躬㆒。君不幸罹㆓

霜露之病一、何恙レ不レ已。（蓋し君子は善を善しとして、後世に及び、茲《こ》の若《ごと》き行《おこな》い、常に朕が躬《みずから》に在り。君、不幸にして霜露《そうろ》の病に罹る、何ぞ已えざることを恙《うれ》う）」、顔師古注に「罹、遭也。恙、憂也。已、止也。言何憂疾不止也。（罹は遭なり。恙は憂なり。已は止なり也。言うこころは、何ぞ疾の止まざることを憂えん）」とある。ここでは病一般を指す。○「底止」は、いたりとどまる、ゆきとどまるの義。『詩経』の毛伝に「底、至也」とある。「罔」は、もと「あみ」の意味であるが、ここでは「なし」の義。「無」「亡」に通ず。

⑦「望洋として若に向かう」は、偉大な存在に接して、己の凡庸を知り、感嘆する様。『荘子』外篇・秋水篇に「河伯始旋二其面目一、望洋向レ若而歎（河伯《かはく》、始《はじ》めて其《そ》の面目《めんもく》を旋《めぐ》らし、望洋《ぼうよう》として若《じゃく》に向《む》かいて歎じて曰く）」とある。河伯《かはく》は黄河の神、若《じゃく》は北海（渤海）の神。ここでは初学者が『素問』『霊枢』に接して、呆然歎息する様。

⑧「十三科」は、中国古代の医学の科目。宋明の間に行われた。明代の十三科とは、大方脈〔現在の内科〕、小方脈〔小児科〕、婦人、瘡瘍、鍼灸、眼科、口歯、咽喉、接骨、傷寒、金鏃、按摩、祝由。隆慶五年（一五七一）にこれを改めて十一科とした。

⑨「断」は「決める」「断定する」の義。

⑩「層見」は「しばしば見える」「たびたび現れる」の義。「畳見」と同義。「層」は、重ねるの意味。○「畳出」は「重なり現れる」様。「層見」と同義。「層見畳出」は、ここでは数多く現れるの意味。

⑪『孟子』離婁《りろう》上「道在レ爾、而求二諸遠一。事在レ易、而求二諸難一（道《みち》は邇《ちか》きに在《あ》り、而《しか》るに諸《これ》を遠《とお》きに求《もと》む。事《こと》は易《やす》きに在《あ》り、而《しか》るにこれを難《かた》きに求《もと》む）」に拠る。「爾」と「邇」は通じ、近いの義。

⑫「挟む」は、所有する、持つの義。

⑬「医人の本分の事のみ」は、『万病回春』に附された舒化《しょか》の序に見える龔廷賢《きょうていけん》の言葉「廷賢竭二生平一卒二父業一、著成二此書一、蓋愚者一得、医人本分事耳。若欲レ広二其伝一、非レ借二金玉一、何以垂二不朽一」（廷賢《ていけん》、生平《せいへい》を竭《つく》し、父業《ふぎょう》を卒《お》え、著《あらわ》して此《こ》の書《しょ》を成《な》す。蓋《けだ》し愚者《ぐしゃ》の一得《いっとく》、医人本分《いじんほんぶん》の事《こと》のみ。若《も》し其《そ》の伝《でん》を広《ひろ》めんと欲《ほっ》せば、金玉《きんぎょく》を藉《し》くに非《あら》ずんば、何《なに》を以《もっ》てか不朽《ふきゅう》に垂《た》れん）に基づくと見られる。

⑭「鏤レ梓」は「鏤版」と同じく、印刷刊行すること。「鏤」は『左伝』の注に「刻也」とある。「梓」は、あづさの木のこと。版木に用いることから、印刷（転じて刊行）のことを「梓行《しこう》」「上《しに》レ梓《のぼす》」と言う。〇「闔境《こうきょう》」は、境（さかいうち、領地）の内を統べることから、「全国」「国中」を意味する。「闔」は門の木製の扉のことであるが、統べるの義がある。〇「云爾《しかいう》」は、上の文章を収める言葉。「うんじ」とも訓ず。

⑮「旹《じ》」は「時」の古字。

⑯「天和三昭陽大淵献」は、「天和三癸亥」の別称、江戸前期末、中期初期の天和三年（一六八三）。「昭陽《しょうよう》」は十干の「癸《キ・みずのと》」の異称。「大淵献《たいえんけん》」は十二支の「亥《ガイ・い》」の異称。

⑰「花洛書林」は京師《けいし》（京都）の書店の意味。「玉池斎」と、本書巻末の奥書に見える書肆梅村弥右衛門《うえむらやえもん》が同一人物か否かについては未詳。

目録

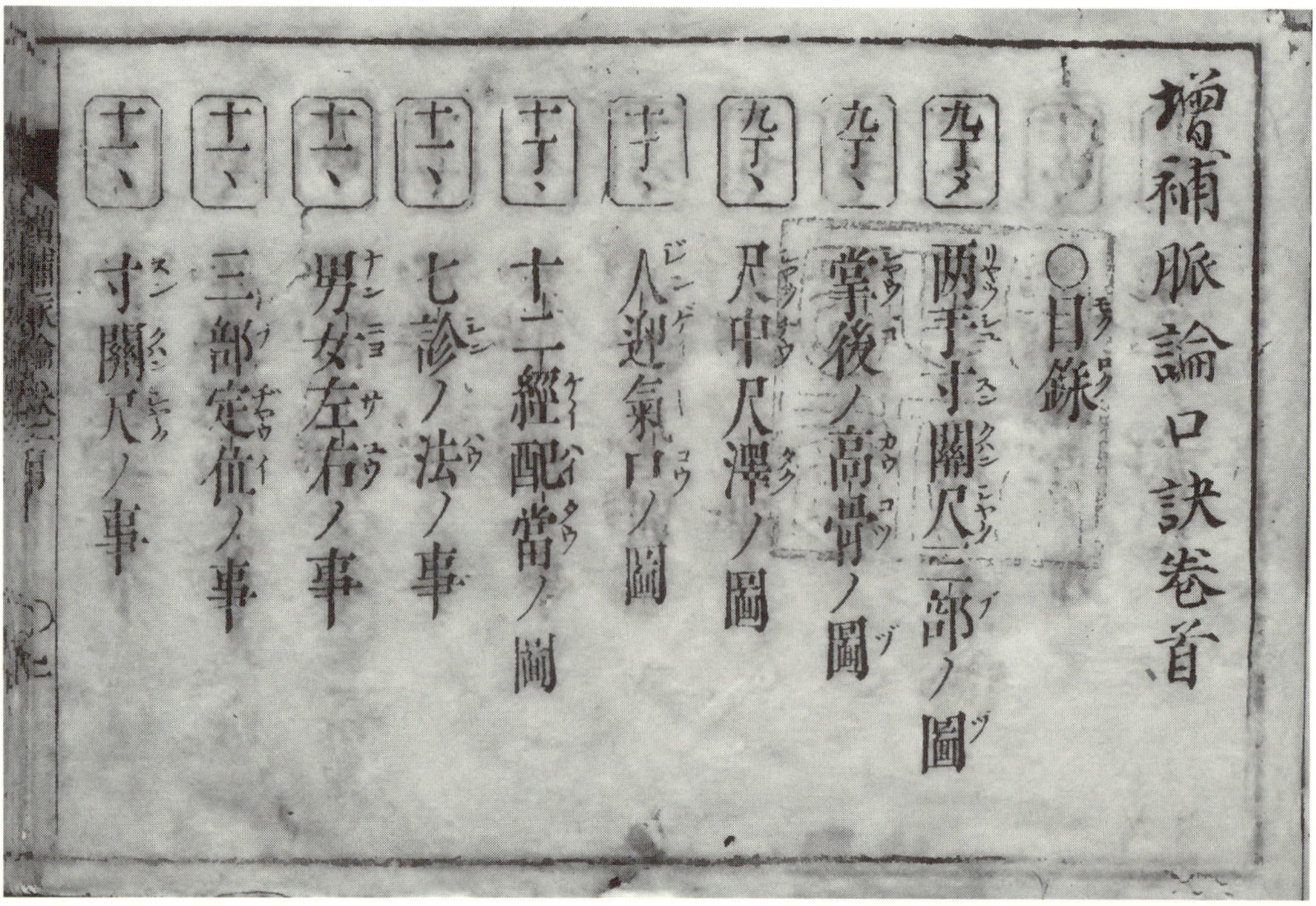
増補脈論口訣巻首

○目録《モクロク》

両手寸関尺三部ノ図
掌後ノ高骨ノ図
尺中尺沢ノ図
人迎気口ノ図
十二経配当ノ図
七診ノ法ノ事
男女左右ノ事
三部定位ノ事
寸関尺ノ事

増補脈論口訣巻首

※〔 〕内はページ数

○目録

両手寸関尺三部の図〔020〕
掌後の高骨の図〔021〕
尺中尺沢の図〔021〕
人迎気口の図〔022〕
十二経配当の図〔023〕

【巻之一目録】〔025〕
七診の法の事〔026〕
男女左右の事*〔027〕
三部定位の事*〔028〕
寸関尺の事〔029〕

*本文では篇題を「男女の左右」に作る。
*本文では篇題を「寸《すん》関《かん》尺《しゃく》定《じょう》位《い》の事」に作る。

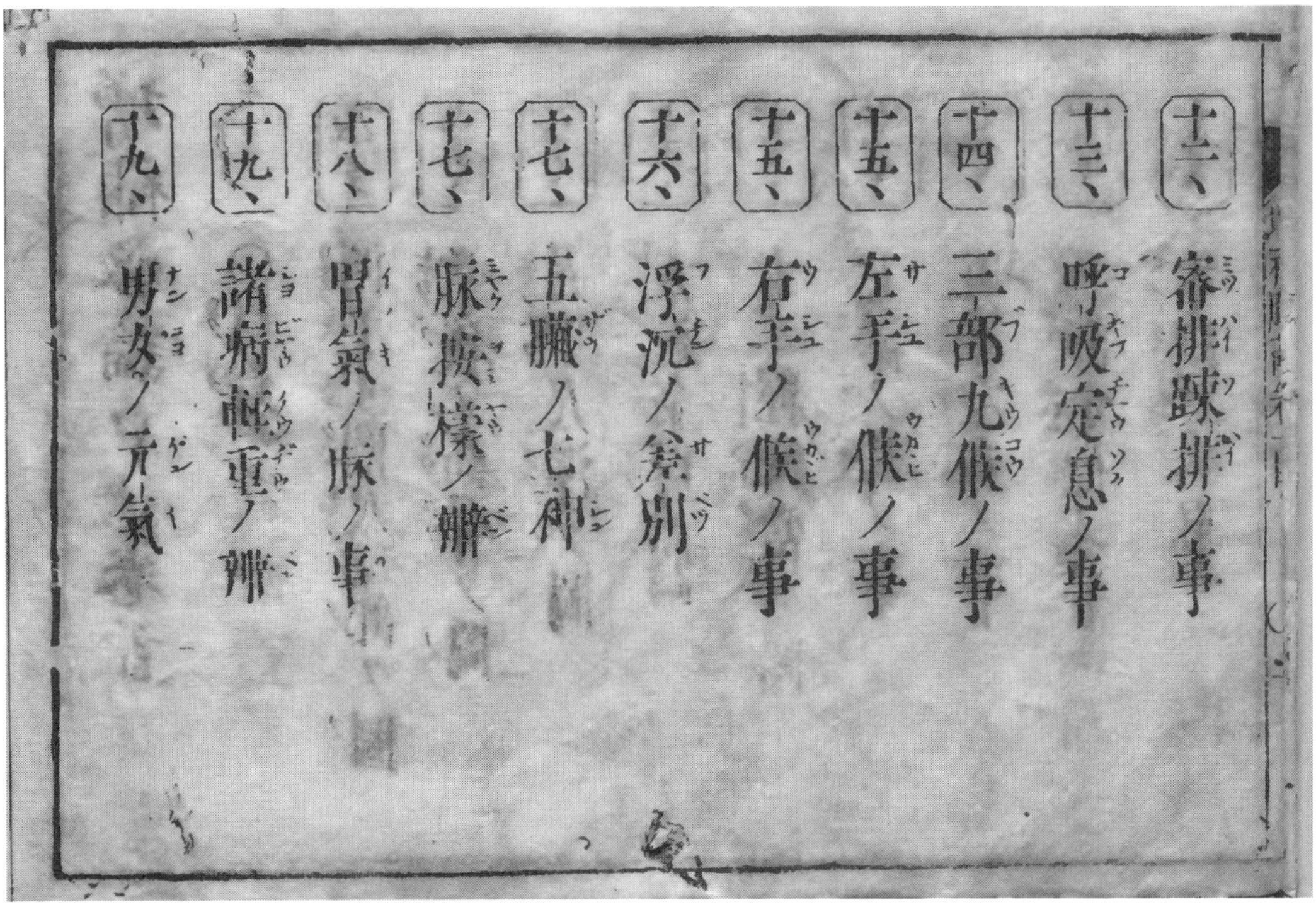
十二、密排踈排ノ事
十三、呼吸定息ノ事
十四、三部九候ノ事
十五、左手ノ候ノ事
十五、右手ノ候ノ事
十六、浮沈ノ差別
十七、五臓ノ七神
十七、脈按様ノ辨
十八、胃氣ノ脈ノ事
十九、諸病軽重ノ辨
十九、男女ノ元氣

密排《みっはい》踈排《そはい》の事［031］　＊本文では篇題を「密排踈排《みっはいそはい》と云う事」に作る。
呼吸定息《じょうそく》の事［032］
三部九候の事［035］
左手の候《うかが》いの事［037］　＊本文では篇題を「左手《さしゅ》の候《うかがい》」に作る。
右手の候《うかが》いの事［038］　＊本文では篇題を「右手《うしゅ》の候《うかがい》」に作る。
浮沈の差別［038］
五蔵の七神［041］
脈按様《おしよう》の事［042］　＊本文では篇題を「脈の按様《おしざま》の事」に作る。
胃の気の脈の事［043］
諸病軽重の弁［045］　＊本文では篇題を「諸病軽重の事」に作る。
男女の元気［046］

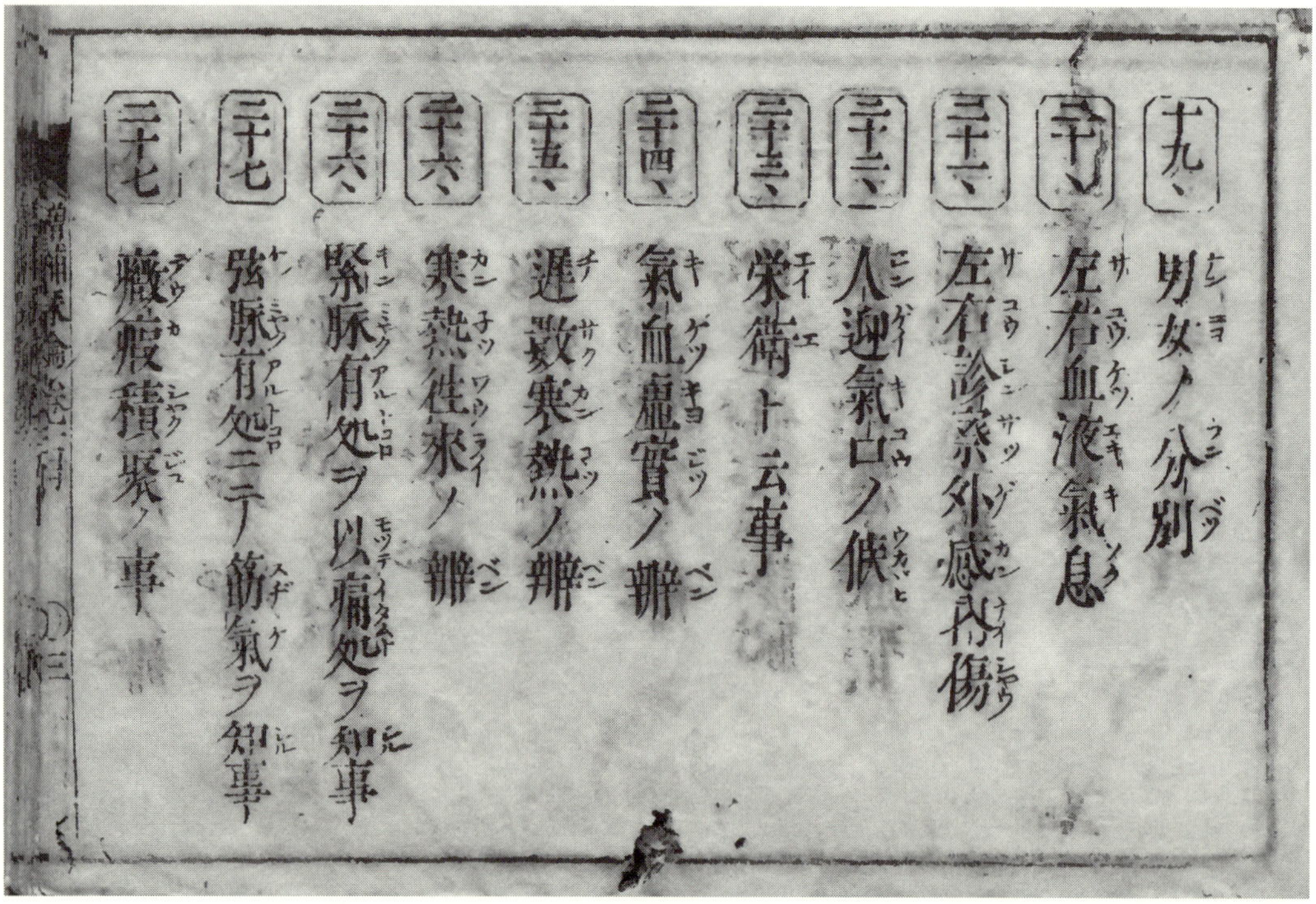
十九、男女《ナンニヨ》ノ分別《フンベツ》
二十、左右《サウ》血液《ケツエキ》氣息《キソク》
二十一、左右《サウ》診察《シンサツ》外感《グワイカン》內傷《ナイシヤウ》
二十二、人迎《ジンゲイ》氣口《キコウ》ノ候《ウカヾヒ》
二十三、栄衛《エイヱ》ト云事
二十四、氣血《キケツ》虛實《キヨジツ》ノ辨《ベン》
二十五、遲數《チサク》寒熱《カンネツ》ノ辨《ベン》
二十六、寒熱《カンネツ》往來《ワウライ》ノ辨《ベン》
二十六、緊脈《キンミヤク》有処《アルトコロ》ヲ以《モツテ》痛処《イタムトコ》ヲ知《シル》事
二十七、弦脈《ゲンミヤク》有処《アルトコロ》ニテ筋氣《スヂケ》ヲ知《シル》事
二十七、癥瘕《チヤウカ》積聚《シヤクジユ》ノ事

男女の分別［046］
左右の血液気息［048］
左右診察外感内傷［049］

＊本文では篇題を「左右の診察、外感内傷」に作る。

人迎気口の候《うかがい》［052］
栄衛と云う事［054］
気血虚実の弁［055］

＊本文では篇題を「気血の虚実を知る事」に作る。

遅数寒熱の弁［057］
寒熱往来の事［058］
緊脈有処《あるところ》を以《もっ》て痛処《いたむところ》を知《し》る事［059］

＊本文では篇題を「緊脈有処にして痛処を知る事」に作る。

弦脈有処《あるところ》にて筋気《すじけ》を知る事［060］

＊本文では篇題を「弦脈の有処にて筋ひきつるの弁」に作る。

癥瘕積聚《ちょうかしゃくじゅう》の事［061］

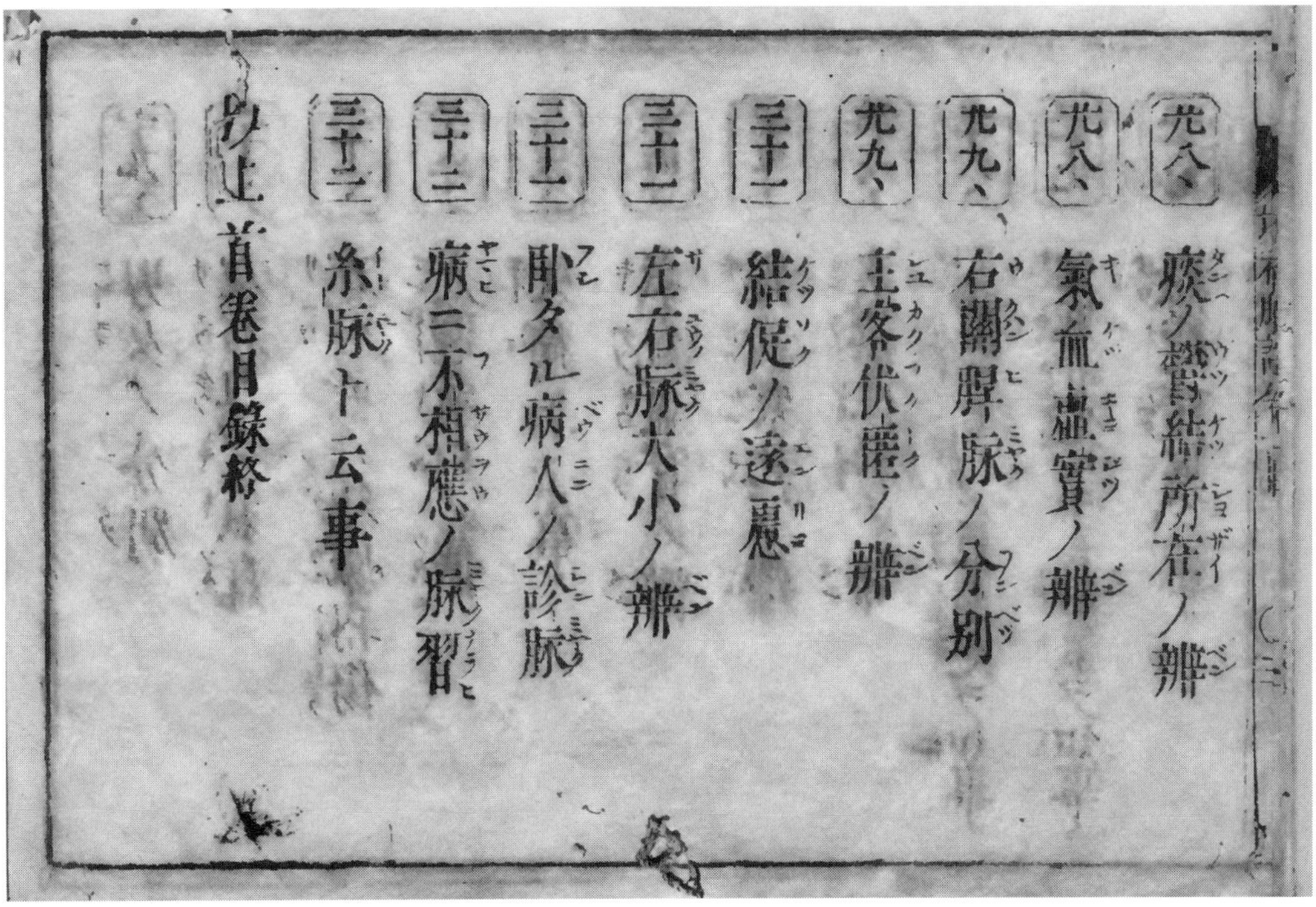

廿八、痰ノ鬱結所在ノ辨
廿八、氣血虚實ノ辨
廿九、右關脾脉ノ分別
廿九、主客伏匿ノ辨
三十一、結促ノ遠慮
三十一、左右脉大小ノ辨
三十一、臥タル病人ノ診脉
三十二、病ニ不相應ノ脉習
三十二、糸脉ト云事
以上首巻目録終

痰の鬱結所在の弁［064］
気血虚実の弁［065］
右関《うかん》脾脈の分別［066］
主客伏匿《しゅかくふくとく》の弁［067］
結促の遠慮［069］
左右の脈大小の弁［070］
臥《ふし》たる病人の診脈《しんみゃく》［071］
病《やまい》に不相応《ふそうおう》の脈の習《なら》い［072］
糸脈《いとみゃく》と云う事［072］
以上首巻目録終

＊本文では篇題を「気血の虚実を知るの弁」に作る。

＊「首巻」は「巻之一」に作るべきである。

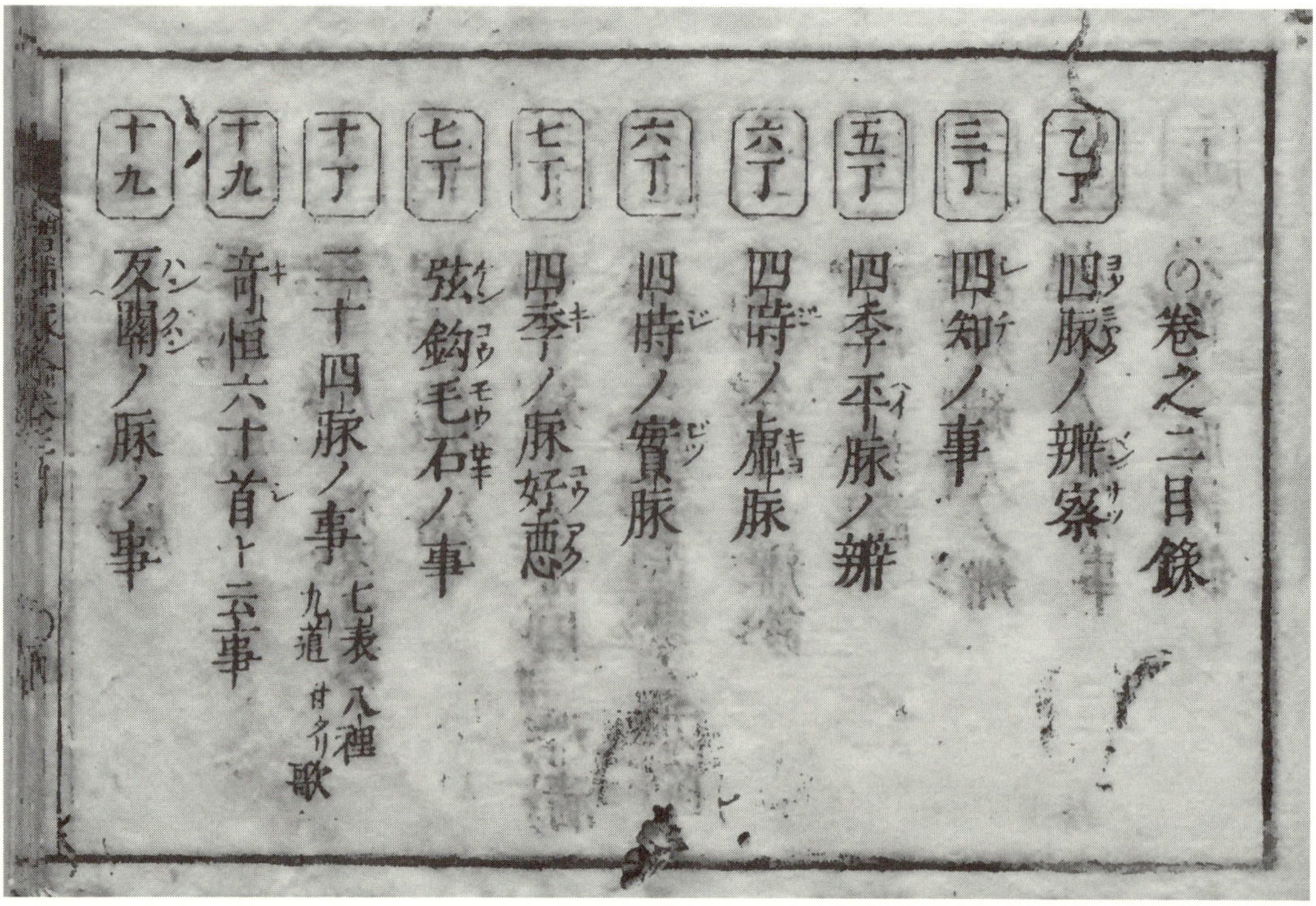
(ノ)巻之二目錄
乙丁 四脉ノ辨察
三丁 四知ノ事
五丁 四季平脉ノ辨
六丁 四時ノ虚脉
六丁 四時ノ實脉
七丁 四季ノ脉好悪
七丁 弦鉤毛石ノ事
十丁 二十四脉ノ事 七表 八裡 九道 付タリ歌
十九 奇恒六十首ト云事
十九 反關ノ脉ノ事

○巻之二目録［075］

四脈《よつみゃく》の弁察［076］
四知《しち》の事［083］
四季平脈の弁［089］
四時の虚脈［091］
四時の実脈［091］
四季の脈好悪《コウアク》［092］

＊本文では篇題を「四季の脈好悪《こうあく》の習《なら》い」に作る。

弦鉤毛石の事［093］
二十四節脈の事［097］
七表 八裏 九道　付けたり歌

＊本文では篇題を「二十四節の脈の次第」に作る。

七表の脈［099］　**八裏の脈**［104］　**九道の論**［112］
奇恒六十首と云事［121］

＊本文では篇題を「奇恒六十首の事」に作る。

反関の脈の事［122］

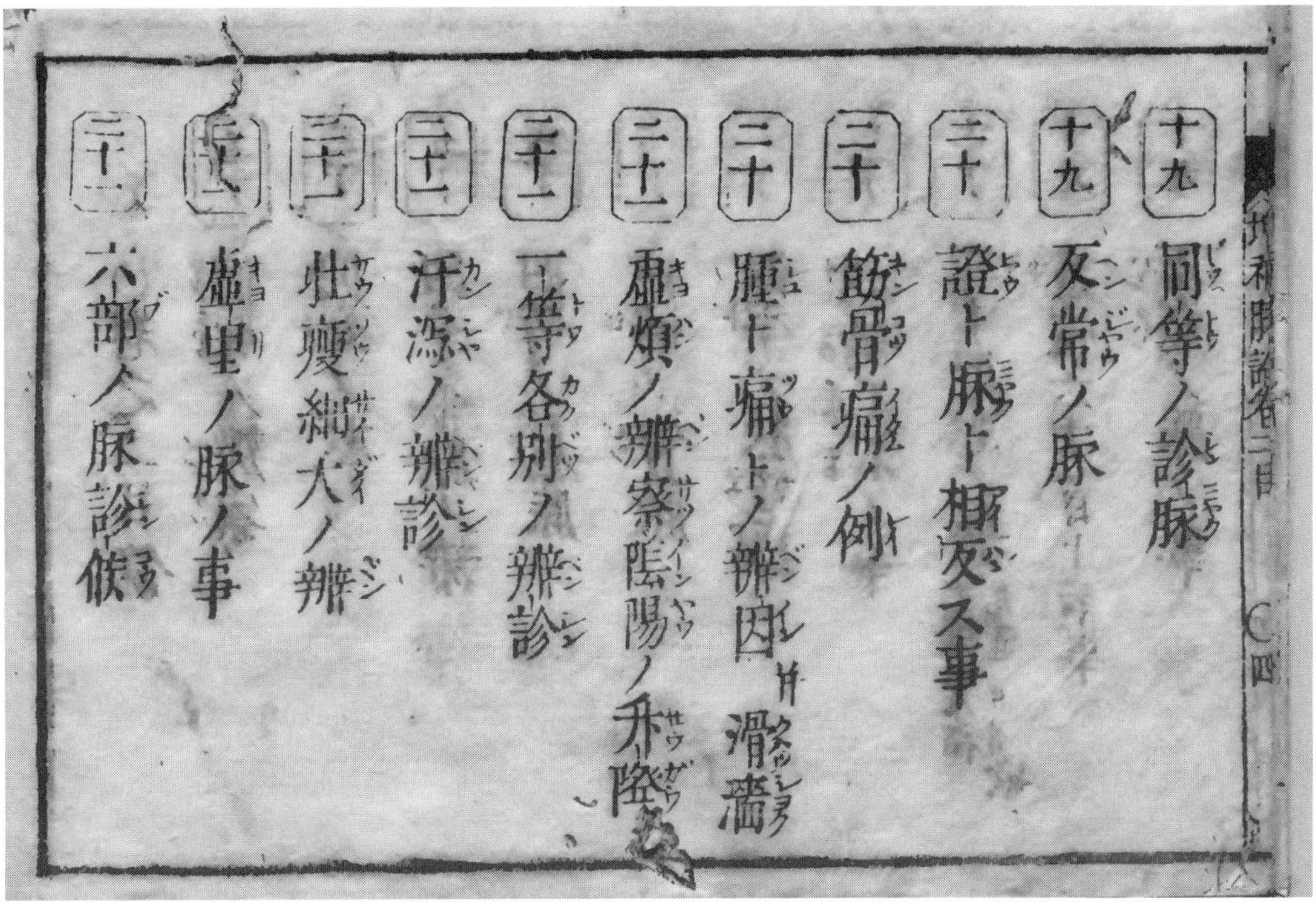
十九 同等ノ診脈
十九 反常ノ脈
二十 證ト脈ト相反ス事
二十 筋骨痛ノ例
二十 腫ト痛トノ辨因 并 滑濇
二十一 虚煩ノ辨察陰陽ノ升降
二十一 一等各別ノ辨診
二十二 汗瀉ノ辨診
二十三 壯痩細大ノ辨
虚里ノ脈ノ事
六部ノ脈診候

同等の診脈〔123〕
反常の脈〔124〕
証と脈と相反《あいはん》す事〔125〕
筋骨痛むの例〔126〕*
腫と痛との弁因　并 滑濇〔127〕*
腫痛の滑濇〔127〕
虚煩の弁察　陰陽の升降〔127〕
一等各別の弁診〔128〕
汗瀉の弁診〔128〕
壮痩細大の弁〔129〕
虚里《きょり》の脈の事〔129〕
六部の脈診候〔130〕

心　肝　腎　肺　脾　命門

＊本文では篇題を「筋骨の痛む例」に作る。
＊本文では篇題を「腫と痛との弁因」に作る。「并 滑濇」三字は無し。

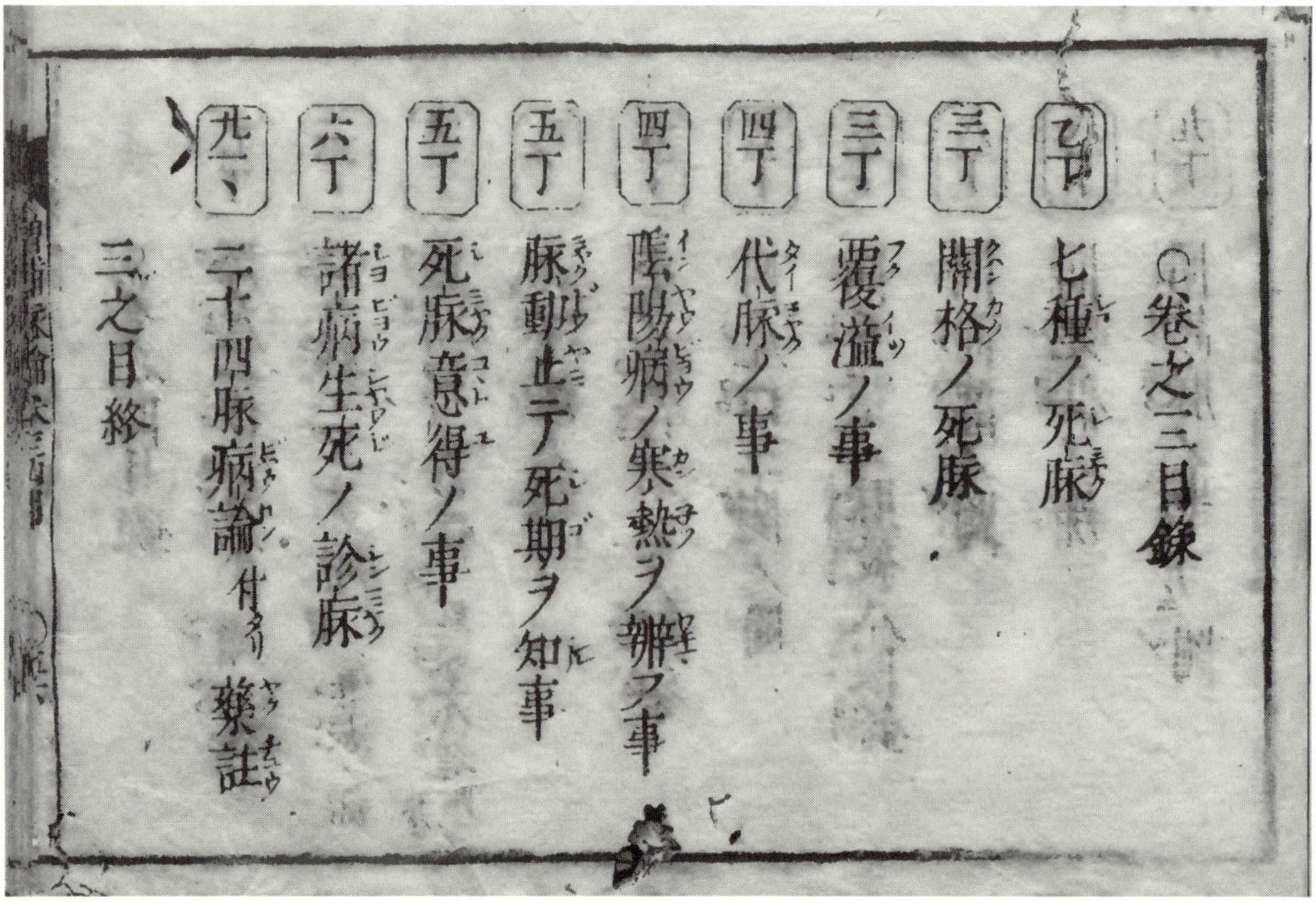
○巻之三目録
七種ノ死脉
関格ノ死脉
覆溢ノ事
代脉ノ事
陰陽病ノ寒熱ヲ辨フ事
脉動止テ死期ヲ知事
死脉意得ノ事
諸病生死ノ診脉
二十四脉病論 付タリ 薬註
三之目終

○巻之三目録［137］

七種の死脈［138］
弾石　雀啄　解索　屋漏　蝦遊　魚翔　釜沸
関格《かんかく》の死脈［146］
覆溢《ふくいつ》の事［147］
代脈《たいみゃく》の事［148］
陰陽病《いんようびょう》の寒熱を弁《わきま》う事［148］
脈動止《やみ》て死期《しご》を知る事［149］
死脈意得《こころえ》の事［151］
諸病生死《ショウジ》の診脈［153］

＊本文では篇題を「諸病生死《ショウジ》の脈」に作る。

中風　傷寒　温病　寒　暑　湿　瘧　痢　霍乱　嘔吐　泄瀉　秘結　咳嗽　痰
喘急　眩暈　五痺　失血　痔　脱肛　上気　汗　頭痛　心痛　腹痛　腰痛　鼻血
脬腫　痞満　翻胃　腸澼　唾血　脚気　内傷　咳逆　黄疸　金創　中毒　淋病
消渇　中悪　赤白濁　水腫　脹満　積聚　自汗　癲狂　癇症　諸気　疝気　脾胃
諸虚　癰疽　労瘵　痛風　火症　遺精　尿濁　鬱症　呃逆《あくぎゃく》　諸虫　斑疹　損傷
眼目　耳病　鼻病　口舌　牙歯　喉痺　癘風

二十四脈病論 付けたり 薬註［195］

＊本文では篇題を「診候の薬註」に作る。

三之目終

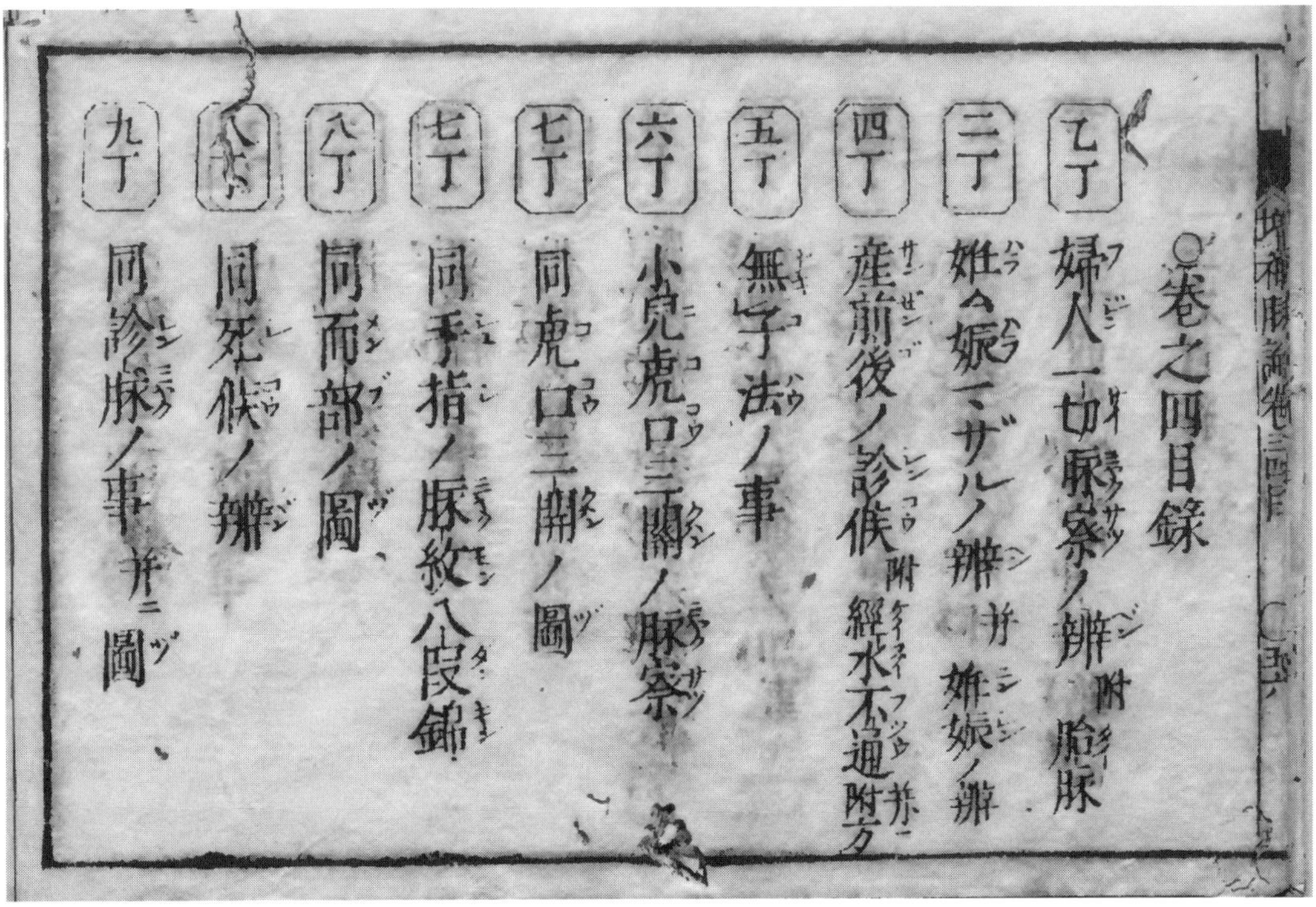

○巻之四目録
乙丁 婦人一切脉察ノ辨 附胎脉
二丁 妊ム娠マザルノ辨 并ニ妊娠ノ辨
四丁 産前後ノ診候 附経水不通并ニ附方
五丁 無子法ノ事
六丁 小児虎口三関ノ脉察
七丁 同虎口三関ノ圖
七丁 同手指ノ脉紋八段錦
八丁 同面部ノ圖
八丁 同死候ノ辨
九丁 同診脉ノ事并ニ圖

○巻之四目録［215］

婦人門

＊目録、本文ともにこの病門名は無いが、以下の「小児門」に合わせて補足した。

婦人一切脈察の弁　附胎脈

＊この一行は本文には未見。

婦人の脈の事［216］

懐胎の脈の事［218］

妊む妊まざるの弁［219］并妊娠の弁

＊「并妊娠の弁」は本文には未見。

妊娠の弁［222］

産前後の診候　附経水不通并に附方［224］

＊本文では篇題を「産前産後の診脈」に作る。

月水不通の事［226］

無子法の事［228］

小児門［230］

＊本文にはこの病門名はあるが、目録では欠けている。

小児虎口三関の脈察［230］

＊本文では篇題を「虎口三関の脈の事」に作る。

同虎口三関の図［232］

＊本文では篇題を「虎口の図」に作る。

同手指の脈紋八段錦《たんきん》［232］

＊本文では篇題を「手指の脈紋八段錦《たんきん》」に作る。誤字「叚」を「段」に正した。

同面部の図［234］

＊本文では篇題を「面部」二字に作る。

同死候の弁［234］

＊本文では篇題を「小児の死候」に作る。

同診脈の事　并に図［236］

＊本文では篇題を「小児診脈の事」に作る。

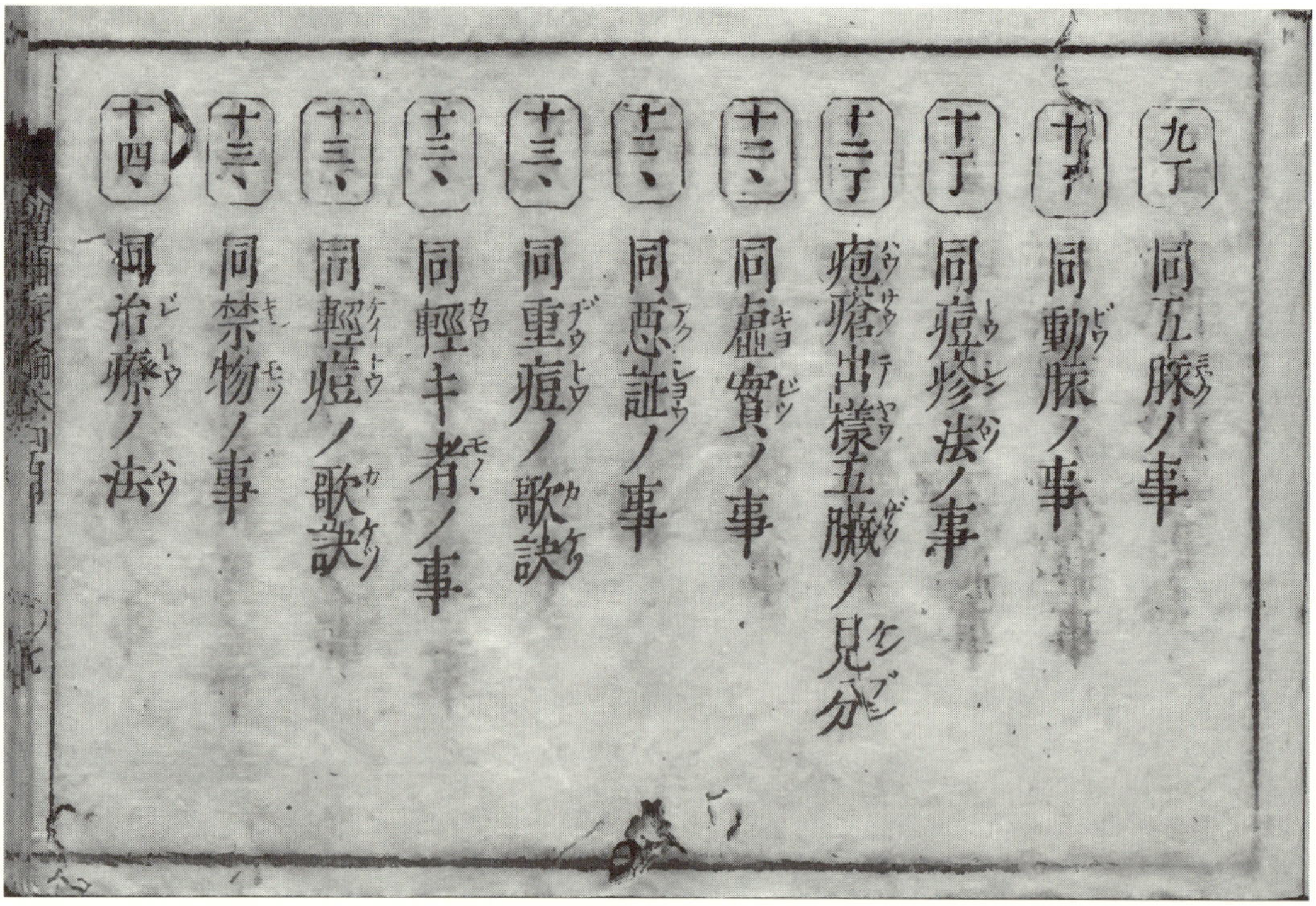
九丁　同五脈《ミャク》ノ事
十丁　同動《ドウ》脈ノ事
十丁　同痘疹《トウシン》法《ハウ》ノ事
十丁　疱瘡《ハウサウ》出様《テヤウ》五臓《ザウ》ノ見分《ケンブン》
十二、同虚實《キョジツ》ノ事
十二、同悪証《アクシヤウ》ノ事
十三、同重痘《ヂウトウ》ノ歌訣《カケツ》
十三、同輕《カロ》キ者《モノ》ノ事
十三、同輕痘《ケイトウ》ノ歌訣《カケツ》
十三、同禁物《キンモツ》ノ事
十四、同治療《ヂレウ》ノ法《ハウ》

同五脈の事［２３８］　＊本文では篇題を「小児五脈の事」に作る。
同動脈の事［２３８］　＊本文では篇題を「小児動脈の事」に作る。
同痘疹法《とうしんほう》の事［２３９］　＊本文では篇題を「痘疹法の事」に作る。
疱瘡出様《ほうそうでよう》五蔵の見分《けんぶん》［２４２］　＊本文では篇題を「疱瘡出よう五蔵の見分《みわけ》よう」に作る。
同虚実の事［２４３］　＊本文では篇題を「虚実の事」に作る。
同悪証の事［２４３］　＊本文では篇題を「悪証の事」に作る。
同重痘の歌訣《かけつ》［２４４］　＊本文では篇題を「重痘の歌」に作る。
同軽《かろ》き者の事［２４４］　＊本文では篇題を「軽き者の事」に作る。
同軽痘《けいとう》の歌訣《かけつ》［２４５］　＊本文では篇題を「軽痘の歌」に作る。
同禁物《きんもつ》の事［２４５］　＊本文では篇題を「禁物《きんもつ》の事」に作る。
同治療の法［２４６］　＊本文では篇題を「治療の法」に作る。

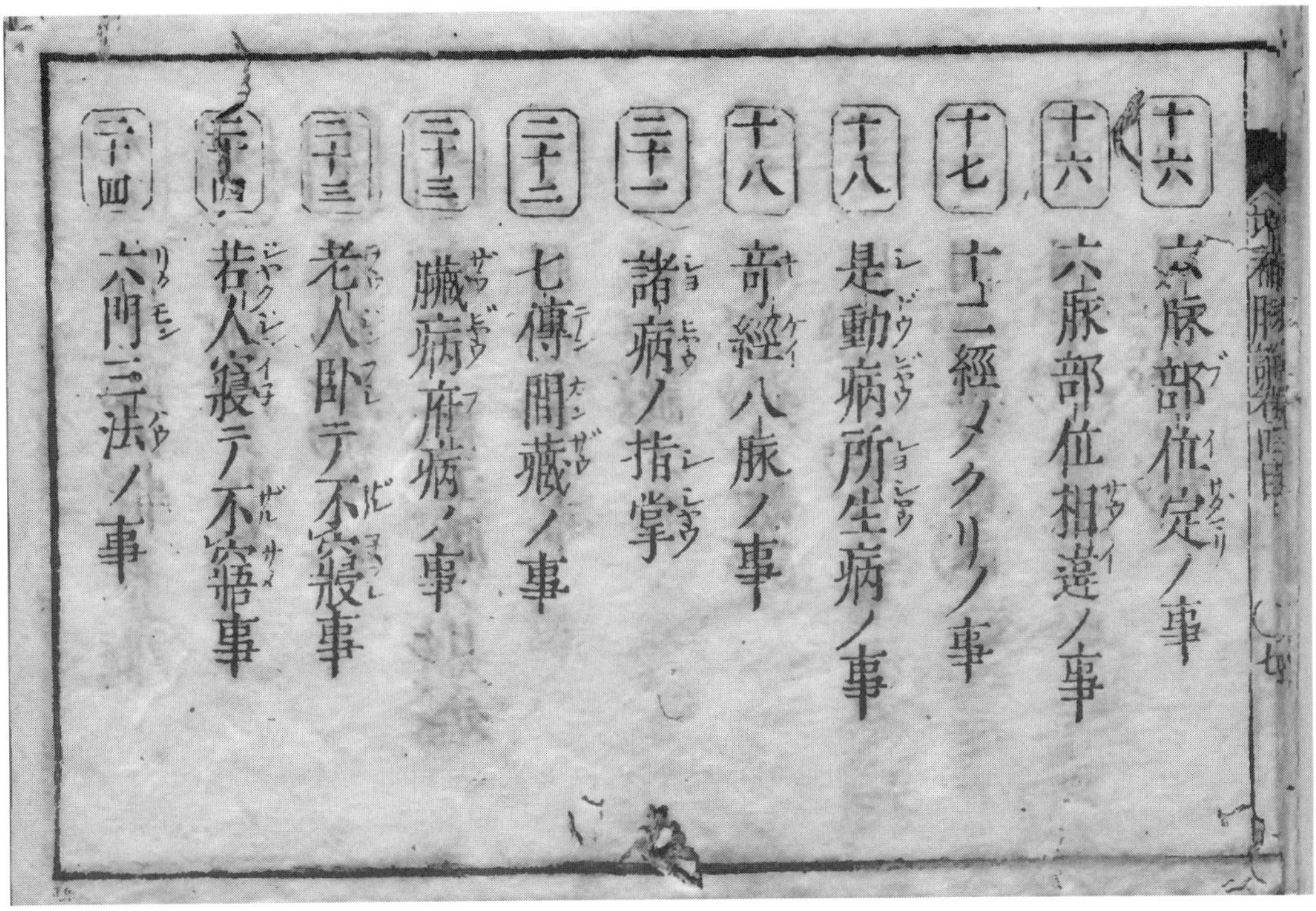
十六 六脈部位定ノ事
十六 六脈部位相違ノ事
十七 十二經メクリノ事
十八 是動病所生病ノ事
十八 奇經八脈ノ事
二十一 諸病ノ指掌
二十二 七傳間藏ノ事
二十三 臟病府病ノ事
二十三 老人臥テ不寐事
二十四 若人寢テ不寤事
二十四 六門三法ノ事

六脈部位定《さだ》まりの事［250］
六脈部位相違の事［250］
十二経めぐりの事［254］
是動病所生病《しどうびょうしょしょうびょう》の事［256］
奇経八脈の事［257］
諸病の指掌《ししょう》［262］
七伝間蔵《しってんかんぞう》の事［265］
蔵病府病の事［266］
老人臥《ろうじんふし》て不寐《ねられざる》事［267］
若人寐《じゃくじんいね》て不寤《さめざる》事［267］
六門三法の事［269］

* 本文では篇題を「六脈部位の事」に作る。

* 本文では篇題を「六脈部位」に作る。

* 本文では篇題を「蔵病府病の事」に作る。

* 本文では篇題を「若き人寐《いね》て不寤《さめざる》事」に作る。

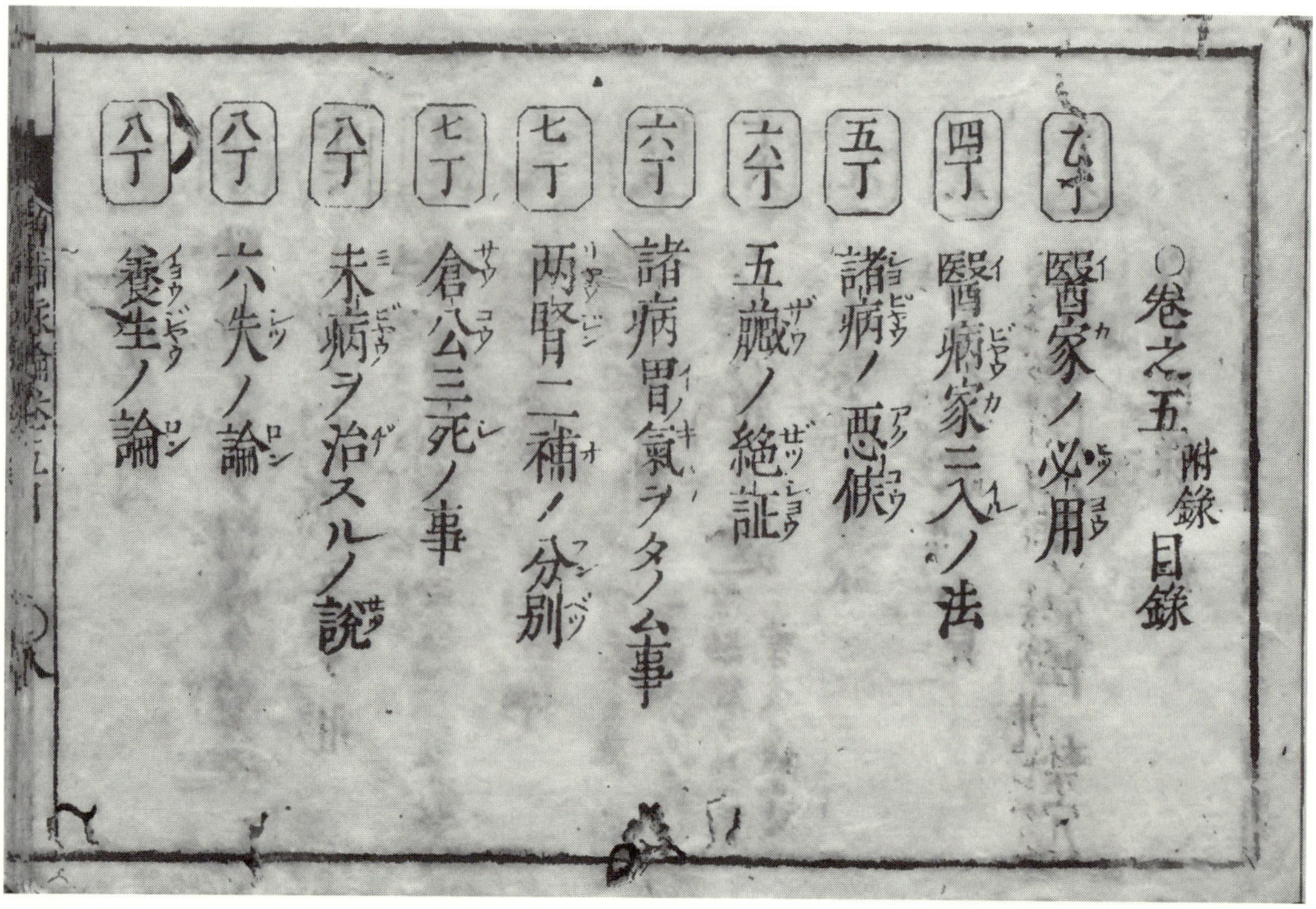

○巻之五附録目録［271］

医家《いか》の必用《ひつよう》［272］
医《い》、病家《びょうか》に入《い》るの法［280］
諸病の悪候［281］
五蔵の絶証［283］
諸病胃の気をたのむ事［285］
両腎二補の分別［285］
倉公《そうこう》三死の事［286］
未病を治するの説［287］
六失《りくしつ》の論［288］
養生の論［289］
五蔵の補瀉［294］
蔵府の火《ひ》を瀉するの薬種《やくしゅ》［296］
十剤の事　附けたり 五味の用［296］
五味の用［298］

*本文では篇題を「医者病家に出入の法」に作る。
*本文では篇題を「五蔵の絶症」に作る。
*本文では篇題を「倉公三死の説」に作る。
*本文では篇題を「五蔵の補瀉」に作る。
*本文では篇題を「蔵府の火《ひ》を瀉する薬種」に作る。
*本文では篇題を「十剤の事」に作る。

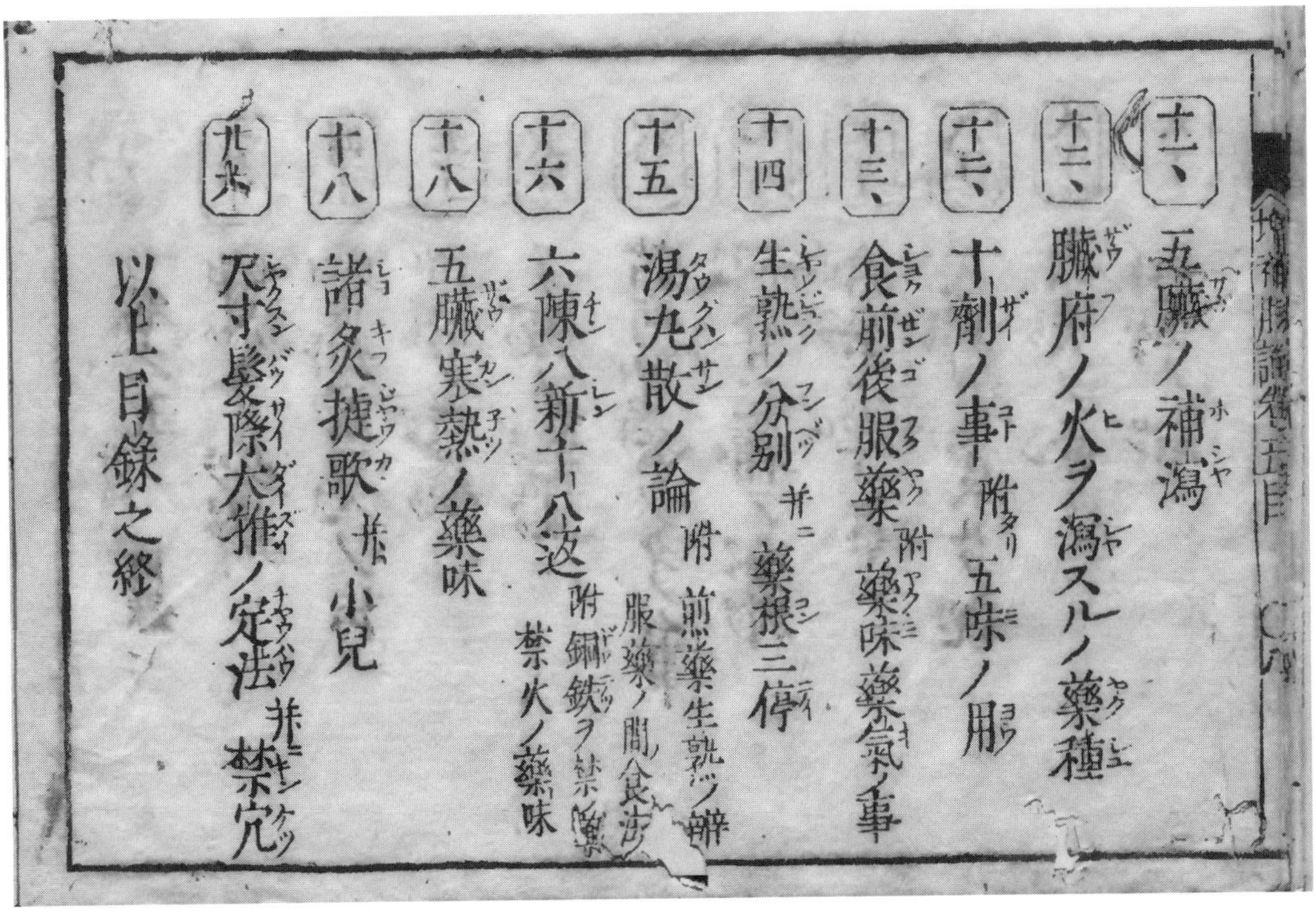

食前後服薬　附 薬味薬気の事［298］

＊本文では篇題を「食前後服薬の分別」に作る。

薬気薬味の分別［299］

生熟《しょうじゅく》の分別　并 薬根三停［300］

＊本文では篇題を「生熟《しょうじゅく》の分別」に作る。

薬根《ね》三停《てい》の分別［301］

湯丸散《とうがんさん》の論　附 煎薬生熟の弁 服薬の間の食法［301］

＊本文では篇題を「湯丸《とうがん》散《さん》の論」に作る。

煎薬生熟の分別［304］

服薬の間の食法［305］

六陳、八新、十八反《へん》　附 銅鉄を禁の薬 禁火の薬味

＊本文にこの篇題無し。

六陳［306］

八新［306］

十八反《へん》［306］

銅鉄《どうてつ》を禁《いましむ》るの薬《くすり》［307］　**禁火《きんか》の薬味**［308］

五蔵寒熱の薬味［308］

諸灸捷歌　并 小児［309］

＊本文では篇題を「諸灸捷哥」に作る。

小児諸灸捷哥《しょうか》［333］

尺寸髪際大椎の定法　并 禁穴［335］

＊本文にこの篇題無し。

尺寸を定る法［335］　**髪際を定る法**［336］

大椎を定る法［336］　**禁灸の穴図**［337］

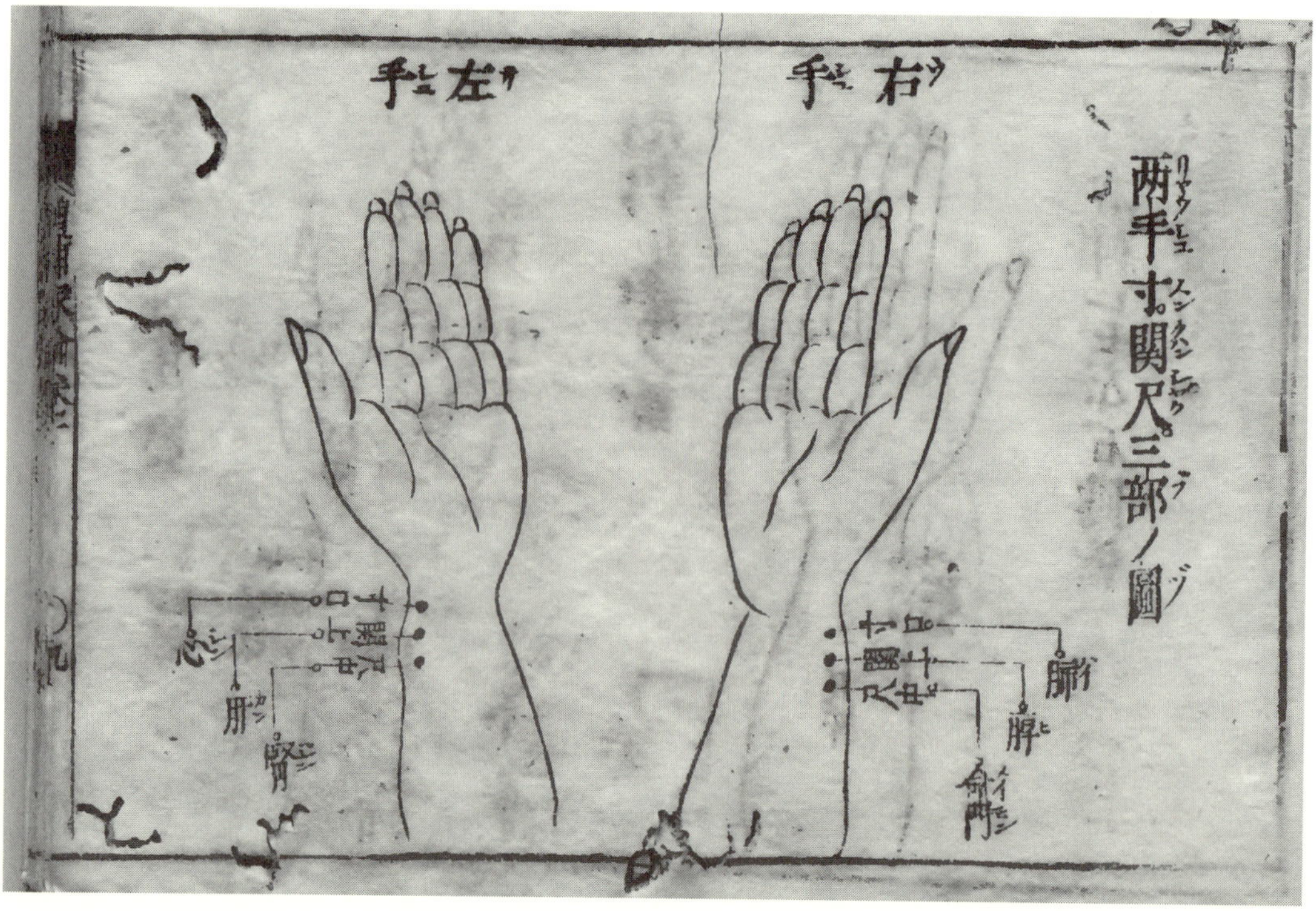

両手寸関尺三部の図

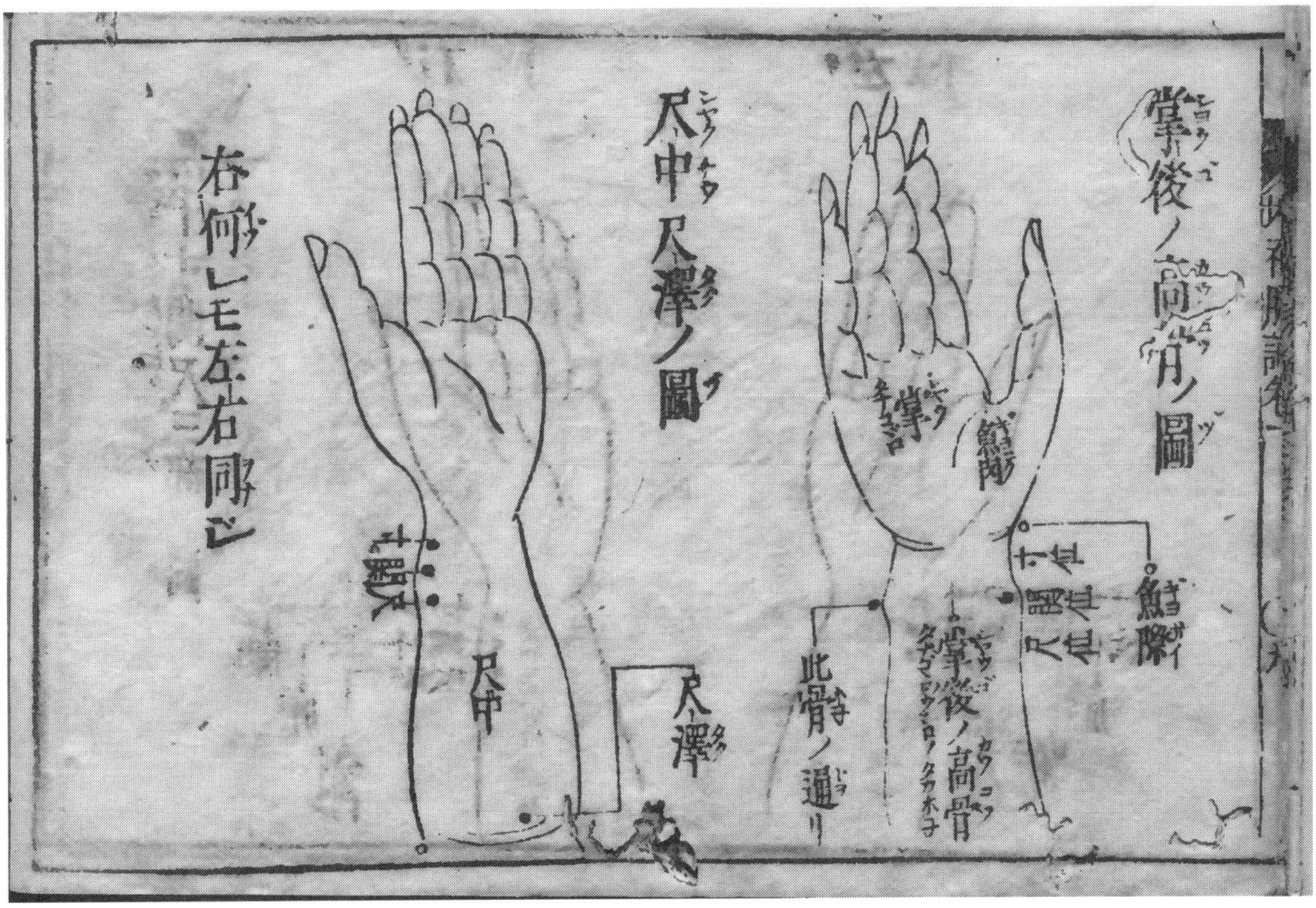

掌後の高骨の図

尺中尺沢の図

右何れも左右同じ。

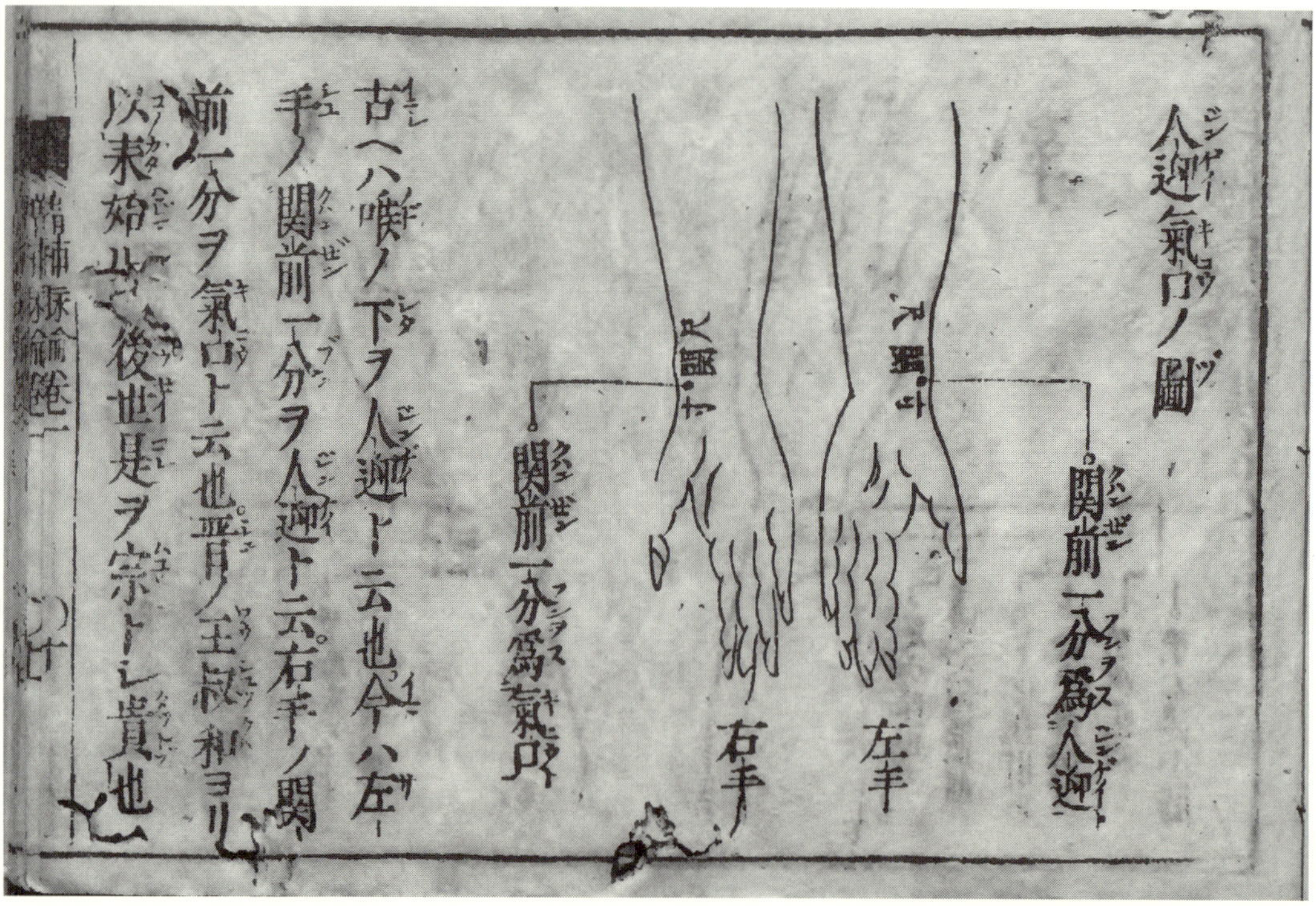

人迎気口の図

左手　関の前一分のところを人迎とする。
右手　関の前一分のところを気口とする。
古い時代には喉の下を人迎と称した。今は左手の関の前一分のところを人迎という。右手の関の前一分のところを気口という。［この診法は、西］晋の王叔和から始まり、後世、これを宗とし、貴んだ。

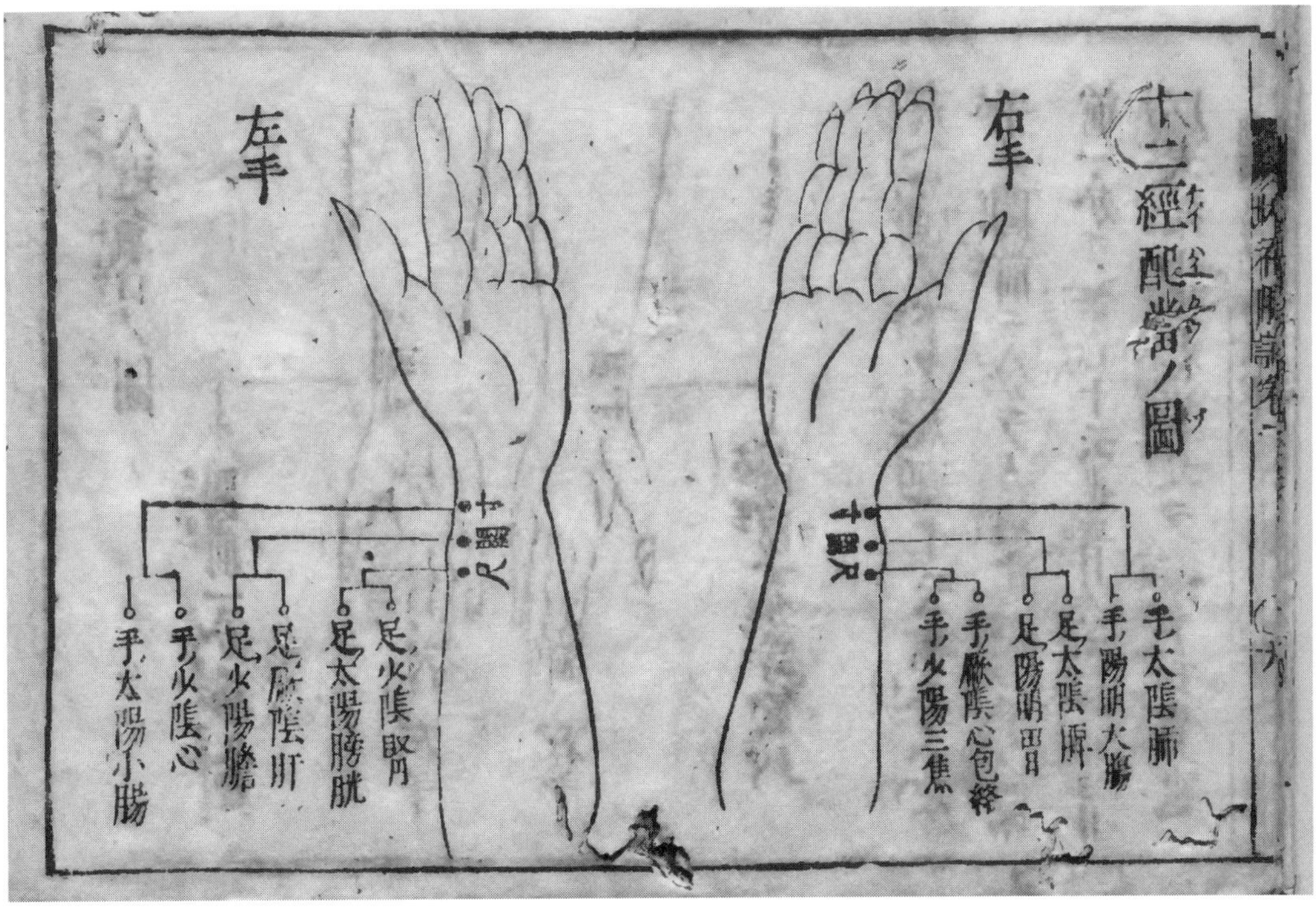
十二經配當ノ圖
右手
左手
寸關尺
手太陰肺
手陽明大腸
足太陰脾
足陽明胃
手厥陰心包絡
手少陽三焦
足少陰腎
足太陽膀胱
足厥陰肝
足少陽膽
手少陰心
手太陽小腸

十二経配当の図

第一巻

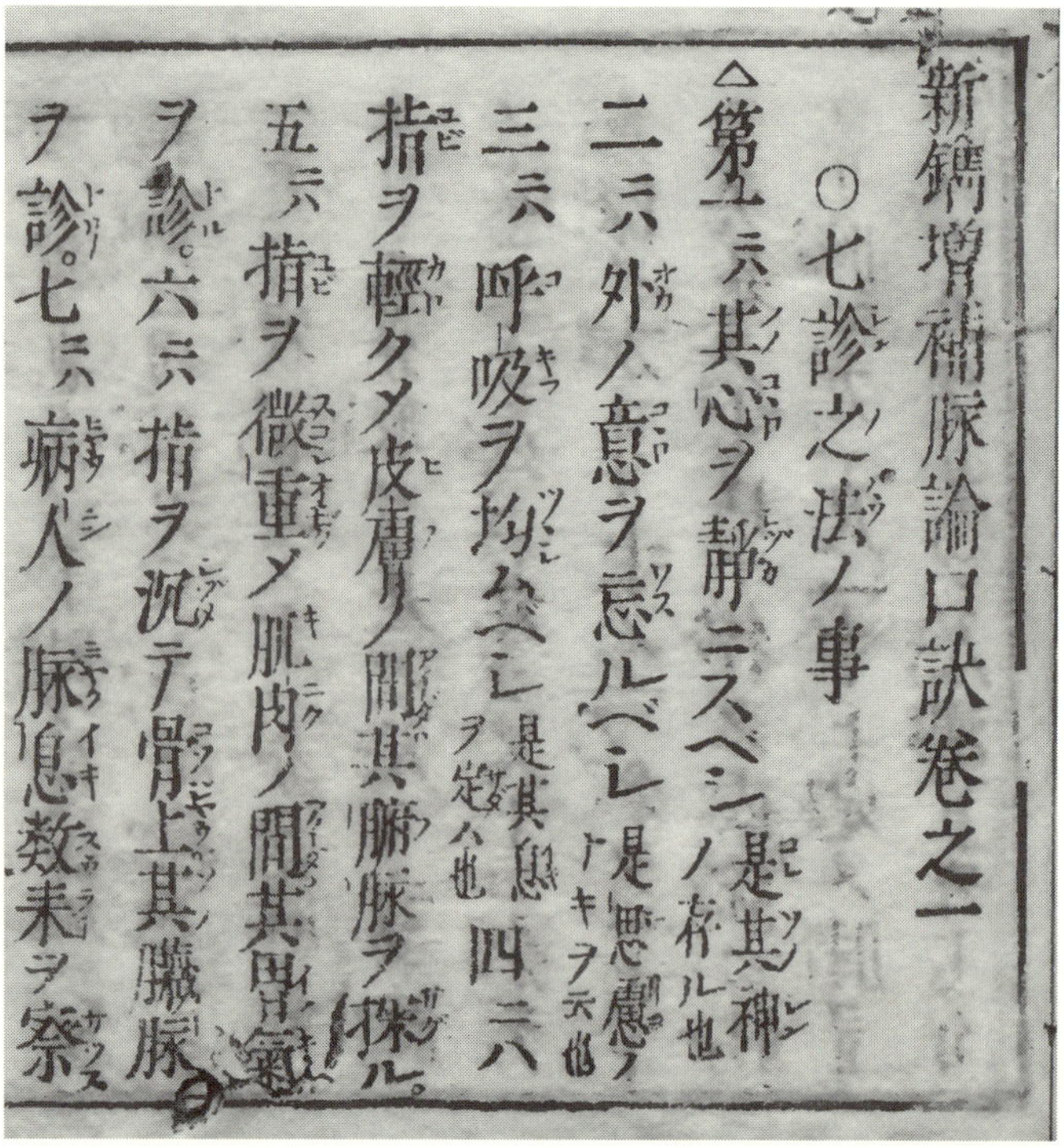
新鐫増補脉論口訣巻之一
○七診之法ノ事
△第一ニハ其心ヲ静ニスベシ是其神ノ存ル也
第二ニハ外ノ意ヲ忘ルベシ是思慮ナキヲ云也
第三ニハ呼吸ヲ均クベシ是其息ヲ定ル也第四ニハ
指ヲ軽クシテ皮膚ノ間其腑脉ヲ探ル
第五ニハ指ヲ微重シテ肌肉ノ間其胃気
ヲ診第六ニハ指ヲ沈テ骨上其臓脉
ヲ診第七ニハ病人ノ脉息数来ヲ察

新鐫増補脈論口訣巻之一

○七診の法の事①

【和訳】［脈診の際に心得るべきことは］第一に心を静粛にすべきである（神気を存らしめること②）。第二に気を散らさないようにすべきである（無心になること③）。第三に呼吸を整えるべきである④（呼吸を安定させる）。第四に指で軽く触れて皮膚⑤に府脈を探る。第五に指を少し重くして肌肉に胃の気を診《み》る。第六に指を沈めて骨上に蔵脈を診《み》る。第七には病人の脈搏と呼吸の数を察する。

①明の李梴の『医学入門』巻之一・診脈・総看三部脈法の一節「欲識根源無別巧。只要臨時心気清（根源を識らんと欲すれば別巧無し。只だ要す、時に臨みて心気清せよ）」の注に「七診法云（七診の法に云く）」として引かれた部分をほぼそのまま和訓したもの。この七診法は、王叔和に仮託された『脈賦』の注解書である呉仲広（呉洪）の『脈賦解義』（『新編診脈須知』巻之一所収）に見えるもので、これを明・熊宗立の『新刊勿聴子俗解脈訣大全』所載の「脈訣大全提要」、そして本条の典拠である『医学入門』が引いている。なお『素問』三部九候論とその王冰注に見える「七診」は「七脈状」であり、意味が異なる。②原文「神」は、神気（心の霊妙な意識活動）のこと。なお『脈論口訣』が細字双行注にしてある箇所は、『医学入門』では細字双行にはなっていない。③原文「思慮」は、『医学入門』では「私慮」に作る。「思慮」は、十分に考え思うこと、思考。「私慮」は利己的な思慮のこと。『呂氏春秋』季冬紀・序意に用例がある。④原文「均《つし》む」の「均」は、『医学入門』で

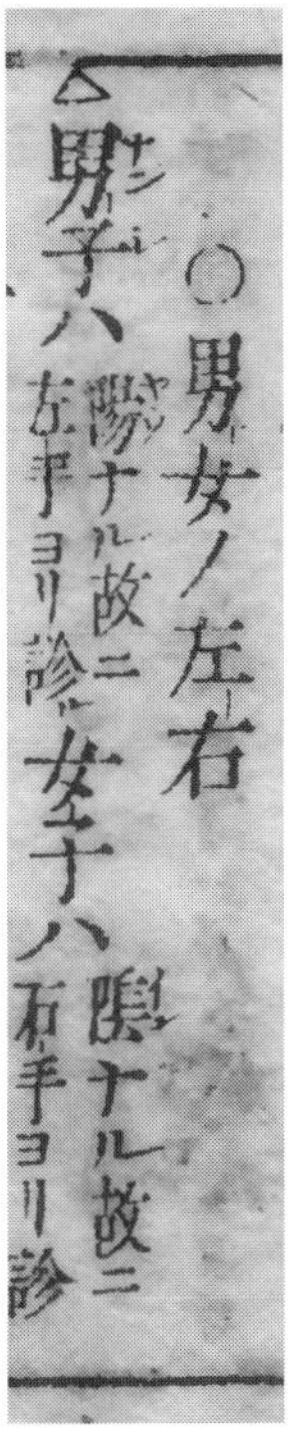
○男女ノ左右
△男子《ナンシ》ハ陽《ヤウ》ナル故ニ左手ヨリ診女子ハ陰ナル故ニ右手ヨリ診

は「均」の同字「匀《きん》」に作る。『脈論口訣』では大事をとる、自重するの意味である「つつしむ」の振り仮名を附すが不適切。「均」には、平、等、調の意味があるので「ととのう」が適当。日本寛文六年版『医学入門』でも「ととのえて」と読む。

⑤本章原文に二度見える「間」は、「中」「内」の意味。

【解説】第一～第三項は浮中沈による蔵府と胃の気を診《み》ること、第四～第六項は診者側の心得、第七項は遅数を決めるために必要な呼吸の脈動数の比率をつかむ必要性に触れている。本章の脈法は、脈位の深さで蔵府の状態を診《み》る方法である。この蔵府脈法は、経絡治療の志向した〈十二経の虚実（陰経と陽経の虚実）〉を診《み》る脈法に示唆を与えたが、結果的にはこの方法では、陰経と陽経の弁別は実現しなかったのである。

○男女の左右①

【和訳】男子は陽体なので左手から診《み》る。女子は陰体なので右手から診《み》る。

①初代曲直瀬道三の『診脈口伝集』の「男女ノ左右」をそのまま引用したもの。

【解説】古来、左右と男女は陰陽の象徴であり、医書や脈書の中では、頻りに男女や左右の問題が取り上げられている。その流れを承けて、曲直瀬道三の医書や脈書でも男女と左右の問題がしばしば取り上げられるが、本書でも本章以外にも、本巻の後文に「男女ノ元気」、「男女ノ分別」、「左右ノ血液気息」、「左右ノ診察外感内傷」、「左右ノ脈大小ノ弁」などの章を置いて、論じられている。このことは、道三が病の起こる場というものを、常に特定のある種の〈傾き〉を持った身体の中で起こるものと考えていることを示している。その〈傾き〉とは五蔵や経脈に関わる傾

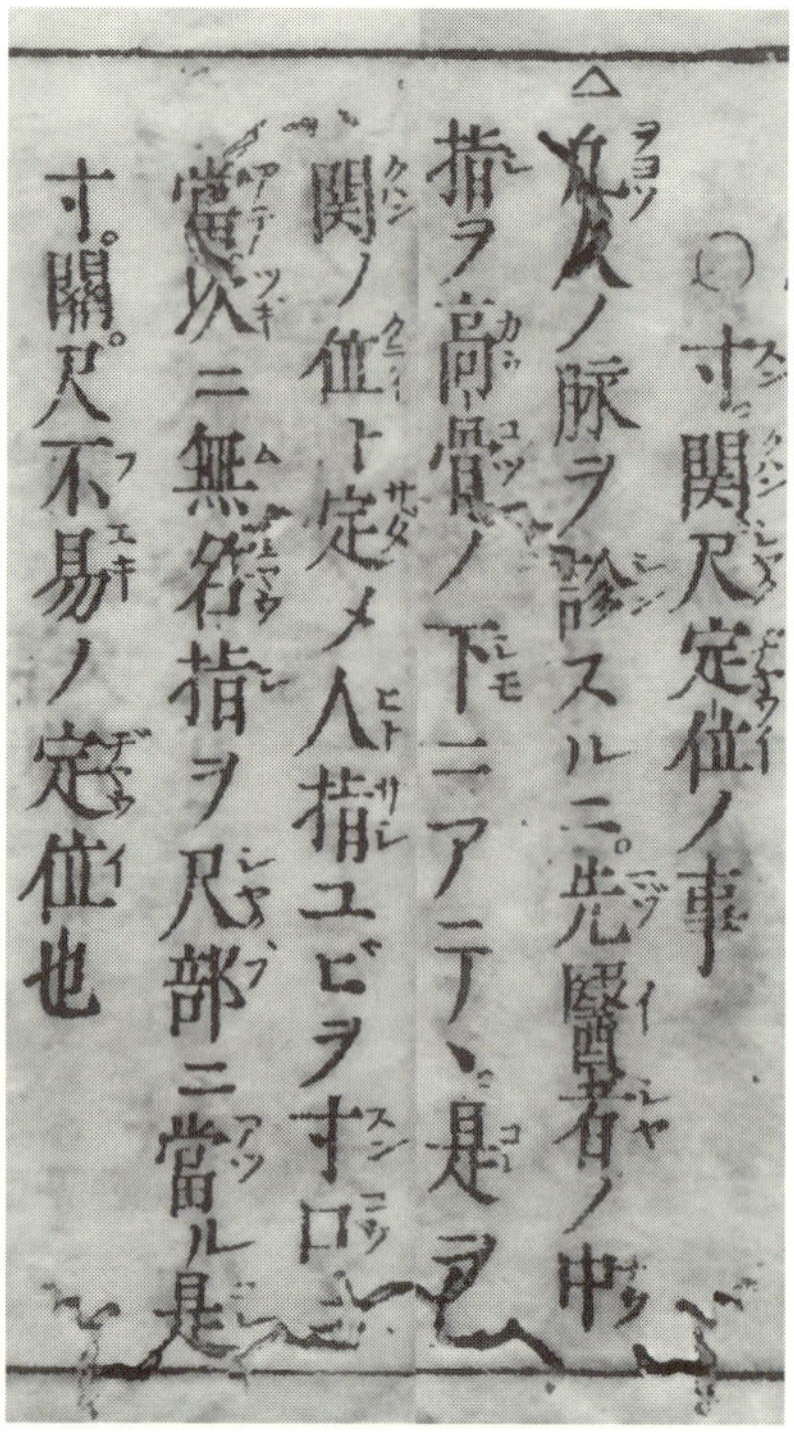

○寸關尺定位ノ事
凡人ノ脈ヲ診スルニ。先醫者ノ中
指ヲ高骨ノ下ニアテ、是ヲ
關ノ位ト定メ人指ユビヲ寸口ニ
當次ニ無名指ヲ尺部ニ當ル是
寸關尺不易ノ定位也

きではなく、陰陽の観点からとらえられたものである。

本条は、性別による診脈の順序を述べたものであるが、性別や手の左右を陰陽の観点から診《み》ることに主眼がある。男子は陽体（陽気の特徴が顕著な体）、女子は陰体（陰気の特徴が顕著な身体）であることを順とするが、実際には外の形と内の気の間に逆（男子で陽体陰気、女子で陰体陽気といったねじれ）もあり得ることが暗々裏に示唆されている。

○寸関尺定位《すんかんしゃくじょうい》の事①

【和訳】 凡そ診脈をするには、先ず医者の第三指を患者の高骨《こうこつ》の下②に当てて、これを関の位置と定め、また第二指を寸口に当て、第四指を尺部に当てる。これが寸関尺の不変の位置である。

①本章について『診脈口伝集』の「三関ノ配指」に対応した文章があるが、章題などからみて直接の典拠は『医学入門』巻之一・診脈・寸関尺定位によると見られる。原文「定位《じょうい》」は、測定されて確定した位置、一定の範囲。②原文「高骨」は、橈骨の外側面に高く隆起した骨（橈骨茎状突起）。「高骨の下」とは、高骨に並ぶ前腕前外側。「高骨の下」の「下」は様々に解釈でき、次章「寸関尺の事」に引く半井家の『切紙』では、高骨を「探り得て指を尺中におろす也」「高骨にひつそえて指をあつる也」として、高骨の後際とするが、『診脈口伝集』と『医学入門』に従い、ここでは高骨の位置にある動脈部を関上と解する。

【解説】 一九四二年一月以降、日本の経絡治療で使用されるようになった、左右寸関尺を意味する言葉「六部定位」の典拠について、丸山昌朗は「明の張世賢が注した『校正図註脈訣』の診脈八式歌の解説中の図説「六部定位之図」から出たもののようである」と解釈しているが、当時の

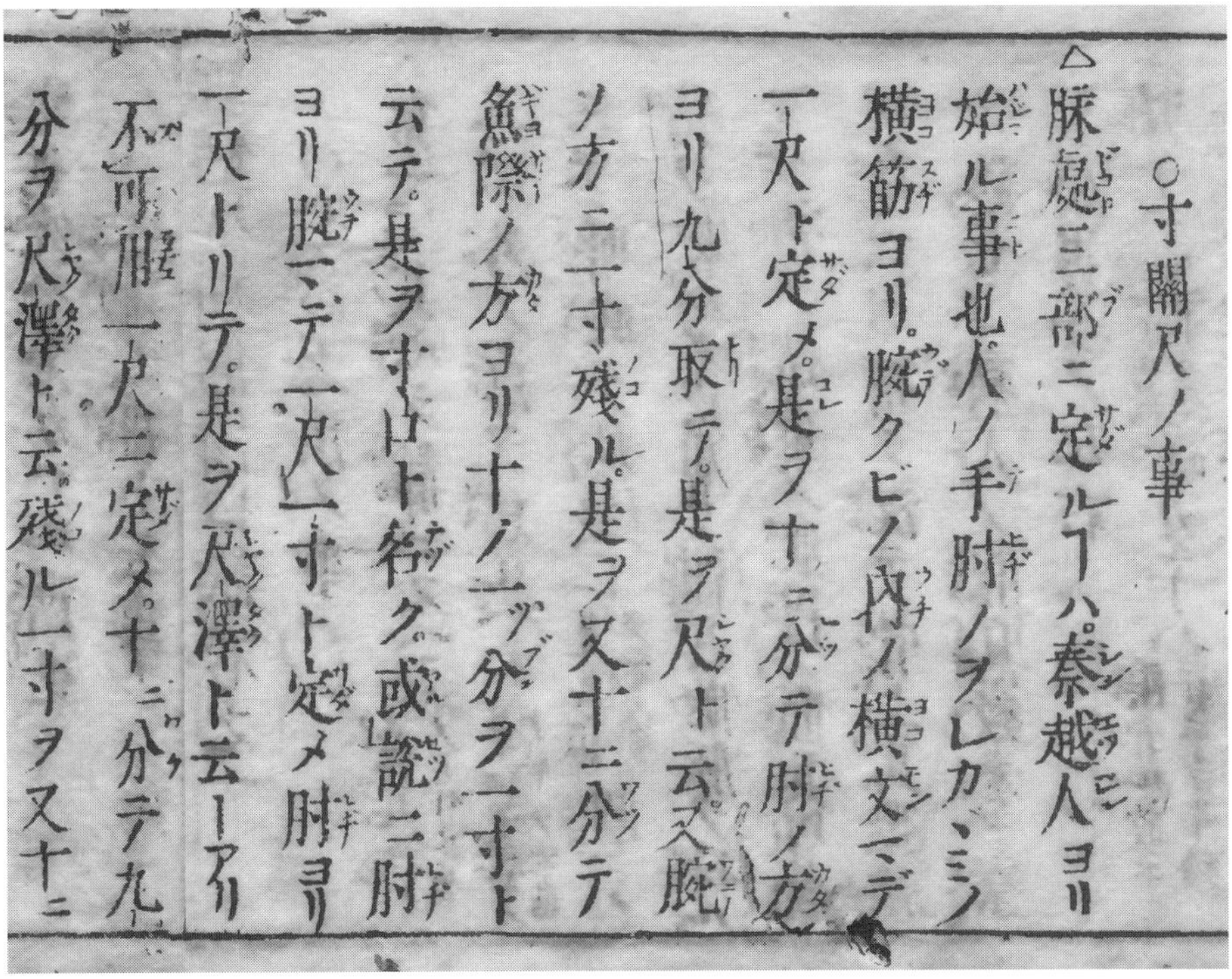
○寸關尺ノ事
△脉處《ドコロ》三部《ブ》ニ定《サダ》ルヿハ秦越人ヨリ
始《ハシメ》ル事《コト》也人ノ手肘《ヒヂ》ノヲレカヽミノ
横《ヨコ》筋《スヂ》ヨリ腕《ウデ》クビノ内《ウチ》ノ横《ヨコ》文《モン》マデ
一尺ト定《サダ》メ是《コレ》ヲ十ニ分《ワッ》テ肘《ヒヂ》ノ方《カタ》
ヨリ九分取《トリ》テ是ヲ尺《シヤク》ト云フ又腕
ノ方ニ一寸残《ノコ》ル是ヲ又十ニ分《ワッ》テ
魚際《ギヨサイ》ノ方《カタ》ヨリ十ノ一ツ分《ブ》ヲ一寸ト
云テ是ヲ寸口ト名《ナヅ》ク或説ニ肘《ヒヂ》
ヨリ腕《ウデ》マデ一尺一寸ト定《サダ》メ肘《ヒヂ》ヨリ
一尺トリテ是ヲ尺澤ト云ヿアリ
不可用一尺ニ定《サダ》メ十ニ分《ワケ》テ九
分ヲ尺澤ト云残《ノコ》ル一寸ヲ又十ニ

経絡治療家が『校正図註脈訣』を目にした証拠は無い。筆者は、当時よく読まれた『脈論口訣』の本章の章題「寸関尺定位」から岡部素道らが考案したと考える。

○寸関尺の事①

【和訳】診脈部位②を［寸関尺の］三部に定めたのは、秦越人［の著と伝えられる『難経』二難、三難あるいは十八難］に始まる。人の肘の横紋から手首の内側の横紋までを一尺と定め、これを十等分して、肘から十分の九［すなわち第九寸目の一寸］のところを「尺」の位とする。また手首側に残る一寸を十等分して、魚際の方から十寸の十分の一を「一寸」として［そのうち魚際の横紋の際一分を除いた九分を］「寸口」と名づける。一説に「肘より腕までを一尺一寸と定め、肘より一尺を取って尺沢とする」とあるが、採るべきでない。［肘より腕を］一尺と決め、十等分した第九等分目を「尺沢」といい、残りの一寸をまた十等分して、このうちの［一分を除いた］九分③を「寸の内の尺」として、「尺」と「寸」との正中を「関」という。この「関」が掌後の高骨である。孫思邈は、「肘腕中の横紋から掌の魚際の後ろの横紋までをまた十等分し、そのうちの九等分目を取って、これを尺とする。魚際の後ろの横紋からさてまた④十等分の十等分目を取れば寸となる。この寸を十等分して、そのうちの九分を取ると寸口となる」と言っている⑤。これが定説である。

半井流の『切紙』に、「寸関尺の事であるが、昔の人は現在よりも身長が高かった。肘の内の大きな皺⑥から手首まで、昔の人は一尺一寸であったので、寸脈という。関脈は一尺と一寸との間の関《せき》である。尺脈は一尺

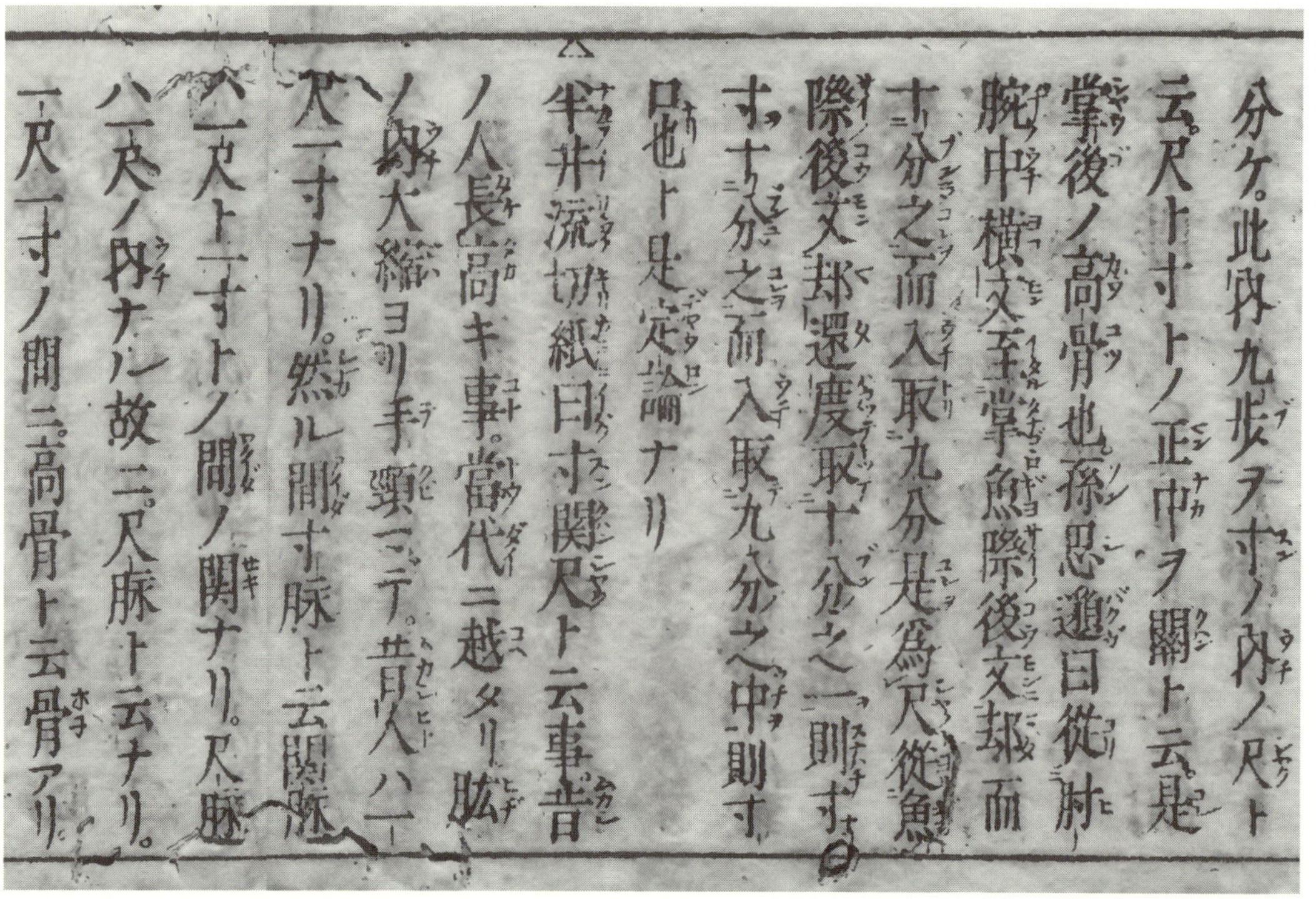
分ケ。此内九歩ヲ寸ノ内ノ尺ト
云。尺ト寸トノ正中ヲ關ト云。是
掌後ノ高骨也。孫思邈曰。從肘
腕中横文至掌魚際後文却而
十分之而入取九分是爲尺。從魚
際後文却還度取十分之一。則寸
寸十分之而入取九分之中則寸
口也ト是定論ナリ
半井流切紙曰。寸關尺ト云事。昔
ノ人長高キ事。當代ニ越タリ。肱
ノ内大縮ヨリ手頸マテ。昔ノ人ハ一
尺二寸ナリ。然ル間寸脉ト云関脉
一尺ト一寸トノ間ノ関ナリ。尺脉
ハ一尺ノ内ナル故ニ。尺脉ト云ナリ。
一尺一寸ノ間ニ高骨ト云骨アリ

の内であるから尺脈という。一尺一寸の間に「高骨」という骨がある。［しかし］その骨の上を取るのでは無い。その骨を探って、指を尺の中に下ろすのである。［すなわち］高骨に添えて指をあてるのである。これについて、他家で「高骨の上で診《み》る」としているのは大きな誤りである。半井道三、その子・春蘭軒澄玄から私に伝わった習いの第一箇条である⑦。『王叔和脈訣』に「掌後の高骨を関と名づく。骨下の関脈の形は宛宛然としている」とある⑧。この文章［で述べていること］は、明白である。「骨下」とあることから、高骨の下と決まるのである。「宛」とは窪んでいるところである」とある。

①前半は、孫思邈の言も含めて、『難経』二難の滑寿の注（『難経本義』）に基づいて書かれているが、表現に不十分な点や誤字があるため、滑注を参照する必要がある。後半は半井流の『切紙』からの引用である。半井家についての言及は本巻の諸病軽重の事にも見える。なお岡本一抱の『脈法指南』巻之一・論三部第二には半井流の説く前腕の長さと関上の取り方についての批判が見える。②原文「脈処」は「脈所」とも書く。脈搏を感じる場所の意味。③原文「九歩」は「九分」の誤記とみて改めた。④原文「却還」は「さてまた」の意味。「却」「還」はいずれも「また」の義がある。⑤孫思邈の言は『備急千金要方』巻第二十八・平脈大法第一に見える。「肘腕」は肘の関節部。⑥原文「大縮」の「縮」は「ちぢれる」で、皺がよったり、よれたりして縮まること。⑦半井家は、古来、博士家の位置をしめてきた丹波家のこと。室町時代には半井道三（〜一五〇七。丹波利長）、半井明親（〜一五四七。通称・法号は春蘭軒澄玄）の父子が出て医名を高め、その子・半井瑞策（通仙軒、驢庵。〜一五九六）に至って皇室から『医心方』を下賜されている。管見によれば、半井流の『切紙』の著者と診《み》られる「私」が何者かは未詳、同名書の現存も確認でき

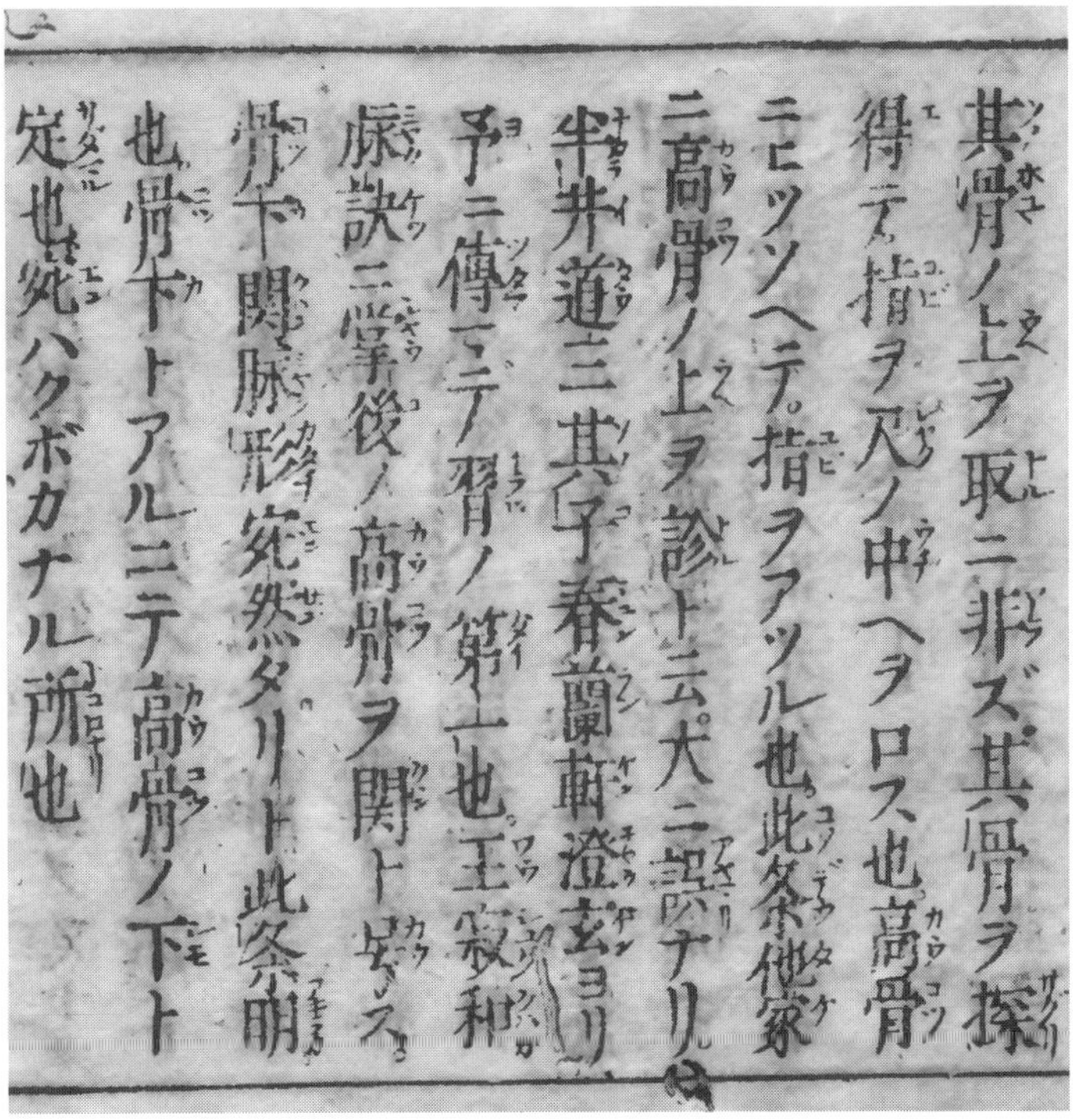

其《ソノ》骨《ホネ》ノ上《ウヘ》ヲ取《トル》ニ非《アラ》ズ其骨ヲ探《サグリ》得《エ》テ指《ユビ》ヲ尺《シヤク》ノ中《ウチ》ヘヲロス也高《カウ》骨《コツ》ニヒツソヘテ指《ユビ》ヲアツル也此条《コノデウ》他家《タケ》ニ高《カウ》骨《コツ》ノ上《ウヘ》ヲ診《ミル》ト云。大ニ誤《アヤマリ》ナリ。半井道三其《ソノ》子春蘭軒澄玄ヨリ予《ヨ》ニ傳《ツタ》ヘテ習《ナラヒ》ノ第《ダイ》一也。王《ワウ》寂和脉訣《ケツ》ニ掌後ノ高《カウ》骨《コツ》ヲ関《クワン》ト為《ス》ス骨《コツ》下関脉形宛然タリト此条明《アキラカ》也。骨下《カ》トアルニテ高《カウ》骨《コツ》ノ下《シモ》ト定《サダム》ル也。宛《エン》ハクボカナル所《トコロ》也

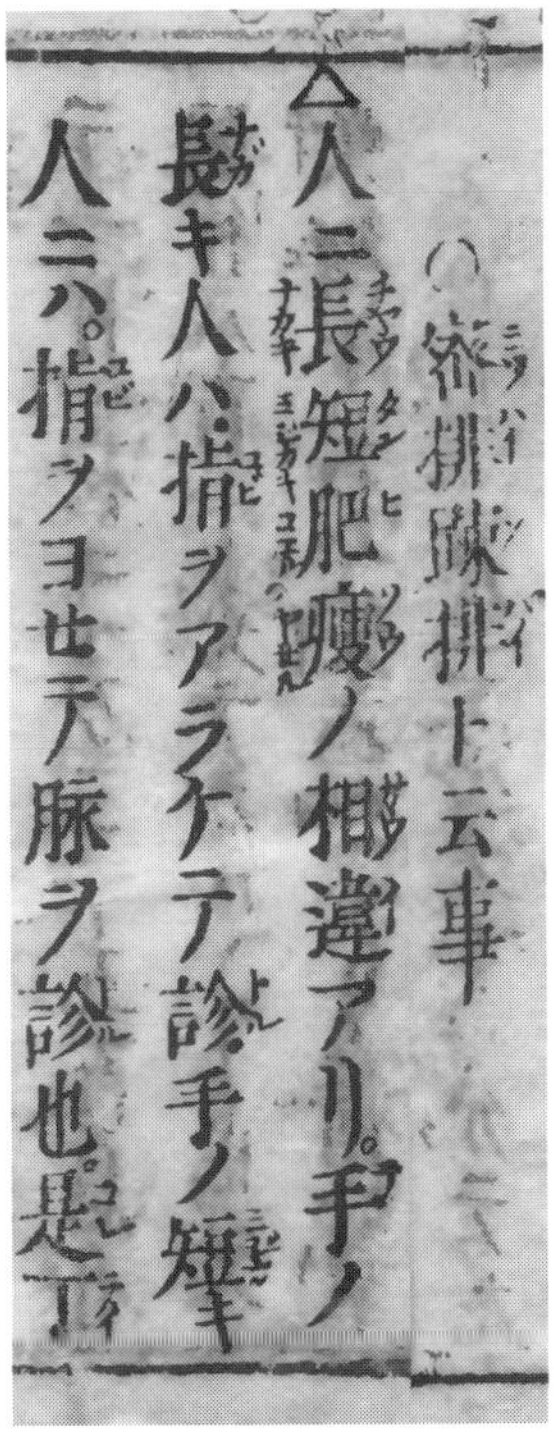

○密《ミツ》排《ハイ》疎排《ハイ》ト云事

△人ニ長《チヤウ》短《タン》肥《ヒ》痩ノ違アリ。手ノ長《ナガ》キ人ハ。指《ユビ》ヲアラケテ診《ミル》。手ノ短キ人ニハ。指《ユビ》ヲヨセテ脉ヲ診《ミル》也。是《コレ》丁《テイ》

ない。○「習い」は秘訣、口伝のこと。⑧『王叔和脈訣』診候入式歌に「掌後高骨号為関。骨下関脈、形宛然」とある。原文「王寂和」は「王叔和」の誤記。

【解説】 この項では二つの問題が取り扱われている。第一は肘の長さから換算される尺中と寸口の位置であるが、腕の長さから寸関尺の位置を決めることは象徴的な意味以外の意味は無い。また実践的でもない。第二は関上の位と関係の深い高骨（橈骨茎状突起）と関上の関係である。本章では「尺と寸との正中を関と云う。是れ掌後の高骨也」と述べて、高骨を関上としているようにも見えるが、後半では、高骨の傍ら、尺中寄りを関上とする半井流の『切紙』を引く。しかし、『診脈口伝集』と『医学入門』、及び『脈法指南』の本章への批判などを参照すれば、半井流の関上の決め方は適切ではない。○「高骨」という場合、むしろ橈骨外側と前側のどちらの最高部を基準とするかという問題があるが、これは橈骨前側で決めることが実践的である。現在の私たちの臨床では、第三指で高骨から関上を決めて、第三指に第二指と第四指を添わせて寸と尺を取ることが通常である。

○密《みつ》排《はい》疎《そ》排《はい》と云う事

【和訳】 人には［身長の］長短や肥痩の違いがある。手の長い者に対しては［術者は］指の間を離して診《み》る。手の短い者には指を寄せて脈を診《み》る。これは丁徳用の方法である①。とはいえ、医者によって指の太さに違いがあるから、定かではない。考え知るべきである。

①丁徳用の「密排」の脈法は、『王翰林集註黄帝八十一難経』の三難画図に見え

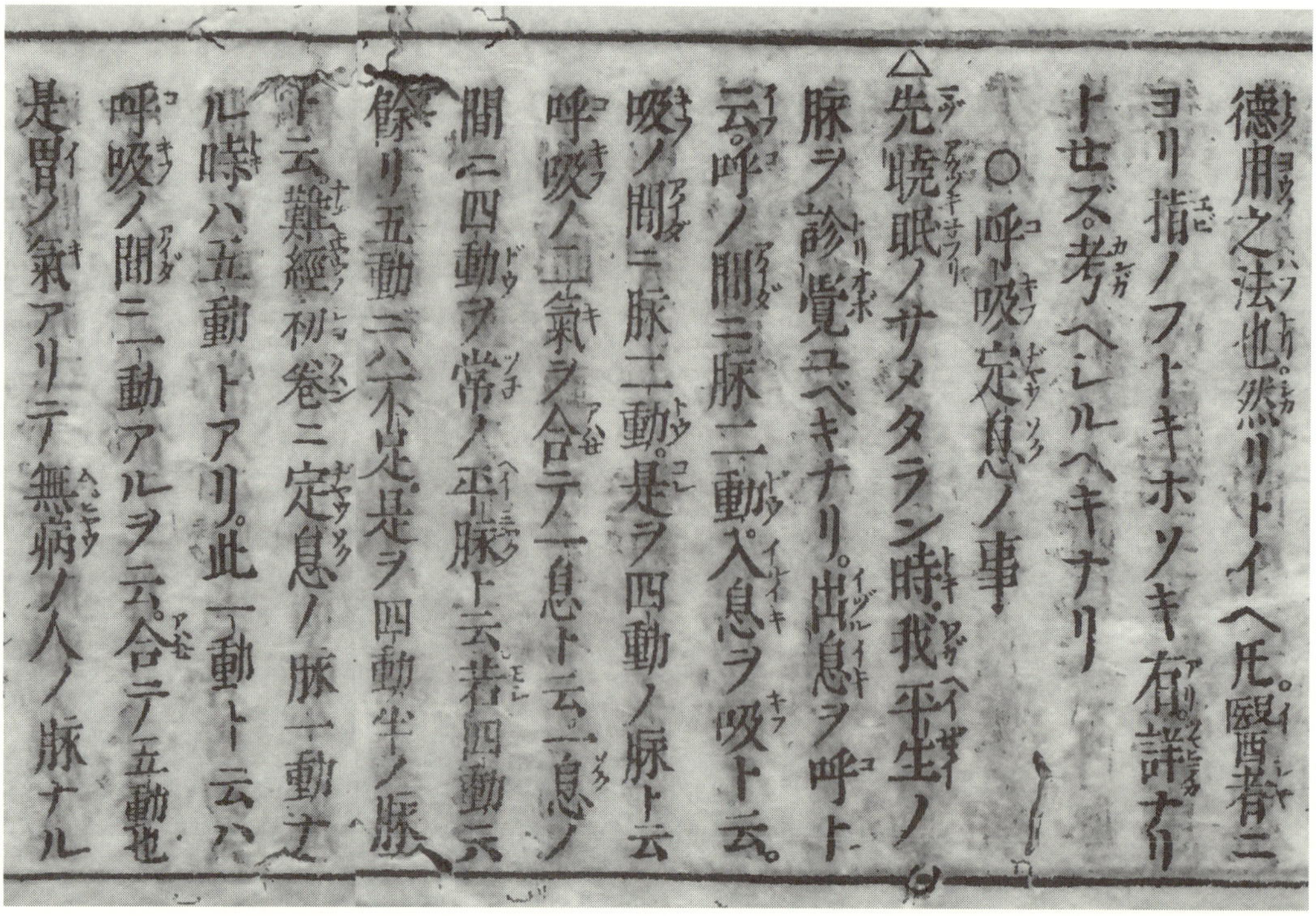
徳用之法也。然リトイヘ𪜈。醫者ニヨリ指ノフトキホソキ有リ。詳ナリトセズ。考ヘシルヘキナリ
○呼吸定息ノ事
△先暁眠ノサメタラン時。我平生ノ脉ヲ診覚ユベキナリ。出息ヲ呼ト云。呼ノ間ニ脉二動。入息ヲ吸ト云。吸ノ間ニ脉二動。是ヲ四動ノ脉ト云。呼吸ノ二氣ヲ合テ一息ト云。一息ノ間ニ四動ヲ常ノ平脉ト云。若四動ニ餘リ五動ニハ不足。是ヲ四動半ノ脉ト云。難經初巻ニ定息ノ脉一動ナル時ハ五動トアリ。此一動ト云ハ呼吸ノ間ニ一動アルヲ云。合テ五動也。是胃ノ氣アリテ無病ノ人ノ脉ナル

る。『医学入門』巻之一・診脈・寸関尺定位にも密排の記載がある。

【解説】 身長や肥痩は大人の場合、臨床的に特に問題になることはない。大相撲の力士のような長身肥満の体格でも、通常の指遣いで全く問題無い。唯一配慮が必要なのは、幼児の場合である。これは診脈部が狭くて寸関尺診が難しいから、施術者の両手の親指だけで左右の脈状を診《み》る。

○呼吸定息《じょうそく》の事①

【和訳】 先ず朝の覚醒時、自分の平常の脈を診《み》て覚えるべきである②。息の出るのを「呼」といい、息の入るのを「吸」といい、「呼」の間に脈が二動、「吸」の間に脈が二動、これを四動の脈という。「呼」と「吸」の二気を合わせて一息という。一息の間に四動を常の平脈という③。もし四動には余り、五動に不足すれば、これを四動半の脈という。『難経』の最初の巻［の第一難の滑寿の注］に「定息《じょうそく》の脈が一動ある時は［四動と合わせて］五動」とある④。この一動とは、呼と吸の間に一動あるをいい、合わせて五動なのである。これが胃の気があって無病の人の脈であろう。一呼吸の間に五動半の場合は、陰気が欠けた人か。そうでなければ時に風気が内にある人であろう。一呼吸に六動になれば急性病の人であろう。風気の類がこれである。○『素問』平人［気象］論に「人一呼に脈行くこと三寸、一吸に脈行くこと三寸、呼吸定息には脈行くこと六寸なり」とある⑤。呼気と吸気を合わせて、一日一夜では一万三千五百息有り、脈は八百十丈流れるということである。また「栄衛」とは「何かといえば」、「栄」は血、「衛」は気である⑥。気と血が並んで全身を流れること、昼間には外を流れること五十度、夜には内を流れること五十

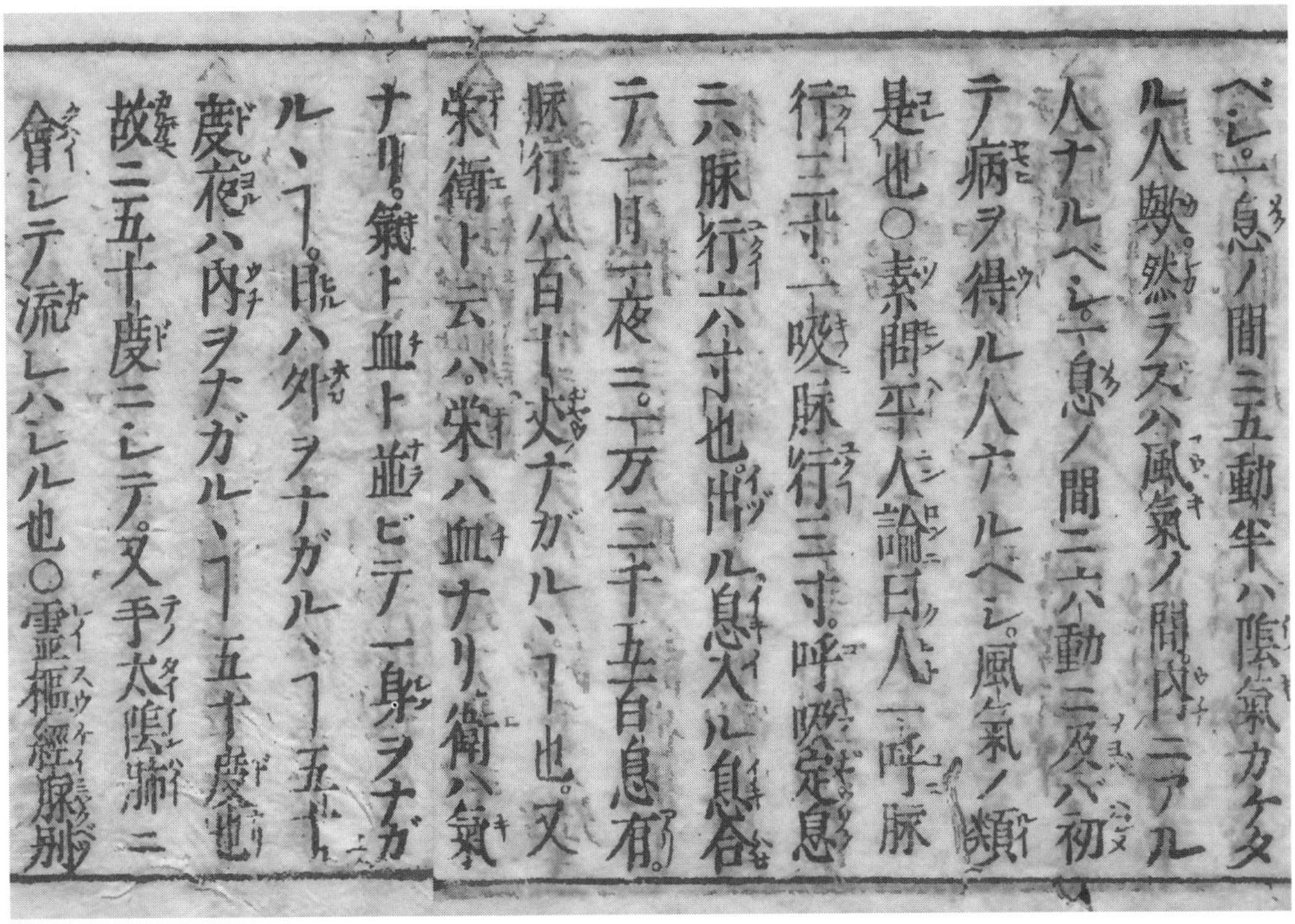
ベシ。一息ノ間ニ五動半ハ陰氣カケタル人歟。然ラズハ風氣ノ間内ニアル人ナルベシ。一息ノ間ニ六動ニ及バ初テ病ヲ得ル人ナルベシ。風氣ノ類是也○素問平人論曰、人一呼ニ脉行三寸、一吸ニ脉行三寸。呼吸定息ニ脉行六寸也。出ル息入ル息合テ一日一夜ニ一万三千五百息有。脉行八百十丈ナガル、ヿ也。又栄衛ト云ハ。栄ハ血ナリ。衛ハ氣ナリ。氣ト血ト並ビテ一身ヲナガル、ヿ。晝ハ外ヲナガル、ヿ五十度。夜ハ内ヲナガル、ヿ五十度也故ニ五十度ニシテ又手太陰肺ニ會シテ流レハジマル也○霊樞經脉別

度である。それ故に、五十度にしてまた手の太陰肺［経］に会合して流れ走るのである。〇『素問』⑦経脈別論に「肺、百脈を朝す」とある。毎朝、手の太陰肺［経］から流れ走って、足の厥陰肝［経］に流れ終わるのである。それ故に「朝脈《あさみゃく》⑧」というのであろうか。『難経』の初巻に見える⑨。脈の姿形には段階がある。陽脈に七種類あり、七表の脈という。陰脈に八種類あり、八裏の脈という。陰陽取り合わせたものに九種類あり、九道の脈という。この七表八裏九道を合わせて、二十四節を象徴させるのである⑩。表は外であり陽に属す。裏は内であり陰に属す。これを集約すれば浮沈遅数の四つ以外に無い⑪。すなわち［これが］脈の大要である。もし虫気の人は、脾の蔵に気をつけるに、虫の侵す時は脾に緊脈がある。風気の人は、肺の蔵に気をつけるに、風気の時は肺に専ら浮脈がある。熱気の人は心の蔵に気をつけるに、熱の時は心に数脈がある。総じて脈の虚実寒熱表裏陰陽の分別、この短い言葉の上り口から⑫探り入って⑬、浅いところから深いところにいたるべきである。

①「呼吸定息」は、『素問』平人気象論の張介賓の注に基づき「一呼吸が終わって次の呼吸が始まるまでの間」の義とするのが一般的である（「定息」を「停止」「平息」と解す）。他に「定まった呼吸」「呼と吸で一息」とする説もある。②『素問』脈要精微論の「診法常以平旦」による。③『霊枢』五十営に「人一呼脈再動。気行三寸。一吸脈亦再動。気行三寸。呼吸定息。気行六寸」、『難経』一難に「人一呼脈行三寸。一吸脈行三寸。呼吸定息。脈行六寸」、同十四難に「脈来一呼再至。一吸再至。不大不小。曰平」とある。④『難経』一難の滑寿の注に「呼吸定息。脈五動。閏以太息。命曰平人」とあるを指す。滑寿の注は平人気象論に基づく。⑤平人気象論では「人一呼脈再動。一吸脈亦再動。呼吸定息。脈五動。閏以太息。命曰平人」

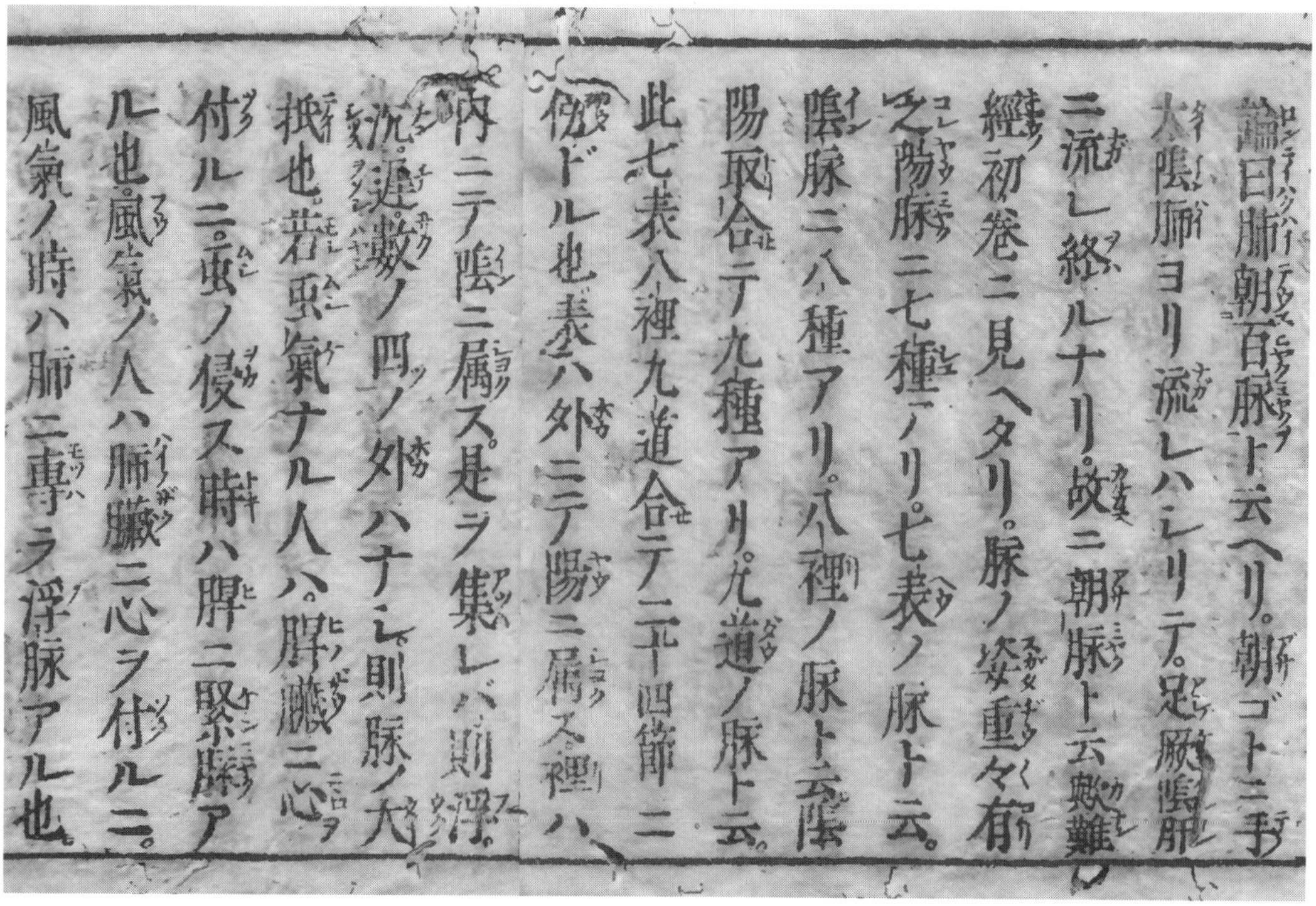

論曰肺朝百脉ト云ヘリ。朝ゴトニ手太陰肺ヨリ流レハジメテ。足厥陰肝ニ流レ終ルナリ。故ニ朝脉ト云歟。難經初巻ニ見ヘタリ。脉ノ姿重々有之陽脉ニ七種アリ。七表ノ脉ト云。陰脉ニ八種アリ。八裡ノ脉ト云。陰陽取合テ九種アリ。九道ノ脉ト云。此七表八裡九道合テ二十四節ニ傚ドル也。表ハ外ニテ陽ニ属ス。裡ハ内ニテ陰ニ属ス。是ヲ集レバ則浮沈遅數ノ四ツノ外ハナシ。則脉ノ大抵也。若虫氣ナル人ハ脾臟ニ心ヲ付ルニ。虫ノ侵ス時ハ脾ニ緊脉アル也。風氣ノ人ハ肺臟ニ心ヲ付ルニ。風氣ノ時ハ肺ニ專ラ浮脉アル也。

とあって、引用とは一致しない。『霊枢』五十営に「人一呼脈再動。気行三寸。一吸脈亦再動。気行三寸。呼吸定息。気行六寸」とあって、これが近い。⑥栄衛と気血という別々の概念を結びつける説は『難経』三十二難に見える。⑦原文は誤って『霊枢』に作るが改めた。⑧「朝脈《あさみゃく》」は朝の脈診や往診、あるいは朝の脈博を指す日本近世の和語。江戸期を通じて仮名草子や浮世草子、俳諧に用例が見える。名古屋玄医の『脈要訓蒙』に「朝脈説」の章がある。⑨『難経』に「朝脈」の語や説は見られない。⑩原文「傍どる」は「像る」の誤記。象徴するの意味。七表八裏九道の脈状は本書の巻之二の「二十四節之脈の次第」に詳述されている。⑪浮沈遅数の四脈（曲直瀬道三や御園意斎系統の流派ではこれを「祖脈」と称する）は本書の巻之二・四脈の弁察《しみゃく》に見える。⑫原文「此一言」は、「このわずかな短い言葉を」の義。「下」には「上に向かって聳え立っているものの下の方」「上り口辺《あた》り」を意味する。⑬原文「窺い入りて」は、簡単には知り得ない物事の状態に探り入ること。

【解説】 前半は標題となった〈遅数の脈の基準となる一呼吸の脈搏数〉について述べ、気血栄衛の流行の記述を挟んで、後半では一転して七表八裏九道、四脈（祖脈）、診脈部位と病脈状、虚実寒熱表裏陰陽の分別の重視など雑多な記述が集められている。遅数の脈状については、巻之一の「遅数寒熱の弁別」にも論が見える。

中国医学では、呼吸と脈搏の数の比率によって寒熱などの病態判断を行うが、ここではその基本を述べている。一呼吸に四動を「平脈」（陰陽の調和を診《み》るための基準の脈状）としながら、その後すぐに一呼吸に五動を「無病の人の脈」としており、二重基準となっている。しかし、それは典拠である『素問』『霊枢』『難経』の中に二つの基準が並存存在することによる。五動説の根拠は『素問』平人気象論、四動説の根拠は『霊

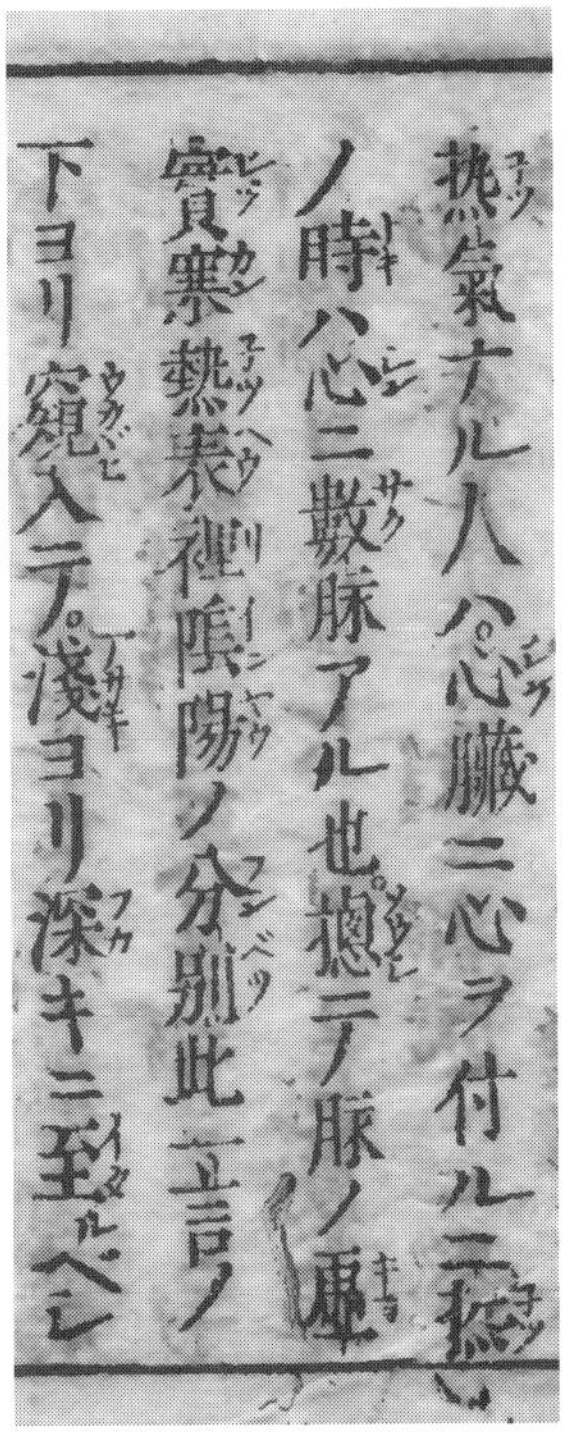
熱《ネツ》氣ナル人ハ心臓ニ心ヲ付ルニ熱ノ
ノ時ハ心ニ数《サク》脉アル也。拠テ脉ノ遅
實寒熱表裏陰陽ノ分別《フンベツ》此一字ニ言ノ
下ヨリ窺入テ。淺ヨリ深《フカ》キニ至ルベシ

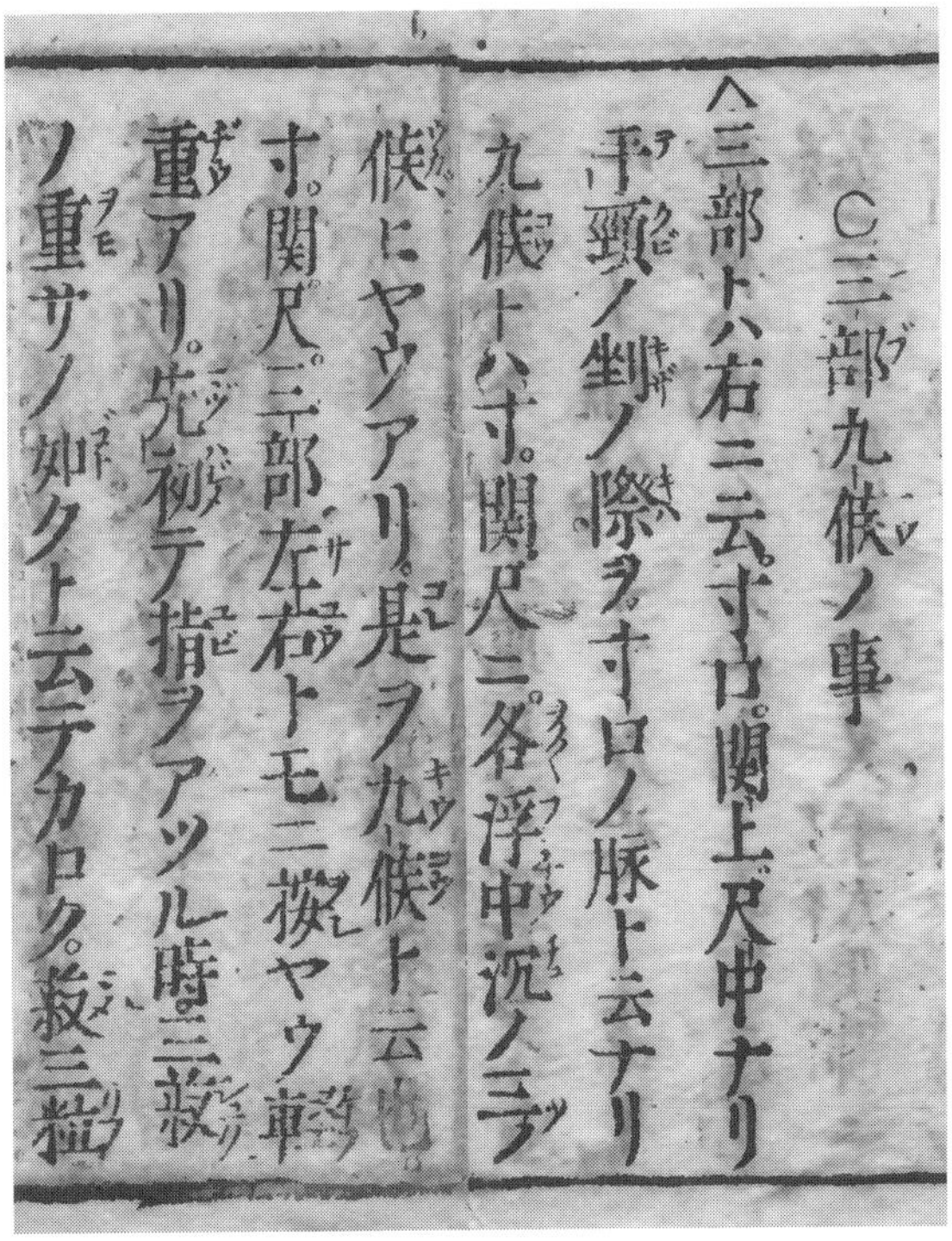
○三部九候ノ事
ハ三部トハ右ニ云。寸口。関上。尺中ナリ
手頸ノ鮮ノ際ヲ寸口ノ脉ト云ナリ
九候トハ寸。関尺ニ。各浮中沈ノ三ヲ
候ニヤウアリ。是ヲ九候ト云也
寸。関尺ニ三部左右トモニ菽ヤウ輕
重アリ。先初テ指ヲアツル時ニ三菽
ノ重サノ如クト云テカロク。菽三粒

枢』五十営と『難経』一難及び十四難である。『王叔和脈訣』に見える「四至五至。平和之則。三至名遅。……六至為数。……」はこの矛盾の回避策と考えられる。井上雅文は『脈状診の研究』第一章でこの問題を取り上げ、「五動を数脈とする説もないし、四動を遅脈とする説もない……四動と五動の間を平脈とするのが妥当」と述べ、実際の臨床では四動半を以て平脈としていた。ただし、四動と五動の間では平脈の幅が大きすぎて、遅数の基準として曖昧である。また四動半を平脈とすれば、四動は遅脈になってしまう。詳論は避けるが、私は上記諸資料を検討した結果、一呼吸四動を平脈とすることが妥当と考えている。○後半の内容は、それぞれの当該箇所で解説する。

○三部九候の事①

【和訳】「三部」とは前に述べた寸口、関上、尺中のことである。手首の横紋②の際を寸口の脈という。「九候」とは寸関尺に各々浮中沈の三つを診《み》る方法である。これを「九候」と言うのである③。寸関尺三部、左右ともに指の挙按の方法に軽重というものがある。先ず最初に指を［脈］に当てる時には、「三菽の重さのように」と言われるように、軽く菽《まめ》三粒の重さと同じくらいにとって、皮毛をうかがう。これは肺［の蔵の病態を］知るのである。また六菽の重さと同じくらいに按して、血の虚実をうかがう。これは心の部である。また九菽の重さで按して、肌肉［の病態］を知る。これは脾の部である。また十二菽の重さで按して、筋［の病態］を知る。［これは］肝の部である。また十五菽の重さで按して、骨［の病態］を知る。これが腎［の部］である。人は皮の下に血があり、そ

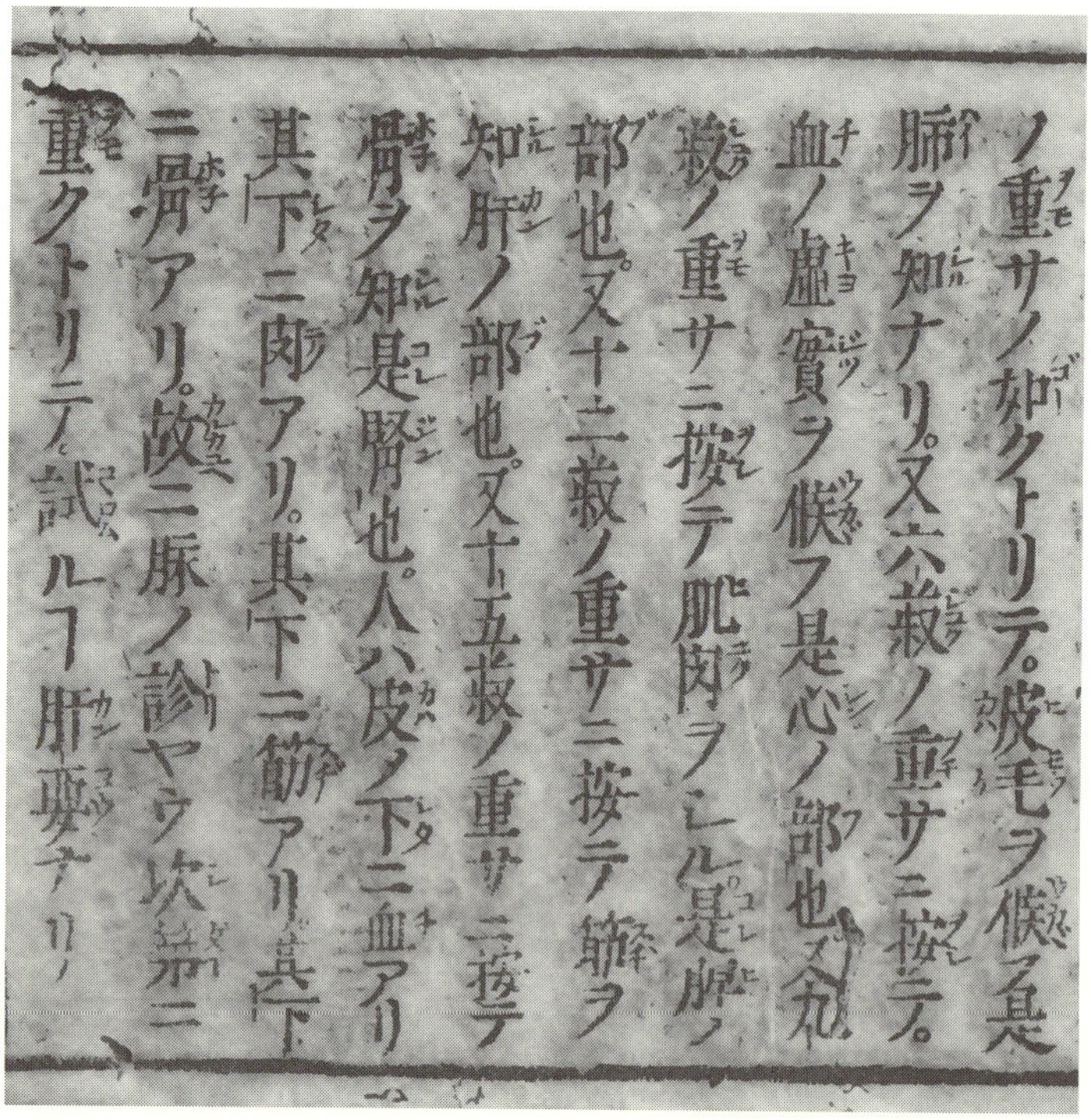

ノ重サノ如クトリテ。皮毛ヲ候ル是肺ヲ知ナリ。又六菽ノ重サニ按テ。血ノ虚實ヲ候フ是心ノ部也。又九菽ノ重サニ按テ肌肉ヲ知ル是脾ノ部也。又十二菽ノ重サニ按テ筋ヲ知肝ノ部也。又十五菽ノ重サニ按テ骨ヲ知是腎也。人ハ皮ノ下ニ血アリ其下ニ肉アリ。其下ニ筋アリ。其下ニ骨アリ。故ニ脈ノ診ヤウ次第ニ重クトリテ。試ルコト肝要ナリ。

の下に肉があり、その下に筋があり、その下に骨がある。だから、脈を診《み》るには、少しずつ重くとって診察することが肝要である④。

①前半は『難経』十八難、後半は同書五難に全面的に依拠して立論されている。②原文にある「㓨」は振り仮名「キザ」から見て「刻」の誤記と考えられる。「刻」は「きざみめ」「きざみつけた筋」のこと。江戸前期の草子などにその用例がある。③以上の記述は、『難経』十八難の「脈有三部九候。各何所主之。然。三部者。寸関尺也。九候者。浮中沈也」による。ただし、多紀元胤が『難経疏証』の十八難の按語で指摘しているように、『素問』『霊枢』ならびに『難経』では、まだ寸関尺を左右に分けていない。左右寸関尺診は『脈経』巻第一・両手六脈所主五蔵六腑陰陽逆順第七に始まり、それが『難経』の楊玄操注に引かれることで解釈として定着したものである。④以上の記述は『難経』五難の「脈有軽重。何謂也。然。初持脈如三菽之重。與皮毛相得者。肺部也。如六菽之重。與血脈相得者。心部也。如九菽之重。與肌肉相得者。脾部也。如十二菽之重。與筋平者。肝部也。按之至骨。挙指来疾者。腎部也。故曰軽重」による。「菽」とは豆のことである。この菽法の脈法は、『難経』四難と相通じるところの、診脈部位の深さによって、五蔵を診察しようとするものである。

【解説】寸関尺とその挙按について述べたもので、本書の冒頭に置かれた「七診の法の事」の第四～第六項では深さによって、蔵・府・胃の気を診《み》るものであったのに対して、この菽法は五蔵を診《み》るための深さを提示したものである。この方法も経絡治療では六部定位脈診に取り込むという形で臨床化が試みられたが、六つの脈診部位ごとに五つの違った深さで診《み》るという方法自体が、技術的に到底乗り越えられるものではなかったため、現在も言説の段階に止まっている。私は、この菽法を脈診に

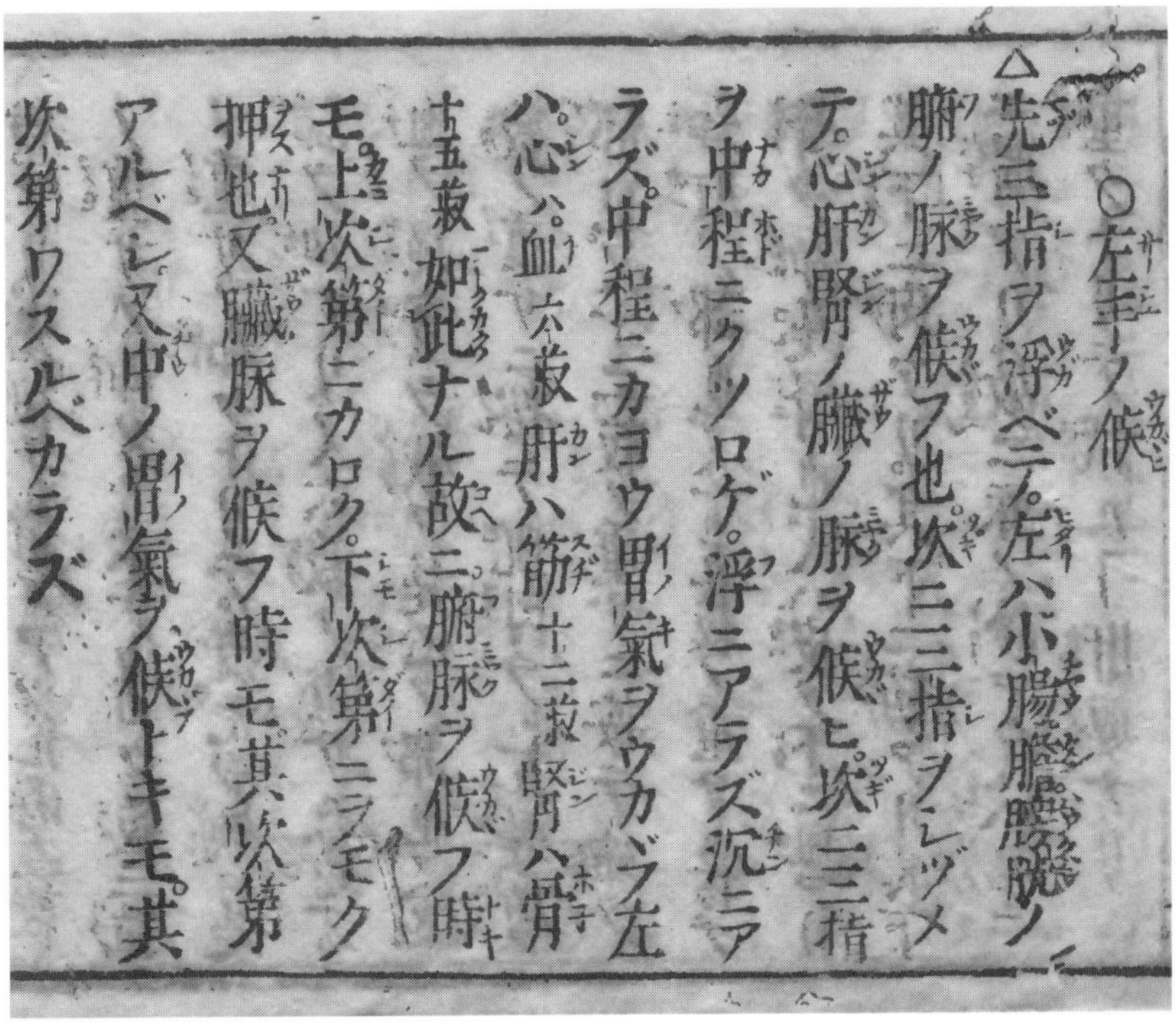
○左手ノ候
△先ヅ三指ヲ浮ベテ左ハ小腸膽膀胱ノ腑ノ脉ヲ候フ也次ニ三指ヲフレヅメテ心肝腎ノ臓ノ脉ヲ候ヒ次ニ三指ヲ中程ニクツロゲ浮ニアラズ沈ニアラズ中程ニカヨウ胃ノ氣ヲウカゞフ左ハ心ハ血六菽肝ハ筋十二菽腎ハ骨十五菽如此ナル故ニ腑脉ヲ候フ時モ上次第ニカロク下次第ニヲモク押也又臓脉ヲ候フ時モ其次第アルベシ又中ノ胃ノ氣ヲ候トキモ其次第ワスルベカラズ

おける挙按の技術論としてとらえるのではなく、四難の「浮而大散者、心也。浮而短濇者、肺也」と重なる内容として、心や肺が旺気すれば脈は浮き、季節や病によって心や肺が虚す時は脈は沈むというように、脈状論的に解釈することが最も適切と考えている。

○左手《さしゅ》の候《うかがい》①

【和訳】 先ず［両手の第二、第三、第四指の］三指を挙げて［浮取・軽取・軽手して］、［患者の］左［手の寸口・関上・尺中］では、小腸・胆・膀胱の［三つの］府の脈をうかがう。次に三指を按して［沈取・重取・重手して］、心・肝・腎の［三つの］蔵の脈をうかがう。次に三指を［診脈部の深さの］中程にくつろげ②、浮でもなく沈でもない、［診脈部の深さの］中程に通っている胃の気をうかがう。左は、心は血（六菽）、肝は筋（十二菽）、腎は骨（十五菽）。こういうことであるから、［蔵の脈を診《み》る場合と同様に］府の脈をうかがう時も、寸口の方向には次第に軽く、尺中の方向には次第に重く押すのである③。また蔵の脈をうかがう時も、その正統な手順がなくてはならない。また中［程］の胃の気をうかがう時も、その正しい手順を忘れるべきではない。

①本章は、『診脈口伝集』の「浮中沈ノ三候」をそのまま引用したものである。②「くつろげる（寛げる）」は、ゆるめる、ゆるやかにするの義。ここでは挙や按という定まった深さのいずれでもない中間に指を置くさまを指す。③原文の「上」「下」は、『難経』十四難の楊玄操注に基づいて、「寸口の方向」「尺中の方向」と和訳した。寸口と尺中は「前」「後」と表現されることもある。

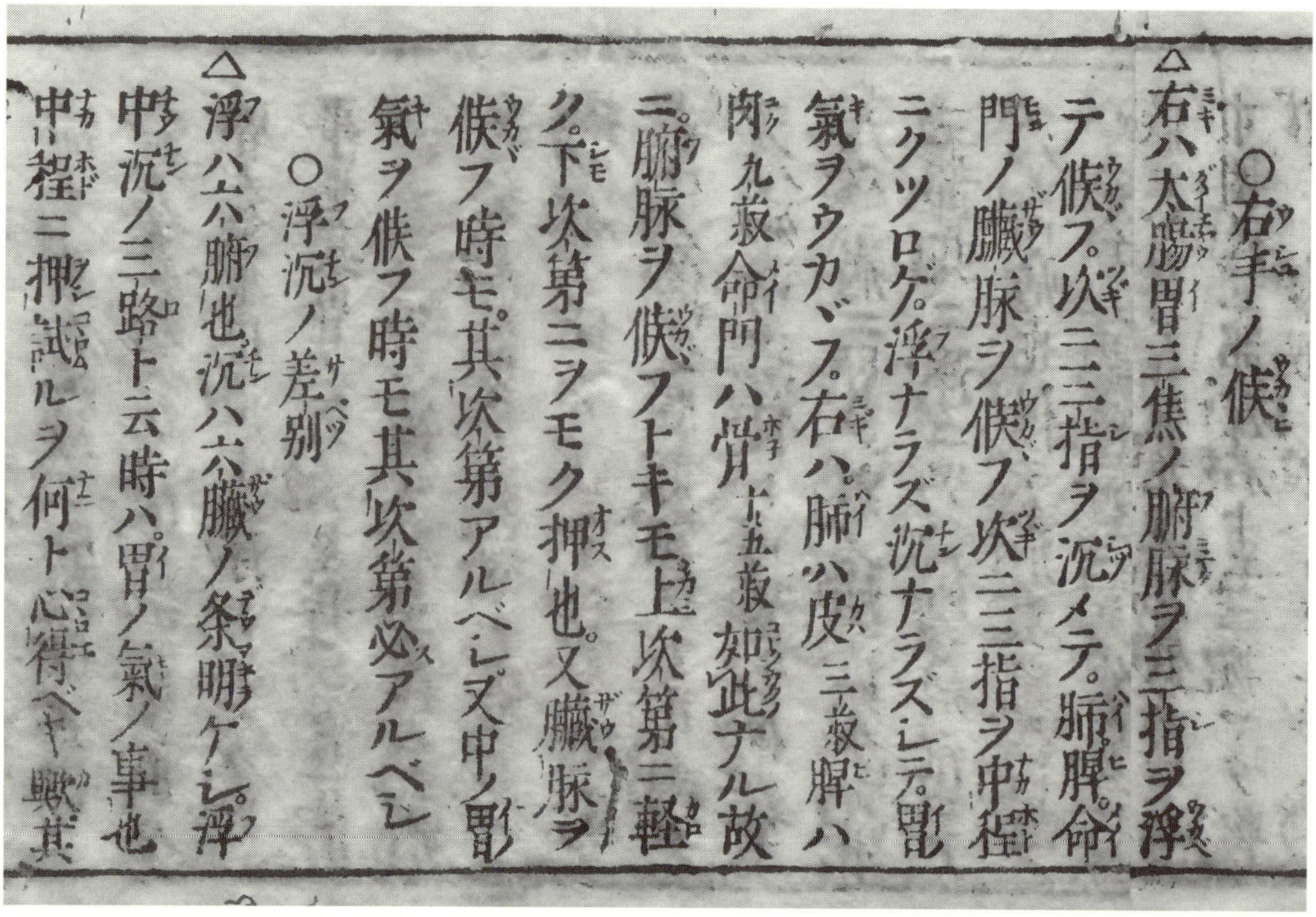
○右手ノ候《ウカヾヒ》
△右ハ大腸《ダイチヤウ》胃《イ》三焦ノ腑《フ》脉ヲ三指ヲ浮《ウカベ》テ候《ウカヾ》フ。次《ツギ》ニ三指ヲ沈《シヅ》メテ。肺《ハイ》脾《ヒ》。命《メイ》門《モン》ノ臓《ザウ》脉ヲ候《ウカヾ》フ次《ツギ》ニ三指ヲ中程《ナカホド》ニクツロゲ。浮《フ》ナラズ沈《チン》ナラズシテ。胃《イ》ノ氣《キ》ヲウカヾフ。右《ミギ》ハ肺《ハイ》ハ皮《ヒ》三菽脾《ヒ》ハ肉《ニク》九菽命《メイ》門ハ骨《ホネ》十五菽如此《カクノゴトク》ナル故ニ。腑《フ》脉ヲ候《ウカヾ》フトキモ上次第ニ軽ク。下《シモ》次第ニヲモク押《オス》也。又臓《ザウ》脉ヲ候《ウカヾ》フ時モ。其次第アルベシ。又中ノ胃《イ》ノ氣《キ》ヲ候フ時モ其次第必アルベシ
○浮《フ》沈ノ差別《サベツ》
△浮ハ六腑也。沈ハ六臓《ザウ》ノ条明ケシ。浮中沈ノ三路《ロ》ト云時ハ。胃《イ》ノ氣ノ事也中《ナカ》程《ホド》ニ押試ルヲ何《ナニ》ト心得ベキ歟其

○右手《うしゅ》の候《うかがい》①

【和訳】右［手の寸口・関上・尺中］は三指を浮かべて大腸、胃、三焦の府の脈をうかがう。次に三指を沈めて肺、脾、命門の蔵の脈をうかがう。次に三指を中程にくつろげ、浮でもなく沈でもない位置で、胃の気をうかがう。右は、肺は皮（三菽）、脾は肉（九菽）、命門は骨（十五菽）というふうなことであるから、［蔵の脈を診《み》る場合と同様に］府の脈をうかがう時も、寸口の方向には次第に軽く、尺中の方向には次第に重く押すのである。また蔵の脈をうかがう時も、その正統な手順がなくてはならない。また中［程］の胃の気をうかがう時も、その正しい手順が必ずあるべきである。

①本章も、『診脈口伝集』の「浮中沈ノ三候」をそのまま引用したものである。

○浮沈の差別

【和訳】浮かべて六府、沈めて六蔵［を診《み》る］ということ①は、明白である②。浮中沈の三つの路とは、胃の気の事である。［診脈部位の］中程まで押しこんで診脈する③ということを、どのように理解するべきであろうか。それこそまさしく脈の「ふくら」④、即ち胃の気なのである。胃の気とは、食事の気であり、［それによって］六脈が盛んとなることで、脈の力となる。だから脈の総体とは胃の府の気の動くことであり、脈の

其コソ脈ノフクラ。即《スナハチ》胃《イ》氣《キ》ナレ。胃《イ》ノ氣《キ》下ハ食事《シヨクジ》ノ氣《キ》ニハ脈壯《サウ》ナルヲ以《モツ》テ。脈ノ力《チカラ》トナル。故ニ脈ノ惣躰《ソウタイ》ハ胃《イ》ノ腑《フ》ノ氣ノ動《ウゴ》ク也。故ニ脈ノ中股《コ》ハ胃《イ》ノ氣也。中股《コ》トハ浮《フ》ト沈《チン》トノ間《アイダ》ノ事也。其胃ノ氣少《スクナ》キ時。病《ヤマイ》タユル時ハ死《シ》ト可知《シルベシ》。長病ノ不食《フシヨク》或ハ久痢《キウリ》或ハ老人《ラウジン》ニ。胃ノ氣絶《タユ》ル多《オホ》シ。肺《ハイ》ノ位《クライ》ニ心《ココロ》ヲ付《ツケ》テ診《ミル》事秘事《ヒジ》也。右《ミギ》ノ寸口ノ儀《ギ》也。肺脈細《ホソ》クナリ。幽《カスカ》ナラバ死期《シゴ》近付《チカヅク》ト可知《シルベシ》也。但《タダシ》若《ワカ》キ人卒《ソツ》病ニ胃《イ》ノ氣ノ沙汰《サタ》不可有《アルベカラズ》三部共《トモ》ニ浮《フ》ニアヘハ陽病。沈ニアヘハ陰病也。仍《ヨツ》テ病表裏《ヘウリ》陰陽《インヤウ》ヲ心ニカケテ虚實寒熱ヲ分明《フンミヤウ》ニ為バ

「中股《ちゅうこ》」⑤は胃の気なのである。「中股《ちゅうこ》」とは浮と沈との間のことである。其の胃の気が少ない時、病の勝る⑥時は、死ぬと知るべきである。長く患う人で不食、あるいは慢性的な下痢、あるいは老人には胃の気の絶えることが多い。［こうした場合］、肺の診脈部位に気をつけて診《み》ることが奥義である。［それはすなわち］右の寸口のことである。肺の脈が細くなり、微かになれば、死期が近づいていると知るべきである。ただし、若い人の急性病では、胃の気の問題はない。三部ともに浮であれば陽病であり、沈であれば陰病である。だから病では、表裏陰陽を心にとめ、虚実寒熱を分明にすれば、治療の誤りはない。其の虚実寒熱表裏陰陽［を診察するに］には、［診脈して］浮沈遅数の四つを分別するのである。其の四つを弁別することは、碁石の黒白を見るようなものであるが、この方法を心得ていないため、治療に迷うのである。一説には師伝が無い結果であるとも言われる。その四つの分別とは、「浮」と「沈」は脈状の二つの大事⑦であり、［また］「遅」と「数」は脈搏の数のことで、遅いものと速いものの二つである。その四つの分別とは、

浮は中風、陽、表、皮膚、虚である。（全ての風証である）

沈は湿、陰、裏、実、蔵である。

遅は血虚、気虚、冷、静、陰、裏である。

数は燥、陽、表、熱の全て、腫物の全てに見られる。

以上、こういうわけで一切の病を分別するのである。

①原文「条」は、すじ、くだり、ことの義。②原文「明らけし」は、疑いの余地無く明白である、明々白々の義。③原文「押し試むる」は、按圧して診脈することと読めるが、他方では、「おしとどめる」「おしならす」のように、語勢を強めるた

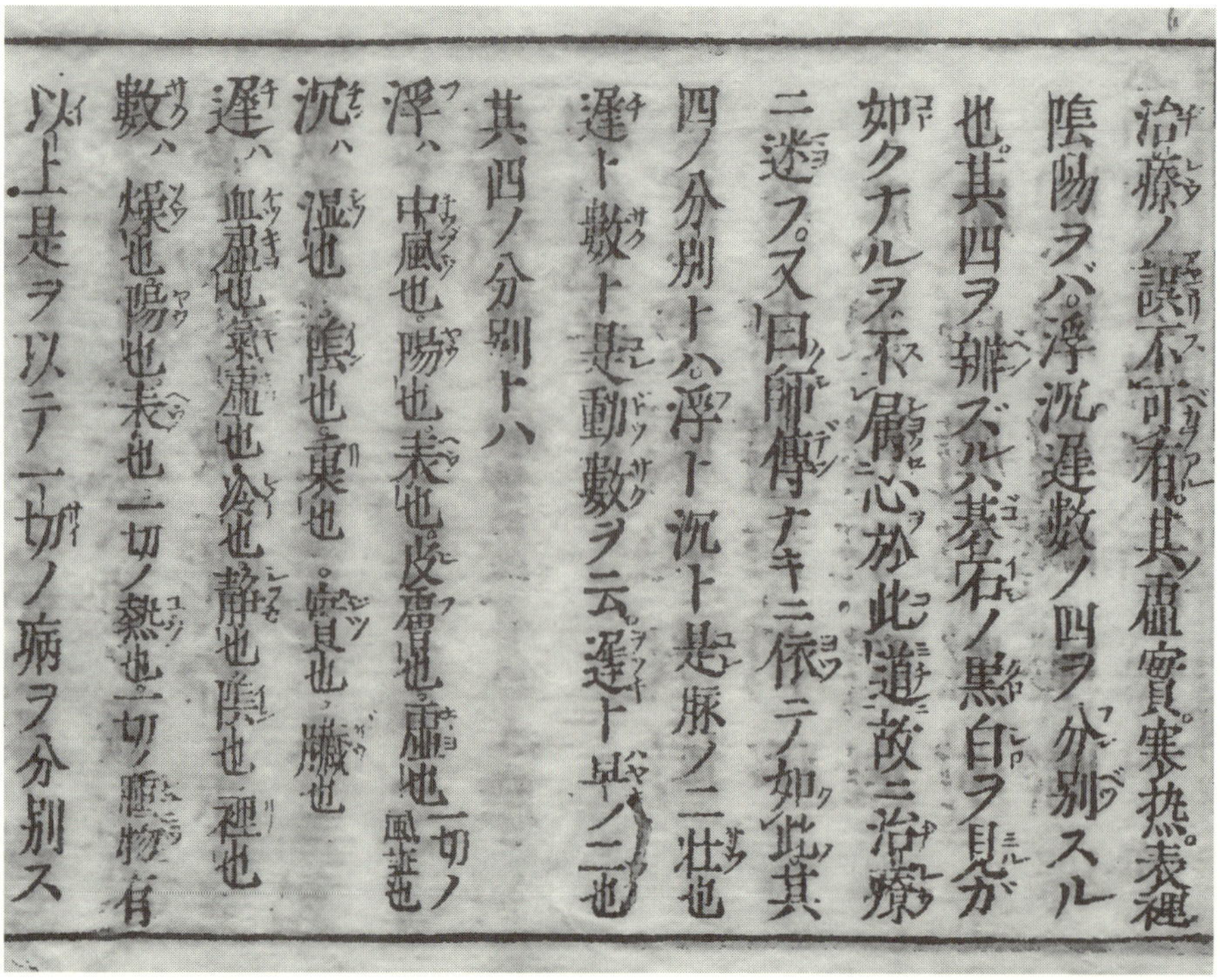
治療《ヂレウ》ノ誤不可有。其虚實寒熱。表裡
陰陽ヲバ。浮沈遅數ノ四ヲ分別スル
也。其四ヲ辨ズル六基石ノ黒白ヲ見ガ
如クナルヲ不屑心分此道故ニ治療
ニ迷フ。又曰師傳ナキニ依テ如此其
四ノ分別ト八浮ト沈ト是脉ノ二壮也
遅ト數ト是動數ヲ云。遅ト早ノ二也
其四ノ分別ト八
浮《フ》ハ　中風也。陽也。表也。皮膚也。虚也。一切ノ風症也
沈《チン》ハ　湿也。陰也。裏也。實也。臓也
遅《チ》ハ　血虚也。氣虚也。冷也。静也。陰也。裡也
數《サク》ハ　燥也。陽也。表也。一切ノ熱也。一切ノ悪物有
以上是ヲ以テ一切ノ病ヲ分別ス

めに動詞の上に添える接頭語とも読める。④「ふくら（張、膨）」は、ふくらんでいること、ふくらんでいる部分のこと、物の中心、中央の義。⑤「中股」は他書での用例を見ず、典拠未詳。⑥原文「病たゆる時」の「たゆる」は「勝《た》える」、すなわち勝《すぐ》れていることと解する。ここでは病の気が盛んであるの意味。⑦原文「二壮」の「壮」には、「大」「盛」の義があるので、ここでは「大事」と訳した。

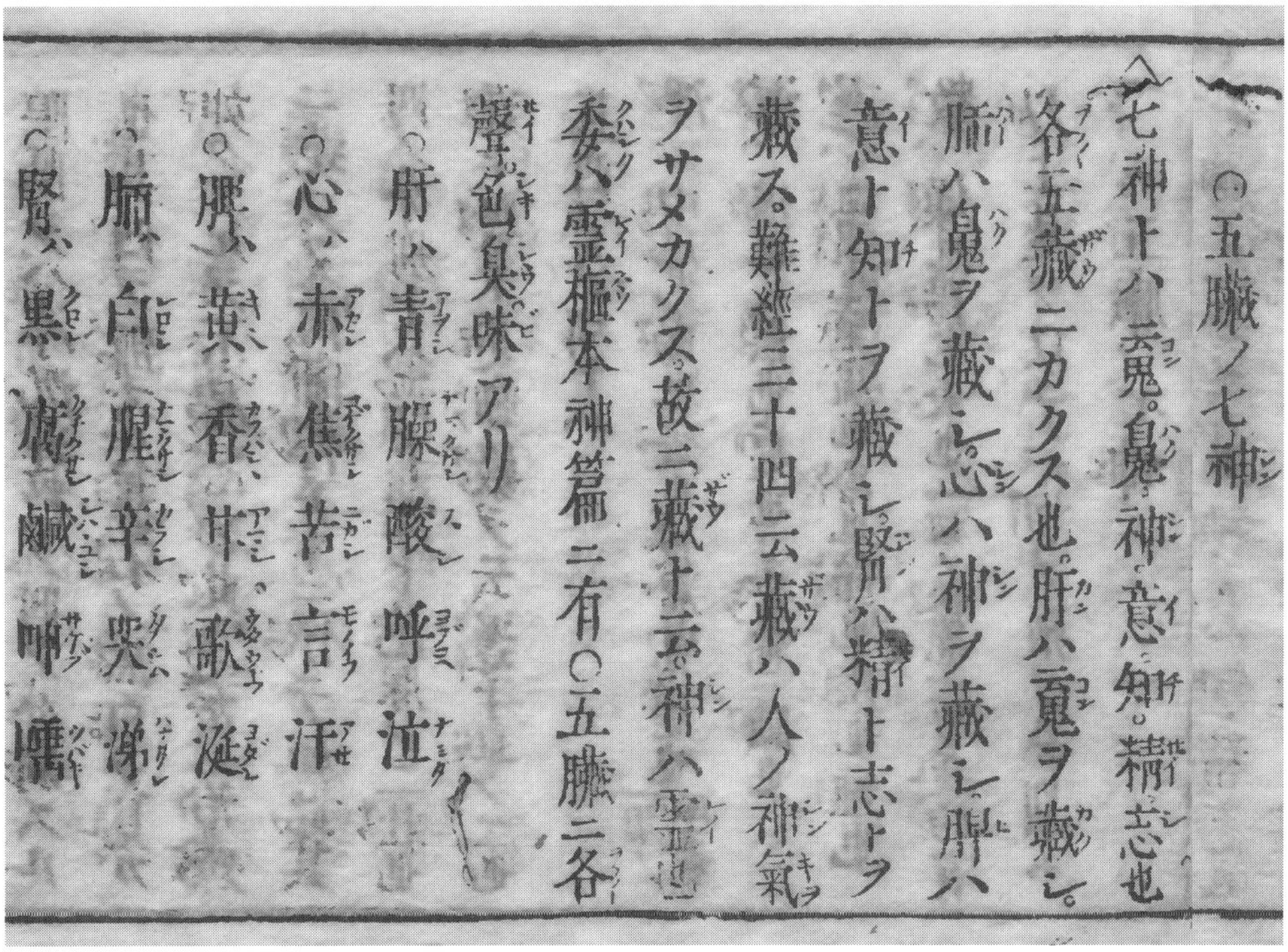
○五臟ノ七神
△七神トハ魂魄神意知精志也各五藏ニカクス也肝ハ魂ヲ藏ス肺ハ魄ヲ藏ス心ハ神ヲ藏ス脾ハ意ト知トヲ藏ス腎ハ精ト志トヲ藏ス難經三十四云藏ハ人ノ神氣ヲヲサメカクス故ニ藏ト云神ハ靈也委ハ靈樞本神篇ニ有○五臟ニ各聲色臭味アリ
○肝ハ青臊酸呼泣
○心ハ赤焦苦言汗
○脾ハ黄香甘歌涎
○肺ハ白腥辛哭涕
○腎ハ黒腐鹹呻唾

○五蔵の七神

【和訳】△七神とは、魂、魄、神、意、知、精、志である。各々が五蔵に蔵《かく》されている。肝は魂を蔵《かく》し、肺は魄を蔵し、心は神を蔵し、脾は意と知とを蔵し、腎は精と志とを蔵す。『難経』三十四難に「蔵は人の神気を含《おさ》め蔵す」①とある。故に蔵という。神は霊である②。委細は『霊枢』本神篇にある。○五蔵に各々声色臭味がある。

肝は青、臊、酸、呼、泣
心は赤、焦、苦、言、汗
脾は黄、香、甘、歌、涎
肺は白、腥、辛、哭、涕
腎は黒、腐、鹹、呻、唾

①『難経』三十四難に「蔵者、人之神気所舎蔵也」とある。②『難経評林』三十四難の王文潔注「神者霊也」による。

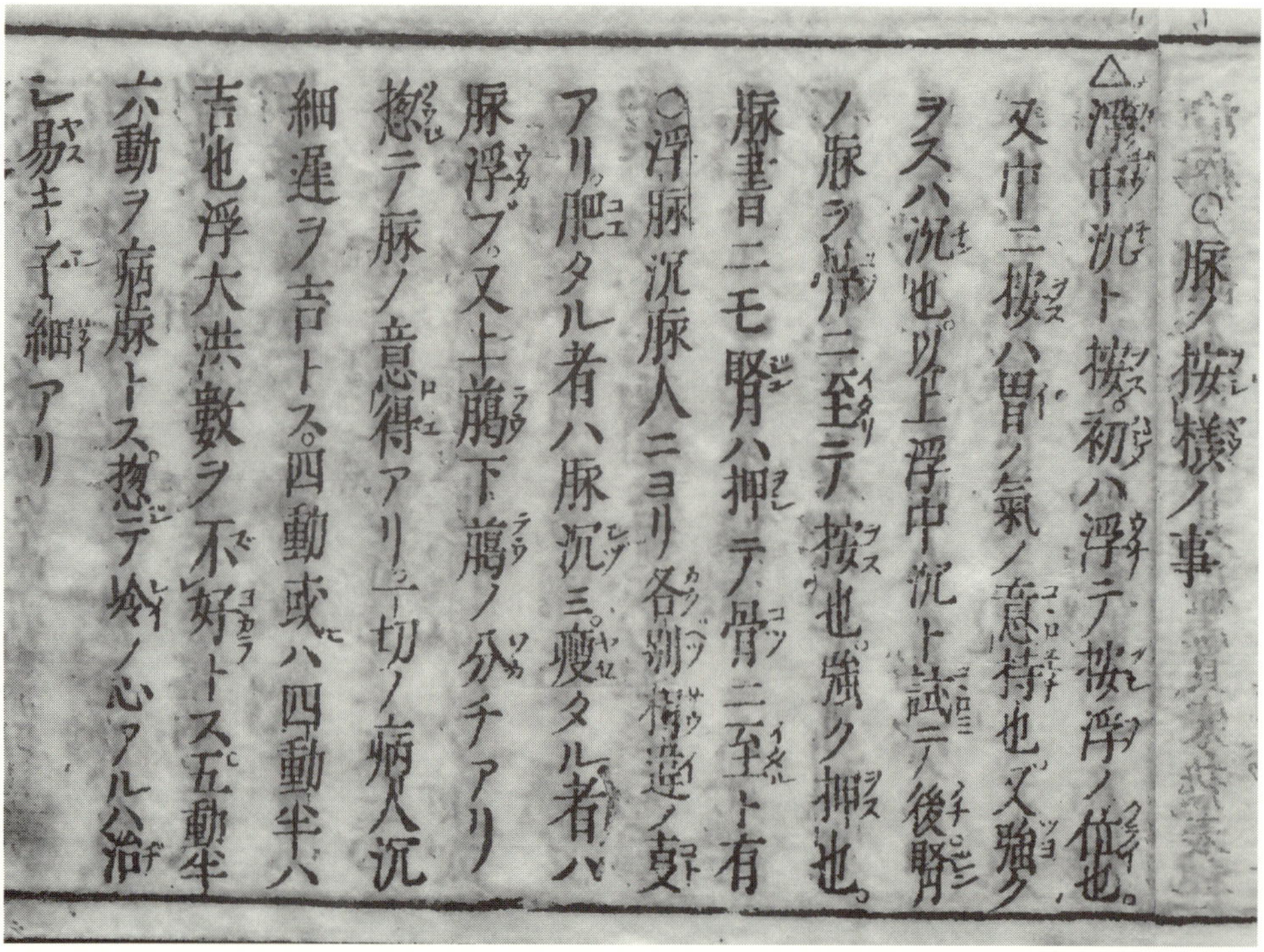
○脈ノ按様ノ事
△浮中沈ト按ス初ハ浮テ按ス浮ノ位也又中ニ按スハ胃ノ氣ノ意持也又強ク按スハ沈也以上浮中沈ト試テ後腎ノ脈ヲ骨ニ至テ按也強ク押也脈書ニモ腎ハ押テ骨ニ至ト有
○浮脈沈脈人ニヨリ各別相違ノ事アリ肥タル者ハ脈沈ミ瘦タル者ハ脈浮ブ又上臈下臈ノ分チアリ惣テ脈ノ意得アリ一切ノ病人沈細遅ヲ吉トス四動或ハ四動半ハ吉也浮大洪數ヲ不好トス五動半六動ヲ病脈トス惣テ冷ノ心アルハ治シ易キ子細アリ

○脈の按様《おしざま》の事

【和訳】 △浮中沈と［いう順序］で按《おさ》える。初めは浮かべるように①按《おさ》える。浮の位である。また中程に按《おさ》えるのは、胃の気［を診《み》る時］の気持ちである。また強く按《おさ》えるのは沈［の位］である。以上、浮中沈と診察した後、腎の脈を［診《み》るため］骨の深さまで按える。強く押す。脈書にも腎［の脈を診《み》るには］押して骨に至るとある。○浮脈、沈脈というものは、人によってそれぞれ異なっているものである。肥人は脈が沈み、瘦人は脈が浮かぶ［ことを順とする］。また身分の上下による違いもある。概して脈［診］にはわきまえておくべきことがある。全ての病人は、沈細遅を予後良とする。［一呼吸に］四動あるいは四動半を予後良とする。浮大洪数を予後不良とする。五動半、六動を病脈とする。概して「冷」と判断される②場合には、治しやすい理由がある。

①原文「浮けて」は「浮く」に対する他動詞。浮かぶようにする、浮かべるの意味。②原文「冷の心」の「冷」は病態。「冷」は熱の反対概念で、脈状では四動以下の遅脈を表す。

【解説】 脈診のための指の挙按の方法を述べたものである。

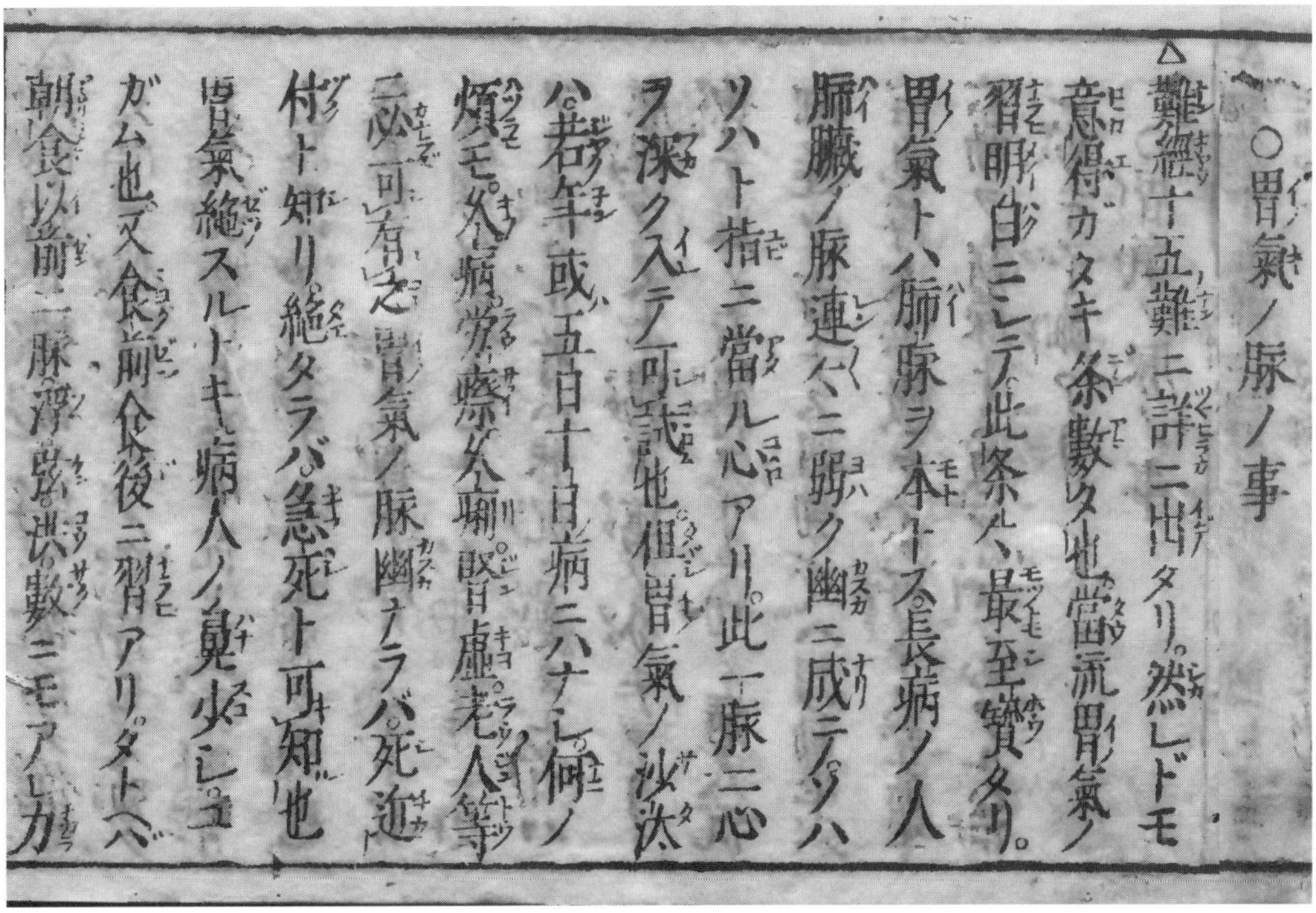
○胃氣ノ脉ノ事
△難經十五難ニ詳ニ出タリ。然レドモ意得ガタキ条數多也。當流胃氣ノ習明白ニシテ此条ハ、最至寳タリ。胃氣トハ肺脉ヲ本トス。長病ノ人肺臟ノ脉連々ニ弱ク幽ニ成テ、ツハツハト指ニ當ル心アリ。此ノ脉ニ心ヲ深ク入テ可診也。但胃氣ノ沙汰ハ若年或五日十日病ニハナシ。何ノ煩モ久病勞瘵久痢腎虚老人等ニ必可有之。胃氣ノ脉幽ナラバ死近付ト知リ絶タラバ急死ト可知也。胃氣絶スルトキハ病人ノ鼻少シユガム也。又食前食後ニ習アリ。タトヘバ朝食以前ニ脉浮弦洪數ニモアレカ

○胃の気の脈の事

【和訳】［胃の気のことは］『難経』十五難に詳らかに出ているが、理解できないくだりが多い①。［これに対して］、当流における胃の気についての伝授は明白なものであって、この［口伝の］数々は特別の宝というものである。胃の気は肺の脈を根本としている。長病②の人は、肺の蔵の脈が常に③弱く、微か④になって、指に当たる［脈動に］落ち着かない感じ⑤がある。この胃の気の脈にひたすら専心して⑥、診察治療すべきである⑦。ただし、胃の気が問題となること⑧は、若年者、あるいは五日、十日の病［の場合］には無い。どんな病気⑨であれ、久病⑩、労瘵⑪、久痢⑫、腎虚、老人などには、必ず胃の気の問題がある。胃の気の脈が微かであれば、死が近いと知り、絶えたならば直ぐに死んでしまうと理解すべきである。胃の気が絶する時、病人の鼻は少し歪むものである。また食前食後のことについても習い⑬がある。たとえば朝食以前に脈が浮弦洪数のいずれであれ［脈に］力があり、食後にまた診脈するに沈細遅のいずれであれ［脈］に力がないものは胃の気が少ないと知るべきである。また食前より食後の脈が確実に張るおもむきがあれば、胃の気があると知るべきである。また口伝に［次のようにある］。胃の気の脈を診察して、指を引くと、［診脈部位の跡が］少し窪む。これまた胃の気が少ないと知るべきである。また指を引いても窪みがない場合は、胃気があるのである。ただし、脹満あるいは浮腫の病の場合は、［診脈部位に］跡がつくことが決まり⑭で、［これは］特別のこと⑮である。

①原文「条」は、くだり、ことがらの義。②「長病」は後出の「久病」と同義。慢性病。③原文「連々」は、続いていて絶えることのないさま。④原文「幽か」は

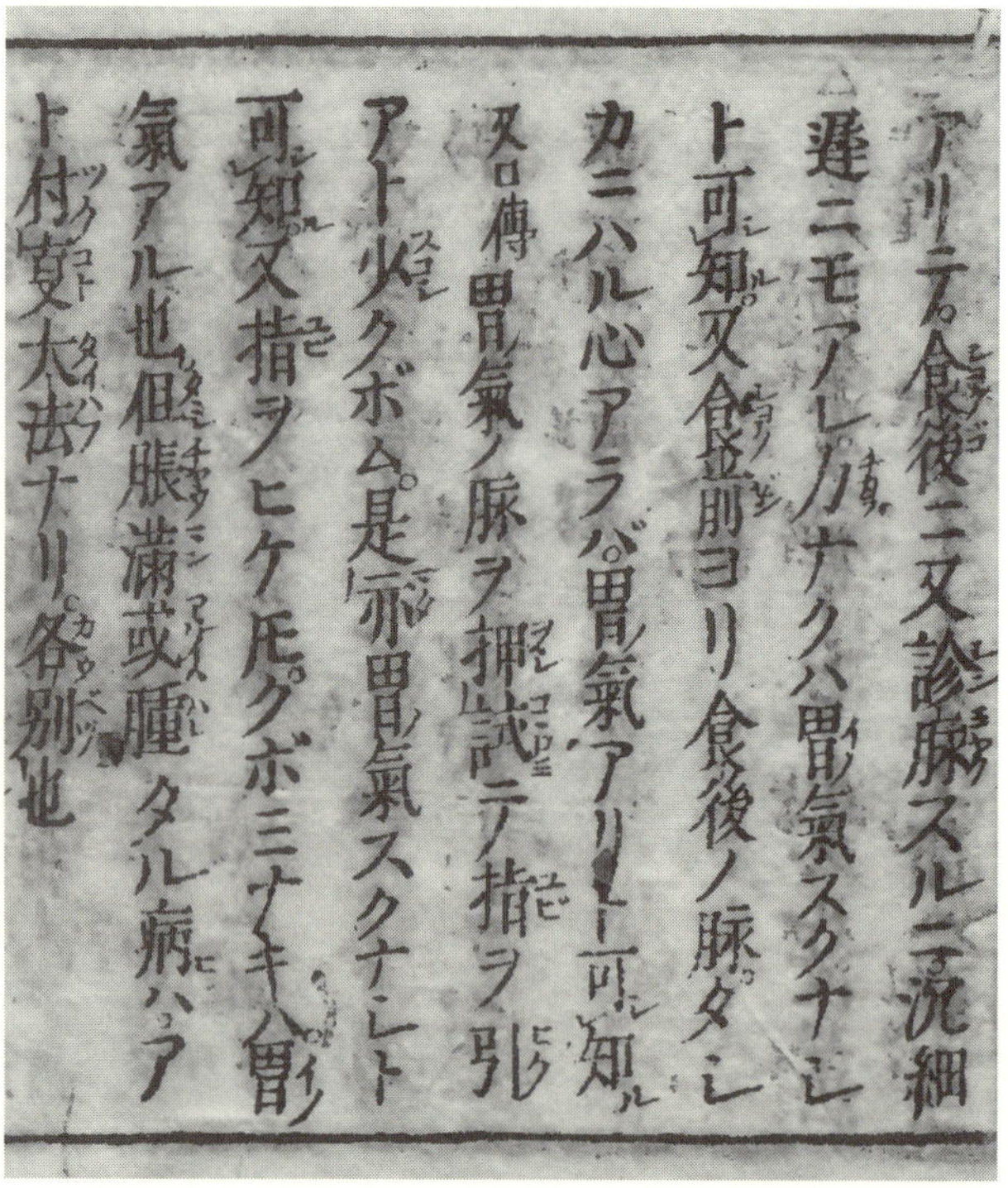

アリテ食後ニ又診脉スルニ沈細
遅ニモアレ〆ナクハ胃氣スクナシ
ト可知又食前ヨリ食後ノ脉タシ
カニハル心アラバ胃氣アリト可知
又ロ傳胃氣ノ脉ヲ押試テ指ヲ引
アト少クボム是亦胃氣スクナシト
可知又指ヲヒケドモクボミナキハ胃
氣アル也但脹満或腫タル病ハア
ト付安大法ナリ各別也

「微か」と同じく、勢いのないさま。⑤原文「そわそわ」とは、気持ちや動作の落ち着かないさま。⑥原文「心を深く入れて」の「心を入れる」は専心する、熱中するの意味。⑦原文「試む」は、「試みる」と同じで、治療診察する、脈をとるの意味。『源氏物語』や『日葡辞書』、仮名草子にその用例がある。⑧原文「沙汰」は、ここでは「話題になること」の義、すなわち問題となること。⑨原文「煩い」は病気の義。原文の振り仮名「ハツラヒ」は「ワツラヒ」の誤記。⑩「久病」は前出の「長病」と同義。慢性病。⑪「労瘵」は「癆瘵」とも書く。『病名彙解』巻之四に病因病機を「凡そ癆瘵の証、七情六慾の火、中に動き、飲食労倦の過、しばしば体を傷り、漸くにして真水枯竭し、陰火上炎するに因りてなり」、『大成論』巻之三・癆瘵に「其為証者、令人肌肉瘰瘦、皮毛乾枯、寒熱盗汗、遺洩白濁、或腹中有塊（中略）或咳嗽痰涎、或咳唾膿血」云々とある。⑫「久痢」は慢性的な下痢。⑬「習い」は秘訣、口伝のこと。⑭原文「大法」は、習慣的に決まっていること、決まり。⑮原文「各別」は「格別」と同じ。物事の性質が異なること。

【解説】『難経』十五難の記述は、『素問』の平人気象論と玉機真蔵論を再編したもので、胃の気については平人気象論に基づいている。この平人気象論の胃の気の概念は、先ず春夏秋冬の平脈の現れ方の強弱の程度によって、生死を決するというものである。具体的には、春の脈は弦であるが、それが微弦であれば平、弦が多ければ胃の気が少ないと見て肝病とし、弦だけで胃の気がなければ死と判定するものである。ちなみに、『素問』と『霊枢』にはこれとは別の胃の気の規定があった。『素問』玉機真蔵論の「脈弱以て滑、是れ胃の気有り。命づけて治し易しと曰う」と、『霊枢』終始篇の「穀気来るや、徐にして和」がそれである。この規定を根拠として、金元以降、脈状が和緩を帯び、浮沈遅数などの一方に

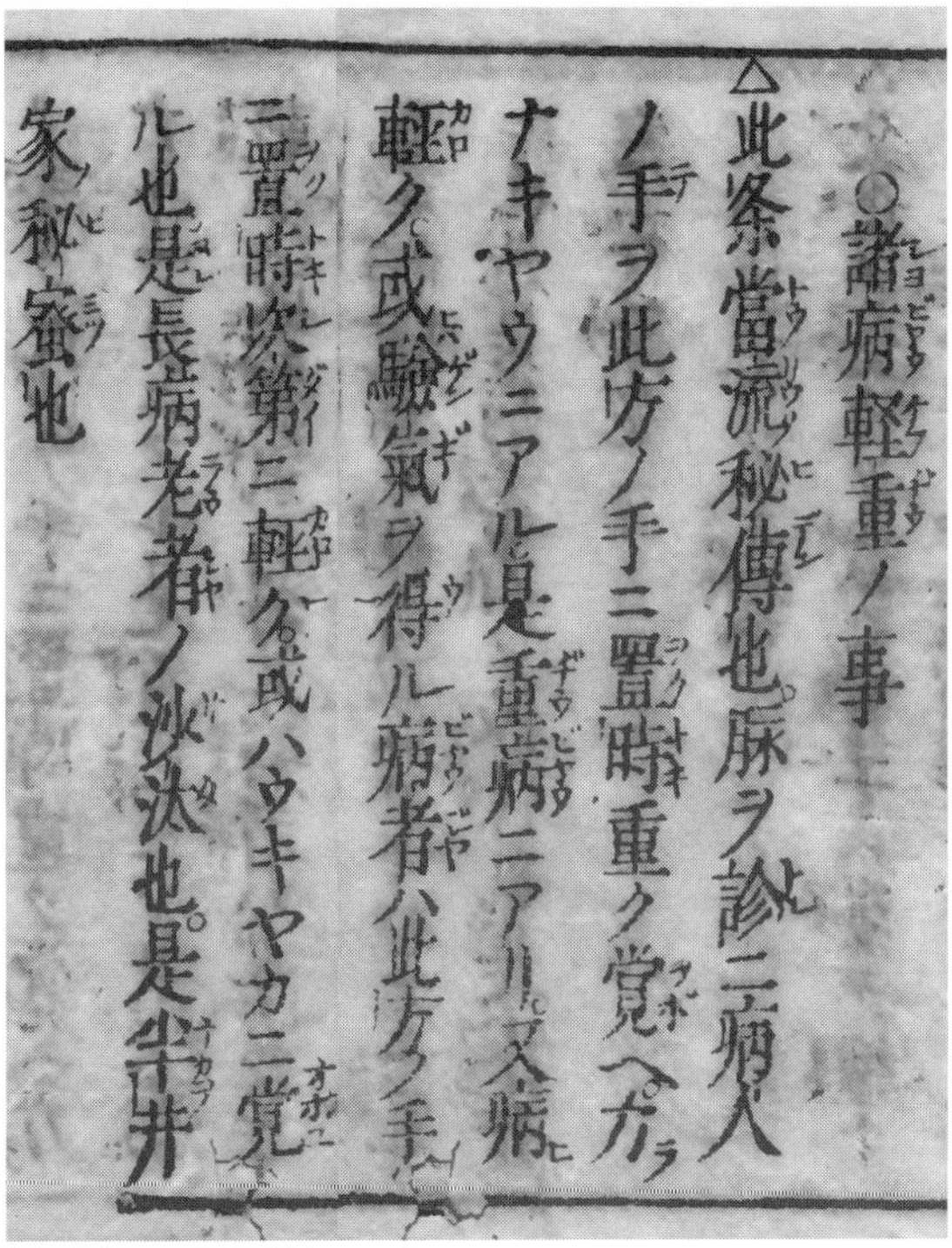
○諸病輕重ノ事
△此條當流秘傳也脉ヲ診ニ病人ノ手ヲ此方ノ手ニ置時重ク覚ヘ力ラナキヤウニアル是重病ニアリ又病輕ク或驗氣ヲ得ル病者ハ此方ノ手ニ置時次第ニ輕ク或ハウキヤカニ覚ル也是長病老者ノ沙汰也是半井家秘蜜也

偏らない脈状を以て胃の気とする考えが定着した。李東垣は「脈は神有るを貴ぶとは、正に胃の気を指して言うなり」、滑伯仁は『診家枢要』で「胃脈は、中按してこれを得、脈和緩なるを謂う」、李時珍の『瀕湖脈学』の緩脈の条で「緩にして和匀、浮ならず、沈ならず、疾ならず、徐ならず、微ならず、弱ならざる者は、即ち胃の気と為す」と述べている。本章の胃の気論もこの系列に属するものであって、『素問』や『難経』の四時の脈状という観点は採らず、「肺の脈」（右手の寸口ではなく、手太陰肺経の流注上に寸口全体の脈状と見られる）の相対的な虚実と遅数（あるいは滑濇）の脈状により胃の気の有無を判定している。また、胃の気の問題には、年齢、病状（労瘵、久痢）、病の慢性化（「長病」「久病」）、そして食事が関係することを指摘している点も臨床に示唆する点が大きい。

○諸病軽重の事

【和訳】 本条は当流の秘伝である。診脈する際、病人の手を医師の手［の上］に置く時、重く感じ、力がないようであれば、重病である。また病が軽症、あるいは治療効果①を得る病人は、医師の手に置く時、次第に軽く、あるいは軽快に②に感じる。これは長病の人や老人に対する特別の取り計らいであり③、半井家の秘法である④。

①原文「験気《げんき》」はまた「減気」とも書し、病が治る、快方に向かう、治療の効果があらわれること。日本中世から近世の文献にしばしば見え、「げんき」「けんき」と読む。②原文「浮きやか」は、心や体の動きが軽快なさま。③原文「沙汰」は、とりたてて行うこと、考えて取り計らうこと。④半井家についての言及は、本巻の「寸関尺の事」にも見える。原文「秘蜜」は「秘密」の誤記。「秘密」は「秘法」のこと。

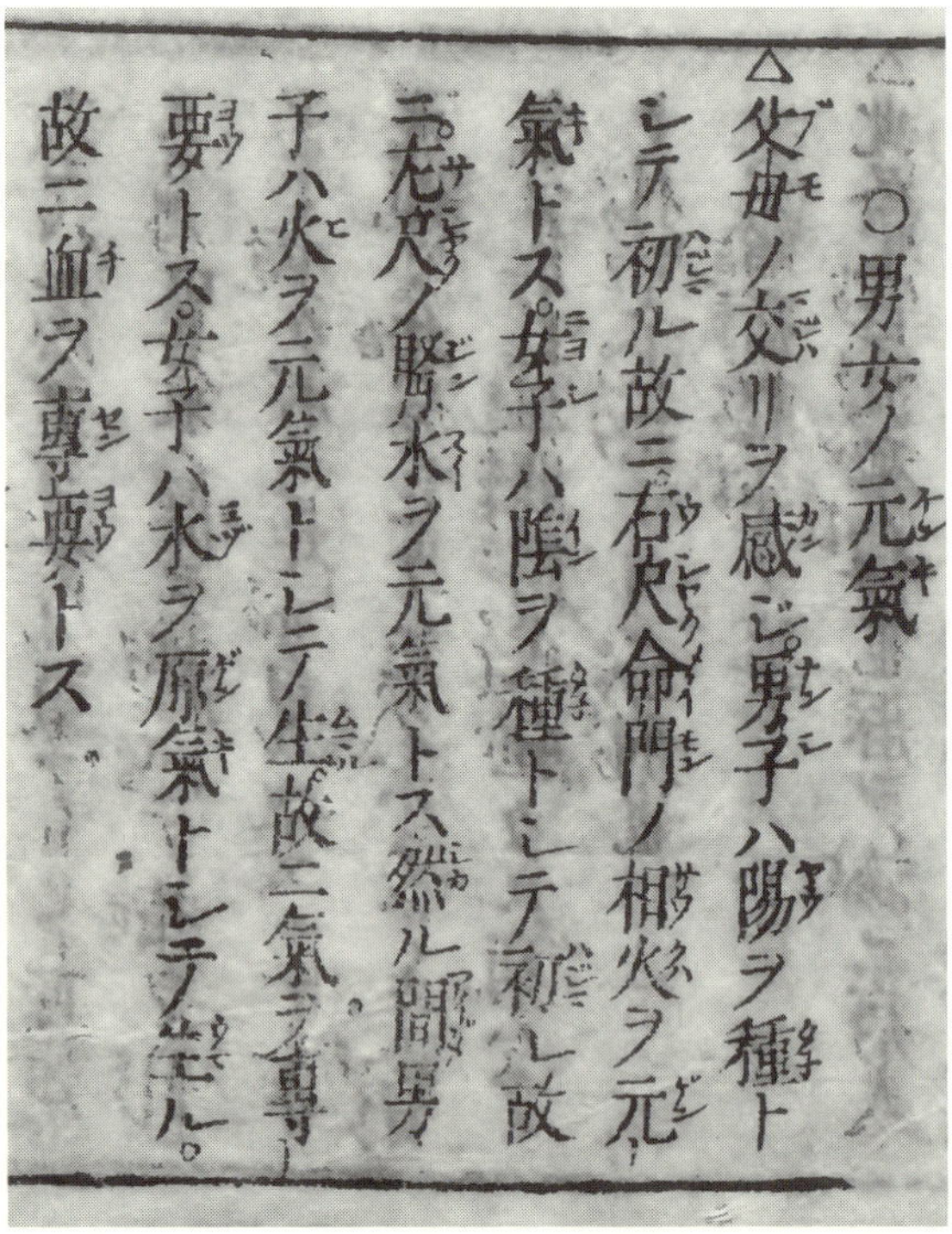
○男女ノ元氣
△父母ノ交リヲ感ジテ男子ハ陽ヲ種トシテ初ル故ニ右尺命門ノ相火ヲ元氣トス。女子ハ陰ヲ種トシテ初レ故ニ左尺ノ腎水ヲ元氣トス。然ル間男子ハ火ヲ元氣トシテノ生故ニ氣ヲ専要トス。女子ハ水ヲ原氣トシテノ生ル。故ニ血ヲ専要トス

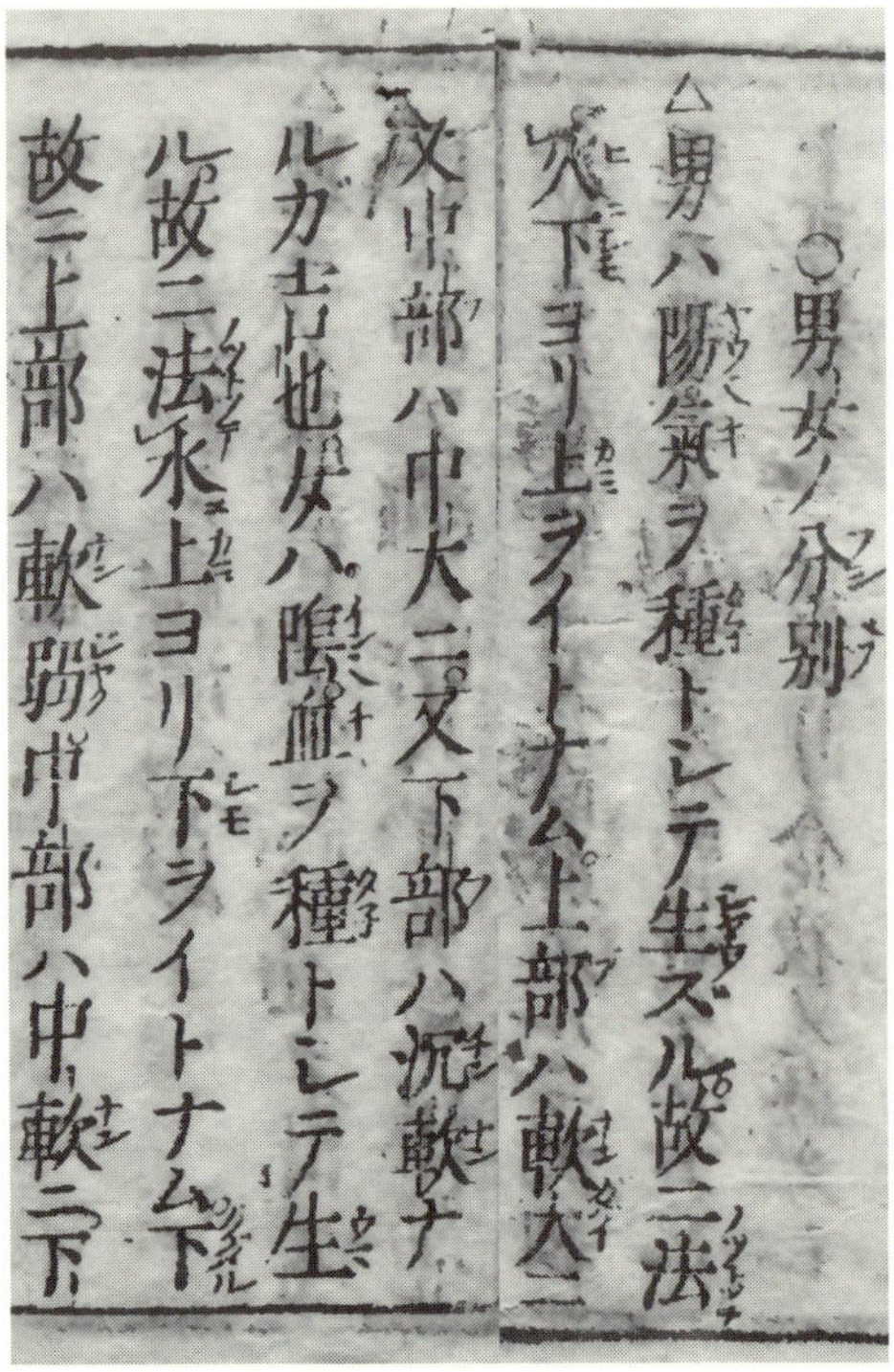
○男女ノ分別
△男ハ陽氣ヲ種トシテ生ズル故ニ法火下ヨリ上ヲイトナム。上部ハ軟大ニシテ中部ハ中大ニ又下部ハ沈軟ナルガ吉也。女ハ陰血ヲ種トシテ生ル故ニ法水上ヨリ下ヲイトナム。下故ニ上部ハ軟弱中部ハ中軟ニ下

○男女の元気①

【和訳】△父母の交合に刺激を受けて反応し②、男子は陽気をもと③として発生する④ので、右尺中の命門の相火が元気である。女子は陰気をもととして発生するので、左尺中の腎水が元気である。そこで男子は火を元気として生まれるので、気を最も大切なものとし、女子は水を原気⑤として生まれるので、血を最も大切なものとするのである。

①『診脈口伝集』の「男女ノ元気」をそのまま引用したもの。②原文「感じる」は外からの刺激に反応すること)。③原文「種（タネ）」は生物発生のもととなるもの。④原文「初まる」は発生の意味。通常は「始」と書す。⑤「原気」は「元気」と同じ。

【解説】男女の問題は、既に前文の「男女の左右」でも論じられている。ここでは次章の「男女の分別」と併せ読まれるべきである。

○男女の分別①

【和訳】△男は陽気を種として生じる。だから火《ひ》を手本として②、下から上を営む。［それゆえに］上部は軟大、中部は中大、また下部は沈軟であることが好ましい③。女は陰血を種として生じる。だから水を手本とし、上から下を営む。それゆえに上部は軟弱、中部は中軟、下部は濡《なん》滑④であることが好ましい。女子が男子の脈を得れば、陰血が虚し、陽気が実強の病人⑤である。男子が女子の脈を得れば、陰血が虚し、陽気が虚し、風寒に感じやすく、悪寒し、汗が出る［病］人である。○『難経』十九［難］に「男は右腎を命門とし、女は左腎を命門とする」とある⑥。黎居士が言う⑦、「男は陽である。だから陰を得て生まれ、右腎から始ま

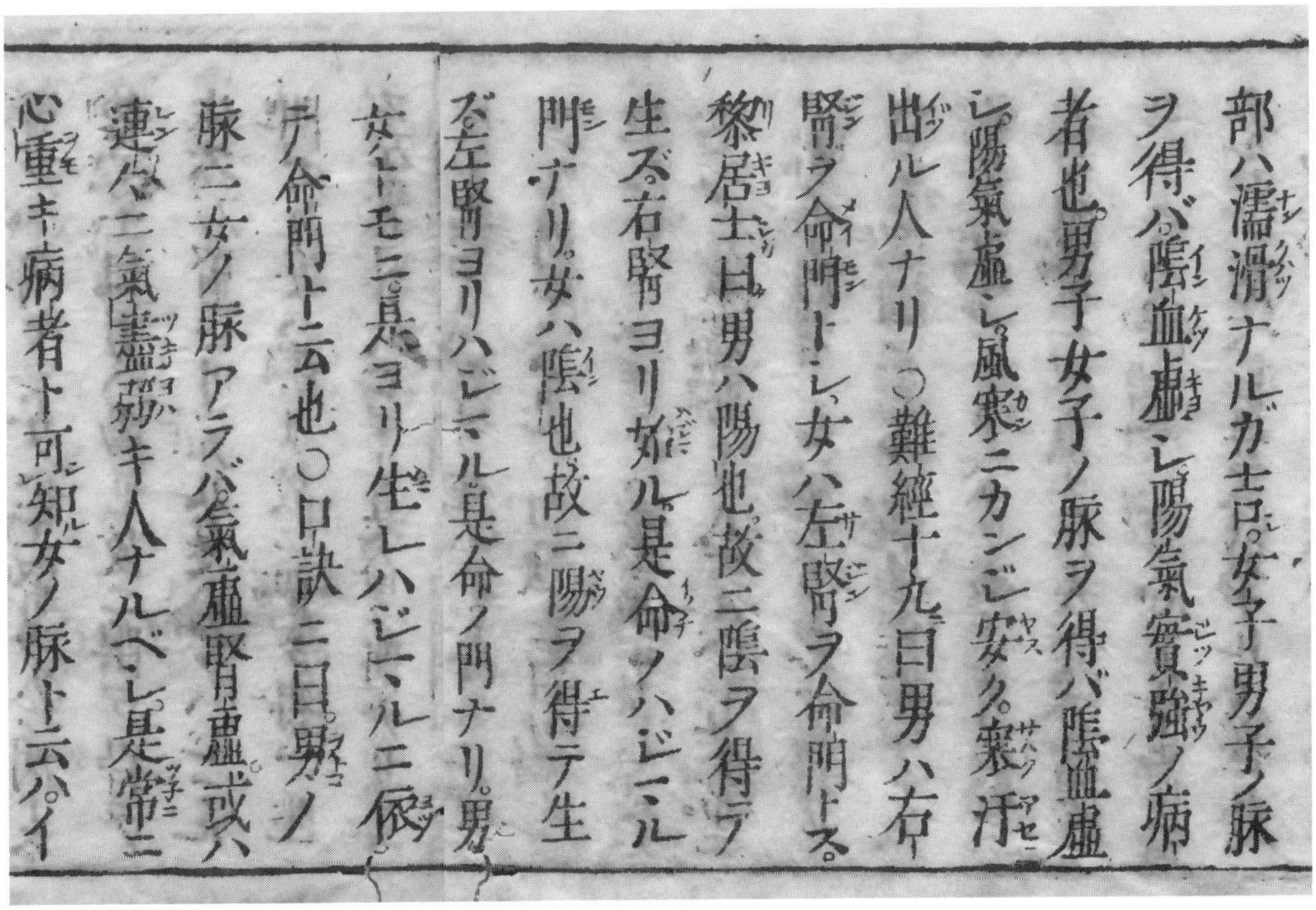
部ハ濡滑ナルガ吉ロ。女子男子ノ脉ヲ得バ陰血虚シ陽氣實強ノ病者也。男子女子ノ脉ヲ得バ陰血虚シ陽氣虚シ風寒ニカンジ安ク寒汗出ル人ナリ○難經十九曰男ハ右腎ヲ命門トシ女ハ左腎ヲ命門トス。黎居士曰男ハ陽也故ニ陰ヲ得テ生ズ。右腎ヨリ始ル是命ノハジマル門ナリ。女ハ陰也故ニ陽ヲ得テ生ズ。左腎ヨリハジマル是命ノ門ナリ。男女トモニ是ヨリ生レハジマルニ依テ命門ト云也○口訣ニ曰男ノ脉ニ女ノ脉アラバ氣虚腎虚或ハ連ハ二氣盡弱キ人ナルベシ。是常ニ心重キ病者ト可知。女ノ脉ト云ハイ

るのである。これは「命《いのち》の始まる門」である。女は陰である。だから陽を得て生まれ、左腎より始めるのである。これは「命の門」である。男女ともにここから生まれ始めるから「命門」というのである」と。○口訣に言う、男の脈に女の脈が現れれば、気虚、腎虚、あるいは二気とも⑧尽きて弱い人であろう。これは常に心が軽快に動かない⑨病者と認識するべきである。女の脈とは、非常に沈細で弱いものであり、陰の気の人［の脈］であるから、好ましくない事である。女の脈に男の脈が現れれば、気が盛んで性急な人であろう。男の脈とは、浮大弦洪の意味である。陽の気の人であろう。血気盛んな人である。これも好ましくない脈である。

①この章はやや複雑な構成を持っている。全体は○印で区切られて三節に別れるが、第一節と第二節は初代曲直瀬道三の『全九集』巻之一・男女之異をもとに書かれている。この「男女之異」という章は、『難経』十九難に基づく前半と、『黎居士簡易方論』を引く後半からなり、それがそのまま本章の第一節と第二節に対応している。第二節の原文「男は右腎を命門とし」から「依って命門と云也」までは、同じく『全九集』巻之一・男女之異の後半からの引用である。②原文「法る」は模範とする、手本とするの意味。③原文「吉し」は物事の状態が好ましいの意味。④「濡」の音は元来「じゅ」あるいは「にゅう」であるが、本書の振り仮名に従い「なん」と読む。『集韻』に「輭・軟・需・濡《なん》、柔也」とあるように、「濡《なん》」は「軟」に通ず。「濡滑」は「軟滑」と同じ。⑤原文「病者《びょうじゃ》」は病人のこと。⑥「男は右腎を命門とし」云々の引用は『難経』十九難には見られず、『難経』八難の熊宗立注（『新刊勿聴子俗解八十一難経』）「男子以右腎為命門、女子以左腎為命門」に基づく。第一節の内容に影響された誤記である。⑦これ以下は、南宋の黎民寿著『黎居士簡易

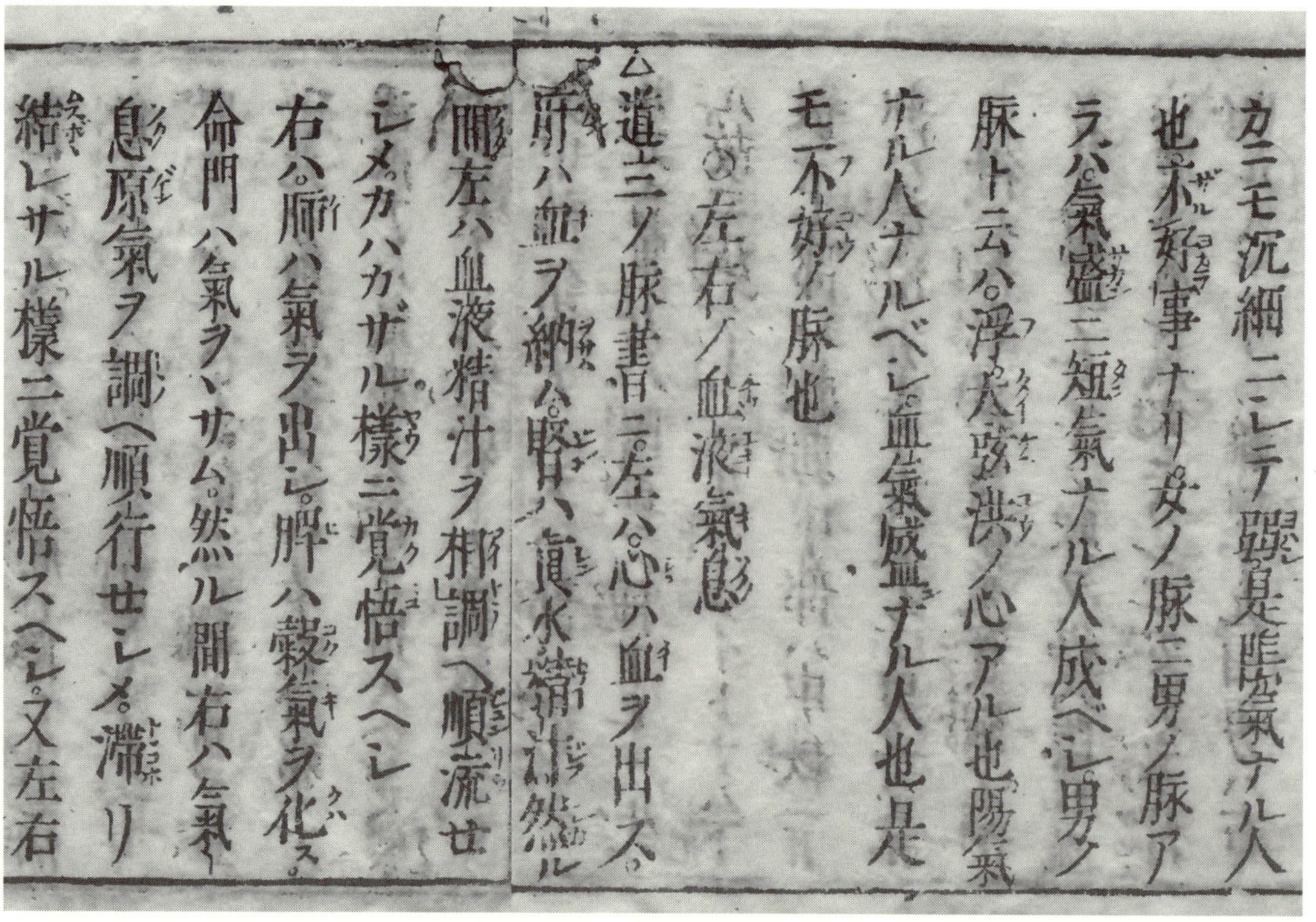
カニモ沈細ニシテ弱是陰氣ナル人
也不好事ナリ女ノ脉ニ男ノ脉ア
ラハ氣盛ニ短氣ナル人成ベシ男ノ
脉ト云ハ浮大弦洪ノ心アル也陽氣
ナル人ナルベシ血氣盛ナル人也是
モ不好ノ脉也
○左右ノ血液氣息
△道三ノ脉書ニ左ハ心ハ血ヲ出ス
肝ハ血ヲ納ム腎ハ眞水精汁然ル
間左ハ血液精汁ヲ相調ヘ順流セ
シメカハカザル様ニ覚悟スヘシ
右ハ肺ハ氣ヲ出シ脾ハ穀氣ヲ化ス
命門ハ氣ヲヽサム然ル間右ハ氣
息原氣ヲ調ヘ順行セシメ滯リ
結レサル様ニ覚悟スヘシ又左右

方論』巻一・弁男女形神育論からの引用。黎民寿の著書には、『黎居士簡易方論』十一巻序目一巻、『決脈精要』（『黎居士簡易方論』巻十二）のほか、唐・杜光庭原著『広成先生玉函経』三巻への注も遺している。⑧原文「連々」は、引き続いて絶えることのない様、しきりにする様。あるいはつらなる様。⑨原文「心重き」は、心が軽快に動かない、気が重い、気が渋滞しているなどの意味があるが、ここでは後文の女の脈に見える「短気」と一対とみて、心が軽快に動かない意味とする。

○左右の血液気息①

【和訳】 △道三の脈書に、「左は、心は血を出し、肝は血を納め、腎は真水精汁［を蔵す］。それゆえに②左は血液精汁を調え③、順流させて、かわらないものと④記憶す⑤べきである。右は、肺は気を出し、脾は穀気を化し、命門は気を納める。それゆえに右は気息、原気を調え、順行させ、滞り結ぼれないものと記憶すべきである。また左右ともに浮中沈を念入りに⑥挙按して、濡《なん》⑦大和平であれば胃の気［がある］と理解するべきである。偏に緊強、偏に細弱、偏に浮洪、偏に沈小なるものを胃の気の不足と理解すべきである」とある。

①『診脈口伝集』の「左右ノ血液気息」をそのまま引用したもの。前半は左右六部の蔵象、後半は胃の気の論である。②原文「然る間」は、先行する事柄の結果として後続の結果が生じることを示す言葉。「それゆえに」「だから」の意味。③原文「相調《あい》え」は、「調える」の改まった言い方。「相《あい》」は接頭語。④原文「様に」は「様だ」の連用形で、行動の基準となる状態を指す。⑤原文「覚悟」は記憶すること、修

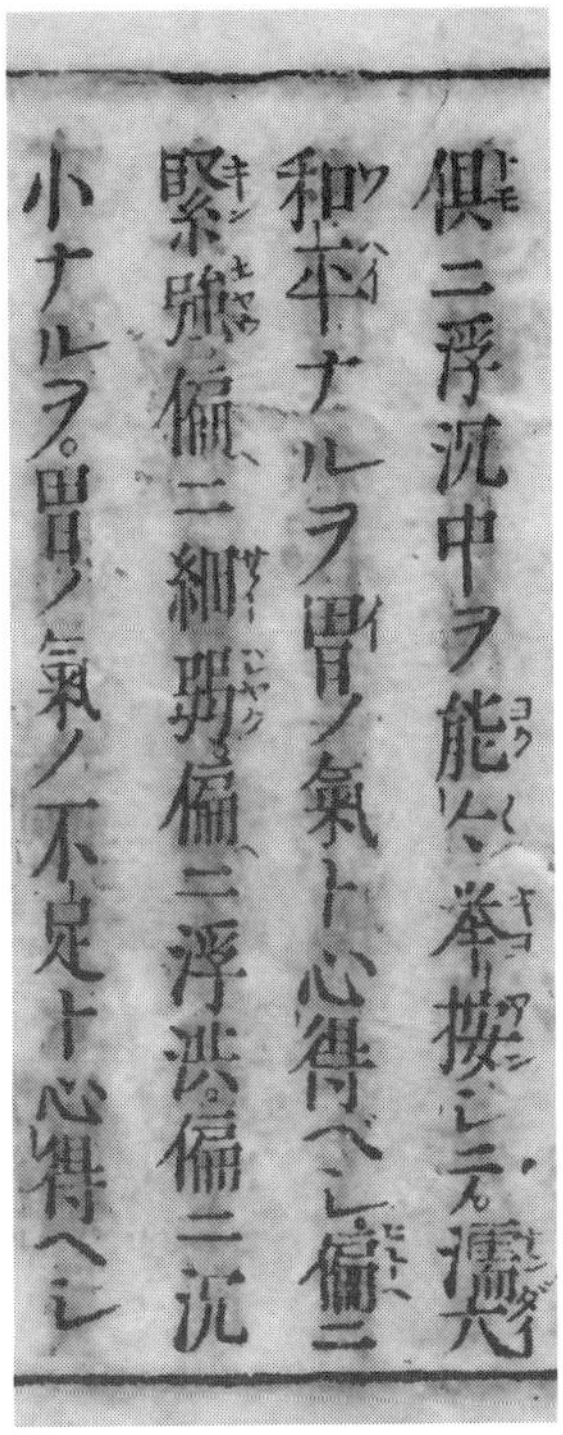
倶《トモ》ニ浮沈中ヲ能々《ヨク〳〵》挙按《キョアン》シテ濡大《ジンダイ》
和平《ワヘイ》ナルヲ胃《イ》ノ氣ト心得ベシ偏《ヒトヘ》ニ
緊強《キンキャウ》偏ニ細弱《サイジャク》偏ニ浮洪偏ニ沈
小ナルヲ胃ノ氣ノ不足ト心得ヘシ

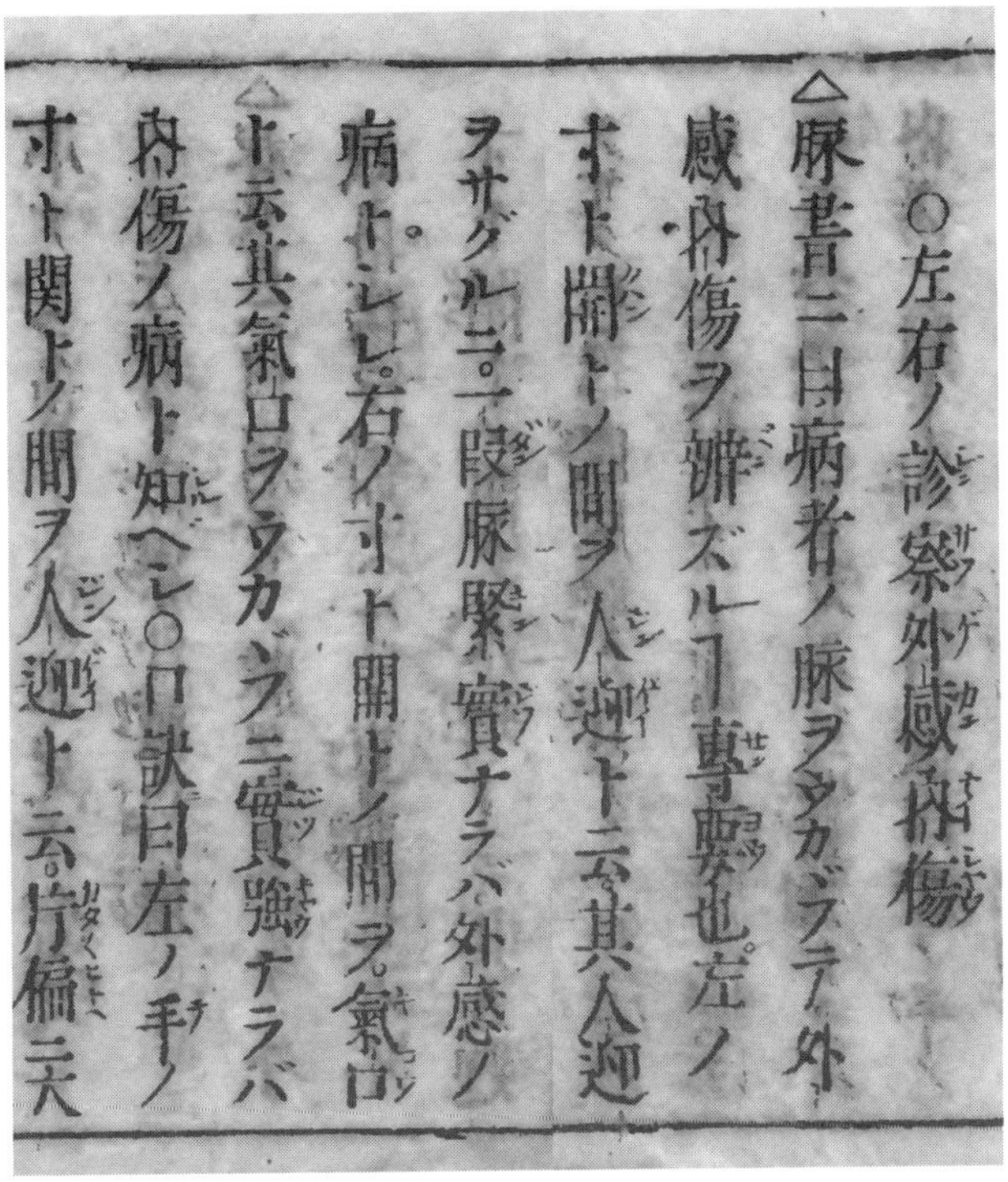
○左右ノ診察《シンサツ》外感《グワイカン》内傷《ナイシャウ》
△脉書ニ曰病者ノ脉ヲタカヾヒテ外
感内傷ヲ辨《ベン》ズルヿ専要《センエウ》也左ノ
寸ト関《クワン》トノ間ヲ人迎《ジンゲイ》ト云其人迎
ヲサグルニ一段《ダン》脉緊実《キンジツ》ナラバ外感ノ
病トシレ右ノ寸ト関トノ間ヲ氣口《キコウ》
ト云其氣口ヲウカヾフニ実強《ジツキャウ》ナラバ
内傷ノ病ト知《シル》ベシ○口訣曰左ノ手《テ》ノ
寸ト関トノ間ヲ人迎《ジンゲイ》ト云片偏《カタヘン》ニ大

得すること。⑥原文「能々（能能）」は「善々（善善）」とも書す。「念入りに」「十分に」「念には念を入れて」の意味。⑦『集韻』に「輭・軟・需・濡《なん》、柔也」とあるように、「濡《なん》」は「軟」に通ず。

【解説】『脈論口訣』巻之一では最初、蔵府経脈の診るための左右の寸関尺診を解説するが、「男女の元気」「男女の分別」で人の陰陽を論じたあたりから、陰陽の重要な要素である〈左右〉の問題に触れ始め、本章では左右の五蔵の脈を血と気に分別する。本章の内容は、本章に続く「左右の診察、外感内傷」「人迎気口の候」の序説を為している。

○左右の診察、外感内傷①

【和訳】△［道三の］脈書に、「病者の脈を候《うかが》いて②、外感と内傷を弁別することが最も大切である。左の寸［口］と関［上］との間を人迎という。その人迎を探るに、ひときわ③脈が緊実であれば、外感の病と理解せよ。右の寸［口］と関［上］との間を気口という。その気口を候うに、実強であれば内傷の病と理解するべきである」とある。○口訣に言う、左の手の寸［口］と関［上］との間を人迎といい、片方だけ一方的に④大であるのは外邪の病である。右の手の寸［口］と関［上］の間を気口といい、片方だけ一方的に大であるのは内傷の病である。内傷であっても、気疲れして⑤心を苦しめる人であれば、気を順《めぐ》らせ、降《くだ》し、散じ、酒飲大食［の人］であれば、膈胃⑥を調え、養うべきである。腎虚した人であれば、腎を潤し、血を益すべきである。こうした弁別に男女の別は無い。外邪の場合、浮洪であれば風邪とし、発汗させるべきである。また緊濇実であれば寒邪とし、発散すべきである。洪数であれば暑邪とし、冷《さ》

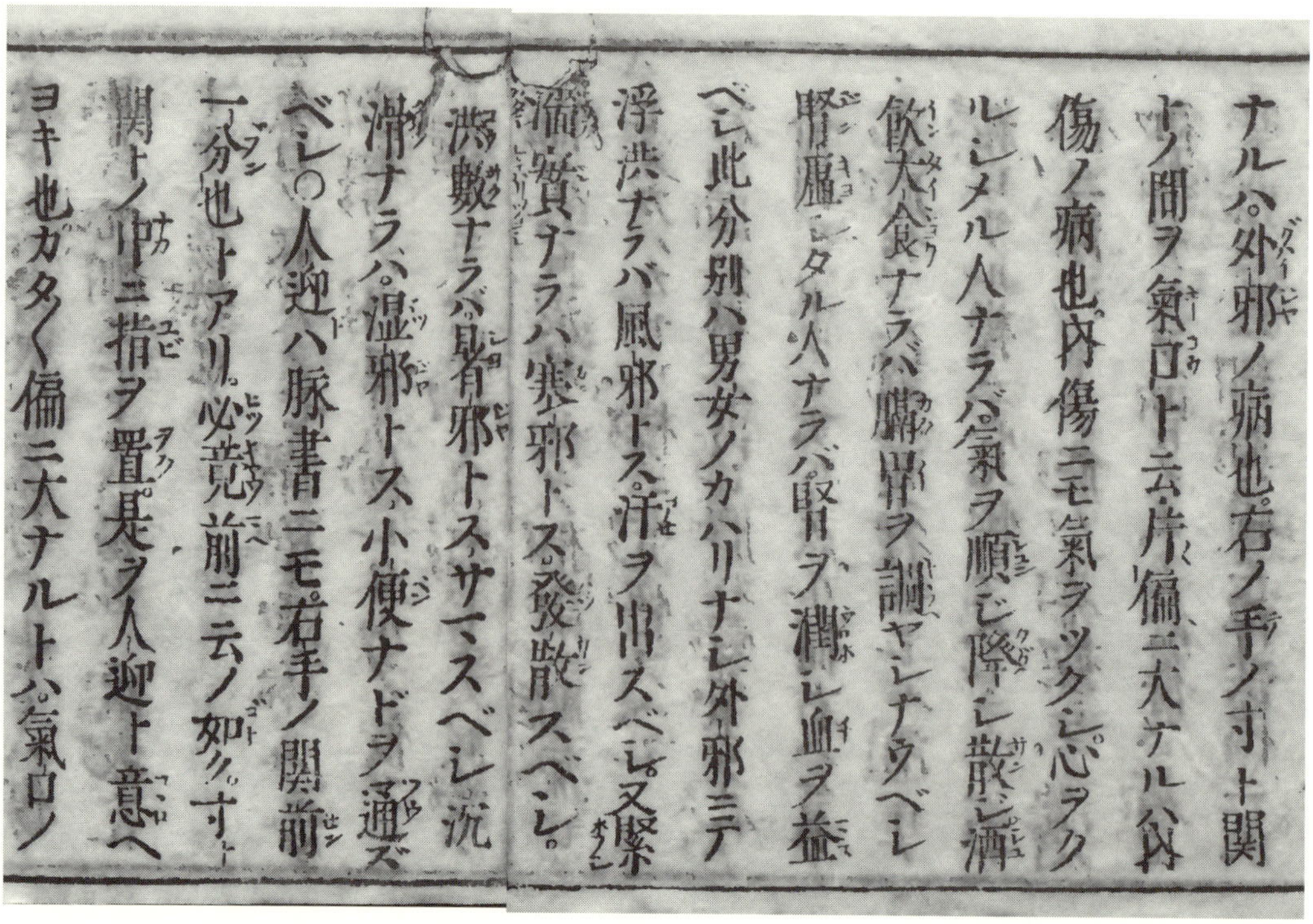
ナルハ外邪《グワイジヤ》ノ病也。右ノ手ノ寸ト関トノ間ヲ氣口《キコウ》ト云。片偏ニ大ナルハ内傷ノ病也。内傷ニモ氣ヲツクシ心ヲクルシメル人ナラバ氣ヲ順シ降《クダ》シ散《サン》シ瀉シ、飲《イン》大食《タイシヨク》ナラバ脾胃ヲ調ヤシナフベシ。腎虚《ジンキヨ》シタル人ナラバ腎ヲ潤シ血ヲ益ベシ。此分別ハ男女ノカハリナシ。外邪ニテ浮洪ナラバ風邪トス。汗ヲ出スベシ。又緊濇實ナラバ寒邪トス。發散スベシ。洪數ナラバ暑邪《ジヤ》トス。サマスベシ。沈滑ナラバ湿《シツ》邪《ジヤ》トス。小便ナドヲ通ズベシ。○人迎ハ脉書ニモ右手ノ関前《セン》一分《ブン》也トアリ。必竟《ヒツキヤウ》前ニ云ノ如《ゴト》ク、寸ト関トノ中《ナカ》ニ指《ユビ》ヲ置。是ヲ人迎ト意《コヽロ》ヘヨキ也。カタクヽ偏ニ大ナルトハ氣口ノ

ますべきである。沈濇⑦であれば湿邪とし、小便などを通じさせるべきである。○人迎については、脈書にも「左手⑧の関前一分なり」とある。つまるところ、前に述べたように、寸［口］と関［上］との中間に指を置く、これを人迎とすると理解しやすい⑨。片方だけ一方的に大なるとは、気口の脈に対していうのである。「気口の脈よりも一方に偏って大なるは」ということである。外邪とは外から入った病である。例えば寒・暑・燥・湿・風の類に侵された病は、人迎の脈が大ということである。気口も、［右手の］寸［口］と関［上］との中間に指を置くのである。左⑩を人迎、右⑪を気口という。片方だけ一方的に大なるも、人迎の脈に対して［いうものであり］」、人迎よりも大であるのは内傷の病ということである。内から傷れた病である。飲食の飢飽や七情の過多による損傷で病となったものは、気口の脈が大であるというのである。人迎気口には男女による違いは無い。

①前半は『診脈口伝集』の「左右ノ診察外感内傷」を引用したもの。後半の「口訣曰」以下は『脈訳簡略』の記述を敷衍している。②原文「候《うかが》う」は、様子を知ろうとする、状態を推し量ること。③原文「一段」は副詞で、きわだっているさま。ひときわ、格別に。一層。④本章に四回出てくる「片片偏に」は、「片方だけ一方的に」の意味。「片片」は「へんぺん」と読めば「きれぎれなさま」を表すが、実際は「片方《かたかた》」を書き換えたもので、「片一方」「かたほう」の意味。中世から近世に用例が見られる。「偏《ひとえ》に」は「一方に偏っているさま」。⑤原文「気をつくし」は「気力をつかい尽くす」「気疲れする」の意味。⑥「膈胃」はここでは膈と胃、すなわち上焦と中焦を隔てるものと解することができる（傍証として、『夢溪筆談』巻二十六・薬議に「欲留膈胃中者莫如散」、『仁斎直指方論』巻之一・総論に「暑気伏

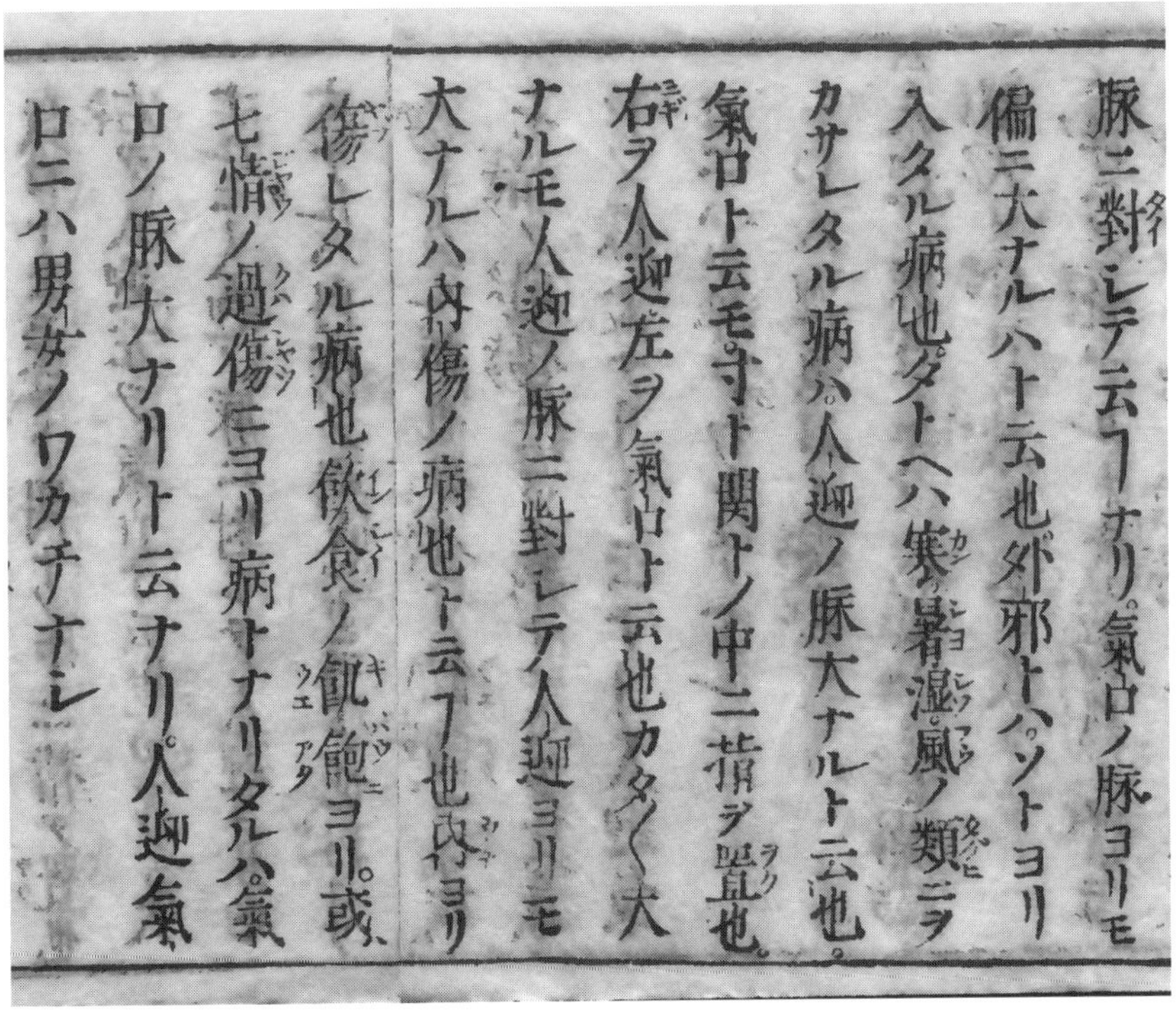
脉ニ對《タイ》シテ云ヿナリ。氣口ノ脉ヨリモ偏ニ大ナルハト云也。外邪トハ。ソトヨリ入タル病也。タトヘハ寒《カン》暑《シヨ》湿《シツ》風《フウ》ノ類《タグヒ》ニヲカサレタル病ハ。人迎ノ脉大ナルト云也。氣口ト云モ。寸ト關トノ中ニ指ヲ畧《ラク》也。右《ミギ》ヲ人迎左ヲ氣口ト云也カタ〳〵大ナルモ人迎ノ脉ニ對シテ人迎ヨリモ大ナルハ内傷ノ病也ト云ヿ也。内《ウチ》ヨリ傷《ヤブ》レタル病也。飲《イン》食ノ飢《キ》飽《ハウ》ヨリ。或七情《ジヤウ》ノ過《クハ》傷《シヤウ》ニヨリ病トナリタルハ。氣口ノ脉大ナリト云ナリ。人迎氣口ニハ男女ノワカチナシ

於三焦膈胃之間」とある)。ただし、北宋の『銅人腧穴鍼灸図経』以降の鍼灸書の主治に見える「膈胃寒痰」の「膈胃」は、あるいは病証の可能性もある。⑦原文は「沈滑」に作るが、湿邪という性格に鑑み改めた。⑧原文は「右手」に作るが、『脈訣簡略』に従い「左手」に改めた。⑨原文「意へよき也」は、「心得良い」とも書す。理解しやすい、了解しやすいの義。⑩原文「右」は誤記につき「左」に改めた。⑪原文「左」は誤記につき「右」に改めた。

【解説】本章と次章で述べられる人迎気口診と、本書巻之二冒頭に置かれた「四脈の弁察」で述べられている人迎気口診は系統を異にしていることに注意する必要がある。

周知のように、人迎気口診の起源は古く、『脈経』巻第一・両手六脈所主五蔵六腑陰陽逆順第七に「脈法讃云、肝心出左、脾肺出右、腎與命門、倶出尺部……左大順男、右大順女。関前一分、人命之主、左為人迎、右為気口」と初出する。一方、『脈経』に先行する『霊枢』の終始篇その他では頚動脈と橈骨動脈を比較する人迎寸口診（人迎気口診、人迎脈口診）が詳細に展開され、これを踏まえて四時気篇では「気口候陰、人迎候陽也」、禁服篇では「寸口主中、人迎主外」、五色篇では「人迎盛堅者、傷於寒。気口盛堅者、傷於食」などの記載が見られる。

『脈経』の人迎気口診については、その後は何らの展開もないままに北宋に至るが、ようやく朱肱が『活人書』巻之二で前記の五色篇と『脈経』を結びつけた解釈を行った。『脈経』の人迎気口診の『霊枢』的解釈である。さらに金の李東垣は『内外傷弁惑論』巻上・弁脈で「人迎脈大於気口為外傷、気口脈大於人迎為内傷」としてこの解釈を推し進めた。この李東垣の人迎気口診は、元明代に広く浸透した。本章と次章で述べられ

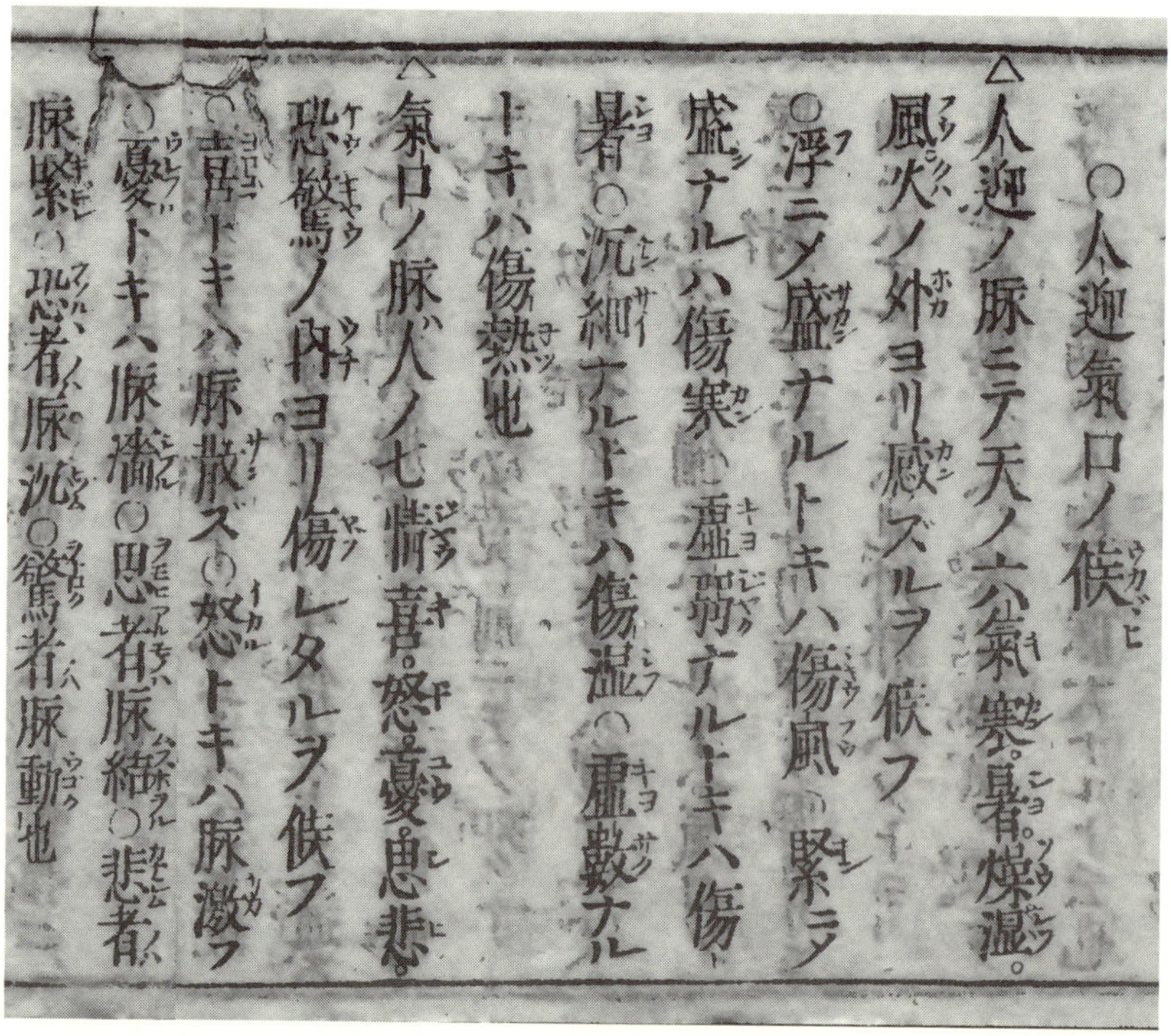

○人迎氣口ノ候《ウカヾヒ》

△人迎ノ脉ニテ天ノ六氣寒。暑。燥。濕。風火ノ外ヨリ感ズルヲ候フ

○浮ニシテ盛ナルトキハ傷風○緊ヲ盛ナルハ傷寒○虚弱ナルトキハ傷暑○沈細ナルトキハ傷濕○虚數ナルトキハ傷熱也

△氣口ノ脉ハ人ノ七情喜。怒。憂。思。悲。恐驚ノ内ヨリ傷レタルヲ候フ

○喜トキハ脉散ズ○怒トキハ脉激フ○憂トキハ脉濇○思者脉結○悲者ハ脉緊○恐者脉沈○驚者ハ脉動也

ている内容もこの系列に属する。

他方、南宋の陳言は、『霊枢』には拠らず、人迎気口によって浮沈遅数虚実の六脈を診ることで内外傷を弁別しようとした。この脈法は中国では振るわなかったが、日本では曲直瀬道三が『診脈口伝集』などで採用して、江戸中期後半まで伝承された。

○人迎気口の候《うかがい》①

【和訳】△人迎の脈によって、天の六気である寒・暑・燥・湿・風・火によって外から感ぜられたものを候う。

○浮にして盛んであれば傷風、○緊にて盛んであれば傷寒、○虚弱であれば傷暑、○沈細であれば傷湿、○虚数であれば傷熱である。

△気口の脈は、人の七情である喜・怒・憂・思・悲・恐・驚によって内から破られたものを候う。

○喜べば脈は散ず。○怒れば脈は激す②。○憂えば脈は濇《しぶ》る。○思いのある者は脈は結ぼれる。○悲しむ者は脈は緊張する。○恐れる者は脈は沈む。○驚く者は脈は動ず。

△人迎の脈の緊盛な様が、右の気口より倍である場合は、外感の病と知る［べきである］。風や寒の類である。皆な表［に関わる病］である。

△気口の脈の大である様が、左の人迎よりも倍で緊盛であれは、気が傷れている。あるいは労倦と知るべきである。裏から傷れたものである。陰蔵［に関わる病］とする。

△人迎気口がともに緊盛の脈であれば、これは食傷であり、寒に傷られた病である。外感内傷ということである。

△人迎ノ脉緊盛《キンセイ》ナルヿ右ノ氣口ヨリ一倍大ナル時ハ外ヨリ感《カン》ジタル病ト知《シリ》風《フウ》ト寒《カン》トノ類《タグヒ》也皆表《ヘウ》ナリ
△氣口ノ脉大ナルヿ左ノ人迎ヨリ一倍《バイ》ニシテ緊《キン》盛ナラバ氣《キ》傷或ハ労倦《ラウケン》トシルベシ裏《ウチ》ヨリ傷《ヤブ》ル也腎藏《ザウ》トスル也
△人迎氣口倶《トモ》ニ緊盛ノ脉ハ此食傷也寒《カン》ニ傷《ヤブ》レタル病也是外感内傷ト云也
△男子久病ニテ氣口ノ脉人迎ヨリ大ナルハ胃ノ氣有
△女子久病ニテ人迎ノ脉氣口ヨリ大ナルハ胃ノ氣アリ病ヲモシト云ヘ𪜈治《チ》スベシ是ニ相反ノ脉ハ死《シ》スベシ

△男子が久病であり、気口の脈が人迎よりも大であれば胃の気がある。
△女子が久病であり、人迎の脈が気口よりも大であれば胃の気がある。病が重い場合でも治癒できる。これに相反した脈は予後不良である。

①本章は、明・龔廷賢の『万病回春』巻之一・万金一統述の一部を、概ねそのまま和訓したものである。②原文「激」には振り仮名「さかう」が附されているが、「激」には「逆う」の訓は無い。ただし、この一節は『万病回春』から引いたものとはいえ、元来は、『素問』挙痛論の「怒則気逆」に基づくものであり、おそらく、それに基づいて「激」には無い訓「逆《さか》う」を加えたと見られる。

【解説】 本章も李東垣の人迎気口診に属する。曲直瀬道三の著作からの引用で構成されている文章の中に、唐突に『万病回春』の同趣旨の一節が引かれるのは、本書の最終構成者が、道三の脈書から引いた李東垣の人迎気口診の記載を、さらに補強しようとしたためかもしれない。

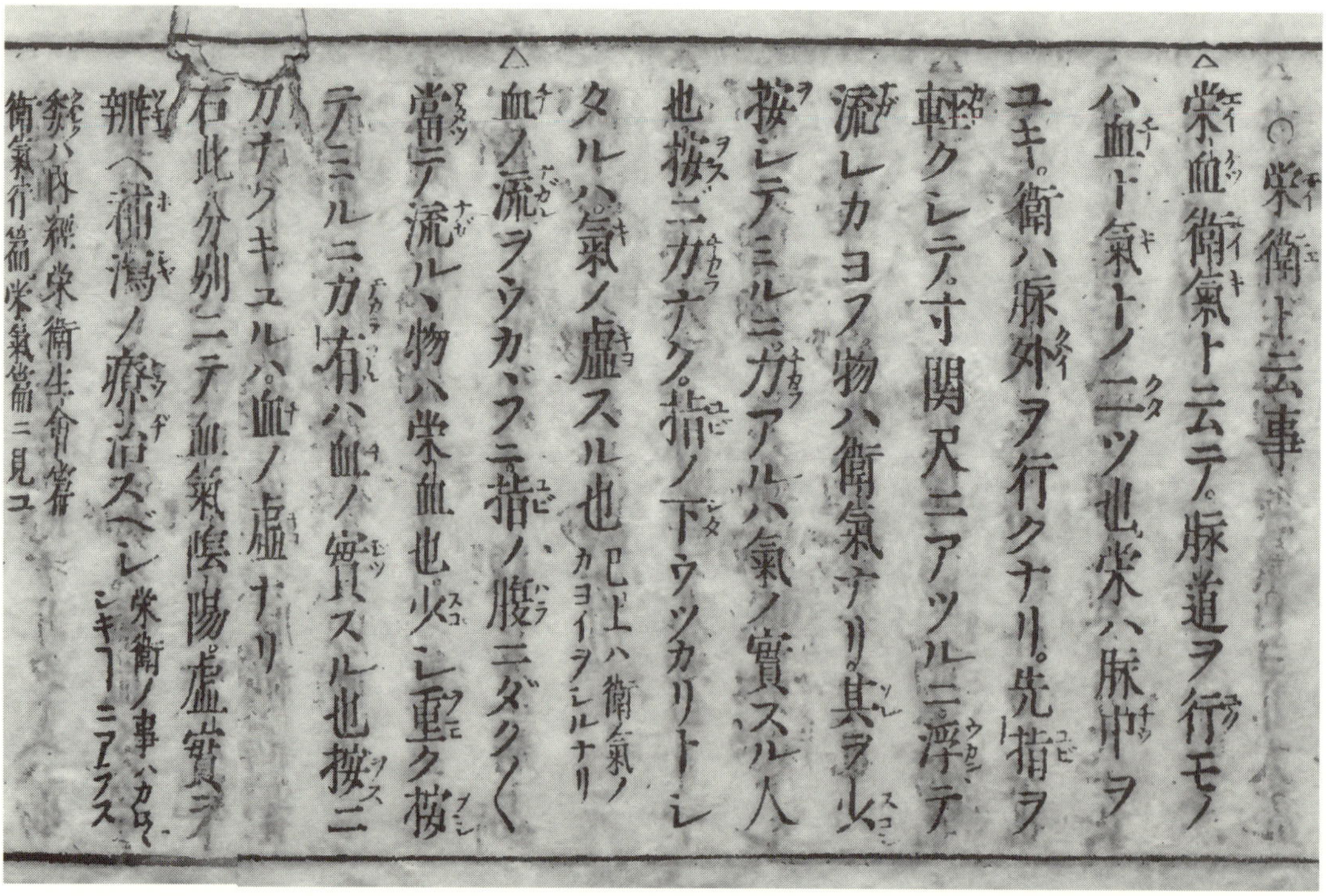

○栄衛《エイエ》ト云事
△栄血《エイケツ》衛氣《エイキ》ト云テ。脈道ヲ行《ユク》モノハ血《チ》ト氣《キ》トノ二ツ也。栄ハ脈中《チウ》ヲユキ。衛ハ脈外《グワイ》ヲ行クナリ。先指《ユビ》ヲ軽クレテ。寸関尺ニアツルニ浮《ウカミ》テ流《ナガ》レカヨフ物ハ衛氣ナリ。其《ソレ》ヲ少《スコシ》按《ヲ》シテミルニ力《チカラ》アルハ氣ノ實スル人也。按《ヲス》ニ力《チカラ》ナク。指《ユビ》ノ下《シタ》ウツカリトシタルハ氣ノ虚《キヨ》スル也（已上ハ衛氣ノカヨイヲシルナリ）
△血《チ》ノ流《ナガレ》ヲウカヾフニ指《ユビ》ノ腹《ハラ》ニダクダク當《アタツ》テ流《ナガ》ルヽ物ハ栄血也。少《スコ》シ重《ヲモ》ク按《ヲシ》テミルニ力《チカラ》有《アレ》ハ血ノ實《ジツ》スル也。按《ヲス》ニ力ナクキユルハ血《チ》ノ虚《キヨ》ナリ
右此分別ニテ血氣陰陽虚實ヲ辨《ワキマ》ヘ補瀉《ホシヤ》ノ療治《レウヂ》スベシ。栄衛ノ事ハカロヽヽシキ事ニアラス
委《クハシク》ハ内經栄衛生會篇衛氣行篇栄氣篇ニ見ユ

○栄衛と云う事①

【和訳】△脈道を行く栄血、衛気とは、血と気の二つである。栄気は脈中を行き、衛気は脈外を行く。先ず寸関尺に指を軽く当てた場合、浮いて流れがよいものは衛気である。按《お》して力がある場合は気の実した人である。按して力が無く、指の下が気がぬけたようにぼんやりしている②場合は気が虚しているのである（以上は、衛気の通行する様を知るものである）。

△血の流れる様を候う場合、指の腹に激しくあたって③流れるものは栄血である。少し重く按してみて力があれば、血が実している。按しても［脈に］力が無くて消えてしまうのは、血の虚である。

右に述べた［栄衛の］この分別［法］によって、血気、陰陽、虚実を弁別して補瀉の治療をするべきである（栄衛の事は、軽く扱うようなことではない④。詳細は⑤『内経』の『霊枢』栄衛生会篇、衛気行篇、栄気篇に見える）。

①『診脈口伝集』衛気栄血ノ虚実を典拠とする。最初の部分が『難経』三十二難と『霊枢』栄衛生会篇に拠ることは言うまでもない。②「うっかりとしたる」は気がぬけて、ぼんやりしている様。もともと精神的なものを表現する言葉で「茫然自失」のような状態を指すが、ここでは脈状自体が気が脱けたようになっている様。③原文「だくだく当たって」の「だくだく」は血や汗が激しくわき出して流れる様。④「軽々《かろがろ》しい」とは、非常に軽い感じ、重々しくない感じの形容詞。転じて、手軽に物事を行うことを指す。⑤原文「委」は、原文に振り仮名「くわしくは」とあるように委細の義。

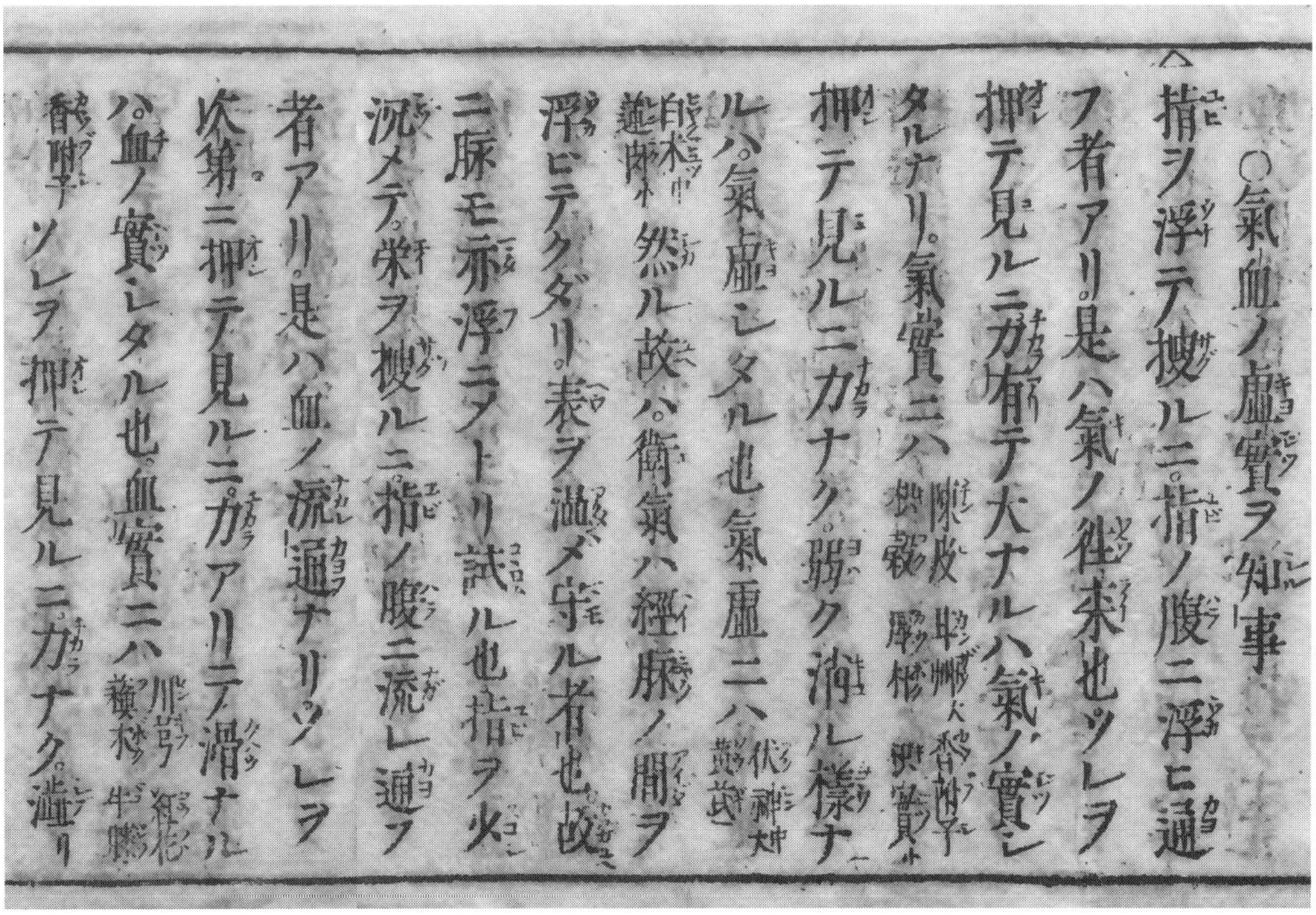
○氣血ノ虚實ヲ知事
△指ヲ浮テ搜ルニ指ノ腹ニ浮ヒ通フ者アリ是ハ氣ノ往来也ソレヲ押テ見ルニ力有テ大ナルハ氣ノ實シタルナリ。氣實ニハ（陳皮 甘草大 香附子 枳殻 厚朴 枳實小）押テ見ルニ力ナク弱ク消ル様ナルハ氣虚シタル也氣虚ニハ（伏神中大 黄芪 白朮中 蓮肉小）然ル故ハ衛氣ハ經脈ノ間ヲ浮ヒテクダリ表ヲ温メ守ル者也故ニ脉モ亦浮ニテトリ試ル也指ヲ少沈メテ栄ヲ搜ルニ指ノ腹ニ流レ通フ者アリ是ハ血ノ流通ナリソレヲ次第ニ押テ見ルニ力アリテ滑ナルハ血ノ實シタル也血實ニハ（川芎 紅花 蘇木 牛膝）香附子ソレヲ押テ見ルニ力ナク渋リ

○気血の虚実を知る事①

【和訳】△指を浮かべて探る②と、指の腹に浮かんで搏動する③ものがある。これが気の往来である。それを按して診察するに④、力があって太いものは気が実しているのである。気の実には陳皮、甘草（大）、香附子、枳殻、厚朴、枳実（小）⑤。按して診察するに、力無く弱く、消えるようであれば、気が虚しているのである。気の虚には伏神《ぶくじん》⑥（中大）、黄芪《おうぎ》⑦、白朮（中）、蓮肉（小）。その理由は⑧、衛気は経脈の間を浮かんでくだり⑨、表を温め守るものであり、それゆえに⑩脈もまた浮取にて脈をとる⑪のである。指を少し沈めて栄［気］を探る⑫と、指腹に搏動する⑬ものがある。これは血が流通するである。それを次第に按して診察するに、力があって滑であれば血《ち》が実している。血の実には川芎《せんきゅう》、紅花《こうか》、蘇木《そぼく》、牛《ご》膝《しつ》、香附子。それを按して診察するに、力無く渋り、消えるようであれば、血が虚しているのである。血の虚には麦芽、肉桂、生地黄。その理由は、栄血は経脈の間を沈んで流れるので、脈もまた沈取にて脈をとる⑭のである。○気とは、全身の陽気が表をめぐって人を守護するものである。気は外を主る働きがある⑮。○血《ち》とは全身の陰［血］である。陰［血］は裏《うち》を流れて、内を主るのである。虚とは空っぽという意味⑯である。たとえば物が無いことを「虚しい」というように、気血が少なくなり、あるいは耗《へ》り、あるいは減じた状態というものを⑰虚というのである。実とは物が余っているという意味合いで、「みのる」と読ませ、果物や五穀などによく実が入っているものを「みのる」という。そのように、気血という実に余りがあるとの意味である。そうであるから⑱虚と実はともに病となる。平人は虚しもせず、実しもしない。これを「無病の人」

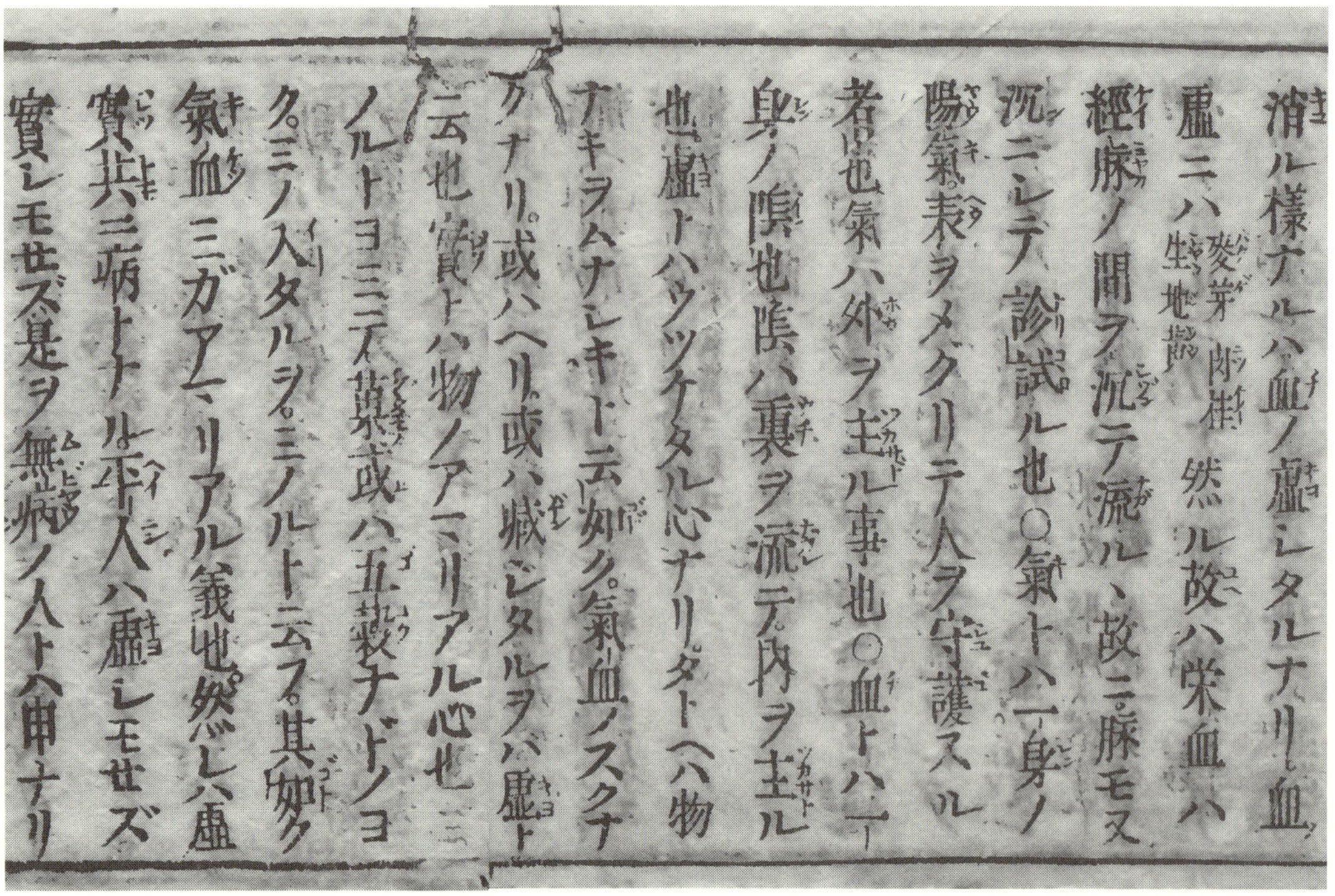
消ル様ナルハ血ノ虚シタルナリ。血虚ニハ發芽肉生生ジ難キ也然ル故ハ栄血ハ經脉ノ間ヲ沉テ流ル、故ニ脉モヌ沉ニシテ診試ル也○氣ト八一身ノ陽氣表ヲメグリテ人ヲ守護スル者也氣ハ外ヲ主ル事也○血ト八一身ノ陰也陰ハ裏ヲ流テ内ヲ主ル也虚トハウツケタル心ナリ。タトヘハ物ナキヲムナシキト云如ク。氣血ノスクナクナリ。或ハヘリ或ハ減ジタルヲハ虚ト云也實トハ物ノアミリアル心也云ノルトヨミテ菓或ハ五穀ナドノヨク。ミノ入タルヲ。ミノルト云フ。其如ク氣血ミガアミリアル義也。然レハ虚實共ニ病トナル平人ハ虚シモセズ實シモセズ是ヲ無病ノ人ト申ナリ

というふうに⑲言うのである。

①前半は『脈訳簡略』の「知気血之虚実」を典拠とする。『診脈口伝集』の「衛気栄血ノ虚実」に同趣旨が見える。後半は典拠未詳。②原文「浮けて《う》」は、「浮く」の他動詞。物を水面や水中に浮かぶようにする。②原文「探る」は、目に見えないものの実体を、指の感触や音の調子で求めること。③原文「浮かび通う」は指腹に搏動する脈が浮いていること。④原文「按して見るに」の「見るに」は、観察する、診察する、鑑定するの義。⑤原書では薬物名は全て細字双行注になっている。後文の気虚の場合も同じ。甘草と枳実に附加されている「大」「小」は分量を指す。⑥「伏神」は「茯神」。松の木に生えた茯苓のこと。⑦「黄芪」は一般に黄耆、黄蓍とも表記する。⑧原文「然る故は」は、そのようである理由は、の義。⑨原文「浮かんでくだり」は升降の意味か。⑩原文「かるがゆえに」は、それゆえに、こういうわけで、の義。⑪原文「試みる」には、治療などをしてみる、診察する、脈をとるの意味がある。⑫原文「探る」には、目に見えないものの実体を、指の感触や音の調子で求めるの意味がある。⑬原文「流れ通う」は流通の義であるが、前文の「浮かび通う」を踏まえ、「搏動する」と訳す。⑭原文「診試る《とりこころみ》」の用例は他に見ないが、「診」にも「試」にも脈をとる、診察するの意味がある。⑮原文「事なり」の「事」は、「物」に対する言葉で、物の働き、性格、現象などを表す言葉。⑯原文「うつけたる心」の「うつけ」は「空」「虚」、すなわち中が空っぽなこと、「心」はおもむきである。⑰原文「をば」は動作の対象を強調する言葉。⑱原文「しかれば」は、そうであるから、だから、の義。⑲原文「とは」は、対象や内容を強調している場合に用いる。

【解説】 本巻後章に、本章の題名と類似した「気血の虚実を知るの弁」がある。

○遅數寒熱《ネツ》ノ辨《ベン》
△脉書曰脉ノ遅數ヲ辨《ベン》シテ寒熱ヲ
定《サダ》ムベシ一息ノ間ニ四動或ハ五動打《ウツ》ハ平脉トス六動七動ヲ熱《ネツ》トス三動
ヲ寒《カン》トス八動九動ヲ熱《ネツ》フカシトス
一動ハ甚寒ナリトス十動以上ハ
熱ノ極リトス〔是死脉也〕二息ニ一動ニ一
息ニ一動ハ寒ノ極リトス○又曰一
息ノ間ニ四動打ハ平脉也少壯ノ人〔十四五ヨリ廿已上〕
ハ四動半五動モ打也老衰《スイ》ノ人〔六十已上〕ハ四
動ヨリ遅《ヲソ》キモアリ平脉ヨリ次第
ニ速キヲ數《サク》ナリトス熱氣ノ脉ナリ
平脉ヨリ漸《ヤウヤウ》クヲソキヲ遅《チ》脉トス是
レ寒《カン》タルノ脉也○又云平脉ニテ
モ實強洪大ナルハ熱《ネツ》トス四五動ノ

○遅数寒熱の弁別①

【和訳】 △脈書に「脈の遅数を弁別して、寒熱を決めるべきである。一呼吸の間に四動あるいは五動搏《う》つ②を平脈とする③。六動、七動を熱とする。三動を寒とする。十動以上を熱の極まりとする（これは死脈である）。八動、九動を大きな熱④とする。一動を甚だしい寒とする。三呼吸に二動、二呼吸に一動は寒の極まりとする」とある。○また「一呼吸の間に四動搏《う》つは平脈である。少壮の人（「十四、五より二十以上」）は四動半、五動も搏《う》つ。老衰の人（六十以上）は、四動より遅いものもある。平脈より次第に速いものを数［脈］であるとする。熱気の脈である。平脈より次第に⑤遅いものを遅脈とする。寒であるところの⑥脈である」とある。○また「平脈でも実強洪大であれば熱とする。四、五動の平脈であっても、虚弱微小であれば寒とする。六、七動搏《う》って浮大であり、按せば弱くなる⑦ものを表熱とする。発散［の治療を］すべきである（香附［子］、陳皮、葛根、升麻、紫蘇）。この類［の薬］を用いるべきである」とある。○また「六、七動搏《う》って沈実で、浮かべれば弱くなるものを裏熱とする。内を冷ますべきである（黄芩《おうごん》、柴胡、芍薬、大黄《だいおう》、枳殻《きこく》）。この類［の薬］で冷やせ。四動より遅くて浮輭《なん》⑧で、按して［脈が］無くなるものは、内《うち》の冷である（白朮《びゃくじゅつ》、干姜《かんきょう》）。この類［の薬］で温めよ。四動より遅くて細く沈んで、浮かべて［脈が］無くなるものは、外の寒である（黄芪、肉桂）」とある。この類［の薬］がよい。

① 『診脈口伝集』の「遅数之寒熱」、『脈訳箇略』の「知寒熱」「弁表裏寒熱」を典拠とする。② 本章原文に五度見える「打つ」は、訳文では搏動の意味である「搏つ」に統一した。③ この章の原文で十一回繰り返される「とす」は、口語では「と

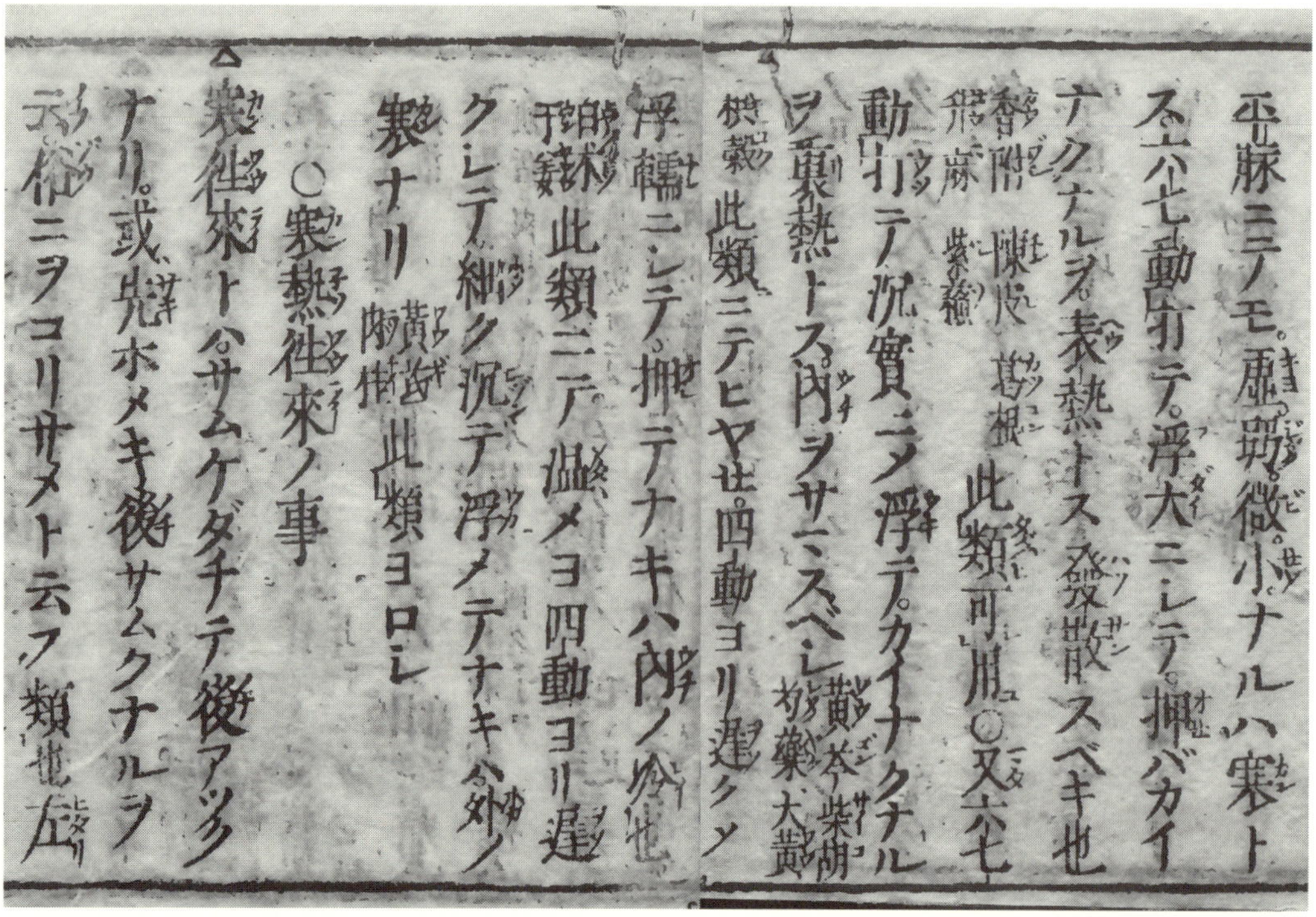
平ニ脈ニテノモ。虚弱微小ナルハ寒トス。七八七動ヨリテ。浮大ニシテ。押バカイナクナル者。表熱トス。發散スベキ也 香附 升麻 陳皮 紫蘇 葛根 此類可用。○又六七動ヨリテ。沈實ニシテ浮テカイナクナルヲ裏熱トス。内ヲサマスベシ。黄芩 柴胡 芍薬 大黄 枳殻 此類ニテヒヤセ。四動ヨリ遅クシテ浮ニシテ。押テナキハ。内ノ冷也 白朮 此類ニテ温メヨ。四動ヨリ遅クシテ細ク沈テ浮メテナキハ。外ノ寒ナリ 黄芪 附子 此類ヨロシ
○寒熱往來ノ事
△寒熱往來トハ。サムケダチテ後アツクナリ。或ハ先ホメキ後サムクナルヲ云。往來ニヲコリサメト云フ類也

する」で、……と判断する、……と仮定するの義。④原文「ふかしとす」は、障害の度合いが大きい様。⑤原文「漸《ようや》く」は次第に、だんだん、少しずつの義。⑥原文「寒たるの」の「たり」は断定の助動詞。……であると内容をはっきり示す。⑦原文「かいなくなる」は、身体が弱々しい、虚弱、乏しいなどの意味があるが、ここでは脈状が弱くなること。⑧「輀《じ》」には「なん」の振り仮名があるが、この字は喪車《霊柩車》を意味する「輀《じ》」の同字であって、脈状に使用される濡、輭、軟とは別字で、発音も異なる。ただ、『集韻』の「輀《じ》」の条に「或作輀輭」とあり、巻之一・男女の分別の注でも述べたように、『集韻』に「輭・軟・需・濡、柔也」とあることから、「輀《じ》」は濡、輭、軟と通ず。

【解説】 遅数の脈状については、巻之一・呼吸定息《じょうそく》の事にも論が見える。

○寒熱往来の事①

【和訳】 △寒［熱］往来とは、悪寒し②、その後に熱くなり、あるいは先ず熱くなり③、後に悪寒するものをいう。「おこりさめ」④と言われる類のものである。左の関［上の］脈が沈弦で数であれば、「哺時腎主」の［薬である］地骨飲⑤の類がよい。［主治は］夜中の潮熱である（潮が満ちてくるように、手足から熱が出てくるのである⑥）。右の関［上の］脈が沈弦にして数のものは、夜明けや午前中⑦の潮熱である。肺を主る白虎湯の類［の薬］がよい。

△飲食傷るの事⑧。脾胃の傷れには、白朮、宿砂、陳皮、宿食には厚朴、枳殻、檳榔子⑨、これらの類［の薬が効果的］である。

△七情に傷られるとは、喜怒憂思悲恐驚［の過多により］、全て気を煩っているのである。

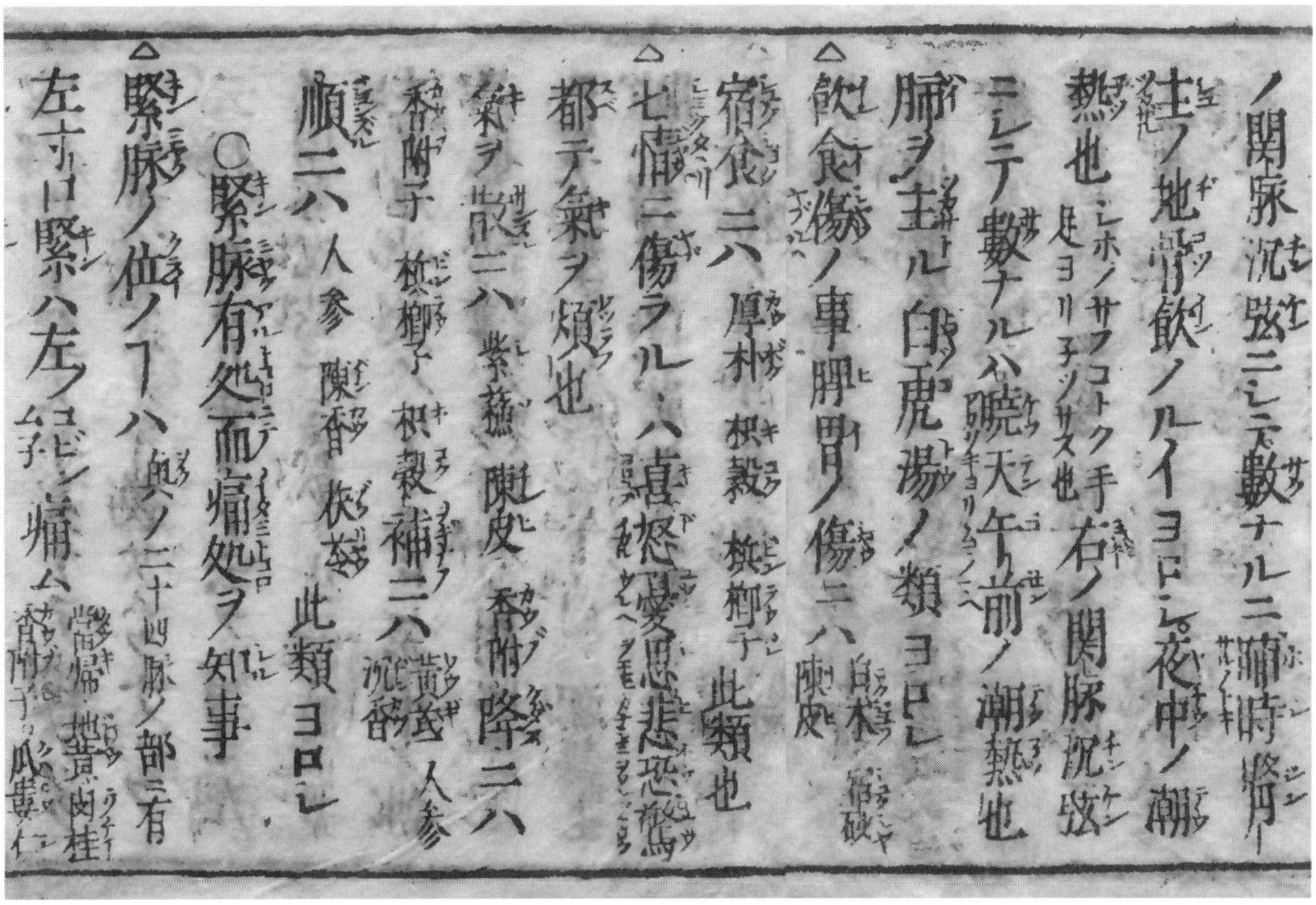
ノ関脉沈弦ニシテ数ナルニハ哺時腎主ノ
地骨皮飲ノルイヨロシ夜中ノ潮
熱也右ノ関脉沈弦
ニシテ数ナルハ暁天午前ノ潮熱也
脾ヲ主ル白虎湯ノ類ヨロシ
△飲食傷ノ事脾胃ノ傷ニハ陳皮　白朮　縮砂
宿食ニハ　厚朴　枳穀　檳榔子　此類也
△七情ニ傷ラルヽハ喜怒憂思悲恐驚
都テ気ヲ傾也
気ヲ散ニハ　紫蘇　陳皮　香附　降ニハ
香附子　檳榔子　枳殻　補ニハ　黄芪　人参　沈香
順ニハ　人参　陳香　茯苓　此類ヨロシ
○緊脉有処而痛処ヲ知事
△緊脉ノ位ノ事ハ奥ノ二十四脉ノ部ニ有
左寸口緊ハ左ノコビン痛ム　当帰　地黄　肉桂　香附子　瓜蔞仁

気を散ずるには、紫蘇、陳皮、香附［子］、降《くだ》すには、香附子、檳榔子、枳穀、補うには黄芪《おうぎ》、人参、沈香《じんこう》、順ずるには、人参、沈香⑩、茯苓、これらの類［の薬］がよい。

①全三節のうち、第一節は『脈訳簡略』の「知寒熱往来事」、第二節と第三節は同書の「カタカタ偏ニ大ナル内傷ノ病」の後半。ただし第一節とは無関係の内容なので、錯簡の可能性もある。②原文「さむけだち」は「寒気立ち」、悪寒するの義。③原文「ほめき」は「熱《ほ》めく」、熱くなること。「燥」と表記することもある。④原文「おこりさめ」は「発歇」「往来」「休作」とも書く。寒熱往来の様。⑤原文「哺時腎主」の「哺時」は夕方四時頃。「腎主」は腎の蔵を主るとの意味か。原文「地骨飲」は『脈訳簡略』も同じ。あるいは「地骨皮飲」のことか。⑥原文「潮がさす」とは潮が満ちてくるさま。「さす」自体に潮が満ちるの意味がある。「熱さす」は熱や色が表に現れてくる様。⑦原文「暁天午前」の「暁天」は夜明けの空から転じて夜明けのこと、「午前」は夜中の十二時から正午、あるいは夜明けから正午までの時間。⑧「事」は、「物」に対する言葉で、物の働き、性格、現象などを表す言葉。⑨本章記載の薬物は全て細字になっているが、後文の体例も参照して通常の字体に改めた。⑩原文は「陳香」に作る、今改める。

○緊脈有処《あるところ》にして痛処《いたみどころ》を知る事①

【和訳】△緊脈の位《くらい》の事は②、後巻の二十四脈の部にある③。

左の寸口が緊は、左の小鬢《こびん》、胸が痛む（当帰、地黄、肉桂、香附子、瓜《か》蔞仁《ろうにん》）。右寸口が緊は、右の小鬢《こびん》が痛む（当帰、地黄、桔梗、甘草、芍薬、宿砂、枳実、肉桂、独活《うど》）。

左の関上が緊は、左の目、手、鼻が痛む（半夏、良香、羌活、独活《どくかつ》、肉

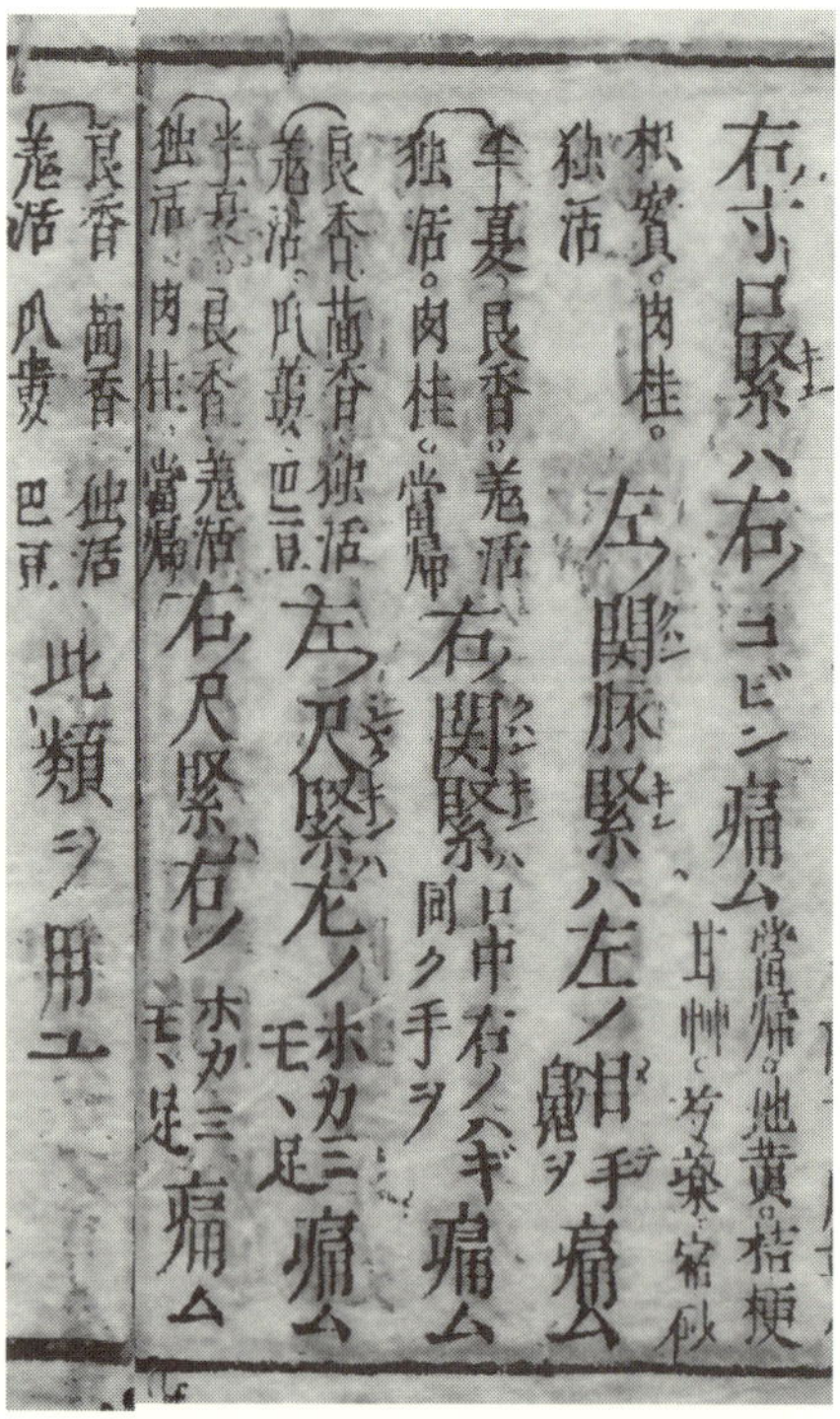

右寸口緊ハ右ノコビン痛ム（當帰。地黄。桔梗。枳實。肉桂。甘艸。芍薬。宿砂。独活）
左ノ関脉緊ハ左ノ目手痛ム
右ノ関緊ハ口中右ノハギ痛ム同ク手ヲ（半夏。良香。羌活。独活。肉桂。當帰）
左ノ尺緊ハ左ノホカミ痛ム モモ、足（良香。茴香。独活。羌活。瓜蔞。巴豆）
右ノ尺緊ハ右ノホカミ モモ、足 痛ム（半夏。良香。羌活。独活。肉桂。當帰）
（良香 茴香 独活 羌活 瓜蔞 巴豆）此類ヲ用ユ

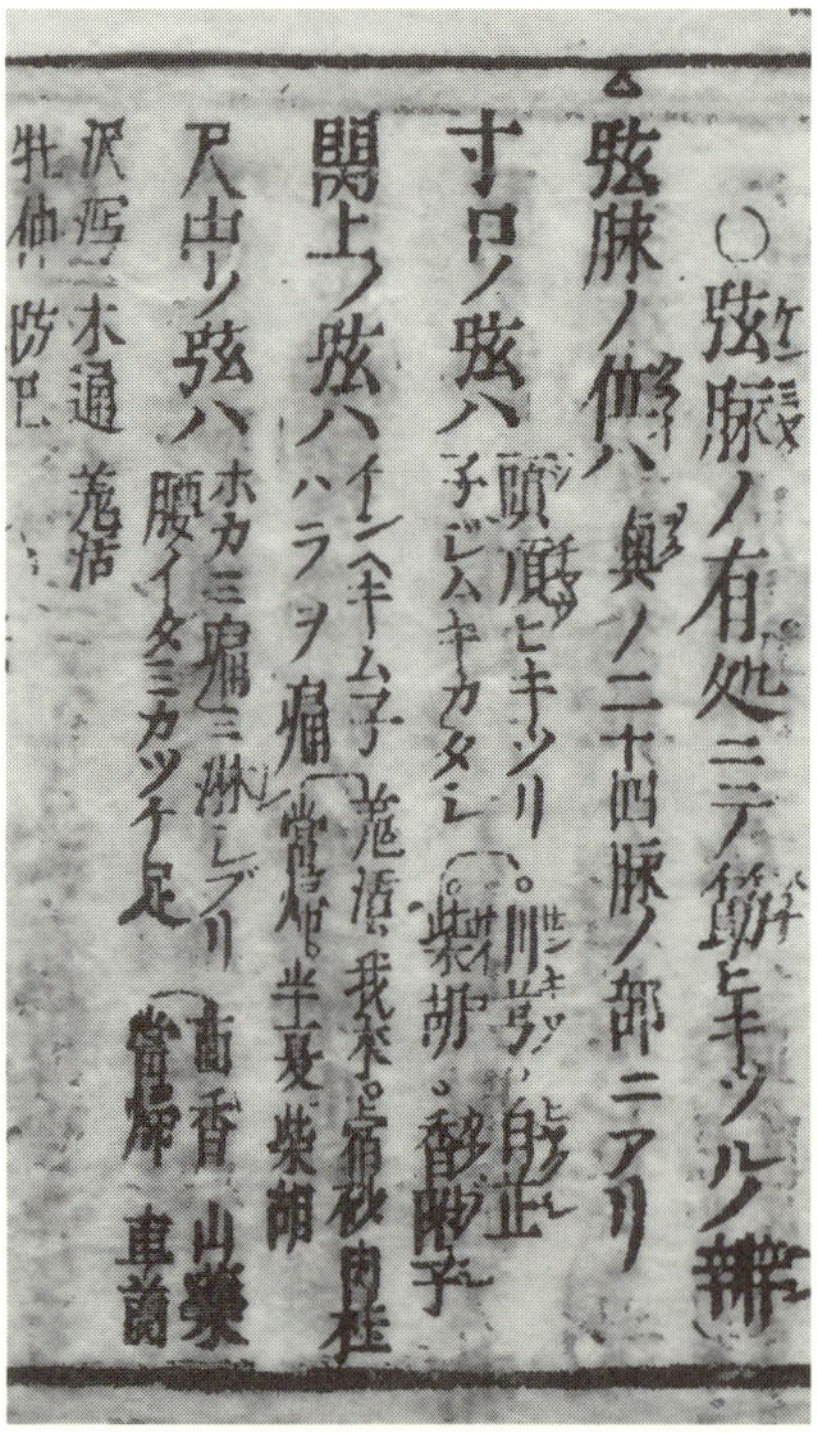

○弦脉ノ有処ニテ筋ヒキツルノ辨
△弦脉ノ位ハ奥ノ二十四脉ノ部ニアリ
寸口ノ弦ハ頭頂ヒキツリ チヾムキカタシ（川芎。白芷。柴胡。香附子）
関上ノ弦ハ イシヘキムネハラヲ痛（羌活。我朮。宿砂。肉桂。當帰。半夏。柴胡）
尺中ノ弦ハ ホカミ痛ミ淋レブリ 腰イタミカッケ足（茴香。山薬。當帰。車前。沢瀉。木通。羌活。杜仲。防已）

桂、当帰）。右の関上が緊は、口中、右の脛、同じく［右の］手が痛む（良香、茴香、独活、羌活、瓜蔞、巴豆）。

左の尺中が緊は、左の下腹部④、腿、足が痛む（半夏、良香、羌活、独活、肉桂、当帰）。右の尺中が緊は、右の下腹部、腿、足が痛む（良香、茴香《ういきょう》、独活《どくかつ》、羌活、瓜蔞、巴豆《はず》）。これらの類［の薬］を用いる。

①『脈訳簡略』の「緊脈ノ有処ニテ痛ヲ知コト」の後半の科疏形式で書かれた部分を典拠とする。章題は「緊脈が寸関尺のどこにあるか場所により痛む箇所を知る事」の意味。②本章に二度見える「小鬢《こびん》」の「小《こ》」は接頭語、「鬢」は頭の左右、特にこめかみ辺りの髪。②原文「位」は、序列の中での等級。ここでは七表八裏九道の脈状の位置づけの中の位置のことと思われる。③原文「奥」は空間的に奥まったところ。ここでは本書巻之二の「二十四節の脈の次第」を指す。④原文「ほかみ」は、少腹（下腹部）のこと。

○弦脈の有処《あるところ》にて筋《すじ》ひきつるの弁①

【和訳】△弦脈の位《くらい》は、後巻の二十四脈の部にある。寸口の弦は、頭頂《ずちょう》がひきつり、首が回らない②（川芎《せんきゅう》、白芷《びゃくし》、柴胡、香附子）。関上の弦は、痃癖、胸腹が痛む（羌活、我朮《がじゅつ》、宿砂、肉桂、当帰、半夏、柴胡）。尺中の弦は、下腹部③が痛み、小便の排出に支障があり痛み④、腰が痛み、脚気⑤する（茴香《ういきょう》、山薬《さんやく》、当帰、車前、沢瀉《たくしゃ》、木通《もくつう》、羌活、杜仲、防已《ぼうい》）。

①『脈訳簡略』の「弦脈有処ニテ拘攣屈伸シカタキヲ知コト」の後半の科疏形式で書かれた部分を典拠とする。章題は、弦脈の存在する［寸関尺の］場所による、筋のひきつる［箇所］の弁別、の意味。②原文「捩向《ねじむ》きかたし」とは、頭や体をねじってその方向にむけることが困難であること。『脈訳簡略』には「頭頂ひきはり、ひ

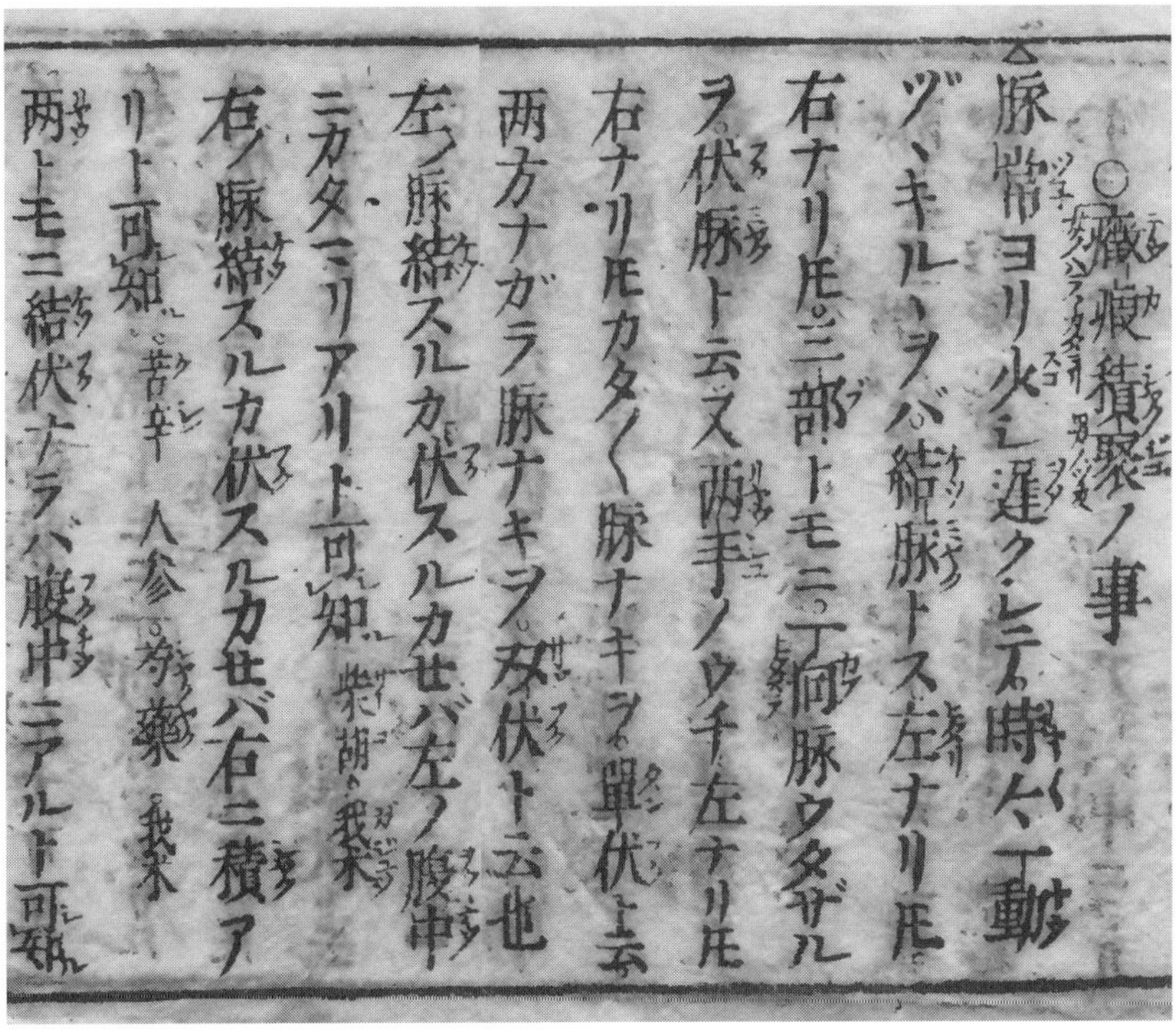
○癥瘕積聚ノ事
△脈常ヨリ少シ遅クシテ時々一動
ヅヽ止ルヲバ結脈トス左ナリ共
右ナリ共三部トモニ全テ脈ウタザル
ヲ伏脈ト云又両手ノウチ左ナリ共
右ナリ共カタヽヽ脈ナキヲ単伏ト云
両方ナガラ脈ナキヲ双伏ト云也
左ノ脈結スルカ伏スルカセバ左ノ腹中
ニカタマリアリト可知 柴胡 莪朮
右ノ脈結スルカ伏スルカセバ右ニ積ア
リト可知 人参 芍薬 莪朮
両トモニ結伏ナラバ腹中ニアルト可知

きつり、かえりみがたし」とある。③前章の注記にも述べたように、原文「ほかみ」は小腹、下腹のこと。④原文「淋《りん》しぶり」は、『脈訳箇略』では「淋渋」に作る。熱淋渋痛、即ち小便の出が悪くて痛むこと。⑤原文は「かつけ足」に作るが、『脈訳箇略』により「脚気」に改めた。

○癥瘕積聚《ちょうかしゃくじゅう》の事①

【和訳】△脈が常日頃より少し遅くて、時々一動ずつ②止まるものを結脈とする。左であれ右であれ三部ともに全く③脈を搏たないものを伏脈という④。両手のうち、左であれ右であれ片一方の脈が無いものを「単伏」といい、両方とも脈が無いものを「双伏」というのである⑤。

左の脈が結か伏であれば、左の腹中に［積］塊があると知るべきである（柴胡、我朮）。

右の脈が結か伏であれば、右［の腹中］に積［塊］があると知るべきである（人参、芍薬、我朮）。

［左右］両方とも結、伏であれば、腹中に［積塊が］あると知るべきである（我朮、芍薬、半夏、檳榔《びんろう》、厚朴⑥、木香《もっこう》、神麹《しんきく》）。

【訳註】『脈訳箇略』と対照すると、これ以下は、「癥瘕積聚の事」に属する内容ではなく、次章の「痰の鬱結所在の弁」に属すべき文章の錯簡である。移すべきである。

［痰の脈状である沈滑が］寸口にあれば［痰気は身体の］上［部］に在り、関［上］にあれば中［部］に在り、尺［中］に在れば下［部］に在る。気が鬱結することによって、津液の流通が滞って⑦、痰となるのである。その痰気が鬱結した場所で滞留していることは、脈を診《み》て知るべ

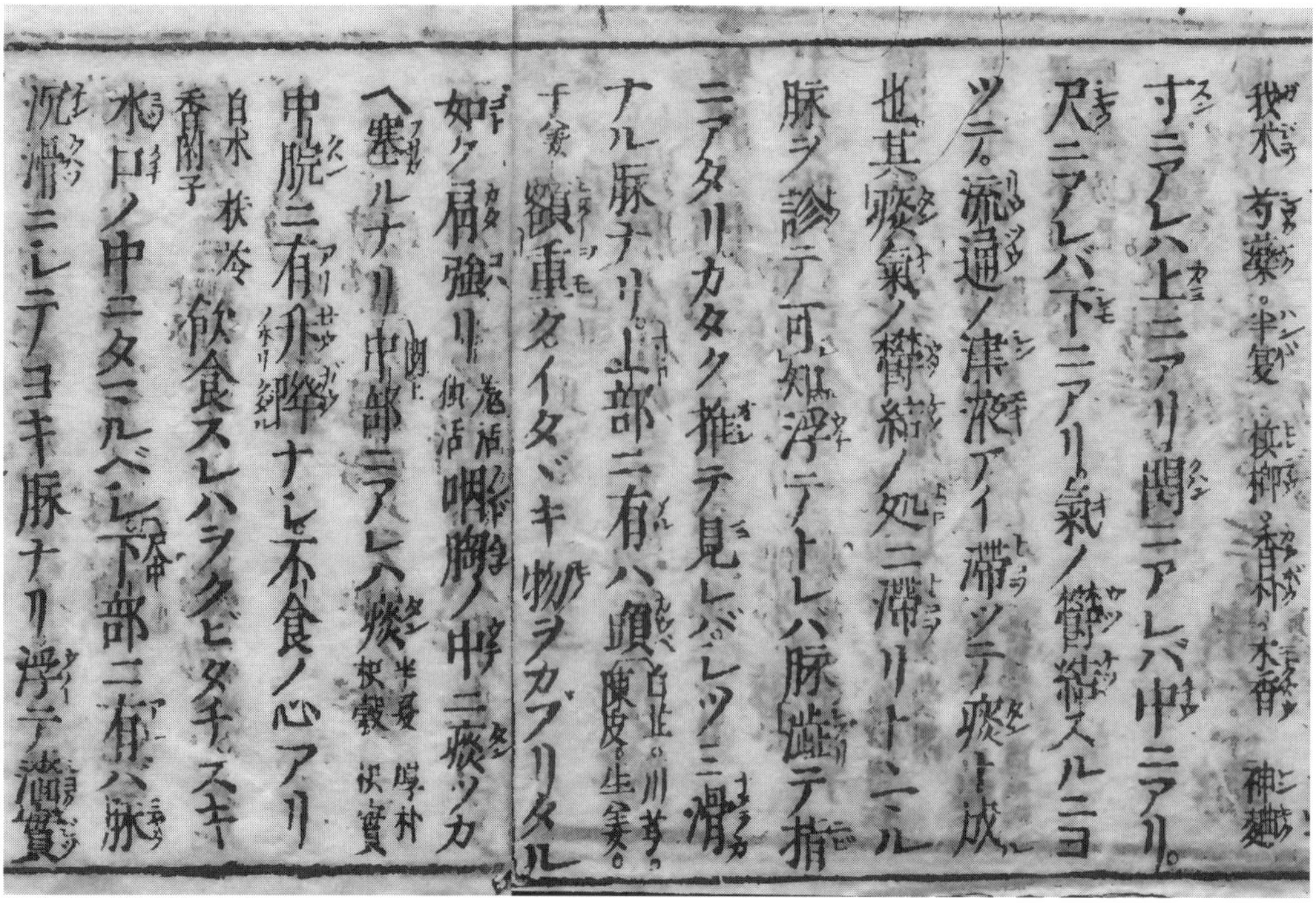
莪朮。芍薬。半夏。檳榔。香附。木香。神麹。
寸ニアレハ上ニアリ関ニアレバ中ニアリ。
尺ニアレバ下ニアリ。気ノ鬱結スルニヨ
ッテ流通ノ津液アイ滞ッテ痰ト成ル
也其痰気ノ鬱結ノ処ニ滞リトヽマル
脉ヲ診テ可知浮テトレバ脉濇テ指
ニアタリカタク推テ見レバ沈ニ滑
ナル脉ナリ上部ニ有ハ頭（白芷。川芎。陳皮。生姜。
干姜。）額重タイタヾキ物ヲカブリタル
如ク肩強リ（羌活 独活）咽喉ノ中ニ痰ツカ
ヘ塞ルナリ中部ニアレハ痰（半夏 厚朴 枳殻 枳実）
中脘ニ有升降ナレ不食ノ心アリ
（白朮 茯苓 香附子）飲食スレハヲクビタチスキ
水口ノ中ニタマルベシ下部ニ有ハ脉
沈滑ニシテヨキ脉ナリ浮テ濇實

きである。浮かべて診《み》れば⑧、指にあたる脈は渋り、堅く按してみれば⑨、沈にして滑の脈である⑩。［痰の脈状である沈滑が］上部⑪（寸口）に在れば頭（白芷《びゃくし》、川芎《せんきゅう》、陳皮、生姜《しょうきょう》、干姜《かんきょう》）額が重く、頂⑫は物をかぶったようで、肩は強ばり（羌活《きょうかつ》、独活《どくかつ》）、咽喉や胸中に痰が痞えて塞がる⑬。中部⑭（関上）にあれば痰（半夏、厚朴、枳穀、枳実）は中脘に在って、［気の］升降が無い⑮。「不食」があることを意味する（白朮、茯苓、香附子）。飲食すれば⑯げっぷが出て⑰、酸っぱい水が口の中に溜まるであろう⑱。

【訳注】これ以下は、『脈訳簡略』では別項となっているので、ここで改行する。

下部⑲（尺中）にあれば、脈は沈滑で良い脈である。浮いて濇、実、大であれば（黄柏《おうばく》、地黄《じおう》、知母《ちも》）、腎水が減り、［相火］相たかぶり⑳、下焦で［相］火が盛んで（黄柏《おうばく》、地黄《じおう》、地骨皮《じこっぴ》）、大［便］道㉑の気が乾いて（大黄、地黄、檳榔子）、裏急後重㉒するを意味する。

【訳注】これ以下は、『脈訳簡略』では「両尺の別」という題で別項となっているので、ここで改行する。

両尺の診察。右の尺が実強で、左の尺が濇弱で消えるように減じるものは、必ず足がほてり（香附子、黄柏、地骨皮、地黄）、上気し易い。また左の尺が沈滑で、右の尺が微弱で、有るか無きかのようである者は、必ず足が冷え、小便数（茴香《ういきょう》）で漏れやすく、大便が泄瀉しやすきもの（当帰、肉桂、山薬、呉茱萸、黄連、茴香）と知るべきである。

①『脈訳簡略』の「診脈知瘕癥積聚」に同内容がある。②「癥瘕《ちょうか》」は腹部の結塊。『素問』などの漢魏医書に既に「瘕」「疝瘕」「女子瘕聚」「石瘕」「大瘕泄」などの病名が見える。『諸病源候論』巻十九・癥瘕諸病・癥瘕候に「癥瘕者、皆由寒温不

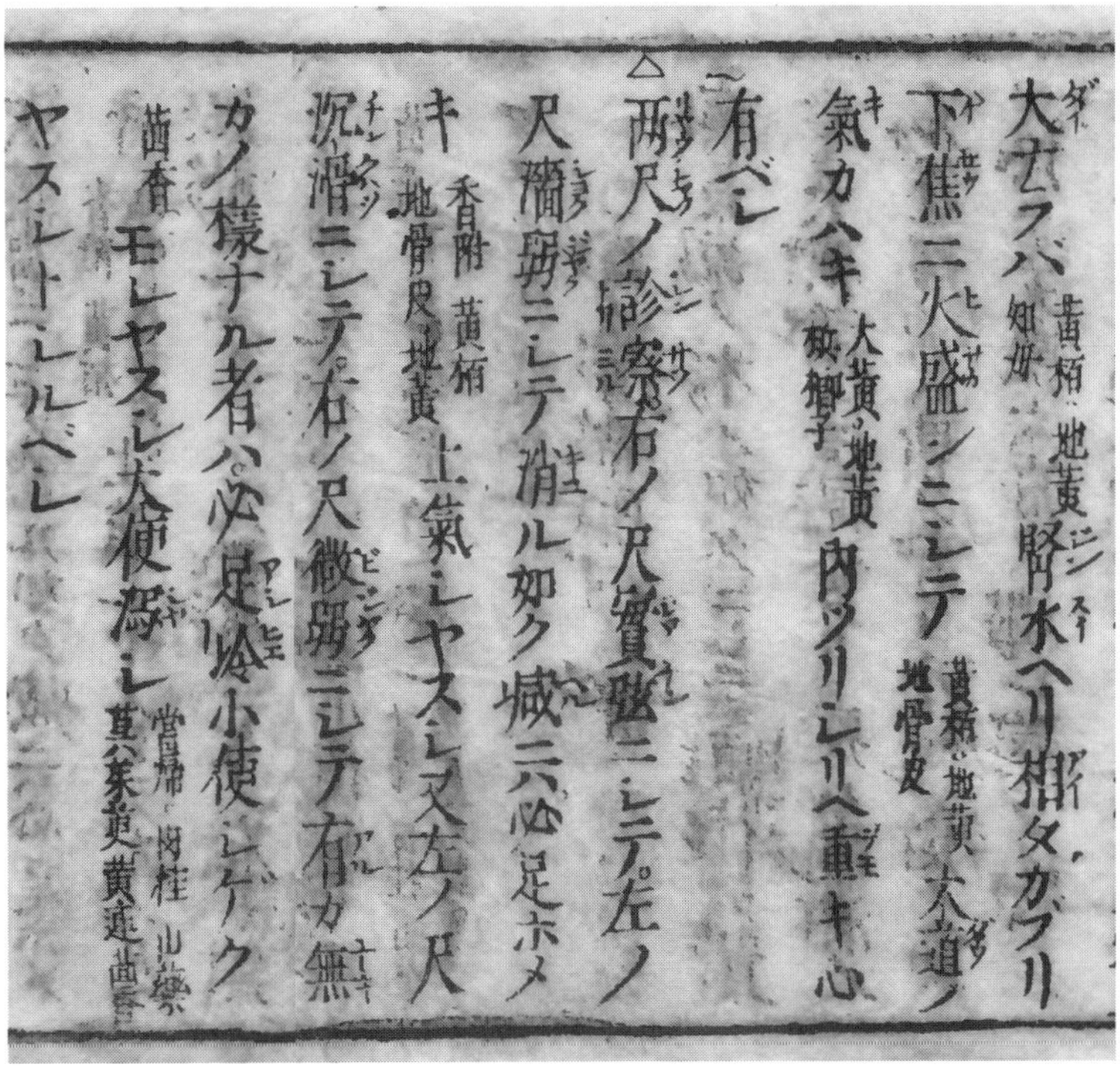
大ナラバ 黄栢・地黄 知母 腎水ヘリ相タカブリ
下焦ニ火盛ンニシテ 黄栢・地黄・大黄 地骨皮 大道ノ
氣カハキ 大黄・地黄 枳殻・神子 内ツリシレリヘ重キ心
有ベシ
△両尺ノ診察 診訣 右ノ尺實強ニシテ左ノ
尺濇弱ニシテ消ル如ク蔵ニハ必足ホメ
キ 香附・黄栢 地骨皮・地黄 上氣シヤスシ又左ノ尺
沈滑ニシテ右ノ尺微弱ニシテ有力無
カノ様ナル者ハ必足冷小便シゲク
茴香 モレヤスシ大便渋シ 當帰・肉桂・山薬 其ハ茱萸・黄連・茴香
ヤスレトシルベシ

調、飲食不化、與蔵気相搏、結所生也。其病不動者、直名為癥。若病雖有結瘕而可推移者、名為癥瘕。瘕者仮也。謂虚仮可動也（癥瘕者、皆な寒温の調わざるによって、飲食化せず、蔵気と相搏ち、結して生ずる所なり。其の病の動かざる者は、直に名づけて癥と為す。もし病、結瘕有ると雖も、推移す可き者は、名づけて癥瘕と為す。瘕は仮なり。虚假動く可きを謂うなり）」とある。「積聚」もやはり腹部の結塊で、『難経』五十五難と五十六難に詳細な解説がある。④原文は「脈うたざるを伏脈とたすら」と振り仮名があるが、全て、全文の意味。③原文「一向」には「ひ云」とあるが、実際には極端に沈んで搏動が容易にとらえがたいものを指す。なお「単伏」「双伏」は、曲直瀬道三の『全九集』巻之一・主客伏匿之弁に「左右の三邪ともに一向に脈うたざるをば双伏といえり。一手三部ともにうたざるは単伏と云うなり」とあるによる。本巻後章の主客伏匿《しゅかくふくとく》の弁の注記参照。⑤原文「片々」は、巻之一・左右の診察、外感内傷の注記でも述べたように、「片方《かたかた》」を書き換えたもので、「片一方」「かたほう」の意味。⑥原文は「香朴」に作る。今改む。⑦原文「あい滞って」の「あい」は接頭語「相」で、冠することで「滞る」の改まった言い方となる。⑧原文「浮けてとれば」は、漢語「浮取」の和訓と見られる。⑨原文「かたく」は『脈訳簡略』では「堅く」とある。「堅い」は「しっかり」の義か。「推してみれば」は「按してみれば」と同じ。⑩原文「しずみ滑らかなる脈なり」は、『脈訳簡略』では「沈滑なるの脈」に作る。⑪『脈訳簡略』は「上部」を「寸口」に作る。⑫原文は「いただき」即ち「頂」であるが、『脈訳簡略』では「痛み」となっており、誤記の可能性もある。そうであれば、この一節は「頭額が重く痛み、物をかぶったようで」となる。⑬原文「塞がるなり」は『脈訳簡略』では「寒と知れ」に作るが誤記である。⑭『脈訳簡略』は「中部」を「関上」に作る。⑮『脈訳簡略』では「痰、中脘に集まり、気升って下らず」に作る。⑯原文は「飲食すれば」に作

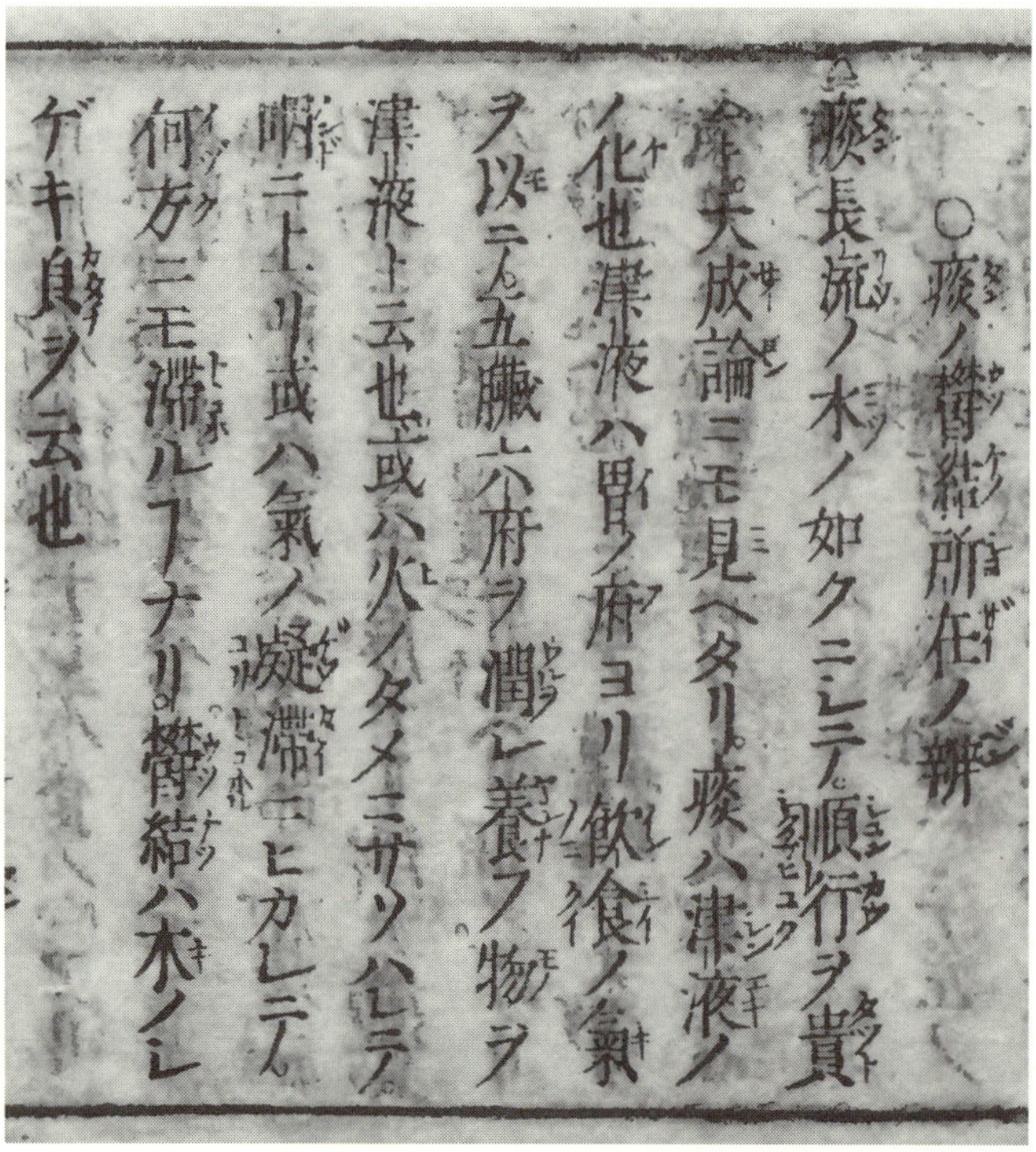
○痰ノ欝結所在ノ辨
痰ハ長流ノ水ノ如クニシテ順行ヲ貴ブト大成論ニモ見ヘタリ痰ハ津液ノ化也津液ハ胃ノ府ヨリ飲食ノ氣ヲ以テ五臓六府ヲ潤シ養フ物ヲ津液ト云也或ハ火ノタメニサソハレテ咽ニ上リ或ハ氣ノ凝滞ニヒカレテ何方ニモ滞ルコトナリ欝結ハ木ノシゲキ貌ヲ云也

るが、『脈訳箇略』の「飽食すれば」を採る。⑰原文「おくびたち」の「おくび」には、あくびの意味もあるが、ここでは「曖気」、すなわち「げっぷ」のこと。「たつ」は「立つ」、状態が顕在するさま。⑱原文「すき水」は酸っぱい水のこと。『脈訳箇略』では「す水」に作る。「酢水」の義か。⑲『脈訳箇略』は「下部」を「尺中」に作る。⑳原文「あい」は接頭語「相」で、冠することで「たかぶる」の改まった言い方となる。「たかぶる」の主語は「相火」。曲直瀬道三『類証弁異全九集』巻之一・両腎二補ノ分別に「故に精血虧損《きそん》し、相火たかぶり旺じて、虚煩、癆瘵、嗽血等の病を発る」とある。㉑原文は「大道」に作るも、『脈訳箇略』に従い「大便道」に改めた。㉒原文「内つりしりへ重き」。「内つり」は裏急の意味。

○痰の鬱結所在の弁

【和訳】△「痰は川の長い流れの水のようなもので、［滞留せず］順行することが大切である」と『大成論』にも書いてある①。痰は津液が変化したものである。津液とは［何かといえば］、胃の府から［生じる］飲食の気によって五蔵六府を潤し養うものを津液というのである。あるいは火《ひ》のためにさそわれて咽に上り、あるいは気の凝滞にひかれて何処でも滞るものである。鬱結とは木が繁っているさまを言うのである。

①『脈訳箇略』の「診脈知瘕癥積聚」に同内容がある。②『大成論』の痰気の条に「人身之痰、如長流水、貴乎順行（人身の痰は、長流の水の如し。順行することを貴ぶ）」とある。

【解説】「痰」や「痰飲」の語は、漢魏以前の伝承古典にはほぼ見えず、唯一、『金匱要略』痰飲咳嗽病脈証并治第十二に、「四飲」と総称される四つの飲病の病証（痰飲、懸飲、溢飲、支飲）の一つとして挙げられて

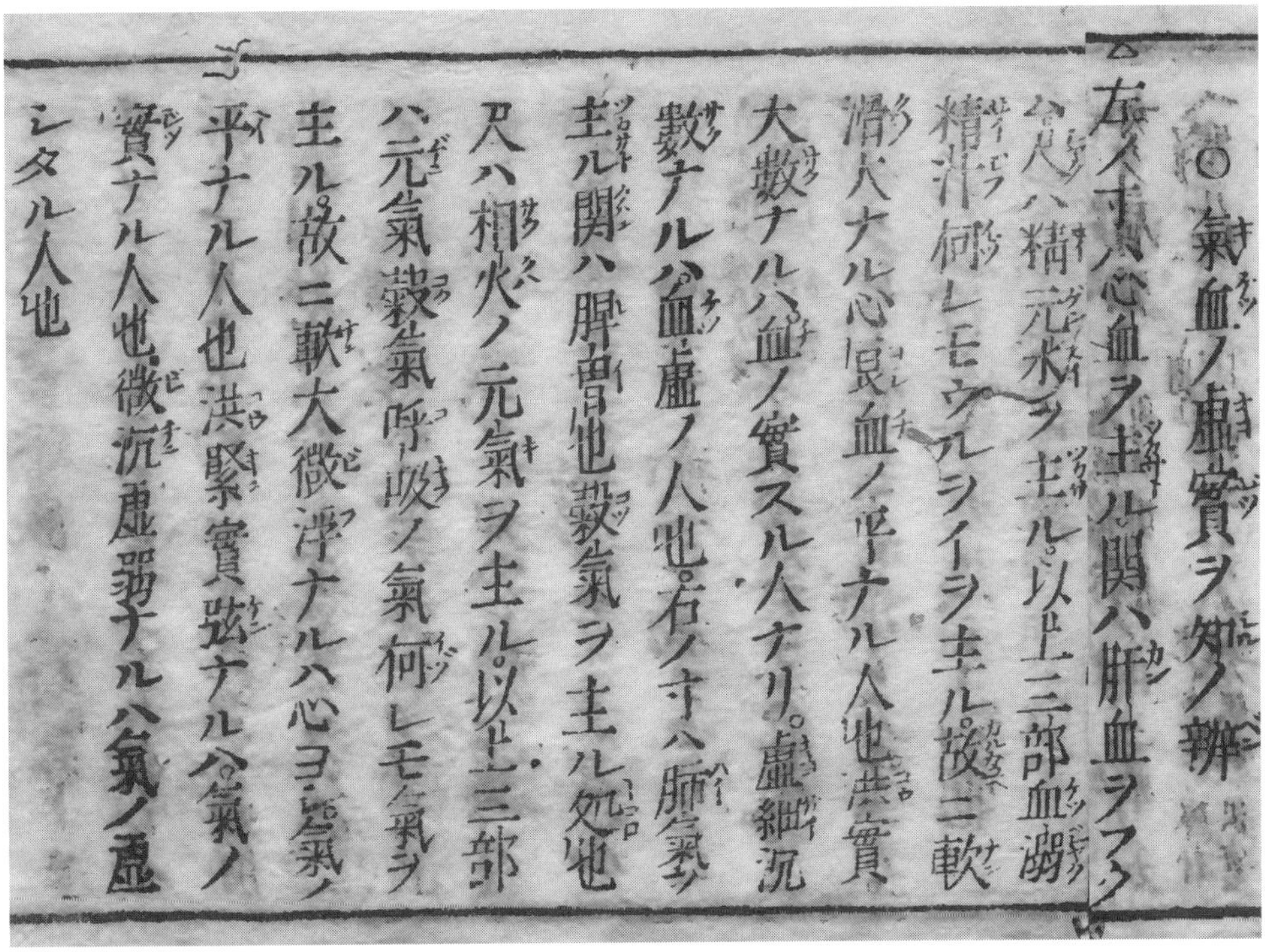
○氣血ノ虚實ヲ知ノ辨
△左ノ寸ハ心血ヲ主ル関ハ肝血ヲフク
尺ハ精元水ヲ主ル以上三部血溺
精汁何レモウルヲイヲ主ル故ニ軟
滑大ナル心良血ノ平ナル人也洪實
大數ナルハ血ノ實スル人ナリ。虚細沈
數ナルハ血虚ノ人也右ノ寸ハ肺氣ヲ
主ル関ハ脾胃也穀氣ヲ主ル処也
尺ハ相火ノ元氣ヲ主ル以上三部
ハ元氣穀氣呼吸ノ氣何レモ氣ヲ
主ル故ニ軟大微浮ナルハ心ヨク氣ノ
平ナル人也洪緊實弦ナルハ氣ノ
實ナル人也微沈虚弱ナルハ氣ノ虚
シタル人也

いるに止まる。ただし、『脈経』は『金匱要略』と同文を引いてしばしば「淡飲」とも作る。後に『諸病源候論』巻之二十・痰飲諸病候が立てられ、そこで十六候が挙げられている。痰飲という病証は、中焦脾胃の代表的な病証として、元明以降、特に盛んに用いられるようになったが、その概念は、これらを基本に形成されている。

○気血の虚実を知るの弁①

【和訳】△左の寸［口］は心血を主る。関［上］は肝血を内包している②。尺［中］は精［気］、元［気］、水《すい》を主る。以上の三部は、血《ち》、溺《にょう》③、精汁《せいじゅう》④のどれもが潤うことを主る。だから軟、滑、大は病気がよくなった状態⑤、血の平かな人である。洪、実、大、数は血の実した人である。虚細沈数は血の虚した人である。右の寸［口］は肺気を主る。関［上］は脾胃である。穀気を主るところである。尺［中］は相火の元気を主る。以上の三部は、元気、穀気、呼吸の気のいずれの気をも主る。だから軟、大、微浮は病気がよくなった状態、気の平かな人である。洪、緊、実、弦は気の実した人である。微、沈、虚、弱は気の虚した人である。

①『脈訳簡略』の「依左右ノ脈不同、知気血虚実」を典拠とする。**本巻前章に、本章の題名と類似した**「気血の虚実を知る事」の章がある。**②原文**「ふくむ」は内に物事を包み持つこと。**③**「溺《にょう》」は『集韻』に「尿、亦作溺也」とあって、「尿」のこと。その用例は、『荘子』や『史記』扁鵲倉公列伝にも見える。**④**「精汁」は、中国では『難経』四十二難では胆が主る「胆汁」や心が主る「血液」を意味するが、ここでは血液、尿とならぶ精液を指す。**⑤本章原文に二度見える**「心良し」とは、病気が良くなったさま、治ったさま。

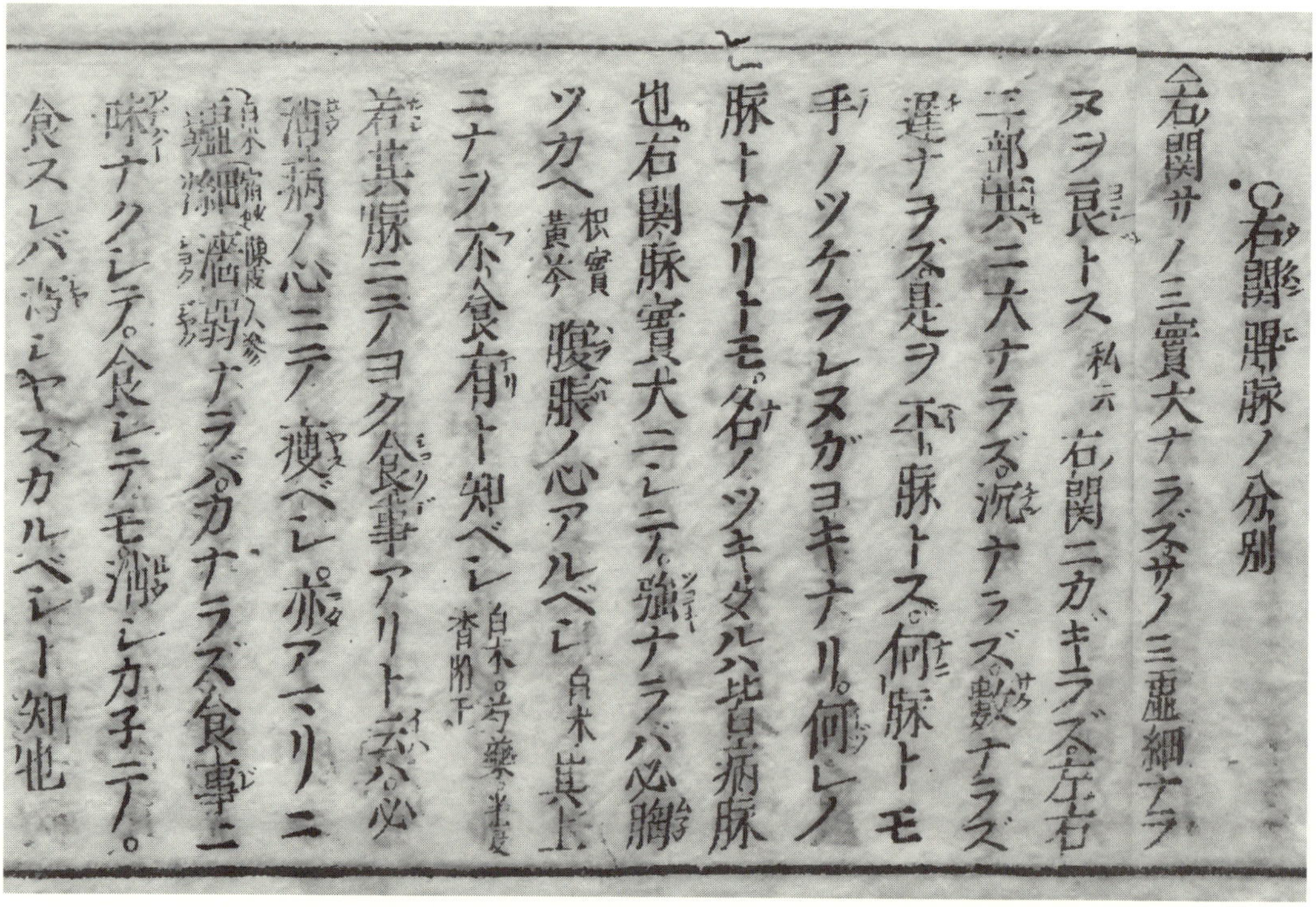
○右関脾脉ノ分別

○右関サノミ實大ナラズサノミ虚細ナラヌヲ良トス　私云　右関ニカギラズ左右三部共ニ大ナラズ沈ナラズ数ナラズ遅ナラズ是ヲ平脉トス何ノ脉トモ手ノツケラレヌガヨキナリ。何レノ脉トナリトモ名ノツキタルハ皆病脉也右関脉實大ニシテ強ナラバ必胸ツカヘ　枳實　黄芩　腹脹ノ心アルベシ　白朮　ニナラバ不食有ト知ベシ　白朮　芍薬　半夏　香附子　若其脉ニテヨク食事アリト云ハ必消病ノ心ニテ痩ベシ。或ハアマリニ虚（白朮）細（宿砂）濇（陳皮）弱（人参）ナラバカナラズ食事ニ味ナクシテ食シテモ消シカネテ。食スレバ泄瀉シヤスカルベシト知也

○右関《うかん》脾脈の分別

【和訳】△右関［上］はさほど実大ではなく、さほど虚細でない状態を良しとする。私見によれば②、右関［上］だけでなく左右三部ともに大ではなく、沈ではなく、数ではなく、遅ではないもの、これを平脈とする。［その場合は］何れの［診］脈［部位］であっても、手をつけないのがよい③。何れの［診］脈［部位］であっても、［脈状の］名称がつくような脈は皆、病脈である。右関の脈が実大で強ければ、必ず胸痞《むねつか》え（枳実、黄芩《おうごん》）、腹脹のおもむきがある（白朮）。それに加えてなお不食があると知るべきである（白朮、芍薬、半夏、香附子）。もしその脈状で、食欲がある場合は、必ず消病④のおもむきがあって、痩せるであろう。またあまりに虚（白朮）、細（宿砂）、濇（陳皮）、弱（人参）であれば、必ず食事に味が無く、食べても消化しかね、食べれば泄瀉しやすくなると理解すべきである。

①『脈訳簡略』の「右関脾脈之分別」に類文がある。②原文「私云」は、「ひそかにいう」と読み、個人的にいえば、私見によればの意味。③『脈訳簡略』では「手のつけられぬがよき由を師説にききおき候」と続く。④「消病」は消渇《しょうかつ》。

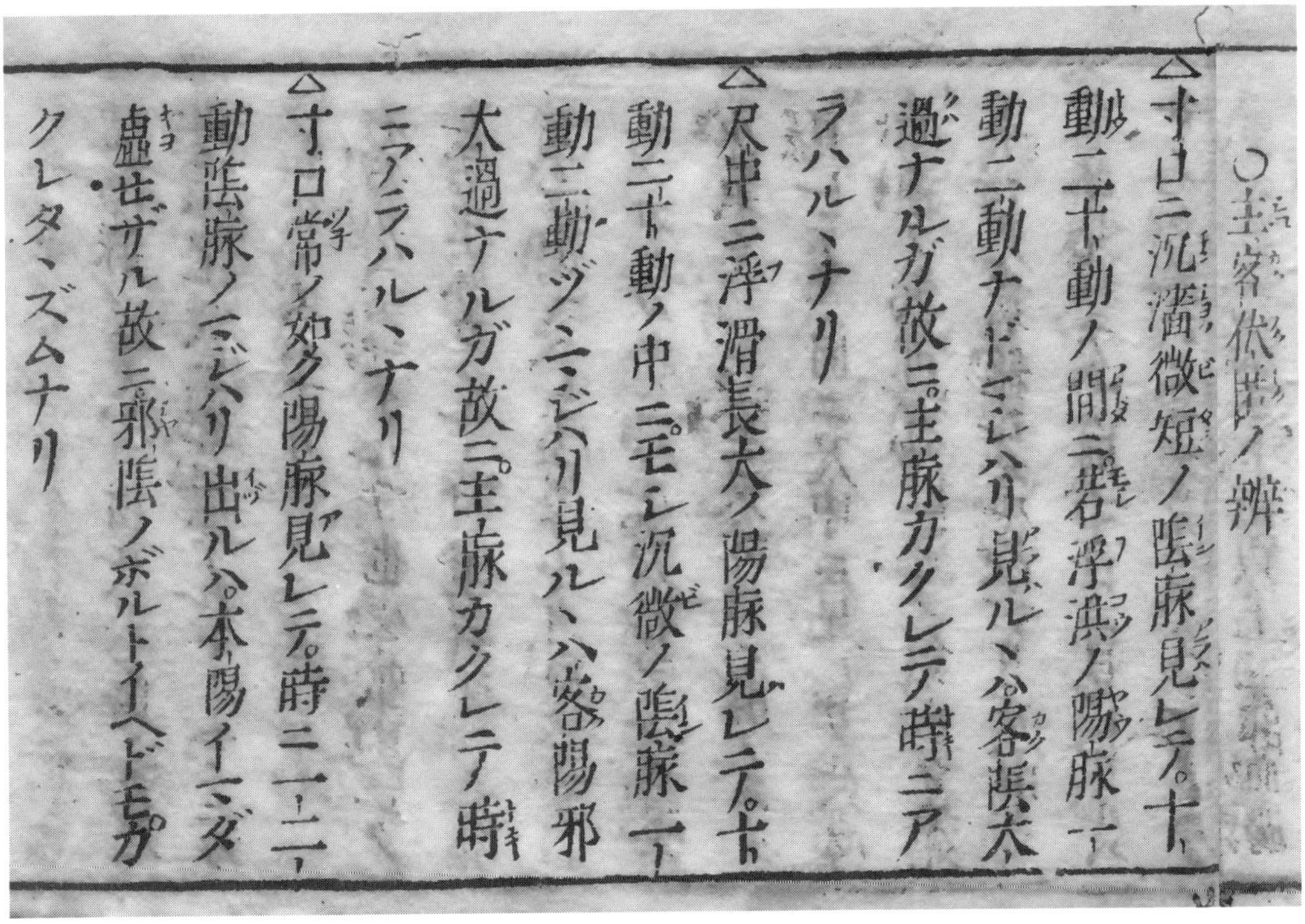
○主客伏匿ノ辨
△寸口ニ沈濇微短ノ陰脉見レテ。十動二十動ノ間ニ。若シ浮洪ノ陽脉一動二動ナド。マジハリ見ルヽハ。客陰太過ナルガ故ニ。主脉カクレテ時々ニアラハルヽナリ
△尺中ニ浮滑長大ノ陽脉見レテ。十動二十動ノ中ニ。モシ沈微ノ陰脉一動二動ヅヽ。マジハリ見ルヽハ。客陽邪太過ナルガ故ニ。主脉カクレテ時々ニアラハルヽナリ
△寸口常ノ如ク陽脉見レテ。時ニ一二動陰脉ノマジハリ出ルハ。本陽イマダ虚セザル故ニ。邪陰ノボルトイヘドモカクレタヾズムナリ

○主客伏匿《しゅかくふくとく》の弁①

【和訳】△寸口に沈、濇、微、短という陰脈が現れ、［それに加えて］十動、二十動の間に、もし浮脈や洪脈の陽脈が一、二動②入り交じって現れれば③、［それは］客陰《かくいん》［である陰脈］が太過であるため主脈［である陽脈］は隠れていて、時々現れるのである。

△尺中に浮、滑、長、大の陽脈が現れ、十動、二十動のうちに、もし沈や微の陰脈が一、二動ずつ入り交じって現れるものは、客陽《かくよう》の邪が太過であるため主脈［である陰脈］が隠れていて、時々現れるのである。

△寸口に常のように陽脈が現れて、時に一、二動、陰脈が入り交じり現れるものは、本陽がまだ虚さないために、邪陰が上るとはいっても、［なお］隠れたたずんでいるのである。

△尺中に常のように陰脈が現れて、時に陽脈が一、二動入り交じり出現するものは、本陰がまだ虚さないために、邪陽が下るとはいっても、［なお］隠れたたずんでいるのである。

以上のことは、療治に必要なことである。客邪《かくじゃ》が甚だしくて、主脈が隠れる時は、主気を補い、邪気を瀉すべきである。主脈がまだ虚さず、客邪がひっそり隠れて居る時は、邪を瀉して退け、少気を補うべきである。④また寸口の脈にのみに現れて、全く⑤尺中に現れないものは、必ず吐逆の気が有るべきである。吐逆の気がなければ、死んでしまうであろう。［それは］元気が絶してしまったからである。尺中に脈が現れて、全く寸口にみえないものは、さほどに問題はない⑥。元気に乱れがないからである。

①曲直瀬道三の『全九集』巻之一・主客伏匿之弁をほぼ全文引用したもの。もと

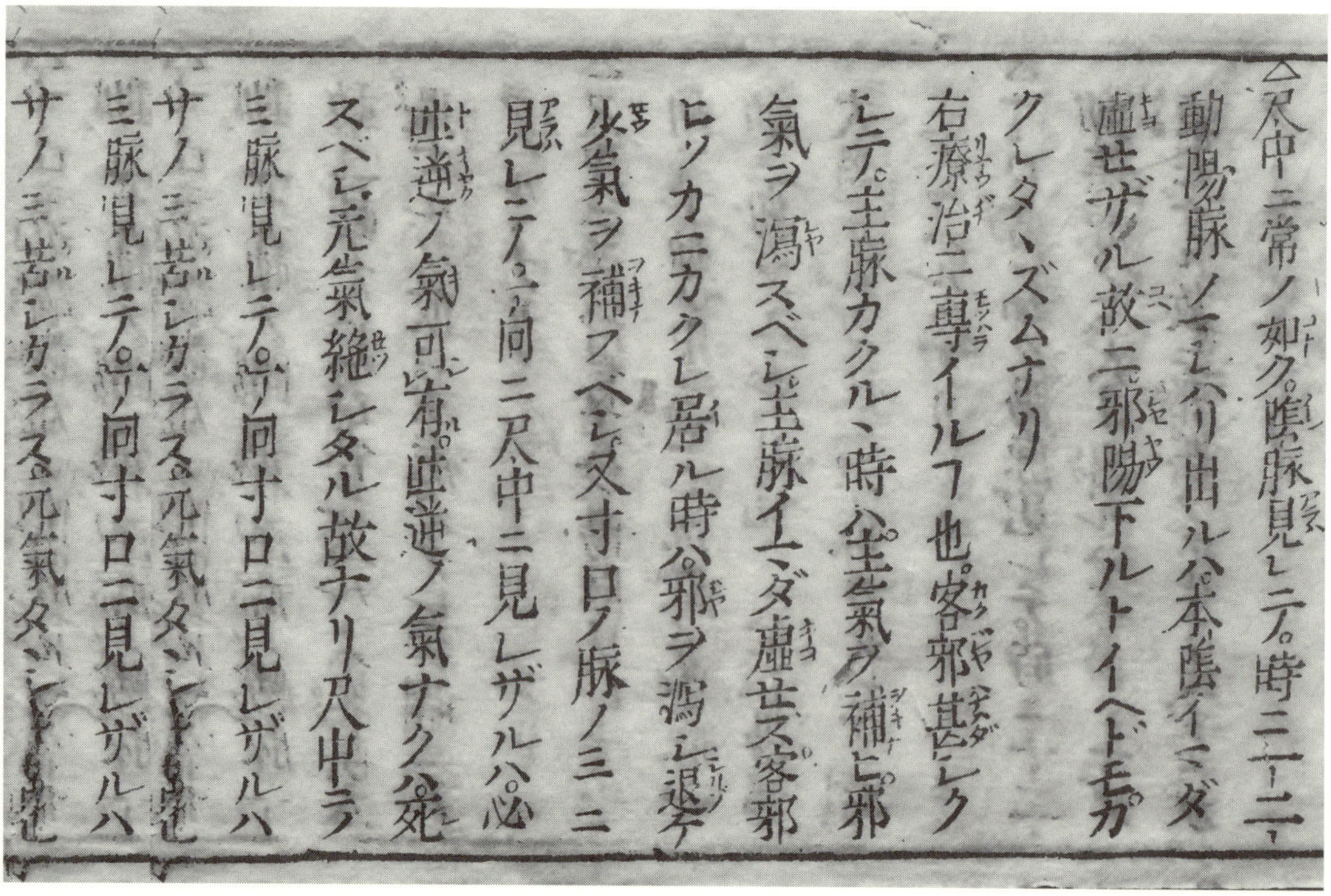
又中ニ常ノ如ク陰脉見レテ時ニ一〃二〃
動陽脉ノ一〃ハリ出ルハ本陰イマダ
虚セザル故ニ邪陽下ルトイヘドモカ
クレタヽズムナリ
右療治ニ専イルフ也客邪甚シク
シテ主脉カクル、時ハ全ク気ヲ補ヒ邪
気ヲ瀉スベシ主脉イマダ虚セズ客邪
ヒソカニカクレ居ル時ハ邪ヲ瀉シ退テ
少気ヲ補フベシ又寸口ノ脉ノ三ニ
見レテ一向ニ尺中ニ見レザルハ必
吐逆ノ気可有シ吐逆ノ気ナク発
スベシ元気絶シタル故ナリ尺中テ
三脉見レテ一向寸口ニ見レザルハ
サノミ苦シカラズ元気久シ
三脉見レテ一向寸口ニ見レザルハ
サノミ苦シカラズ元気久シ

は月湖の『全九集』巻三・脈略要之中の主客伏匿に出た論で、これを道三が引いて和読するとともに増補した。②原文「など」は体言など受けて表現をやわらげる。③原文「まじわり」は「交わり」、お互いに入り交じること、ごちゃ混ぜになること。④道三の『全九集』ではここに「又左右の三邪ともに一向に脈うたざるをば双伏といえり。一手三部ともにうたざるは単伏と云うなり」という一文がある。「双伏」「単伏」については、また巻之一・癥瘕《ちょうか》積聚《しゃくじゅう》の事の章にも記載が見られる。⑤原文「一向」は、すべて、ことごとく、さっぱり、まるでの義。⑥原文「さのみ」は、それほど、そんなにも。「くるしからず」は、かまわない、支障が無いの義。

【解説】 脈状としての「伏匿」は、『難経』二十難に見えるが、本章とは内容を異にする。

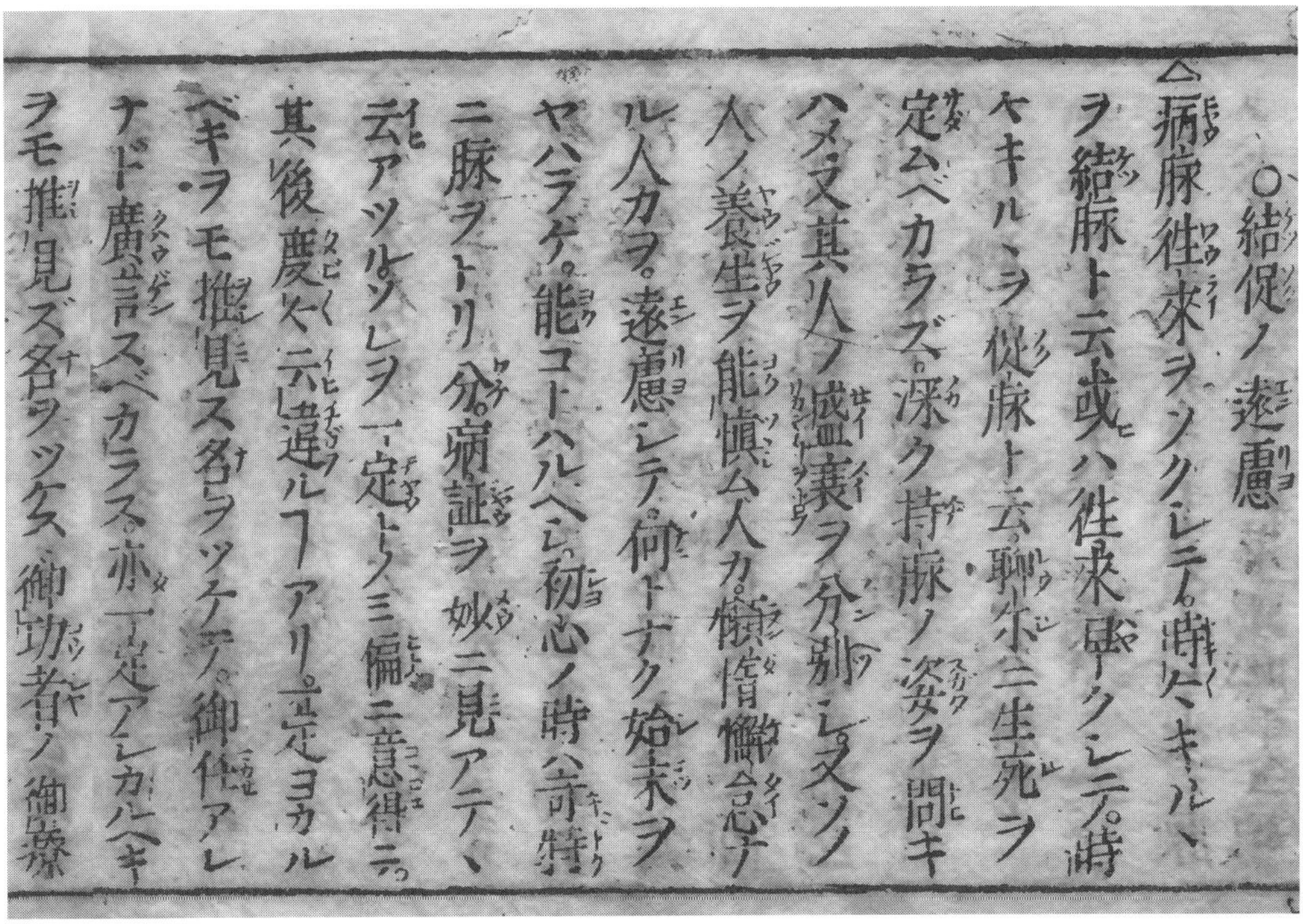
○結促ノ遠慮
△病脉往来ヲソクシテ時々キルヽヲ結脉ト云或ハ往来早クシテ時々キルヽヲ促脉ト云聊爾ニ生死ヲ定ムベカラズ深ク持脉ノ姿《スガタ》ヲ問キハメ又其人ノ盛衰ヲ分別シ又ソノ人ノ養生ヲ能慎ム人カ懶惰懈怠ナル人カヲ遠慮シテ何トナク始末ヲヤハラゲ能コトハルベシ初心ノ時ハ奇特ニ脉ヲトリ分病証ヲ妙ニ見アテヽ云アツルヲ一定トノミ偏ニ意得テ其後度々云違ルヿアリ一定ヨカルベキヲモ推見ス名ヲツケテ御任アレナド広言《クハウゲン》スベカラズ亦一定アシカルベキヲモ推見ズ名ヲツケズ御功者ノ御療

○結促の遠慮①

【和訳】△「病脈」の搏動②が遅くて、時々止まるもの③を結脈という。あるいは搏動が速くて、時々止まるをもの促脈という。［しかし結脈や促脈であっても、］軽率に④予後の善し悪しを決定する⑤べきではない。平常の脈搏⑥の在り方を窮め尽くし⑦、またその人の［気の］盛衰を分別し、またその人がよく養生に気をつける⑧人か、懶惰懈怠《らんだけたい》の人であるかを深く考えて、さりげなく⑨診察結果⑩をおだやかに説明し⑪、丁寧に⑫断るべきである。習い始め⑬は、殊勝に⑭脈をとりわけ、［探し求めていた］病証を絶妙に見つけて⑮、言い当てる⑯［ものである］。ところが⑰確実に［診察しよう］とのみ一途に気にかけていても⑱、その後、しばしば［診断を］間違えて口にしてしまうことがあるものである。確かに［予後が］良いと思われる場合も、推量で判断したり⑲、［病］名をつけて「お任せあれ」などと広言すべきではない。また確かに悪いと思われる場合も、推量では判断せず、［病］名もつけず、「上手な医者の療治であれば、治療の効果⑳があることでしょう」と穏やかに㉑言うべきである。

①『診脈口伝集』の「結促ノ遠慮」に略同文がある。章題は「結脈と促脈についての熟慮」の意味。本章に二回見える「遠慮」とは、深く考える、熟慮すること。②本章原文に二回見える「往来」とは、搏動のこと。③本章原文に二回見える「きるる」は、「切れる」の古語「切る」の連体形で、絶たれること。④原文「聊爾」は、軽率、いい加減、考えのないこと、不作法、失礼、うかつ。⑤原文「定む」は、決定する、はっきりさせる。⑥原文「持脈」は、「地脈」ともいう。自分の平常の脈搏のこと。平脈に同じ。⑦原文「問いきわめ」の「問う」は、知りたいことを徹底的に窮めること。⑧原文「慎む」とは、道に背かないようにすること。⑨原文「何

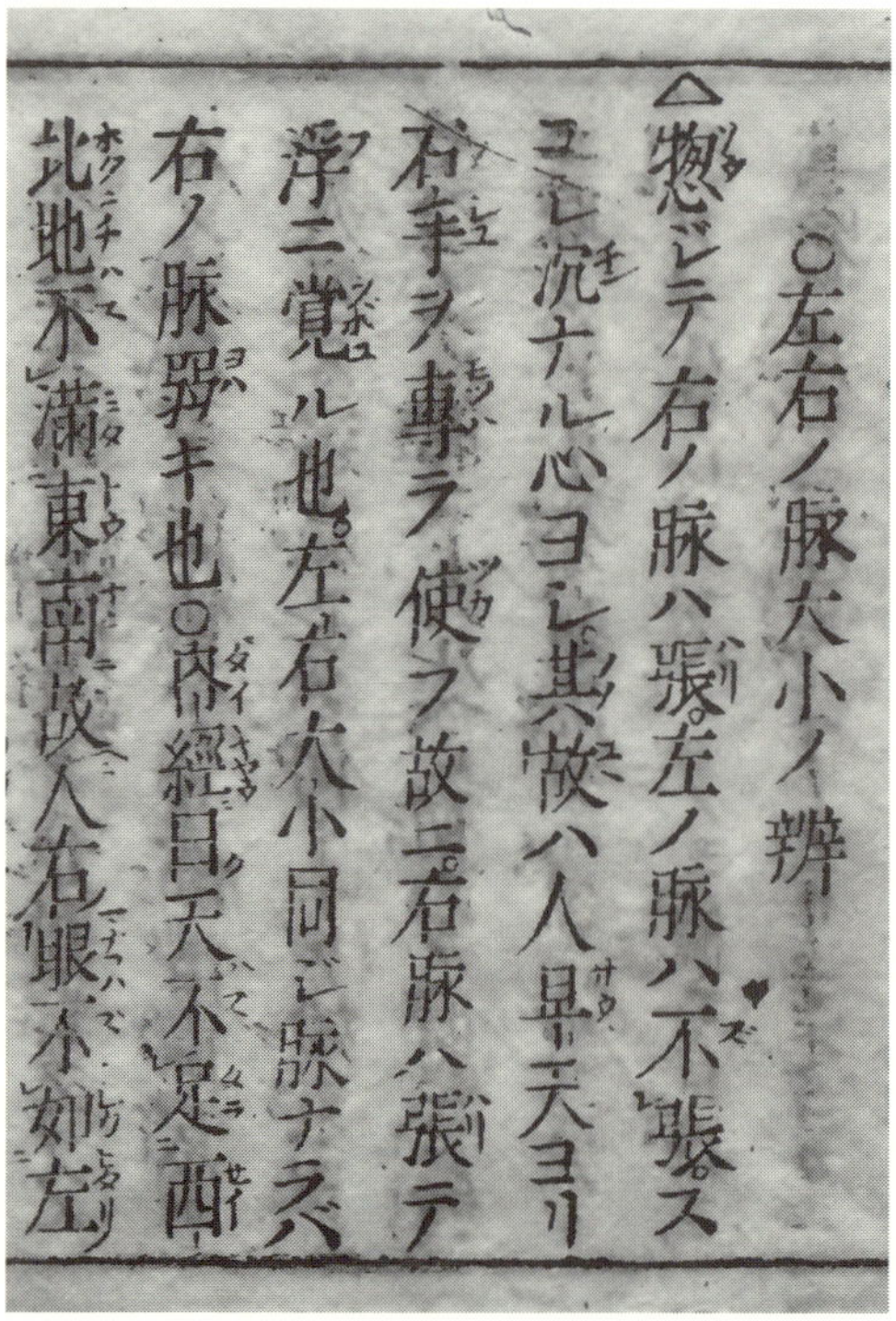
○左右ノ脈大小ノ辨
△惣ジテ右ノ脈ハ張リ左ノ脈ハ不張ス
コレ沈ナル心ヨシ其故ハ人早天ヨリ
右手ヲ専ラ使フ故ニ右脈ハ張テ
浮ニ覚ル也左右大小同ジ脈ナラバ
右ノ脈弱キ也○内経日天不足西
北地不満東南故人右眼不如左

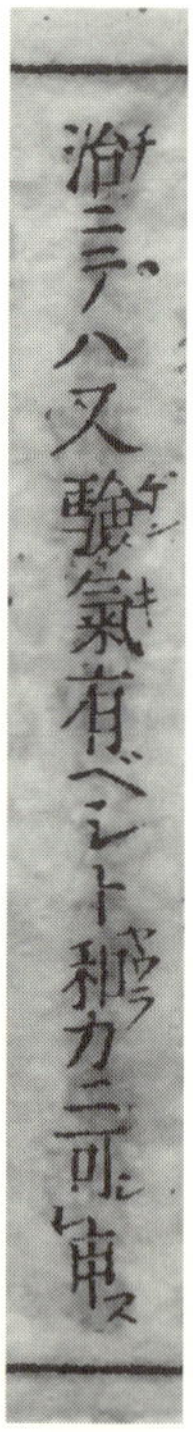
治ニテハ又験気有ベシト和カニ可申ス

となく」は、明快な理由や目的意識無しの行動や判断をする様、なんはなしに、どことなくの義。⑩原文「始末」は事の次第、事情、悪い結果。ここでは予後不良の診断を指す。⑪原文「やわらげ」は、おだやかにする、平穏にする、易しく説明する。⑫原文「よく」は、丁寧に、十分に、手落ちなく。⑬原文「初心」は、物事の習い始め、初学。⑭原文「奇特」は、普通ならばできないようにこころがけ。⑮原文「妙に」は絶妙に、「見当てて」は、探し求めていたものを発見するの意。⑯原文「云いあつる」は、「言当つる」「言中つる」で、推量して言って、的中させること。⑰原文「それを」は、それなのに、ところがの義。⑱本章原文に三回見える「一《いち》定《じょう》」は副詞で、確実に、確かに、必ず、きっとの義。⑲本章原文に二回見える「推《お》し見る」は、推量で判断すること。⑳原文「験気《げんき》」はまた「減気」とも書し、病が治る、快方に向かう、治療の効果があらわれること。日本中世から近世の文献にしばしば見え、「げんき」「けんき」と読む。㉑原文「和《やわら》か」は、おだやかの義。

○左右の脈大小の弁①

【和訳】 概して②右の脈が緊張し、左の脈は緊張せず、少し沈であるような［脈の］在り方が良い。その理由は、人は早朝から右手を専ら使うので、右の脈は緊張して浮に感じられるのである③。［その理屈からすると］左右の大小が同じ［緊張度の］脈であれば、右の脈が弱いのである。○『内経』に「天は西北に足らず、地は東南に満たず。故に人の右の眼は左の明に如《し》かず、手足は右の強きに如《し》かず（天の気は西北方では不足し、地の気は東南方では満たない。そこで人の右の眼は左の物を見分ける力に及ばず、［左の］手足は右の強さに及ばない）」とある④。ただ、生まれつき左利きの人⑤は特別である。

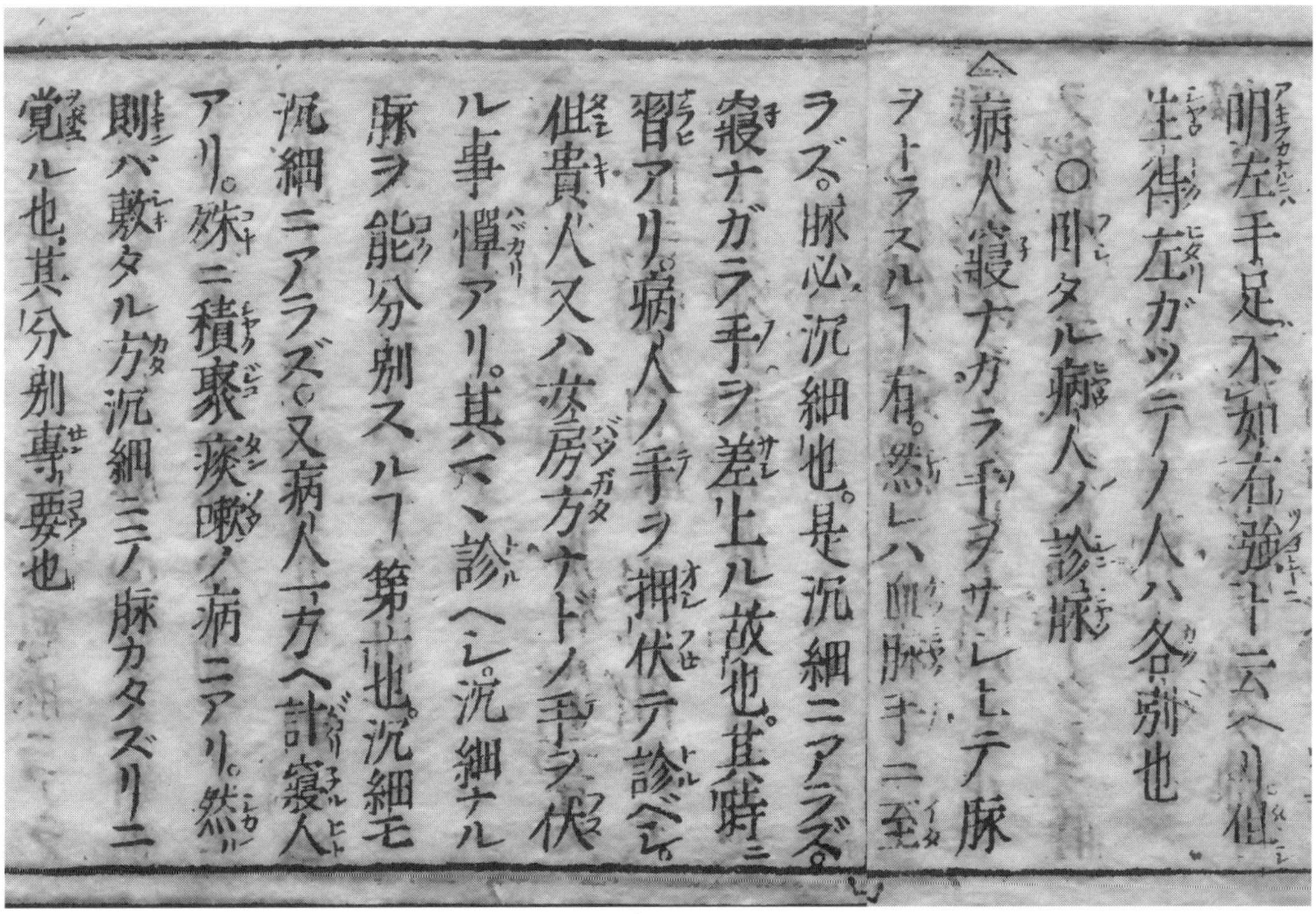
明左手足不如右強ト云ヘリ但
生得左ガツテノ人ハ各別也
○臥タル病人ノ診脉
△病人寝ナガラ手ヲサシアゲテ脉
ヲトラスルヿ有。然レハ血脉手ニ至
ラズ。脉必沈細也。是沈細ニアラズ。
寝ナガラ手ヲ差上ル故也。其時ニ
習アリ。病人ノ手ヲ押伏テ診ベシ。
但貴人又ハ女房方ナドノ手ヲ伏
ル事憚アリ。其マヽ診ヘシ。沈細ナル
脉ヲ能分別スルヿ第一也。沈細モ
沈細ニアラズ。又病人一方ヘ計寝ル人
アリ。殊ニ積聚痰嗽ノ病ニアリ。然ハ
則ハ敷タル方沈細ニテ脉カタズリニ
覚ル也。其分別専要也

①本章の典拠未詳。②原文「惣じて」は、一般的に、概して、大体の意味。③原文「覚ゆ」は自然にそう思われる、感じられるの意味。④『素問』陰陽応象大論に「天不足西北、故西北方陰也、而人右耳目不如左明也。地不満東南、故東南方陽也、而人左手足不如右強也」とあるによる。⑤原文「生得《しょうとく》」は生まれつき、「左勝手《ひだりがって》」は、左利《ひだりきき》のこと。

○臥《ふ》したる病人の診脈①

【和訳】△病人が寝ている状態で手をもちあげて②脈をとらせることがある。そうすれば、血脈が手にやってこないので、脈は必ず沈細である。［しかし］これは［脈が実際に］沈細なのではなく、寝ながら手をもちあげたためである。そうした時には習い③があって、病人の手を押し伏せて診《み》るべきである。ただし、貴人や女房方《にょうぼうがた》④などの手を伏せる事ははばかられるから、そのまま診《み》るべきである。［その際は］沈細の脈をよく分別することが第一である。［前にも述べたように］沈細に見えても、沈細ではない［ことがあるからである］。○また病人には一方向ばかりに［向かって］寝ている人がいる。特に積聚、痰嗽の病気に［そうしたことが］ある。そのような時は、［体で］敷いた方の［手の］脈が沈細で、脈が片方だけに［強く］感じるものである⑤。その分別というものは最も大切である。

①本章の典拠未詳。②本章に二回出てくる「差し上げる」は、あげる、もちあげるの意味。③「習い」は秘訣、口伝。④「女房」とは朝廷に仕える女官。「方」は「殿方」と同様、敬意を以て複数であることを表す。⑤原文「かたずり」は一方にかたよっていること。

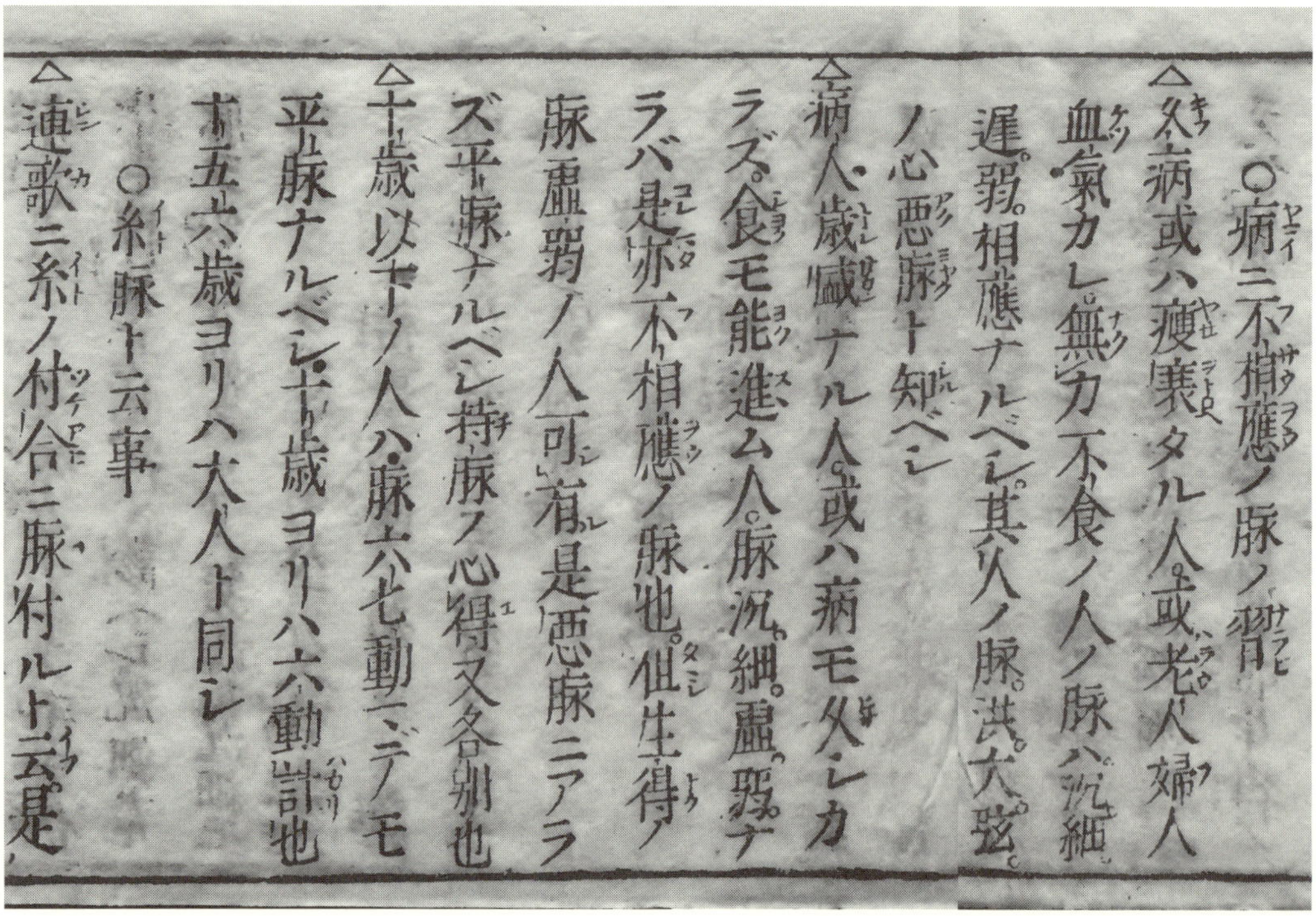

○病ニ不相應ノ脉ノ習
△久病或ハ痩衰タル人或老人婦人血氣カレ無力不食ノ人ノ脉ハ沈細遲弱相應ナルベシ其人ノ脉洪大弦ノ心悪脉ト知ベシ
△病人歳壯ナル人或ハ病モ久シカラズ食モ能進ム人脉沈細虚弱ナラバ是亦不相應ノ脉也但生得ノ脉虚弱ノ人可有是悪脉ニアラズ平脉ナルベシ持脉ノ心得又各別也
△十歳以下ノ人ハ脉六七動マデモ平脉ナルベシ十歳ヨリハ六動計也十五六歳ヨリハ大人ト同シ
○糸脉ト云事
△連歌ニ糸ノ付合ニ脉付ルト云是

○病に不相応の脈の習《なら》い①

【和訳】△久病②の場合、あるいは痩せ衰えている人、あるいは老人、婦人、血気が枯れて力が無く、不食の人の脈は、沈、細、遅、弱が相応であろう。其の人の脈が洪、大、弦のおもむきであれば、予後不良の脈③と知るべきである。

△病人が壮年である場合、あるいは病んでから長い時間が経過しておらず、食欲もある人の脈が沈、細、虚、弱であれば、これもまた不相応の脈である。但し生まれつき脈が虚弱の人には相応であって、予後不良の脈ではなく、平脈とすべきである。平常の脈④についての心得は、特別の事柄である。

△十歳以下の人は、[一呼吸に]脈が六、七動までは平脈とすべきである。十歳からは六動ばかり[が平脈]である。十五、六歳からは大人と同じである。

①本章の典拠未詳。「習い」は秘訣、口伝のこと。②「久病」は「長病」と同義。慢性病。③本書原文に二回見える「悪脈」は、悪い脈、すなわち予後不良の脈。④本巻の「結促の遠慮」にも見えるように、原文「持脈」は、「地脈」ともいう。自分の平常の脈搏のこと。平脈に同じ。

○糸脈《いとみゃく》と云う事①

【和訳】△連歌《れんが》では「糸」の付合《つけあい》②に「脈」を付けるということから、これを世間が誤って「糸脈《いとみゃく》」という[言葉を流布させてしまっている]のであろうか。[糸脈の説は]『内経』とその諸注、そのほか王叔和『脈経』などにも見えない。俗医陋巷《ろうこう》③の説であろう。

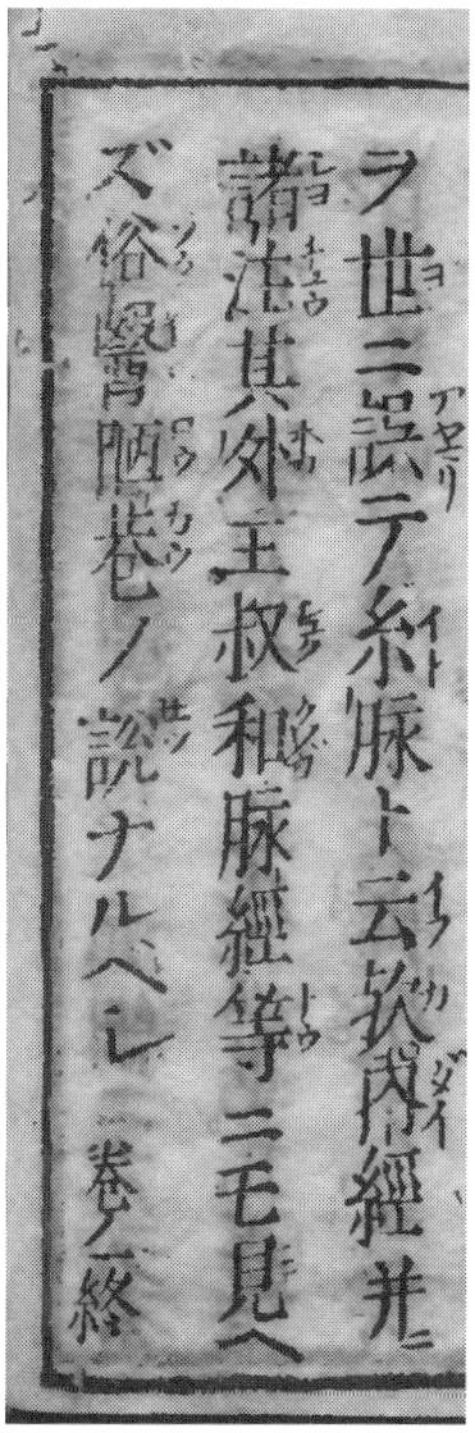
ヲ世《ヨ》ニ誤《アヤマリ》テ糸《イト》脉ト云歟内《ダイ》経并ニ
諸注其外王叔和脉経等ニモ見ヘ
ズ俗医陋巷ノ説ナルベシ
巻之一終

巻の一終わり。

①本章の典拠未詳。②「付合《つけあい》」とは、連歌《れんが》の「前句《まえく》」のある言葉に関連する言葉を、「付句《つけく》」で付けること。松に対して鶴など。③「陋巷《ろうこう》」は俗世間。

【解説】ここで論じられている「糸脈《いとみゃく》」とは、貴人の脈を直接とることをはばかって、手の診脈部に絹糸を巻き付けて、糸に伝わる脈搏を離れたところから診察するという脈法である。「糸脈」については、曲直瀬道三の『啓迪集』冒頭の臨済宗禅僧・策彦周良《さくげんしゅうりょう》（一五〇一～一五七九）の「啓迪集題辞」に見える「丹家の三位と嚮《ひび》く者、（中略）屏を隔て絲《いと》を牽《ひ》くの脈路を得たり」（原漢文）とある。奈須恒徳（一七七四～一八四一）の『本朝医談』二編では、「糸脈とて手に糸をつけて障子をへだてて病状をうかがい知るよし、俗間にいい伝う。慥《たし》かなる証なし」と否定的な見解を述べ、前掲の題辞を引いて「いと脈は此事なるか」と許する。またこれより先、多紀元簡（一七五五～一八一〇）は『医賸』巻中・引線候脈で「世伝に、翠竹翁、絲を引いて脈を診《み》ると。これ医書に未だ言わざる所」として、明代の医家・崔孟伝の伝（『襄陽縣志』所載）を引いて、伝記中に見える「線を引き脈を候す」の逸話を「これ恐らく小説『西遊記』が孫悟空の事に因って傅会《ふかい》せるものなり」（原漢文）と一蹴している（孫悟空の「縣糸診脈」の話は『西遊記』第六八～六九回に見える）。「糸脈」は江戸時代には川柳にも歌われるほど広く知られてはいたが、実際に行われていたわけでも、また行おうとして行えるような技術でもなく、ただ江戸期医療の一つの都市伝説として流布していたのである。

第二巻

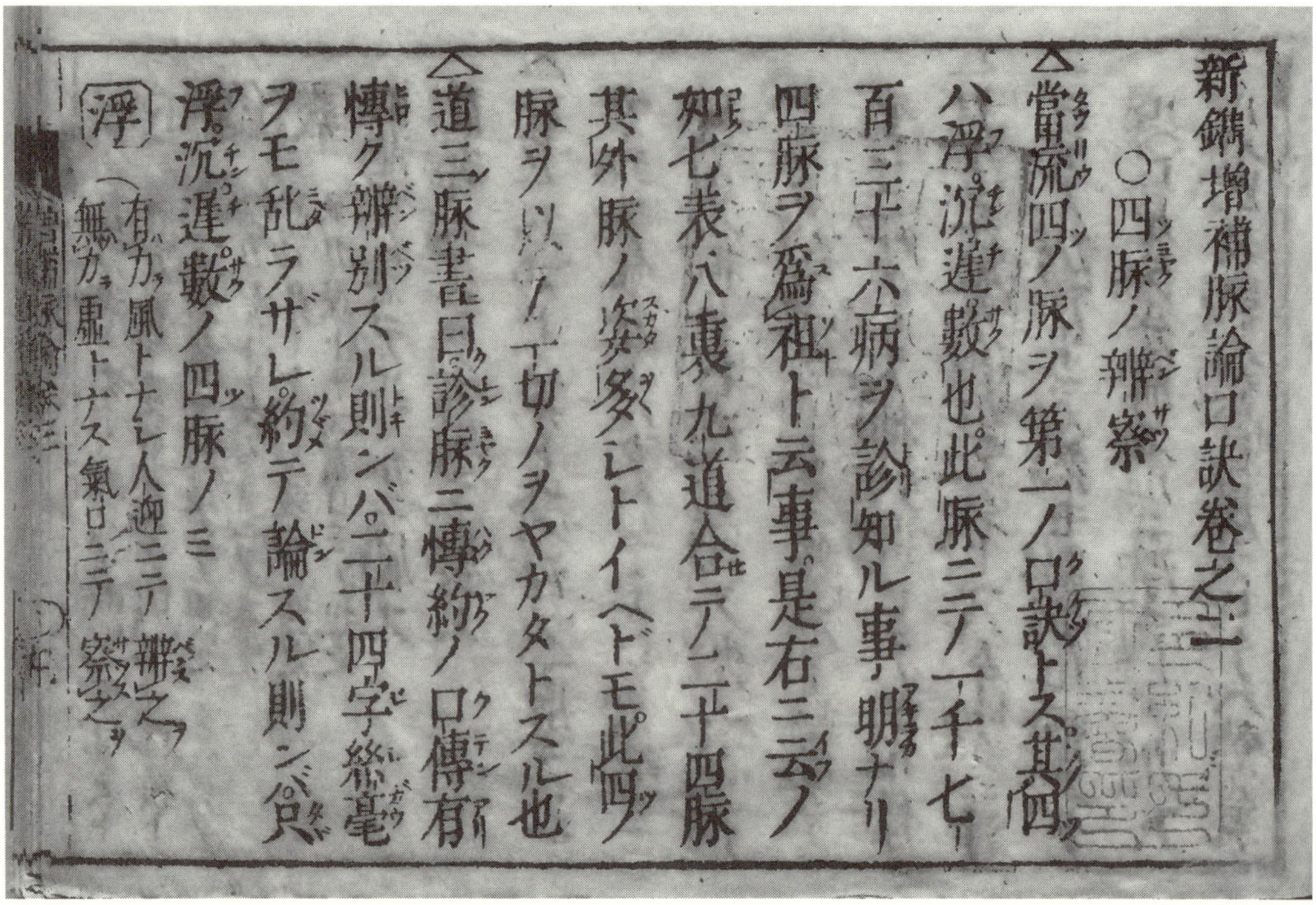

新鐫増補脈論口訣巻之二

○四脈《よつみゃく》の弁察①

【和訳】△当流②は、四つの脈状を第一の口訣とする。その四つとは、浮沈遅数である。この脈状によって確実に一千七百三十六病を脈を診て知ることができる③。四脈状を祖《そ》とするとは、右に述べたように、「七表八裏九道［それぞれの脈状を］合わせた二十四脈［状や］その他の多くの様々な脈状があっても、この四つの脈状を以て全ての親方《おやかた》とする」ということである④。

△道三の脈書にいう⑤、診脈［のために設定されている脈状の枠組］には広範［なもの］と簡約［なもの］⑥の［二つの］口伝がある。広範な識別⑦には二十四字［で表現される二十四脈状が必要］で、［この枠組は］わずかなりとも⑧乱してはならない。簡約に述べれば⑨、ただ浮沈遅数の四つの脈だけである⑩。

浮 力が有るものを「風」とする。人迎でこれを弁ずる。
力が無いものを「虚」とする。気口でこれ察する⑪。

沈 力が無いものを「湿」とする。人迎でこれを断ずる。あるいは「気」という。
力が有るものを「実」とする。気口でこれを切する。あるいは「積」という⑫

遅 力が有るものを「寒邪」⑬とする。人迎でこれを弁ずる。

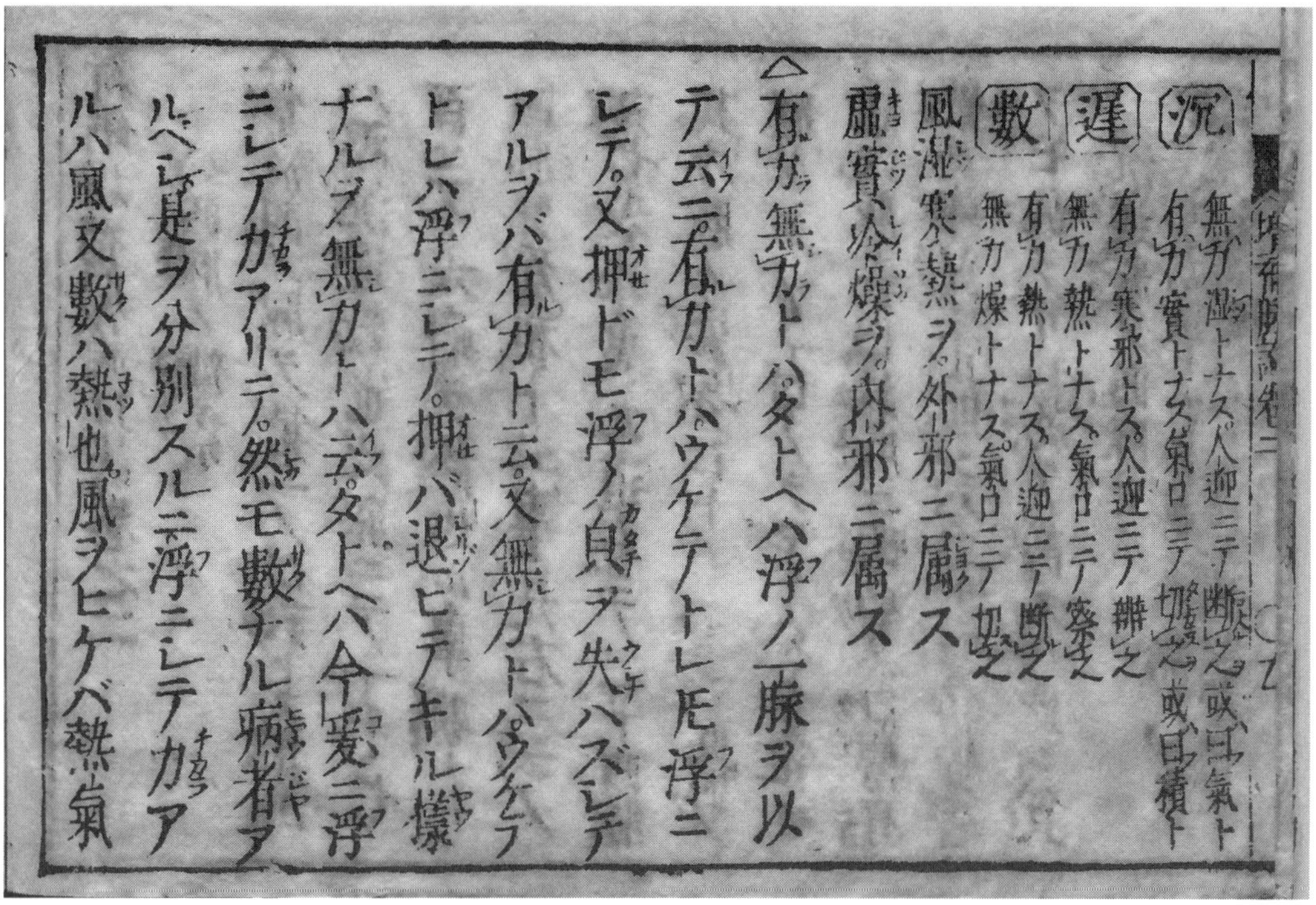

〈増補脈論巻之二 七

沈 無力ヲ澁トナス人迎ニテ斷之或曰氣ト
有力ヲ實トナス氣口ニテ切之或曰積ト

遅 有力ヲ寒邪トス人迎ニテ辨之
無力熱トナス氣口ニテ察之

數 有力熱トナス人迎ニテ斷之
無力燥トナス氣口ニテ切之

風濕寒熱ヲ外邪ニ屬ス
虚實冷燥ヲ内邪ニ屬ス

△有力無力トハタトヘハ浮ノ一脉ヲ以テ云ニ有力トハウケテトレ𪜈浮ニシテ又押ドモ浮ノ貌ヲ失ハズシテアルヲバ有力ト云又無力トハウケテトレハ浮ニシテ押バ退ヒテキル様ナルヲ無力トハ云タトヘハ今爰ニ浮ニシテ力アリテ然モ數ナル病者アルベシ是ヲ分別スルニ浮ニシテ力アルハ風又數ハ熱也風ヲヒケバ熱氣

力が無いものを「冷」⑭とする。気口でこれを察する。

数 力が有るものを「熱」とする。人迎でこれを断ずる。
力が無いものを「燥」とする。気口でこれを切する。

風、湿、寒、熱は外邪に属す。
虚、実、冷、燥は内邪に属す。

△［上記条文にある］「力が有る」「力が無い」とは、たとえば浮の一脈を用いていえば、「力が有る」とは、浮かべても⑮「浮脈」であり、また［それを］押しても「浮脈」の形状を失わないでいるものを「力が有る」というのである。また「力が無い」とは、浮かべれば「浮脈」であり、［それを］押せば［脈搏が］後退して途切れる⑯ようなものを「力が無い」というのである。たとえば、今、ここに浮にして力が有り、しかも数である病人があるとする。これを分別するに、浮にして力が有れば「風」、また数であれば「熱」［という脈証］である。風邪をひけば、［潮が満ちてくるように］熱気［の熱や色］が現れてくるものである⑰⑱。

△口訣に曰う、盧山の劉開は、浮沈遅数の四脈を以て枢要とした⑲。

浮 浮は中風、傷風を主る。脈が浮で力が有るものは風である。浮で力の無いものは虚である。浮は芤、滑、洪と同類である⑳。［寸口の］脈が浮であれば上焦の病で、眩暈、頭痛する。関［上の］脈が浮であれば、胃が虚し、腹が脹《は》り、筋《すじ》が痛み、身が痛む。尺［中の］脈が浮であれば、腰や脚が痛む。浮は外からの病と知るべきである。

沈 沈は「気」［という脈証］を主る。沈で力が有れば積聚である。沈で力が無ければ蔵府の虚冷、冷熱、または気が調わないのである。沈は弱、伏、濡《なん》と同類である㉑。寸［口］が沈であれば痰が塞がり、胸満、咳嗽、

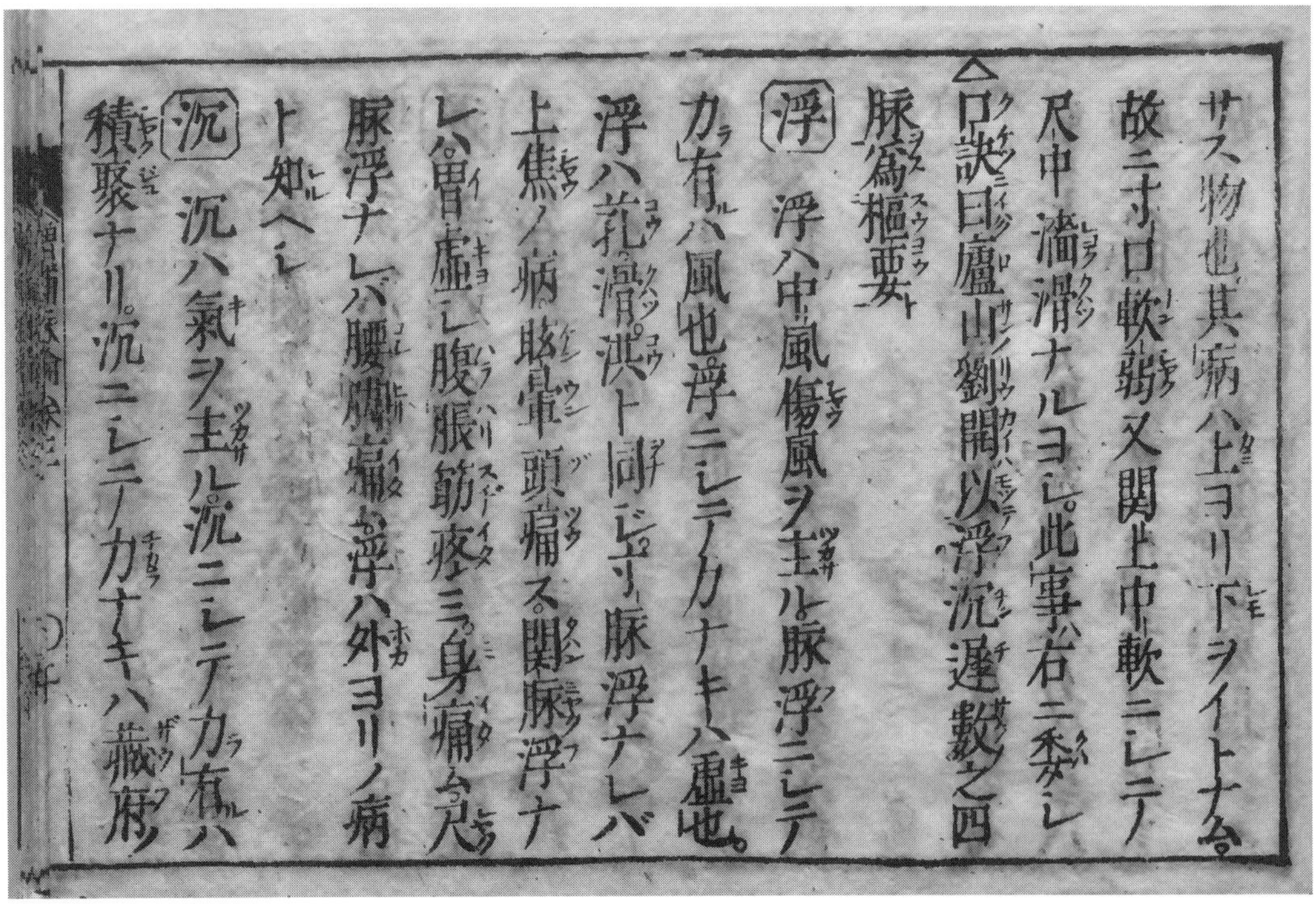
サス物也。其病ハ上《カミ》ヨリ下《シモ》ヲイトナム。
故ニ寸口軟弱又関上中軟ニシテ
尺中濇滑ナルヨシ。此事ハ右ニ委《クハ》シ
◁口訣《クケツ》曰盧山《ロサン》劉《リウ》開以《モツテ》浮沈遅《チ》數之四
脉為《ヲナス》樞要《スウヨウ》ト
浮 浮ハ中風傷《シヤウ》風ヲ主《ツカサド》ル。脉浮ニシテ
力《チカラ》有《アレ》バ風也。浮ニシテ力ナキハ虚《キヨ》也。
浮ハ芤《コウ》滑《クハツ》洪《コウ》ト同《オナジ》。寸脉浮ナレバ
上焦《シヤウ》ノ病。眩《ケン》暈《ウン》頭《ヅ》痛《ツウ》ス。関《クハン》脉浮ナ
レバ胃《イ》虚《キヨ》シ腹《ハラ》脹《ハリ》筋《スヂ》疼《イタ》ミ身《ミ》痛《イタ》ム。尺
脉浮ナレバ腰《コシ》膝痛ム。浮ハ外《ホカ》ヨリノ病
ト知《シル》ヘシ
沈 沈ハ氣《キ》ヲ主《ツカサド》ル。沈ニシテ力《チカラ》有《アレ》バ
積聚ナリ。沈ニシテ力《チカラ》ナキハ臓腑《ザウフ》ノ

喘息。反胃である。関［上］が沈であれば腹脹、心腹が痛み、飲食しない。尺［中］が沈であれば、小便不利である。沈は内からの病である。

遅 遅は冷を主る。遅にして浮であれば傷風、遅にして力が有れば心腹痛み、遅にして力が無ければ心腎の虚冷である。遅は緩、微、渋［濇］と同類である㉒。寸［口］が遅であれば虚汗、心《むね》が塞がる。関［上］が遅であれば反胃、腹痛する。尺［中］が遅であれば疝気、小便数である。

数 数は熱を主る。数で緊であれば傷寒、数で力が有れば熱、数で力が無ければ瘡、または腫物である。数は弦、緊、実と同類である㉓。寸［口］が数であれば上焦の熱、口乾き、頭痛する。関［上］が数であれば霍乱、嘔吐、煩燥する。尺［中］が数であれば大小便が通ぜず、淋病、煩渇が止まない。

①原文「弁察」は、よくわきまえて考察すること。本章で説明されている人迎気口診で使用されている「弁す」「察す」を合わせた言葉でもある。「弁」には「分別」とともに「明察」の意味があり、「察」にも「分別」の意味がある。②原文「当流」は、自分の属している流派。③本章のここまでの文章は本書のオリジナルと見られる。「一千七百三十六病」の典拠未詳。④原文「四脈を祖と為すと云う事」以下は、『脈訳簡略』の「四脈ヲ為祖」の「祖は「をやかた」とよむなり。然者、七表、八裏、九道とて廿四脈其外脈の数をほしといへども、浮沈遅数の四脈を以て一切のをやかたとする儀也」を引用したもの。「親方」は一族（ここでは二十四脈状）の代表のこと。曲直瀬道三や御園意斎系統の著作に見える「祖脈」という日本独自の呼称は、ここに端を発している。⑤原文「道三の脈書に曰う」以下は、『診脈口伝集』の「四脈ノ力説」全文の引用。また『切紙』第四十一章・脈訣刊誤の撮要・診切博約之次序にも類文がある。元来は、南宋の陳言の『三因極一病証方論』巻之一・総

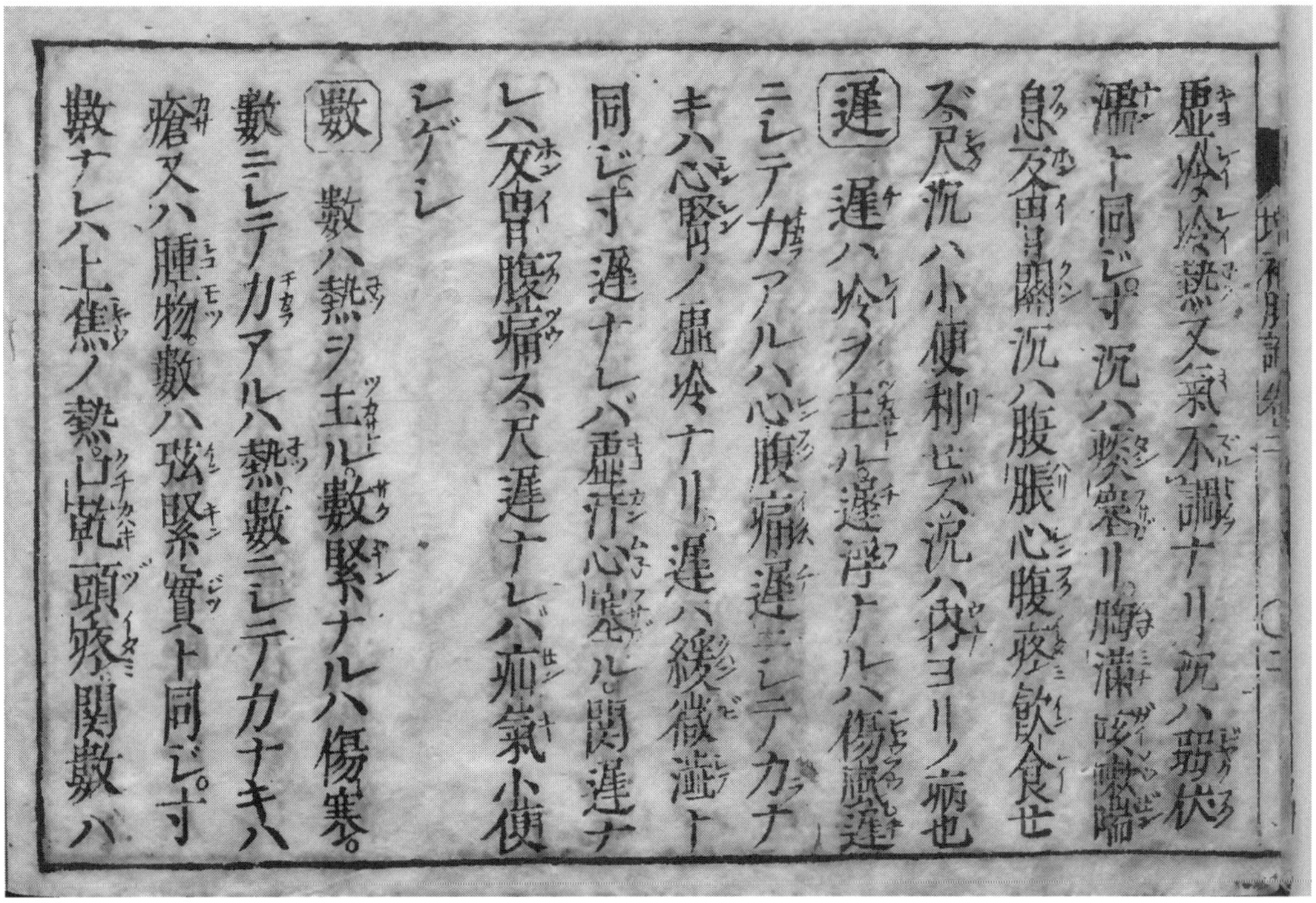
増補脈訣巻之二

虚冷《キヨレイ》冷熱《レイネツ》又氣不調《フテウ》ナリ沉ハ痃伏《ゲンフク》濡《ナン》ト同《オナ》ジ。寸沉ハ痰《タン》塞《フサガ》リ胸滿《ケウマン》咳嗽喘《ガイソウゼン》息《ソク》又ハ胃《イ》關《クワン》沉ハ腹脹《フクチヤウ》心腹疼《シンフクトウ》飲食《インシ》セズ。尺沉ハ小便利《リ》セズ沉ハ内《ウチ》ヨリノ病也

遲 遲《チ》ハ冷《レイ》ヲ主《ツカサド》ル遲浮《チフ》ナルハ傷藏《シヤウザウ》遲ニシテ力《チカラ》アルハ心腹痛《シンフクツウ》遲ニシテ力《チカラ》ナキハ心腎《シンジン》ノ虚冷ナリ。遲ハ緩《クワン》微《ビ》濇《ショク》ト同ジ。寸遲ナレバ虚汗《キヨカン》心塞《シンフサガ》ル關遲ナレバ胃《ヰ》腹《フク》疼《ツウ》尺遲ナレバ疝氣《センキ》小便シゲシ

數 數ハ熱《ネツ》ヲ主《ツカサドル》。數緊《サクキン》ナルハ傷寒。數ニシテ力《チカラ》アルハ熱《ネツ》數ニシテ力ナキハ瘡《カサ》又ハ腫物《シユモツ》數ハ弦緊《ケンキン》實《ジツ》ト同ジ。寸數ナレバ上焦《シヤウセウ》ノ熱《ネツ》口乾《クチカハキ》頭疼《ヅイタミ》關數ハ

論脈式の一部に基づく。⑥原文「博約」は、広範と簡約。⑦原文「弁別」は、識別。⑧原文「絲毫」は、ごくわずかなこと。⑨原文「論ず」は解き明かして述べること。⑩これ以下では、浮沈遅数の四脈を有力（実）、無力（虚）の場合に分かって、これを左右の「関の前一分」（寸関尺で言えば、関上の中心からやや寸口寄りの関上部分）に設定した人迎と気口に配当し、その脈証を述べている。ここで挙げられている脈証「風」「虚」「湿」「実」「寒邪」「冷」「熱」「燥」は、基本的に『三因極一病証方論』巻之一・総論脈式に挙げられているものが採用されている（ただし、「寒邪」は『三因極一病証方論』では「寒」一字に作る）。また南宋の劉開の『脈訣理玄秘要』（あるいはその異本である『察脈神訣』か『劉三点脈訣』）を参照し、沈で無力に「気」、沈で有力に「積」を附加している。なお劉開の脈書では、遅で有力を「痛」、数で無力を「瘡」とするが、これらは採用されていない。⑪原文「有力」「無力」は「虚」「実」と同じ（絶対的虚実だけでなく、〈左右の強さの差〉という相対的虚実も含むとも解釈できる）。「弁」と「察」は注①を参照。⑫「断」は判断するの意。「切」は「確」とも表記し、はっきりさせるの意。注①の「弁察」と同様、「切」にも「断」の意味がある。⑬『三因極一病証方論』、ならびに他の条文の体例からも、「寒」一字に改めるべきである。⑭原文は「冷」を「熱」に誤る。これは『診脈口伝集』の誤りを正すことなく引用したために生じた錯誤である。今、『三因極一病証方論』に従い改めた。⑮原文「うけてとる」は「浮取」の和訓。浮かべて診脈すること。挙按の「挙」、「軽取」「軽手」と同義。「うける」は「浮く」の他動詞「浮ける」で、浮かべること。⑯原文「退《しりぞ》いてきる」の「退く」は後退する、「きる」は「切る」、すなわち続いているものが絶たれること。⑰原文「熱気さす」の「さす」には、潮が満ちるの意味がある。「熱気さす」とは、発熱し、皮膚が赤みを帯びてくる様。『杉山三部書』の『療治之大概集』の「痎瘧」にも「先づ

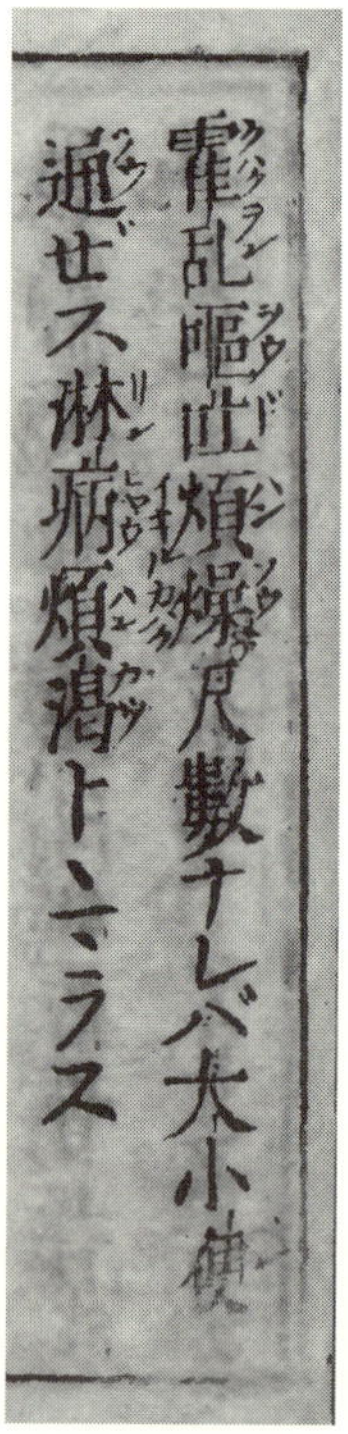

寒くして後熱気さすを寒疫と云」とある。⑱原文ではこれ以下に「其の病は上《かみ》より下《しも》をいとなむ。故に寸口軟弱、又関上中軟にして、尺中濇滑なるよし。此事は右に委《くわ》し」とあるが、本書巻之一の「男女の分別」の一節「女は陰血を種《たね》として生まる。故に水に法《のっと》って、上より下をいとなむ。下る故に上部は軟弱、中部は中軟に、下部は濡滑なるが吉《よ》し」の誤入と判断して、訳文から削除した。なお、この一文は『脈訳簡略』の「男女之異」にも見えるが、『脈論口訣』に比べて誤脱が大きい。⑲この一節は、李時珍の『脈訣攷証』の「七表八裏九道之非」の章に見える「盧山劉立之以浮沈遅数為綱」に基づくものである。『脈訣刊誤』巻下冒頭の分合偶比類を説いた経文の末にも類文が見えるが、『脈訣攷証』の方が近い。劉開は南宋の廬山（江西省）の人、字は立之、号は復真、「劉三点」と呼ばれた。崔嘉彦に師事し、崔氏の浮沈遅数の四脈を以て脈状の規矩とする説を奉じた。『厳氏済生方』の著者・厳用和は劉開の門人である。著書に『脈訣理玄秘要』とその異名同書『劉三点脈訣』『察脈神訣』がある。⑳崔紫虚の『紫虚崔真人脈訣秘旨』七表八裏総帰之脈、劉開の『脈訣理玄秘要』論七表八裏総為四脈では浮脈の属は芤、洪、実の組合せとなっている。㉑『紫虚崔真人脈訣秘旨』と『脈訣理玄秘要』では沈脈の属は微、伏、弱となっている。㉒『紫虚崔真人脈訣秘旨』と『脈訣理玄秘要』では遅脈の属は緩、濡、濇となっている。㉓『紫虚崔真人脈訣秘旨』と『脈訣理玄秘要』では数脈の属は緊、弦、滑となっている。

【解説】本章は、△で区切られた四つの段落からなる。第一段落では『脈訳簡略』の「四脈ヲ為祖」を引いて浮沈遅数の四脈の重要性を説き、第二段落では『診脈口伝集』の「四脈ノ力説」を引いて陳言の提唱した人迎気口診で前記四脈を診る方法を述べている。この第二段落については、吉田流の『刺鍼家鑑集』脈論にも「四脈之説」として同文が見える。第三段落は、『脈訳簡略』の「四脈ヲ為祖」の後半（「私云」として叙述されている部分）を引いて、第二段落で述べた人迎気口診のうち、「力が有る」「力が無い」についての定義を述べている。言わば第二段落の補論である。なお第三段落の末尾は、注記にも書いたように、本書巻之一の「男女の分別」の一節の誤入である。第四段落は先ず李時珍の『脈訣攷証』の「七表八裏九道之非」を引いて、脈診における四脈の重要性を提唱した劉開に言及するとともに、四脈それぞれの脈証と、それらの脈状が寸関尺に現れた場合の脈証の違いを述べている。ただし、この四脈の各論部分の典拠は未詳である。

「四脈」は最初、『難経』九難でその先鞭がつけられたが、それが本格的に問題にされたのは、宋代になってからである。それには宋代における『難経』研究の隆盛が深く関わっている。『難経』に発する「浮」「沈」「遅」「数」の四脈という新しい基準は、『脈経』巻第一に発する二十四脈状の中におけるそれとは、定義を異にしている。特に「遅」「数」二脈においてそうであった。この新しく発見された基準である「四脈」を以て『脈経』以来の脈状診の規矩準縄であった二十四脈状を統括したのは、南宋の陳言である。陳言はその著『三因極一病証方論』の巻之一・総論脈式で「文藻、雅なりと雖も、義理尋ね難し。動静の辞に、博有り、約有り。博なれば則ち二十四字、絲毫も濫れざれ。約なれば則ち浮沈遅数、綱紀を総括す」、巻之二・五科凡例でも「また須く二十四脈を知り、四脈を以て宗と為す。所謂る浮沈遅数は、風寒暑湿、虚実冷熱を分かつ」と断じて、四脈を人迎気口診と結びつけて提唱した。陳言の病態把握の目的の一つは、病態の内外傷を弁別することにあるが、四脈を左右を区別しない寸口部に置いただけでは、内外傷の脈証の弁別ができないことを知っていたからである。四脈状による脈証の診察、左右の人迎と気口を重ねることによって、初めて可能となったのである。

陳言の後、この四脈脈状診を発展させたのは、崔嘉彦とその門人・劉開である。彼ら西原学派が行ったことは、唐宋時代の主要な脈法であった七表八裏及び九道の二十四脈を、四脈それぞれに配当するとともに、四脈を寸関尺（上焦、中焦、下焦）と左右寸関尺（心肝腎肺脾命門）の両方と結びつけることであった。陳言と崔嘉彦一門の方向性の違いは、現在でも重要な臨床的課題を提起しているということができる。なお崔嘉彦の脈書の真本は、日本の国立公文書館内閣文庫に、江戸医学館旧蔵の写本『紫虚崔真人脈訣秘旨』（請求番号三〇三－〇〇七四）として伝存する。

「四脈」を脈状の祖《おやかた》と表現したのは、わが国では曲直瀬道三である。しかし、この「四脈」を活用したのは、江戸期の特定の流派に属する鍼医たちであった。それは吉田流の『刺鍼家鑑集』や著者未詳の『主治針法』（『鍼法口訣指南』は本書の異本）を見ても明らかである。また曲直瀬道三が提唱した「四脈」を、わが国独自の呼称である「祖脈」と呼んだのも、無分流系統の鍼灸書においてであった。おそらく『鍼灸抜萃』上巻・脈法がその初出で、次いで『鍼灸抜萃』の異本というべき安井昌玄の『鍼灸要歌集』、本郷正豊の『鍼灸重宝記』岡本一抱の『鍼灸抜萃大成』に受け継がれた。近年の鍼灸においてこの語が定着しているのは、昭和時代の経絡治療形成期に『脈論口訣』『鍼灸重宝記』『鍼灸抜萃大成』が読まれたことによる。

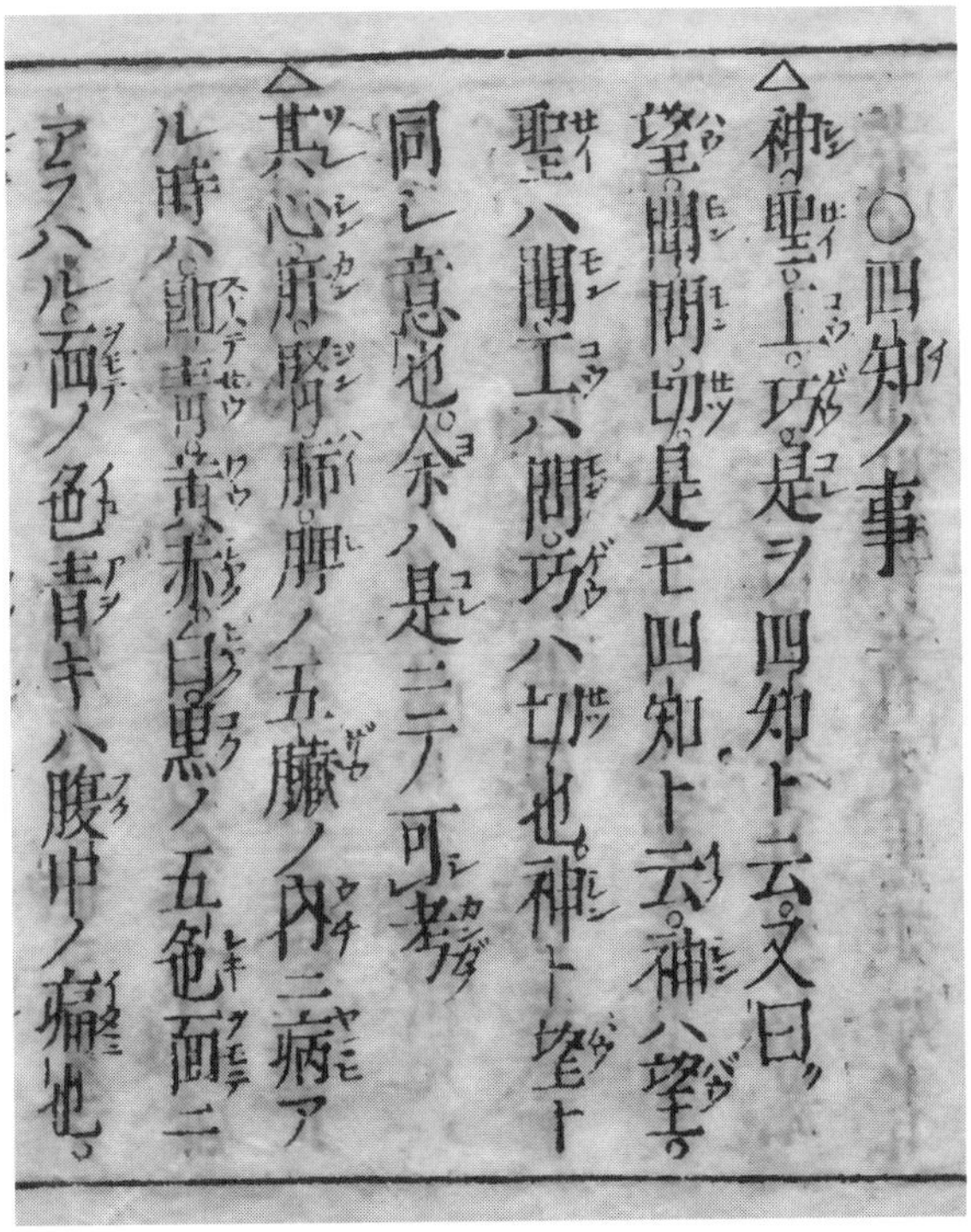
○四知ノ事
△神聖工巧是ヲ四知ト云。又曰ク
望聞問切是モ四知ト云。神ハ望ナリ
聖ハ聞工ハ問巧ハ切也神ト望ト
同じ意也余ハ是ニテ可考
△其心肝腎肺脾ノ五臓ノ内ニ病ア
ル時ハ即青黄赤白黒ノ五色面ニ
アラハル面ノ色青キハ腹中ノ痛也。

初期経絡治療でも、左右寸関尺六部で浮沈虚実を診ることによって得られる〈証の決定〔陰経虚証、陰虚陽経実証、陰虚陰経実証〕〉だけでなく、本書『脈論口訣』を中心とする脈書を援用して、六部で浮沈遅数虚実の「祖脈」を診たり、二十四脈状を診ることにより病態を把握しようとする試みはあった。経絡の虚実証の中に病証を繰り込み、鍼灸の手技に結びつけるためである。しかし、二十四脈状診は現実の臨床に使用できるような体系を作り出すことなく、早くに挫折した。前記の六祖脈に滑濇の二脈を加えた八脈状と、陳言の人迎気口診の採用によって、日本近代で初めて本格的な脈状診が創成されたのは、一九七〇年代後半の井上雅文の研究（『脈状診の研究』）によってであった。

○四知の事①

【和訳】△「神」「聖」「工」「巧」を「四知」という。また「望」「聞」「問」「切」も「四知」という。「神」は望、「聖」は聞、「工」は問、「巧」は切である②。「神」と「望」は同じ意味である。その他のものはこれによって考えるべきである。

△そもそも③心肝腎肺脾の五蔵の内に病があるときは、即ち青黄赤白黒の五色が顔面に現れる。顔面の色が青いものは腹中の痛みである。紅であるものは腹中の熱である。白いものは寒である。黒いものは腎が破れている。黄色いものは脾の蔵の気が弱い。たとえば心気不足の人は、酒を飲まないで酔っているようであり、心に愁いが無いのに愁えているようであり、手の関節、足の指の間に［肉がおちて］隙間ができている④ものは、病気になると回復が遅い⑤。これが内腹の病を知ることである⑥。

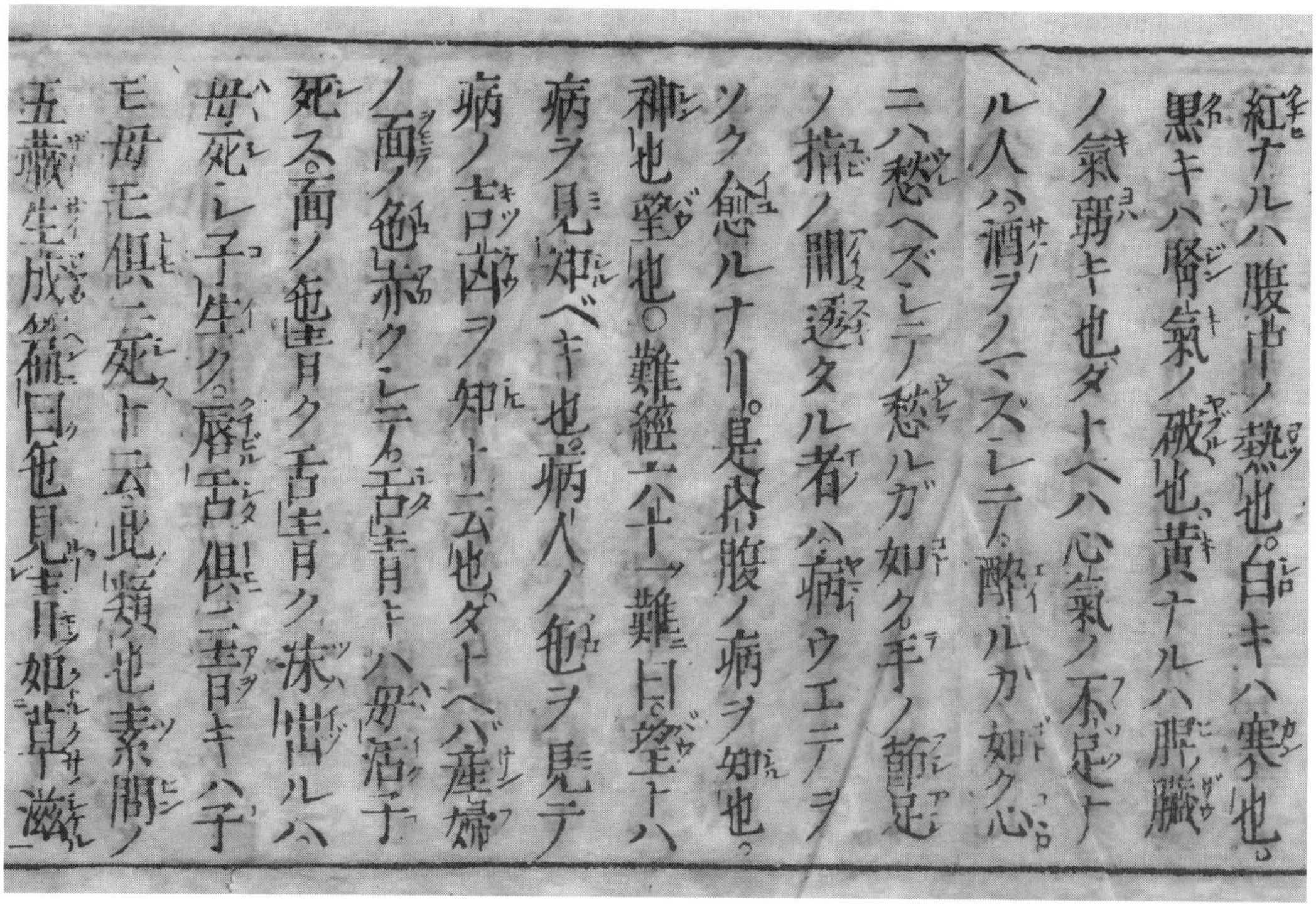
紅ナルハ腹中ノ熱也。白キハ寒也。黒キハ腎氣ノ破也。黄ナルハ脾臓ノ氣弱キ也。ダトヘバ心氣ノ不足ナル人ハ酒ヲノマズシテ酔ルカ如ク心ニハ愁ヘズシテ愁ルガ如ク手ノ節足ノ揃ノ間逆タル者ハ病ウエテヲツク愈ルナリ。是内腹ノ病ヲ知也。神也望也。難經六十一難ニ曰望トハ病ヲ見知ベキ也。病人ノ色ヲ見テ病ノ吉凶ヲ知ト云也。ダトヘバ産婦ノ面ノ色赤クシテ舌ノ青キトハ母活子死ス。面ノ色青ク舌青ク沫出ルハ母死シテ子生ク。唇舌倶ニ青キハ子モ母モ倶ニ死ト云。此類也。素問ノ五藏生成篇曰色見青如草滋

［これが］神であり、望である⑦。〇『難経』六十一難に「望とは病を見知ることのできるものである」とある⑧。病人の色を見て病の吉凶を知るということである。たとえば「産婦の顔面が赤く、舌が青いものは、母は生きるが、子は死んでしまう。顔面の色が青く、舌も青く、唾が出るものは、母は死に、子は生きる。唇と舌がともに青いものは、子も母もともに死んでしまう」⑨と言われるものが、この類である。『素問』の五蔵生成篇に「色青を見わすこと草滋の如き者は死す。黄きこと枳実の如き者は死す。黒きこと炲の如き者は死す。赤きこと衃血の如き者は死す。白きこと枯骨の如き者は死す。此れ五色の死を見わすなり」⑩とある。また［同篇にはこれに続いて］「青きこと翠羽《すいう》の如き者は生く。赤きこと雞《けい》冠《かん》の如き者は生く。黄きこと蟹腹《かいふく》の如き者は生く。白きこと豕膏《しこう》の如き者は生く。黒きこと烏羽《うう》の如き者は生く。此れ五色の生を見わすなり」とある⑪。この説のように病を知るということが望である。（世間で「見《けん》脈《みゃく》」⑫というは、この説をいうのであろうか。見立て⑬である。）

△聖というのは、病人の音声を聞いて病の吉凶を知ることである。病人の声の清濁⑭を聞いて病の浅深を知る、これを聞といい、聖という。五音は五蔵より出る。宮商角徴羽がそれである。だから病人の声によって腹中の病を知るのである。声が軽いものは気が弱いのである。声が重くて濁っているものは風であり、痛みである。全く声がでないのは肺に病がある。声が性急であるのは、［心に在る］神［気］が動揺させられたからである。［声が］塞がるのは痰の仕業である。声が震うのは寒である。声がむせぶのは気がめぐらないからである。あえぐのは気が忙《せわ》しいからである。欠伸《あくび》が多いのは其の人がくたびれているからである。五蔵を宮

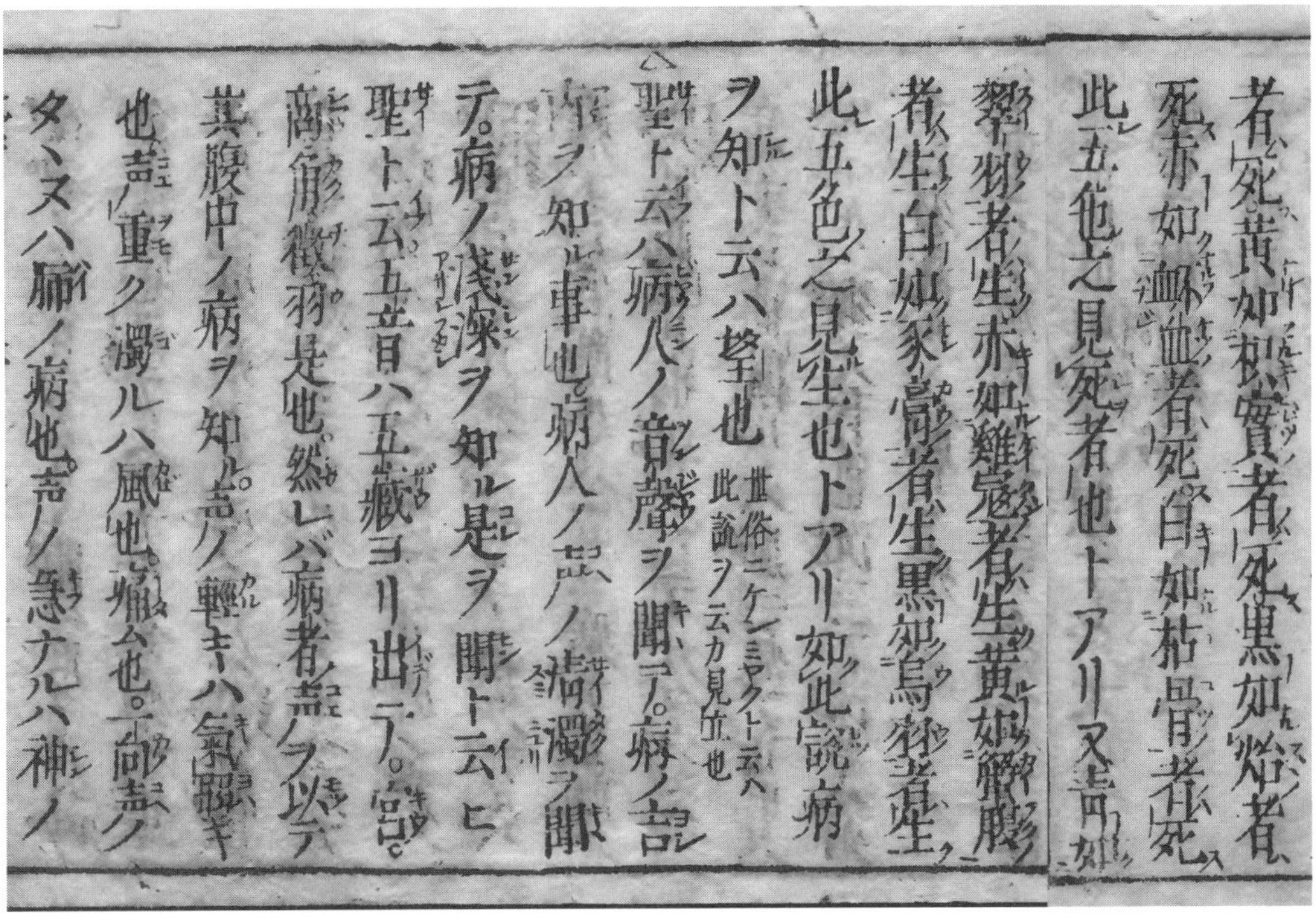
者死黄如枳實者死黒如炲者死赤如衃血者死白如枯骨者死此五色之見死者也トアリ又言ニ如翠羽者生赤如雞冠者生黄如蟹腹者生白如豕膏者生黒如烏羽者生此五色之見生也トアリ如此說病ヲ知ト云ハ望也 世俗ニケンミヤクト云ハ此說ヲ云カ見立也
△聖ト云ハ病人ノ音聲ヲ聞テ病ノ部位ヲ知ル事也病人ノ五音ノ清濁ヲ聞テ病ノ浅深ヲ知ル是ヲ聞ト云ヒ聖ト云五音ハ五藏ヨリ出テ宮商角徴羽是也然レバ病者音ヲ以テ其腹中ノ病ヲ知ル音ノ輕キハ氣弱キ也音ノ重ク濁ルハ風也痛也又声ノタヘヌハ肺ノ病也声ノ急ナルハ神ノ

商角徴羽の五音に配当して聞くに、肝の声は呼《こ》、角《かく》の木である。調って伸びやかなものは無病である。角［の音］が乱れるは肝に病がある。心の声は笑で、徴《ち》の音である。柔和で緩やかなものは⑮無病である。徴［の音］が乱れるのは心に病がある。脾の声は歌《か》で、宮《きゅう》の音である。盛大で柔和であれば無病である。宮［の音］が乱れるのは脾に病がある。肺［の声］は哭で、商の音である。軽くてしっかりして濁りのないもの⑯は無病である。商［の音］が乱れれば肺に病がある。腎［の声］は呻で、羽《う》の音である。沈んで深いものは無病である。羽［の音］が乱れるのは腎の病である。

△工というのは、病人の特に好む五味を尋ねて、何を好きか、何を多く食べるかと尋ね、またこの病はなぜ起こり、どこにある病かを知る、これを工といい、問という。そもそも五味は口に入って胃に収まるとはいうものの、これを消化して脾に送り移せば⑰、脾はすなわちこれを五蔵六府に散ずる。また五蔵もその味［の種類］によって［その味を好む蔵が］これを受ける。肝は酸を好み、心は苦を好み、脾は甘を好み、肺は辛を好み、腎は鹹を好む。○『霊枢』［五味論第］六十三篇に、「五味の口に入るや、各々走る所有り、各々病む所有り。酸は筋に走る。多くこれを食らえば、人をして癃せしむ。鹹は血に走る。多くこれを食らえば、人をして渇せしむ。辛は気に走る。多くこれを食らえば、人をして洞心せしむ。辛と気とともに行く、故に辛は心に入り、汗とともに出る。苦は骨に走る。多くこれを食らえば、人をして変嘔せしむ。甘は肉に走る。多くこれを食らえば、人をして悗心せしむ」⑱とある。このように敢えてその好きこのむ五味を尋ねて、その病の発するところを知るのである。

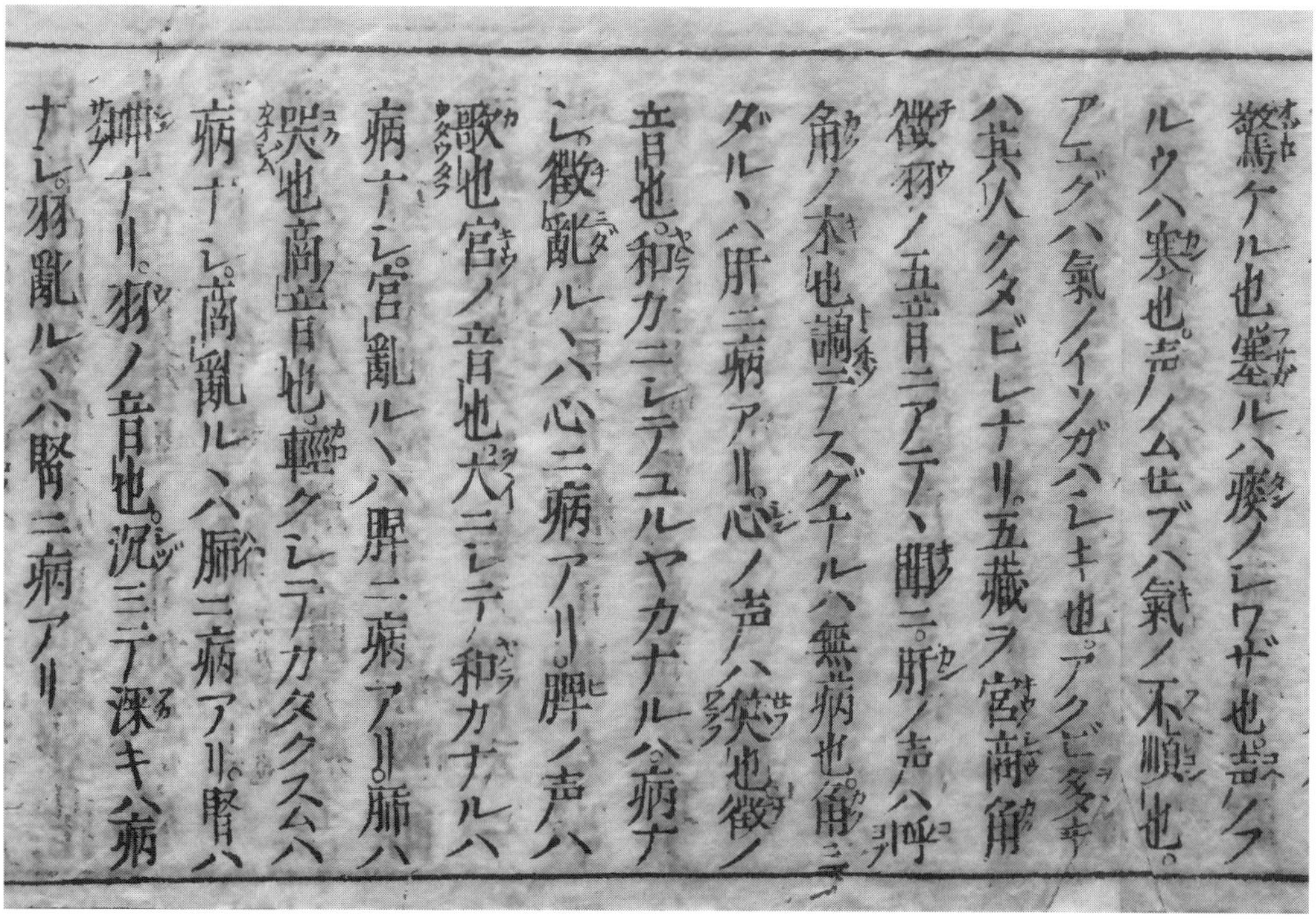
驚《オドロ》ケル也。塞《フサガ》ルハ瘀ノシワザ也。喜ノク
ルウハ寒也。声ノムセブハ氣ノ不順《フジユン》也。
アエグハ氣ノイソガハシキ也。アクビ多キ
ハ其人クタビレナリ。五藏ヲ宮商角
徴《チ》羽《ウ》ノ五音ニアテヽ、肝ニ肝《カン》ノ声ハ呼
角ノ本也。調テスグナルハ無病也。角ニ音
ダルヽハ肝ニ病アリ。心ノ声ハ笑也。徴ノ
音也。和カニシテユルヤカナルハ病ナ
シ。徴亂ルヽハ心ニ病アリ。脾《ヒ》ノ声ハ
歌《カ》也。宮ノ音也。大《タイ》ニシテ和《ヤハラ》カナルハ
病ナシ。宮亂ルヽハ脾ニ病アリ。肺ハ
哭《コク》也。商音也。輕クシテカタクスムハ
病ナシ。商亂ルヽハ肺ニ病アリ。腎ハ
呻ナリ。羽ノ音也。沉《シヅ》ミテ深キハ病
ナシ。羽亂ルヽハ腎ニ病アリ

△巧というのは、寸口の脈の虚実を診候して⑲、病の浅深を知り、右のように漸次⑳見たり、聞いたり、問うたりして㉑、さまざま納得して㉒、後に脈に関わることを巧といい、切というのである。○『内経』に「外を以て知るを望聞といい、内を以て知るを問切という」とある㉓。「外を以て」とは病人の顔面の色を見、あるいは声の清濁を聞いて知ることである。「内を以て」とは病人の食物を問い、また脈を取り㉔、気分㉕を問うて知ることである。

①『類証弁異全九集』巻之一・四知之論を典拠とする。『難経』六十一難の経文を滑寿や熊宗立などの元明の諸家注を引いて注解したものである。○「四知」は、四診のこと。中国では明代前半、日本では室町後期から江戸中期まで用いられた。管見によれば、明・熊宗立編著『珍珠嚢補遺薬性賦』巻之三・草部上の末に「望而知之、謂神。聞而知之、謂聖。問而知之、謂功。切而知之、謂巧。望聞問切、是謂医家之四知」とあるのが最も古い記載である。「四知」という言葉はまた、熊宗立の『勿聴子俗解八十一難経』の六十一難の注解にも見える。日本では、この熊宗立注本は、滑伯仁の『難経本義』に取って代わられる以前の室町期から江戸初期に流行したが、おそらくその影響によって、「四知」という語は、「祖脈」や「腹の見様」などの言葉とあわせて、江戸初期の鍼灸古流である無分流系統の趣を遺す『鍼灸抜萃』と、その改訂版というべき安井昌玄の『鍼灸要歌集』、本郷正豊の『鍼灸重宝記』、岡本一抱の『鍼灸抜萃大成』、著者未詳の『広益鍼灸抜萃』などに散見している。②『難経』六十一難に四診を「望而知之、謂之神。聞而知之、謂之聖。問而知之、謂之工。切脈而知之、謂之巧」と要約していることによる。③原文「其れ」は、そもそも、いったいの意。④原文「透きたる」の「透く」は、ここでは肉が落ちて隙間ができている様。⑤原文「病うえて遅く癒えるなり」は『類証弁異全九集』の

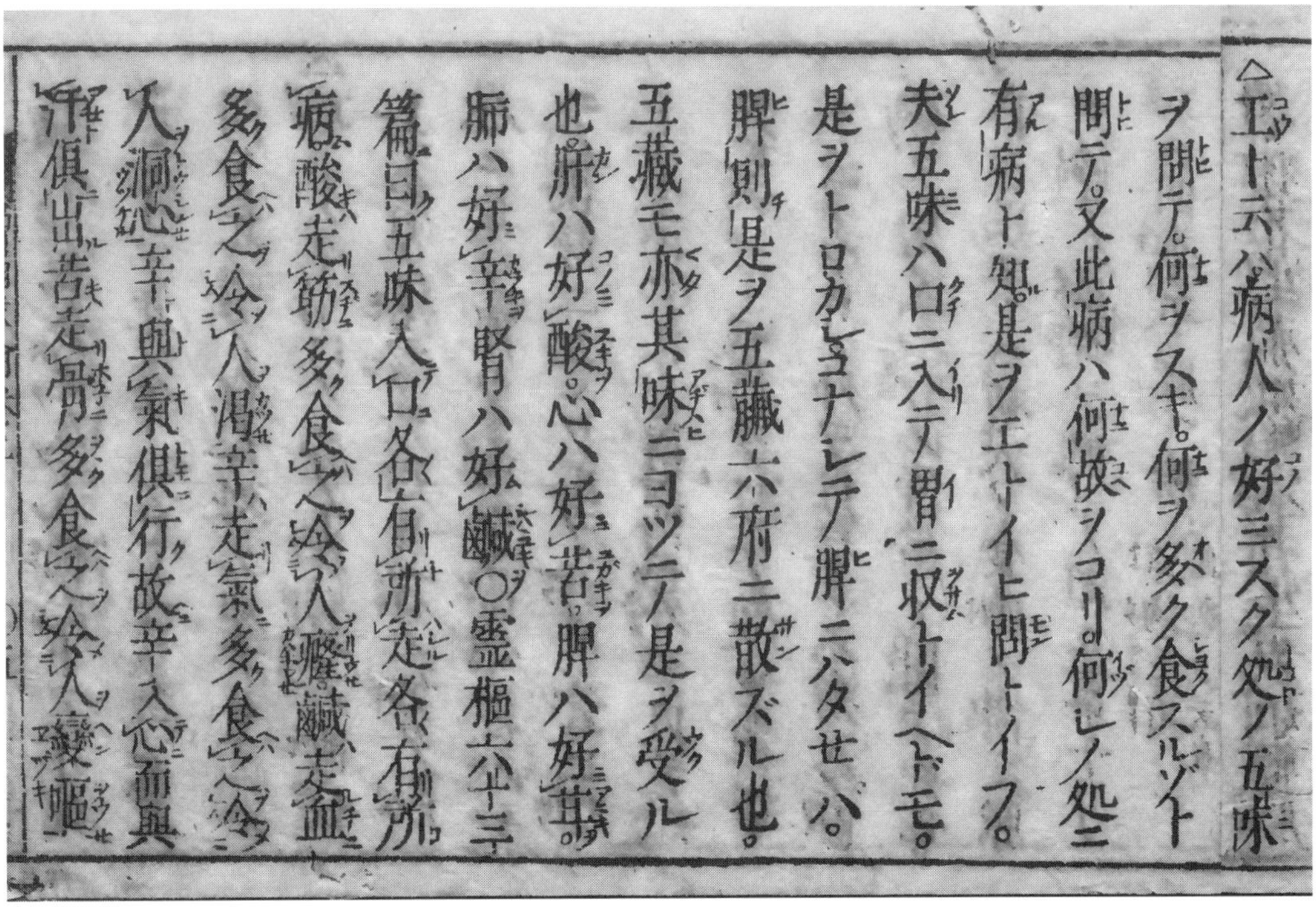
△工トハ病人ノ好ミスク処ノ五味ヲ聞テ何ヲスキ何ヲ多ク食スルゾト問テ又此病ハ何故シコリ何レノ処ニ有病ト知ゾ是ヲ工トイヒ問トイフ。夫五味ハ口ニ入テ胃ニ収トイヘドモ。是ヲトロカシコナシテ脾ニハタセバ。脾則是ヲ五臓六府ニ散ズル也。五臓モ亦其味ニヨツテノ是ヲ受ル也。肝ハ好酸。心ハ好苦。脾ハ好甘。肺ハ好辛。腎ハ好鹹。○霊枢六十三篇曰。五味入口。各有所走。各有所病。酸走筋。多食之。令人癃。鹹走血。多食之。令人渇。辛走気。多食之。令人洞心。辛與気倶行。故辛入心而與汗倶出。苦走骨。多食之。令人變嘔。

「病を得て遅く愈る也」に従って改めた。⑥熊宗立『難経俗解』の六十一難の注解「観其形色、以知内腹之疾者、曰神」を踏まえたものと見られる。⑦「神也望也」は、後文の「工」の条文にある「是れを工といい、問という」に従って訳した。⑧『難経』六十一難の「望而知之者。望見其五色。以知其病」の要約である。⑨『難経本義』の六十一難の滑寿の注「又如驗産婦、面赤舌青、母活子死。面青舌赤、沫出、母死子活。唇口倶青、子母倶死之類也」に基づく。⑩この『素問』五蔵生成篇の経文「色見青如草滋者死。黄如枳実者死。黒如炲者死。赤如衃血者死。白如枯骨者死。此五色之見死也」は『難経』六十一難の滑寿の注とほぼ同文であるが、おそらく滑寿の注から引かれたものと見られる。⑪この『素問』五蔵生成篇の経文「青如翠羽者生。赤如雞冠者生。黄如蟹腹者生。白如豕膏者生。黒如烏羽者生。此五色之見生也」も滑寿の注から引かれたものと見られる。⑫江戸時代に用いられた「見脈」という言葉には、診脈の意味のほか、外見からする診察の意味がある。ここでは後者の意味。⑬「見立」は医者による診断のこと。⑭原文は「青濁」に作るが改めた。⑮『難経』六十一難滑寿注では「和而長、音声相応」とある。⑯原文「軽くしてかたくすむ」は『難経』六十一難の滑寿注「軽而勁」の和訳。「かたく」はしっかりしていて、くずれないさま。「すむ」は濁りが無くはっきりしているさま。⑰原文「はたせば」は『全九集』の「わたせば」を採る。「わたす」は、送り移すの義。⑱『難経』六十一難の滑寿注に引かれた『霊枢』五味論第六十三「五味入于口也。各有所走。各有所病。酸走筋。多食之。令人癃。鹹走血。多食之。令人渇。辛走気。多食之。令人洞心。苦走骨。多食之。令人変嘔。甘走肉。多食之。令人悗心」及び同篇の「辛與気倶行、故辛入心而與汗倶出」を併せて引いたものである。⑲「診候」は、脈を診て身体の状態や病状を知ること。診察。⑳原文は誤って「叚段」に作るが、「段々」に改めた。㉑原文「見つ」「聞つ」「問つ」の「つ」は、動作や作用が時を

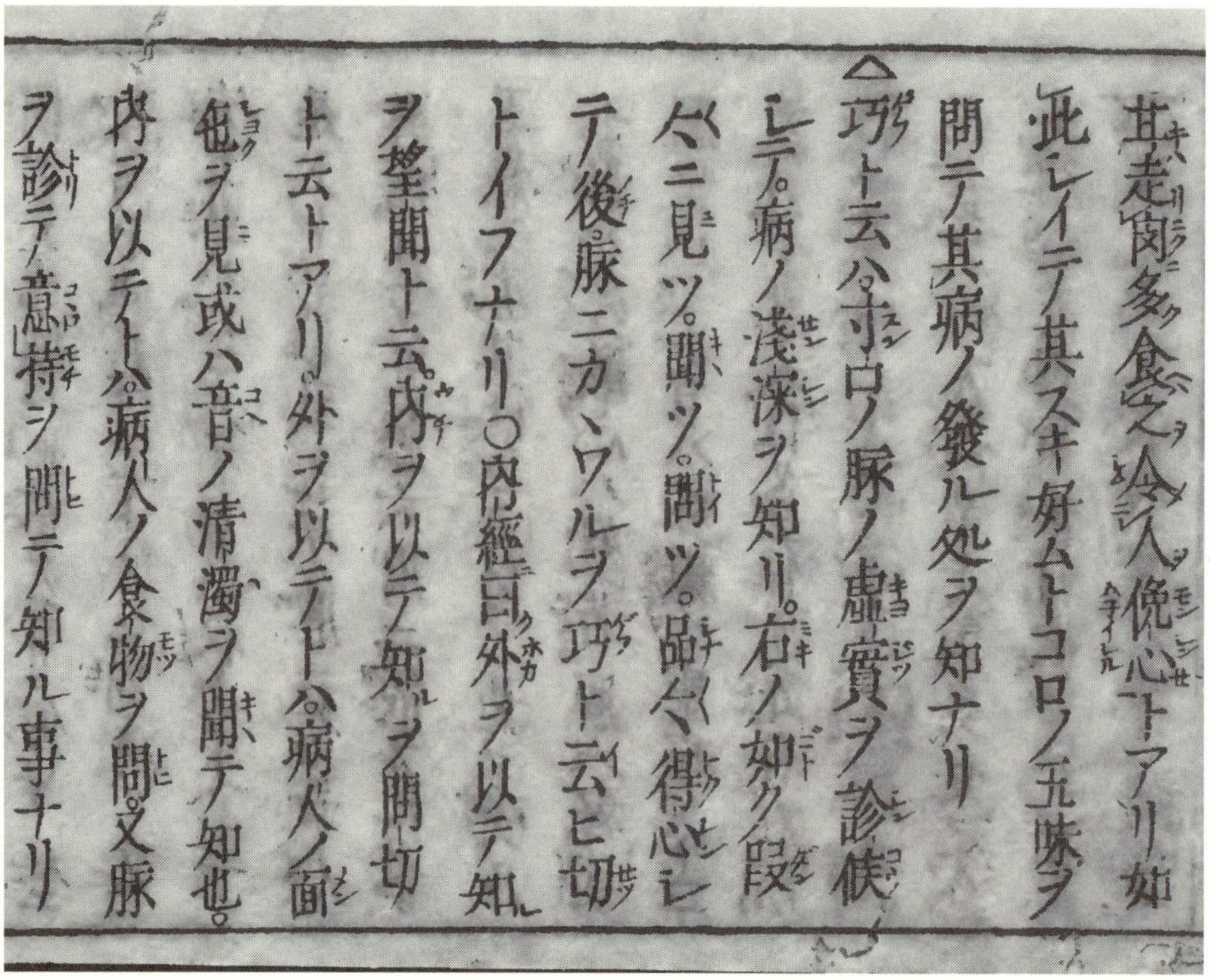
甘走肉多ク食之ヲ詮シ人悦心トアリ如
此レイテノ其スキ好ムトコロノ五味ヲ
問テ其病ノ發ル処ヲ知ナリ
△巧ト云ハ寸口《スンコウ》ノ脉ノ虚實《キヨジツ》ヲ診候
シテ病ノ淺深《センシン》ヲ知リ右ノ如ク段
々ニ見ツ聞ツ問ツ品々得心シ
テ後脉ニカヽワルヲ巧ト云ヒ切
トイフナリ○内經曰外《ホカ》ヲ以テ知
ヲ望聞ト云内ヲ以テ知ルヲ問切
ト云トアリ外ヲ以テトハ病人ノ面
色ヲ見或ハ音《コヘ》ノ清濁ヲ聞テ知也
内ヲ以テトハ病人ノ食物《モツ》ヲ問又脉
ヲ診テ意持《コヽロモチ》ヲ問テ知ル事ナリ

同じくして、または繰り返し行われることを表す言葉。㉒「品々」は、さまざま。くさぐさ。「得心」は、心から承知する、納得する、その道の極意をつかむ、の意味。㉓この一節は『素問』『霊枢』には見えず、『難経』六十一難に「経言。以外知之。曰聖。以内知之。曰神」が最も近い。ただし、『脈論口訣』で引かれているものは、この経文の滑寿の注「以外知之、望聞、以内知之、望切也《ママ》」である。㉔「脈を取る」は、原文のように「脈を診《と》る」と書くこともあれば、「脈を引く」「脈を見る」と書き表すこともある。脈搏を調べて診察すること。㉕原文「意持《こころもち》」は「心持」とも書く。気持ち、気分のこと。

【解説】 四診（四知）は、少なくとも『難経』の段階では、基本的に五蔵に対応した診察法、つまり五蔵診であった。望診（色＝木）、聞（臭＝肺、声＝腎）、問（味＝脾）、切（脈＝心）である。明清以降、四診の意義が強調されるようになると、そこには多様な要素が繰り込まれるようになる。ただし、四診によって、経絡の選経を行うということはなかった。日本近代に経絡治療が提起された時、切診はなによりも先ず選経脈診（六部定位脈診）であったから、その路線を推し進めて、望診、聞診、問診、そして切経の結果も全て統合できるというふうに展望されていたのであるが、実際にはその試みは挫折した。その後の経絡治療では、選経は六部定位脈診で決め、その他の所見は、〈脾虚であれば脾経虚証の可能性が有る〉というふうに選経の参考にするか、あるいは手技手法に、あるいは『難経』六十八難を介して選穴に還元するに止まった。四診が、従来の選経診や手技への還元から解放され、病証と脈証を介して選穴論に結びつけられるには、一九七〇年代後半の井上雅文による脈証研究（人迎気口診の再構築）を待たなくてはならなかったのである。

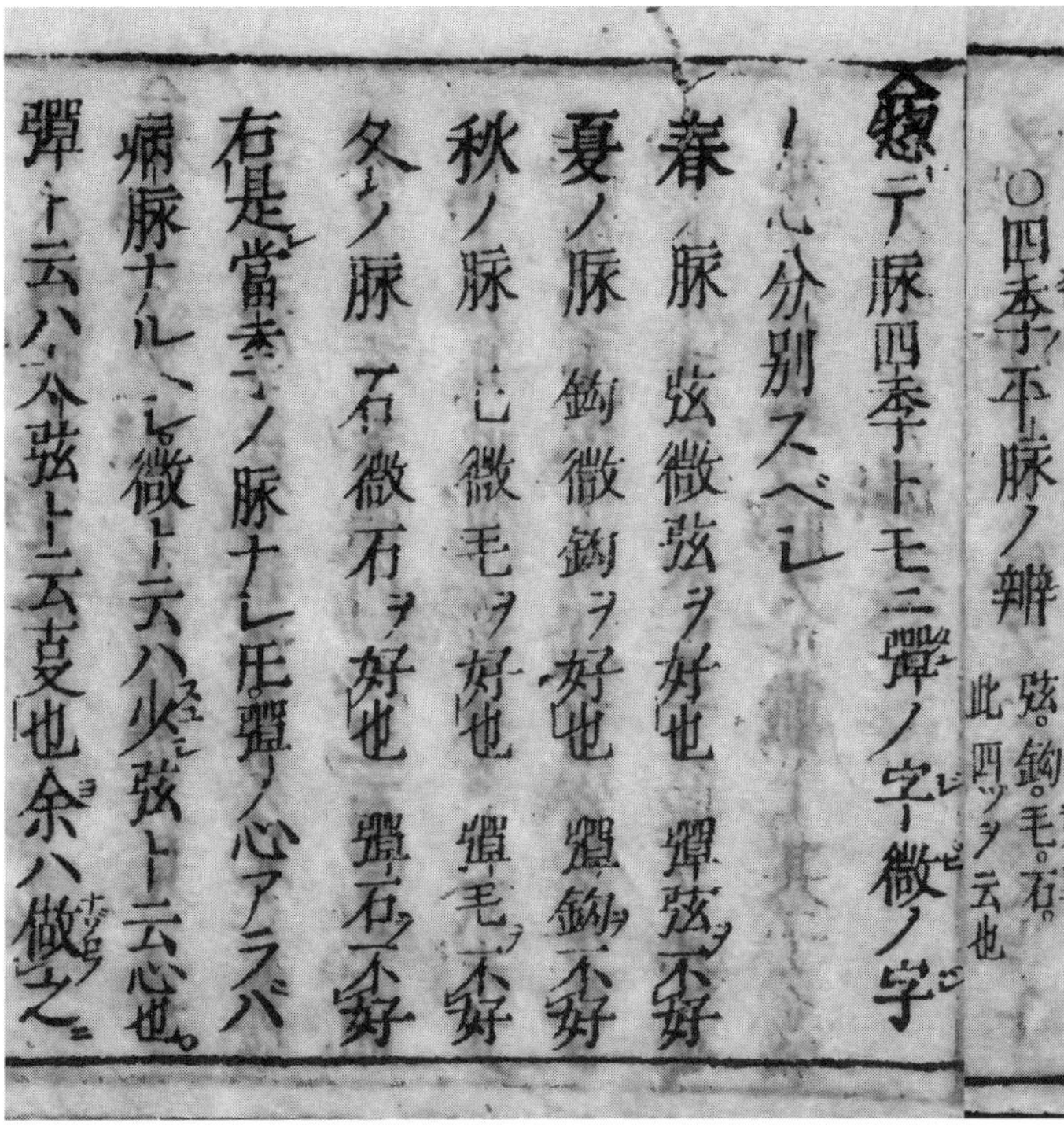
○四季平脉ノ辨
弦。鉤。毛。石。此四ツヲ云也
惣テ脉四季トモニ弾ノ字微ノ字ノ心分別スベシ
春ノ脉 弦微弦ヲ好也 弾弦ヲ不好
夏ノ脉 鉤微鉤ヲ好也 弾鉤ヲ不好
秋ノ脉 毛微毛ヲ好也 弾毛ヲ不好
冬ノ脉 石微石ヲ好也 弾石ヲ不好
右是當季ノ脉ナレ圧弾ノ心アラバ病脉ナルベし微トテハ少弦ト云心也。弾ト云ハ太弦ト云事也余ハ微ニ准之

○四季の平脈の弁①②（［春夏秋冬の平脈とは］弦、鉤、毛、石の四つをいう）

【和訳】△おしなべて脈状というものは、いずれの季節であっても、「弾」の字③、「微」の字の持っているおもむき④を分別すべきである。

春の脈は弦［であるが］⑤、微弦が好ましい。弾弦は好ましくない。

夏の脈は鉤［であるが］⑥、微鉤が好ましい。弾鉤は好ましくない。

秋の脈は毛［であるが］⑦、微毛が好ましい。弾毛は好ましくない。

冬の脈は石［であるが］⑧、微石か好ましい。弾石は好ましく無い。

右はその季節の脈状であるが、「弾」のおもむきがあれば病脈であろう。「微」とは、［春ならば］少し弦という意味であり、「弾」とは、甚だ弦ということである。その他［の季節の脈状］は、これに準ずる。

①『全九集』巻之一・四時之平脈を典拠とする。②原文「平脈」は、「病脈」と対を為す言葉で（「平脈」という言葉自体は『難経』七難に初出する）、ここでは各季節に最も望ましい脈状（あるいは各季節に応じて旺気する五蔵の脈状）のことである。こうした意味の平脈の体系は、『素問』平人気象論、玉機真蔵論に初出し、『難経』十五難に引き継がれてた。○「平脈」は季節との関係だけでなく、診脈に最適とされる平旦の時間の脈（『素問』脈要精微論、『脈経』巻第一・平脈早晏法）、あるいは身体の状況に最も適合した脈（『脈経』巻第一・平脈視人大小長短男女逆順法）、一息に搏つ脈搏数（『素問』平人気象論、『霊枢』五十営、『難経』十四難、『脈経』巻第五・扁鵲脈法第三）などの意味でも使われている。多紀元簡は『脈学輯要』巻上・総説で平脈の問題を総括して、「按平脈不一。所謂不緩不急、不渋不滑、不長不短、不低不昂、不縦不横、此形象之平也。一息五至、息数之平也。弦洪毛石、四時之平也。而人之稟賦不同、脈亦不一其形、此乃稟受之平也。吾家君有平脈攷一書。

嘗詳及此云」と述べている。○「弁」は、物事の真実や道理を解明した説明文。③原文「弾」は「微」と対になるものであるが、中国の歴代の脈書では使われないものである。「弾」には「撃」の意味があるので、ここでは四時の脈状が緩和されないままに過剰に露呈した様を指す。○四時の脈状について、微なるものを吉とし（胃の気があるとし）、微なるものを失って季節の脈状が多く、あるいは完全に露出した状態を凶とする考え方は、『素問』平人気象論、『難経』十五難、『傷寒論』平脈法などに見える。④原文「心」はここでは、おもむき。⑤弦脈は、肝の脈で、『難経』十三難には「弦而急」とある。⑥鉤脈は、心の脈で、『難経』十三難には「浮大而散」とある。⑦毛脈は、肺の脈で、『難経』十三難には「浮濇而短」とある。⑧石脈は、腎の脈で、『難経』十三難には「沈濡而滑」とある。

【解説】 これ以下の五章は、四時（春夏秋冬）の時に搏つ脈状について述べていて、本章はその基本となるもので、この後に述べられている「四時の虚脈」「四時の実脈」（季節の脈状の不調和）を評価するための前提である。

日本近代に登場した経絡治療では、脈状診そのものが長い間等閑視されてきたこともあって、四時の脈状を臨床に取り入れる試みは、個人的な試みをのぞけば、全く行われていない。しかし、〈四時の脈〉とは、なぜ特定の素因や病証を持った患者が、特定の季節になると症状を悪化させるのか（春の眩暈、秋の喘息など）といった現実的な問題であり、今後、必ず解かれなくてはならない課題である。

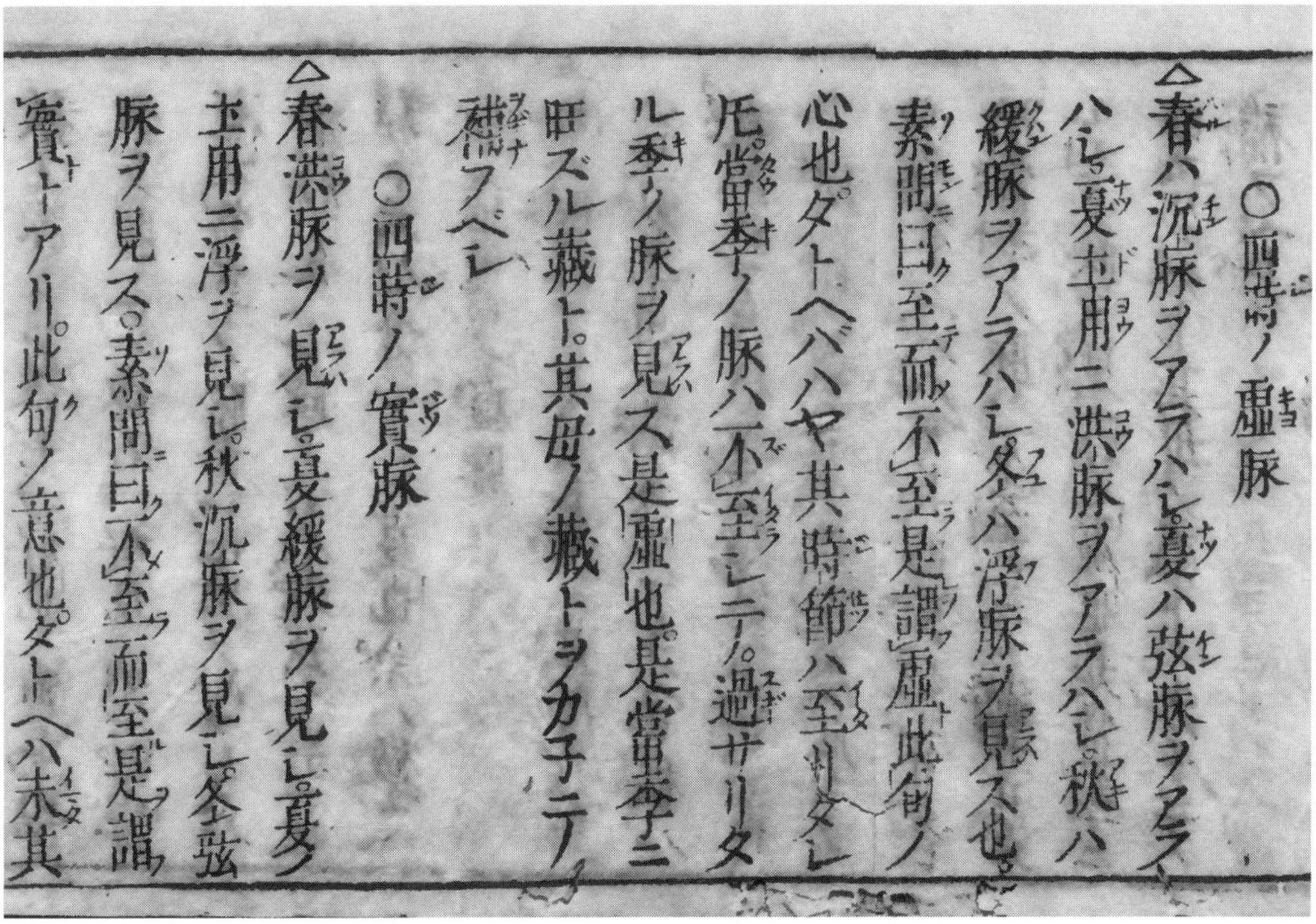
○四時ノ虚脉
△春ハ沈脉ヲアラハシ夏ハ弦脉ヲアラハ
シ夏土用ニ洪脉ヲアラハシ秋ハ
緩脉ヲアラハシ冬ハ浮脉ヲ見ス也
素問曰至而不至是謂虚此句ノ
心也タトヘハハヤ其時節ハ至リタレ
モ當季ノ脉ハ不至シテ過サリタ
ル季ノ脉ヲ見ス是虚也是當季ニ
旺ズル蔵ト其母ノ蔵トヲカ子テ
補フヘシ
○四時ノ實脉
△春洪脉ヲ見シ夏緩脉ヲ見シ夏ノ
土用ニ浮ヲ見シ秋沈脉ヲ見シ冬弦
脉ヲ見ス素問曰不至而至是謂
實トアリ此句ノ意也タトヘハ未其

○四時の虚脈①

【和訳】△［四時の虚脈とは、］春に［冬の脈状である］沈脈が現れ、夏に［春の脈状である］弦脈が現れ、夏の土用に［夏の脈状である］洪脈が現れ、秋に［夏の土用の脈状である］緩脈が現れ、冬に［秋の脈状である］浮脈が現れるものである。『素問』に「至りて至らざる、是れを虚と謂う」②とある句のおもむきである。たとえば既にその季節が到来していても、その季節の脈状はやってこず、過ぎ去った季節の脈が現れる、これが「虚」ということである。これに対しては、現在の季節に旺気する蔵と、その母の蔵とを併せて補うべきである。

①『類証弁異全九集』巻之一・四時之虚脈を典拠とする。本章と次章は、元来、『難経』五十難と六十九難の内容を基本に書かれている。②『素問』の六節蔵象論に「未至而至、此謂太過。……至而不至、此謂不及」とある。『素問』には他に六微旨大論に「帝曰、其有至而至、有至而不至、有至而太過、何也。岐伯曰、至而至者和、至而不至、来気不及也」、至真要大論にも「至而不至者病、未至而至者病」とある。『金匱要略』巻上・臓腑経絡先後病脈証篇にも同趣旨の文章が見える。

○四時の実脈①

【和訳】△［四時の実脈とは、］春に［夏の脈状である］洪脈が現れ、夏に［夏の土用の脈状である］緩脈が現れ、夏の土用に［秋の脈状である］浮脈が現れ、秋に［冬の脈状である］沈脈が現れ、冬に［春の脈状である］弦脈が現れるものである。［これが］『素問』に「至らずして至る、是れを実と謂う」とある句の意味である。たとえば未だ其の季節が到来していなくても、［その季節に旺気する］蔵府が実するので、はやくも時期

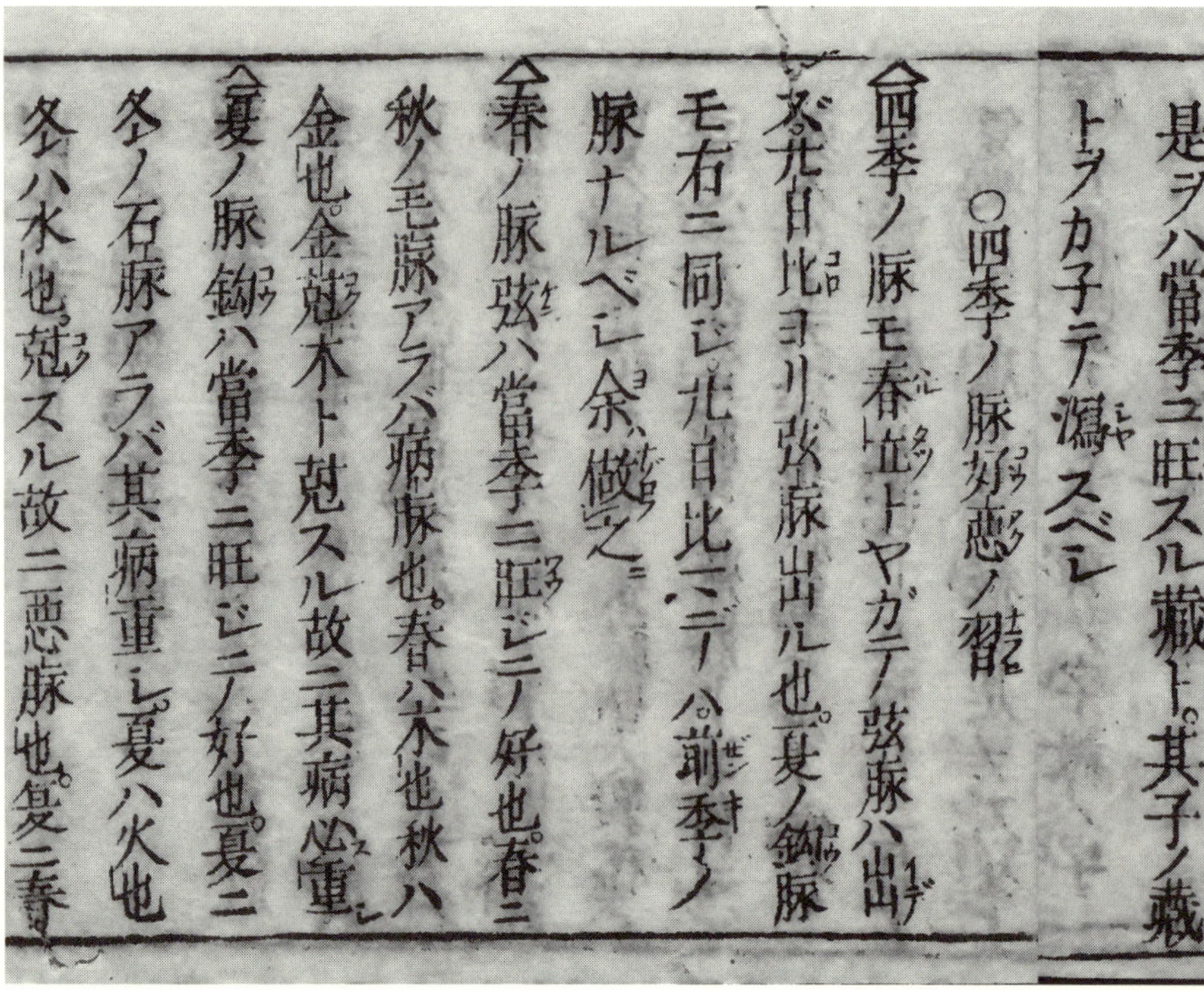
時節ハ不至トモ蔵府實スル故ニ
母トトリコレテ来ル季ノ脉ヲ見ス也。
是ヲハ當季ニ旺スル藏ト。其子ノ藏
トヲカチテ瀉スベし
○四季ノ脉好悪ノ習
△四季ノ脉モ春立トヤガテ弦脉ハ出
ズ廿日比ヨリ弦脉出ル也。夏ノ鉤脉
モ右ニ同じ廿日比ニテ。前季ノ
脉ナルベし余ハ倣之
△春ノ脉弦ハ當季ニ旺じテ好也。春ニ
秋ノ毛脉アラバ病脉也。春ハ木也秋ハ
金也金ガ木ト剋スル故ニ其病必重
△夏ノ脉鉤ハ當季ニ旺じテ好也夏ニ
冬ノ石脉アラバ其病重し夏ハ火也
冬ハ水也。剋スル故ニ悪脉也。夏ニ春

を繰り上げてやってきた季節の脈が現れる、これに対しては、現在の季節に旺気する蔵と、その子の蔵とを併せ瀉すべきである。

【解説】 ①『全九集』巻之一・四時之実脈を典拠とする。

おそらく、『難経』五十難や六十九難、あるいは七十五難に見られる「虚実」の元来の意味は、本章と前章に見られるような内容であった。つまり季節の脈状の現れ方によって判断される虚実である。しかし、後代、その内容は蔵府経脈自体の虚実、すなわち蔵府経脈の表す病態の関係性を表すものととらえなおされ、臨床化された。このように、後代の必要に応じて援用され、再解釈されることで臨床の指針となることも、また古典の重要な役割であることを忘れてはならない。

○四季の脈好悪《こうあく》の習《なら》い①

△四季の脈も、［たとえば］春になればすぐさま弦脈が現れてくるものではない。二十日あまりしてから弦脈は現れてくるものである。夏の鉤脈も右に同じである。［その季節になった最初の］二十日余りは前の季節の脈となるであろう。その他［の季節の脈状］も、これに準ずる。

△春の脈が弦であれば、春という季節に［肝木の気が］旺気しており好ましい。春に秋の毛脈があれば病脈である。春は木、秋は金である。金が木を剋するから、その病は必ず重い。

△夏の脈が鉤であれば、夏という季節に［心火の気が］旺気しており好ましい。夏に冬の石脈があれば、その病は重い。夏は火、冬は水である。［水が火を］剋するから、悪い脈である。夏に春の弦脈があれば、吉である。相生の脈だからである。

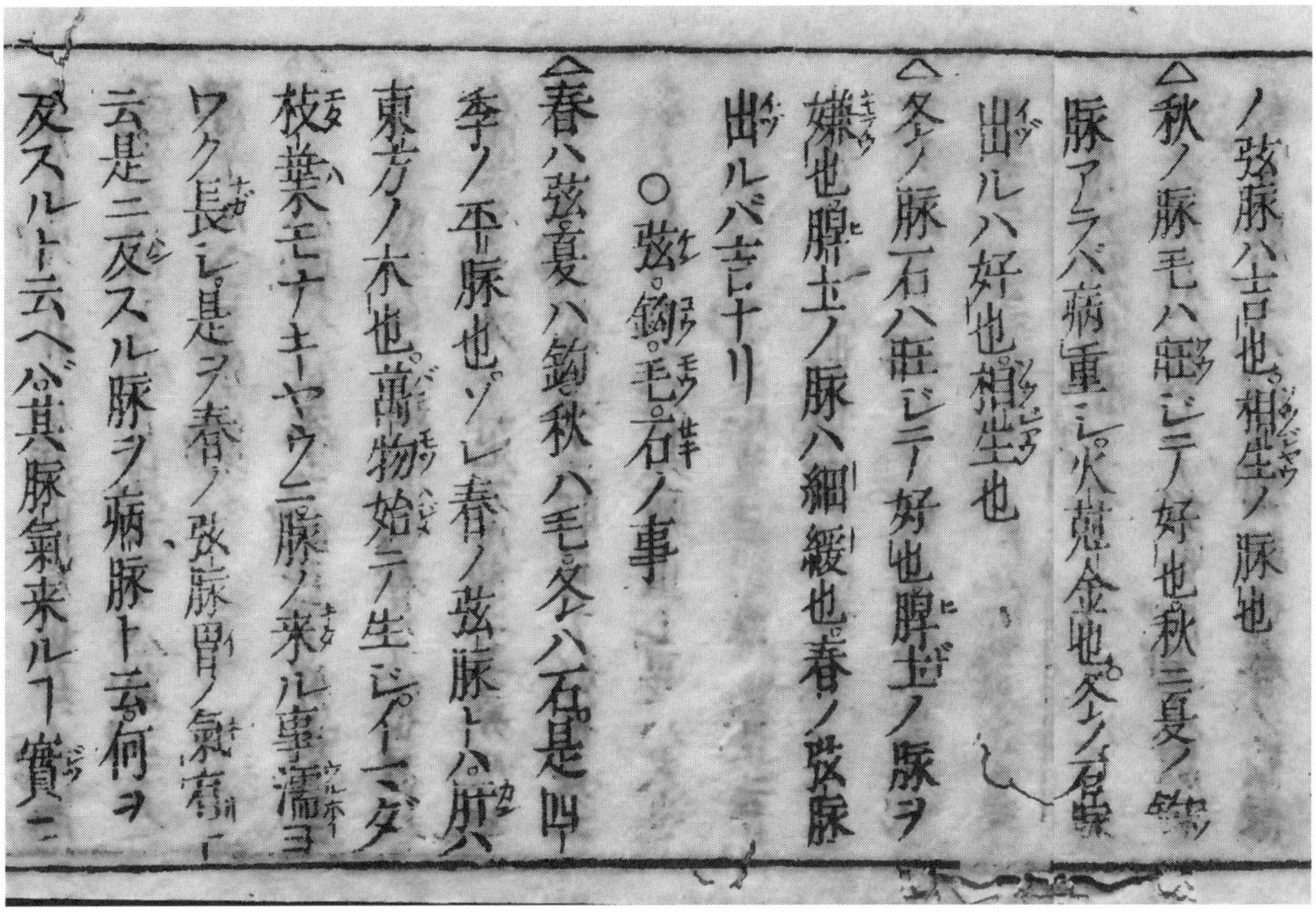
ノ弦脉ハ吉也相生ノ脉也
△秋ノ脉毛ハ肺金ニシテ好也秋ニ夏ノ鉤脉
脉アラバ病重シ火ハ克金也冬ノ石脉
出ルハ好也相生也
△冬ノ脉石ハ旺ジテ好也脾土ノ脉ヲ
嫌也脾土ノ脉ハ細緩也春ノ弦脉
出ルバ吉ナリ
○弦鉤毛石ノ事
△春ハ弦夏ハ鉤秋ハ毛冬ハ石是四
季ノ平脉也ゾレ春ノ弦脉ト云ハ肝ハ
東方ノ木也萬物始テ生ジテイマダ
枝葉モナキヤウニ脉ノ来ル事濡ヲ
ワク長シ是ヲ春ノ弦脉胃ノ氣有ト
云是ニ反スル脉ヲ病脉ト云何ヲ
反スルト云ヘバ其脉氣来ルコ實ニ

△秋の脈が毛であれば、［秋という季節に肺金の気が］旺気しており好ましい。秋に夏の鉤脈があれば、病は重い。火が金を刻すからである。［秋に］冬の石脈が出るのは好ましい。相生［の脈］だからである。

△冬の脈が石であれば、［冬という季節に腎水の気が］旺気しており好ましい。脾土の脈は好ましくない。脾土の脈とは細緩である。［冬に］春の弦脈が出るのは吉である。

①典拠未詳。原文「好悪の習い」の「好悪」とは物事の善し悪し、「習い」は秘訣。

【解説】本章は前三章の内容を、より分かりやすく解説したものである。本章と次章は、これまでに述べてきた四時の脈についての論説の補論というべきものである。

○弦鉤毛石《げんこうもうせき》の事

【和訳】△春は弦、夏は鉤、秋は毛、冬は石、これが四季の平脈である。そもそも春の弦脈について、［その基礎となる季節、蔵府、東西南北、五行の関係を言えば］肝は東方の木である。［春は］万物の生長の始め［の時期］で、［草木に］まだ枝葉も無いように、脈の搏動も軟弱で長［を帯びた形状］①である。これを春の弦脈で胃の気が有るものという。これに反する脈を病脈という。何を「反する」というかといえば、その脈気が来ることが実にして強いものを太過といい、［その場合］病は外にある。気が来ることが虚にして微なるものを不及といい、病は内にある。そうであるから、気が来ることが軟弱柔和②で、指に楡《にれ》の葉を撫でるような感触があるものを平という。また実にして滑、［言い換えれば］強くて、

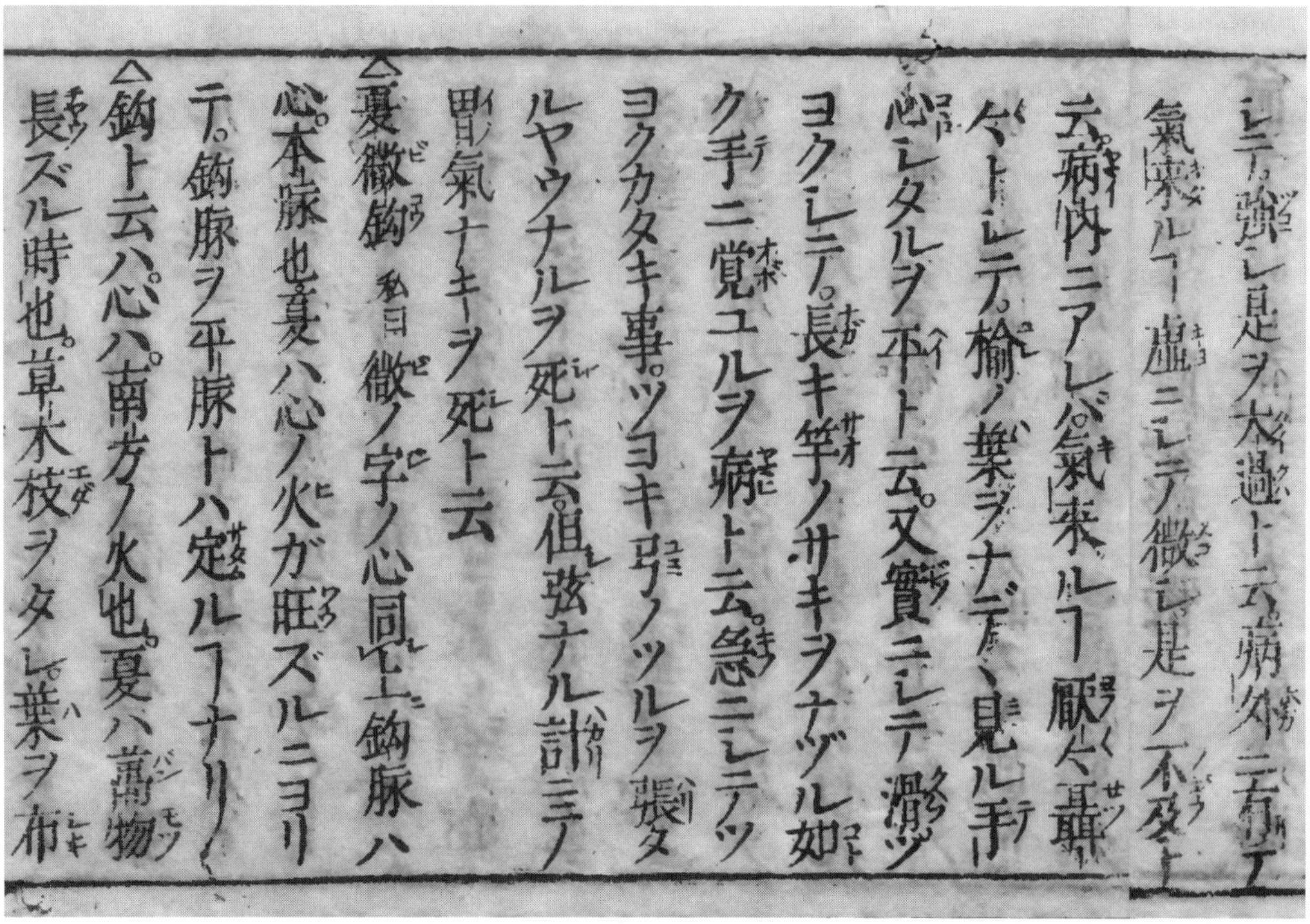
シテ強《ツヨク》シ是ヲ太過《タイクハ》ト云病《ヤマイ》外ニ有テ
氣來ルヿ虚《キヨ》ニシテ微《ビ》ナリ是ヲ不及ト
云病内ニアレバ氣《キ》來ルヿ厭々聶《セツ》
々トシテ楡ノ葉ヲナデ、見ル手《テ》
心シタルヲ平《ヘイ》ト云又實ニシテ滑ツ
ヨクシテ長キ竿《サホ》ノサキヲナヅル如《コト》
ク手《テ》ニ覚ユルヲ病ト云急ニシテツ
ヨクカタキ事ツヨキ弓《ユミ》ノツルヲ張《ハリ》タ
ルヤウナルヲ死ト云但弦ナル許《バカリ》ニテノ
胃ノ氣ナキヲ死ト云
△夏微《ビ》鈎《コウ》　私曰　微《ビ》ノ字ノ心同上鈎脉ハ
心ノ本脉也夏ハ心ノ火《ヒ》ガ旺《ワウ》ズルニヨリ
テ鈎脉ヲ平脉トハ定ルヿナリ
△鈎ト云ハ心ハ南方ノ火也夏ハ萬物《バンモツ》
長ズル時也草木枝《エダ》ヲタレ葉《ハ》ヲ布

指に長い竿の先《さき》を撫でるように感じるもの③を病という。急で強く堅いありさまが、強い弓の弦を張ったようなもの④を死という。ただ弦ばかりで胃の気がないものを死という。

△夏は微鈎である。私見では、「微」の字の意味は前述したものと同じである⑤。鈎脈は心の本脈である。夏は心の火が旺気するため、鈎脈を平脈と定めるのである。

△「鈎」について、[その基礎となる季節、蔵府、東西南北、五行の関係を言えば]、心は南方の火である。夏は万物が生長する時期である。草木は枝を垂れ、葉を広げ、皆な下曲して、鈎《つりばり》のようである。だから脈が来ることが速くて、去ることが遅い⑥。そこで「鈎」という。これに反する脈は病脈である。その気が来ることが実にして強いもの、これを太過といい、病は外に在る。気が来ることが虚にして微であるもの、これを不及といい、病は内に在る。脈が来ること水のしずくがしたたり落ちるように柔和で⑦、玉を撫でるように感じるものを平という。気が来ることが数で、雞《にわとり》が足を挙げるようなものを⑧病脈とする。また前が曲がり後ろがすわって⑨、官人《かんにん》が帯に挟んでいる鈎というものをなでるようなもの⑩を死という。夏も胃の気が無いものを死という。

△秋は微毛である。私見では、「微」の字の意味は前述したものと同じである。毛脈は肺の本脈である。秋は肺金が旺気するためである。

△「毛」について、[その基礎となる季節、蔵府、東西南北、五行の関係を言えば]肺は西方の金である。[秋は]万物がことごとく終わる。草木も皆な秋になると葉を落として、枝ばかりが残っている。葉が落ちた枝のようである。だからその脈の来ることが軽く虚にして浮かぶ⑪、そ

皆《ミナ》下曲テ。如鈎故ニ脉来ルヿ疾ク
去《サル》ヿ遅《ヲソ》シ。故ニ鈎《コウ》ト云。是ニ反スルノ
脉ハ病脉也。其氣来ル事實《ジツ》ニシテ
強《ツヨ》キ。是ヲ太過ト云。病外ニ在テ氣来
ルヿ虚《キヨ》ニシテ微ナル。是ヲ不及ト
云。病内ニ在テ。脉来ルヿトクヽト
和《ヤハラカ》ニシテ。至ヲナヅル樣《ヤウ》ニ覚ルヲ平《ヘイ》ト
云ナリ。氣来ルヿ數《サク》ニシテ。雞《ニハトリ》ノ足
ヲ擧《アグ》ルゴトクナルヲ病脉トスル也。
又前《ミヘ》ニカガリ後《ウシロ》スワリテ。官人《クハンジン》ノ帶《オビ》ニ
夾ミテ居《イ》ル鈎《コウ》ト云物ヲナヅルヤウ
ナルヲ死ト云。夏モ胃氣ナキヲ曰死
△秋ハ微毛　私曰。微《ビ》ノ字ノ心同上。毛脉ハ
肺ノ本脉也。秋ハ肺金ガ旺《ワウ》ズル故ナリ。
△毛ト云ハ。肺ハ西《サイ》方ノ金也。萬物悉《コトゴト》ク

れで毛というのである。これに反するものを病脈という。その気が来ることが実にして強いもの、これを「太過」といい、病は外に在る。気が来ることが虚にして微であるもの、これを「不及」といい、病は内に在る。その脈が来ること物の覆いのようで、按せば大であるもの⑫、これを「平」という。雞の羽をなでるようで、上らず下らざるを病という⑬。また按せば締まりなく膨らんでおり⑭、風が毛を吹くようなものを死脈というのである。秋も胃の気を本とする。胃の気の無いものを死脈というのである。

△冬は微石である。私見では、「微」の字の意味は前述したものと同じである。石は腎のの本脈である。だから石を以て冬の平脈というのである。

△石脈について、［その基礎となる季節、蔵府、東西南北、五行の関係を言えば］腎は北方の水である。［冬は］万物が蔵まる⑮。冬は水が凝って⑯石のようである。その脈の搏ち方が沈んで滑である⑰。それで石というのである。これに反するものが病脈である。その気が来ることが実にして強、これを「太過」といい、病は外に在る。気が来ることが虚微、これを「不及」といい、病は内に在る。その脈が来ること上は大、下はとがり⑱、濡滑《なんかつ》にして、雀のくちばしのようなものを平という。鳥がつつくようで、中が少し曲がっているものを病という⑲。気が来ることは、よりあわせた⑳縄を解《ほど》くようであり、去ることは石を弾《はじ》くようなものを死脈というのである。冬も胃の気を本とする。胃の気の無いものを死［脈］というのである。

①原文「濡《うるお》い弱く長し」は『難経』十五難の「濡弱而長」の和訳。「濡」は水に

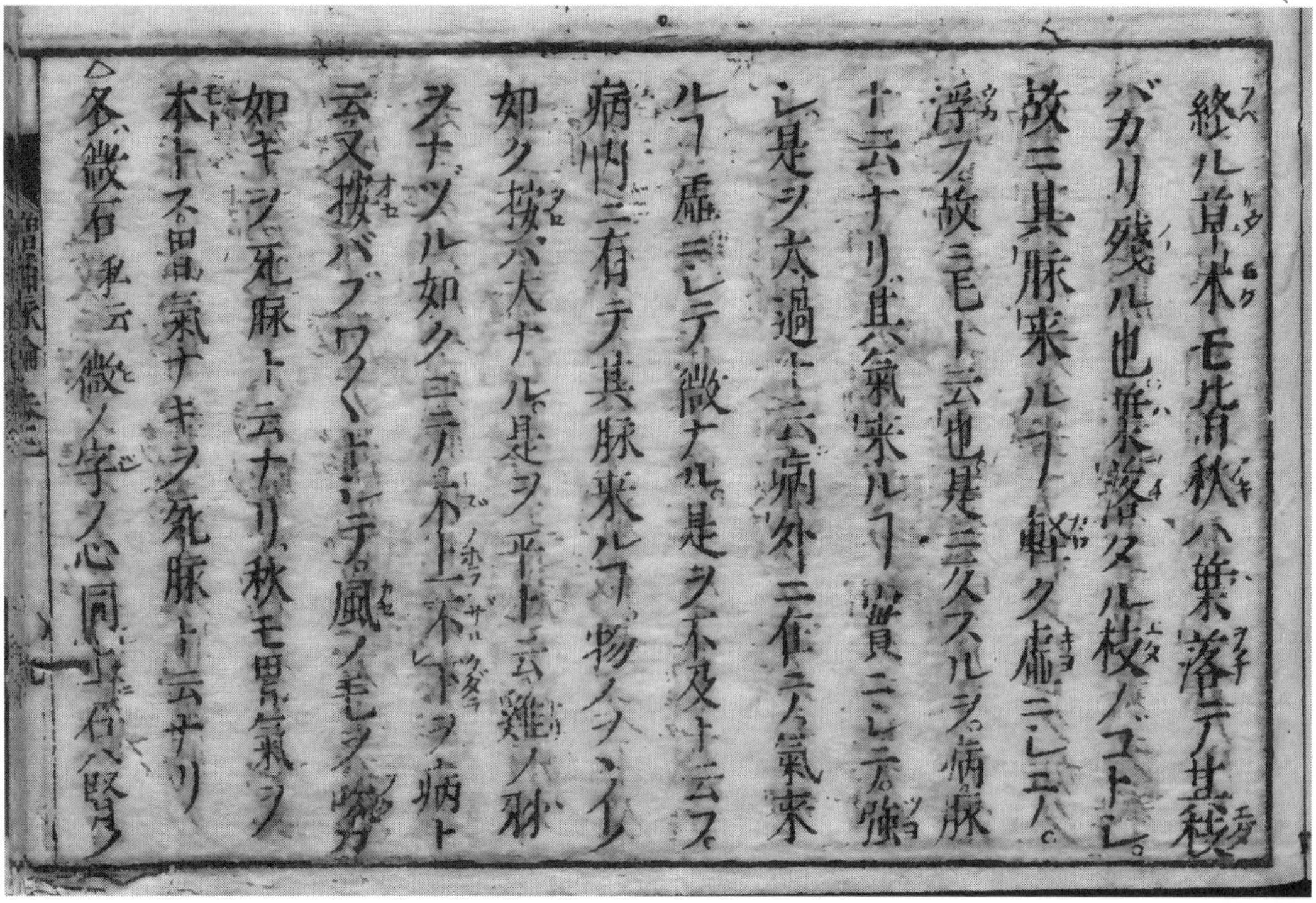
終ル草木モ皆秋ハ葉落テ其枝
バカリ残ル也葉落タル枝ノコトシ。
故ニ其脉来ルコト軽ク虚ニシテ又
浮フ故ニ毛ト云也是ニ反スルヲ病脉
ト云ナリ其氣来ルコト實ニシテ強
シ是ヲ太過ト云病外ニ在テ氣来
ルコト虚ニシテ微ナル是ヲ不及ト云又
病内ニ在テ其脉来ルコト物ノ
如ク按ハ大ナル是ヲ平ト云雞ノ羽
ヲナヅル如クニテ不上不下ヲ病ト
云又按バフワ〳〵トシテ風ノ毛ヲ吹カ
如キヲ死脉ト云ナリ秋モ胃ノ氣ヲ以テ
本トス胃ノ氣ナキヲ死脉ト云ナリ
△冬ハ微石ト云微ノ字ノ心同シ石ハ堅ク

濡れてものが軟らかくなること。『集韻』に「輭・軟・需・濡《なん》、柔也」とあるように、「濡《なん》」は「軟」に通ず。②原文「厭厭《えんえん》」は軟弱、「聶聶《じょうじょう》」は柔和。春の平脈の軟らかい様を表現。③原文「強くして長き竿のさきを撫づる如く手に覚ゆ」は、『難経』の「如循長竿」に若干の解釈を加えた和訳。④『難経』の「急而勁益強、如新張弓弦」の和訳。「新」を「強い」とするは意訳。⑤前章「四季の平脈の弁」参照。⑥この部分は『難経』の「来疾去遅」の和訳。「来」は脈の搏動のうち、打ち始めから最もはっきり感じる過程、「去」は最もはっきり感じるところから搏動が消えるまでの過程。⑦『難経』の「其脈来累累如環」の和訳。「累累」は連続して絶えることの無い様、「環」は、玉環（玉で作った環）の連続する様である。十五難の典拠である『素問』平人気象論では「如連珠《つらねた珠》」に作る。『脈論口訣』では、それを「とくとく」（水やしずくがしたたり落ちる様）と意訳している。ただし脈状全体を「和《やわら》かにして」とするは和訳として適切さを欠く。⑧『難経』の「来而益数、如雞挙足」の和訳。雞の足の挙げる様が、地に着ける時よりも早い様。⑨『難経』の「前曲後居」の和訳。「前」「後」は「来」「去」の意。「曲」は屈曲で無力、「居」は不動で勁直の意。⑩『難経』の「如操帯鉤」の和訳。「操」は執持《もつ》の意。「帯鉤《たいこう》」は皮や布の帯に附けた金銀などで作った飾り金具で、かけあわせて帯を締めるために使う。この帯金具は中国では戦国時代から始まり、六朝時代には官人の服制となった。日本でも律令体制下で行われた。『脈論口訣』が和訳に附加している「官人」（役人、官僚）はそれを踏まえたもの。⑪『難経』の「軽虚以浮」の和訳。「軽虚」は浮弱の形容。⑫『難経』の「其脈来藹藹如車蓋。按之益大」の和訳。「藹藹《あいあい》」は盛んの意。「車蓋」は別名「華蓋」、古代の貴人が乗る車の覆い。浮大の形容である。⑬『難経』の「不上不下。如循雞羽」の和訳であるが「不上不下」は難解。⑭原文「ぶわぶわ」は、しまりがなく、ふくらんでいるさま。『難経』では「按之消索」とある。

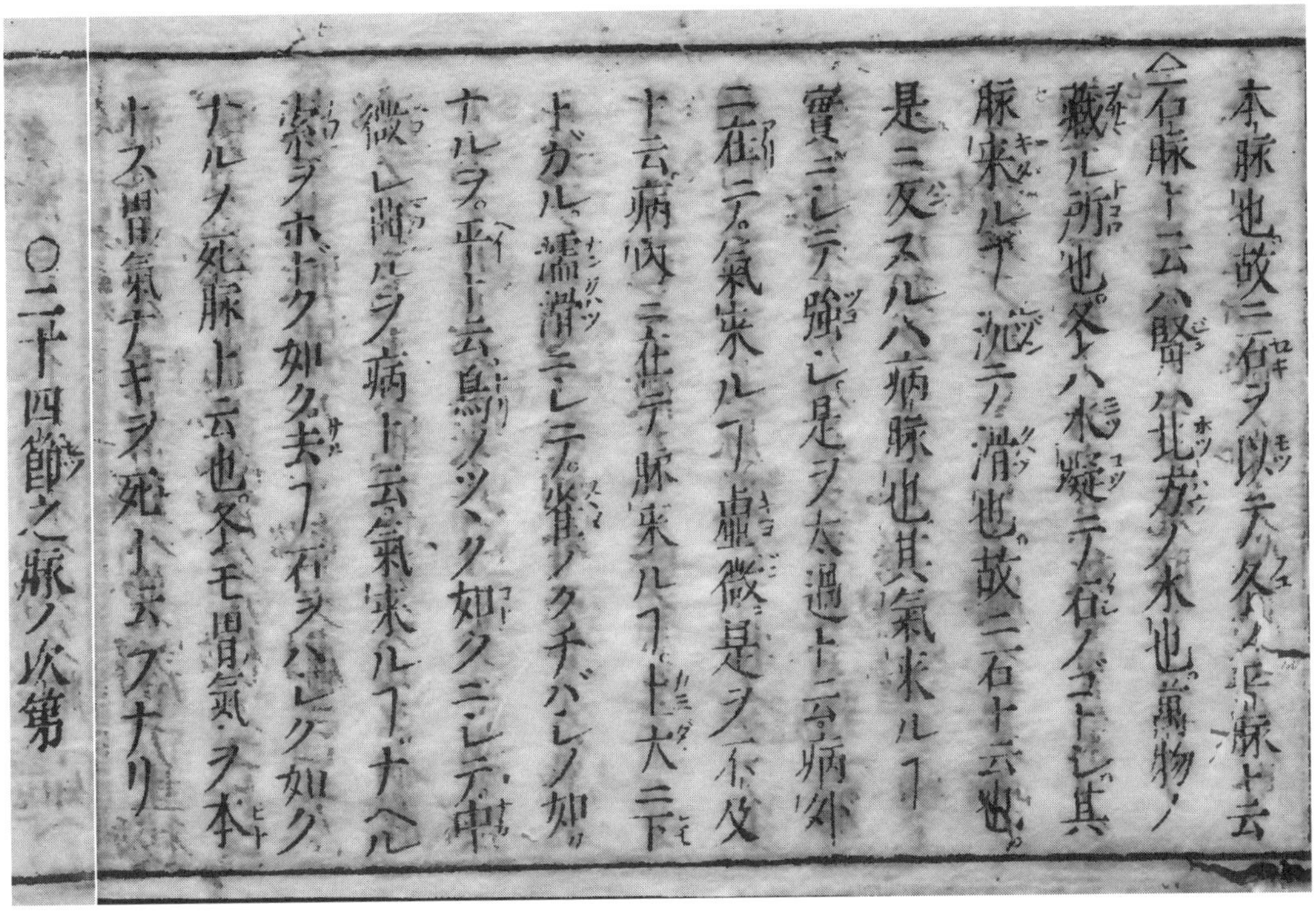
本脈也故ニ石ヲ以テ冬ノ平脈ト云
石脈ト云ハ腎ハ北方ノ水也萬物ノ
藏ル所也冬ハ水凝テ石ノゴトシ其
脉来ルゾ沈テ滑也故ニ石ト云也
是ニ反スルハ病脉也其氣来ル了
實ニシテ強シ是ヲ太過ト云病外
ニ在テ氣来ル了虚微是ヲ不及
ト云病内ニ在テ脉来ル了上大ニ下
トガル濡滑ニシテ雀ノクチバシノ如
ナルヲ平ト云鳥ノツヽク如クニシテ中
微レ曲ルヲ病ト云氣来ル了ナヘル
索ヲホドク如ク去了石ヲハジク如ク
ナルヲ死脉ト云也冬モ胃氣ヲ本
トス胃氣ナキヲ死ト云フナリ
○二十四節之脉ノ次第

「消索」は「消散」とも作る。浮散の脈状を表す。⑮原文「蔵」には「おさめる」と読む例はあっても、「おさまる」（治、修、納、収）と読む例は無いようであるが、ここではテキストの振り仮名にしたがう。「所」には場所の意味はない。⑯原文「凝る」は寒さで水がかたく固まって凍ること。⑰『難経』では「沈濡而滑」となっている。⑱『難経』の「脈来上大下兌」の和訳。「上」「下」は「浅」「深」の意。「大」は幅がひろい、「兌」は「鋭」「尖」と同じで、細くて鋭い様。⑲『難経』の「啄啄連属。其中微曲」の和訳。「啄啄」は鳥が食物をつつく様。「連属」は絶え間なくの意。⑳原文「なえる」は、「綯《な》う」の連体形。多くの糸や紐をよりあわせて縄などを作る、あざなう。

【解説】 四時の脈についての論説の締めくくりとして、『難経』十五難のほぼ全文を和訓解説したものである。本書の典拠である十五難は『素問』平人気象論と蔵気法時論の経文を併せて構成されているが、『脈論口訣』では更に十五難の文章を入れ替えて、春夏秋冬別に整理している。

○二十四節①の脈の次第

①「二十四節《にじゅうしせつ》」は「二十四気」「二十四節気」ともいう。近世まで東アジアで使用されていた旧暦（太陽太陰暦）のうち、太陽の黄道上の位置を二十四等分した季節の区分。春夏秋冬の四時を更に六等分し、内に立春などの四立、春分などの四立、夏至などの二至を併せた八節を含む。『淮南子』天文訓や『漢書』律暦志、『傷寒論』の傷寒例第三などにその詳細が見える。

【解説】 これ以下は、いわゆる七表八裏九道の二十四脈状と脈証について述べている。章題からはこの二十四脈状を二十四節気と結びつけているように読めるが、管見によれば、過去の脈書の中に、そのような考えの典拠を見出すことはできない。

各脈状の解説文は基本的に三つの段落からなる。第一段落では『三因極一病証方論』の巻之一・脈偶名状（直接の典拠は、『脈訣指掌病式図説』弁脈体名状〔通称「丹溪脈訣」〕を引いた『診脈口伝集』対脈ノ二十六状丹溪脈ノ下、あるいは『切紙』弁脈体名状態）を典拠として、陳言の人迎気口診を通して認識される脈状と脈証を述べている。第二段落では脈状と脈証一般を和語で解説している。この部分に、『脈訳簡略』の末尾におかれた「廿四節之脈七表八裏九道也」で始まる二十四脈状の記載が関わっていることは確実であるが、『脈訳簡略』の記載はあまりに簡単である。はっきり言えることは、この第二段落は、基本的に典拠未詳の短い経文と、口訣の引用からなるが、この口訣は『全九集』巻之一の七表論、八裏論、九道論を直接の典拠とする。そしてこの『全九集』の記載は、『王叔和脈訣』あるいはその解説書である『脈訣刊誤』と関わりがある。第三段落では五七五七七の和歌の形式で脈状を述べるが、その典拠は未詳である。既に安土桃山時代頃には、施発の『察病指南』を謡曲にした『脈論』があったので、それらからの引用の可能性もある。

ちなみに第一段落では、『三因極一病証方論』由来の人迎気口診を引用しながら、脈状の配列は『三因極一病証方論』『脈訣指掌病式図説』『診脈口伝集』が採用している二十六脈状と相対分類（浮沈、滑濇など形状が相対的な脈状を配列する）には拠らず、脈状の陰陽分類の系列に属する七表八裏九道の二十四脈状（数と散を欠く）の順次に配列している。

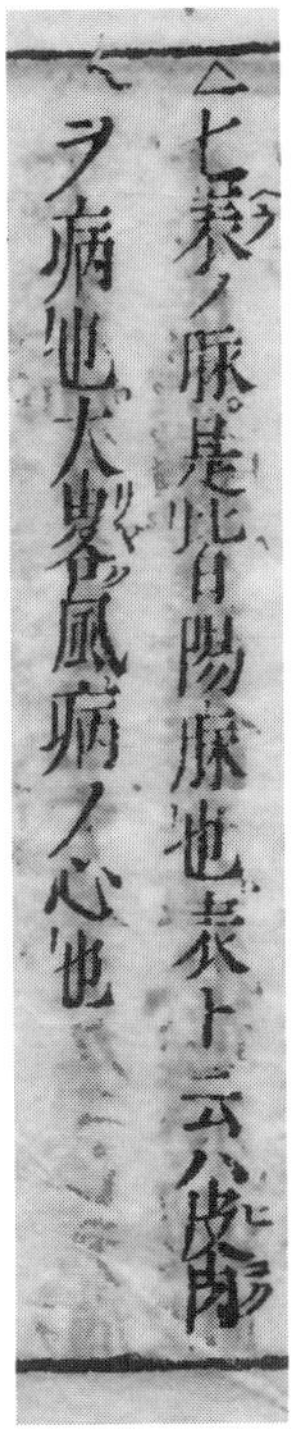
△七表ノ脈。是ハ皆陽脈也。表ト云ハ皮肉ヲ病也。大略風病ノ心也

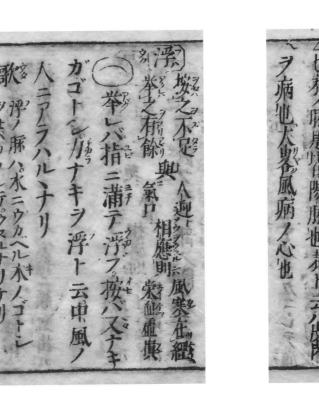

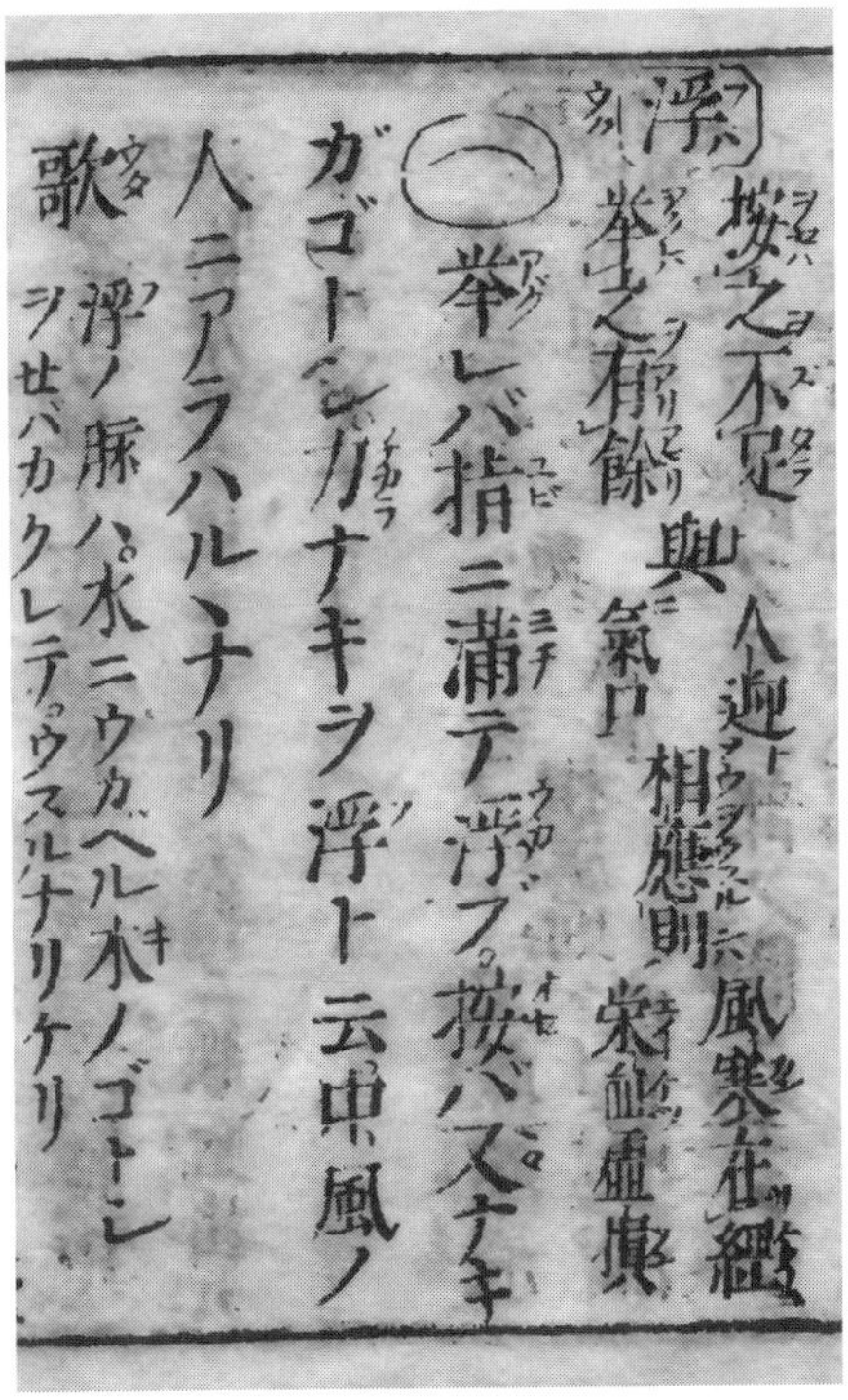
浮 按之不足 與人迎相應スルトキハ風寒在經
舉之有餘 與氣口相應則榮血虚損
（一）挙レバ指ニ満テ浮ブ。按バスナキ
ガゴトシ。力ナキヲ浮ト云。中風ノ
人ニアラハルルナリ
歌 浮ノ脈ハ水ニウカベル木ノゴトシ
ヲサヘバカクレテウスルナリケリ

〇七表の脈①

【和訳】これは皆な陽脈である。［「七表」の］「表」というのは、皮肉《ひにく》を病むからである。大略、風の病②を意味する。

①小見出しの体例は、後文の八裏と九道に従って改めた。②芤脈のことを考慮すれば、原文「風病」は、必ずしも正しくない。むしろ「陽表に病証を表す病」というべきである。

浮 按せば足らず、挙げれば余りが有る。人迎①と相応ずれば則ち風寒が経脈に在る②。気口③と相応ずれば則ち栄血虚損す④。

挙げれば指に満ちて浮かぶ。按せばまた［脈が］無いように力が無いものを浮という。中風の人に現れる［脈状である］⑤。

歌 浮の脈は水に浮かべる木の如し⑥、按せば隠れて、薄るなりけり⑦。

①本章で説かれている人迎気口診では、人迎は陽、外因、外邪、外傷を診る。人迎は左手の「関の前一分」（寸関尺で言えば、関上の中心からやや寸口寄りの関上部分）に取る。②「風寒」は陽邪である風証の象徴。陰邪である寒証の場合は、沈脈を参照。③気口は人迎と同じ要領で右手の「関の前一分」に取る。気口は陰、内因、内傷、五蔵、四時の脈、内傷を見る。④「栄血虚損」は陰血の損傷、陰虚、五蔵の虚、腎虚のこと。⑤『王叔和脈訣』に「浮者陽也……按之不足、挙之余、……寸浮中風」とある。ただし、浮脈は風と虚の二つの相反する病証を表するので、中風だけではない。⑥井上雅文は『脈状診の研究』の中で「浮脈と云うのは脈診部と云う池に上半分を浮かせている球体（又は半球）のような脈の事ではないだろうか」「浮脈と云うのは脈全体と中脈の位置が脈診部の全体の深さの中間より上にある事

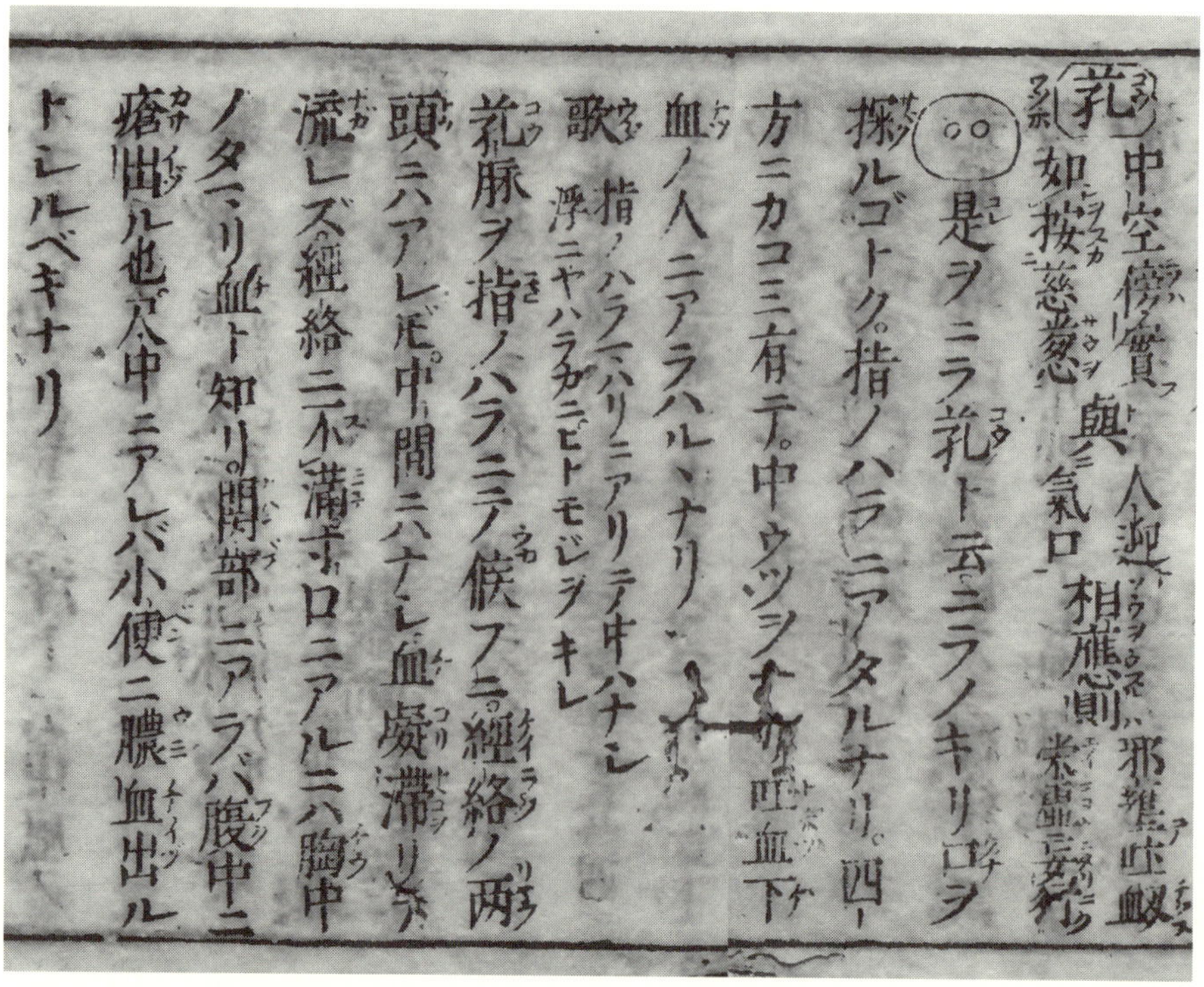

芤　中空傍實。如按慈葱。人迎相應則邪雍吐衄。氣口相應則栄虚妄行。

○○是ヲニラ芤ト云。ニラノキリロヲ探ルゴトク。指ノハラニアタルナリ。四方ニカコミ有テ。中ウツヲ也。吐血下血ノ人ニアラハルヽナリ。

歌　指ノハラマハリニアリテ中ハナシ
　　浮ニヤハラカニヒトモジヲキレ

芤脉ヲ指ノハラニテ候フニ。経絡ノ両頭ニハアレドモ。中間ニハナシ。血凝滞リテ流レズ。経絡ニ不満ゾ。口ニアルニハ胸中ノタマリ血ト知リ。関部ニアラバ腹中ニ瘡出ル也。尺中ニアレバ小便ニ膿血出ルトシルベキナリ

と云える」とのべているが、適切である。⑦「薄《うす》る」は「薄れる」。ここでは脈搏の密度が少なくなったり、脈の厚みが少なくなること。顕著な浮脈の場合、按すと脈幅が極端に狭くなるように感じる。

芤　中が空虚で傍らが充実している。慈葱《ねぎ》を按すようである。人迎と相応ずれば則ち邪が塞がって、吐衄する①。気口と相応ずれば則ち栄［血］が虚して妄行する。

これを「にら芤」という。韮の切り口を探るかのように［診脈する］指の腹にあたる。四方に「かこみ」が有って、中は「うつお」②である。吐血、下血の人に現れる。

歌　指の腹、周りに有りて中は無し。浮に柔らかに一文字を切れ③。

芤脈を指の腹で候うに、経絡の両頭には有っても、中間にはない。血が凝滞して、流れず、経絡をみたさない。［この脈状が］寸口にあれば胸中に溜まった血と知り、関上にあれば腹中に瘡が生じている。尺中にあれば小便に膿血が出ると理解するべきである④。

①「吐衄」は吐血と鼻出血。②中がからであること。「空」「虚」の漢字が当てられる。③原文「ひともじ」は「一文字」で、葱のことをいう女房詞。一五〇〇年代に使用例が見られる。「ねぎ」を「き」と一音でいったことによる。「ひともじをきれ」とは葱を切れとの義。ちなみに韮は「ふたもじ」という。④本段落は『全九集』巻之一の七表論を直接の典拠とする。『王叔和脈訣』の「指下尋之、両頭即有、中間全無、曰芤。……寸芤積血、在胸中、関内逢芤、腸裏癰、尺部見之、虚在腎、小便遺瀝、血凝膿」による。原文「経絡の両頭にあれども」は『全九集』では「経絡の両頭にはあたれども」に作る。

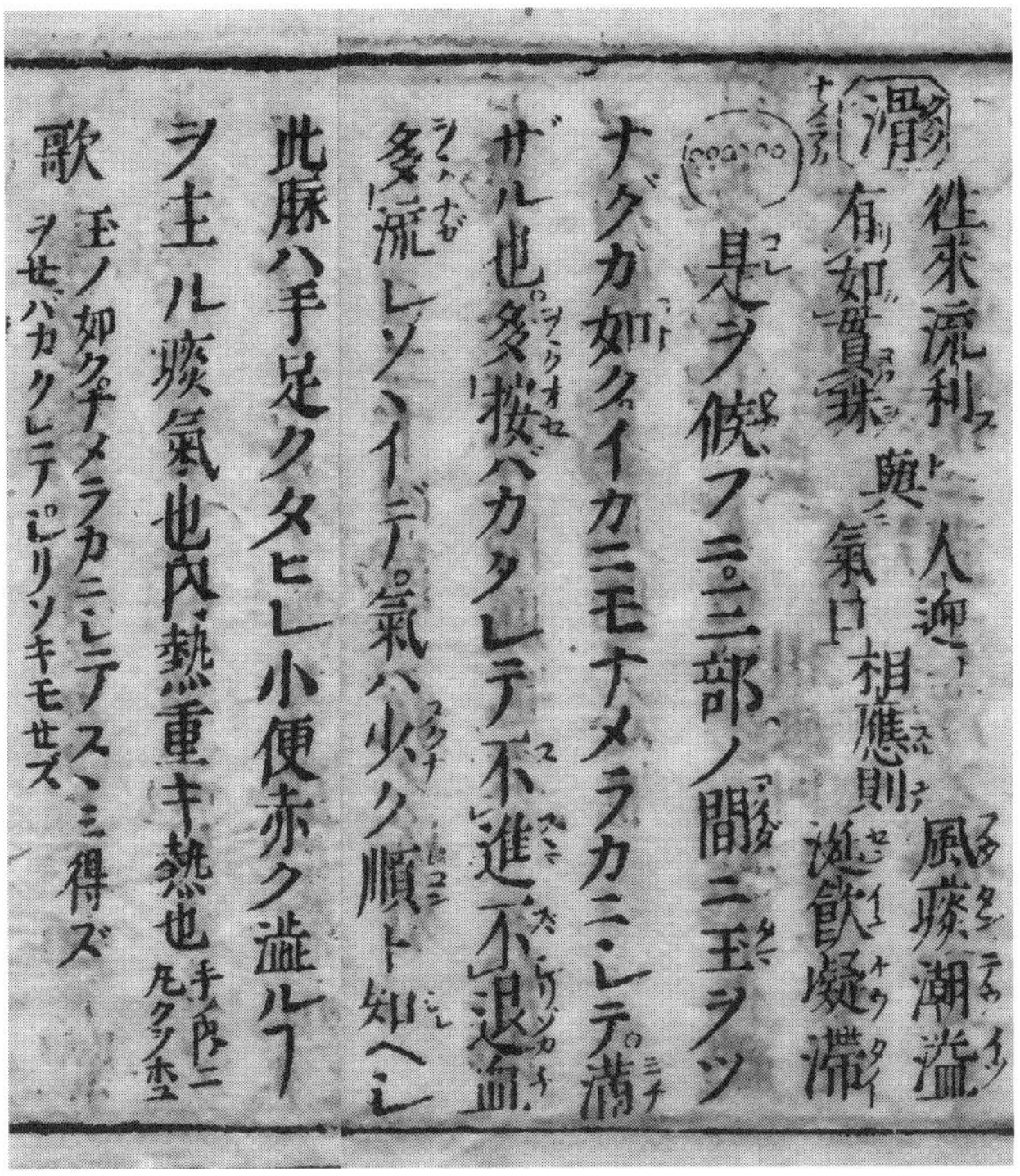
滑 往来流利ニ人迎ト風痰潮溢ス
有如貫珠與氣口相應則涎飲凝滞ス
是ヲ候フニ三部ノ間ニ玉ヲツ
ナグガ如クイカニモナメラカニシテ満
ザル也。多ク按ハカクレテ不進不退血
多ク流レソヽイデ氣ハ少ク順ト知ヘシ
此脉ハ手足クタヒレ小便赤ク澁ルヿ
ヲ主ル痰氣也内熱重キ熱也
歌 玉ノ如クナメラカニシテス丶ミ得ズ
ヲセバカクレテシリソキモセズ

滑 往来が流利で、珠を貫くようである。人迎と相応ずれば則ち風痰が潮溢する①。気口と相応ずれば則ち涎飲②が凝滞する。

これを候うに、［寸関尺］の三部の間に玉をつなぐように、いかにも滑らかであるが、満ちてはいない。強く按せば［搏動は指の下に］隠れて感じにくくなる③。血が多く流れ注いで、気が少ない、［この状態の時に搏つことが］順と理解するべきである。この脈は、手足がくたびれ④、小便は赤くて出が悪いことを主る⑤。痰気である。内熱、重い熱である（手指に丸く感じる［脈である］）。

歌 玉の如く滑らかにして進み得ず、按せば隠れて退きもせず。

①「風痰」は肝、肝経、とりわけ風が関わる痰疾。「潮溢」は潮のように溢れてくる様。②「涎飲」は痰飲の一。③原文「進まず退かず」は、「脈が進退しないこと」。「進退」は往路と帰路、すなわち往来、あるいは動搏であるから、ここでは「搏動を感じにくくなる」と解する。④原文「くたびれる」は「草臥れる」と表記し、疲労する、動くのがいやになるの義。「手足」は手足、四肢。「手足くたびれ」は、実脈の条に見える「手足癆《つか》れて」と同義。⑤本段落のここまでは『全九集』巻之一・七表論を直接の典拠とする。以下は典拠未詳。ここで述べられている脈状と脈証の多くは『王叔和脈訣』の「指下尋之三関如珠動、按之即伏、不進不退。……曰滑。主肢体困弊、脚手酸痛、小便赤渋」による。

【解説】ここで述べられている脈状と脈証の多くは『王叔和脈訣』の「指下尋之三関如珠動、按之即伏、不進不退。……曰滑。主肢体困弊、脚手酸痛、小便赤渋」による。

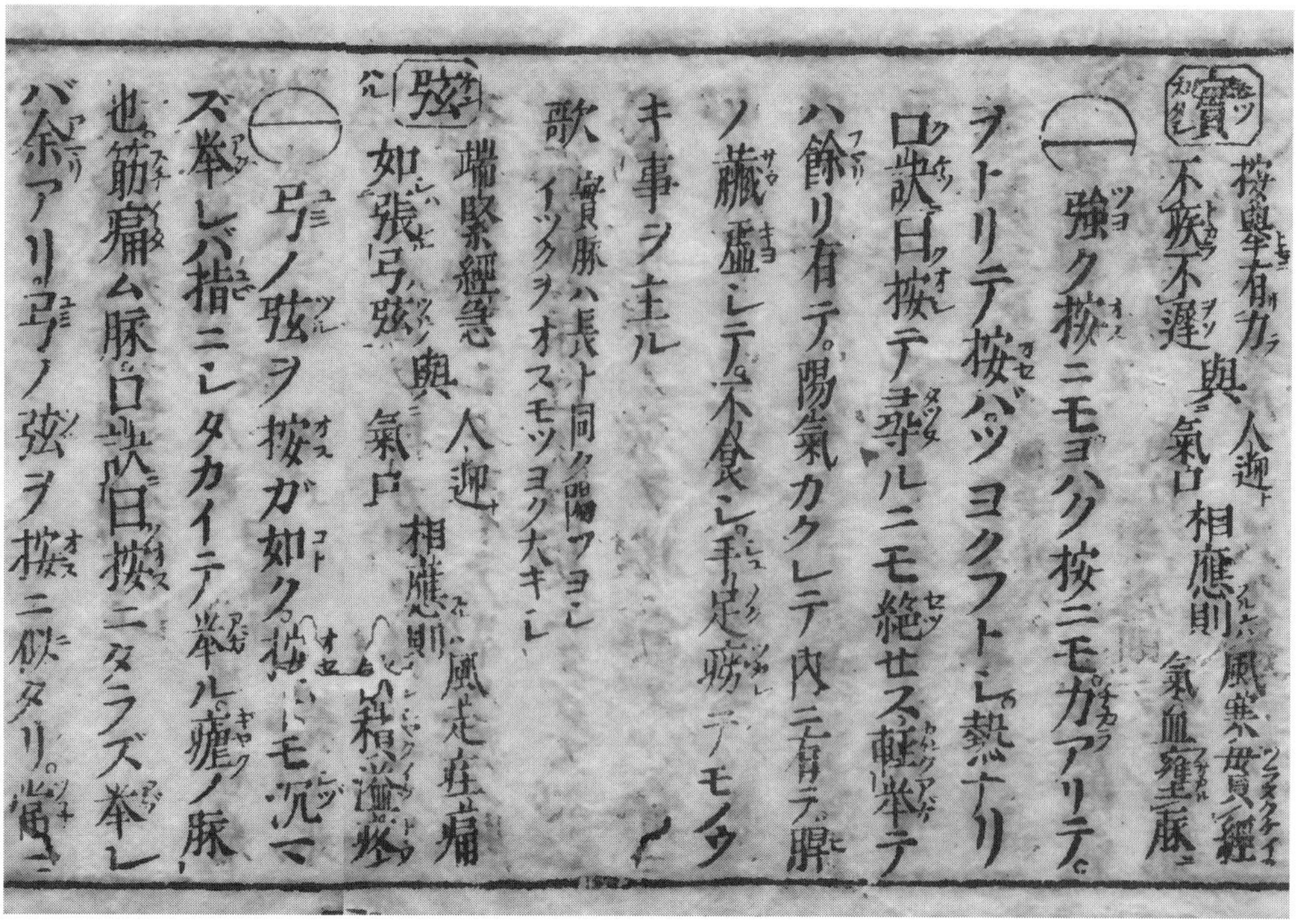

實 按擧有力 人迎ト相應則風寒貫經
不疾不遲 與氣口相應則氣血塞脉

○強《ツヨ》ク按《オス》ニモヨハク按ニモ力《チカラ》アリテ
ヲトリテ按《オセ》バツヨクフトシ熱ナリ
口訣《クケツ》曰《イハク》按テ尋《タヅヌ》ルニモ絶《セツ》セズ輕挙テ
ハ餘《アマ》リ有テ陽氣カクレテ内ニ有テ脾《ヒ》
ノ臓《ザウ》虚《キヨ》シテ不食シ手足疲テモノウ
キ事ヲ主ル
歌 實脉ハ長ト同ク陽ツヨシ イツクヲオスモツヨク大キシ

弦 端緊經急 人迎 相應則 風走疰痛
如張弓弦 與氣口 相應則 飲積溢疼

○弓《ユミ》ノ弦《ツル》ヲ按ガ如《コト》ク按ドモ沈《シヅ》マ
ズ挙《アグ》レバ指ニシタカイテ挙ル瘧《ギヤク》ノ脉
也筋《スヂ》痛ム脉也口訣曰按ニタラズ挙レ
バ余《アマリ》アリ弓《ユミ》ノ弦ヲ按《オス》ニ似タリ常ニ

実 挙按ともに力が有り、疾からず遅からず。人迎と相応ずれば則ち風寒、経を貫く。気口と相応ずれば則ち気血、脈に塞がる。

強く按しても弱く按しても力があり、おとりて按せば強く太い①。熱である。口訣に曰う、按して尋ねても絶せず、軽く挙げれば余りが有る。陽気が隠れて内に有って、脾の蔵が虚して不食し、手足がくたびれて倦み疲れてだるいことを主る②③。

歌 実脈は長［脈］と同じく陽強し。いずくを按すも強く大きし。

①「おとりて」は難解。これを「劣りて」「減りて」とみれば、「強弱の半ばほどの強さで按せば」の意味となる。②「癆《つか》れて」の「癆」は古くは薬によるかぶれや痛みを意味したが、明代になると衰え痩せる病を指した。つかれるの意味では「疲」「労」「倦」を使うのが通例である。ここで「癆」を使うのは、「労」の文字の代わりと思われる。滑脈の条に見える「手足くたびれ」と同義。原文「ものうい」は、「物憂い」「懶い」で、億劫でだるいこと。③この段落の前半は典拠未詳。口訣は、『全九集』巻之一・七表論を直接の典拠とする。口訣で述べられている脈状と脈証は、『王叔和脈訣』の「指下尋之不絶、挙之有余、曰実。主伏陽在内、脾虚不食、肢体労倦」による。

弦 端緊経急、張った弓の弦のようである。人迎と相応ずれば則ち風走疰痛、気口と相応ずれば則ち飲積溢疼す。

弓の弦を按すようで、按しても沈まず、［指を］挙げれば指に従って挙がってくる。瘧の脈であり、筋《すじ》が痛む脈である。口訣にいう、［指で］按せば足らず、挙げれば余りがある。弓の弦を按すようである。常に少し速い脈である。肝木が太過して、脾胃を剋し、労風によって力が衰え、手

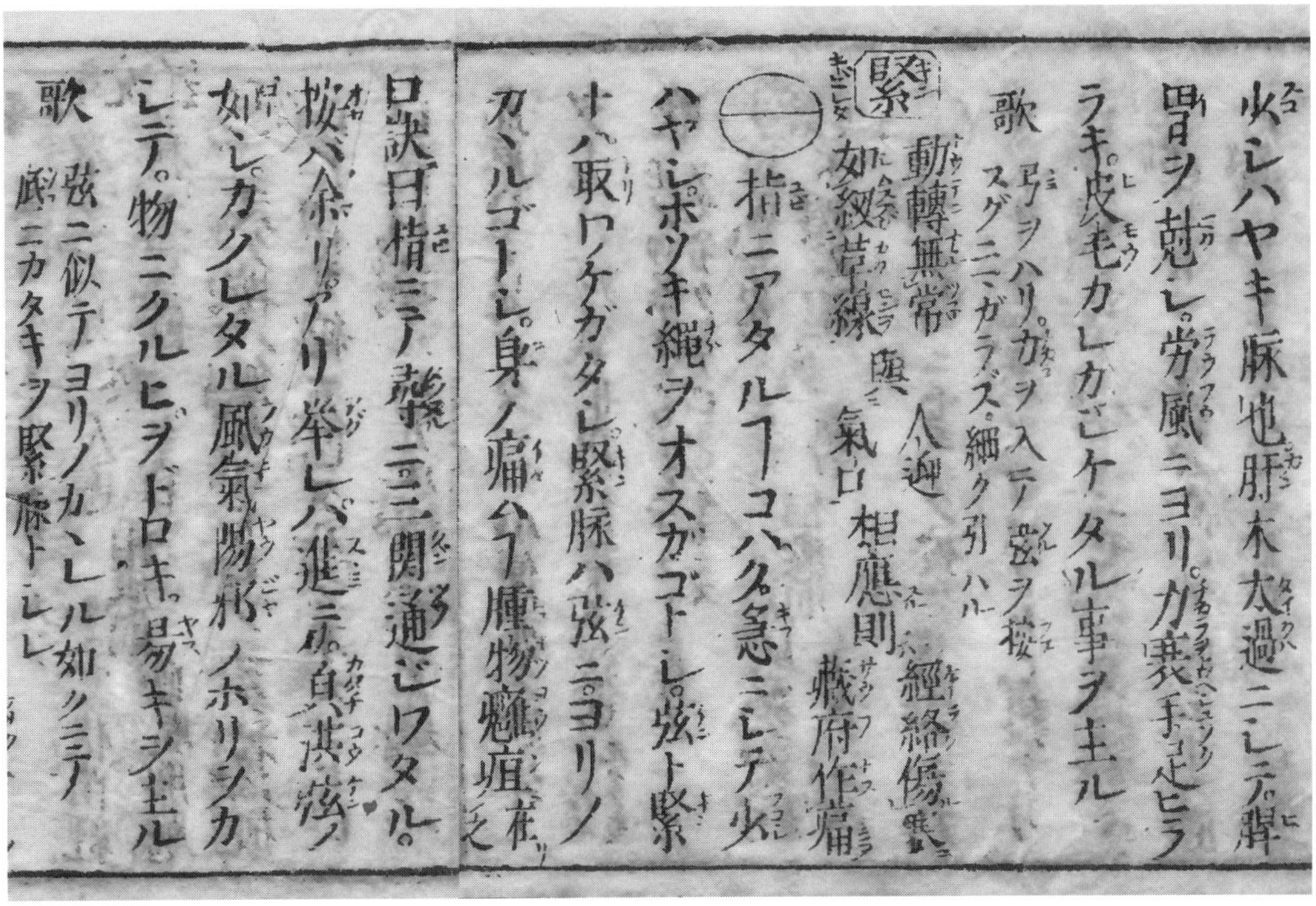

足がひらひらき①、皮毛が枯れかじけ②たることを主る③。

歌　弓を張り、力を入れて弦を按す。すぐに曲がらず、細く引き張る。

①原文「ひららき」は、「ひららく」の連用形、ひりひりする、ひりひり痛むの義。『全九集』は「ひいらぎ」（「疼《ひいら》ぐ」も「ひららく」と同義）に作る。『脈法手引草』では「手足痺れ」とある。②原文「枯れかじけ」は『脈法手引草』では「枯れ槁《かじ》け」とある。③この段落の前半は典拠未詳。口訣は、『全九集』巻之一・七表論を直接の典拠とする。ここで述べられている脈状と脈証の多くは『王叔和脈訣』の「指下尋之不足、挙之有余、状若箏弦、時時帯数、曰弦。主労風乏力、盗汗多生、手足酸疼、皮毛枯槁」による。

緊　動転、常無し。革線を紉《むす》ぶが如し①。人迎と相応ずれば則ち経絡、寒に傷られる。気口と相応ずれば則ち蔵府、痛みを作《な》す②。

指にあたること、強《こわ》く、急で、少し速い。細い縄を按すようである。弦と緊とは区別が難しい。緊脈は弦［脈］によりのかかるごときものである。身体か痛むに［原因として］腫物や癰疽がある。口訣にいう、指で探し求めると寸関尺③に通じわたる。按すと［気に］余りがある。挙げると進んで形が洪弦のようである。隠れた風気、陽邪が上り侵して、物に狂い驚き易いことを主る④。

歌　弦に似て、よりのかかれる如くにて、底に堅きを緊脈と知れ。

①原文「紉」は、『説文』に「単縄《ひとえのなわ》也」とある。また、つなぐ、結ぶの義がある。『脈法手引草』では「結ぶ」に作る。②原文「痛みを作《な》す」、『脈法手引草』では「いたみをます」に作る。③原文「三関」は寸関尺の意味。④この段落の前半は典拠未詳。口訣は、『全九集』巻之一・七表論を直接の典拠とする。口訣で述べられている

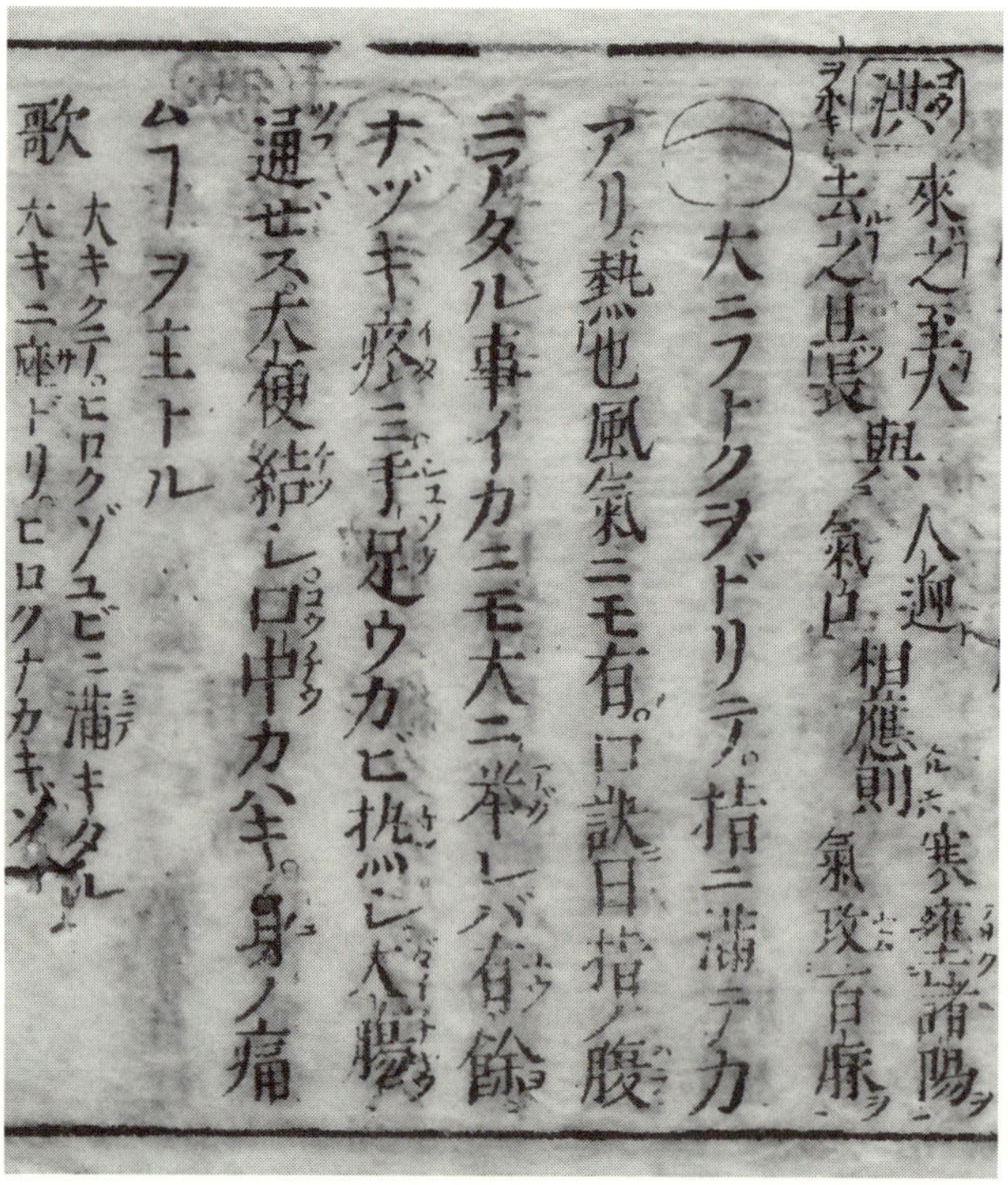
洪　來之至大 去之且長 與人迎相應則寒壅諸陽 氣口 氣攻百脈
(一)大ニフトクヲドリテ指ニ滿テ力アリ熱也風氣ニモ有口訣曰指ノ腹ニアタル事イカニモ大ニ挙レバ有餘ナヅキ疼ミ手足ウカビ热シ大腸通ゼズ大便結シ口中カハキ身ノ痛ムヿヲ主トル
歌　大キクテヒロクゾユビニ滿キタル大キニ座ドリヒロクナカキゾ

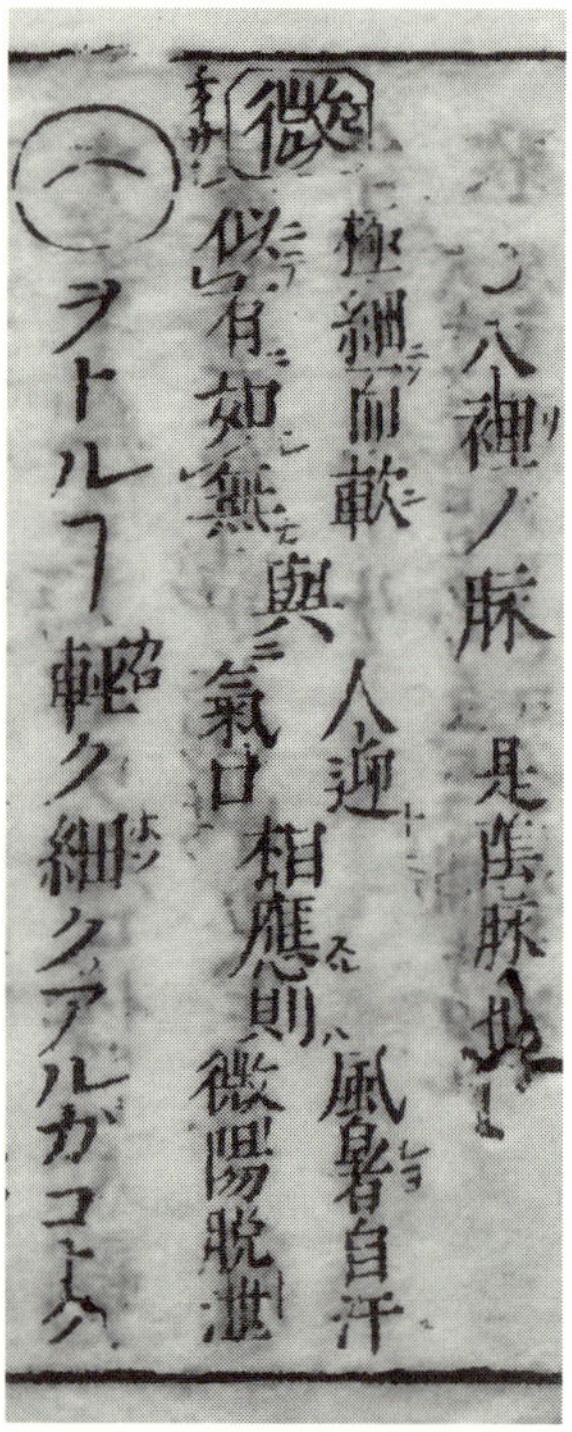
○八裡ノ脉　是陰脉也
微　極細而軟 似有如無 與人迎相應則風暑自汗 氣口相應則微陽脫泄
(一)ヲトルヿ輕ク細クアルガコトク

脈状と脈証は、『王叔和脈訣』の「指下尋之、三関通度、按之有余、挙指甚数、状若洪弦、曰緊。主風気伏陽上衝、化為狂病」による。

洪　来ること至大、去ること且つ長し。人迎と相応ずれば則ち寒、諸陽を塞ぐ。気口と相応ずれば則ち気、百脈を攻む。

大いに太く躍って①、指に満ちて力が有る。熱である。風気にも［この脈が］有る。口訣にいう、指の腹に当たること、いかにも大で、挙げると有余、頭が痛み②、手足浮かび熱し③、大腸が通じず、大便が結し、口の中が乾き、身体が痛むことを主る④。

歌　大きくて広くぞ指に満ち来たる、大きに座どり、広く長きぞ。

①原文「おどる」は、ここでは高くはねあがる、あるいはリズミカルに動くの意味。②原文「なづき」は「脳」「髄」のことで、転じて頭の意味。③『王叔和脈訣』の「四肢浮熱」の和訳。「浮熱」は外感による軽い発熱。④この段落の前半は典拠未詳。口訣は、『全九集』巻之一・七表論を直接の典拠とする。口訣で述べられている脈状と脈証は、『王叔和脈訣』の「指下尋之極大、挙之有余、曰洪。主頭痛、四肢浮熱、大腸不通、燥糞結澁、口乾、遍身疼痛」による。

○八裏の脈（これは陰脈である）

【和訳】

微　極細にして軟、有るに似て無きが如し。人迎と相応ずれば則ち風暑により自汗す。気口と相応ずれば則ち微陽脱泄す。

脈の搏動が①軽く、細くて、［脈が］有るようでもあり無いようでもある。口訣にいう、微脈は脈の往来がいかにも微かで、有るようでもあり

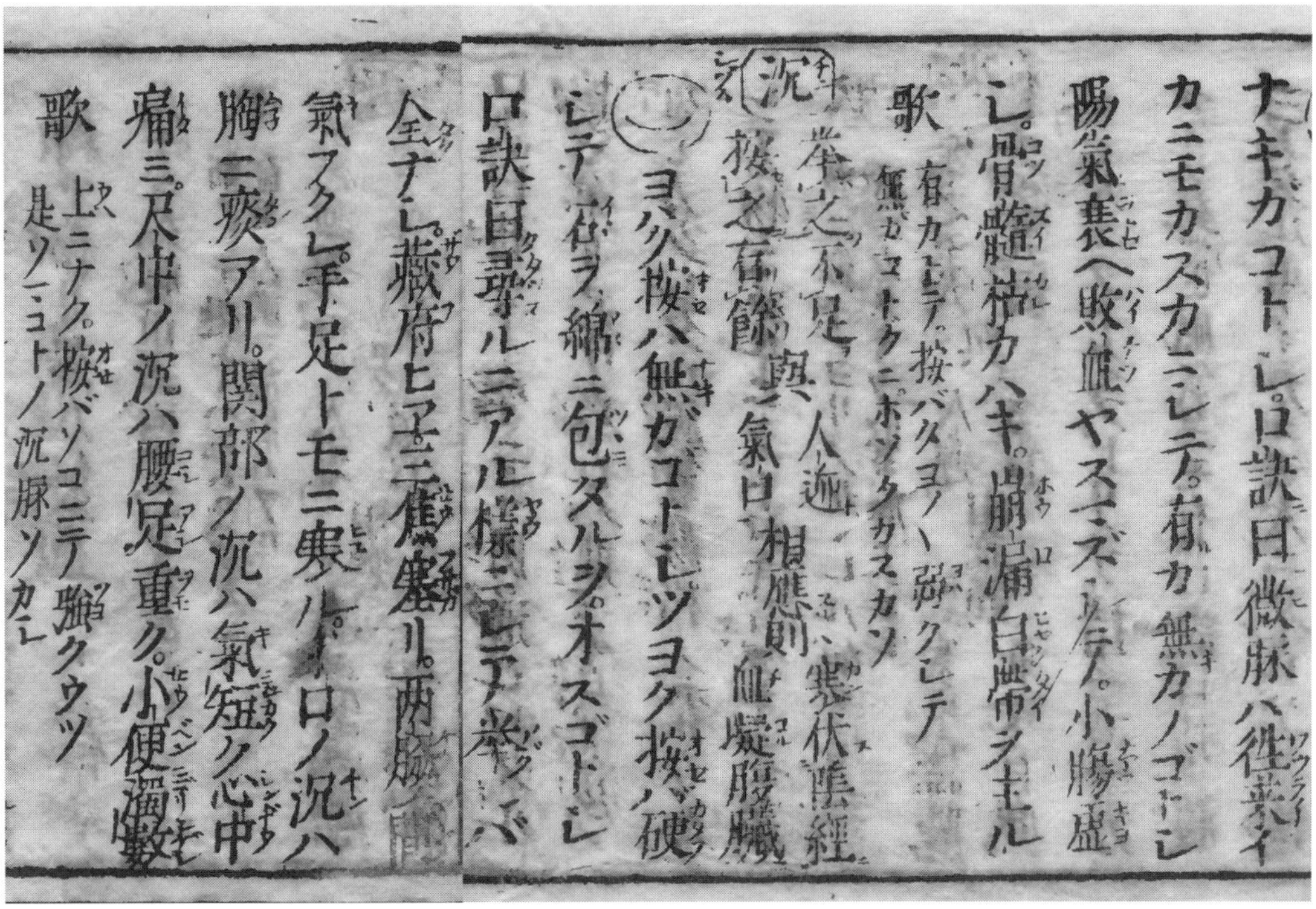
ナキガコトシ。口訣曰微脉ハ往来イ
カニモカスカニシテ。有ガ無ガノゴトシ
陽氣衰ヘ敗血ヤスマズ。脉テ。小腸虚
シ。骨髓枯カハキ。崩漏白帯ヲ主ル
歌　有カトシテ按バタヨタヨト弱クシテ
無ガゴトクニホソクカスカゾ
沈　挙之不足。人迎。寒伏陰經
按之有餘。與氣口相應則血凝腹臓
ヨハク按バ無ガコトシ。ツヨク按バ硬
シテ。石ヲ綿ニ包タルヲオスゴトシ
口訣曰尋ルニアル様ニシテ。挙バ
全ナシ。藏府ヒエ。三焦塞リ。両脇
氣フクレ。手足トモニ寒ル。寸口ノ沈ハ
胸ニ痰アリ。関部ノ沈ハ氣短ク心中
痛ミ。尺中ノ沈ハ腰足重ク。小便濁數
歌　上ニナク。按バソコニテ強クウツ
是ゾマコトノ沈脉ゾカシ

無いようでもある。陽気が衰え、敗血が止まらず、小腸が虚し、骨髄が枯れ乾き、崩漏《ぼうろう》②、白帯《ひゃくたい》③を主る④。

歌　有るがとて按せばたよたよ⑤弱くして、無きがごとくに細く微かぞ。

①原文「おどる」は、リズミカルに動くの意味。②原文には「ほうろ」の振り仮名があるが、「ぼうろう」が正しい。子宮出血あるいは下痢である。『病名彙解』では血崩、崩中と同じとする。③『病名彙解』の振り仮名は「びゃくたい」。また「はくたい」とも読む。「白帯下」の略称。④この段落の前半は典拠未詳。口訣は、『全九集』巻之一・八裏論を直接の典拠とする。脈状と脈証は、『察病指南』の「指下尋之、若有若無、極細而浮軟、往来如秋風吹毛而無力」、『王叔和脈訣』の「指下尋之、極微、冉冉尋之、若有若無、曰微。主敗血不止、面色無光。指下尋之有若無、漩之敗血小腸虚。崩中日久為白帯、漏下多時骨木枯」の抜粋。⑤原文「たよたよ」は、しなやかなさま、元気のないさま、弱々しいさま。

沈　これを挙げて足らず、これを按せば余り有り。人迎と相応ずれば則ち寒、陰経に伏す。気口と相応ずれば則ち血、腹蔵に凝る。

弱く按せば［脈が］無いかのようであり、按せば硬くて、綿に包んだ石を按しているようである。口訣に曰う、［按して］探し求めると、［脈が］有るようで、挙げれば全く無い。蔵府が冷え、三焦が塞がり、両脇の間に気がふくれ①、手も足も冷える。沈脈が寸口に現れると胸に痰がある。沈脈が関部に現れると短気し心中が痛む②。沈脈が尺中に現れると腰や足が重く、小便が濁って頻数である③。

歌　上に無く按せば底にて強くうつ、これぞまことの沈脈ぞかし。

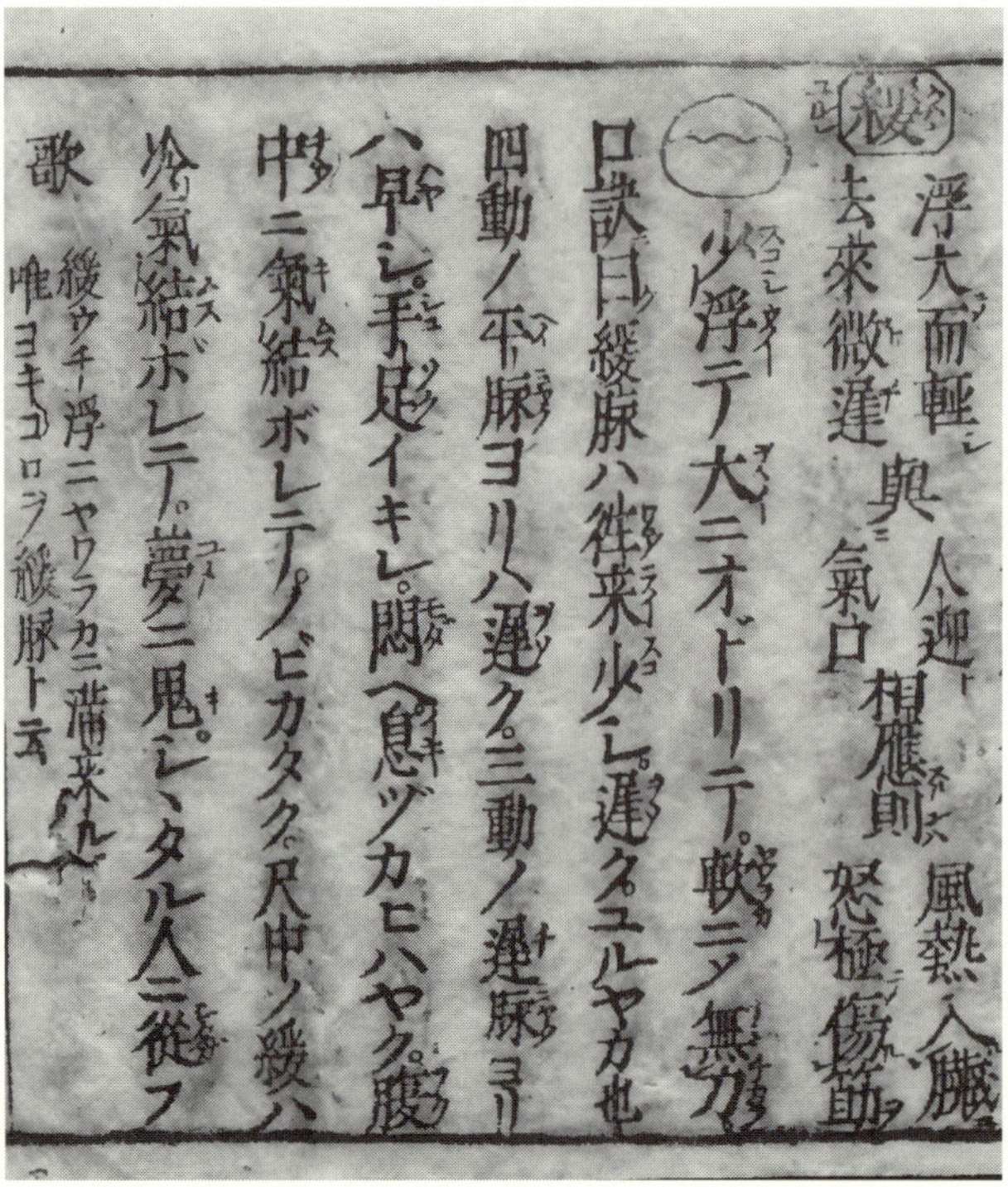
緩 浮大而輕ニシテ 人迎ト 風熱入臓
去来微遅 與 氣口 相應則 怒極傷筋
少シ浮テ大ニオドリテ軟ニテ無力
口訣曰緩脉ハ往来少シ遅クユルヤカ也
四動ノ平脉ヨリハ遅ク三動ノ遅脉ヨリ
ハ早シ手足イキレ悶ヘ息ヅカヒハヤク腹
中ニ氣結ボレテノビカタク尺中ノ緩ハ
冷氣結ボレテ夢ニ鬼死シタル人ニ従フ
歌 緩ウチ浮ニヤワラカニ満来ル
唯ヨキコロヲ緩脉ト云

①『王叔和脈訣』の「気脹両脇」の和訳。両脇に張ったような違和感を感じること。②『王叔和脈訣』の「当関、気短痛、難堪」の和訳であるが、熊宗立『新刊勿聴子俗解脈訣大全』には「気短痛、謂胸至臍疼痛」とある。③この段落の前半は典拠未詳。口訣は、『全九集』巻之一・八裏論を直接の典拠とする。口訣で述べられている脈状と脈証は、『王叔和脈訣』の「指下尋之似有、挙之全無、緩度三関、状如爛綿、曰沈。主気脹両脇、手足時冷。按之似有挙還無、気満三焦、蔵府虚冷、気不調、三部壅、通腸健胃始能除。寸脈沈兮胸有痰、当関気短痛難堪、若在尺中腰脚重、小便稠数色如泔」による。

緩 浮大にして軽く、去来微《すこ》し遅し。人迎と相応ずれば則ち風熱、蔵に入る。気口と相応ずれば則ち怒り極まりて筋を傷る。

少し浮かんで、搏動が大きく①、軟らかで力が無い。口訣にいう、緩脈は［脈の］往来が少し遅く緩やかである。［一呼吸に］四動の平脈よりは遅く、三動の遅脈よりは速い。手足がほてり②悶え、息づかいが速く、腹中に気が結ぼれて伸びがたい③。④緩脈が尺中に現れれば、冷気が結ぼれて、夢に鬼、死んでしまった人に従う⑤⑥。

歌　緩《ゆる》うて浮に軟らかに満ち来《きた》る、ただよきころを緩脈と云う。

①原文「大におどりて」は、大きな搏動。②原文「いきれ」は「熱《いきれ》」「熅」、「熱くなる、ほてるの意。③原文「腹中に気結ぼれてのびがたく」を『全九集』では「腎間に気あって耳鳴る」に作る。いずれも『王叔和脈訣』と一致する。④『全九集』ではここに「寸口の緩は背項ひいらき、関上の緩は腹中に気むすぼおってのびがたく」の一節がある。⑤原文「夢に鬼、死したる人に従う」は『王叔和脈訣』の「夜間常夢鬼随人」を和訳したもの。熊宗立の『新刊勿聴子俗解脈訣大全』には「陰鬼

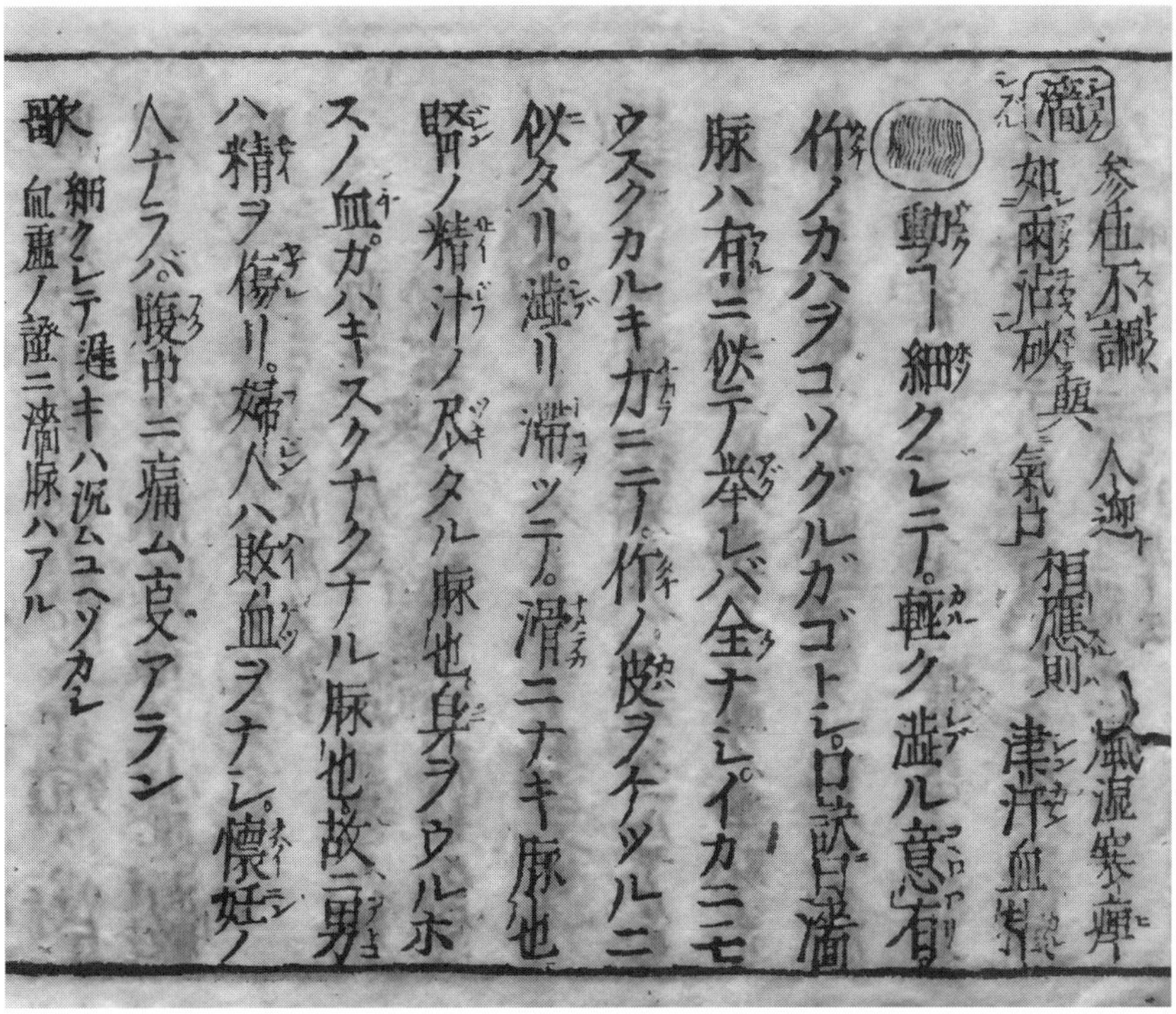
濇 参伍不調 人迎ト 風湿寒痺
如雨沾砂 與気口 相應則 津汗血枯
動ハ細クシテ。軽ク澁ル意有
竹ノカハヲコソグルガゴトシ。口訣ニ曰ク濇
脉ハ有ニ似テ挙レバ全ナシ。イカニモ
ウスクカルキ力ニテ竹ノ皮ヲケヅルニ
似タリ。澁リ滞ッテ。滑ニナキ脉也
腎ノ精汁ノ尽タル脉也身ヲウルホ
スノ血ガハキスクナクナル脉也故ニ男
ハ精ヲ傷リ。婦人ハ敗血ヲナシ。懐妊ノ
人ナラバ腹中ニ痛ムヿアラン
歌 細クシテ遅キハ沉ムユヘゾカシ
血虚ノ證ニ濇脉ハアル

相随」との解釈がある。「陰鬼」は「死者の霊」「亡霊」のことで、和訳にもこうした解釈が影響しているのかもしれない。⑥この段落の前半は典拠未詳。口訣は、『全九集』巻之一・八裏論を直接の典拠とする。口訣で述べられている脈状と脈証は、『察病指南』の「指下尋之、浮大而軟」、『王叔和脈訣』の「指下尋之、往来遅緩、小於遅脈、曰緩。主四肢煩悶、気促不安。来往尋之状若遅。腎間生気、耳鳴……当関気結腹難伸。尺上若逢癥冷結、夜間常夢鬼随人」による。

濇 参伍《さんご》調わず、雨の砂を沾《ねや》す①如し。人迎と相応ずれば則ち風湿寒痺、気口と相応ずれば則ち津汗、血が枯《か》れる。

［脈］動は細くて少し渋るおもむきがある。竹の皮の表面を削るようである②。口訣にいう、濇脈は［脈が］有るようでいて、挙げれば全く無い。いかにも弱く軽い力で③竹の皮を削るようである。渋り、滞って、滑らかでは無い脈である。腎の精汁が尽きた［ときに現れる］脈である。身を潤す血が乾き少なくなる［ときに現れる］脈である。だから男は精を傷り、婦人は敗血となり、妊婦であれば腹中が痛むこともあろう④。

歌　細くして遅きは沈む故ぞかし、血虚の証に濇脈はある。

①「参伍」は、互いに入り交じり、入れ替わる様。錯雑。原文「沾す」には「ねやす」の振り仮名があるが、同文を引く『察病指南』の和刻本には「うるおす」と振られている。「ねやす」は練って軟らかくする、こねるの意味であるが、「黏す」「粘す」「錬す」と書いて「沾す」と書く例は無い。「沾」は浸湿の義。②原文「こそげる」は「刮げる」、表面を削る、意味である。③原文「うすく」は、勢いが弱い、軽い、微かの意。原文「うすくかるき力にて」の「力」の字に『脈論口訣』は「ちから」と振り仮名を附すが、『全九集』では「いかにもうすく、かろし」といっ

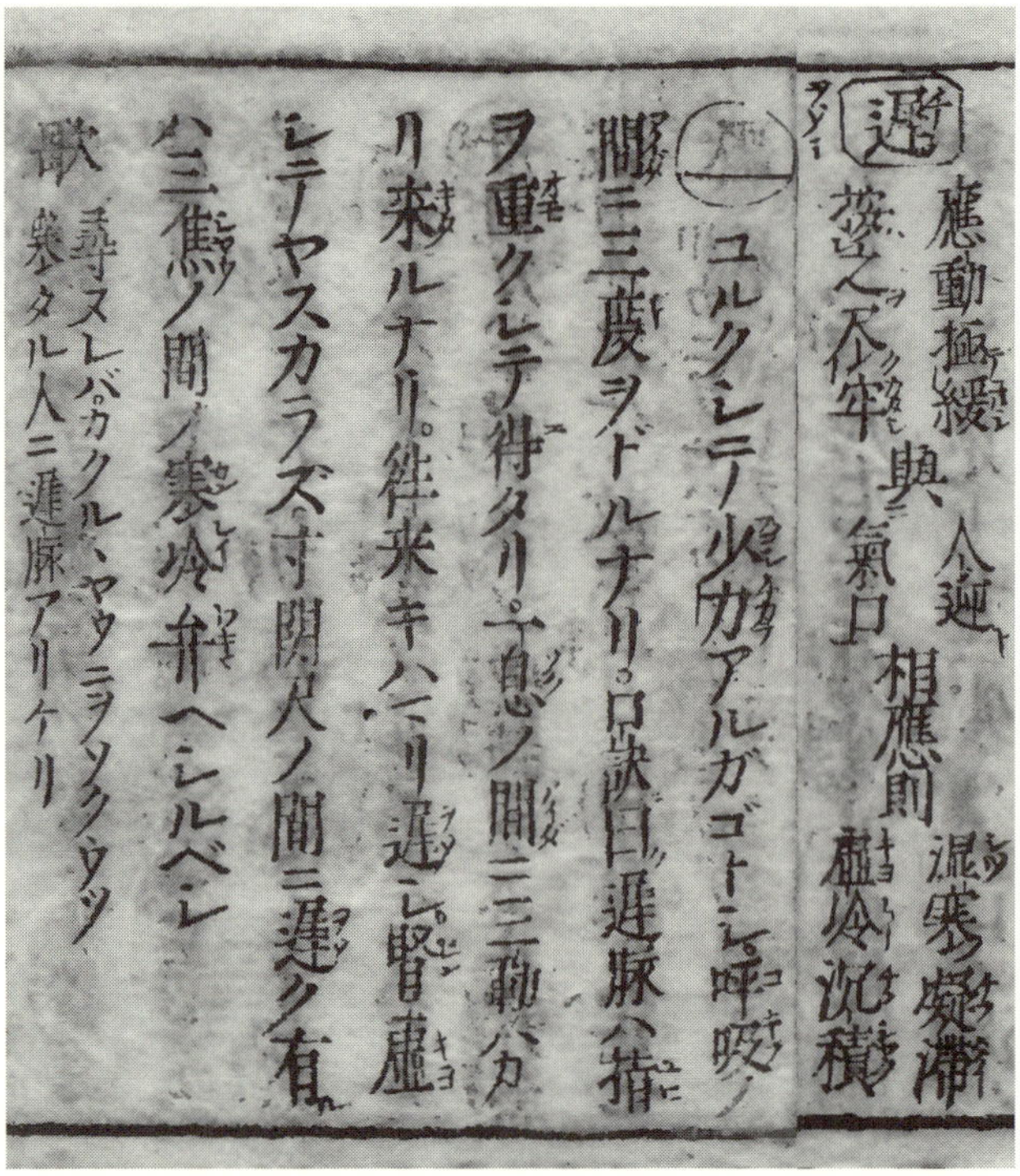
遲 應動極緩 人迎相應則 湿寒凝滞
按之盡牢 與氣口 相應則 虚冷沈積
（一）ユルクシテ少シ力アルガゴトシ。呼吸ノ
間ニ三度ヲドルナリ。口訣曰遅脉ハ指
ヲ重クシテ得タリ。一息ノ間ニ三動ハカ
リ来ルナリ。往来キハマリ遅シ。腎虚
シテヤスカラズ。寸関尺ノ間ニ遅ク有
ハ三焦ノ間ノ寒冷弁ヘシルベシ
歌　尋スレバカクルヽヤウニヲソクウツ
寒タル人ニ遅脉アリケリ

たん句読し、「刀にて」と続け、「刀」に「かたな」と振り仮名を附す。④この段落の前半は典拠未詳。口訣は、『全九集』巻之一・八裏論を直接の典拠とする。脈状と脈証は、『王叔和脈訣』の「指下尋之似有、挙之全無、……女子有孕胎痛、無孕敗血為病。濇脈如刀刮竹行、丈夫有此号傷精。婦人有孕胎中病、無孕還須敗血成」、『察病指南』の「細而遅。往来難。……如軽刀刮竹皮」などを採って構成されている。原文「腹中に痛む事あらん」は『全九集』では「胎中痛むことあらん」に作り、『王叔和脈訣』と一致する。

遅　応動《おうどう》が極めて緩く、これを按《お》せば尽くて牢《かた》し。人迎と相応ずれば則ち湿寒の凝滞、気口と相応ずれば則ち虚冷沈積。

緩くて、少し力があるようである。呼吸をする間に三度搏動する①。口訣にいう、遅脈は指を重くしてつかむことができる。一呼吸の間に三動ほど来るものである。［脈の］往来が極めて遅脈がある。腎虚して［体調が］不安定である。寸関尺を通じて遅脈があるのは、三焦全般の寒冷であるとわきまえるべきである②。

歌　尋ぬれば隠るるように遅くうつ、寒たる人に遅脈ありけり。

①原文「おどる」は、リズミカルな搏動の意。②この段落の前半は典拠未詳。口訣のここまでの部分は、『全九集』巻之一・八裏論を直接の典拠とする。脈状と脈証は、『王叔和脈訣』の「指下尋之、重手乃得、隠隠曰遅。主腎虚不安」や『察病指南』の「一息三至、去来極遅」などを併せて構成したと見られる。また熊宗立の『新刊勿聴子俗解脈訣大全』の解釈なども参照された可能性がある。熊宗立の『新刊勿聴子俗解脈訣大全』の注に「三焦閉結、栄衛稽留、其為病、必冷汗出、肢節痛、肌膚黒痩、体寒、腹満」とある。

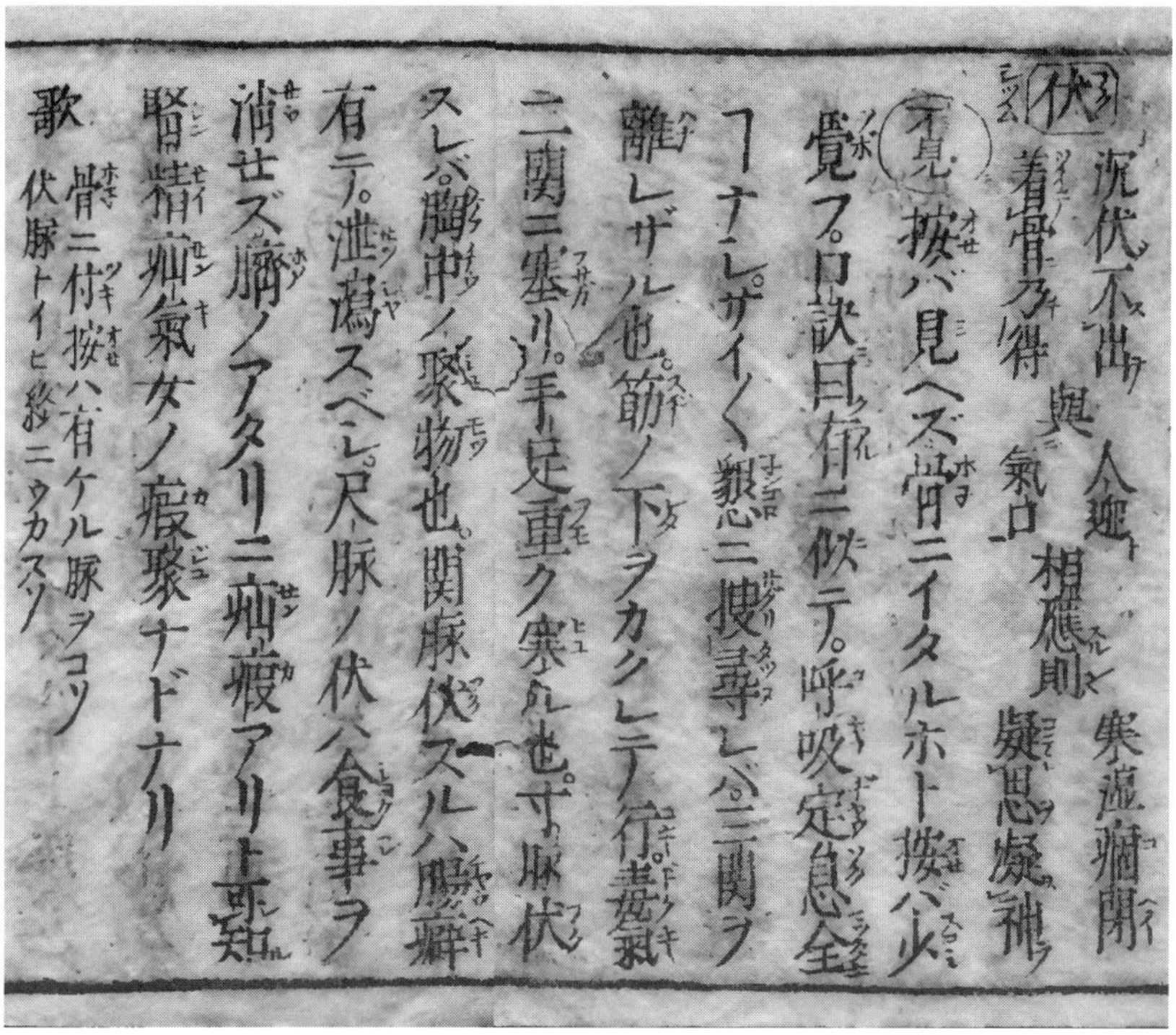
伏 沈伏不出與人迎相應則寒濕痼閉
着骨乃得與氣口相應則凝思凝神
有覺 按バ見ヘズ骨ニイタルホト按バ少
覺フ口訣曰有ニ似テ呼吸定息全
一ナシ。ザイ〳〵懇ニ捜尋レバ三関ヲ
離レザル也。筋ノ下ヲカクレテ行毒氣
二関ニ塞リ手足重ク寒ル也。寸脉伏
スレバ胸中ノ聚物也。関脉伏スルハ腸癖
有テ泄瀉スベシ。尺脉ノ伏ハ食事ヲ
消せズ臍ノアタリニ疝瘕アリト可知
腎精疝氣女ノ瘕聚ナドナリ
歌 骨ニ付按ハ有ケル脉ヲコソ 伏脉トイヒ終ニウカスソ

伏 沈伏して［脈が表に］出でず、［診脈する指を］骨に着けて乃ち［搏動を］得る。人迎と相応ずれば則ち寒湿痼閉、気口と相応ずれば則ち思いを凝らし神を凝す①。

按しても見えず、骨に至るほどに按せば少し感じる。口訣にいう、有るようでいて、呼吸定息、完全［に感じること］は無い。念入りに②、心をこめて③捜《さぐ》り探し求めれば④、寸関尺⑤を離れない。筋の下を隠れて行く⑥。毒気は寸関尺⑦に塞がり、手足が重く冷える⑧。伏脈が寸口に現れれば、胸中に腫物《しゅもつ》⑨がある。伏脈が関上に現れれば、腸澼⑩があって泄瀉するであろう。伏脈が尺中に現れれば、食事が消化せず、臍のあたりに疝瘕があると認識すべきである⑪。腎精⑫、疝気、女の瘕聚などである。

歌 骨に付き按せば有りける脈をこそ、伏脈と云い、終《つい》に浮かすぞ。

①原文「凝思」は、思いを凝らすこと、じっと思うこと。「凝神」は同様に精神を集中すること。②原文「さいさい」は「細細」、こまかく、詳しく、事細かに、念入りに。③原文「懇ろ」は、熱心に、手厚く心をこめて。④原文「さぐる」は、「捜る」「探る」。「尋ぬる」は「尋ねる」、探し求めるの義。⑤原文「三関」は寸関尺のこと。『脈経』巻第一・分別三関境界脈候所主第三に見える。⑥『難経』十八難「伏者、脈行筋下也」による。⑦原文は「二関」に作るが、「三関」に改めて解釈した。⑧この一節は『王叔和脈訣』の「毒気閉塞三関、四肢沈重、手足時冷」による。⑨原文「聚物《しゅもつ》」は『全九集』にも同様に見えるが、「腫物《しゅもつ》」の誤記と見られる。腫物ははれもの。⑩原文「腸癖」は『全九集』にも同様に見えるが、「腸澼」の誤記。『素問』に「腸澼為痔」「腸澼便血」「腸澼下白沫」「腸澼下膿血」「下為飧泄。久為腸澼」、『本草経』に「泄利腸澼膿血」「腸澼下利」などとある。⑪この段落の前半は典拠未

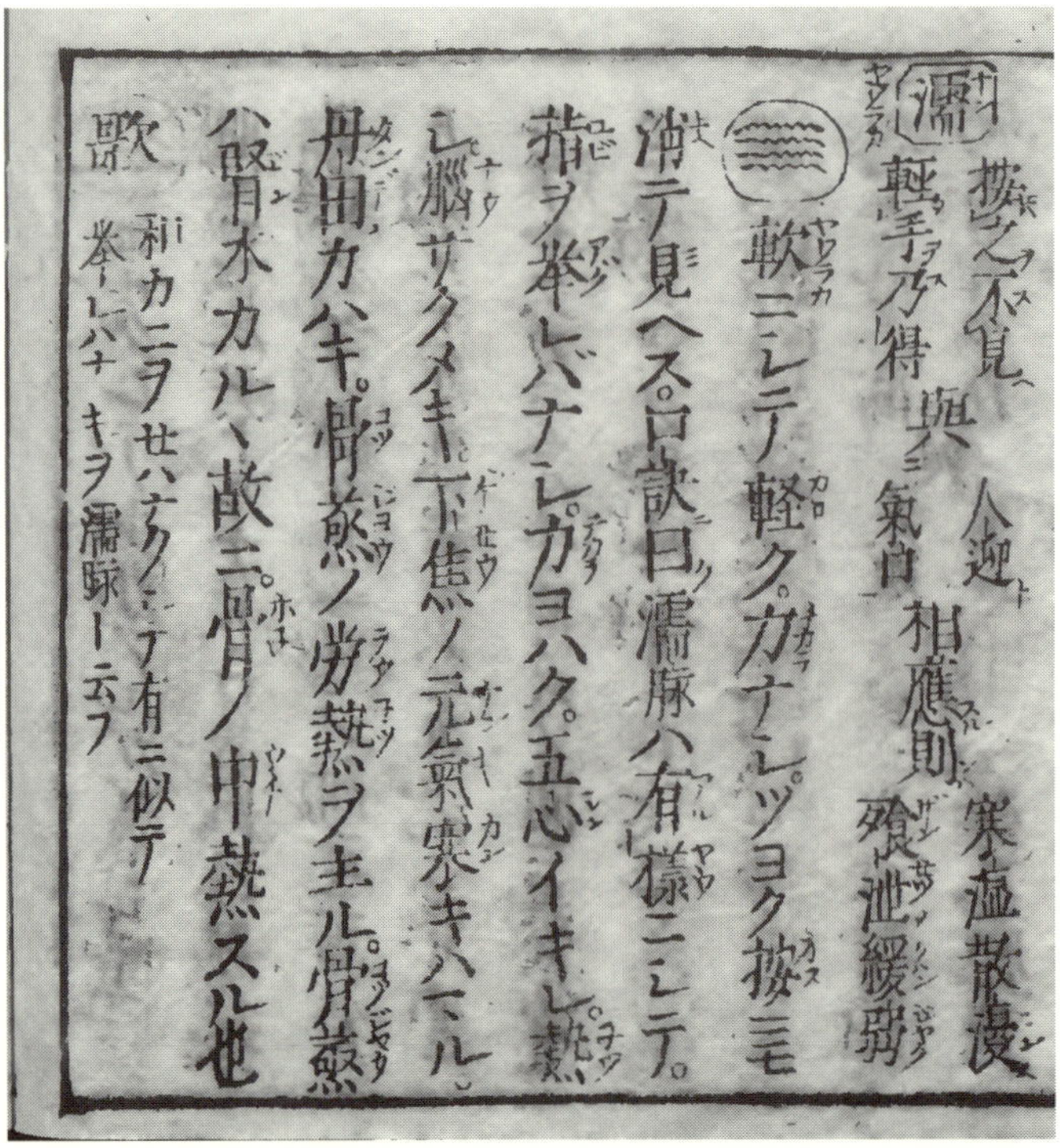
按之不見ヘ人迎ト相應ズレバ則寒湿散漫
濡　輕手乃得與氣口相應ズレバ則飡泄緩弱
軟ニシテ軽ク力ナシ。ツヨク按ニモ
消テ見ヘズ。口訣曰、濡脉ハ有様ニシテ。
指ヲ挙レバナシ。力ヨハク、五心イキレ熱シ、
脳サクメキ、下焦ノ元氣寒キハマル。
丹田カハキ、骨蒸ノ労熱ヲ主ル。骨蒸
ハ腎水カルヽ故ニ骨ノ中熱スル也
歌　和カニシテ按セバナクシテ有ニ似テ挙レバナキヲ濡脉ト云フ

詳。口訣のここまでの部分は、『全九集』巻之一・八裏論を直接の典拠とする。脈状と脈証は、『王叔和脈訣』の「指下尋之似有、呼吸定息全無、冉冉尋之、不離三関、曰伏。主毒気閉塞三関、四肢沈重、手足時冷。……積気胸中寸脈伏、当関腸癖……。尺部見之食不消……」を主要な典拠とし、一部は『察病指南』の「按之著骨乃得……左手尺内脈伏。主小腹痛寒疝瘕」や『難経』十八難を採って構成している。⑫「腎精」以下は疝瘕の解説であるが、「腎精」二字は、この一節を引く『脈法手引草』にも無し。衍文と見るべし。

濡《なん》　これを按せば見えず、手を軽くして乃ち得る。人迎と相応ずれば則ち寒湿散漫、気口と相応ずれば則ち飧泄緩弱。

軟らかくて軽く、力が無い。強く按す時は消えて見えない。口訣に曰う、濡脈は有るようでいて、指を挙げれば無い。力弱く①、手足の掌と胸②がほてり③、熱し、頭が痛み④、下焦の元気の寒が極まる。丹田が槁《かわ》き⑤、骨蒸の労熱するを主る⑥。骨蒸とは腎水が枯れるために、骨の中《うち》が熱するものである。

歌　和《やわ》かに⑦按せば無くして有るに似て、挙げれば無きを濡脈《なんみゃく》と云う。

①『王叔和脈訣』では「少気」あるいは「少気力」に作る。②原文「五心」は『脈法手引草』諸脈の形状の論に「五心とは手足の掌と胸なり」とある。典拠未詳であるが、しばらく従っておく。③原文「いきれ」は「熱《いきれ》」「熅」、熱くなる、ほてるの意。④原文「脳さくめく」は脳が「ざくめく」が正しい。「ざくめく」は漢語「脳転」の日本語訳で、頭がずきずき痛むこと。『全九集』では「なづきさくめき」に作る。「なづき」は脳あるいは髄のこと。⑤原文「かわく」は「乾」「渇」とも書くが、ここでは『王叔和脈訣』の「枯」に近く、「かわく」と訓読される「槁」を

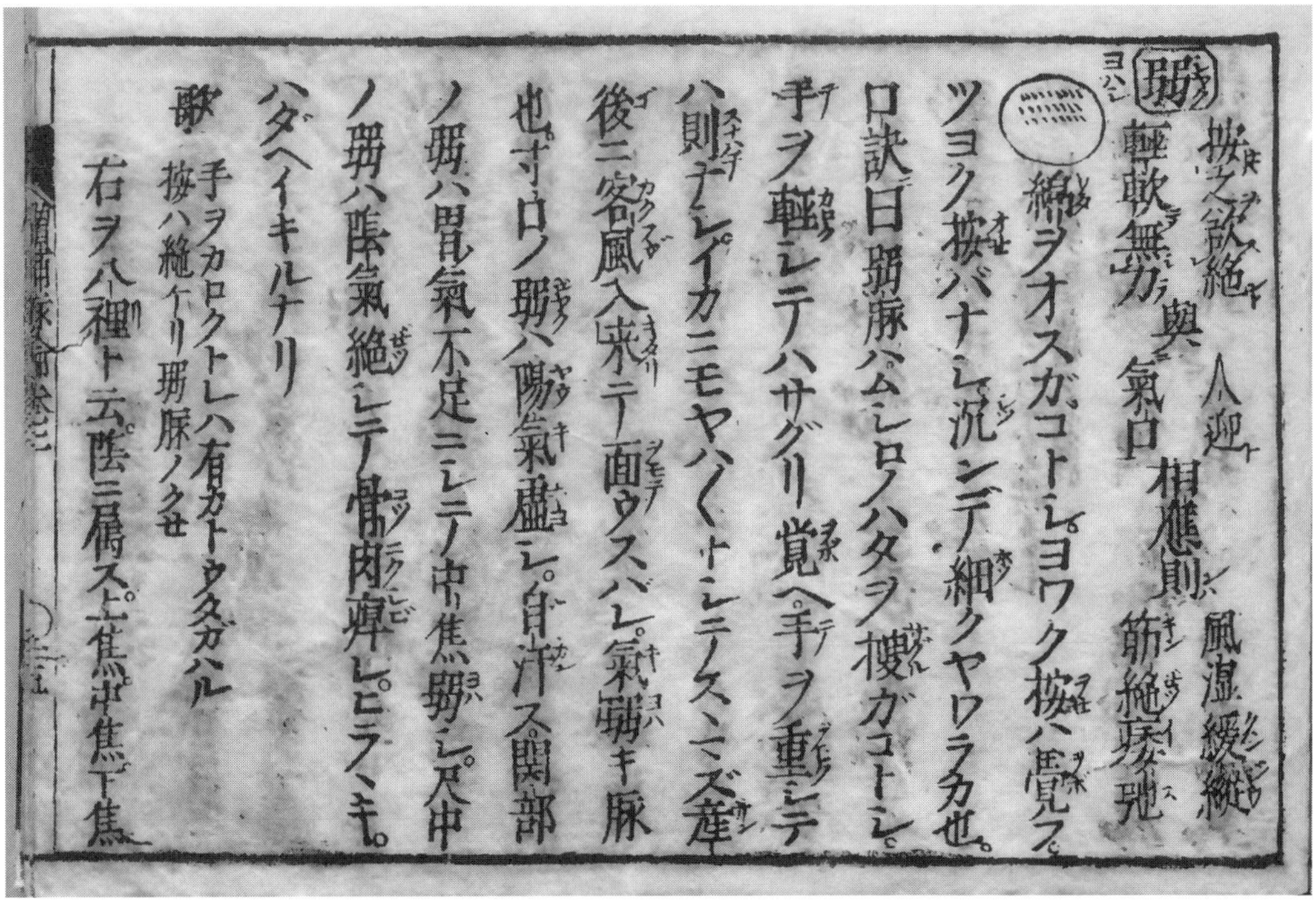
弱　按之欲絶。軽軟無力。與人迎相應則風湿緩縱。與氣口相應則筋絶痿弛。
綿ヲオスガゴトシ。ヨワク按バ覚フ。ツヨク按バナシ。沈シテ細クヤワラカ也。
口訣曰弱脉ハムシロノハタヲ捜ガゴトシ。手ヲ軽シテハサグリ覚ヘ手ヲ重シテハ則ナシ。イカニモヤハヽヽトシテスヽマズ。産後ニ客風入来テ面ウスバレ。氣弱キ脉也。寸口ノ弱ハ陽氣虚シ。自汗ス。関部ノ弱ハ胃氣不足ニシテ中焦弱シ。尺中ノ弱ハ陰氣絶シテ骨肉痹レヒラヽキ。ハダヘイキルナリ
歌　手ヲカロクトレハ有力トウタガハル　按ハ絶ケリ弱脉ノ病
右ヲ八裡ト云。陰ニ属ス。上焦中焦下焦

選択した。『全九集』は「かれかわき」に作る。⑥この段落の前半は典拠未詳。口訣のここまでの部分は、『全九集』巻之一・八裏論を直接の典拠とする。脈状と脈証は、『察病指南』の「按之似有、挙之全無。一云按之似無、挙之全無。力極軟而浮細。一云按之不見、軽手乃得」、『王叔和脈訣』の「少気［一本は少気力に作る］、五心煩熱、脳痛（一本は「脳疼」）耳鳴、下元極冷。按之似有挙之無、髄海丹田定已枯。四体骨蒸労熱甚」を採って構成している。⑦原文「和か」は、おだやか、なごやかの義）。

弱　これを按せば絶えんと欲し、軽軟にして力無し。人迎と相応ずれば則ち風湿緩縦《かんしょう》、気口と相応ずれば則ち筋絶痿弛《いし》す。

綿を按すようである。弱く按せば感じるが、強く按せば感じない。沈んで細く、軟らかである。口訣に曰う、弱脈はほぐしてふっくらした綿を捜《さぐ》るようである①。手を軽くすれば探って感じるが②、手を重くすれば則ち感じない。いかにも柔らかで勢いがない③。産後に客風《かくふう》が入って来て、顔面が少しむくんで④、気が弱い［ことを現す］脈である。弱脈が寸口に現れれば、陽気が虚し、自汗する。弱脈が関上に現れれば、胃の気が不足して、中焦が弱い。弱脈が尺中に現れれば、陰気が絶して骨肉が痺れ、ひりひりし⑤、肌膚がほてる⑥。

歌　手を軽《かろ》くとれば有力と疑わる、按せば絶えけり、弱脈の癖。

右を八裏と云う。陰に属す。上焦、中焦、下焦なり。

①原文「弱脈はむしろのはたを捜すがごとし」は、『全九集』では「むしりわたにさわるがごとし」に作る。「むしりわた」は『王叔和脈訣』や『察病指南』に見える「爛綿」の和語である。「むしりわた」は「毟綿」「繕綿」で、むしるようにし

て広げてほぐし、ふっくらとさせた綿。②原文「さぐりおぼえ」は「探覚え」であろうが、辞典に未収。「探当」から類推すれば、手足で探って物を探して感じること。③原文「やわやわ」は、「柔柔」、やわらかいさま、ものやわらかなさま、おだやかなさま、柔和なさま。原文「進まず」の「進む」には、前進するのほかに、盛んになる、勢いがつくの意味がある。④原文「面うすはれ」の「薄」は名詞などの実詞の上に付き、程度が少ない様を指す。なんとなく、かすかに。「腫れる」は皮膚が膨れあがる様。⑤原文「ひらき」は、「ひらく」の連用形、ひりひりする、ひりひり痛むの意味。『全九集』は「ひいらぎ」（「疼《ひいら》ぐ」も「ひらく」と同義）に作る。⑥この段落の前半は典拠未詳。口訣に引かれている部分は、『全九集』巻之一・八裏論を直接の典拠とする。脈状と脈証は、『王叔和脈訣』の「指下尋之、如爛綿相似、軽手乃得、重手稍無、怏怏不前、曰弱。……生産後客風面腫」、『察病指南』の「指下尋之如爛綿、軽手乃得、重手稍無。……左手寸口脈弱、主心中悸、陽気虚、汗自出」などによって構成されている。原文「はたえいきる」は「肌膚」が「いきる（「熱《いき》る」「熅《いき》る」）」の意味。

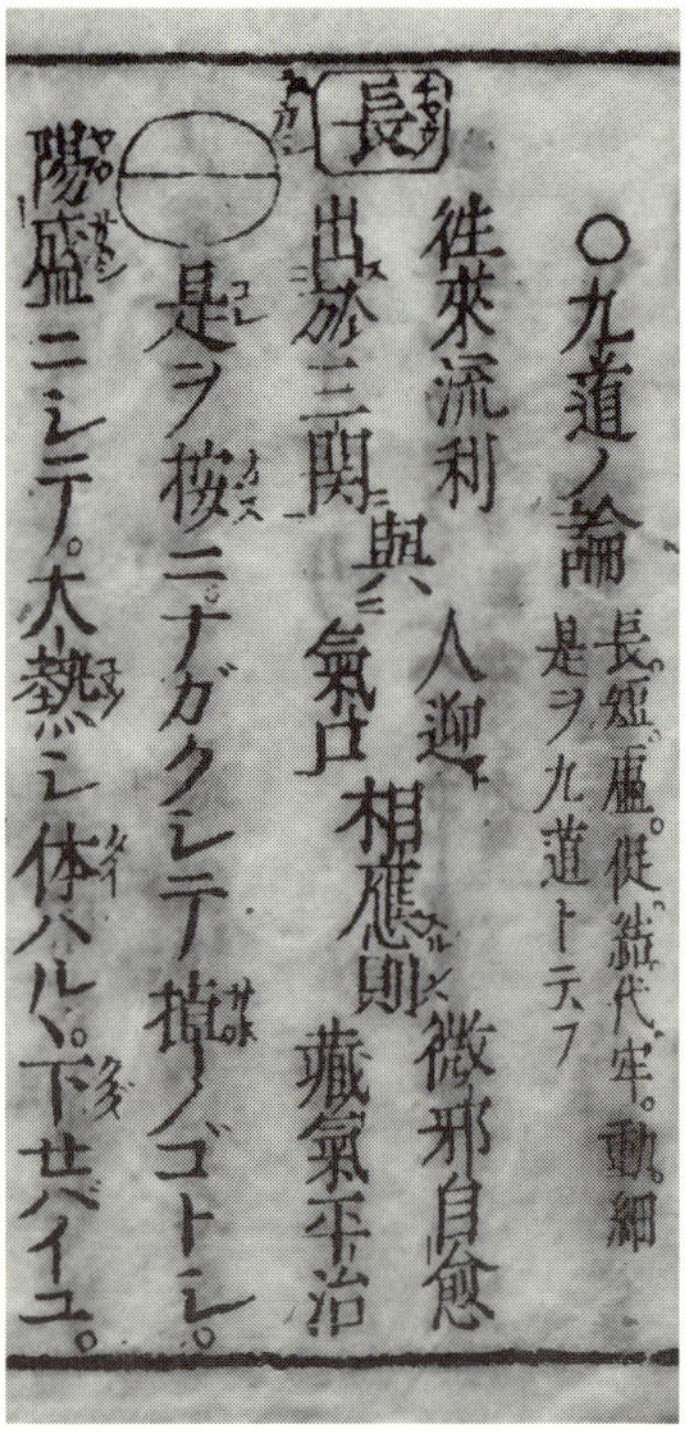
○九道ノ論 長短虚促結代牢動細 是ヲ九道トテフ
長 往来流利 人迎ト微邪自愈 出於三関 與氣口相応則 蔵氣平治
是ヲ按ニナガクシテ棹ノゴトシ
陽盛ニシテ。大熱シ体ハル。下セバイユ。

○九道の論（長短虚促結代牢動細、これを九道という）

【和訳】

長　往来流利、［脈は診脈部位である］三関①を［越えて］出づ。人迎と相応ずれば則ち微邪、自ずから愈ゆ。気口と相応ずれば則ち蔵気平治す。

これを按せば長くて、棹②のようである。陽が盛んで、大熱し、身体が腫れる。下せば愈える。口訣に曰う、長脈は陽である。指で探り求めると、寸関尺の間に竿を保持しているかたち③のようである。指を挙げれば［気に］余りがあり［浮いていて］、寸関尺の本来の位の長さに勝る

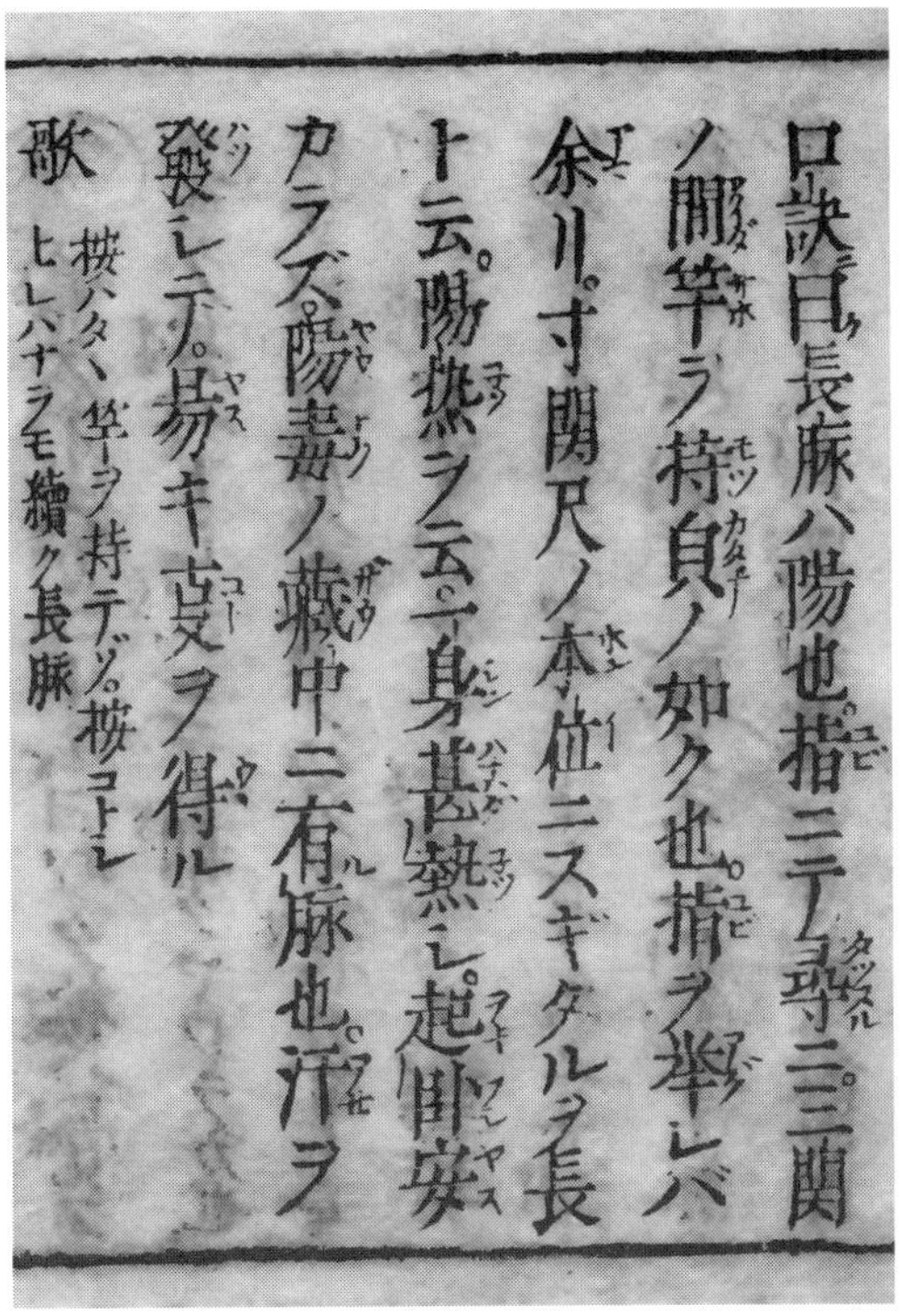
口訣曰、長脉ハ陽也。指ニテ尋ニ三関ノ間竿ヲ持負ノ如ク也。指ヲ挙レバ余リ寸関尺ノ本位ニスギタルヲ長ト云。陽熱ヲ云テ身甚熱シ、起臥安カラズ。陽毒ノ蔵中ニ有脉也。汗ヲ発シテ易キヲ得ル
歌 按ハタヽ竿ヲ持テゾ按コトシ ヒシハナヲモ續ク長脉

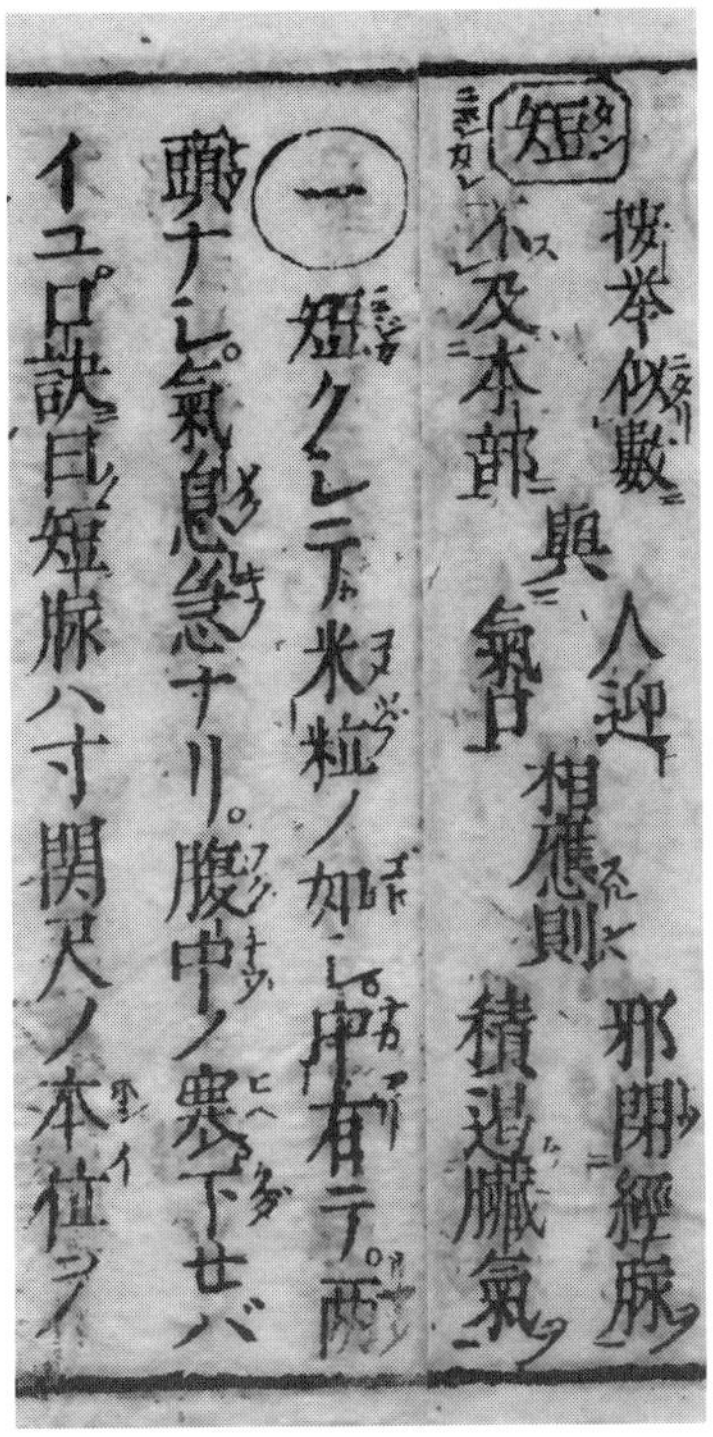
按挙似数 與人迎相應則邪閉經脉 氣口相應則積遏臓氣
短 不及本部
一 短クシテ米粒ノ如シ。中ニ有テ両頭ナシ。氣息急ナリ。腹中ノ寒下セバ
イユ。口訣曰、短脉ハ寸関尺ノ本位ニ

④ものを長脈という。陽熱のこととされる⑤。全身が甚だ発熱して、常に起き伏し⑥が落ち着かない⑦。陽毒が蔵の中に有る脈である⑧。発汗させれば平穏となる⑨。

歌　按せばただ竿を持ちてぞ按す如し、上げればなおも続く長脈。

①原文「三関」は、寸関尺。②原文「掉」は「棹」の誤記。③原文「皃」は「貌」の別体。外見のこと。④原文「本位にすぎたる」の「過ぎる」は、物事が一定の程度以上になる、まさる。⑤原文「云う」は、「言う」とは異なり、人の言ったことや伝聞を引いていう。⑥原文「おきふし」は「起伏」、起きたり寝たりすること、日常の生活、いつも、常に。⑦原文「安からず」の「安い」は、平穏である、おちついている、穏やかである。⑧『全九集』ではこの後に「三焦の熱と知るべし」とある。⑨この段落の前半は典拠未詳。口訣に引かれている部分は、『全九集』巻之一・九道論を直接の典拠とする。脈状と脈証は、『王叔和脈訣』の「指下尋之、三関如持竿之状、挙之有余、曰長。過於本位、亦曰長。主渾身壮熱、坐臥不安。……陽毒在蔵三焦熱、徐徐発汗始能安」を中心に構成されている。原文「易き」は、「安し」と同じ。

短　按挙［ともに］、数に似たり。［しかし、脈の長さは］本部には及ばず。人迎と相応ずれば則ち邪、経脈を閉ず。気口と相応ずれば則ち積、蔵気を遏《とど》む①。

短くて、米粒のようである。［診脈部位の］中間には感じるが、［左右］両頭では感じない。呼吸が急迫である②。腹中の寒えを下せば癒える。口訣にいう、短脈とは、寸関尺の本位［の長さ］に及ばないものを短と云うのである。手足がわけもなく寒く③、腹中に気を生じ④、三焦が塞がり、

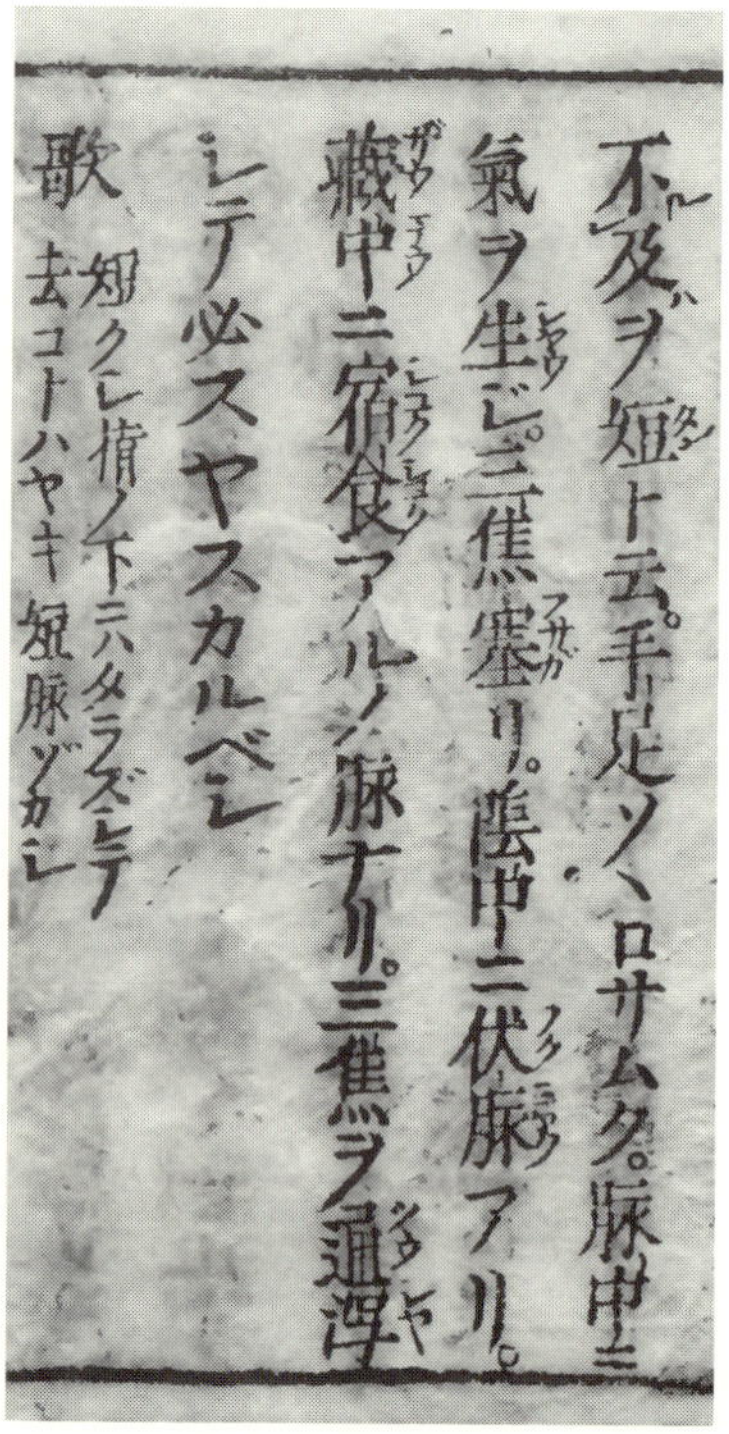
不及ヲ短ト云。手足ソヽロサムク。脉中ニ
気ヲ生ジ。三焦塞リ。陰中ニ伏脉アリ。
蔵中ニ宿食アルノ脉ナリ。三焦ヲ通瀉
シテ必ズヤスカルベシ
歌　短クシ指ノ下ニハタラズシテ
去コトハヤキ短脉ゾカシ

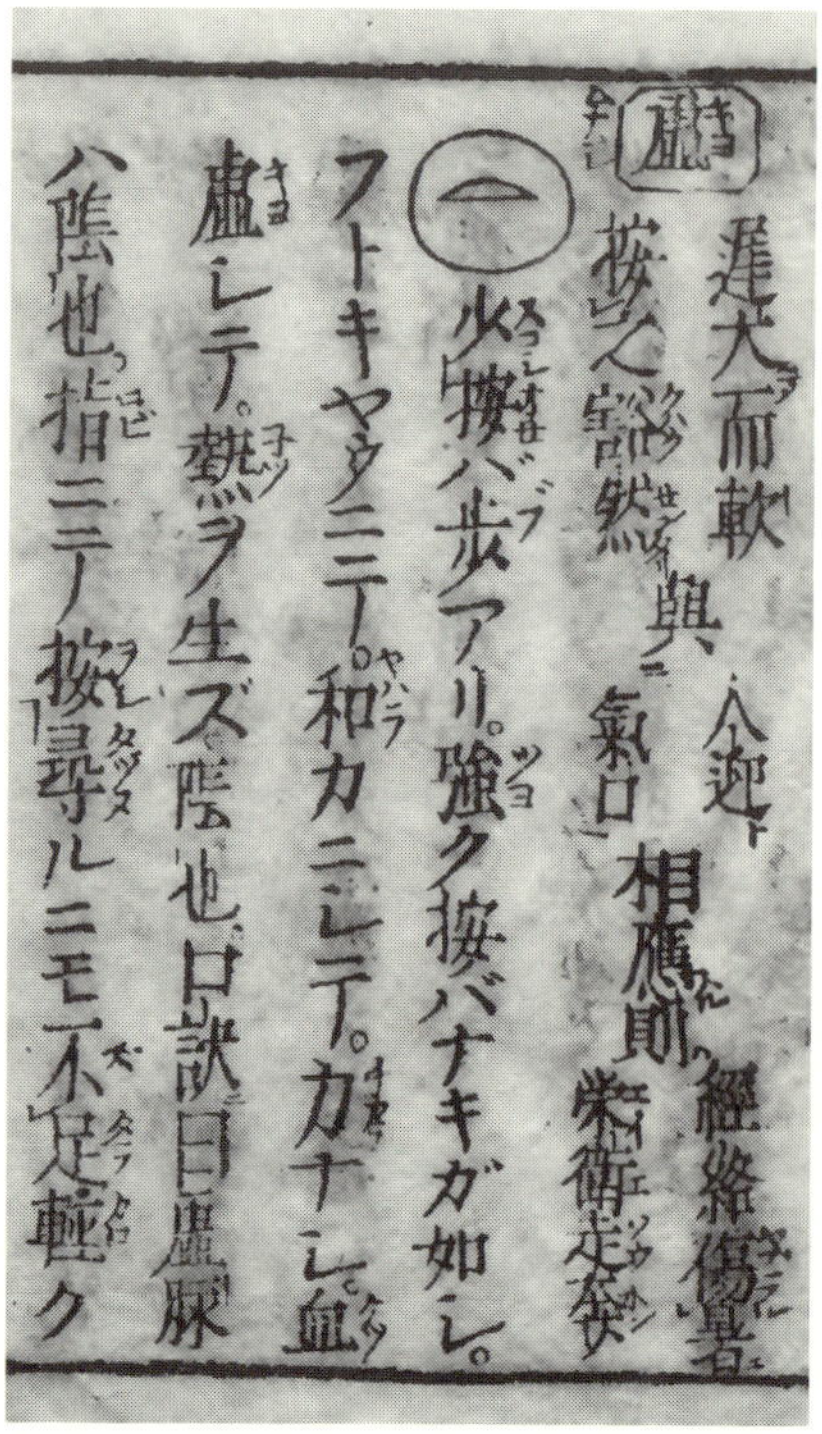
虚　遅大而軟。按之豁然。与人迎相応則経絡傷暑。与気口相応則栄衛走奔。
① 少シ按バ歩アリ。強ク按バナキガ如シ。
フトキヤワニテ。和カニシテ。力ナシ。血
虚シテ。熱ヲ生ズ陰也。口訣曰虚脉
ハ陰也。指ニテ按尋ルニモ不足。軽ク

陰中に伏脈があり、蔵中に宿食のある脈である。三焦を通瀉⑤すれば必ず平穏となるであろう⑥。

歌　短くし指の下には足らずして、去ること疾《はや》き短脈ぞかし。

①原文「遏《とど》む」は「止む」「停む」「留む」と同じ。ここでは抑止するの義。②原文「気息」は呼吸。貝原益軒の『養生訓』に「気息を静かにしてあらくすべからず」とある。「急」は、はやい、いそぐの意。③原文「そぞろ」は、これという理由も無く、知らず知らずに。④原文は「脈中に気を生じ」であるが、これは『王叔和脈訣』の「腹中生気」あるいは『脈訣刊誤』の「腹中冷気」に基づくものであるから、「脈中」は「腹中」に改めた。⑤「通瀉」は『王叔和脈訣』では「大瀉通腸」とある。「瀉法を行って、腸を通じさせる」の意。⑥この段落の前半は典拠未詳。口訣に引かれている部分は、『全九集』巻之一・九道論を直接の典拠とする。『王叔和脈訣』の「指下尋之、不及本位、曰短。主四肢［『脈訣刊誤』は「四肢」を「体虚」に作る］悪寒、腹中生［『脈訣刊誤』は「生」を「冷」に作り、「作「生気」非」という］気、宿食不消。短脈陰中有伏陽、三焦気壅［『脈訣刊誤』「気壅三焦」に作る］不得昌。臓中宿食生寒気、大瀉通腸必得康」を基本に構成されている。

虚　遅大にして軟、これを按せば豁然たり。人迎と相応ずれば則ち経絡、暑に傷られる。気口と相応ずれば則ち栄衛走奔《そうほん》す。

少し按せば歩《ぶ》がある①。強く按せば［搏動が］ないかのようでもある。太くて、やわらかく、力が無い。血虚して熱を生ずる。陰である。口訣にいう、虚脈は陰である。指で按して探し求めても足らず、軽くあげても足らず、いかにも空疎な脈である②。物に驚き、胸騒ぎし、放心状態になりやすく③、血虚して、ほてり④熱することを主る。三焦を補益すれ

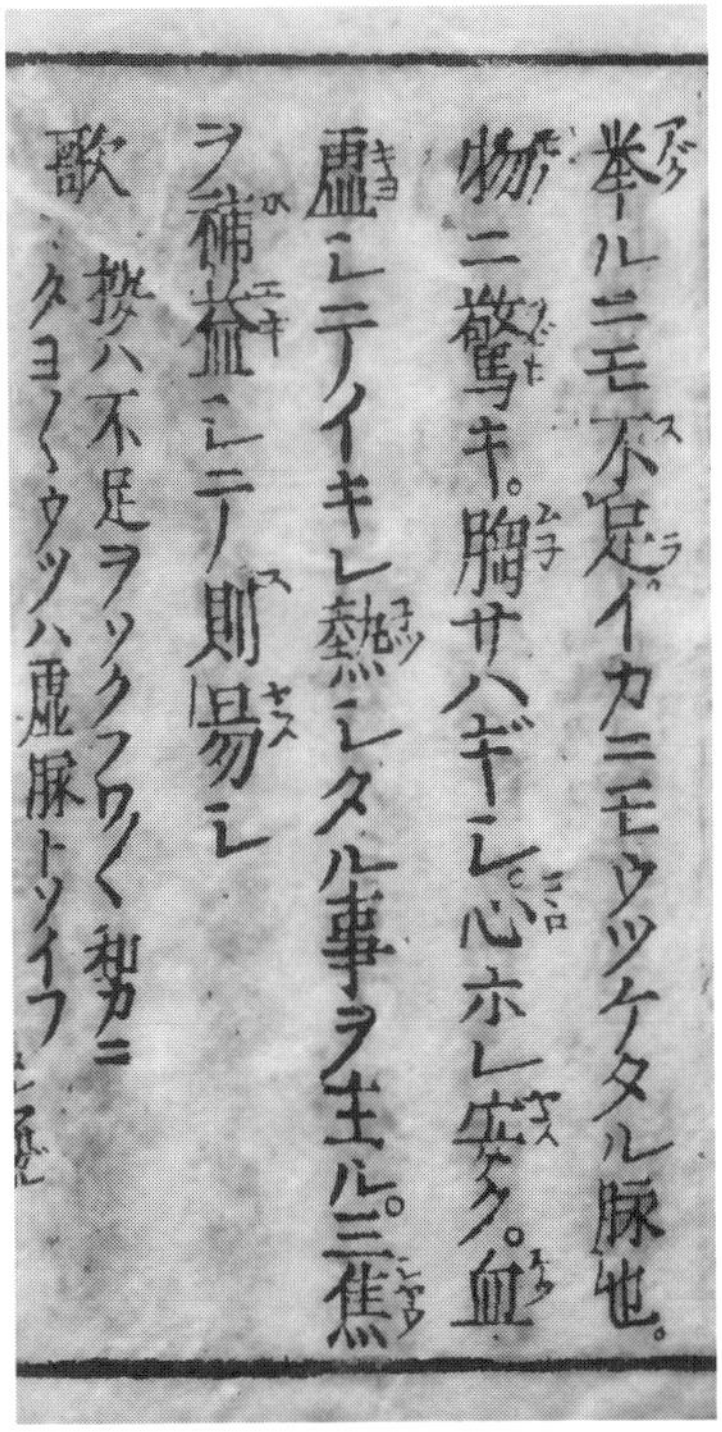
挙ルニモ不足イカニモウツケタル脉也。物ニ驚キ。胸サハギシ心ホレ安ク。血虚シテイキレ熱シタル事ヲ生ル三焦ヲ補益シテ則陽シ
歌　按ハ不足ヲソクフワくヤワニタヨくウツハ虚脉トソイフ

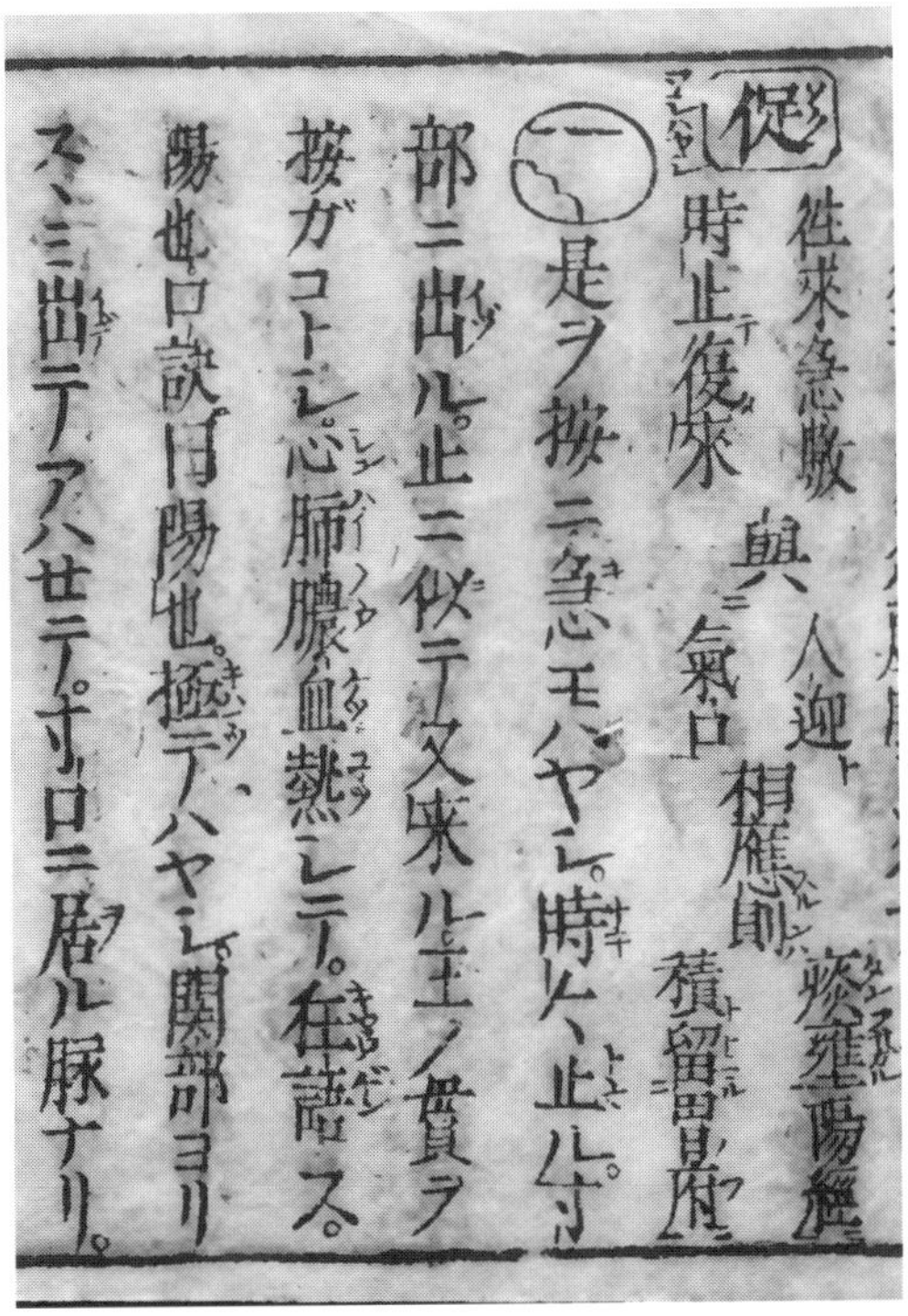
促　往来急数 時止復来 與人迎相應則痰 陽経 氣口 積留胃府
一 是ヲ按ニ急モハヤシ。時々止ル寸部ニ出ル。止ニ似テ又来ル。玉ノ貫ヲ按ガゴトシ。心肺膿血熱シテ。狂譫ス。陽也。口訣ニ曰陽也。極テハヤシ。関部ヨリ尺ニ出テアハセテ寸口ニ居ル脉ナリ。

ば平穏となる⑤。

歌　按せば不足、遅く、ふわふわやわらかに、たよたよ⑥うつは虚脈とぞいう。

①原文「歩」は、歩み、歩くこと。ここでは搏動。②原文「うつけたる」は「空ける」「虚ける」で、中が空っぽ、空疎。③原文「心惚《ほ》る」は放心状態、恍惚状態になること。④原文「いきれ」は「熱《いきれ》」「熅」、熱くなる、ほてるの義。⑤この段落の前半は典拠未詳。口訣に引かれている部分は、『全九集』巻之一・九道論を直接の典拠とする。『王叔和脈訣』に「虚者陰也。指下尋之不足、挙之亦然、曰虚。……多驚、心中恍惚、……血虚臓腑生煩熱、補益三焦便得寧」、『察病指南』に「按之不足、遅大而軟、曰虚。主気血虚、生煩熱」の類文が見られる。原文「易き」は、「安し」と同じ。⑥原文「たよたよ」は、しなやかなさま、元気のないさま、弱々しいさま。

促　往来急数、時に止まりて復た来る。人迎と相応ずれば則ち痰、陽経に壅《ふさ》がる。気口と相応ずれば則ち積、胃の府に留まる。

これを按すに急も①速く、時々止まる。寸部に出る。［脈が］止まるようでいて、またやって来る。珠を貫くようである。心肺膿血、熱して狂語す。［脈状の陰陽で言えば、促脈は］陽である②。口訣に曰う、陽である。極めて速い。関上から進みでて、あわせて寸口に居る脈である。常よりも特別に速くて、一動ごとに［脈搏が］中断する③。血斑点を生じさせる脈である④。この促脈は次第に現れる数が増えれば死んでしまう。次第に現れる数が減退すれば必ず生きるものである⑤。

歌　極まりて数に一度留まりつつ、又々来るは陽盛んなり。

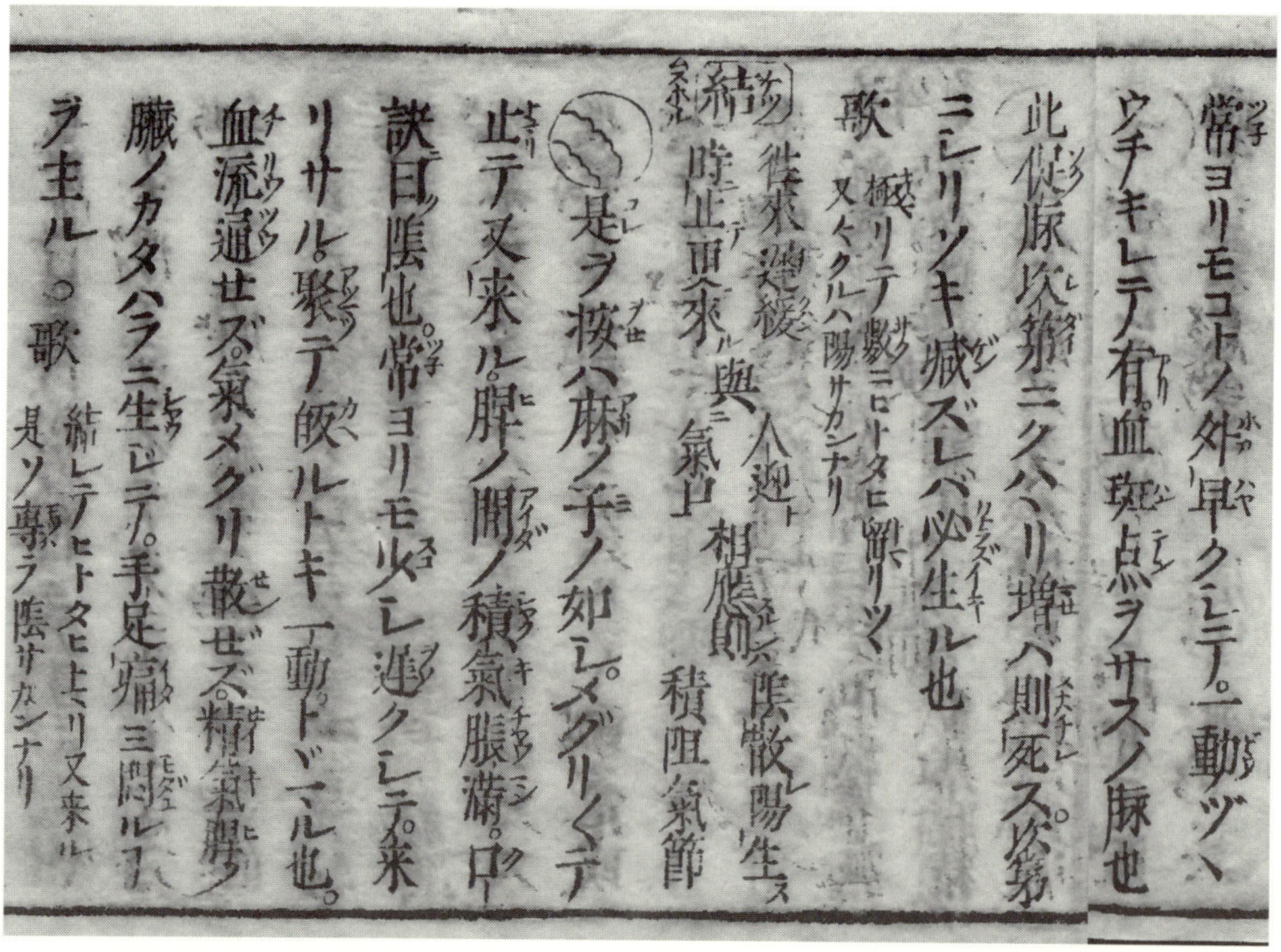
常ヨリモコトノ外早クシレテ一動ツゝ
ウチキレテ有血斑点ヲサスノ脉也
此促脉欬嗽ニクハリ増ハ則死ス欬嗽
ニシレリソキ喊ズレバ必生ル也
歌 喊リテ数ニロトタヒ節リツゝ又々クルハ陽サカンナリ
結 往来遅緩時止更来與人迎相応則陰散陽生與気口相応則積阻気節
是ヲ按ハ麻ノ子ノ如シメグリ／＼テ
止テ又来ル脾ノ間ノ積気脹満ス
訣曰陰也常ヨリモ少シ遅クシレテ来
リサルゝ聚テ帰ルトキ一動トゞマル也
血流通セズ気メグリ散セズ精気脾
臓ノカタハラニ生ジテ手足痛ミ悶ル
ヲ主ル 歌 結レテノヒトタヒ止ミリ又来ル是ソ専ラ陰サカンナリ

①原文「急も」は「もっとも」と読むか。難読。②原文「はやし。時々止まる。寸部に出る。止に似て又来る。王の貫を按がごとし、心肺膿血熱して狂語す。陽也」は難解であり、『王叔和脈訣』『察病指南』に対応する文章に見られない。ただ『医学真経』察脈総括・脈訣に「促瀉陽也。貫珠而上促於寸口。……尋之数急時似止而復来。……狂語、心肺瘀血内已成斑」の類文が見える。ここではそれらを参照して言葉を変えて訳した。③原文「うちきれて」は「打切」、断ち切る、中止する。④原文「血斑点をさす」の「さす」には、潮が満ちるの意味がある。「熱気さす」といえば、発熱して皮膚が発赤する様。⑤この段落の前半は典拠未詳。口訣に引かれている部分は、『全九集』巻之一・九道論を直接の典拠とする。脈状と脈証は、『王叔和脈訣』の「促者陽也。指下尋之極数、併居寸口、曰促。……常居寸口、血成斑。忽然漸退人生也、若或加時命在天」、『察病指南』の類文などを典拠とする部分も見られるが、注にも述べたように、それらに見られない文章がなく、典拠が不明な分だけ、難解である。

結 往来遅緩、時に止まりて更に来る。人迎と相応ずれば則ち陰散じ、陽生ず。気口と相応ずれば則ち積阻《はば》み気節《ふさ》がる①。

この脈を按すと麻の実のようである。巡り続けて②、止まってまた来る。脾の中③に積気があり脹満する④。口訣に曰う、陰である。通常「の脈状」よりも少し遅くて、脈が来たり去り、聚《あつ》まっては帰る⑤時に一動止まる。血が流通せず、気がめぐり散じることがない。積気⑥が脾の蔵の傍らに生じて、手足が痛み悶えることを主る⑦。

歌 結ぼれて一度止まりまた来る、是れぞ専ら陰盛んなり。

①原文「積阻気節」には返り点が無く難読である。これは『診脈口伝集』でも同

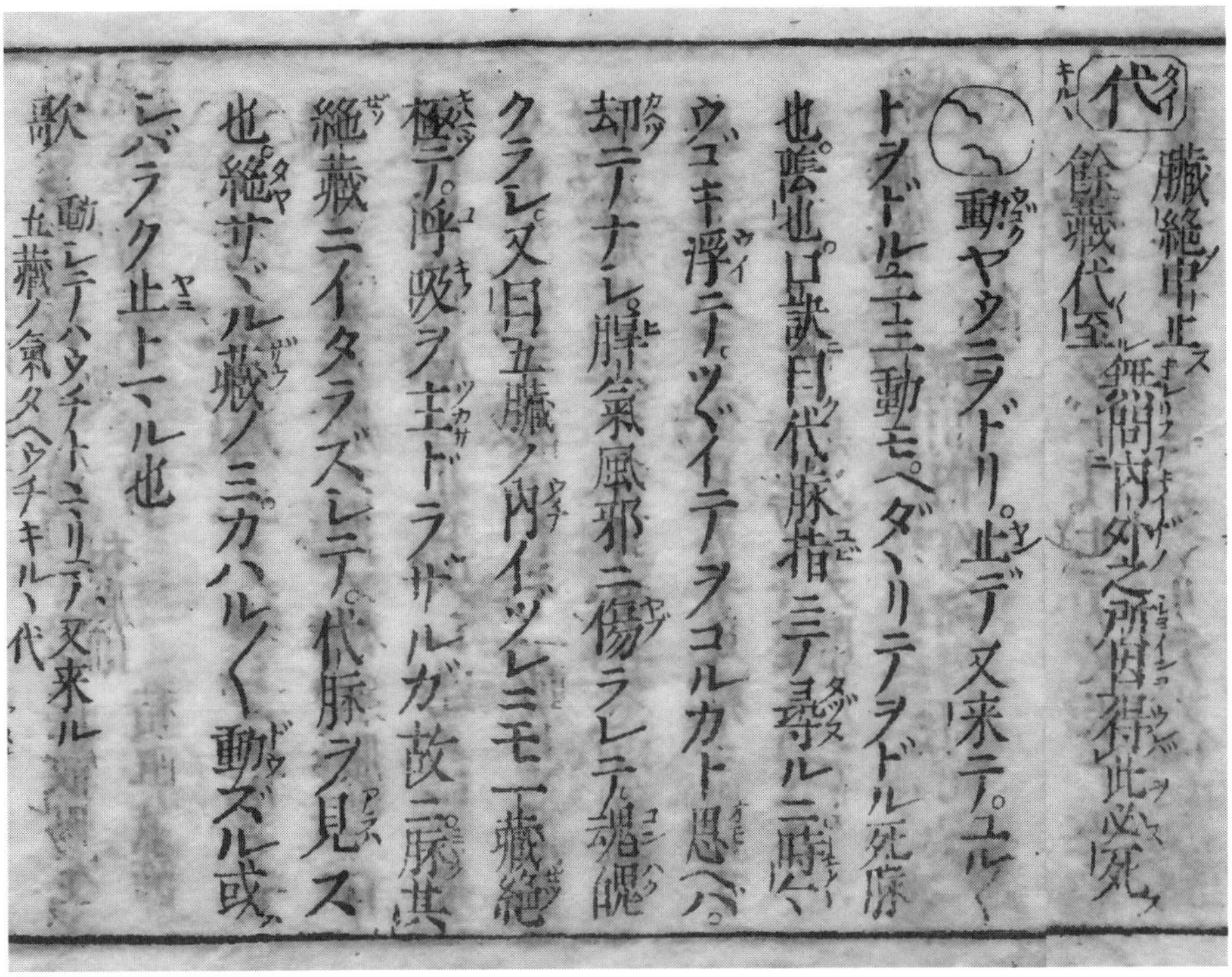

代《タイ》 藏絶中止ス無問内外之所因得此必死ス
餘藏代至
動《ウゴク》ヤウニヲドリ。止デ又来テ。ユル〳〵
トヲドル也二三動モヘダヽリテヲドル死脉
也口訣曰代脉指《ユビ》ニテ尋《タヅヌ》ルニ時々
ウゴキ浮《ウイ》テツヾイテヲコルカト思ヘバ。
却《カヘツ》テナシ。脾《ヒ》氣風邪ニ傷《ヤブ》ラレテ魂魄《コンハク》
クラシ又曰五臓ノ内《ウチ》イヅレニモ一藏絶《ゼツ》
極《キハマ》テ。呼吸《コキウ》ヲ主《ツカサ》ドラザルガ故ニ脉其
絶《ゼツ》藏ニイタラズシテ代脉ヲ見《アラハ》ス
也絶《タヘ》ザル藏《ザウ》ノミカハル〳〵動《ドウ》ズル或
ハシバラク止《ヤミ》トマル也
歌　動テハタチイトヾリテ又来ル　五藏ノ氣タヘタチキルヽ代

じであるため、ここではしばらく『脈法手引草』の読みに従う。ただし『三因極一病証方論』の和刻本では「積阻ニ気節ニ」と読む。②原文「めぐりめぐる」は「巡巡」「回回」、巡り続ける、ぐるぐるまわるの意。③原文「脾の間」の「間」は、日本語では、概ね二つのものに挟まれた部分を指す言葉であるが、漢語「間」には「中」「裏」の訓もあるので、訳文ではそれを採用した。④「脾の間の積気脹満」は、『王叔和脈訣』の「積気生于脾蔵旁、大腸疼痛」、『察病指南』の「積気生於脾蔵之傍、大腸作陣疼痛」による。⑤原文「皈」は「帰」の俗字。⑥原文は「精気」となっているが、『類証弁異全九集』『王叔和脈訣』『察病指南』に従い「積気」に改めた。⑦この段落の前半は典拠未詳。口訣に引かれている部分は、『全九集』巻之一・九道論を直接の典拠とする。『王叔和脈訣』に「或来或去、聚而却還、曰結。主四肢気悶、連痛時来。積気生於脾臓傍」などの類文が見られる。

代　蔵絶して中止す、余蔵代わる代わる至る①。内外の所因を問うこと無く、これを得れば必ず死す。

動くように躍り②、止まってまた来て、ゆっくりと③躍る。二、三動もの間隔をおいて躍る。口訣にいう、代脈は、指で探り求めるに④、時々動き、浮いて、続いて起こるかと思うと、もとに戻って無くなる。脾の気が風邪に傷られて、魂魄が暗い⑤。またいう、五蔵のうちのどれでも⑥、一つの蔵の絶が極まって、呼吸をつかさどらないために、脈もその絶する蔵に至らず、代脈を現す。［蔵の気が］絶えない蔵のみ代わる代わる動じ、あるいは暫く止まるのである⑦。

歌　動じてはたち止まりてまた来る、五蔵の気絶え、うちきるる代。

①原文「代代」は、入れかわりたちかわり、かわりがわりの意。②本章原文に3

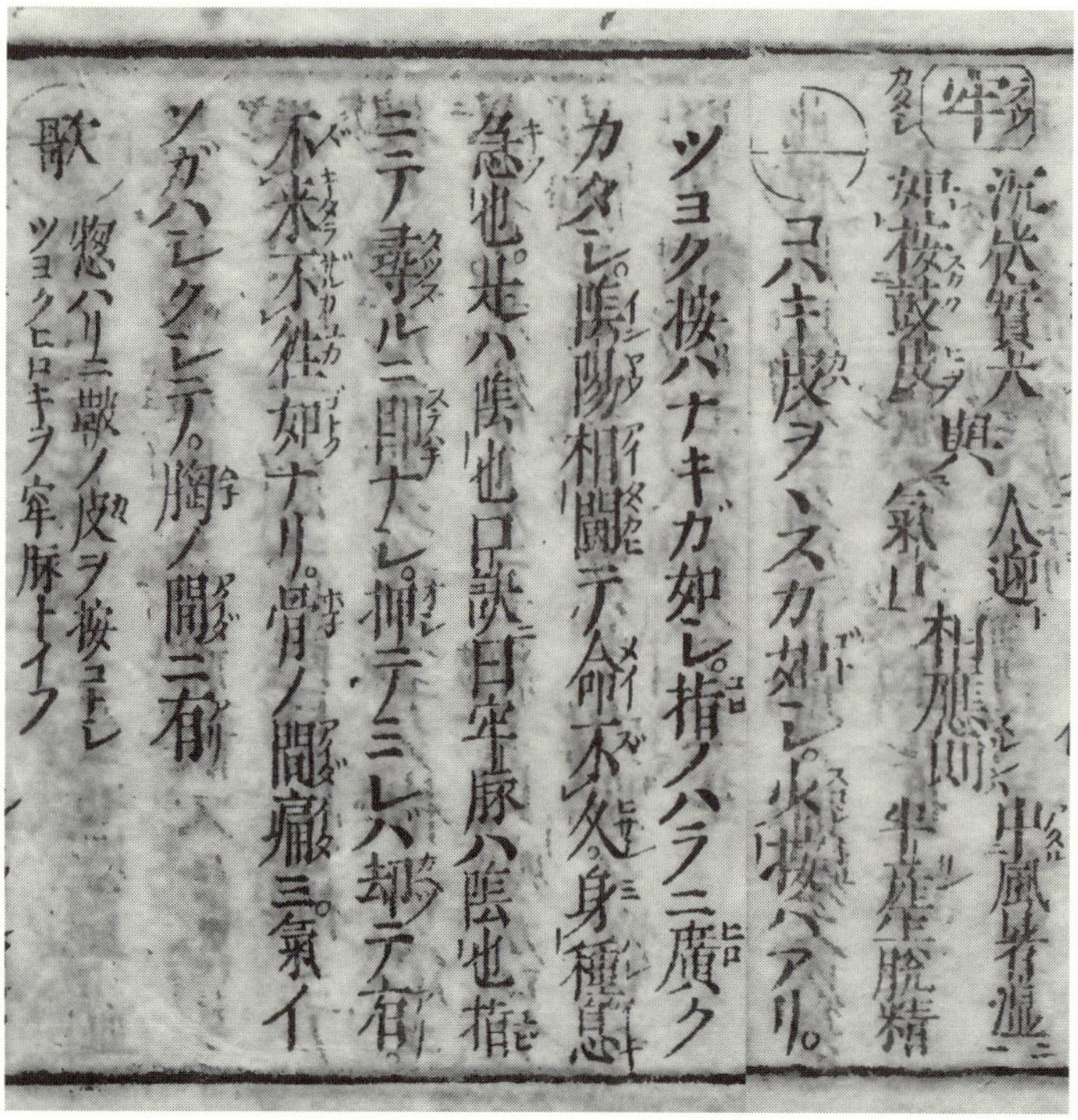

回見える「おどる」は、「踊る」でなく「躍る」「跳る」を当てることが相応しい。高くはねあがる、激しく動く、リズミカルに動くの意味。③原文「ゆるゆる」は「緩緩」、ゆったりしたさま、ゆっくり、そろそろ。④原文「尋ぬる」は、探し求めるの義。⑤原文「くらい」は『王叔和脈訣』の「冥冥」の和訳である。魂（肝）と魄（肺）の働きが悪いとの意味か。⑥原文「いずれにも」の「何れ」は「どれ」、「にも」は「……でも」の義。⑦この段落の前半は典拠未詳。口訣の部分のみ『全九集』巻之一・九道論を直接の典拠とする。口訣に見られる脈状と脈証は、『王叔和脈訣』に「指下尋之、動而復起、冉冉不能自還、曰代。……魂魄冥冥何所拘」の類文が見られる。

牢①　沈伏実大、鼓皮を按すが如し。人迎と相応ずれば則ち風暑湿に中る②。気口と相応ずれば則ち半産生脱精③。

強《こわ》い皮を按すかのようである④。少し按せば脈が有る。強く按せば無いかのようである⑤。指の腹に［感じる脈が］広く堅い。陰陽が互いに闘うことで、短命である。身体が腫れて、呼吸が急迫である。これは陰［に属する脈］である。口訣に曰う、牢脈は陰である。指で探り求めると感じないが、按してみるとかえって感じる。［脈搏の］往来が無いようである。骨の間が痛み⑥、胸では気が落ち着かない⑦。

歌　惣はりに鞁の皮を按すごとし、強く広きを牢脈という。

①原文「牢」は『三因極一病証方論』、『脈訣指掌病式図説』弁脈体名状、『切紙』第四・弁脈体名状、『診脈口伝集』では「革」に作る。②原文「中風暑湿」は、『三因極一病証方論』では「中風着湿」に、『切紙』第四・弁脈体名状では「中風暑邪」に作る。『診脈口伝集』は『脈論口訣』と同じ。③原文「半産生脱精」は、『三因極

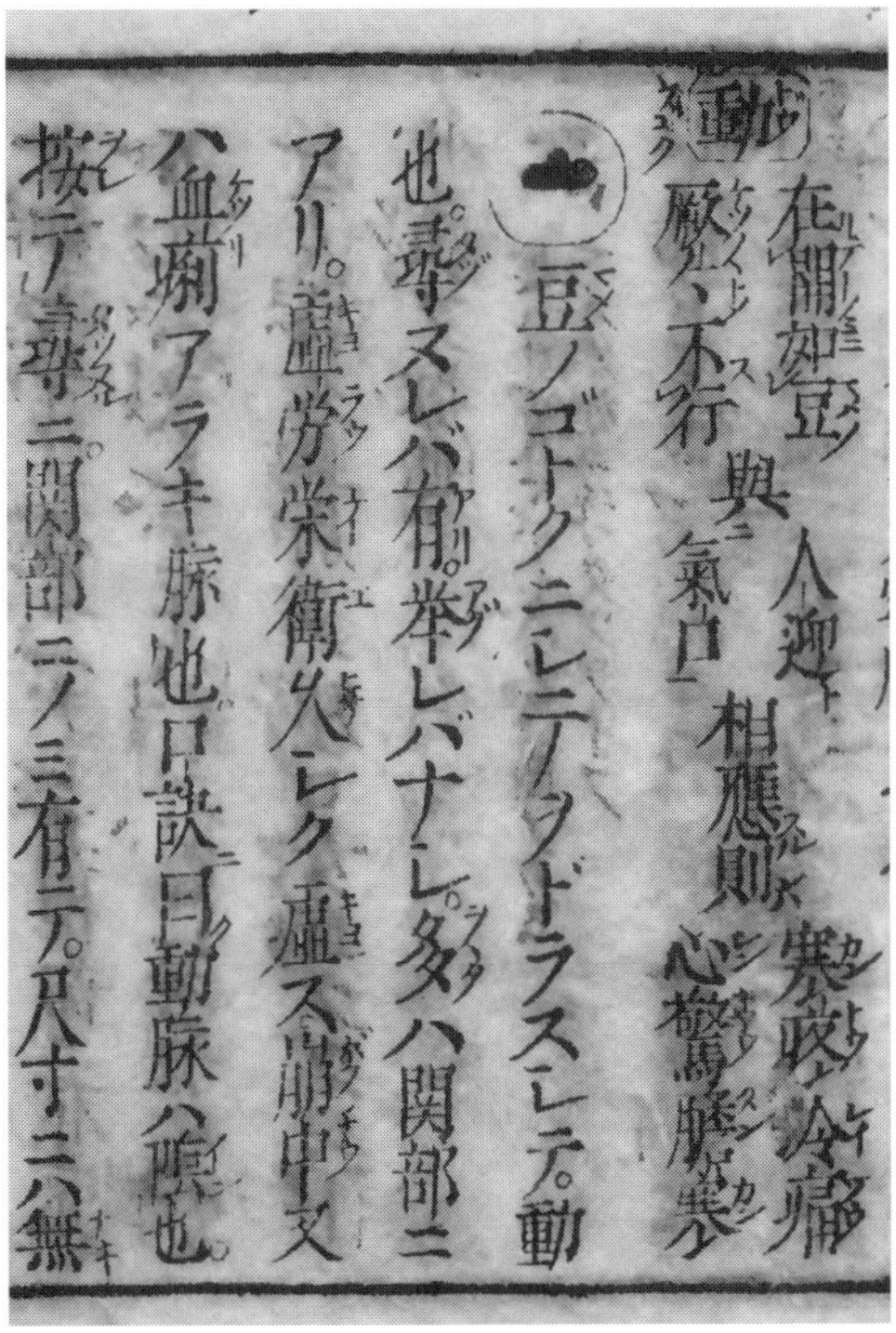
動 在関如豆厥厥不行与人迎相応則寒疼冷痛与氣口相応則心驚胆寒
一 豆ノゴトクニシテヲドラズシテ。動也。尋ヌレバ有リ。挙レバナシ。多ハ関部ニアリ。虚労栄衛久シク虚ス。崩中又ハ血痢アラキ脉也。口訣曰、動脉ハ陰也。按テ尋ニ関部ニノミ有テ。尺寸ニハ無

一病証方論』では「半産脱精」四字に作る。『脈訣指掌病式図説』弁脈体名状、『切紙』第四・弁脈体名状も同じ。『診脈口伝集』は『脈論口訣』と同じ。④原文「強《こわ》い」は、堅くてごわごわしているの意。⑤この部分は、おそらく『王叔和脈訣』の「指下尋之則無、按之即有」と、『察病指南』の「按之実強、有似沈状。一云沈伏実大、如按鼓皮曰牢」を重ね合わせて構成した文章であるが、典拠となつた文章を見ないと難解である。⑥原文「骨《ほね》の間《あいだ》痛み」は『王叔和脈訣』の「骨間疼痛」を和訳したものであるが、『察病指南』では「骨肉疼痛」となっている。⑦この段落の前半は典拠未詳。口訣の部分のみ『全九集』巻之一・九道論を直接の典拠とする。元来は『王叔和脈訣』の「指下尋之即無、按之却有、曰牢。主骨間疼痛、……気促在胸前」、『察病指南』の「如按鼓皮曰牢。……婦人半産漏下、男子亡血失精」による。原文「いそがわしく」は「忙」で、落ち着かない、忙しいの意味。この一節は『王叔和脈訣』の「気促在胸前」の和訳。

動 関のみに在りて豆の如し、厥厥として行かず。人迎と相応ずれば則ち寒疼冷痛、気口と相応ずれば則ち心驚胆寒。

豆のようで、[脈状に] 激しい動きはなく①、探り求めると感じるが、[指を] 挙げると感じない。多くは関上に見られる。虚労して、栄衛が慢性的に虚している。崩中または血痢が甚だしい②脈である。口訣に曰う、動脈は陰である。按して探り求めるに、関上にのみ現れて、尺中や寸口には現れないようである。[指を] 挙げてうかがえば感じない。その関上に現れる脈も、往来せず、その場所を離れない。手足が疲れて弱く、血痢を患い、崩中、血痢の脈である③。

歌　按せば寸、尺まで足らず、関の上、豆の如くに浮き立つをいう。

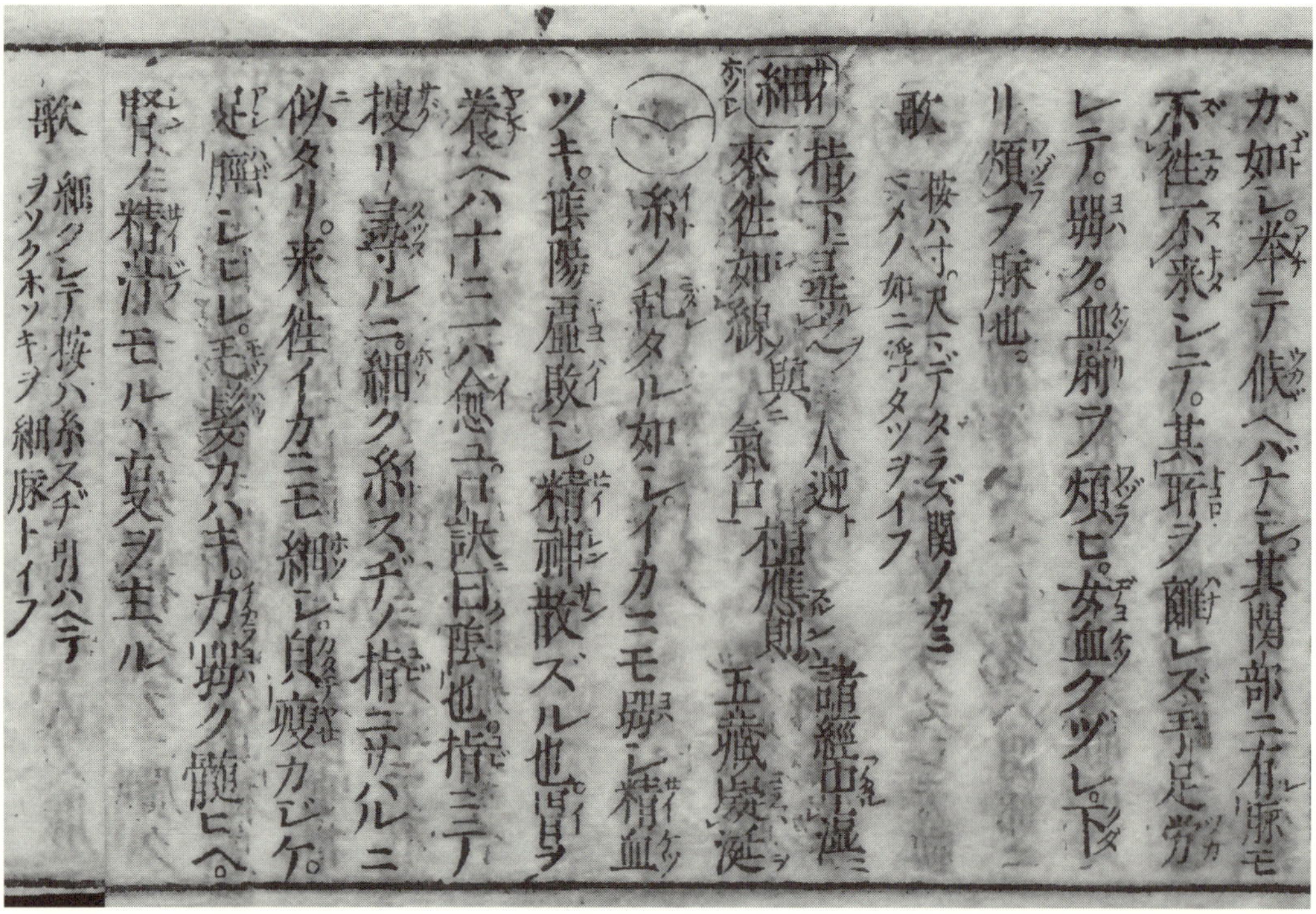

ガ如シ。挙テ候ヘバナシ。其関部ニ有レ脉モ不往不来シテ。其所ヲ離レズ。手足労レテ。弱ク。血崩ヲ煩ヒ。女血クヅレ。下リ煩フ脉也。

歌　按ハ寸尺ニデタラズ関ノカミヒメノハ如ニ浮テタツヲイフ

細　指下尋之ヘ人迎ト相応ズレバ諸経中湿ニ来往如線ノ。與気口相応則五蔵凝涎糸ノ乱タル如シ。イカニモ弱シ。精血ツキ。陰陽虚敗シ。精神散ズル也。胃ヲ養ヘバ十二一ハ愈ユ。口訣曰陰也。指ニテ捜リ尋ルニ。細ク糸スヂノ指ニサハルニ似タリ。来往イカニモ細シ。貌痩カジケ。足脛シビレ。毛髪カハキ。力弱ク。髄ヒヘ。腎ノ精汁モルヽ事ヲ主ル

歌　細クシテ按ハ糸スヂ引ハヘテヲソクホソキヲ細脉トイフ

①原文「躍らずして動くなり」は、搏動に大きな動きがなく、の意。②原文「あらき」は「粗い」「荒い」、すなわち物事の勢いが強く激しいさま、程度の悪いさま。③この段落の前半は典拠未詳。口訣の部分のみ『全九集』巻之一・九道論を直接の典拠とする。元来は『王叔和脈訣』の「指下尋之似有、挙之還無、……主四体虚労、崩中血痢」、『察病指南』の「指下按之無頭尾、大如豆、……不来不往、曰動。……崩中血利」などによる。原文「女血くづれ下り煩う」は『王叔和脈訣』などの「崩中血痢」の和訳。

細　指の下にこれを尋ねれば、来往、線の如し。人迎と相応ずれば則ち諸経、湿に中《あた》る。気口と相応ずれば則ち五蔵、涎を凝《こ》らす。

糸が乱れたようで、いかにも弱い。精血が尽き、陰陽が虚敗し、精神が散じている。胃を養えば十に一は愈える。口訣に曰う、陰である。指で探りもとめると、細く、糸筋の指に触るようである。［脈の］往来がいかにも細い。姿形が痩せて生気無く衰え、足脛が痺れ、毛髪が乾き、髄冷え、腎の精汁が漏れることを主る①。

歌　細くして按せば糸筋引きはえて②、遅く細きを細脈という。

①この段落の前半は典拠未詳。口訣の部分のみ『全九集』巻之一・九道論を直接の典拠とする。元来は『王叔和脈訣』の「陰也。指下尋之、似線、来往極微、曰細。主脛痩髄冷、乏力泄精。乏力無精脛裏痩、形容痩悴髪毛乾」、『察病指南』の「指下尋之、細如絲線、来往極微小、曰細。主脛痩髄冷、乏力損精」などによる。原文「皃痩せかじけ」は、『王叔和脈訣』の「形容痩瘁、髪毛乾」の和訳。原文「皃」（貌の別体）は姿形、顔立ち。「かじけ」は「悴ける」、生気がなくなり衰えるの義。②原文「引延《ひきは》えて」は、長く延ばす、引き延ばすの意。

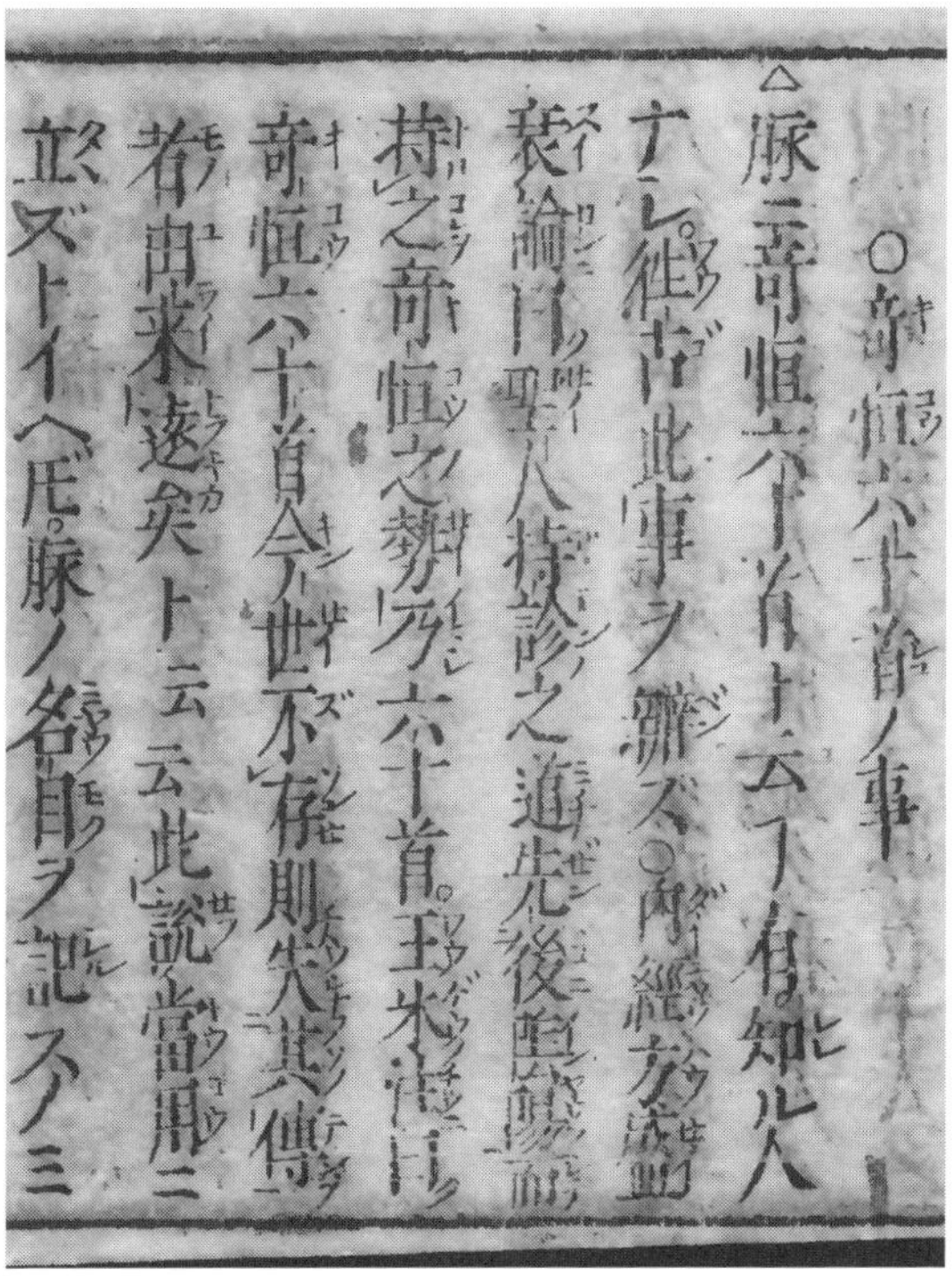
○奇恒六十首ノ事
△脈ニ奇恒六十首ト云フ事有リ。知ル人
ナシ。往古ニ此事ヲ弁ズ。○内経方盛
衰論ニ曰ク、聖人持診之道、先後陰陽而
持之。奇恒之勢乃六十首。王氷注曰ク、
奇恒六十首今世不存。則失其傳
者由来遠矣ト云云。此説当用ニ
益ズトイヘドモ、脈ノ名目ヲ記スノミ

○奇恒《きこう》六十首《しゅ》の事①

【和訳】△脈に「奇恒六十首」ということがある。［これは］一般には知られていないが、遠い昔にはこのことが問題にされている②。○『［黄帝］内経［素問］』方盛衰論にいう、「聖人、持診の道、陰陽を先後してこれを持《と》る。『奇恒之勢』は今③、六十首」と。王氷の注に「奇恒六十首、今の世に存せず。則ち其の伝を失する者、由来遠きか」云々とある。この説は、当面の必要には役立つものではないが④、脈［状］の名称⑤［の数］を記しているのである⑥。

①ここで引かれている『素問』方盛衰論とその王氷注は、実際には『難経本義』の滑寿の注から引かれたもので、『素問』の原文とはかなり違っているので、先ず原文を引用する。「是以聖人持診之道、先後陰陽而持之、『奇恒之勢』乃六十首、診合微之事、追陰陽之変、章五中之情、其中之論、取虚実之要、定五度之事、知此乃足以診。」、王氷注「『奇恒勢』六十首、今世不伝」。滑寿の注は次の通り。「六十首、按『内経』方盛衰篇曰、聖人持診之道、先後陰陽而持之。奇恒之勢、乃六十首。王註謂奇恒六十首、今世不存、則失其伝者由来遠矣」。○ここで「六十首」を脈状の数と解釈しているのは、『難経』十六難の「脈有三部九候。有陰陽。有軽重。有六十首」を踏まえた解釈であるが、張介賓が『霊枢』禁服篇に見える「九鍼六十篇」に擬するなど、多くの異説がある。諸説については『難経本義大鈔』の十六難の注に詳しい。②原文「往古」は、遠い過去、大昔のこと。「弁ず」は処理する、わきまえるの義。ここでは問題として取り扱われているの意味。③原文「乃」には「いまし」と振り仮名があるが、「乃し」あるいは「今し」と表記し、たった今、今となって、の意。「し」は強調の副助詞。ただし「乃」を「すなわち」と訓ずる『難経』の

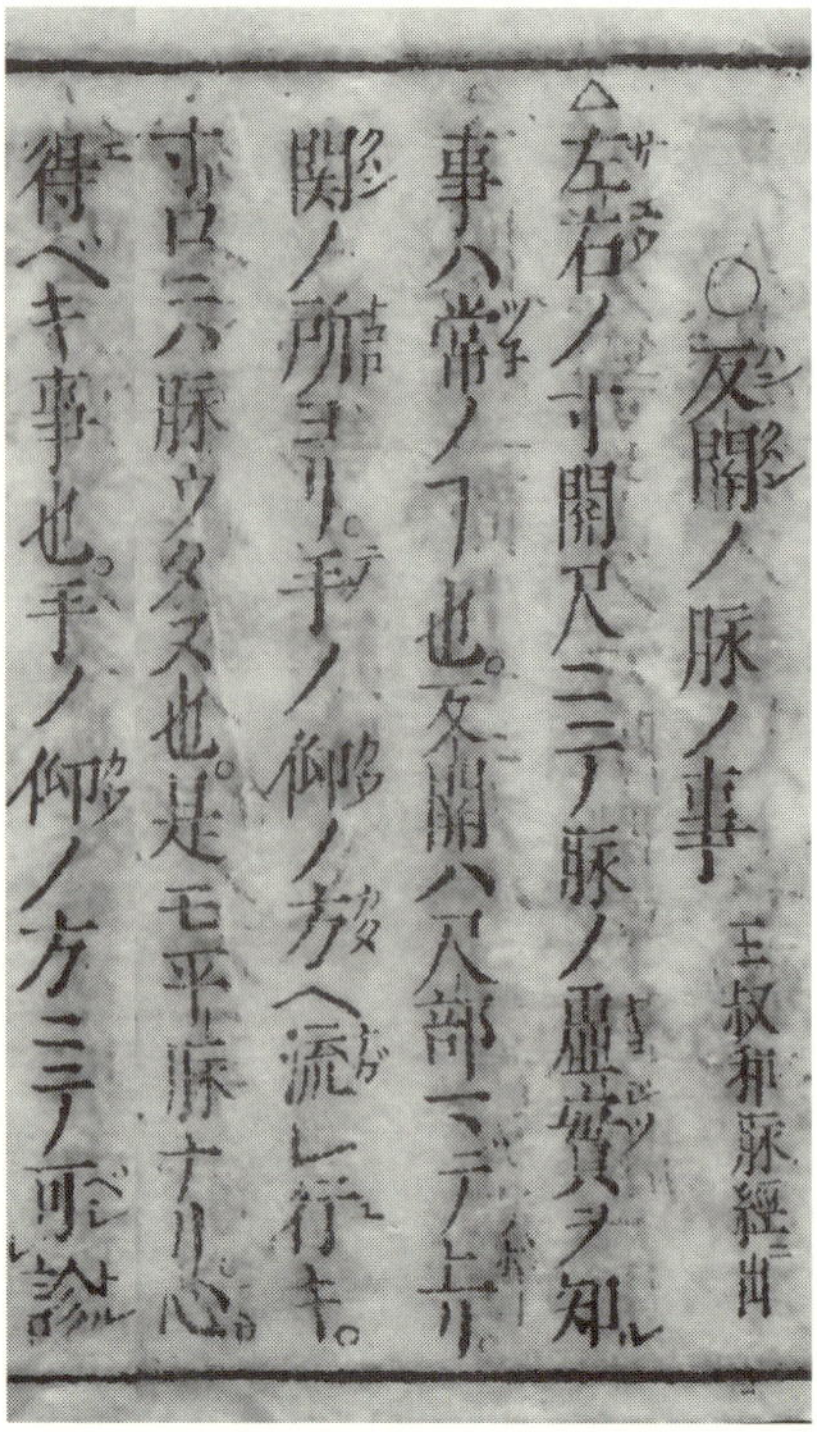
○反關ノ脉ノ事　王叔和脉經ニ出

△左右ノ寸関尺ニテ脉ノ虚實ヲ知ル事ハ常ノ事也。反關ハ尺部ヨリ上リ関ノ所ヨリ手ノ背ノ方ヘ流レ行キ。寸口ニハ脉ウタヌ也。是モ平生ノ脉ナリ。心得ベキ事也。手ノ背ノ方ニテ可診

和刻本も多い。④原文「当用に立たず」の「当用」は、当面の必要。「当用に立つ」は、当面の必要に「役に立つ」と同じで、使用して効果がある、用が足りるの意。⑤原文「名目」は物の名称。物事の呼称。⑥原文「記すのみ」の「のみ」は強く断定する語気。

○反関の脈の事（『王叔和脈経』に出づ）①

【和訳】△左右の寸関尺［の診脈部位］で脈の虚実を知ることが［脈診の］常である。反関は、［脈が］尺部まで上ってきて、関［上］の所から手背②の方向に流れて行き、寸口には脈が搏たないものである。しかし［病脈ではなく］これも平脈である。心得ておくべきことである。［反関の脈は］手背の方で診るべきである。

①『脈経』の反関の脈の所出箇所未詳。②本章原文に二度見える「仰」は難解であるが、「仰俯」の「仰」とみれば、手の背面と解せられる。

【解説】反関の脈については明の虞摶の『医学正伝』の医学或問の第二十六条での指摘があるが、「反関」という称の初出は、管見によれば、虞摶と同時代人である高武の『鍼灸聚英』巻一上・手太陰肺経の列缺の条にある「人或有寸関尺三部脈不見。自列缺至陽谿脈見者、俗謂之反関脈。（中略）『千金翼』謂陽脈逆、反大於寸口三倍。惜叔和尚未之及」ではないかと思われる（徐春甫『古今医統』巻之六はこれを引く）。明代以降、反関の脈に言及する医家は、李梴、呉崑、張介賓、李中梓、林之瀚、張璐、周学霆など多い。日本の脈書では『脈法手引草』巻之中・反関の脈の論、中茎謙『切脈一葦』巻之上・反関に論が見え、また多紀元簡の『脈学輯要』巻上・総説や鈴木良知の『医海蠡測』巻之一・反関脈にも考

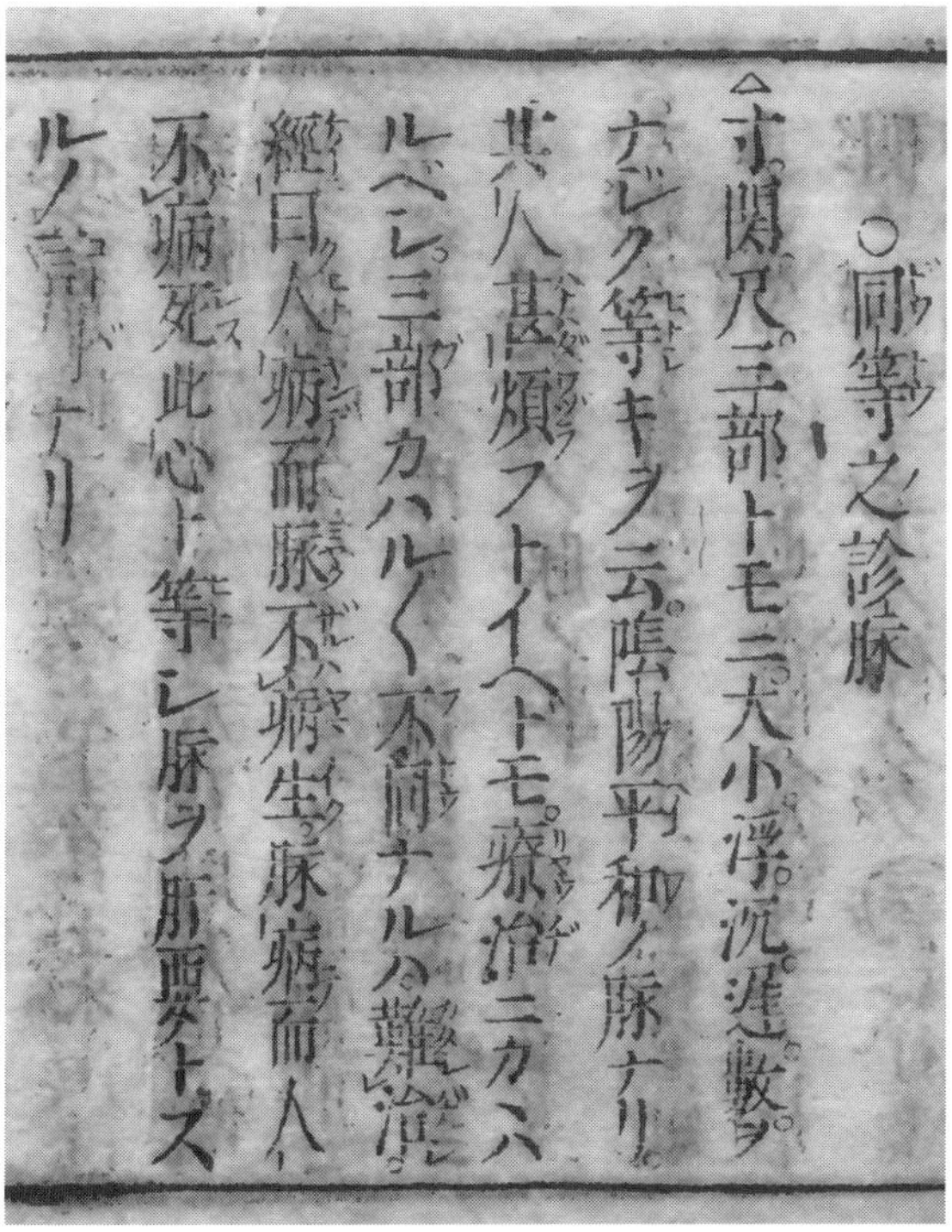
○同《ドウ》等《トウ》之診脈
△寸関尺ノ三部トモニ大小浮沈遅数ヲナジク等キヲ云陰陽平和ノ脈ナリ其人甚煩フトイヘドモ療治《リヤウヂ》ニカハルベシ三部カハルヽ不同ナルハ難治経曰人病而脈不病生脈病而人不病死此心ト等シ脈ヲ肝要トスルノ言ナリ

証が見られる。

臨床の場で反関の脈を見ることは珍しくない。特に患者の左手に見られることが多いように感じられる。初診時に左右の寸口部のどちらかで脈搏を感じないことがあれば、一度は反関の脈を疑うべきである。左右寸関尺診を行う場合、反関の脈は、前腕外側の搏動部に診脈する指全体を移動させ、そこで寸関尺を定めるべきである。

○同等の診脈①

【和訳】 △寸関尺の三部ともに大小、浮沈、遅数が［調和していて］同等なものをいう。陰陽平和の脈である。その人の病状がとても悪くても、治療にかかわるべきである。［寸関尺の］三部が、入れかわりたちかわり同等でないのは難治である。［医］経に「人病みて脈病まざるは生く。脈病みて人病まざるは死す」②とある。この［言葉の］意味するところと同じである③。脈が肝要であるとの物言いである④。

①『脈訳箇略』の「同等の脈」を引用したもの。『全九集』巻之一・同等之脈が元来の典拠である。②二十一難に「経言、人形病脈不病、曰生。脈病形不病、曰死」、『脈経』巻第五・扁鵲診諸反逆死脈要訣第五にも「人病脈不病者、生。脈病人不病者、死」とある。③原文「此心と等し」は『脈訳箇略』では「此心とひとしきか」となっている。④原文「脈を肝要とするの言詞なり」は、『脈訳箇略』では「脈が兎に角肝要なると言詞にて候」とある。「言詞」は、言葉、言辞。

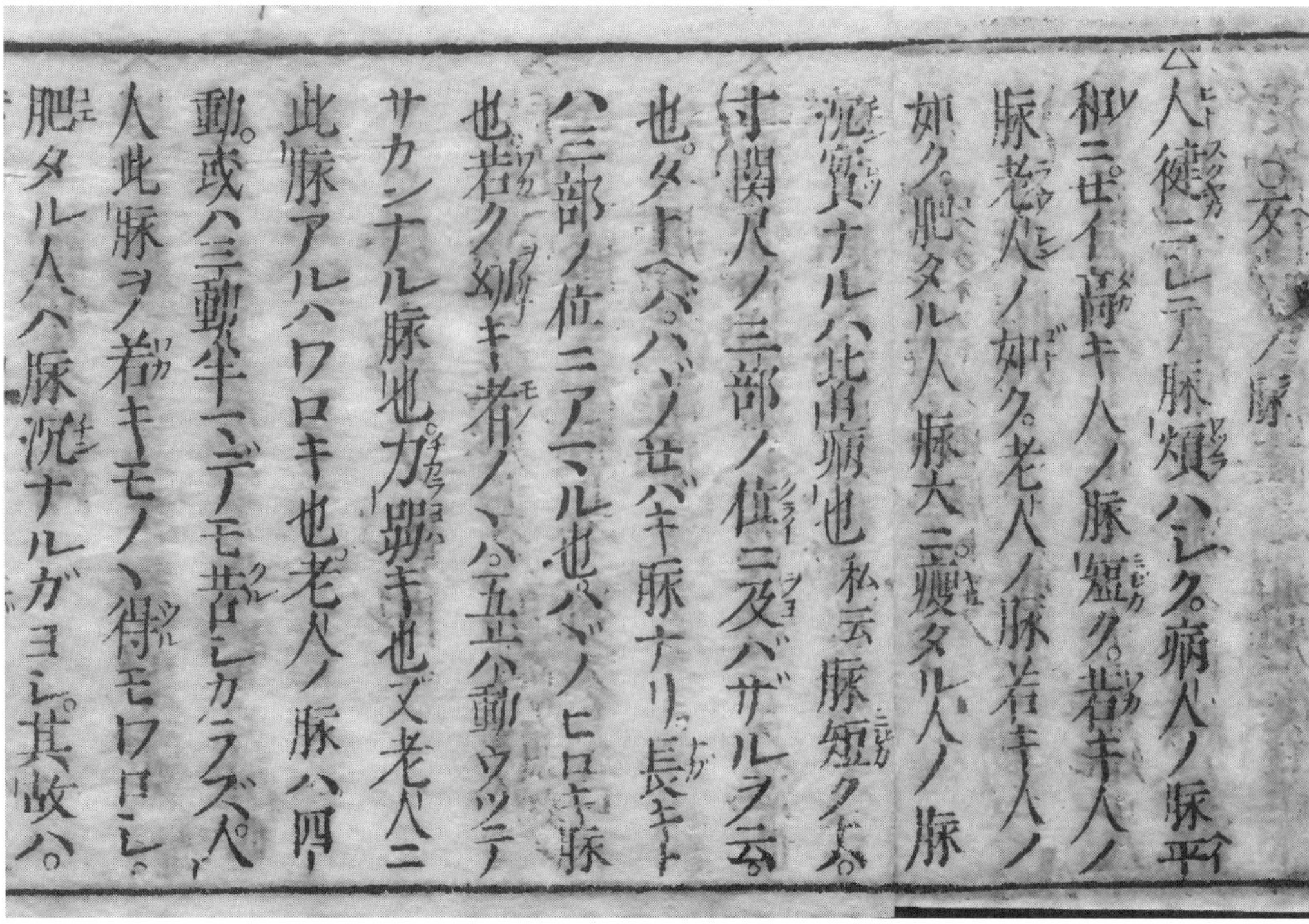
○反常ノ脉
△人健ニシテ脉煩ハシク病人ノ脉平
和ニセイ高キ人ノ脉短ク若キ人ノ
脉老人ノ如ク老人ノ脉若キ人ノ
如ク肥タル人ノ脉大ニ痩タル人ノ脉
沈實ナルハ皆病也　私云脉短クト云
寸関尺ノ三部ノ位ニ及バザルヲ云
也タトヘバハバノセバキ脉ナリ長キト
ハ三部ノ位ニアマル也ハバノヒロキ脉
也若ク幼キ者ノ一呼ニ五六動ウツテ
サカンナル脉也力強キ也又老人ニ
此脉アルハワロキ也老人ノ脉ハ四
動或ハ三動半ニテモ苦シカラズ肥
人此脉ヲ若キモノヘ得モワロシ
肥タル人ハ脉沈ナルガヨシ其故ハ

○反常の脈①

【和訳】△人が健康であるにもかかわらず脈が病んでいる、病人であるにもかかわらずの脈が平和である、背が高い人であるが脈が短である、若い人の脈が老人のようである、老人の脈が若い人の脈のようである、肥人の脈が大である、痩人の脈が沈実であるのは皆な病である①。私見によれば②、「脈が短い」とは、寸関尺の三部の［診脈］部位に及ばないものをいう。たとえば幅の狭い脈である。「長い」とは三部の［診脈］部位の範囲をあふれ出しているものである。幅の広い脈である。若く幼い者は、［一呼吸に］五、六動搏って盛んな脈が良い③。また老人にこの脈が有るのは悪い④。老人の脈は四動あるいは三動半まででも問題はない［が］、若者がこの脈を表すのは悪い⑤。肥人は沈脈が良い。その理由は、肉が厚いために脈が沈むのである。「令浮」であるのは悪い⑥。痩人は肉が薄いために脈が浮になるのである。「令沈」になるものもまた悪い脈であると、師の説として伝えられている⑦。

①本章前半の典拠は『全九集』巻之一・変常之脈であるが、『診脈口伝集』の「反常の脈弁」ではそれを簡略な箇条書きに書き換えている。しかし、『脈訳簡略』の「反常之脈」では『診脈口伝集』は採らず、『全九集』に拠ってこれを節略して、後半に編者の私見を付け加えている。○冒頭より原文「皆病也」までの内容（「私云」以前の文章）は、『診脈口伝集』の「反常の脈弁」に見えるが（吉田流の『刺鍼家鑑集』脈論にも同文が見える）、文章自体は『脈訳簡略』のそれに近い。ちなみに「皆病也」は『診脈口伝集』では「以上、皆な平常の候にそむく、病あるの脈也」となっている。②原文「私云」以下は『脈訳簡略』にしか見えない。③原文「五六動うって盛んなる

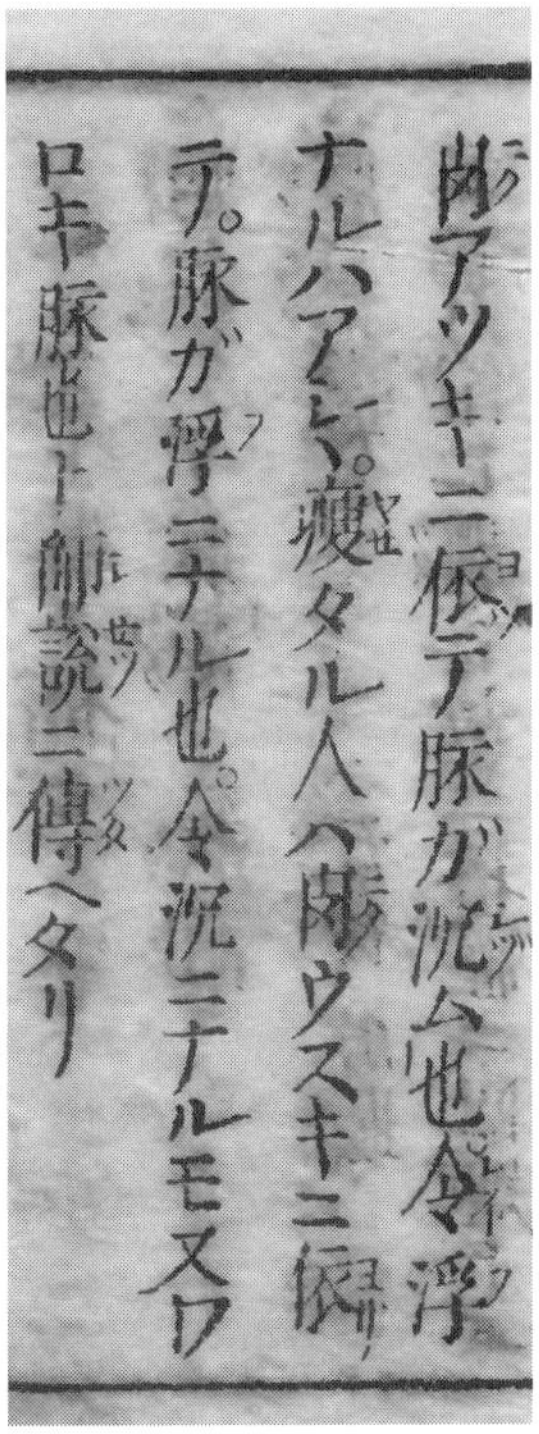
脉アツキニ依テ脉ガ沈ム也。令浮ナルハアレヒ。瘦《ヤセ》タル人ハ脉ウスキニ依テ。脉ガ浮《フ》ニテナル也。令沈ニテナルモ又ワロキ脉也ト師説《セツ》ニ傳《ツタ》ヘタリ

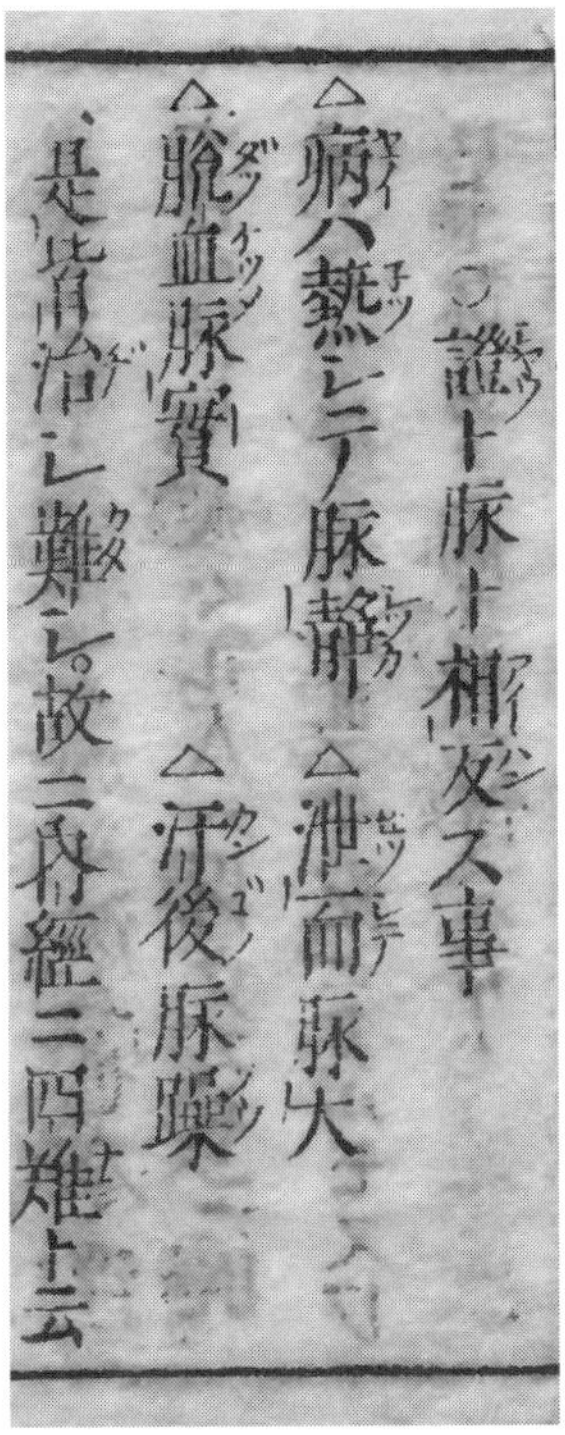
○證ト脉ト相反ス事
△病ハ熱《ネツ》シテ脉静 △泄而脉大
△脱血《ダツケツ》脉實 △汗後《カンゴ》脉躁
、是皆治シ難シ。故ニ於經ニ四難ト云

脈なり。力弱きなり」は難解。おそらく『脈訳簡略』の「五六動うって盛んなる脈がよきなり」を誤読、誤写したものと思われる。訳文では『脈訳簡略』の文章を採用した。④原文「老人にこの脈あるはわかきなり」は、『脈訳簡略』では「老人のこの脈あるはわろきなり」に作る。⑤原文は「人人、この脈を若きものの得るも悪ろし」となっており、『脈訳簡略』も基本的に同文であるが、難解である。「人人」は「又〃」の誤写の可能性もあるが、ここでは衍文と見なして訳さなかった。⑥原文「令浮」と後文の「令沈」の意味不明。「令」に「完」の意味があることから、「全くの浮」「全くの沈」の意味か。⑦原文「師説に伝えたり」は、『脈訳簡略』では「師説にききおき申し候也」に作る。

【解説】病症状のある患者を治療する場合、単に病症状（腰痛、頭痛、眩暈など）だけを指標に診察や治療を行うことが多いが、実は病症状の土台となっている問題を取り上げることの重要性を述べたものが本章である。土台の問題とは、男女、肥瘦という「形」と、脈状の浮沈遅数といった「気」の間にある矛盾のことである。これらの土台は、病症状の予後を内側から規定してくる重要事項である。本書では本章以外にも、本巻後文の「壮瘦細大の弁」の章でも論じられている。これに続いて、病症状という「形」と、脈状という「気」の間にも矛盾があることが少なくない。〈脈症の一致、不一致〉の問題である。それは本書では次の章「証と脈と相反《あいはん》す事」で論じられている。

○証と脈と相反《あいはん》す事①

【和訳】△発熱疾患であるのに脈が静。△泄瀉しているのに脈が大。△失血②しているのに脈が実。△発汗した後、脈が躁。

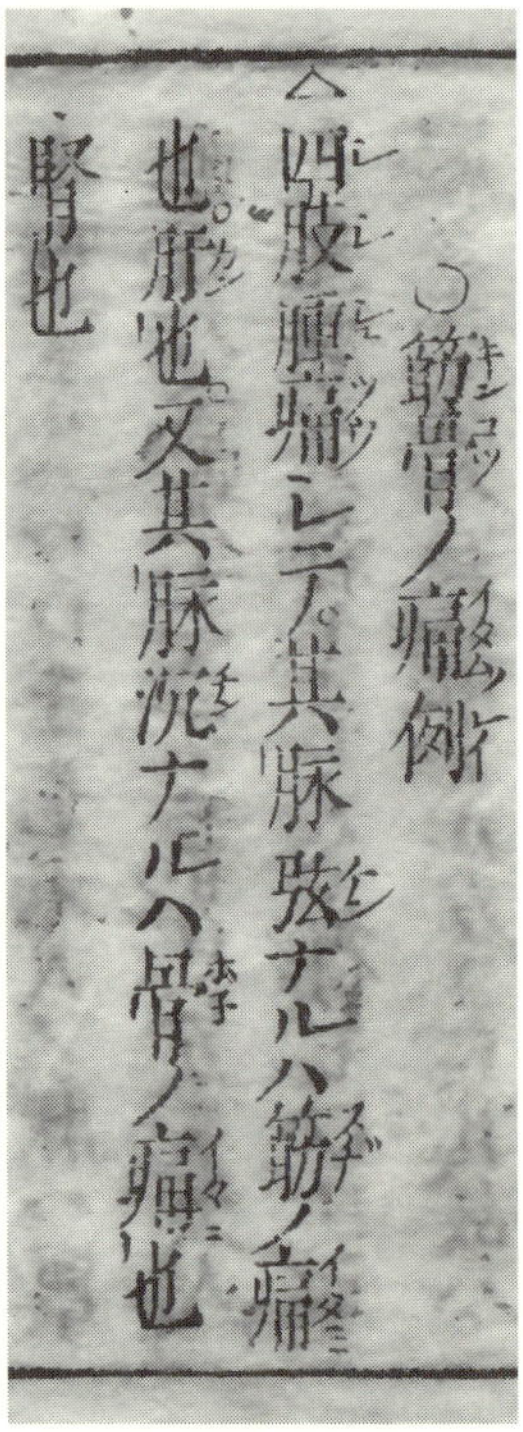

○筋骨ノ痛ム例

△四肢腫痛シテ其ノ脈弦ナルハ筋ノ痛也肝也又其ノ脈沈ナルハ骨ノ痛也腎也

これは皆な難治である。そこで『内経』［玉機真蔵論］では［難治の症を四つ挙げて］「四難」といっているのである③。

①『診脈口伝集』の「証と脈と相反す」の引用。元来は、『素問』玉機真蔵論の「病熱脈静、泄而脈大、脱血而脈実、病在中脈実堅、病在外脈不実堅者、皆難治」、『霊枢』五禁篇の「黄帝曰、何謂五逆。岐伯曰、熱病脈静、汗已出脈盛躁、是一逆也。病泄脈洪大、是二逆也。著痺不移、䐃肉破、身熱、脈偏絶、是三逆也。淫而奪形、身熱、色夭然白、及後下血衃、血衃篤重、是謂四逆也。寒熱奪形、脈堅搏、是謂五逆也」、『素問』評熱病論の「且夫熱論曰、汗出而脈尚躁盛者死」、『霊枢』熱病の「熱病已得汗出、而脈尚躁、喘且復熱、勿刺膚、喘甚者死」や「熱病已得汗、而脈尚躁盛、此陰脈之極也。死。其得汗而脈静者生」、『脈経』巻第四・診百病死生決第七の「熱病、已得汗、脈静安者、生。脈躁者、難治」などを典拠とする。②原文「脱血」は失血。『素問』腹中論の「此得之年少之時、有此大脱血」の王冰注に「出血多者、謂之脱血」とある。③『素問』玉機真蔵論に「形気相失、謂之難治。色夭不沢、謂之難已。脈実以堅、謂之益甚。脈逆四時、為不可治。必察四難、而明告之」とある。

○筋骨の痛む例①

【和訳】△四肢が腫痛して、その脈が弦であるのは、［皮、脈、肉、筋、骨の深さのうちの］筋［の深さ］の病であり、［対応する五蔵は］肝である。またその脈が沈であるのは骨［の深さ］の痛みであり、［対応する五蔵は］腎である。

①『診脈口伝集』の「筋骨の痛例」を引用したもの。

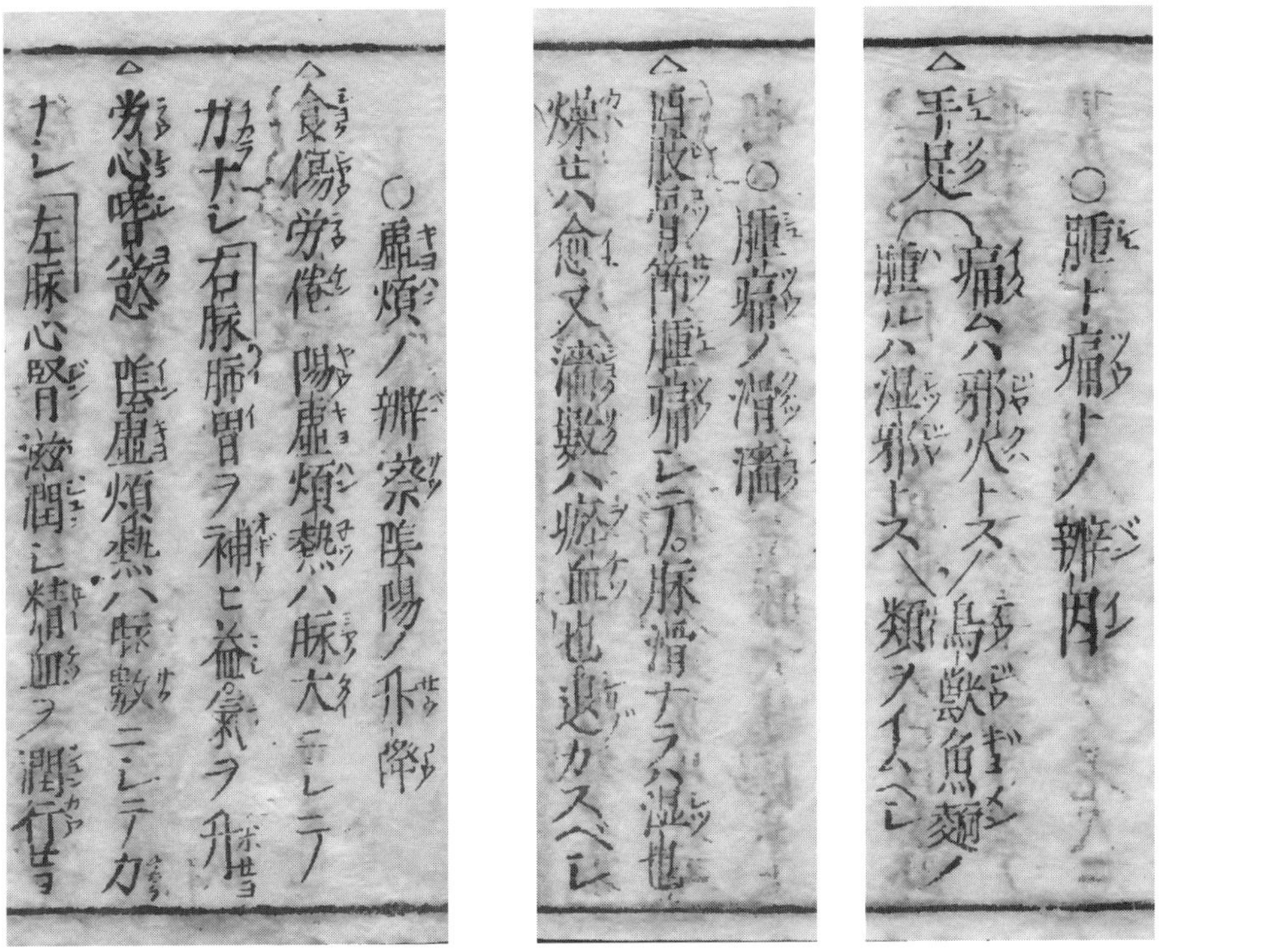
○腫ト痛トノ辨因
△手足疼痛ハ邪火トス腫ハ濕邪トス鳥獣魚麺ノ類ヲ慎ムベシ
○腫痛ノ滑濇
△四肢骨節腫痛シテ脉滑ナラバ濕也燥サバ愈ユ又濇數ハ瘀血也退カスベシ
○虚煩ノ辨察陰陽ノ升降
△食傷労倦 陽虚煩熱ハ脉大ニシテ力ナシ右脉肺胃ヲ補ヒ益シ氣ヲ升セヨ
△労心嗜慾 陰虚煩熱ハ脉數ニシテ力ナシ左脉心腎滋潤シ精血ヲ潤行セヨ

○腫と痛との弁因①

【和訳】△手足が痛む［原因］は邪火であり、腫れる［原因］は湿邪である。［いずれも］鳥獣、魚麺の類を慎むべきである。

①『診脈口伝集』の「腫と痛との弁因」を引用したもの。「弁因」とは原因の解説。

○腫痛《しゅつう》の滑濇《かっしょく》①

【和訳】△四肢骨節が腫痛して脈が滑であれば湿である。燥《かわ》か［す治療を施］せば治癒する。また濇数は瘀血である。［瘀血を］追い払うべきである。

①『診脈口伝集』の「腫痛の滑濇」を引用したもの。

○虚煩の弁察、陰陽の升降①

【和訳】△食傷労倦により、陽虚煩熱するは、脈が大で力が無い。右脈の肺胃を補い益して、気を升《のぼ》らせよ②。

△労心嗜欲により③、陰虚煩熱するは、脈が数で力が無い。左の脈の心腎を滋潤し、精血を潤行せよ④。

①『診脈口伝集』の「虚煩の脈弁陰陽の升降」を引用したもの。原文「弁察」は、よくわきまえて考察すること。②原文「升す」は多く「上す」と表記する。低いところから高いところに移動させるの義。③原文「労心」は、心を労すること、心労。「嗜欲」は、欲望のままに好きな事をして楽しむこと。『日葡辞書』に「愛着と悪しき嗜好」とある。④原文「滋潤」は、うるおすこと。「潤行」は、潤いめぐらすの意か。⑤。

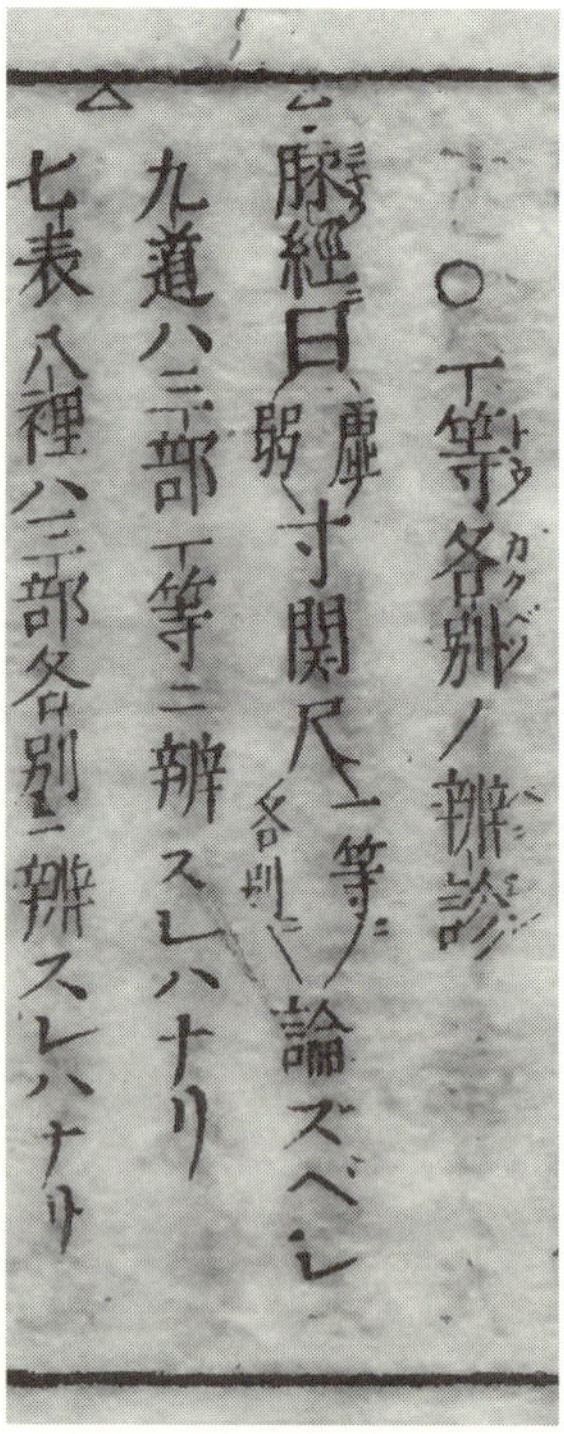

○一等各別ノ辨診
△脈経曰虚寸関尺一等ニ論ズベシ弱ハ各別ニ論ズベシ
九道八三部一等ニ辨スレハナリ
七表八裏ハ三部各別ニ辨スレハナリ

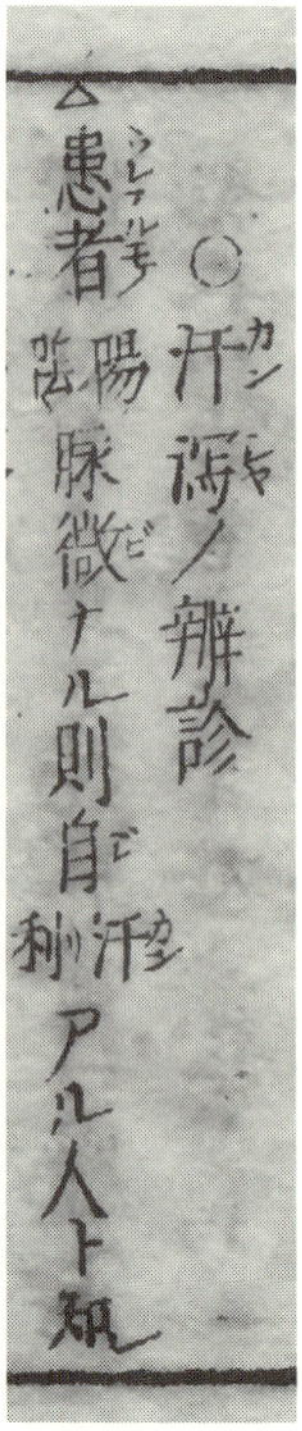

○汗瀉ノ辨診
△患者陽脈微ナル則自汗アル人ト知レ

○一等各別の弁診①②

【和訳】△『脈経』に、虚は寸関尺一様に論ずべきであり、弱は寸関尺各別《おのおのべつ》に論ずべきである、とある。

△［虚が属する］九道［の脈］は［寸関尺の］三部を一様に取り扱う③からであり、［弱が属する］七表八裏［の脈］は［寸関尺の］三部を各別《おのおのべつ》に取り扱うからである。

①『診脈口伝集』の「一等各別の弁診」を引用したもの。②原文「一等各別」は「一等と各別」の意味。「一等」は、別々の場所が同じ状態、同じ様子で、一様な様。「各別」は、それぞれが別であること。③原文「弁診」は他に用例を見ず。前章の章題「弁察」の例から推定するに、よくわきまえて診察することか。④原文「弁ずる」は、理解、区別し、処理するの意。ここでは「取り扱う」と訳した。

○汗瀉《かんしゃ》の弁診①

【和訳】△患者②の陽脈が微であれば自汗③がある人と知れ。患者の陰脈が微であれば自利④のある人と知れ。

①『診脈口伝集』の「汗瀉の弁診」を引用したもの。原文「汗瀉」は、発汗と泄瀉。「弁診」は前章の注解を見よ。②原文「患者」には「うれうるもの」との振り仮名がある。「患《うれ》える」とは、ここでは病気にかかる、わずらうの意。③原文「自汗」とは日中、覚醒時にかく汗。④原文「自利」とは、「小便不利」と対をなす「小便自利」、すなわち小便が良く出ること、尿量が多いこと。

【解説】本章の「陽脈」「陰脈」はいろいろと解釈できるが、陽脈を陽の深さ、陰脈を陰の深さとすれば、「陽脈微」は沈虚の陽虚、「陰脈微」は浮虚の陰虚と解釈できる。

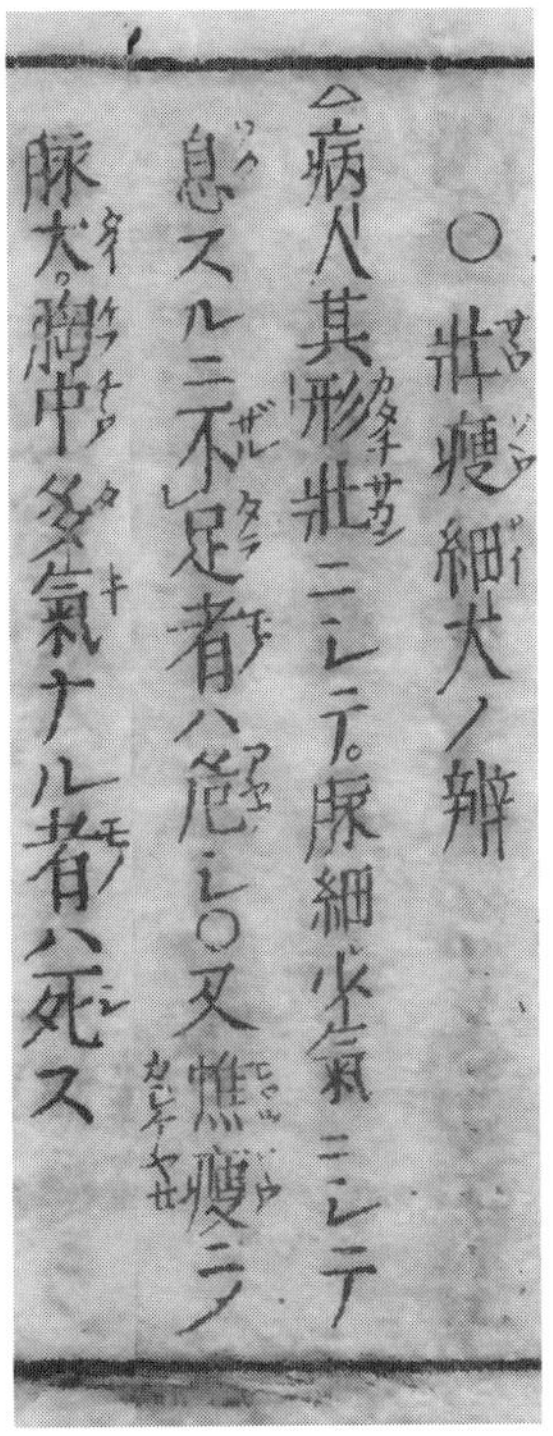

○壯瘦細大ノ辨

△病人其形《カタチ》壯《サカン》ニシテ脉細少氣ニシテ息《ソク》スルニ不《ザル》足《タラ》者ハ危《アヤウ》シ。又憔瘦ニシテ脉大ニ胸中多氣ナル者《モノ》ハ死ス

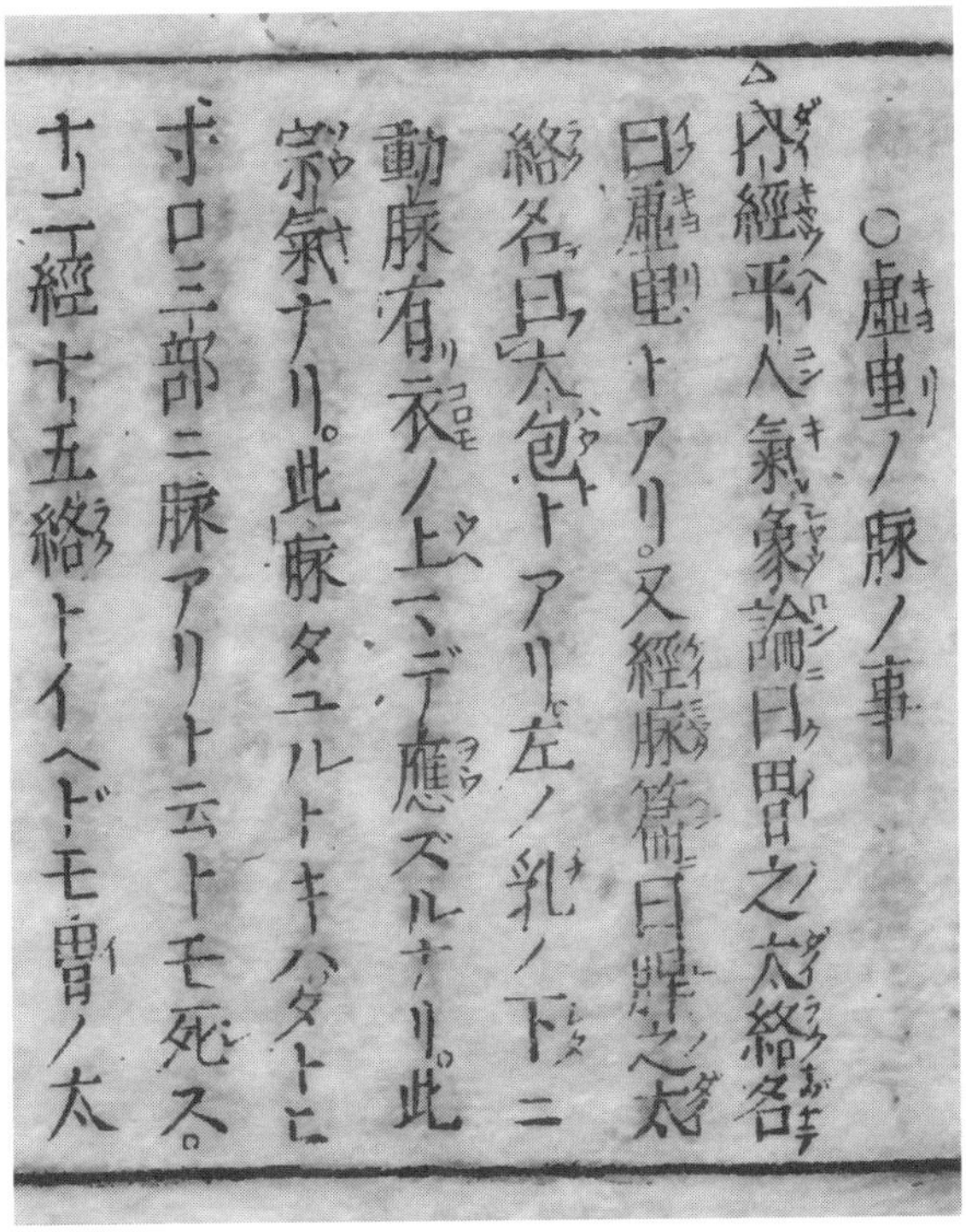

○虚里《キヨリ》ノ脉ノ事

△内經平人氣象論ニ曰ク胃之大絡名曰虚里トアリ。又經脉篇ニ曰脾之大絡名曰大包トアリ。左ノ乳ノ下ニ動脉有リ衣《コロモ》ノ上マデ應ズルナリ。此宗氣ナリ。此脉タユルトキハタトヒ寸口三部ニ脉アリト云トモ死ス。十二經十五絡トイヘドモ胃ノ太

○壮瘦細大の弁①

【和訳】△病人の体型が壮盛で、脈が細、少気にして息するに足らないものは危うい。○また憔悴して脈が大、胸中多気であるものは死す。

① 『診脈口伝集』の「壮瘦細大」を引用したものであるが、元来は『素問』三部九候論の「形盛脈細、少気不足以息者危。形瘦脈大、胸中多気者死」を典拠とする。

【解説】脈状と体型や年齢などとの相応関係について述べたものとしては他に、『脈経』巻第一・平脈視人大小長短男女逆順法第五や、『千金翼方』巻第二十五・診脈大意などがある。脈状と体型や年齢との矛盾の問題は、患者のあらわしている症状の土台を為すものであり、予後に重要な意味を持つことを忘れてはならない。

○虚里《きょり》の脈の事

【和訳】△『［黄帝］内経［素問］』平人気象論に「胃の太絡は名づけて虚里という」とある①。また経脈篇には「脾の太絡は名づけて大包という」とある②。左の乳の下に動脈があり、衣の上まで［その脈動が］呼応する。これは宗気［が泄れているので］ある③。この脈が絶える時は、たとえ寸口の［寸関尺］三部に脈があったとしても死んでしまう。十二経十五絡といっても④、胃の太絡は特別に⑤肝要である。だから『類経』では［経脈篇所載の十五絡と平人気象論の胃の太絡を併せて］十六経とし、胃の太絡を［足陽明の別と併せて］二つと見なしている⑦⑧。私見では⑨、虚里の脈は、人によって場所が少し違うし、脈にも大小があるであろう。考慮すべきである。

① 『素問』平人気象論の「胃之大絡、名曰虚里。貫鬲絡肺、出於左乳下、其動応

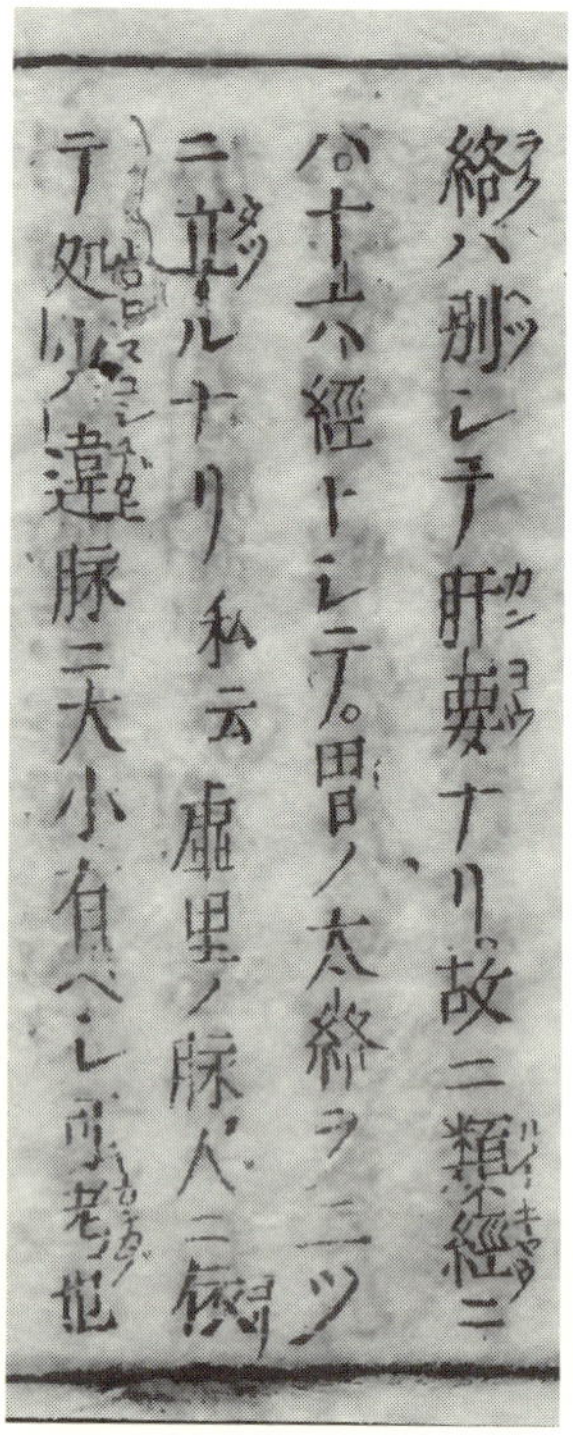
絡《ラク》ハ別《ベツ》シテ肝要《カンヨウ》ナリ。故ニ類経《ルイキヤウ》ニ
ハ十五ハ経トシテ、胃ノ太絡ヲ二ツ
ニ算《タツ》ルナリ　私云　虚里ノ脉ハ人ニ依《ヨリ》
テ処々ノ違脉ニ大小有ベシ。可考也

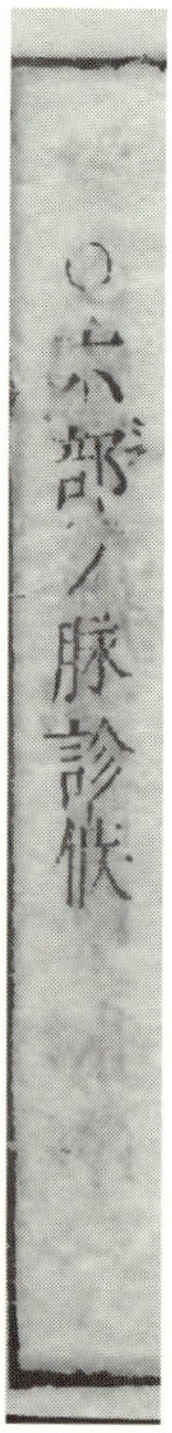
○六部ノ脉診候

衣、脈宗気也」による。②『霊枢』経脈篇の「脾之大絡、名曰大包。出淵腋下三寸、布胸脇」による。③『素問』平人気象論の「乳之下、其動応衣、宗気泄也」とその王冰注「皆左乳下脈動状也」による。④原文「雖も」は、逆接の確定条件または仮定条件を表す。……ではあるけれども、たとえ……でも。⑤原文「別して」は、特別に、とりわけて、格別に。⑦『類経』五巻・脈分四時無胃曰死の「胃之大絡、名曰虚里。貫鬲絡肺、出於左乳下。其動応衣、脈宗気也」の張介賓注に「経脈篇所載十五絡、并此共十六絡、詳具十六絡穴図中」とある。また同書七巻・十五別絡病刺の張介賓注に「又按本篇太陰之別名曰公孫、而復有脾之大絡名曰大包、足陽明之別名曰豊隆、而平人気象論復有胃之大絡、名曰虚里。然則諸経之絡惟一、而脾胃之絡各二」。とある。⑧原文「立つるなり」は「立てるなり」と同じ。ここでは物事をはっきり成立させる、確立する、の義。ここではそうした意味をこめて「見なしている」と訳した。⑨原文「私云」は、「ひそかにいう」と読み、個人的にいえばの義。ここでは「私見では」と訳した。⑩原文「あるべし」は、……であろう。……であるに違いないの義。

○六部の脈診候①

①概ね『察病指南』巻之中・弁七表八裏九動七死脈の脈証を典拠とする。なお、一部に『察病指南』には見られない脈証があるが、その典拠は不明。本章を読む場合は少なくとも、『察病指南』の当該箇所と対照させて読むべきである。○「診候」は、脈を診て身体の状態や病状を知ること。診察。

【解説】本章では、七表八裏の十五脈状を、左右の寸関尺（「心」は左寸口、「肝」は左関上など）に配当し、その脈証を述べたものである。つまり左右寸関尺の十五脈状診である。本書では他に巻之三・診候ノ薬註で

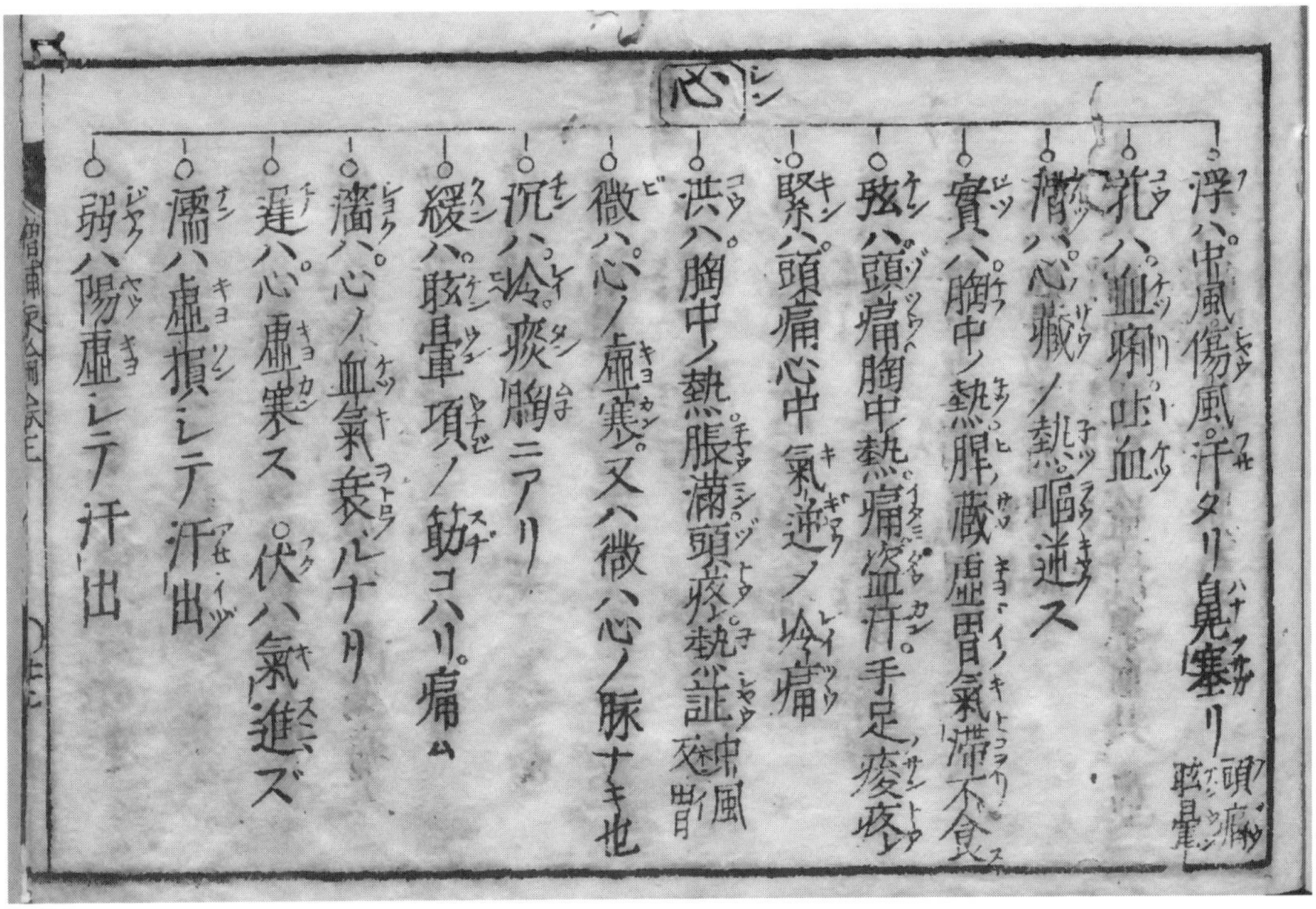
心《シン》
浮ハ中風傷風汗タリ鼻塞リ頭痛眩暈
芤ハ血痢吐血
滑ハ心藏ノ熱嘔逆ス
實ハ胸中ノ熱脾藏虚胃氣滞不食
弦ハ頭痛胸中熱痛盗汗手足瘦疼
緊ハ頭痛心中氣逆ノ冷痛
洪ハ胸中ノ熱脹滿頭疼熱証中風反胃
微ハ心ノ虚寒又ハ微ハ心ノ脈ナキ也
沉ハ冷痰胸ニアリ
緩ハ眩暈項ノ筋コハリ痛ム
濇ハ心ノ血氣衰ルナリ
遅ハ心虚寒ス 伏ハ氣進ズ
濡ハ虚損シテ汗出
弱ハ陽虚シテ汗出

も左右寸関尺診が述べられている（典拠は同じく『察病指南』巻之中・弁七表八裏九動七死脈）。なお、曲直瀬道三の『切紙』もそうであるが、本書『脈論口訣』においても、陳言の人迎気口診（脈状は陰陽相対脈で配列）と左右寸関尺診（脈状は七表八裏九道で配列）が同居している。

心

浮は中風、傷風、汗がしたたり落ち①、鼻塞がり、頭痛、眩暈。
芤は血痢、吐血。
滑は心蔵の熱、嘔逆す。
実は胸中の熱、脾の蔵の虚、胃の気滞り、不食。
弦は頭痛、胸中の熱痛、盗汗、手足瘦疼。
緊は頭痛、心中気逆して冷痛す。
洪は胸中の熱、腸満、頭疼、熱証、中風、反胃。
微は心の虚寒。また微は心の脈が無い。
沈は冷痰が胸にある。
緩は眩暈、項の筋が強ばり痛む。
濇は心の血気が衰えるなり。
遅は心が虚寒す。
伏は気が進まない。
濡は虚損して汗が出る。
弱は陽虚して汗が出る。

①**原文「汗たり」は「汗垂り」で、「垂る」は汗、血、涙などの流れ落ちること。巻之三・諸病生死の脈の傷寒の項にも「傷寒已に汗たりて」とある。**

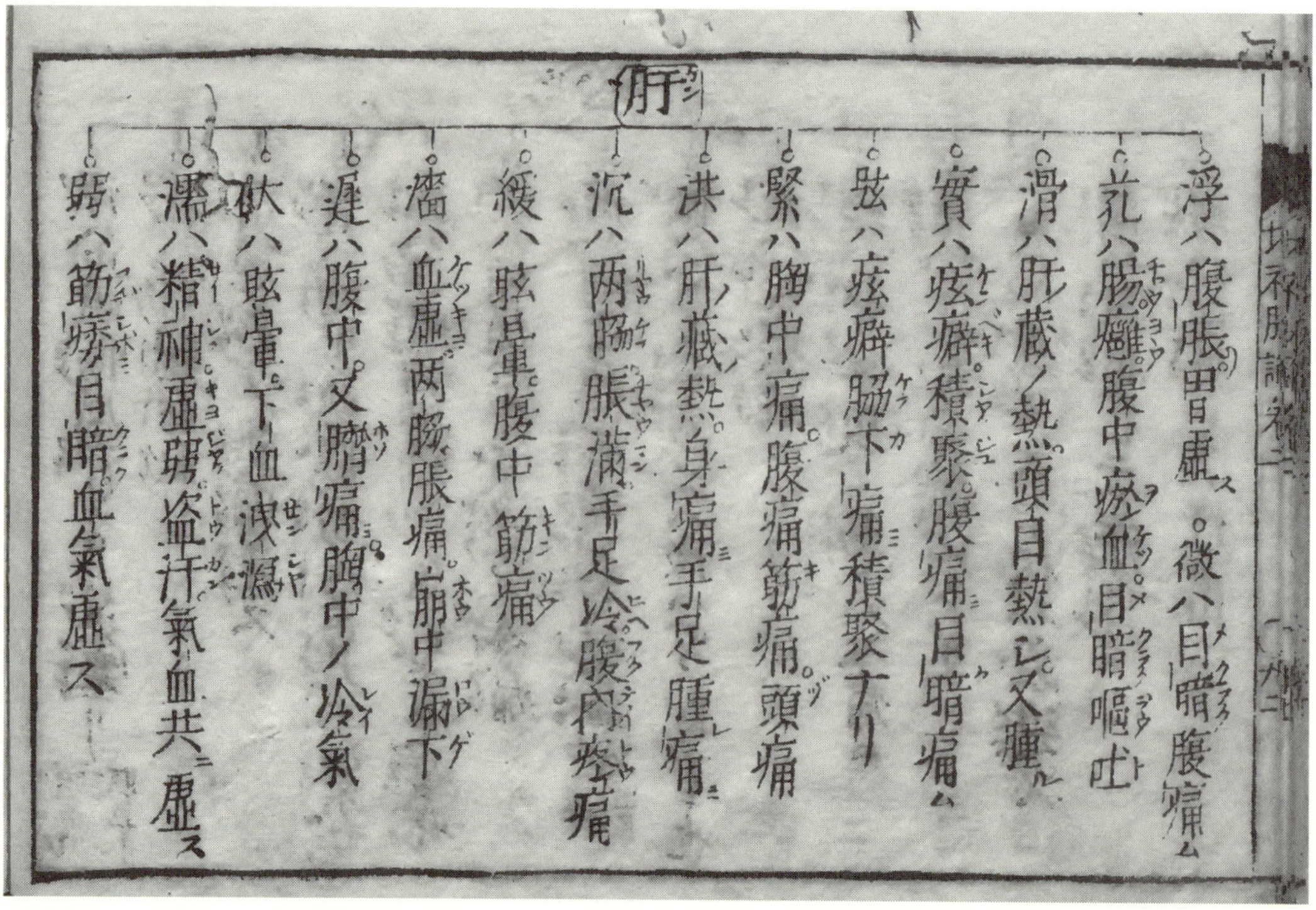
肝
浮ハ腹脹胃虚ス。微ハ目暗腹痛ム
芤ハ腸癰腹中瘀血目暗嘔吐
滑ハ肝蔵ノ熱頭目熱シ又腫ル
實ハ痃癖積聚腹痛目暗痛ム
弦ハ痃癖脇下痛積聚ナリ
緊ハ胸中痛腹痛筋痛頭痛
洪ハ肝ノ蔵熱身痛手足腫痛
沉ハ両脇脹満手足冷腹内疼痛
濇ハ血虚両脇脹痛崩中漏下
緩ハ眩暈腹中筋痛
遅ハ腹中又臍痛胸中ノ冷氣
伏ハ眩暈下血洩瀉
濡ハ精神虚弱盗汗氣血共ニ虚ス
弱ハ筋痿目暗血氣虚ス

肝

浮は腹脹、胃虚す。
芤は腸癰《ちょうよう》、腸中の瘀血、目暗く、嘔吐す。
滑は肝の蔵の熱、頭目熱し、また腫れる。
実は痃癖、積聚、腹痛、目暗く痛む。
弦は痃癖、脇下《きょうか》痛み、積聚。
緊は胸中痛み、腹痛み、筋痛み、頭痛む。
洪は肝の蔵の熱、身痛み、手足腫れ痛む。
微は目暗く、腹痛む。
沈は両脇が脹満し、手足冷え、腹内が疼痛する。
緩は眩暈、腹中筋痛。
濇は血虚、両脇腸痛、崩中、漏下。
遅は腹中または臍痛み、胸中の冷気。
伏は眩暈、下血、洩瀉《せっしゃ》①。
濡は精神虚弱、盗汗、気血ともに虚す。
弱は筋痿《しぼ》み、目暗く、血気虚す。

① 「洩瀉」は泄瀉と同じ。

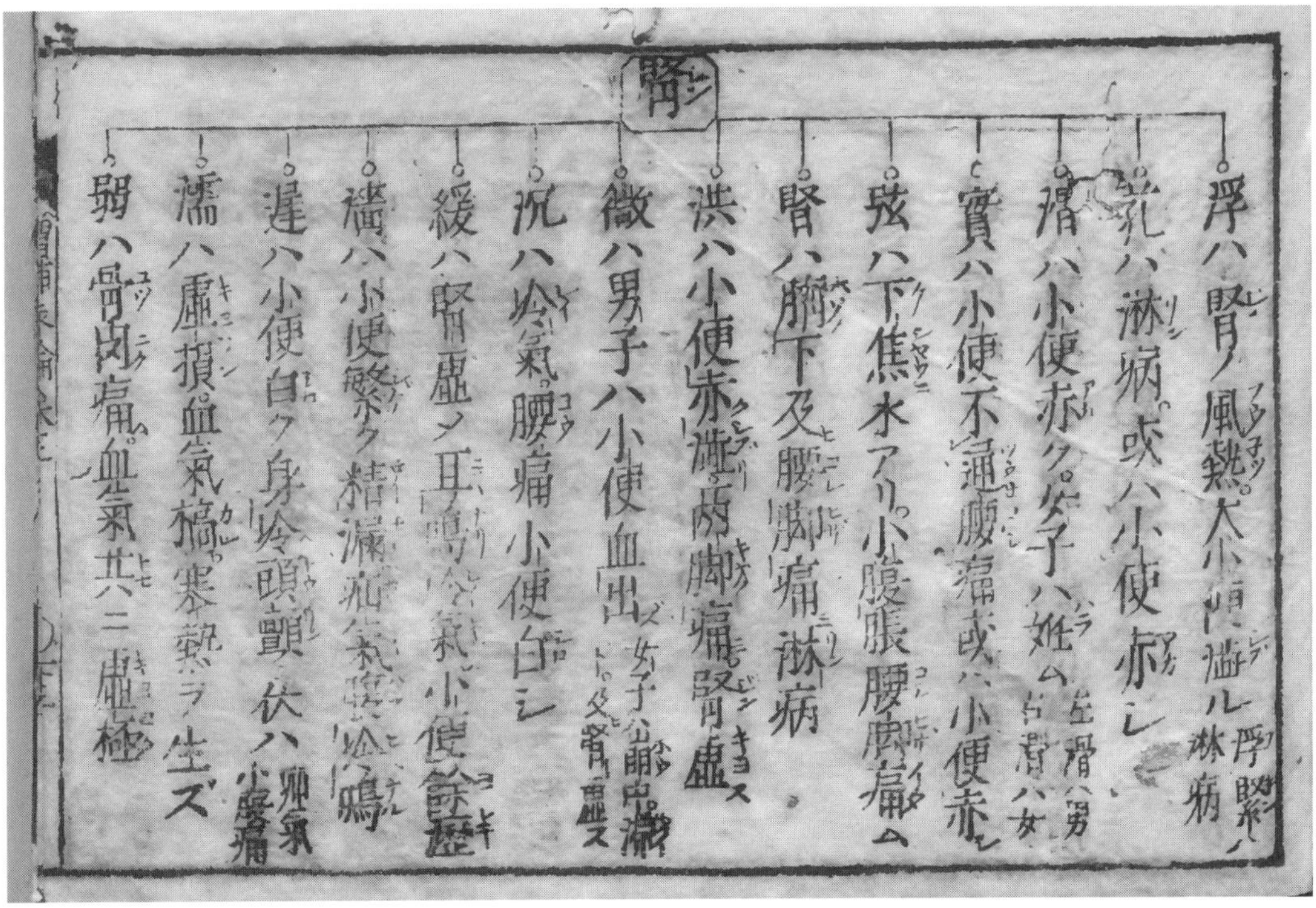
腎
浮ハ腎ノ風熱。大小便澁ル淋病 浮緊ハ
芤ハ淋病或ハ小便赤シ
滑ハ小便赤ク。女子ハ妊ム 左滑ハ男 右滑ハ女
實ハ小便不通腰痛或ハ小便赤シ
弦ハ下焦水アリ。小腹脹腰脚痛ム
腎ハ臍下及腰脚痛淋病
洪ハ小便赤澁両脚痛腎虚
微ハ男子ハ小便血出ス 女子ハ崩中滞下及腎虚ス
沈ハ冷氣腰痛小便白シ
緩ハ腎虚メ耳鳴冷氣小便餘瀝
濇ハ小便繁ク精漏疝氣腹冷鳴
遅ハ小便白ク身冷頭顫 伏ハ疝氣小腹痛
濡ハ虚損血氣槁寒熱ヲ生ズ
弱ハ骨肉痛血氣共ニ虚極

腎

浮は腎の風熱、大小便渋る（浮緊は淋病①）。
芤は淋病、あるいは小便が赤い。
滑は小便赤く、女子は妊む（左滑は男、右滑は女［を妊む］）。
実は小便通ぜず、腰痛み、あるいは小便が赤い。
弦は下焦に水あり、小腹脹り、腰脚《こしひざ》痛む。
緊②は臍下及び腰脚《こしひざ》痛み、淋病。
洪は小便赤く渋り、両脚痛み、腎虚す。
微は男子は小便に血が出る。女子は崩中、滞下、及び腎虚す。
沈は冷気、腰痛、小便が白い。
緩は腎虚して耳鳴り、冷気、小便余瀝。
濇は小便繁く、精漏れ、疝気、腹が冷えて鳴る。
遅は小便白く、身冷え、頭顫。
伏は疝気、小腹痛む。
濡は虚損、血気槁《か》れ、寒熱を生ず。
弱は骨肉痛み、血気ともに虚極す。

①原文「林病」を「淋病」に改めた。②原文「腎」を「緊」に改めた。

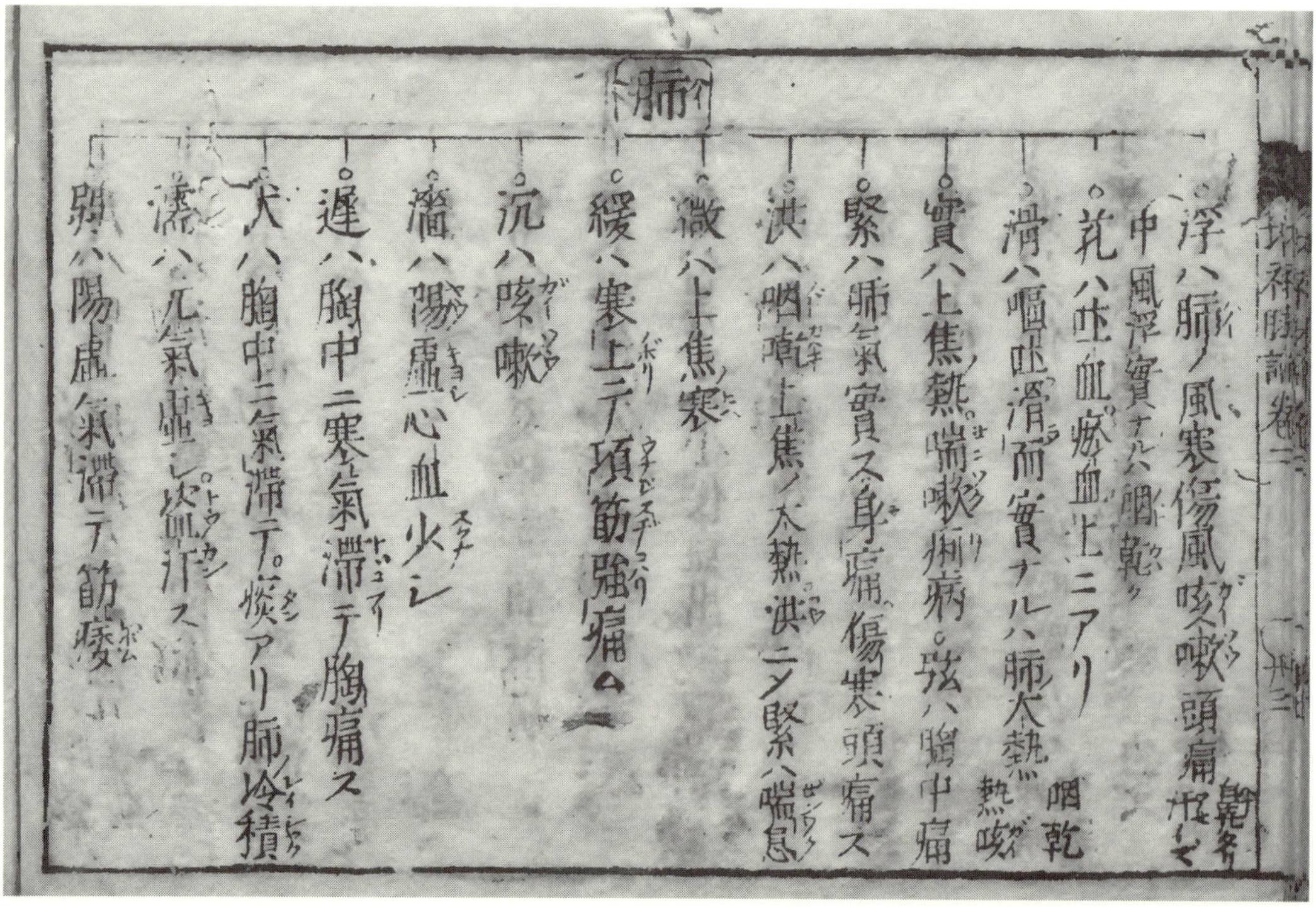
肺
浮ハ肺ノ風寒傷風咳嗽頭痛
中風浮實ナルハ咽乾ク
芤ハ吐血瘀血上ニアリ
滑ハ嘔吐滑而實ナルハ肺ノ大熱 咽乾 熱咳
實ハ上焦ノ熱喘嗽痢病。弦ハ胸中痛
緊ハ肺氣實ス身痛傷寒頭痛ス
洪ハ咽乾上焦ノ大熱洪ニシテ緊ハ喘息
微ハ上焦ノ寒
緩ハ寒上テ項筋強痛ム
沉ハ咳嗽
濇ハ陽虛心血少シ
遅ハ胸中ニ寒氣滯テ胸痛ス
伏ハ胸中ニ氣滯テ痰アリ肺ノ冷積
濡ハ元氣虛シテ盗汗ス
弱ハ陽虛氣滯テ筋痿ム

肺

浮は肺の風寒、傷風、咳嗽、頭痛（鼻たれ、汗が出る。中風、浮実なるは咽乾く）。
芤は吐血。瘀血が上にある。
滑は嘔吐。滑にして実なるは肺の大熱（咽乾き、熱咳す）
実は上焦の熱。喘嗽、痢病。
弦は胸中痛む。
緊は肺気実す。身痛み、傷寒、頭痛す。
洪は咽乾き、上焦の大熱。洪にして緊は喘息。
微は上焦の寒《ひ》え。
緩は寒上って、項筋強ばり痛む。
沈は咳嗽。
濇は陽虚、心血が少ない。
遅は胸中に寒気が滞って、胸痛す。
伏は胸中に気が滞って痰がある。肺の冷積。
濡《なん》は元気が虚して盗汗す。
弱は陽虚、気滞って筋痿《しぼ》む。

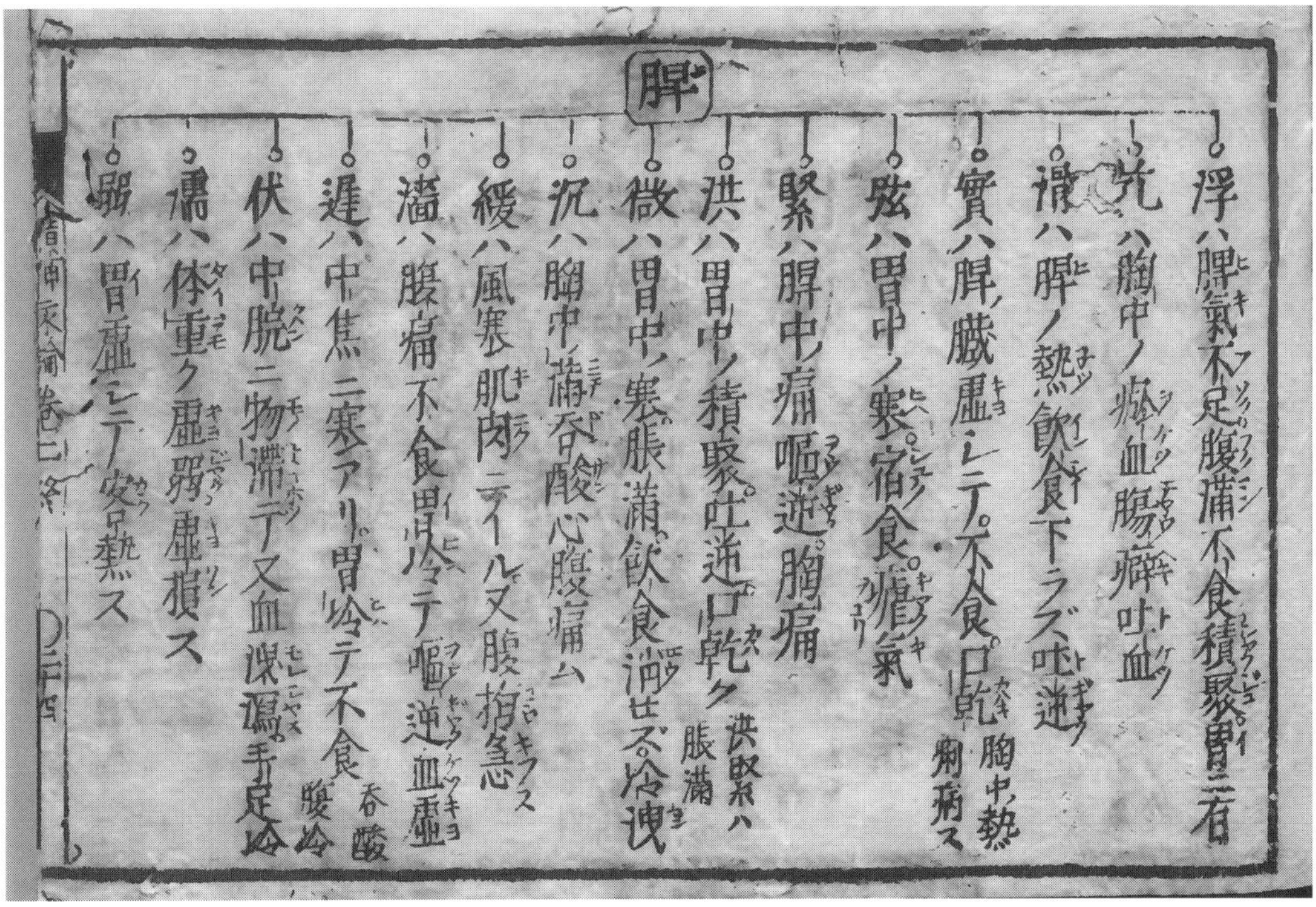
脾
浮ハ脾氣不足腹痛不食積聚胃ニ在リ
芤ハ胸中ノ瘀血腸癖吐血
滑ハ脾ノ熱飲食下ラズ吐逆ス
實ハ脾ノ臓虚シテ不食口乾キ胸中熱痢病ス
弦ハ胃中ノ寒宿食癨氣
緊ハ脾中ノ痛嘔逆胸痛
洪ハ胃中ノ積聚吐逆口乾ク 洪緊ハ脹満
微ハ胃中ノ寒脹満飲食消セズ冷洩
沉ハ胸中ニ満テ呑酸心腹痛ム
緩ハ風寒肌肉ニ入ル又腹拘急ス
濇ハ腹痛不食胃冷テ嘔逆血虚
遅ハ中焦ニ寒アリ胃冷テ不食 呑酸 腹冷
伏ハ中脘ニ物滞テ又血洩瀉手足冷
濡ハ体重ク虚弱虚損ス
弱ハ胃虚シテ客熱ス

脾

浮は脾気不足。腹痛、不食、積聚が胃に在る。
芤は胸中の瘀血、腸癖、吐血す。
滑は脾の熱。飲食下らず、吐逆す。
実は脾の蔵虚。不食、口乾き、胸中の熱、痢病す。
弦は胃中の寒え。宿食、瘧気。
緊は脾中の痛み。嘔逆、胸痛。
洪は胃中の積聚。吐逆、口乾く　〇洪緊は脹満。
微は胃中の寒え。脹満、飲食消せず、冷洩《れいせつ》。
沈は胸中満ち、呑酸、心腹痛む①。
緩は風寒、肌肉に入る。また腹拘急《こうきゅう》す。
濇は腹痛、不食、胃が冷えて、嘔逆、血虚す。
遅は中焦に寒がある。胃冷えて、不食、呑酸、腹が冷える。
伏は中脘に物が滞り、また血洩瀉《せっしゃ》し②、手足が冷える。
濡は体重く、虚弱、虚損す。
弱は胃が虚して客熱す。

①沈と緩の条文は、順序が逆になっているので正した。②「洩瀉」は泄瀉と同じ。

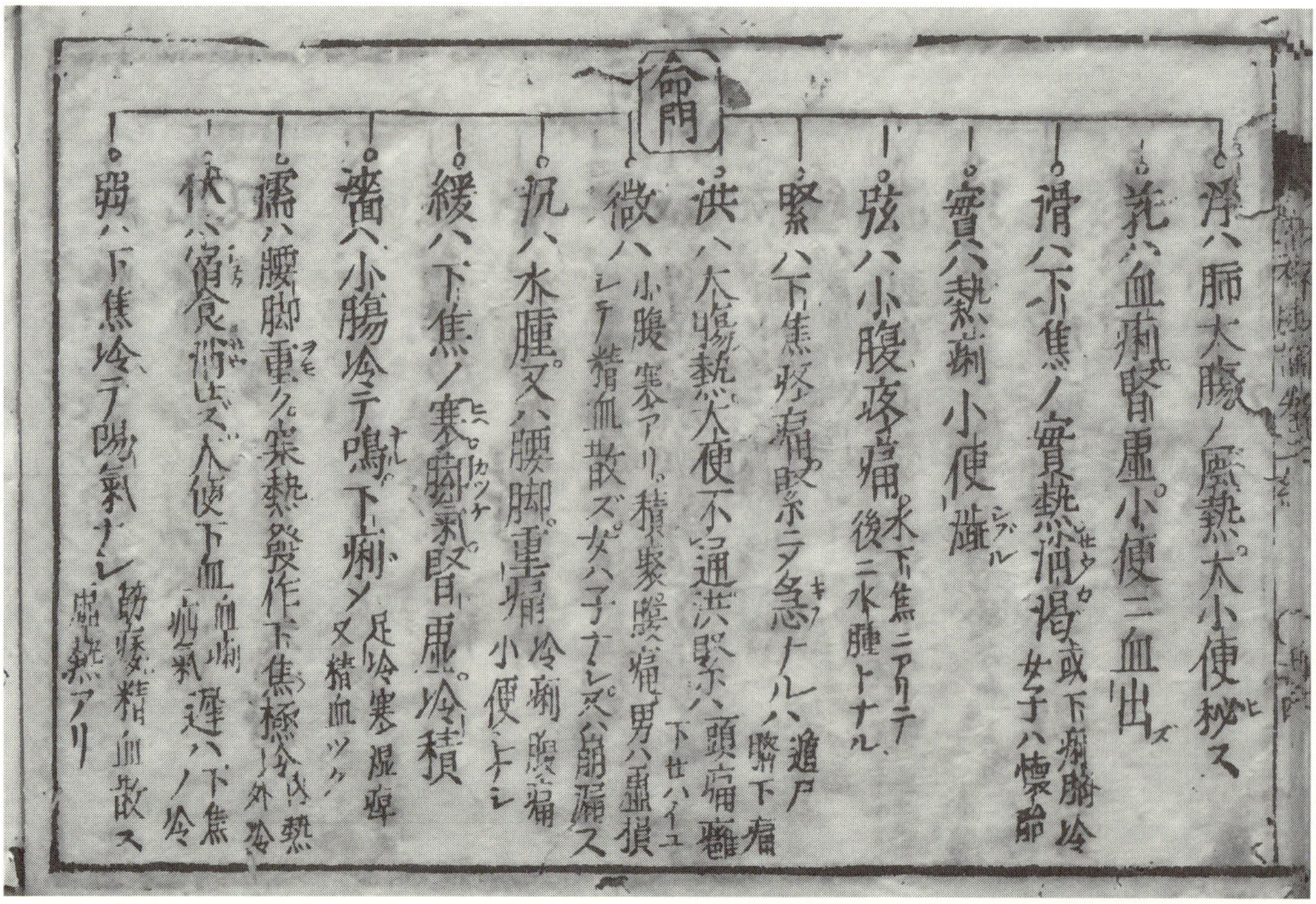
命門
浮ハ肺大腸ノ風熱。大小便秘ス
芤ハ血痢腎虚。小便ニ血出ズ
滑ハ下焦ノ實熱消渇。或下痢臍冷 女子ハ懐胎
實ハ熱痢小便澁ル
弦ハ小腹疼痛。水下焦ニアリテ後ニ水腫トナル
緊ハ下焦疼痛。緊ニテ急ナルハ遁尸 臍下痛
洪ハ大腸熱。大便不通。洪緊ハ頭痛。癰下せハイユ
微ハ小腹寒アリ。積聚腹痛。男ハ虚損シテ精血散ズ。女ハ子ナレ又ハ崩漏ス
沈ハ水腫。又ハ腰脚重痛。冷痢。腹痛。小便シゲシ
緩ハ下焦ノ寒。脚気。腎虚。冷積
濇ハ小腸冷テ鳴ル。下痢ス。足冷寒湿痺 又精血ツク
濡ハ腰脚重ク寒熱發作下焦極冷 内熱外冷
伏ハ宿食消せズ大便下血 血痢 疝気 遅ハ下焦ノ冷
弱ハ下焦冷テ陽気ナシ 筋痿精血散ス 虚熱アリ

命門

浮は肺大腸の風熱、大小便秘す。
芤は血痢、腎虚、小便に血が出る。
滑は下焦の実熱、消渇、あるいは下痢、臍冷え、女子は懐胎。
実は熱痢、小便渋る。
弦は小腹疼痛。水が下焦に在って、後に水腫となる。
緊は下焦疼痛。緊にして急なるは遁尸、臍下痛む。
洪は大腸の熱、大便通ぜず。洪緊は頭痛、癰を下せば癒える。
微は小腹に寒あり。積聚、腹痛、男は虚損して精血散ず。女は子無し、又は崩漏す。
沈は水腫、又は腰脚重痛、冷痢、腹痛、小便数。
緩は下焦の寒え、脚気、腎虚、冷積。
濇は小腸が冷えて鳴る。下痢して足が冷え、寒湿痺し、また精血が尽く。
遅は下焦の冷え①。
伏は宿食消せず、大便下血、血痢、疝気。
濡は腰脚重く、寒熱発作、下焦極冷、内熱外冷。
弱は下焦冷えて陽気無く、筋痿え、精血が散じ、虚熱がある。

①遅、伏、濡の各条は、原文の条文の順序に乱れがあるので正した。

第三巻

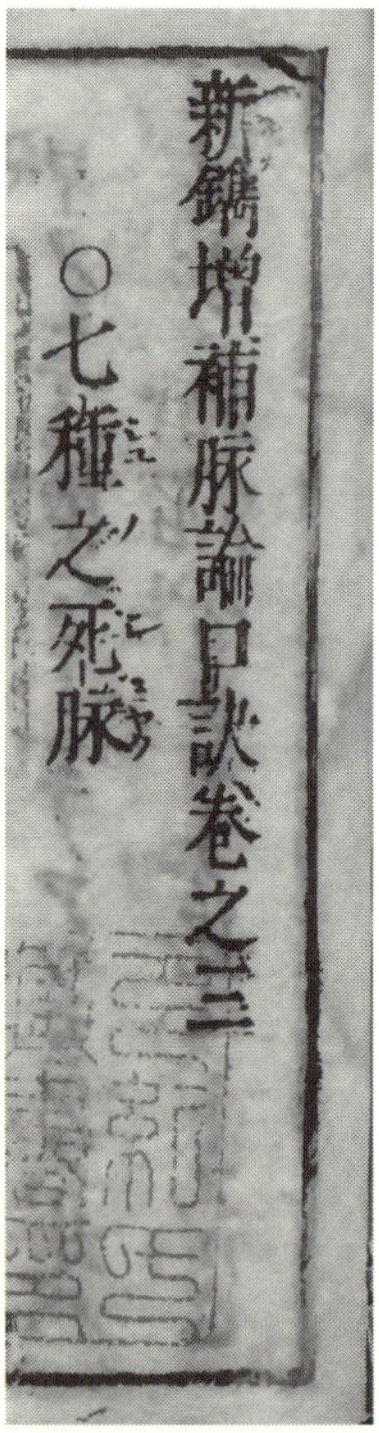

新鐫増補脈論口訣巻之三

○七種の死脈①

①「七死脈」は、『素問』平人気象論や『難経』十五難、とりわけ『脈経』巻第五・扁鵲診諸反逆死脈要訣第五に見える死脈条文や、同書巻第四・診三部脈虚実決死生第八の関連条文を原初的記載とする。体系的記載は、敦煌出土脈書の『玄感脈経』捻脈指下軽重脈名類形状第二の六死脈が最初で、北宋の『脈粋』に至って「釜沸」の一脈を加えて「七死脈」と総称され、これが南宋の『察病指南』巻中・弁七表八裡九道七死脈に引き継がれた。しかし、七死脈は、その後の中国の脈学においては必ずしも定着しなかった。南宋以降も、たとえば『医経小学』巻之二・怪脈において「釜沸」を除く六死脈が「怪脈」と総称される一方、黎民寿『決脈精要』（『黎居士簡易方論』巻之十二）や『世医得効方』巻第一・大方脈雑医科・集脈説では七死脈に「偃刀」「転豆」「麻促」の三脈を加えて「十怪脈」とし、呉崑の『脈語』巻之上・怪脈類では「世論怪脈、大都八種、今稽於経、殆不止此」として二十四腫の怪脈を挙げている。このように、明清以降の中国ではむしろ、「怪脈」という呼称が一般的である。一方、日本では中世以降の『察病指南』の影響によって、近世以降、死脈を「七死脈」で代表させる考え方が一般的で、『脈論口訣』の死脈論もまたその枠内にある。

　ちなみに、七死脈は、『脈経』で規定されている三対の六死脈（屋漏と雀啄、弾石と解索、蝦遊と魚翔）に「釜沸」を加えた構造となっている。屋漏と雀啄は脈拍の間隔に問題のある脈状で、屋漏は脈の拍動の間隔が大きいもの、雀啄は脈拍数が

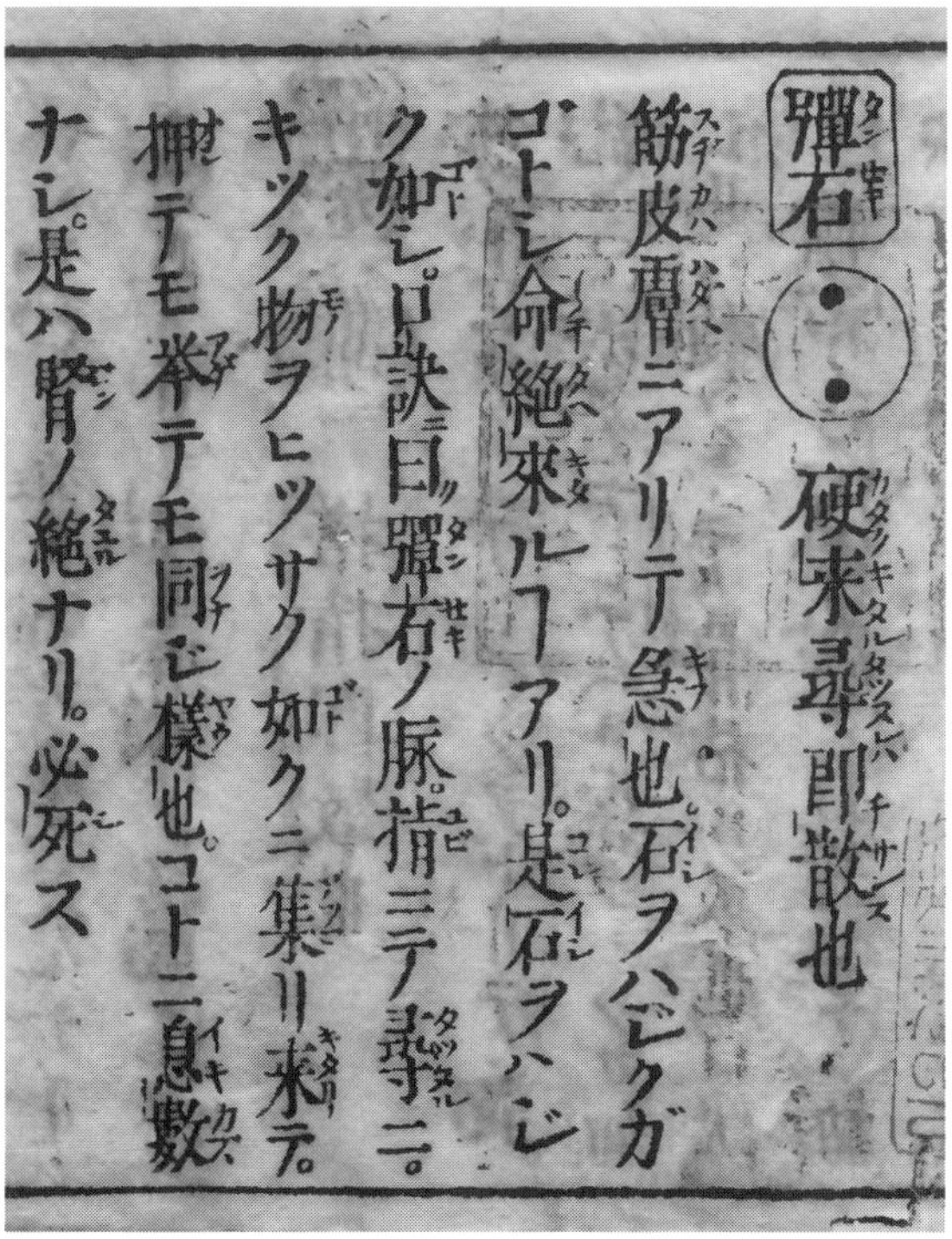
彈石《タンせキ》 ●● 硬《カタク》来《キタル》尋《タツヌレハ》即《チ》散《サンズ》也

筋《スヂ》皮《カハ》膚《ハダヘ》ニアリテ急《キウ》也。石《イシ》ヲハジクガゴトシ。命《イノチ》絶《タヘ》來《キタ》ルコトアリ。是《コレ》石《イシ》ヲハジク如《ゴト》シ。口訣ニ曰ク彈石《タンせキ》ノ脉。指《ユビ》ニテ尋《タツヌル》ニキツク物《モノ》ヲヒツサク如《ゴト》クニ集《アツマ》リ來《キタリ》テ。押《オサ》テモ挙《アグ》テモ同《オナ》ジ樣《ヤウ》也。コトニ息數《イキカズ》ナレハ是ハ腎《ジン》ノ絶《タエル》ナリ。必死《シ》ス

甚だ多く、時に結滞するものを指す。弾石と解索は脈の拍動数に問題のある脈状で、弾石は極めて拍動数が多く、解索は拍動数が多いが、指下に散乱するように感じるものを指す。蝦遊と魚翔は拍動の質に問題のある脈状で、蝦遊は脈拍を感じるとすぐに消失するもの、魚翔は痙攣するような脈状を指す。なお『脈論口訣』の脈状の記載は、中国の脈書や『全九集』を引用して再構成したものであるが、引用と和訳のためにかえって難解となっている箇所が多く、脈状理解には原文も併せ参照することが不可欠である。

【和訳】

弾石　硬く来たる、尋ぬれば則ち散ず①

［弾石の脈は］筋や皮膚［の深さ］に在って、緊張しており、石を弾くようである②。命の危険がある。これは石を弾くよう［な脈］である③。口訣にいう、弾石の脈は、指で探り求めるに、物を強く引き裂くように［指に］集まってくる。［それは］挙按ともに同様である。とりたてて一息何動ということはない。これは腎が絶えたということで、必ず死ぬ④。

①『医経小学』巻之二・怪脈の「弾石、硬来尋即散」による。『脈訣刊誤集解』附録・怪脈、『医学入門』巻之一・診脈・死脈総訣、『万病回春』巻之一・万金一統述に同文や類文がある。脈状の図は『察病指南』巻之中・七死脈による。②『察病指南』巻之中・七死脈の「弾石脈在筋肉皮、按挙皆劈劈急、曰弾石」によるが、もとは『脈経』巻第五・扁鵲診諸反逆死脈要訣第五の「脈来如弾石、去如解索者、死」の割注「弾石者、辟辟急也」による。「筋皮膚」は『医学入門』巻之一・診脈・死脈総訣では「筋肉間」に作る。③典拠未詳。前文を承けた重複である可能性もある。④口訣全文は『全九集』巻之一・七種之死脈による。『全九集』の当該経文自体は、

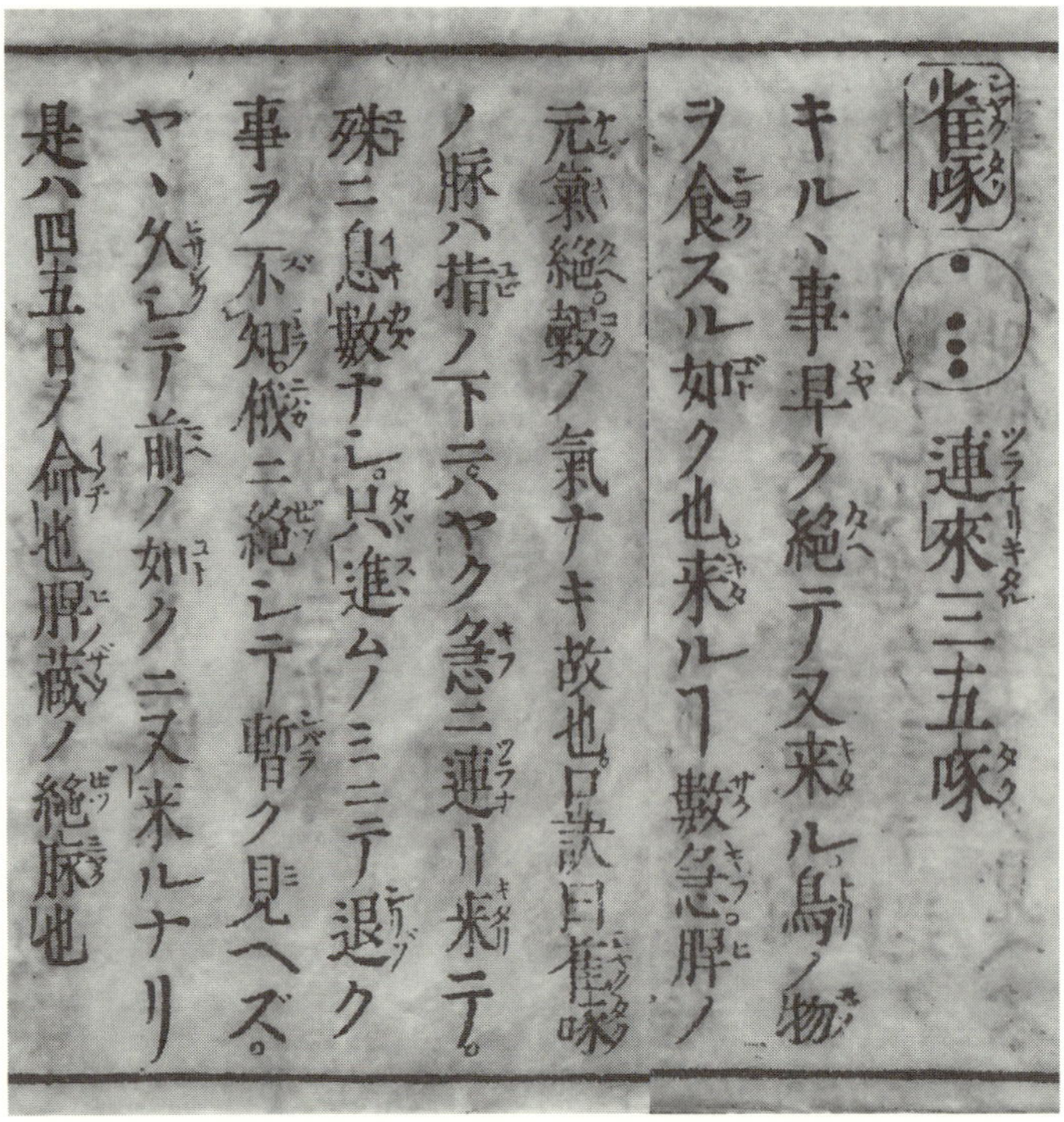

雀啄《ジャクタク》・・・連來《ツラナリキタル》三五啄《タク》キル、事早《ハヤ》ク絶《タヘ》テ又来《キタ》ル鳥《トリ》ノ物《モノ》ヲ食《ショク》スル如《ゴト》ク也。来《キタ》ルヿ數《サク》急《キフ》。脾《ヒ》ノ元氣《ゲンキ》絶《ゼツ》。穀《コク》ノ氣ナキ故也。口訣曰雀啄《ジャクタク》ノ脉ハ指《ユビ》ノ下ニハヤク急ニ連《ツラナ》リ来《キタリ》テ。殊ニ息《イキ》數《カズ》ナシ。只《タダ》進《スス》ムノミニテ退《シリゾ》ク事ヲ不知《シラズ》。俄《ニハカ》ニ絶《ゼツ》シテ暫《シバラ》ク見《ミ》ヘズ。ヤヽ久《ヒサシク》シテ前《サキ》ノ如《ゴト》クニ又来ルナリ是ハ四五日ノ命《イノチ》也。脾《ヒ》ノ藏《ザウ》ノ絶《ゼツ》脉也

『察病指南』巻之中・七死脈の「当以為腎絶之脈可也。石乃腎之本脈。合沈濡而滑。今其蔵脈現如弾石、劈劈然湊指。殊無息数。其死無疑矣」を和訳したもの。「劈劈《へきへき》然」の「劈」は、つんざく、割るの意で、『全九集』の訳語「ひっさく」は「引き裂く」の変形。「湊指」の「湊」は聚まるの意。「殊無息数」という表現は『察病指南』だけでなく『脈訣刊誤集解』附録・怪脈の雀啄や魚翔の項にも見えるが難解。『全九集』の和訓から推定して暫定的な訳文とした。弾石の脈は、肺絶の死脈、肝絶の死脈との説もあるが、ここでは『察病指南』『脈訣刊誤』に従って腎絶を採っている。『脈法手引草』では「腎と肺との絶脈」とする。

雀啄　連なり来ること三五啄①。

［弾石の脈は］来ることが速く、絶えてまた来る②。鳥が物を食するようである③。［脈搏の］来ることが数急である④。脾の元気が絶え、穀気も無くなったためである⑤。口訣にいう、雀啄の脈は、指の下に数急で、連なってやって来て、とりたてて一息何動ということはない。ただ進むのみで退くことが無く、にわかに止まって、暫くは脈が感じず、やや時間が経って、前のようにまたやって来る。これは四、五日の命である。脾蔵の気が絶えた脈である⑥。

①『医経小学』巻之二・怪脈の「雀啄、連来三五啄」による。『脈訣刊誤集解』附録・怪脈、『医学入門』巻之一・診脈・死脈総訣、『万病回春』巻之一・万金一統述に類文がある。脈状の図は『察病指南』巻之中・七死脈による。「三五啄」は、三三五五、搏動があるとの意味か。②『脈経』巻第五・扁鵲診諸反逆死脈要訣第五の「雀啄者、脈来甚数而疾、絶止復頓来也」による。原文は「きるる事早く」となっているが、これは「脈来甚数而疾」の誤読と見なして、「来ること」に改めた。③『医学入門』内

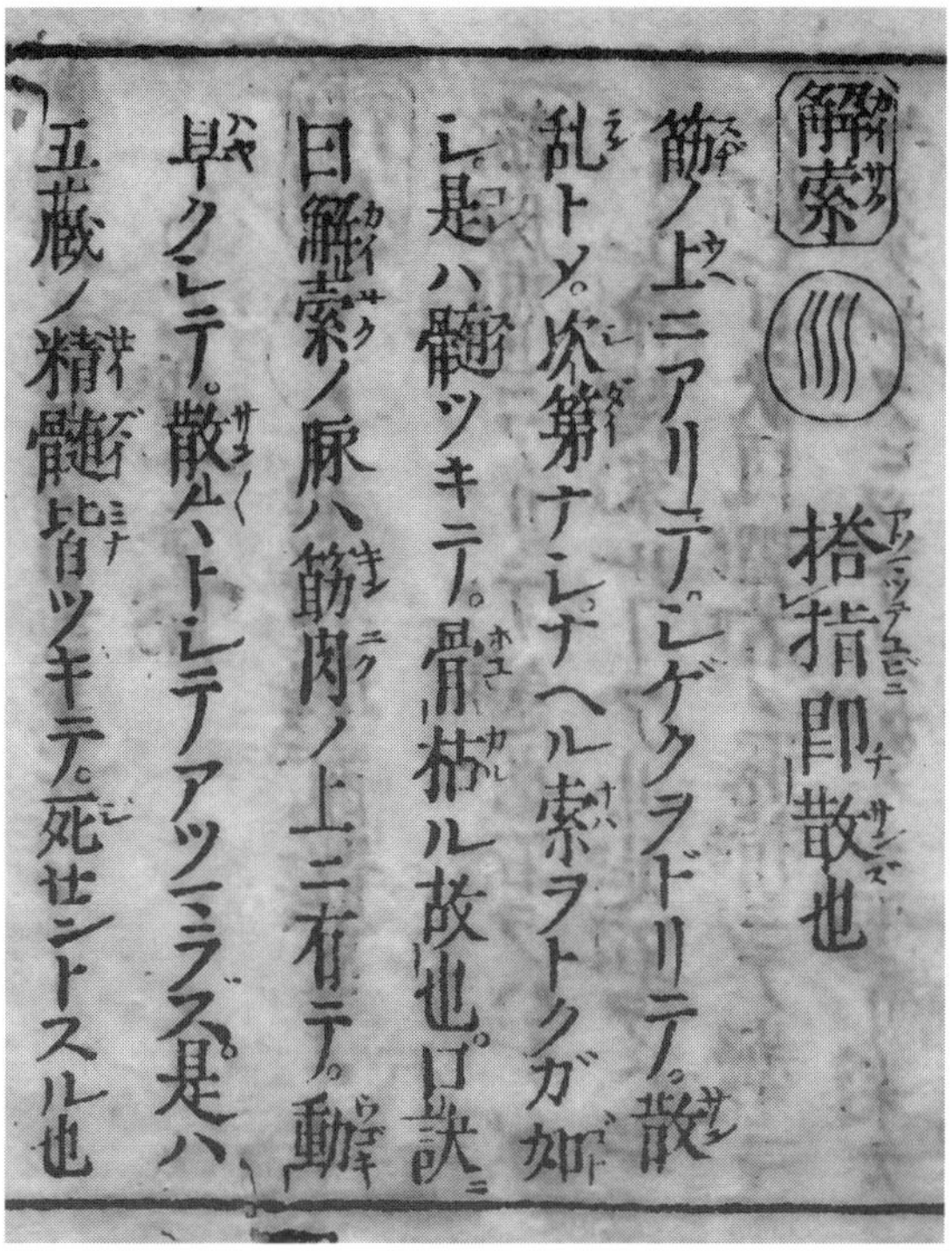
解索《カイサク》　搭指即《チ》散《サンズ》也
筋《スヂ》ノ上《ウヘ》ニアリテ。シゲクヲドリテ。散《サン》乱《ミダ》トシ。次第《シダイ》ナシ。ナヘル索《ナハ》ヲトクガ如《ゴト》シ。是《コレ》ハ髄《ズイ》ツキテ。骨《ホネ》枯《カル》ル故也。口訣ニ曰解索《カイサク》ノ脈ハ筋《キン》肉《ニク》ノ上ニ有テ。動《ウゴキ》早《ハヤ》クミダレテ。散乱《サンラン》トシテアツマラズ。是ハ五臓ノ精《セイ》髄《ズイ》皆《ミナ》ツキテ。死《シ》セントスル也

集・巻一・診脈・死脈総類の「如雀之啄食」、『察病指南』巻之中・七死脈と『脈訣刊誤集解』附録・怪脈の「宛如雞踐食之貌」による。④『察病指南』巻之中・七死脈に「来而数急、曰雀啄」とある。⑤『脈訣刊誤集解』附録・怪脈の「診脈要訣云、主脾元穀気已絶」による。『察病指南』巻之中・七死脈にも「脾無穀気已絶」とある。⑥口訣全文は『全九集』巻之一・七種之死脈による。『全九集』の当該経文自体は、『察病指南』巻之中・七死脈の「其脈来指下、連連湊指数急、殊無息数、但有進而無退、頓絶自去、良久准前又来。（中略）但数日之寿也（中略）乃脾絶之脈」を和訳したもの。

解索　指に搭《あつ》まって即ち散ず①。

［解索の脈は］筋の上［の深さ］に在って、頻りに搏動し、散乱して、無秩序である②。より合わせた索《なわ》を解くようである③。これは髄が尽きて、骨が枯れたためである④。

口訣にいう、解索の脈は、筋肉の上に在って、動きが速く、乱れて激しく、聚まらない。これは五蔵の精髄が皆な尽きて死に瀕しているのである⑤。

①『医経小学』巻之二・怪脈の「搭指散乱真解索」による。『脈訣刊誤集解』附録・怪脈、『医学入門』巻之一・診脈・死脈総訣に同文を引く。『万病回春』巻之一・万金一統述にも「搭指即散乱也」とある。脈状の図は『察病指南』巻之中・七死脈による。「搭指」について『脈論口訣』は「指にあつまって」、日本万治三年本『万病回春』は「指をさぐり」、日本無刊記本『万病回春』や『万金一統鈔』は「さぐり指せば」と読んで一定しないが、「さぐり指せば」と読む例が多いようである。ただし、「搭」は撃つ、附くの意味で、あつまる、さぐるなどの訓は無い。ここでは

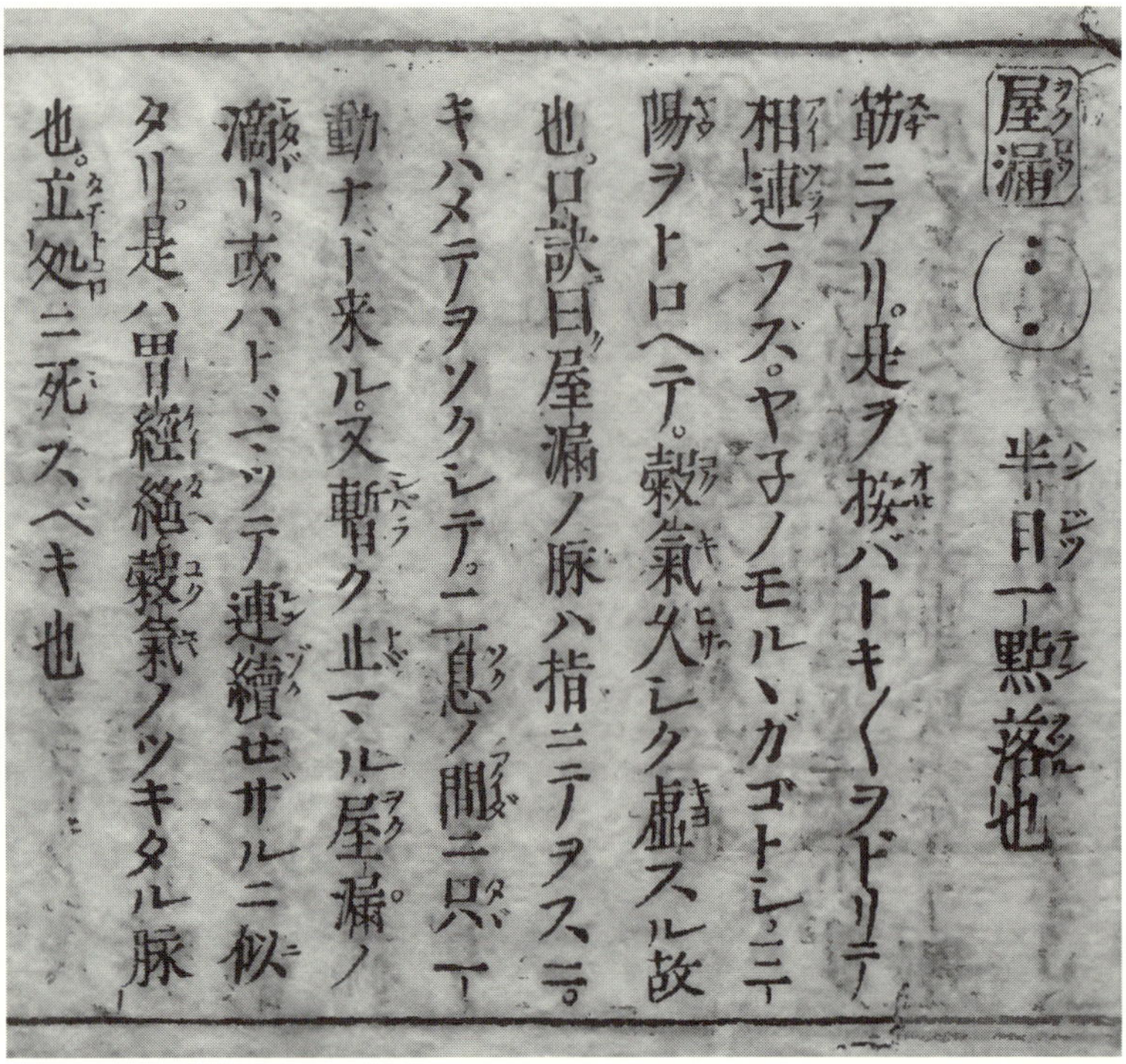
屋漏《ヲクロウ》……半日《ハンジツ》一點《テン》落《ラク》也
筋《スヂ》ニアリ。是ヲ按《オサ》バトキ〳〵ヲドリテ
相連《アイツラナ》ラズ。ヤ子ノモル、ガゴトシ。三
陽ヲトロヘテ。穀氣《コクキ》久《ヒサ》シク虚《キヨ》スル故
也。口訣曰。屋漏ノ脉ハ指ニテヲス、ニ
キハメテヲソクシテ。二息《ソク》ノ間《アイダ》ニ只《タヾ》一
動ナド来ル。又暫《シバラ》ク止《ヨド》マル。屋漏《ヲク》ノ
滴《シヅ》リ或ハトヾコヲッテ連續《レンゾク》セザルニ似
タリ。是ハ胃經絶《タヘ》穀氣《ユクキ》ノツキタル脉
也。立処《タチドコロ》ニ死スベキ也

しばらく『脈論口訣』の読みによって和訳しておく。②『察病指南』巻之中・七死脈の「解索脈在筋肉上。動数而随散乱。無復次第。曰解索」による。もとは『脈経』巻第五・扁鵲診諸反逆死脈要訣第五の「脈来如弾石、去如解索者、死」の割注「解索者、動数而随散乱、無復次緒也」による。③「索」は大きな縄のこと。④『医学入門』内集・巻一・診脈・死脈総類「解索脈如解乱縄之状。指下散散無復次第。五蔵絶也」、『察病指南』巻之中・七死脈の「呉仲広云、……是精髄已耗」による。⑤口訣全文は『全九集』巻之一・七種之死脈の一部を引用したものである。『全九集』の当該経文自体は、『察病指南』巻之中・七死脈の「解索脈在筋肉上、動数而随散乱、無復次第、曰解索。是五蔵絶死脈也。(王叔和云、解索、散散而無聚。呉仲広云、解索脈者、其形見於両尺。脈来指下、散而不聚、若分於両畔、更無息数、是精髄已耗、将死之候也)」による。

屋漏　半日《はんじつ》、一点落つる①。

[屋漏の脈は]筋[の深さ]に在る。これを按せば時々搏動するも続かない。屋根から[雨の水滴が]漏るようである。三陽[である胃経]が衰えて、穀気が長い間虚したためである②。

口訣にいう、屋漏の脈は、指で按すに、極めて遅くて、二息③の間にただ一動ほど来て、また暫く止まる。屋根の雨漏りが滴ったり、止まったりして、連続しないことに似ている。これは胃経が絶え、穀気が尽きた脈である。すぐに死んでしまうであろう④。

①『医経小学』巻之二・怪脈の「屋漏、半日一点落」による。『脈訣刊誤集解』附録・怪脈、『医学入門』巻之一・診脈・死脈総訣、『万病回春』巻之一・万金一統述もほぼ同文であるが、『医学入門』は「点」を「滴」に作る。脈状の図は『察病指

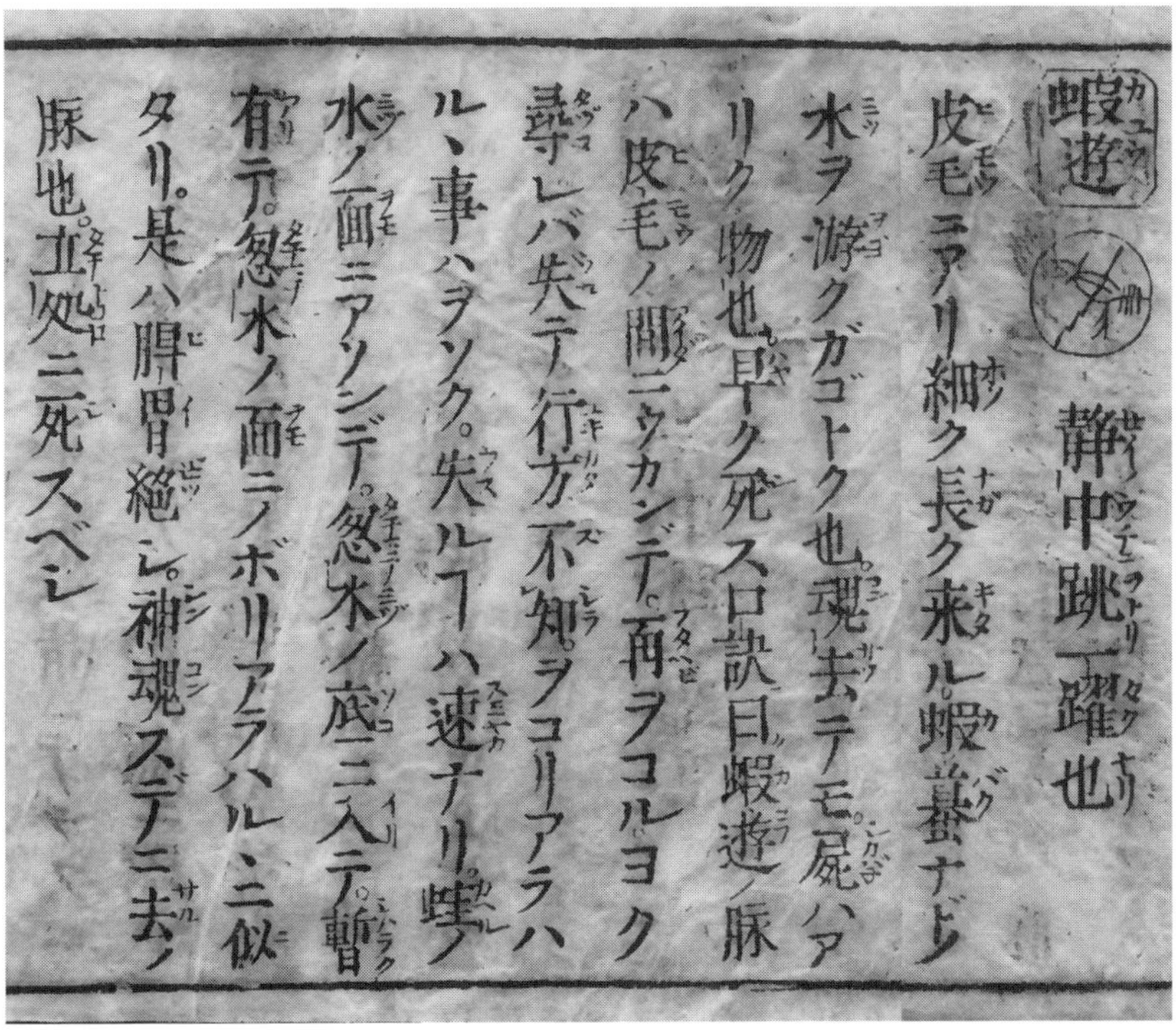
蝦遊《カユウ》　静中跳一躍也
皮毛ニアリ細ク長ク来ル蝦蟇ナド
水ヲ游クガゴトク也魂去テモ屍ハア
リク物也早ク死ス口訣曰蝦遊ノ脉
ハ皮毛ノ間ニウカンデ再ヲコルヨク
尋レバ先テ行方不知ヲコリアラハ
ル丶事ハヲソク失ルヿハ速ナリ蛙ノ
水ノ面ニアソンデ忽水ノ底ニ入テ暫
有テ忽水ノ面ニノボリアラハル丶ニ似
タリ是ハ脾胃絶シ神魂スデニ去ノ
脉也立処ニ死スベシ

南』巻之中・七死脈による。「点」には、滴《しずく》の意味がある。「半日」は、短い間、暫時。②『察病指南』巻之中・七死脈の「屋漏脈在筋。按之止。時起而不相連。曰屋漏。（……呉仲広云、屋漏脈者、主胃経已絶、穀気空虚）」による。もとは『脈経』巻第五・扁鵲診諸反逆死脈要訣第五の「脈病人不病、脈来如屋漏雀啄者、死」の割注「屋漏者、其来既絶而止、時時復起、而不相連属也」による。③「二息」、『脈訣刊誤集解』は「一息」に作る。④口訣全文は『全九集』巻之一・七種之死脈の当該文を典拠としている。『全九集』の当該経文自体は、『察病指南』巻之中・七死脈の「呉仲広云、屋漏脈者、主胃経已絶、穀気空虚、其脈来指下、按之極慢、二息之間或来一至、若屋漏之水滴於地上、……立死之候也。据此云乃胃絶之脈」、あるいはこれを引いて再編した『脈訣刊誤集解』附録・怪脈の当該条文による。

蝦遊　静中に跳《おど》り一躍なり①。

［蝦遊の脈は］皮毛［の深さ］に在って搏動が細く長い。蝦蟇《がま》などが水を游《およ》ぐようである。［神気の一つである］魂が無くなっても、死体は歩き回るものである。すぐに死んでしまう②。口訣にいう、蝦遊の脈は、皮毛の間に浮かんで、再び起こる。よく尋ねてみると居なくなって、行方がわからない。脈動の立ち上がりは遅く、消えていく時は速やかである。蛙が水面に遊んで、急に水底に入っていき、しばらくして、急に水面に上がって現れるようである。これは脾胃が絶して、神魂が已に去った脈である。すぐに死んでしまうであろう③。

①『医経小学』巻之二・怪脈の「蝦遊、静中跳一躍」による。『脈訣刊誤集解』附録・怪脈、『医学入門』巻之一・診脈・死脈総訣にこれを引く。『万病回春』巻之一・万金一統述もほぼ同文。脈状の図は『察病指南』巻之中・七死脈とは全く異り、何

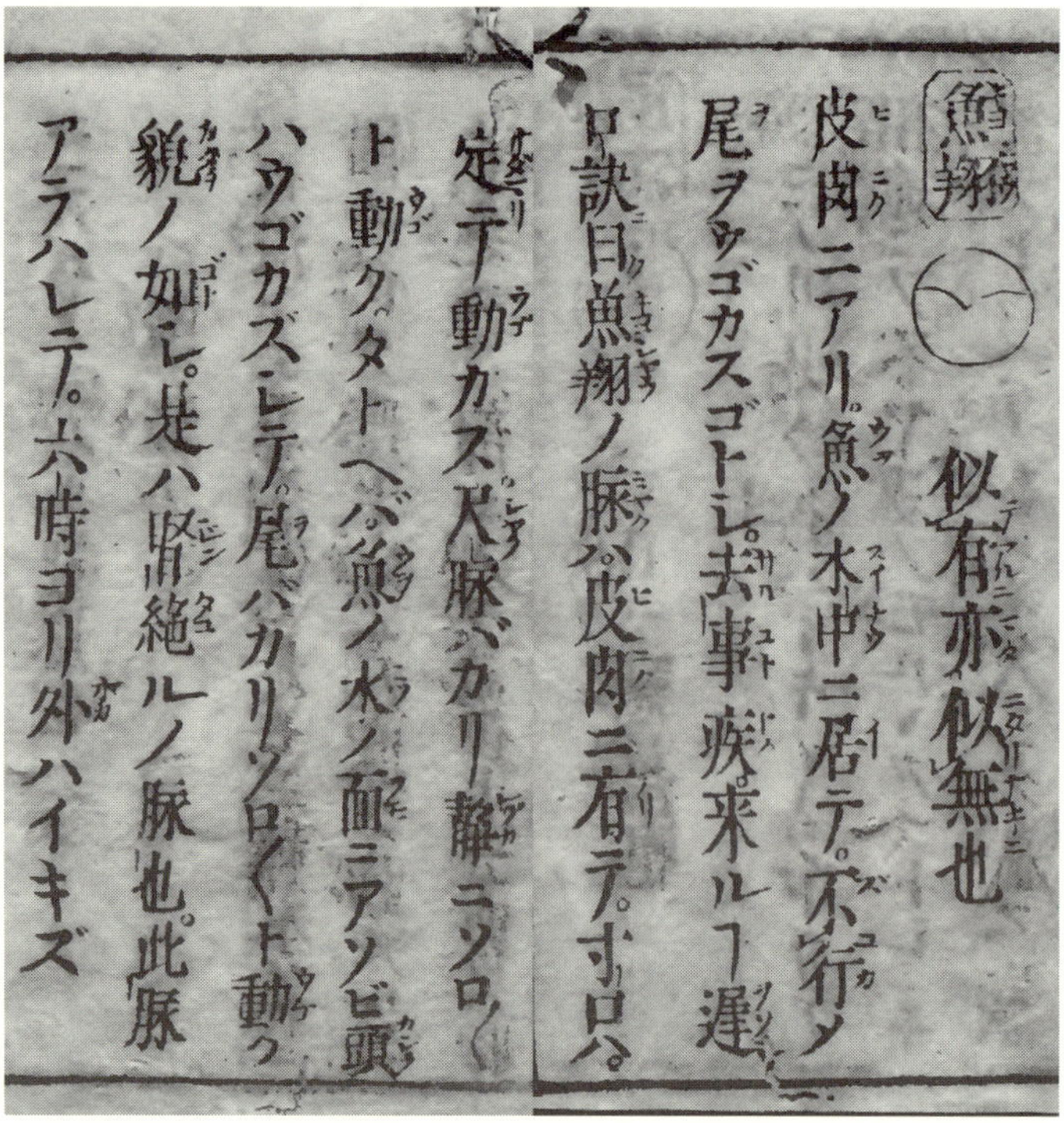
魚翔 似有亦似無也
皮肉ニアリ。魚ノ水中ニ居テ。不行ノ
尾ヲウゴカスゴトシ。去事疾来ルヿ遅
口訣曰魚翔ノ脉ハ皮肉ニ有テ。寸口ハ
定テ動カズ。尺脉バカリ静ニソロ〳〵
ト動ク。タトヘバ魚ノ水ノ面ニアソビ頭
ハウゴカズシテ。尾バカリソロ〳〵ト動ク
貌ノ如シ。是ハ腎ノ絶ルノ脉也。此脉
アラハレテ。六時ヨリ外ハイキズ

によるものか未詳。「蝦」は蝦蟇《がま》、あるいは蝦《えび》。『脈論口訣』は『察病指南』に基づいて、「蝦蟇」と解釈している。②この一節は、『察病指南』巻之中・七死脈の蝦遊の脈条文を節略して意訳したものであるが、原文「細く長く来たる」は、適切な和訳とは言い難い。むしろ、『察病指南』原文の方が分かりやすいので、以下にその全文を引用する。「蝦游脈在皮毛、浮而再起、尋還退没、不知所在、起遅而去速、曰蝦遊。是脾胃絶死脈也。（王叔和云、蝦遊苒苒而進退難尋。呉仲広云、蝦遊之脈、其来指下、若蝦遊於水面、汎汎而不動、瞥然驚掉而去、将手欲趨、杳然不見、須臾於指下又来、良久准前復去。又如蝦蟆入水之形、瞥然而上、倏然而去、此是神魂已去、行尸之候、立死也）」。なお、「尸のありく物」の「ありく」は「歩」、歩き回ること。③口訣全文は『全九集』巻之一・七種之死脈の当該文をほぼそのまま引用したもの。『全九集』の当該経文自体は、②に引いた『察病指南』巻之中・七死脈に基づく。

魚翔 有るに似て、また無きに似たり①。

［魚翔の脈は］皮肉［の深さ］に在る。魚が水中に居ても動かず、尾を動かすようである②。去ることは速いが、来ることは遅い③。口訣にいう、魚翔の脈は、皮肉［の深さ］に在って、寸口［の部位］では固定して動かず、尺脈［の部位］だけで静かにそろそろと動く。たとえば魚が水面に遊ぶ時、頭は動かず、尾だけがそろそろと動くような形状である。これは腎が絶えた脈である。この脈が現れれば、半日以上生きることは無い④。

①『医経小学』巻之二・怪脈の「魚翔、似有一似無」による。『脈訣刊誤集解』附録・怪脈、『医学入門』巻之一・診脈・死脈総訣や『万病回春』巻之一・万金一統述にも略同文がある。脈状の図は概ね『察病指南』巻之中・七死脈のそれに似る。②

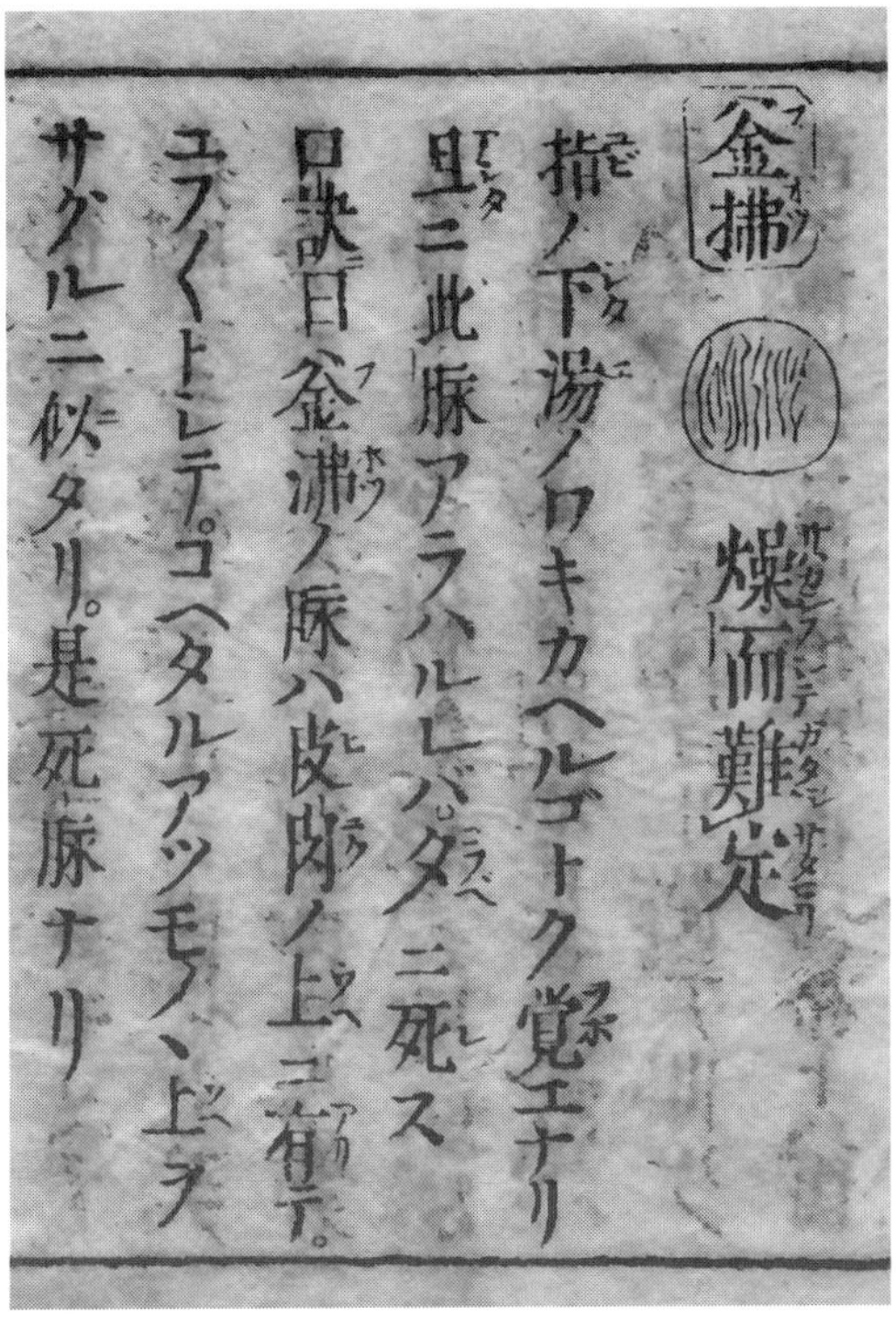

『察病指南』巻之中・七死脈の魚翔の脈条文の一節「魚翔脈在皮肉上、如魚不行、而但掉尾動身、躁而作久、曰魚翔」を節略引用したもの。③典拠未詳。④口訣全文は『全九集』巻之一・七種之死脈の当該経文をほぼそのまま引用したもの。『全九集』の当該経文自体は、『察病指南』巻之中・七死脈の魚翔の脈条文の一部「魚翔脈在皮肉上、如魚不行、而但掉尾動身、躁而作久、曰魚翔。是腎絶死脈也。……呉仲広云、魚翔之脈。……前定而後動、……宛如魚遊於水面、頭不動而尾緩揺之貌、……旦占夕死、夕占旦死、日中占夜半死、夜半占日中死」による。

釜沸　燥がしうして定まり難し①。

指の下に湯が沸き返るように感じる。朝にこの脈が現れれば、夕方には死んでしまう②。口訣にいう、釜沸の脈は、皮肉の上に在って、やわらかく膨らんだものが揺れ動くようで③、肥えた羹の上を探るようである。これは死脈である④。

①典拠未詳。脈状の図も『察病指南』巻之中・七死脈とは全く異り、何によるものか未詳。②『脈経』巻第四・診三部脈虚実決死生第八の「三部脈如釜中湯沸、朝得暮死、夜半得日中死、日中得夜半死」による。あるいは文章の類似性から見れば、危亦林『世医得効方』巻第一・大方脈雑医科・集脈説の「釜沸、如湯涌沸、息数俱無。乃三陽数極無陰之候。旦見夕死、夕見旦死」が典拠となっている可能性もある。③原文「ゆぶゆぶとして」の「ゆぶゆぶ」とは、水分が多くてやわらかく膨らんだものが揺れるさま。ぶよぶよ。『全九集』は「ゆるゆる」に作る。「ゆるゆる（揺揺）」は揺れ動くさま。ゆらゆら。④口訣全文は『全九集』巻之一・七種之死脈の当該経文をほぼそのまま引用したもの。『全九集』の当該経文自体は、『察病指南』巻之中・七死脈の釜沸の脈条文全文「釜沸脈在皮肉上、涌涌如羹上肥、曰釜沸、是死脈也」

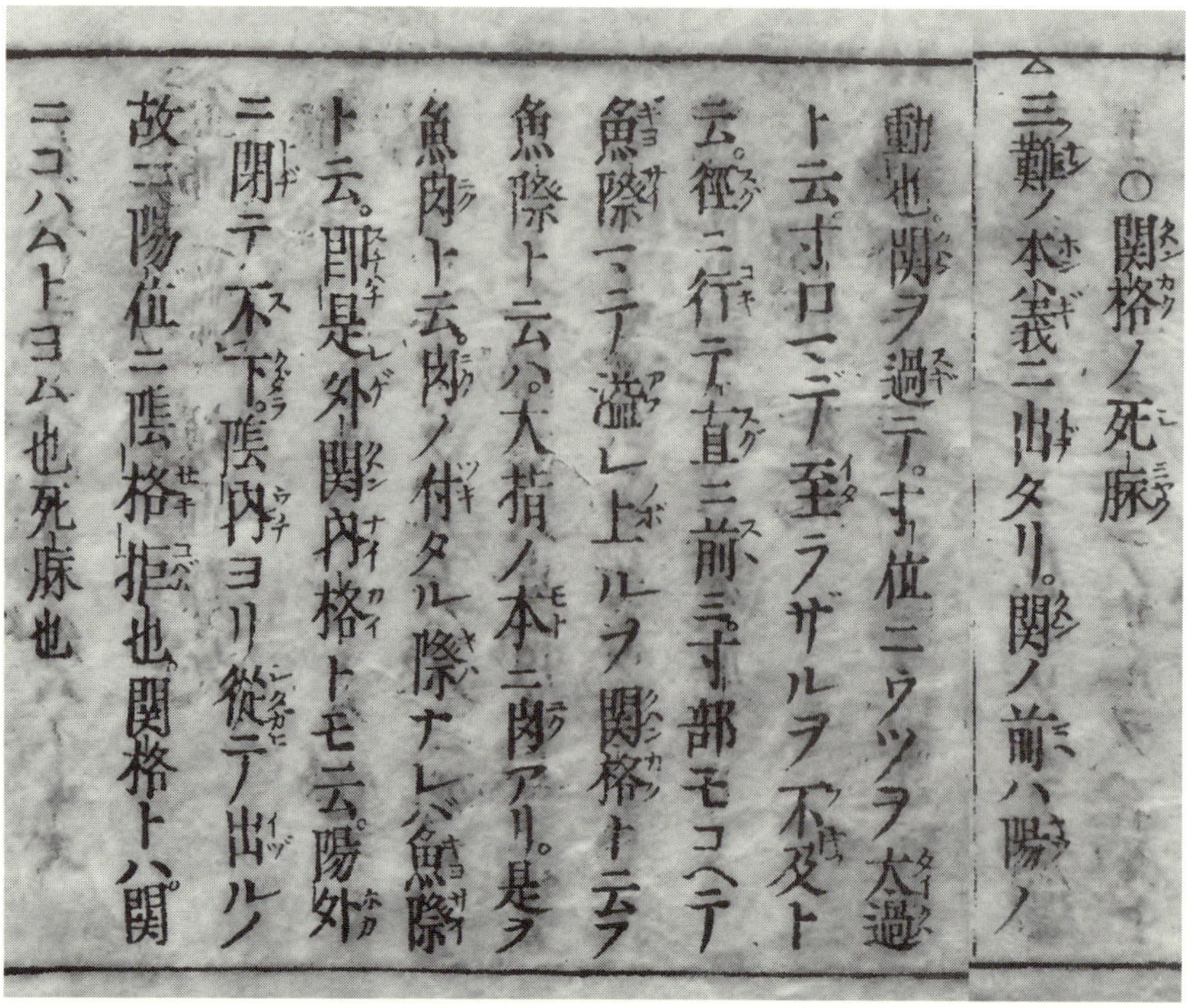

○関格《クワンカク》ノ死脉《シミヤク》
△三難《サンナン》ノ本義《ホンギ》ニ出《イデ》タリ。関ノ前《マヘ》ハ陽ノ
動也。関ヲ過《スギ》テ。寸ノ位ニウツヲ太過《タイクワ》
ト云。寸口マデ至《イタ》ラザルヲ不及《フキウ》ト
云。径《スグ》ニ行《ユキ》テ直《スグ》ニ前《スス》ミ。寸部モコヘテ
魚際《ギヨサイ》マデ溢《アフ》レ上《ノボ》ルヲ関格《クワンカク》ト云フ
魚際ト云ハ。大指ノ本《モト》ニ肉《ニク》アリ。是ヲ
魚肉《ニク》ト云。肉《ニク》ノ付《ツキ》タル際《きは》ナレバ魚際《ギヨサイ》
ト云。即《スナハチ》是外《ゲ》関《クワン》内《ナイ》格《カイ》トモ云。陽外《ホカ》
ニ閉《トヂ》テ。不《ス》下《クダラ》。陰内《ウチ》ヨリ従《シタガヒ》テ出《イヅ》ルノ
故ニ陽ノ位ニ陰格《セキ》拒《コバム》也。関格トハ関
ニコバムトヨム也死脉也

による。この脈状の記載は、『脈経』巻第四・診三部脈虚実決死生第八の「三部脈濈濈《ヘイヘイ》如羹上肥。長病得之、死。卒病得之、生」に初出し、北宋の蕭世基『脈粋』で「釜沸脈、皮肉の上に在り、涌涌として羹上の肥の如し」として死脈に加えられた。

○関格の死脈①

【和訳】△［「関格」という死脈は、『難経』］三難の［滑寿の注］『［難経］本義』に出ている。関②の前側は陽［気］が動く［場所である］。［陰気が］関を過ぎて、寸の位に搏つものを「［陰気の］太過」といい、［陰気が］寸にまで至らないものを「［陰気の］不及」という。直行して曲がることなく進み③、寸［口］部も越えて魚際まで溢れ上るものを「関格」という。「魚際」と呼ぶのは、大指の根本に肉があり、これを「魚肉」というのであるが、肉の附いた際であるから「魚際」というのである④。即ちこれは「外関内格」ともいう。陽［気］は外に閉じて下らず、［それによって］陰［気］が内から従い出てくるために、陰［気］が陽の位において格拒するのである⑤。「関格」とは、「関において拒む」と読む。死脈である。

①本章は概ね『難経』三難の滑寿の注を節略したものである。「関」と「格」の総称である「関格」は、もと『素問』の六節蔵象論や脈要精微論、『霊枢』の終始篇や脈度篇、『難経』三十七難や『傷寒論』巻第一・平脈法第二などに見えるが、三難とは意味を異にする。②『難経』の二難や三難で述べられる「関」は寸関尺の「関上」ではなく、寸口部を二つに別つ境目のこと。したがってこれらの難で述べられる「寸」「尺」も独特の意味を持つ。③原文「径《すぐ》に行きて直《すぐ》ぐに前《すす》み」は、『難経』三難の滑寿の注「径行而直前也」の和訳。「径行」は直行、「直前」の「直」は曲が

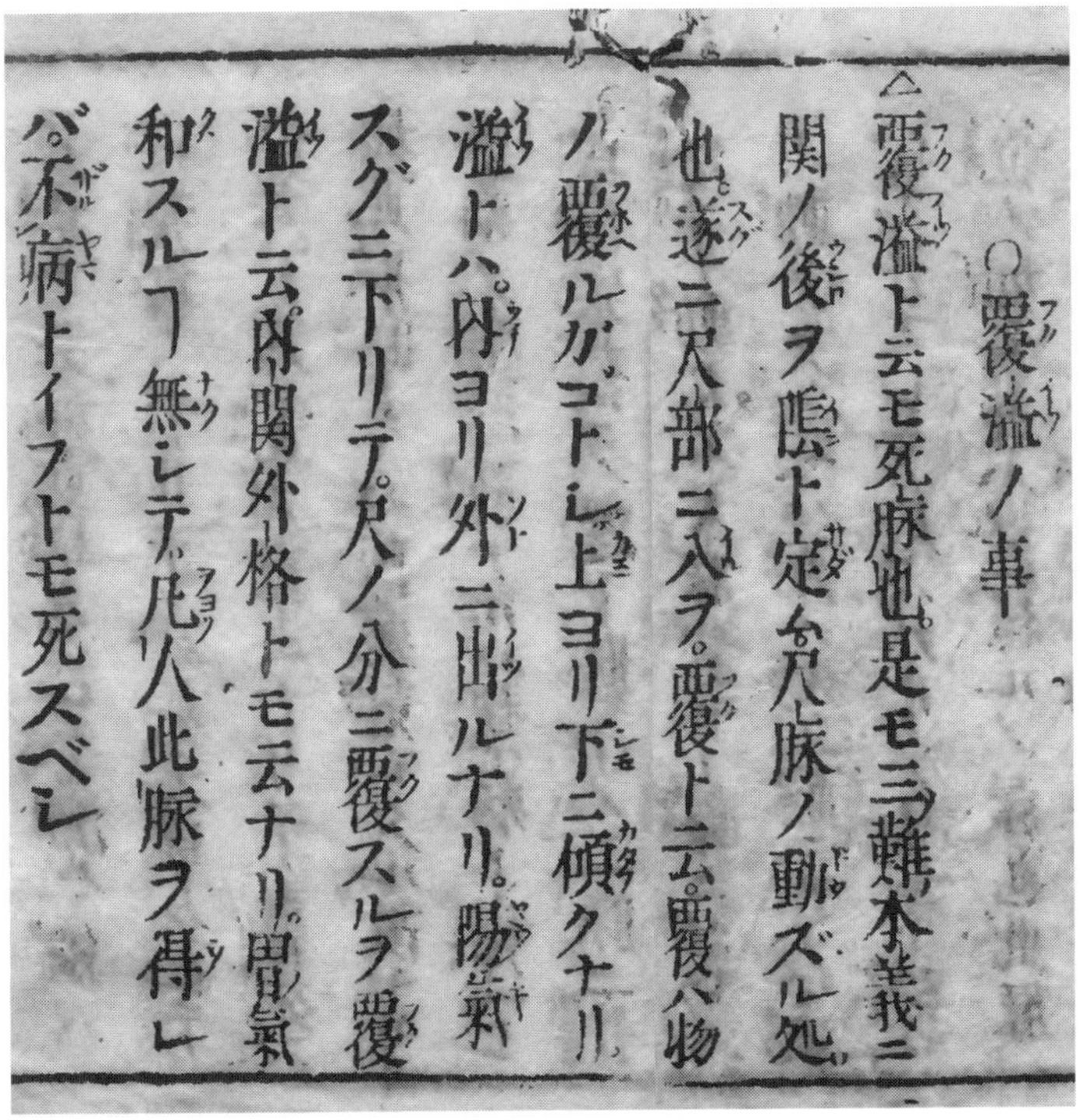
○覆《フク》溢《イツ》ノ事
△覆《フク》溢《イツ》ト云モ死脉也。是モ三難本義ニ関ノ後《ウシロ》ヲ陰ト定《サダム》。尺脉ノ動《ドウ》ズル処也。遂《スグ》ニ尺部ニ入ヲ覆《フク》ト云。覆ハ物ノ覆ルガゴトシ。上ヨリ下《シモ》ニ傾《カタム》クナリ。溢《イツ》トハ内《ウチ》ヨリ外《ソト》ニ出《イヅ》ルナリ。陽《ヤウ》気《キ》スグニ下リテ尺ノ分ニ覆《フク》スルヲ覆《フク》溢《イツ》ト云。内関外格トモ云ナリ。胃気和スルコト無《ナク》シテ、凡《ヲヨソ》人此脉ヲ得レバ不病トイフトモ死スベシ

らないこと、「前」は進むの意味。④この一節は『十四経発揮』巻中・手太陰の脈の「曰魚、曰魚際云者、謂掌骨之前、大指本節之後。其肥肉隆起処、統謂之魚。魚際、即其間之穴名也」による。⑤この一節は、『難経』三難の滑寿の注「外関内格、謂陽外閉而不下、陰従而内出、以格拒之」の和訳。「格拒之」について『難経本義大鈔』では「以杆格拒禦於陽気之閉」と注している。

【解説】本章と次章は、『難経』三難に見える予後不良の脈の在り方を述べたもので、二難に規定された「関」および「尺」「寸」の規定に基づいて、尺寸の気の盛衰（陰陽の気の不調和）から生死を判断しようとするものである。ただし、現在の日本で、この診法が臨床に活かされている例を見ることはほぼ皆無である。

○覆溢の事①

【和訳】△「覆溢」も［前述した「関格」同様に］死脈である。これも『難経』三難［の滑寿の注］『本義』［に書いてある］。関の後ろを陰と定める。尺脈の搏動するところである。進んで②尺部に入るものを「覆」という。「覆」とは物が覆うように、上から下に傾くことである。［反対に］「溢」とは、内から外に出ることである。陽気は直ぐに下って、尺の分に覆するを「覆溢」といい、「内関外格」ともいうのである。胃の気が調和することが無いもので、一般に人はこの脈を呈すれば、無病であっても死ぬものである。

①『難経』三難とその滑寿注による。②原文「遂に」は「すぐに」と振り仮名を附しているが、滑寿は「遂者遂也。径行而直前也」と注して「真っ直ぐ進む」の意とする。

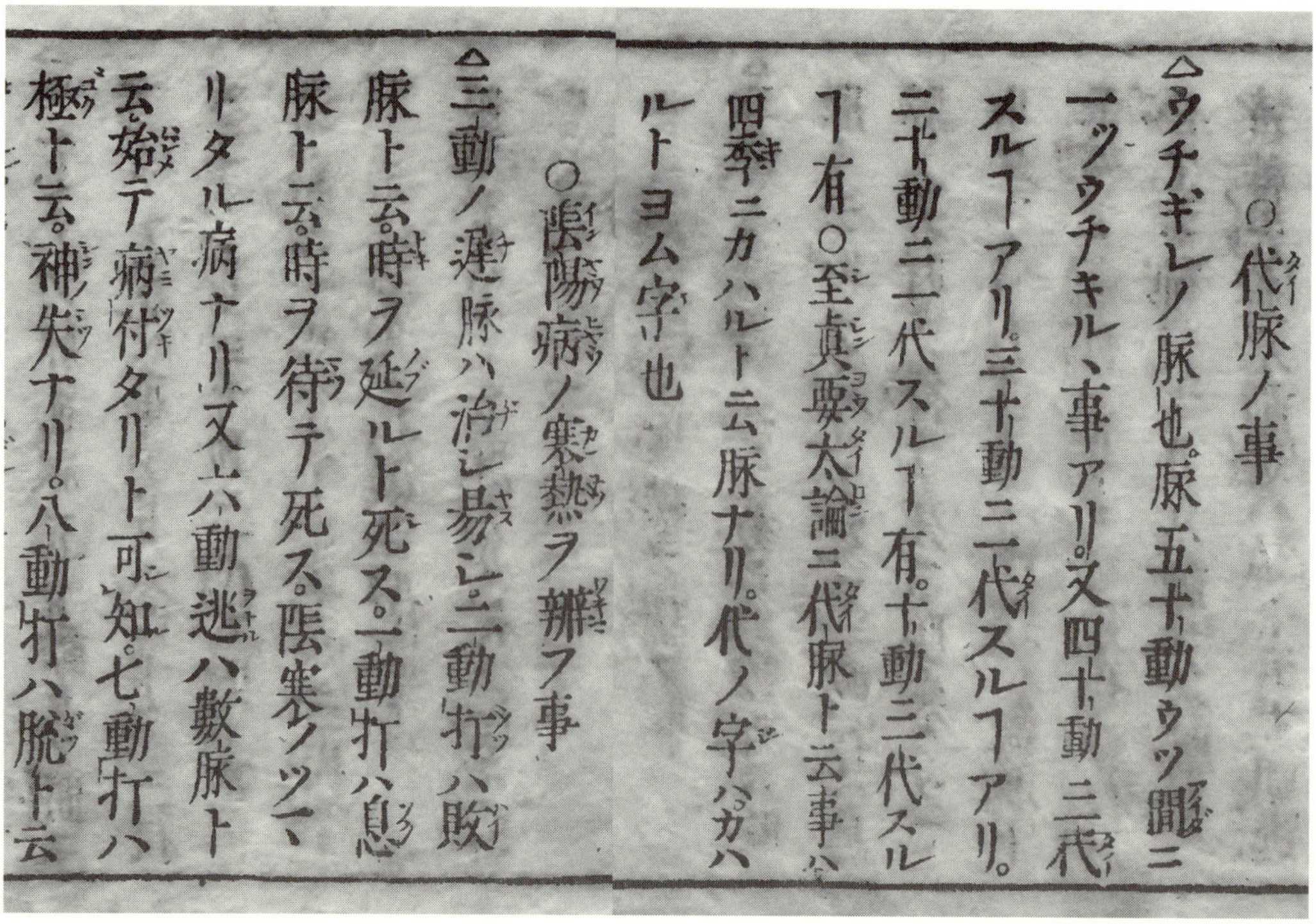
○代脈《タイ》ノ事
△ウチギレノ脈也。脈五十動ウツ間《アイダ》ニ一ツウチキル、事アリ。又四十動ニ一代《タイ》スルコトアリ。三十動ニ一代《タイ》スルコトアリ。二十動ニ一代スルコト有。十動ニ一代スルコト有。○至真《シン》要《ヨウ》大《タイ》論《ロン》ニ代《タイ》脈ト云事ハ四季《キ》ニカハルト云脈ナリ。代ノ字《ジ》ハカハルトヨム字也
○陰《イン》陽《ヤウ》病《ビヤウ》ノ寒《カン》熱《ネツ》ヲ辨《ワキマ》フ事
△三動ノ遅《チ》脈ハ治《ヂ》シ易《ヤス》シ。二動打《ウツ》ハ敗《ハイ》脈ト云。時《トキ》ヲ延《ノブ》ルト死ス。一動打ハ息《ソク》脈ト云。時ヲ待《マツ》テ死ス。陰寒ノツマリタル病ナリ。又六動逃《ウタル》ハ数脈ト云。始《ハジメ》テ病《ヤミ》付《ツキ》タリト可知。七動打ハ極《ゴク》ト云。神《シン》ノ失《シツ》ナリ。八動打ハ脱《ダツ》ト云

○代脈の事

【和訳】△少しの間途切れる脈である①。脈が五十動搏つ間に一動途切れることがある。また四十動に一度途切れることがある②。三十動に一度途切れることがある。二十動に一度途切れることがある。十動に一度途切れることがある③。○［『素問』］至真要大論に「代脈とは四季に代わるような脈である」［とある］。「代」の字は「かわる」と読む字である④。

①原文「うちぎれ」は「打切」、少しの間中断すること、ちょっと途切れること。本書巻之二の「二十四節の脈の次第」の促脈の項にも『全九集』巻之一・九道論を引いて「一動ずつうちきれて有り」とある。②原文「一代」は一度途切れること。後文にあるように、「代」には交代の意味がある。③本項冒頭からここまでは『察病指南』巻之上・診五蔵動脈法の前半を節略したものと見られる。元来は『難経』十一難や『霊枢』根結篇に見られる五蔵と脈の搏動の関係の記述を典拠とする。呼気、吸気と五蔵の関係は、『難経』十一難や『難経』四難に見られる。④『素問』至真要大論には未見。『素問』平人気象論の長夏の条に「但代無胃曰死」とあり、『類経』五巻・脈分四時無胃曰死の当該経文の張介賓注に「代、更代也。脾主四季、脈当随時而更……若四季相代、而但弦但鈎但毛但石、是但代無胃、見真蔵也、故曰死」とある。

○陰陽病の寒熱を弁《わきま》う事

【和訳】△遅脈のうち、［一呼吸に］三動［搏動するもの］は、治りやすい。二動搏つものは「敗脈」と称し、長い時間が経つと死ぬ①。一動搏つものは「息脈」と称し、ある時期になると死ぬ②。［これは］陰寒の詰まった病である③。また［一呼吸に］六動搏動するは④「数脈」という。

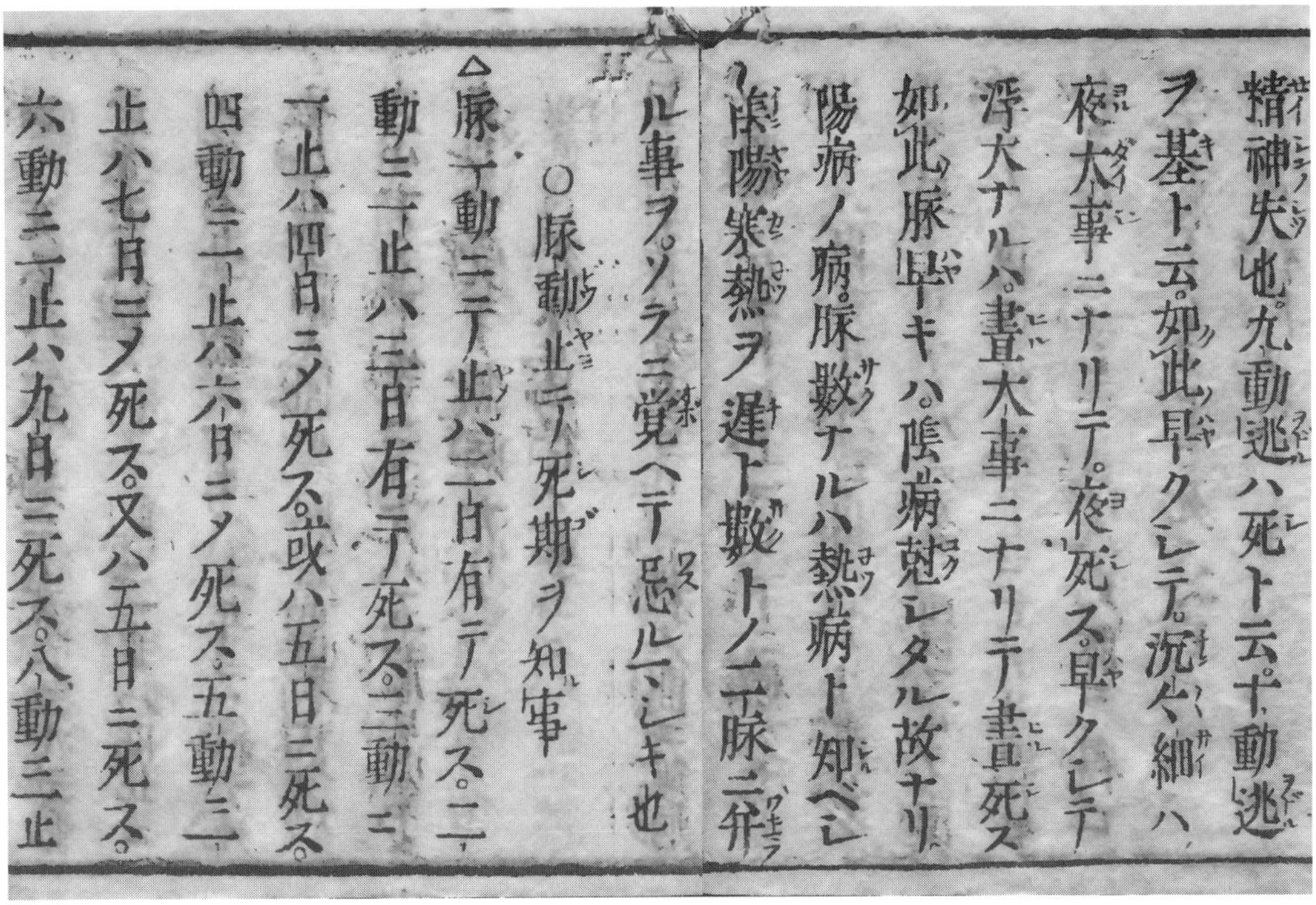
精神失也九動逃ハ死ト云フ十動逃
ヲ基ト云如此早クシテ沈々細ハ
夜大事ニナリテ夜死ス早クシテ
浮大ナルハ晝大事ニナリテ晝死ス
如此脉早キハ陰病尅シタル故ナリ
陽病ノ病脉數ナルハ熱病ト知ベシ
陰陽寒熱ヲ遅ト數トノ二ノ脉ニテ弁
ル事ヲソラニ覚ヘテ忘ルマジキ也
○脉動止テ死期ヲ知事
△脉一動ニテ止ハ二日有テ死ス二
動ニテ止ハ三日有テ死ス三動ニ
一止ハ四日ニシテ死ス或ハ五日ニ死ス
四動ニ一止ハ六日ニシテ死ス五動ニ一
止ハ七日ニシテ死ス又ハ五日ニ死ス
六動ニ一止ハ九日ニシテ死ス八動ニ一止

病気の初期と認識すべきである。七動搏つものは「極《ごく》」といって、神[気]が失われている。八動搏つものは「脱」といって、「精神」が失われている。九動搏つを「死」といい、十動搏つを「基」という。このように[脈搏が]速くて、沈細⑤であるものは、夜間に重篤になって⑥夜間に死ぬ。[脈搏が]速くて浮大であるものは、昼間に重篤になって昼間に死ぬ。このように脈が速いものは、[陽気の盛実により]陰病が剋されているからである⑥。陽病の病で、脈が数であるのは、熱病と理解すべきである⑦。陰陽寒熱を遅[脈]と数[脈]の二つの脈状で弁別することを記憶して⑧忘れてはならない⑨。

①原文「時を延べる」は、期間や時間を長くすること。②原文「時を待って」は、ある時期になったらの意。③原文「陰寒のつまりたる病」とは、陰の気が体内に充ち満ちた状態、すなわち陰盛（陰実）のこと。④本項原文に三度見える「逃《おど》る」は、「跳る」と同じで、脈が素早く動くこと、搏動の意。④原文「沈々細」は、典拠である『察病指南』に従い「沈細」に改めた。⑤原文「大事」は、病気が命にかかわるほど重くなること、危篤。⑥原文「陰病剋したる」は難解であるが、陰陽のバランスが崩れて陰虚陽実となっていることを指していると見られる。⑦本項冒頭からここまでは『察病指南』巻之上・察平人損至脈法による。⑧原文「そらに覚えて」は、文字を見ることなく記憶によって、の意。⑨「陰陽寒熱」以降は典拠未詳。

○脈動止《や》みて死期《しご》を知る事①

【和訳】△[一呼吸に]脈が一動で[一回]止まるものは、二日して死ぬ②。二動で一回とまるものは③、三日して死ぬ。三動に一回止まるものは、四日して死ぬ。あるいは五日して死ぬ。四動に一回止まるものは、六

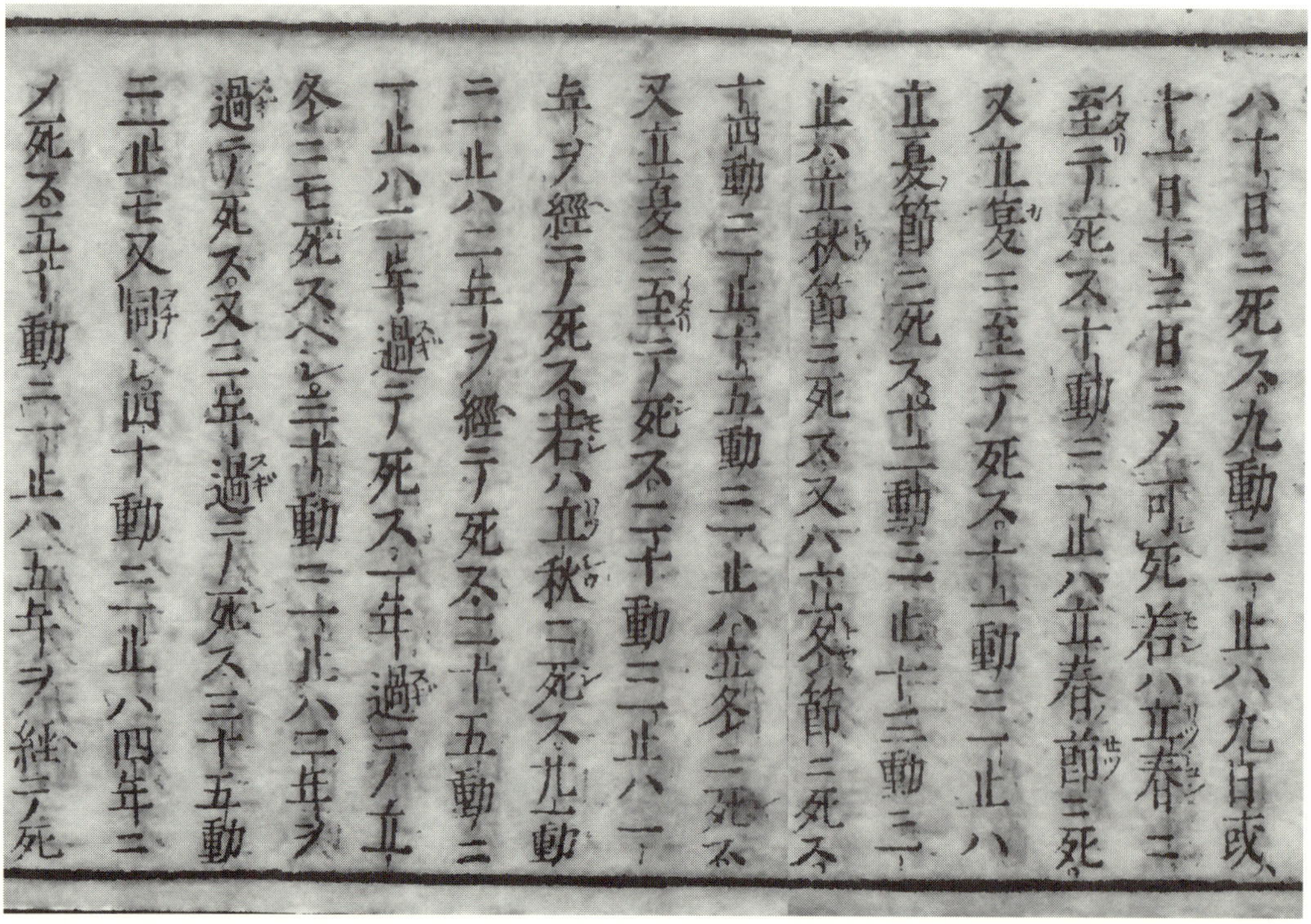
八十日ニ死ス九動ニ一止ハ九日或ハ
十一日十三日ニメ可死若ハ立春ニ
至《イタリ》テ死ス十動ニ一止ハ立春節《セツ》ニ死ス
又立夏ニ至テ死ス十一動ニ一止ハ
立夏節ニ死ス十二動ニ一止十三動ニ一
止ハ立秋節ニ死ス又ハ立冬節ニ死ス
十四動ニ一止十五動ニ一止ハ立冬ニ死ス
又立夏ニ至テ死ス二十動ニ一止ハ一
年ヲ經テ死ス若ハ立秋ニ死ス廿一動
ニ一止ハ二年ヲ經テ死ス二十五動ニ
一止ハ一年過《スギ》テ死ス一年過テ立
冬ニモ死スヘシ三十動ニ一止ハ二年ヲ
過《スギ》テ死ス又三年過《スギ》テ死ス三十五動
ニ一止モ又同シ四十動ニ一止ハ四年ニ
メ死ス五十動ニ一止ハ五年ヲ経テ死

日して死ぬ。五動に一回止まるものは、七日して死ぬ。または五日して死ぬ。六動に一回止まるものは、九日して死ぬ。八動に一回止まるものは、十日して死ぬ。九動に一回止まるものは、九日あるいは十一日、十三日にして必ず死ぬであろう。もしくは立春になって死ぬ④。十動に一回止まるものは、立春の節気に死ぬ。または立夏になって死ぬ。十一動に一回止まるものは、立夏の節気に死ぬ。十二動に一回止まるもの、十三動に一回止まるものは、立秋の節気に死ぬ。または立冬の節気に死ぬ。十四動に一回止まるもの、十五動に一回止まるものは、立冬に死ぬ。または立夏になって死ぬ。二十動に一回止まるものは、一年を経過して死ぬ。もしくは立秋に死ぬ。二十一動に一回止まるものは、二年を経過して死ぬ。二十五動に一回止まるものは、二年を過ぎて死ぬ。[または]一年を過ぎた立冬にも必ず死ぬであろう。三十動に一回止まるものは、二年を過ぎて死ぬ。又は三年を過ぎて死ぬ。三十五動に一回止まるものもまた同じである。四十動に一回止まるものは、四年にして死ぬ。五十動に一回止まるものは、五年を経て死ぬ。一般に五十動[を搏つ間]に異常な脈が現れず、長短大小が無く、等しく⑤搏動するものは、五蔵が皆な正しく気を受けて無病である。

①本項の全文は、『脈経』巻第四・診脈動止投数踈数死期年月第六の前半部分の和訳である。「死期」は命が尽きる時。②原文「二日有りて」の「有りて」は「時が有る」の意味で、時間が経過するの意。③原文「一止」の「止」は、停止。④原文「至る」は、ある時期になること。⑤原文「平等に」は、かたよることなく等しく、一様に、の意。

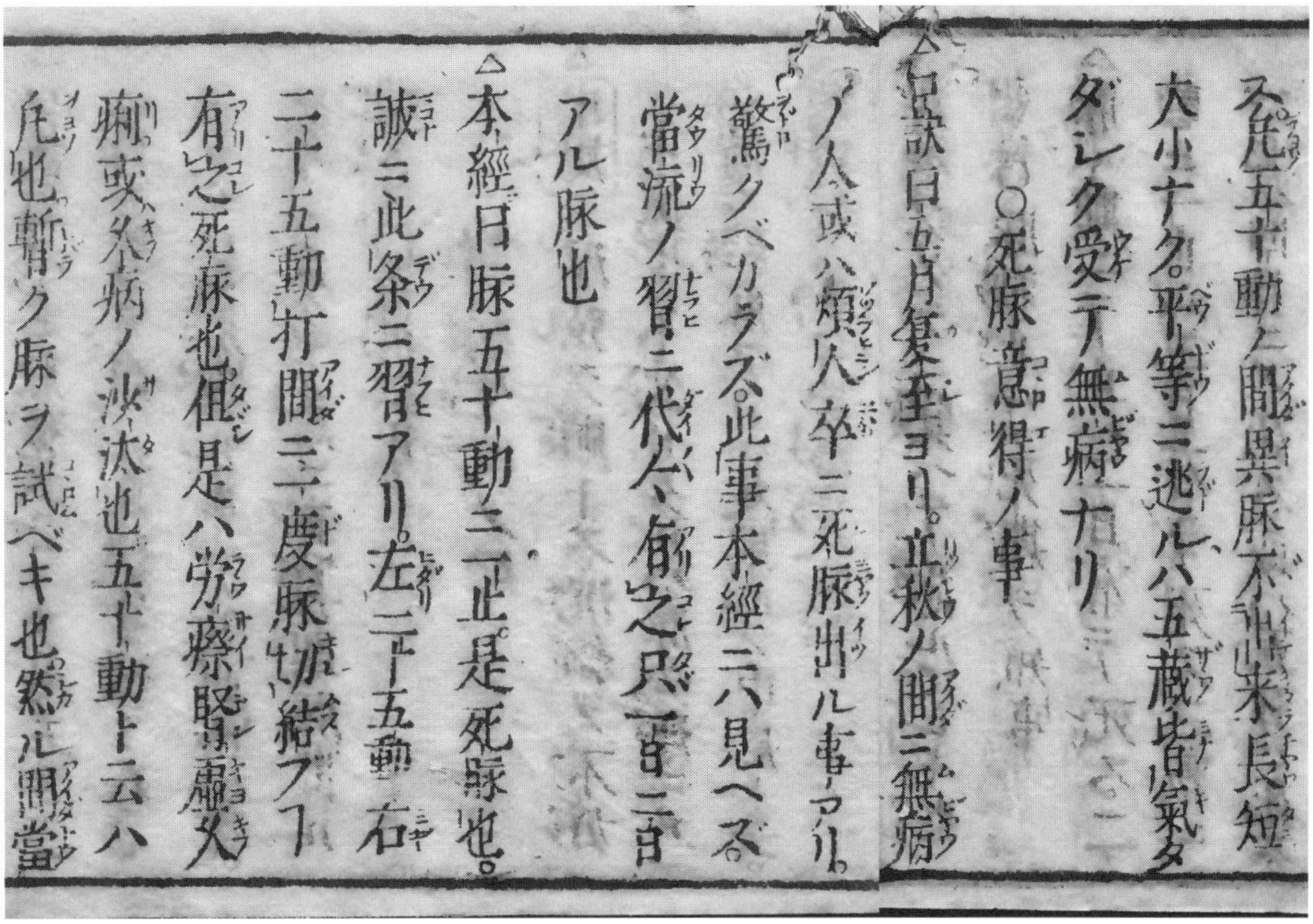
又死五十動ノ間ニ異脉不中来長短
大小ナク平等ニ逃ルハ五蔵皆気タ
ダレク受テ無病ナリ
○死脉意得ノ事
△口訣曰五月夏至ヨリ立秋ノ間ニ無病
ノ人或ハ病人卒ニ死脉出ル事アリ
驚クベカラズ此事本經ニハ見ヘズ
當流ノ習ニ代々有之只一日二日
アル脉也
△本經曰脉五十動ニ一止是死脉也
誠ニ此条ニ習アリ左二十五動右
二十五動打間ニ一度脉切結フ
有之死脉也但是ハ労瘵腎虚久
痢或ハ久病ノ沙汰也五十動ト云ハ
凡也暫ク脉ヲ試ベキ也然ル間當

○死脈意得《こころえ》の事①

【和訳】△口訣にいう、五月の夏至から立秋の間に、無病の人、あるいは病人②の脈に死脈が現れることがあるが、驚いてはならない。この事は原典③には見えないが、当流には代々の習い④がある。ただ一日か二日だけ見られる脈である。

△原典に「脈五十動に一回止まる」⑤とある。これは死脈である。この条文にこそ習いがあるのである⑥。左二十五動、右二十五動搏つ間に、一度脈が途切れてしまうことが有る⑦。［これは］死脈である。ただし、これは労瘵⑧、腎虚、久痢⑨、あるいは久病の問題である⑩。「五十動」ということはおおよそ［の目安］である。［したがって脈診する際には、短時間で済ませるのではなく］少し長い時間⑪、脈を診るべきである⑫。それゆえに⑬、当流では、短時間に脈を取って退出することを嫌うのである⑭。

△口訣にいう、足の脈の診脈［する場所］は⑮、足背の大きな皺のところである⑯。原典に「足の面、鞋を掛ける処」とある⑰。この脈診は、病人一人一人に行うわけではない。この脈［を診る条件］であるが、久病、あるいは卒病⑱においても両手の脈が［ほとんど］感じなくなることがある⑲。また死期⑳ともなれば感じなくなってしまうことは言うまでもない。そうした時に足の脈を診るのである㉑。診脈［の際］は病人の足元にいて㉒、［第二指、第三指、第四指の］三本の指で按し、手の脈［を診る時］のように［指を］動かすのである。口訣にいう、急に脈が感じなくなってしまうことがある。五月三日より以前からの病人、または死にゆく人でもないのに、脈が感じなくなってしまうことがある。こう

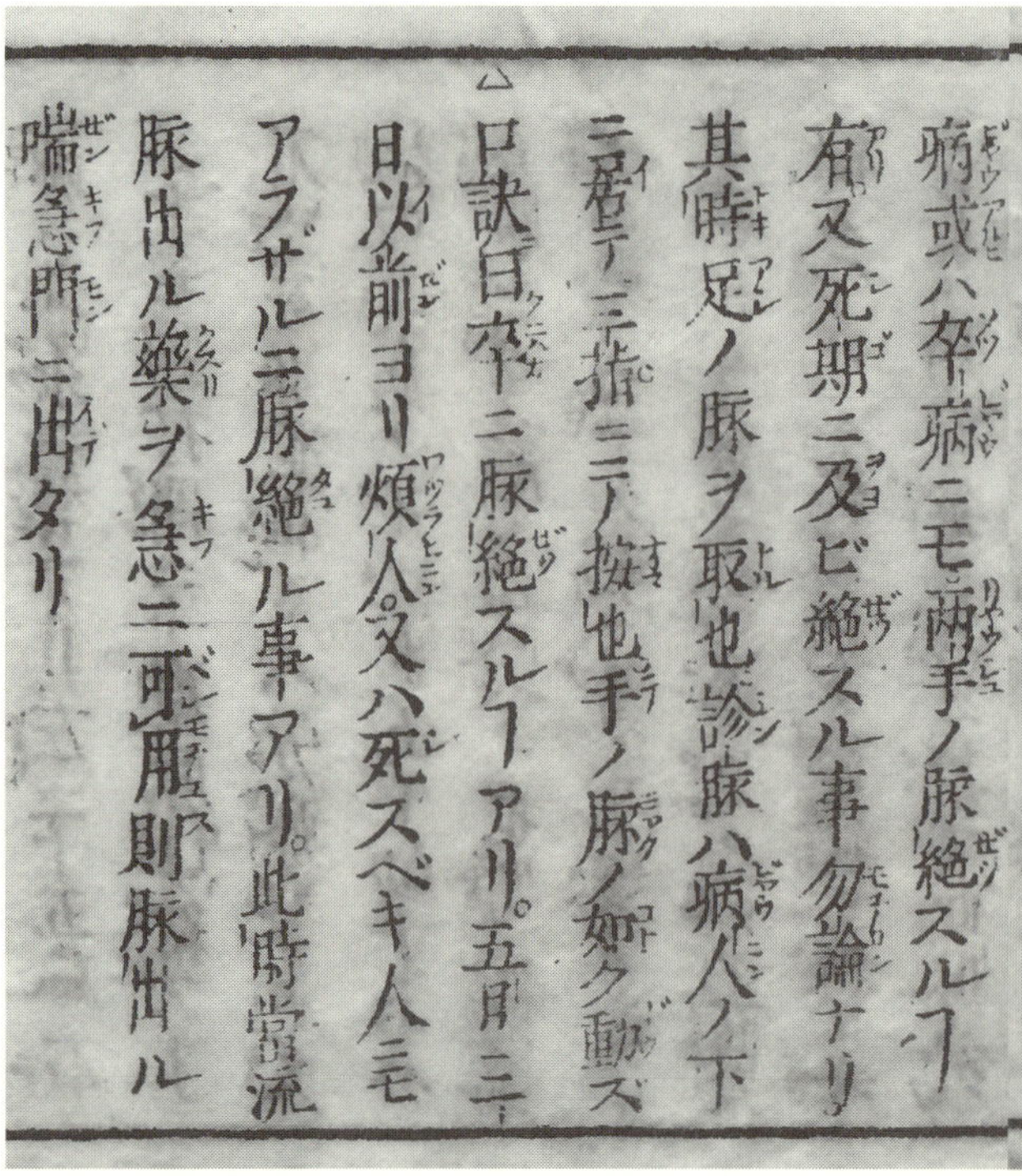

流ニ脈ヲ早ク取退クヿ嫌フ也
△口訣曰足ノ脈ヲ取事足ノ甲ノ面ハ
縮ノ処也。本經ニ曰足ノ面鞋ヲ掛ル処
トアリ。病者毎ニ診ニ非ズ。此脈ハ久
病或ハ卒病ニモ両手ノ脈絶スルヿ
有。又死期ニ及ビ絶スル事勿論ナリ
其時足ノ脈ヲ取也。診脈ハ病人ノ下
ニ居テ三指ニテ按也。手ノ脈ノ如ク動ズ
△口訣曰卒ニ脈絶スルヿアリ。五月ニテ
日以前ヨリ煩人、又ハ死スベキ人ニモ
アラザルニ脈絶ル事アリ。此時當流
脈出ル藥ヲ急ニ可用。則脈出ル
喘急門ニ出タリ

した時、当流では脈が出る薬を急ぎ用いるべきである。そうすれば脈が出てくる。［このことは］喘急門に書かれている㉓。

①本章の典拠未詳。②原文「煩人《わずらいにん》」は他に用例を見ず。「煩」は病気のこと。③原文「本経《ほんぎょう》」は根本となる経典のこと。ここでは『素問』『霊枢』『難経』だけでなく『脈経』も指すから「医経」ではなく「原典」と訳した。④原文「習い」は口授、口伝、秘訣、古くからの言い伝えの意。⑤『難経』十一難に「十一難曰。経言。脈不満五十動而一止。一蔵無気者。何蔵也」云々とあるを指す。⑥「誠に」は、間違いなくその状態であることを強調する言葉。⑦原文「切れ結ぶ」は「切り結ぶ」とは別と思われるが、他に用例を見ず難解。しばらく「途切れてしまう」と訳しておく。⑧原文「労瘵」は「癆瘵」とも書く。七情の過多や飲食労倦を原因とする陰虚火動、微熱、盗汗、咳嗽などを生じる。⑨原文「久痢」は慢性的な下痢。⑩原文「久病」は「長病」と同義。慢性病。「沙汰」は、ここでは問題となること。ちなみにここに列挙されている「労瘵」「腎虚」「久痢」「久病」については、本書巻之一の「胃の気の脈の事」に、胃の気の問題として取り上げられているので、そちらの注も参照。⑪原文「暫く」は、久しく、少し長い間。⑫原文「試む」は、「試みる」と同じで、治療診察する、脈をとるの意味。⑬原文「然る間」は、それゆえに、それだからの意。⑭原文「脈を早く取り退く」の「早く」は、行動の実現が短時間であること。「脈を取る」は診脈の意。「退く」は、ここでは、引き下がる、退出するの意。⑮原文「足の脈を取る事」の「事」は、わざ、行為。⑯原文「足の甲の面《おもて》」の「甲」は、手足の外表面。「面」は、外側の平らな広がり。「大縮」は他に用例を見ないが、「縮」に「しわ」の振り仮名があることから、皮膚表面にできた大きな縮み、筋目のことを指すと見られる。⑰この引用は衝陽穴の部位の表記に見える言葉で、「掛」は「繋」が正しい。北宋の『太平聖恵方』巻百に初見し、その異本であ

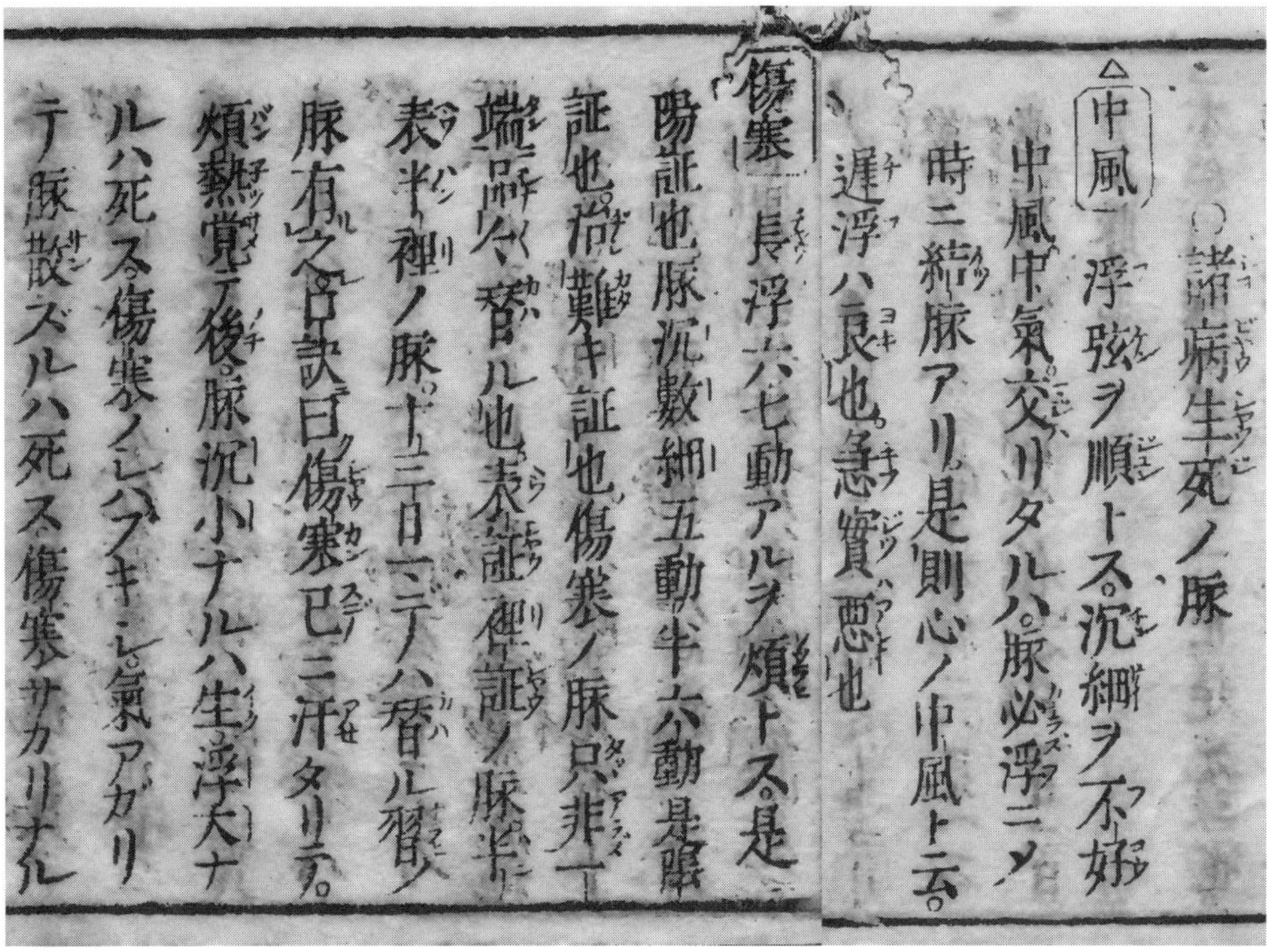
○諸病《シヨビヤウ》生死《シヤウジ》ノ脉
△中風 浮弦ヲ順トス。沈細ヲ不好。中風中氣交リタルハ。脉必浮ニシテ時ニ結脉アリ。是則心ノ中風ト云。遅浮ハ良也。急實ハ悪也
傷寒 長浮六七動アルヲ類トス。是陽証也。脉沈數細五動半六動是陰証也。治シ難キ証也。傷寒ノ脉只非一端。所ト冬ニ發ル也。表証裏証ノ脉半表半裏ノ脉十二日ニテハ發ル習ノ脉有之。口訣曰。傷寒已ニ汗タリテ。煩熱覺テ後。脉沈小ナルハ生。浮大ナルハ死ス。傷寒ノ已ハフキ。已ニ氣アカリテ脉散ズルハ死ス。傷寒サカリナル

る『黄帝明堂灸経』や明代の『神応経』『医学入門』『類経図翼』などにも類文が見られる、明代鍼灸の影響を受けた日本近世の経穴書にもしばしば見られる。⑱久病は慢性病、「卒病」は急性病。⑲原文「両手の脈絶する」は、直訳すれば「脈が無くなる」となるが、ここでは気虚や暑証のように脈が沈伏で極端に感じにくくなる様。本巻の「諸病生死の脈」の「暑」の項に「脈必ず絶す。然れども死脈には非ず」とある。⑳原文「死期」は命が尽きる時。㉑原文「脈を取る」は診脈の意。㉒原文「下に居る」は「足下《あしもと》に居る」の意味と思われる。「足下」は足の下部。ちなみに「下に居る」には、座る、しゃがむの意味もある。㉓原文「喘急門」がどのような書物の喘急門であるかは未詳。本巻の「諸病生死の脈」の「霍乱」の項にも同様に「暑門」が見える。

○諸病生死の脈

【和訳】

中風 浮弦を順とする。沈細は好ましく無い。中風と中気が混じっている場合は、脈は必ず浮で、時に結脈がある。これを心の中風という①。遅浮は良く、急実は悪い②。

①以上、典拠未詳。②『万病回春』巻之一・万金一統述「中風宜遅浮、忌急実也」による。類文は多く、『脈訣刊誤集解』に「中風口噤遅浮吉、急実大数三魂孤」、『察病指南』巻之下・察諸病生死脈法・中風類に「中風口噤脈遅浮者生、急実大数者死」、『切紙』第二章・診候薬註一紙之約術・諸証順逆吉凶之図にも類文がある。

傷寒 長、浮で一呼吸に六、七動うつもの病とする。これは陽証である。脈が沈数細で五動半から六動［搏つもの］は陰証である。難治の証であ

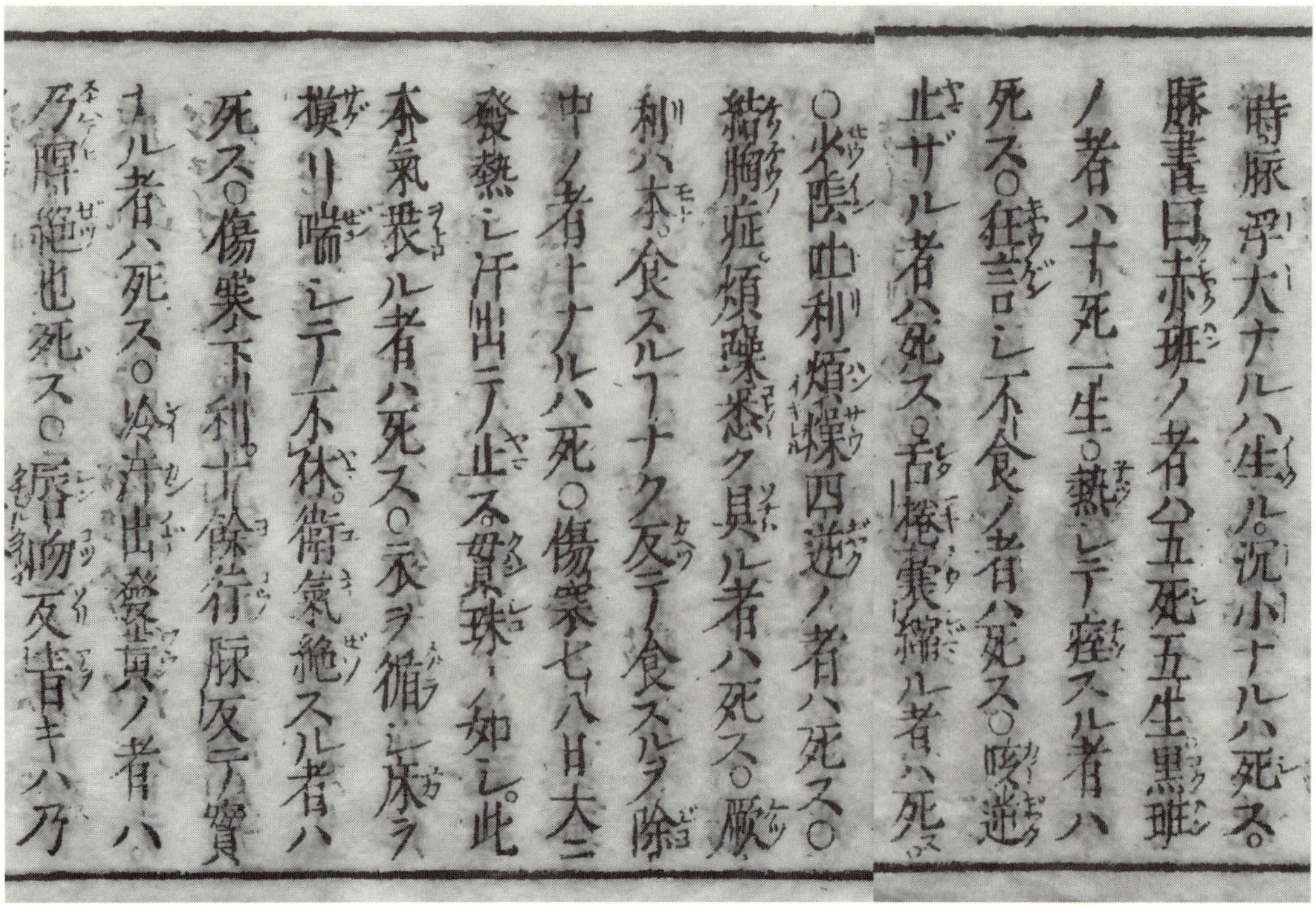
時脉浮大ナルハ生ク。沈小ナルハ死ス。脉書ニ曰赤斑ノ者ハ五死五生。黒斑ノ者ハ十死一生。熱シテ痓スル者ハ死ス。狂言シテ不食ノ者ハ死ス。咳逆止ザル者ハ死ス。舌捲キ嚢縮ル者ハ死ス。○少陰ニ吐利煩燥四逆ノ者ハ死ス。○結胸ノ症煩燥悉ク具ル者ハ死ス。○厥利ハ本食スルヿナク反テ食スルヿ除中ノ者トナルハ死。○傷寒七八日大ニ發熱シ汗出テ止ズ貫珠ノ如シ。此本氣衰ル者ハ死ス。○衣ヲ循シ床ヲ摸リ喘シテ不休。衛氣絶スル者ハ死ス。○傷寒下利ナク脉行、脉反テ實ナル者ハ死ス。○冷汗出發黄ノ者ハ乃厥絶也死ス。○唇吻反青キハ乃

る。傷寒の脈は単一ではなく、［病態によってさまざまに］変わっていくものである。表証、裏証の脈、半表半裏の脈、十三日までは変化するという、脈状の習いがある①。口訣に曰う、傷寒で、既に発汗して、煩熱を感じた後、脈が沈小であるものは生き、浮大であるものは死ぬ②。傷寒で咳嗽して、気が上がって、脈が散ずるものは死ぬ③。傷寒が最盛である時、脈が浮大であれば生きる。沈小であれば死ぬ④。脈書にいう、赤斑の者の生きられる見込みは半分であり、黒斑の者はほとんど生きられる見込みは無い⑤。発熱して痓する者は死ぬ⑥。○狂言して不食の者は死ぬ⑦。○咳逆が止まらない者は死ぬ⑧。舌が巻き上がり、陰嚢が縮まる者は死ぬ⑨。少陰病で吐利、煩燥、四逆の者は死ぬ⑩。○結胸の証で、煩燥がことごとく具わっている者は死ぬ⑪。○厥利は元来、食することの無いものであるが、これに反して食する者は除中で、死ぬ⑫。○傷寒七八日、大いに発熱し、発汗が貫珠のように止まらない、これは本気が失われている者であって、死ぬ⑬。○衣を循らし、床を探って、息の喘ぎが止まないものは、衛気が絶えている者で、死ぬ⑭。○冷汗が出で、身が黄ばむ者は脾絶である。死ぬ⑮。○唇吻が反り返って青い者は、肝絶である。死ぬ⑯。○口を環《めぐ》って黎黒《れいこく》であるは脈の絶であり、死ぬ⑰。頭を動揺させるのは心の絶であり、死ぬ⑱。○顔面が黒く、遺尿するものは腎気の絶であり、死ぬ⑲。○声が鼾《いびき》のようであるものは肺の絶であり、死ぬ⑳。○身体が強ばるようであれば、正気の虚脱で、死ぬ㉑。○息を喘がせるのは邪気が盛んだからで、死ぬ㉒。○水が喉を下りていかないのは胃の気が絶えたからで、死ぬ。○身体の感覚が無いのは栄衛がめぐらないからで、死ぬ。○静かであったり騒いだりを繰り返す者は死ぬ㉓。一

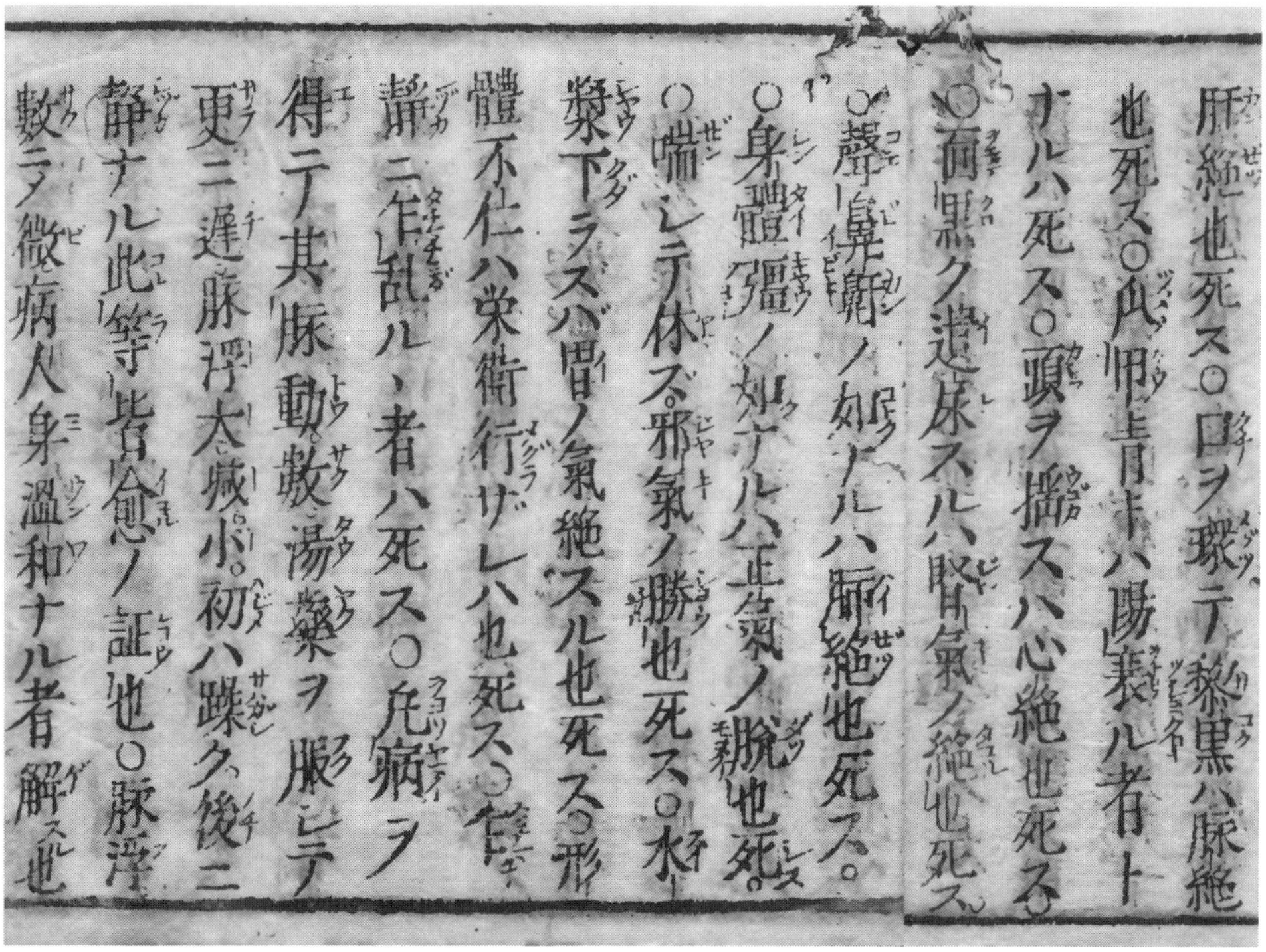
肝《カン》絶《ゼツ》也死ス○口ヲ瞪《メダツ》テ黧《レイ》黒《コク》ハ脾絶
也死ス○爪甲《ツメ》青キハ腸裂ル者ト
ナルハ死ス○頭ヲ揺《ウゴカ》スハ心絶也死ス○
○面黒ク遺尿スルハ腎氣ノ絶也死ス
○聲《コヘ》鼻《ビ》鼾《カン》ノ如クナルハ肺《ハイ》絶《ゼツ》也死ス○
○身《シン》體《タイ》強《キヤウ》直ノ如クナルハ正氣ノ脱《ダツ》也死ス○
○喘《ゼン》シテ休ズ邪氣《ジヤキ》ノ勝《シヤウ》也死ス○水ト
漿《キヤウ》下《クダ》ラズハ胃ノ氣絶スル也死ス○形
體不仁ハ栄衛《メグラ》行ザレハ也死ス○昏
譫《ゼン》ニ乍《タチマチ》乱ル丶者ハ死ス○凡病ヲ
得《エ》テ其脉動《ドウ》数《サク》湯《タウ》薬《ヤク》ヲ服シテ
更《サラ》ニ遅《チ》脉浮大減小○初ハ躁《サワガシ》ク後《ノチ》ニ
静《シヅカ》ナル此《コレ》等皆愈《イユル》ノ証《シヤウ》也○脉浮
数《サク》テ微《ビ》病人身温《ウン》和《ワ》ナル者解《ゲ》スル也

般に病気になって、その脈が動数で、漢方薬を飲むと更に遅となる者、脈が浮大が減少する者、初めは躁状態であるが、後では静かになる者、これらは皆な治癒する徴である㉔。〇患者の脈が浮数で微で、身体が温和である者は汗が出て治る㉕。

①典拠未詳。②『脈経』巻第四・診百病死生決第七の「傷寒、已得汗、脈沈小者、生。浮大者、死」による。③『傷寒論』巻第一・弁脈法第一「傷寒欬逆上気。其脈散者死」、『脈経』巻第七・熱病陰陽交并少陰厥逆陰陽竭尽生死証第十八の「傷寒、欬逆上気、其脈散者、死」による。④『脈経』巻第四・診百病死生決第七の「診傷寒、熱盛、脈浮大者、生。沈小者、死」による。⑤『医学正伝』巻之二・斑疹・論の「発赤斑者半生半死、発黒斑者九死一生」による。『万病回春』巻之三・斑疹にも類文がある。斑疹とその予後についての記載については、本巻後文の「斑疹」の項の注を参照。⑥典拠未詳。⑦『素問』評熱病論「狂言不能食、病名為何。岐伯対曰、病名陰陽交、交者死也」による。⑧『素問』至真要大論の「陽明司天……欬不止而白血出者死」による。⑨『脈経』巻第五・扁鵲華佗察声色要訣第四の「病人舌巻卵縮者、必死」による。⑩『傷寒論』巻第六・弁少陰病脈証并治第十一の「少陰病、吐利躁煩、四逆者死」による。⑪『傷寒論』巻第四・弁太陽病脈証并治下第七の「結胸証悉具、煩躁者亦死」による。⑫『傷寒論』巻第六・弁厥陰病脈証治第十二の「傷寒始発熱六日、厥反九日而利。凡厥利者、当不能食。今反能食者、恐為除中。食以索餅」による。⑬典拠未詳。⑭『脈経』巻第五・扁鵲華佗察声色要訣第四の「病人五蔵已奪、神明不守、声嘶者、死。病人循衣縫、譫言者、不可治」によるか。⑮『傷寒論』巻第一・弁脈法第一の「柔汗発黄者、此為脾絶也」による。⑯『傷寒論』巻第一・弁脈法第一の「脣吻反青、四肢漐習者、此為肝絶也」による。⑰『傷寒論』巻第一・弁脈法第一の「環口黧黒、柔汗発黄者、此為脾絶也」による。⑱『傷寒論』

巻第一・弁脈法第一の「形体如煙熏、直視揺頭者、此為心絶也」による。⑲『傷寒論』巻第一・弁脈法第一の「溲便遺失、狂言、目反直視者、此為腎絶也」による。⑳『婦人大全良方』巻之三・婦人中風方第一の「如眼閉口開、聲如鼾睡、遺尿者死」による。㉑典拠未詳。『聖済総録』巻第六・風に「身体強直者死」とある。㉒『傷寒論』巻第一・弁脈法第一の「若汗出髪潤、喘不休者、此為肺先絶也」による。㉓『傷寒論』巻第一・弁脈法第一の「脈浮而洪、身汗如油、喘而不休、水漿不下、形体不仁、乍静乍乱、此為命絶也」による。㉔『傷寒論』巻第二・傷寒例第三の「凡得病厥、脈動数、服湯薬更遅、脈浮大減小、初躁後静、此皆愈証也」による。㉕『傷寒論』巻第一・弁脈法第一の「問曰、傷寒三日、脈浮数、而微、病人身涼和者、何也。荅曰、此為欲解也。解以夜半、脈浮而解者、濈然汗出也。脈数、而解者、必能食也。脈微而解者、必大汗出也」による。

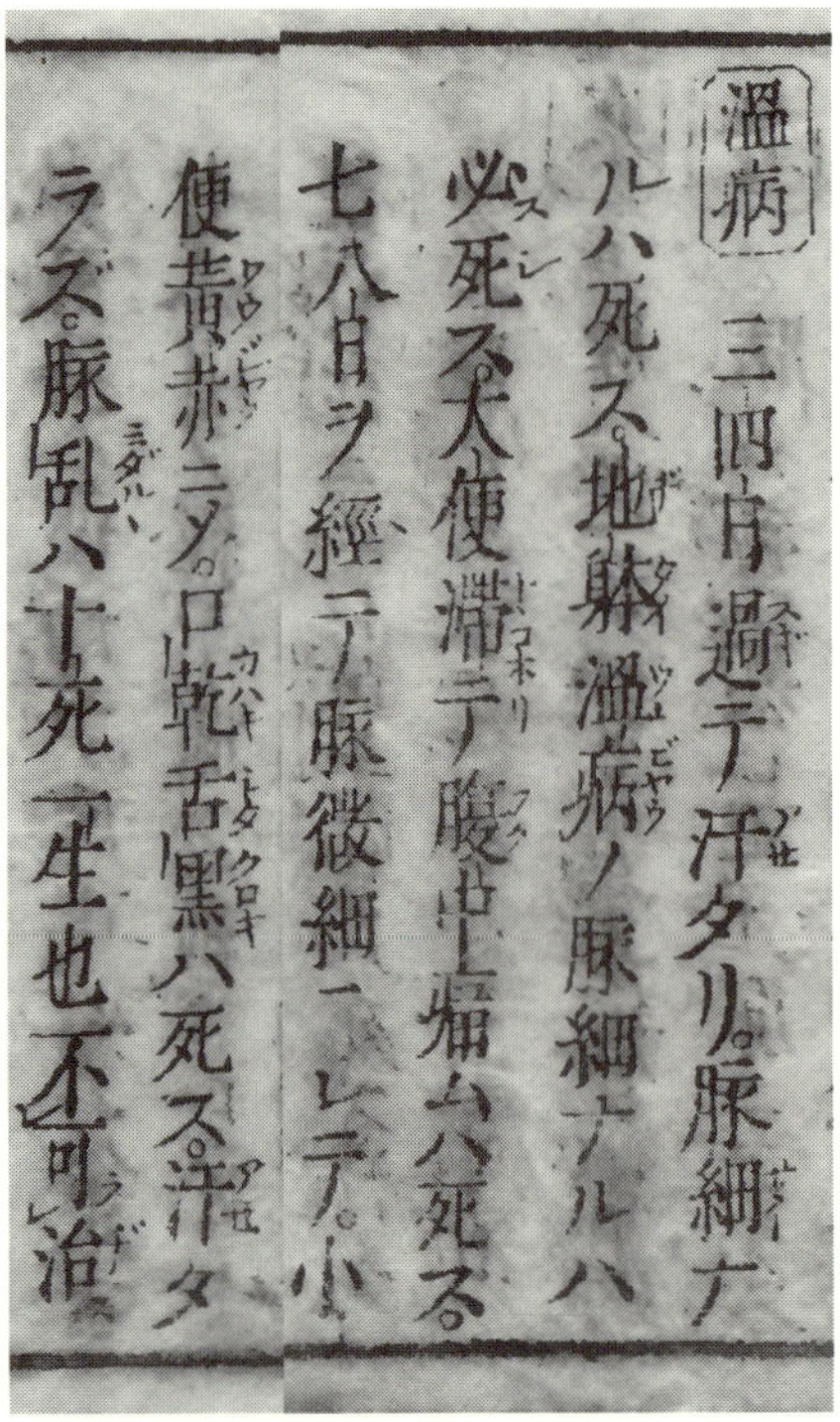
温病 三四日過《スギ》テ汗《アセ》タリ。脈細《ホソキ》ナルハ死ス。地躰《タイ》温病《ウンビヤウ》ノ脈細ナルハ必《カナラズ》死《シ》スレ。大便滞《トヾコホリ》テ腹《ハラ》中痛ムハ死ス。七八日ヲ経テ脈微細ニシテ小便黄《クワウ》赤《シヤク》ニシテ口乾《カハキ》舌《シタ》黒《クロキ》ハ死ス。汗《アセ》タラズ。脈乱《ミダルヽ》ハ十死一生也。不可治《ヂ》。

温病 三四日過ぎて、汗が十分に出ず、脈が細であれば死ぬ。そもそも温病の脈が細であれば必ず死ぬ。大便が滞って、腹中が痛めば死ぬ。七八日を経て脈が微細で、小便が黄赤で、口が渇き、舌が黒ければ死ぬ。汗が十分に出ず、脈が乱れれば、生き残れる見込みはほとんどない。治すことはできない①。

①『脈経』巻第四・診百病死生決第七の「温病、三四日以下、不得汗、脈大疾者、生。脈細小難得者、死不治。……温病、下利、腹中痛甚者、死不治。七八日、其脈微細、小便不利……舌焦乾黒者、死。熱病、未得汗、脈盛躁疾、得汗者、生。不得汗者、難差」による。冒頭の「三四日過ぎて汗たり」は、『脈経』と校勘して「汗たらず」に改めて訳した。原文「地躰」は「地体」、もともと、そもそも、元来の意。

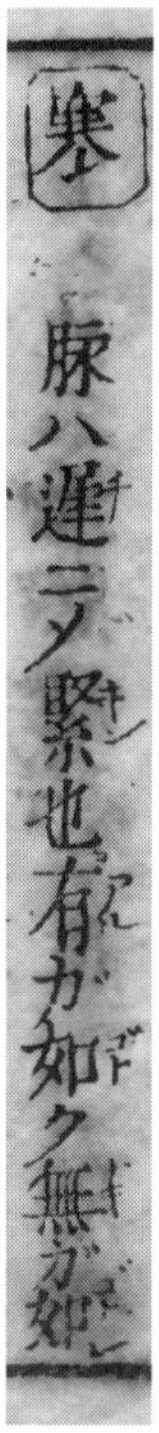
寒 脉ハ遅ニシテ緊也有ガ如ク無ガ如レ

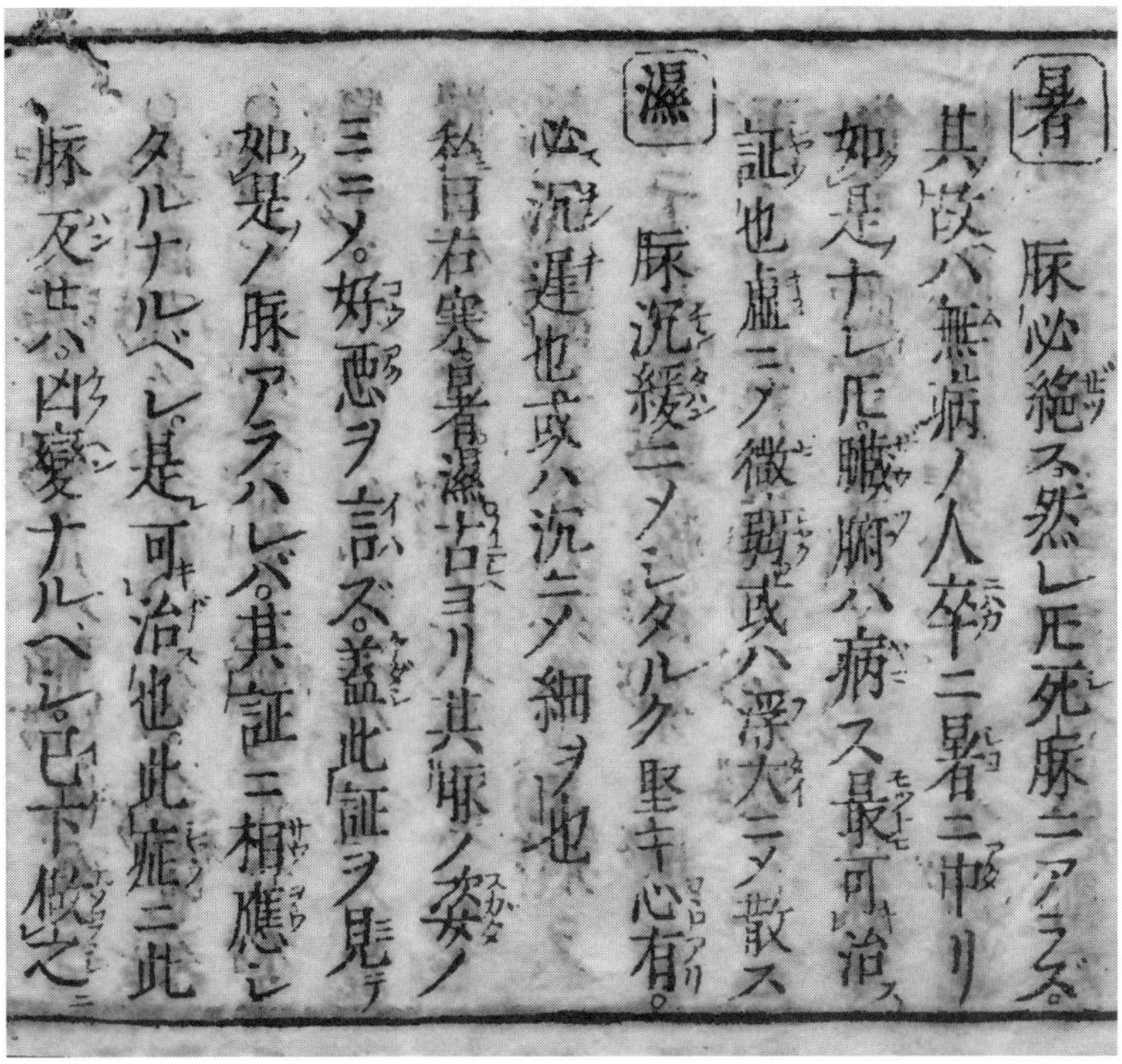
暑 脉必絶《ゼツ》ス然レ𪜈死脉ニアラズ其故ハ無病ノ人卒《ニワカ》ニ暑ニ中リ如是ナレ𪜈臓腑ハ病ス最《モツトモ》可治証也虚ニシテ微弱或ハ浮大ニシテ散ス

湿 脉沈緩ニシテシタルク堅キ心有。必沈遅也或ハ沈ニシテ細ナル也

私曰右寒暑湿古ヨリ其脉ノ姿《スガタ》ノミニテ好悪《カウアク》ヲ謂《イハ》ズ。蓋此証ヲ見テ如是ノ脉アラハレバ其証ニ相應《サウヲウ》シタルナルベシ是可治也此病ニ此脉反《ハン》セバ凶変ナルベシ已下倣之

寒 脈は遅で緊である①。

①『脈経』巻第一・遅疾短長雑脈法第十に「遅緊為寒」とある。『玉機微義』巻十四・寒門・脈法や『古今医統』巻之十三・傷寒門上、巻之十五・中寒門も「脈経曰」としてこれを引く。後世では『大成論』寒門の項に「其脈多遅而緊」とある。なお本項末尾の「有るが如く、無きが如し」は錯簡として次項に移した。

暑 ［脈が］有るようでもあり無いようでもある①。脈は必ず絶え［て感じなくな］るが、死脈ではない。だから無病の人が急に暑に中って、［脈状が］このようになっても、蔵府は病んでいないから、当然にも治すことのできる証である②。［暑証の脈は］虚で微弱、あるいは浮大で散じる脈である③。

①冒頭のこの一節は原文では「寒」の項の末に置かれているが、内容的に見て明らかに錯簡であるのでここに移した。②以上は典拠未詳。原文「最も」は、当然の意味。③この一節は『医学正伝』巻之二・中暑・脈法の「脈虚而微弱、或浮大而散、或隠不見（微弱隠状皆虚類也）」の一部をとったもの（『医学入門』巻一・診脈・雑病脈法にも同文）。『大成論』の暑門には「其脈多沈伏」とある。

湿 脈は沈緩で、汗などがしみついたように固定して動かないおもむきがある①。必ず沈遅、あるいは沈にして細である②。

私見によれば、右の寒、暑、湿［の三病証］は、古来、その脈の姿形だけをもって［病証の］善し悪しは言わないものである。思うに［このような］病証を見て、このような脈状が現れれば、［脈状は］その病証に対応したものであろうから、これは治すことができる。この病証に、こ

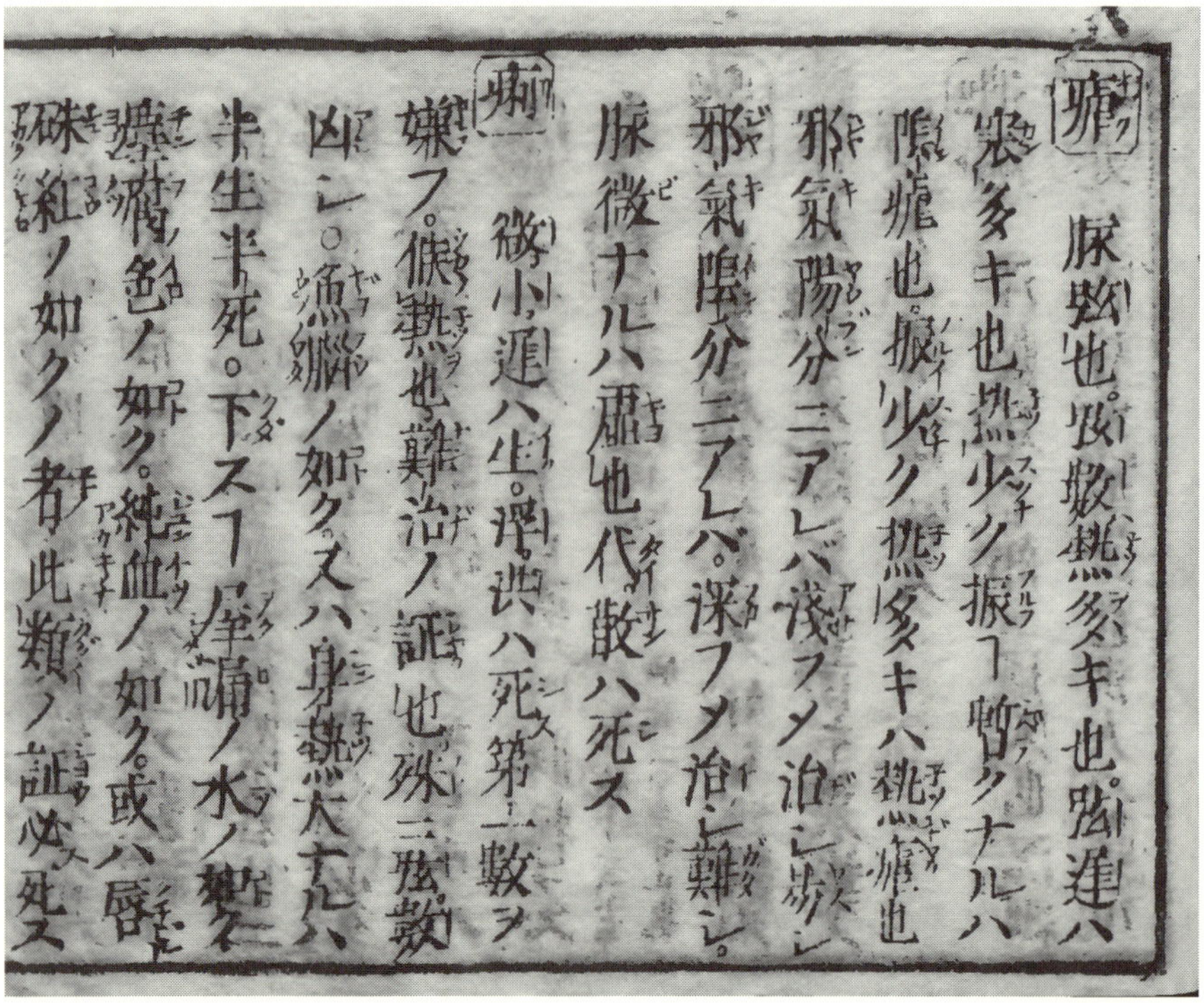
瘧 脉弦也。弦数ハ熱多キ也。弦遅ハ寒多キ也。熱少ク振フヿ暫クナルハ陰瘧也。振フ少ク熱多キハ熱瘧也。邪気陽分ニアレバ浅フシテ治シ易シ。邪気陰分ニアレバ深フシテ治シ難シ。脉微ナルハ虚也。代散ハ死ス

痢 微小遅ハ生。浮洪ハ死。第一数ヲ嫌フ。候熱也。難治ノ証也。殊ニ弦数ハ凶ニ。○魚脳ノ如ク、又ハ身熱大ナルハ半生半死。○下スヿ屋漏ノ水ノ如キ、塵腐ノ色ノ如ク。純血ノ如ク。或ハ唇朱紅ノ如クノ者、此類ノ証必死ス

の脈状が反していれば、異変の可能性がある。以下、これと同様である。

①『大成論』の湿門に「凡感湿之証、其脈多沈緩而微」、『古今医統』巻之十四傷寒門下・中湿に「中湿証脈沈緩」とあるによるか。「したるい」は、汗などがしみついている様。「堅い」は固定していて動かしにくい様。「心」はここでは、おもむき。②『傷寒論』巻第二・弁痙湿暍脈証第四に「太陽病、関節疼痛而煩、脈沈而細（一作緩）者、此名湿痺（一云中湿）」とあるによるか。

瘧 脈は弦である。弦で数は熱が多い［瘧である］。弦で遅は寒が多い［瘧である］①。熱が少なくて一定の時間、振寒する者は陰瘧である。振寒することが少なく、熱が多い者は熱瘧である。邪気が陽分にあれば、浅いので治しやすい。邪気が陰分にあれば、深いので難治である②。脈が微であれば虚である。代、散［の脈］は死ぬ③。

①『金匱要略』瘧病脈証并治第四の「瘧脈自弦、弦数者多熱、弦遅者多寒」による。『脈経』巻第四・平雑病脈第二、『医学正伝』巻之二・瘧証・脈法、『大成論』の瘧の項などにも類文がある。②『医学入門』巻之四・雑病分類・暑類・瘧の「瘧疾先要陰陽定」の注、とりわけ「凡陽瘧易治、陰瘧難愈」によるか。③『脈経』巻第四・平雑病脈第二の「瘧脈自弦……微則為虚、代散則死」による。『医学正伝』巻之二・瘧証・脈法にこれを引く。

痢 微小遅は生きる。浮洪は死ぬ①。数脈が最も良くない。熱の病候であり、難治の証である。特に弦で数は悪い②。〇［下痢が］魚の頭部の軟骨③の如く、または身が熱して［脈が］大は、半死半生である。下痢が屋漏④の水の如きもの、塵腐⑤の色の如きもの、純血の如きもの、唇が

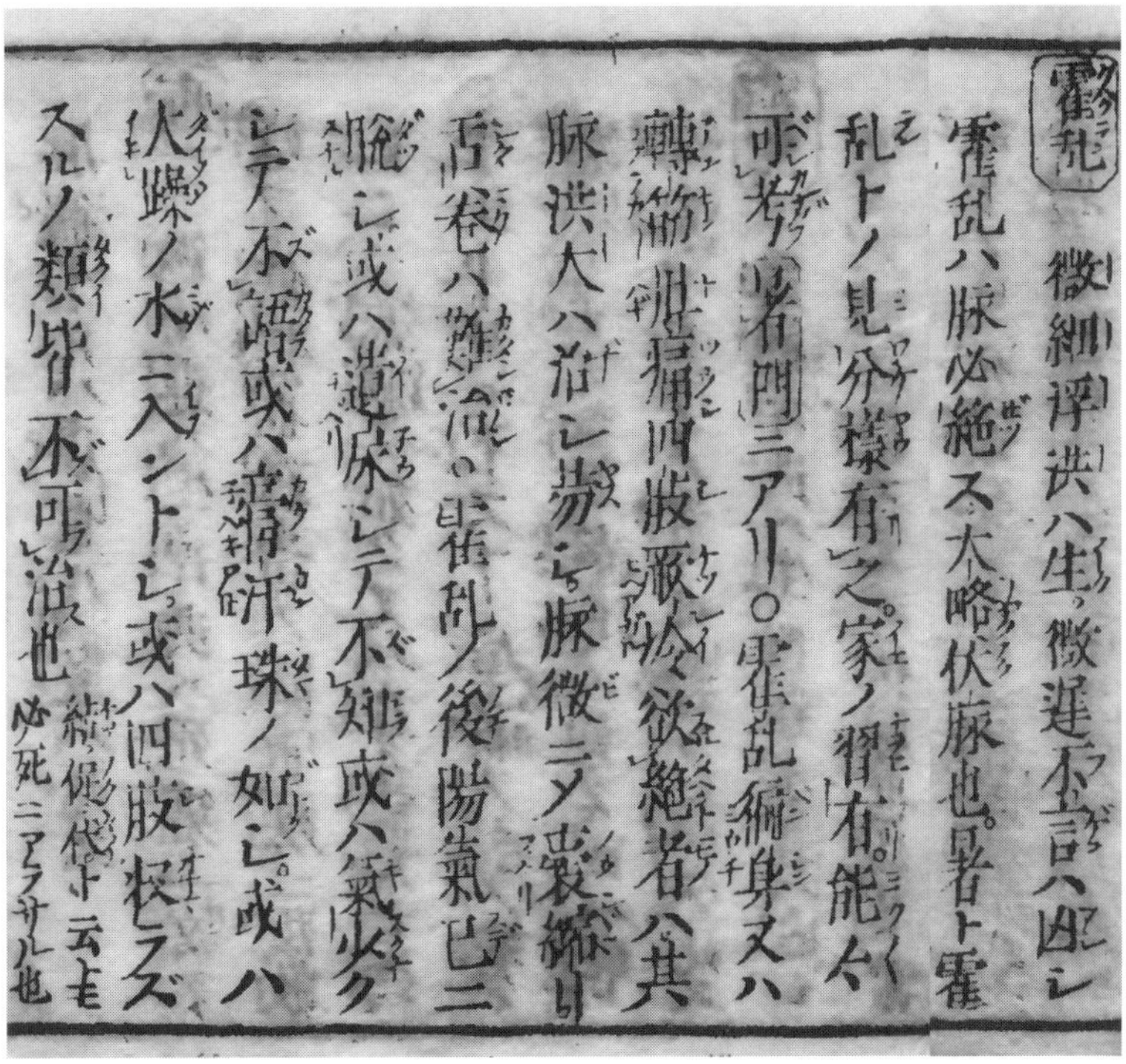
【霍乱】微細浮洪ハ生ク微遅ニシテ不言ハ凶シ
霍乱ハ脉必絶ス大略伏脉也。暑ト霍
乱トノ見分様有之。家ノ習有。能々
可考。暑門ニアリ。○霍乱ニ徧身スヘ
轉筋シ肚痛四肢厥冷欲絶者ハ其
脉洪大ハ治シ易シ。脉微ニシテ嚢縮リ
舌巻ハ難治。○霍乱ノ後陽氣已ニ
脱シ或ハ遺尿シテ不知或ハ氣少ク
シテ不語或ハ膏汗珠ノ如シ。或ハ
大躁ノ水ニ入ントシ或ハ四肢収ラズ
スルノ類皆不可治也 結促代ナト云モ必ノ死ニアラサル也

朱紅⑥の如き者、これらの類の証は必ず死ぬ⑦。

① 『万病回春』巻之一・万金一統述の「下利宜微小、忌浮洪也」による。『切紙』第二章・診候薬註一紙之約術・諸証順逆吉凶之図にも類文。もと『察病指南』巻之下・審諸病生死脈法・下痢類の「下痢脈微小者生、大而浮洪者死」、『脈訣刊誤集解』診諸雑病生死脈候歌の「下痢微小却為生、脈大浮洪無差日」による。②ここまでの典拠未詳。③原文「魚脳」は、魚の脳、一説に魚の頭部の軟骨。④原文「屋漏」は雨漏り。⑤「塵腐」は、ちりや腐敗したもの。⑥原文「硃紅」は『医学正伝』『古今医統』では「朱紅」に作るので改めた。「硃」は「朱」の同字。⑦『医学正伝』巻之三・痢に「凡下痢純血者、如塵腐色者、如屋漏水者、大孔開如竹筒者、唇如朱紅者、倶死。如魚脳髄者、身熱脈大者、倶半死半生」とある。『丹溪心法』巻二・痢、『医学綱目』巻之二十三・泄瀉滞下、『古今医統』巻之三十六・滞下門・治法などにも類文がある。

霍乱 微細と浮洪は生きる①。微遅で口がきけないものは危うい②。霍乱は脈が必ず絶えてしまい、概ね伏脈である③。家の習いに、暑と霍乱の鑑別の方法がある。よくよく考えなくてはならない。[このことは]暑門に見える④。○霍乱で全身が転筋し⑤、腹痛し⑥、手足が冷え、死にそうな者は、その脈が洪大であれば治りやすい。脈が微で陰嚢が縮まり、舌が収縮すれば難治である⑦。霍乱の後、陽気が已に脱け、或いは遺尿しても自覚が無く、或いは気が少なくて言葉を発せず、或いは膏汗が珠のようであり、或いは燥証が甚だしくて水に入ろうとし、或いは手足が思うにまかせないといった類は、皆な治らない⑧(結、促、代であっても、必ず死ぬわけではない)。

①『切紙』第二章・診候薬註一紙之約術・諸証順逆吉凶之図による。「微細」と「浮洪」の相対する脈状をともに予後良とする矛盾した記載は、『通真子補註王叔和脈訣』巻之三の「霍乱之後〔『脈訣刊誤集解』は「後」を「候」に作る〕、脈微遅、気少不語、大難医。三部浮洪必救〔『脈訣刊誤集解』は「洪」を「疾」に作る〕」と同書巻之五・診雑病歌・其九の「霍乱時、脈如微細、是相宜。不言気劣微遅小、此候神功、亦莫医」を併せ記したことによる。『脈訣刊誤集解』巻之下・診諸雑病生死脈候歌にこの問題を論じた箇所があり、おそらく本節は、直接にはそこから展開された論か。②『玉機微義』巻四十六・霍乱門・論霍乱脈証に「脈来浮洪者可治。微而遅、気少不語者、為難治」とあり、『全九集』巻之四・霍乱門・脈之順逆はこれを引く。『切紙』第二章・診候薬註一紙之約術・諸証順逆吉凶之図にも類文。『察病指南』巻之下・審諸病生死脈法・霍乱類にも「霍乱脈微細者生、微遅気少不言者死（一云、脈浮洪者生）」とある。もとは『諸病源候論』巻二十二・霍乱諸病・霍乱候による。③『脈経』巻第四・平雑病脈第二の「伏者、霍乱」による。④以上、典拠未詳。「暑門」が何れの書物の病門であるかも未詳。たとえば本巻の「死脈意得《こころえ》の事」には同様に「喘急門」が挙げられている。「習い」は秘訣、口伝のこと。⑤原文「徧身」は「遍身」と同じ、全身の意。「徧身」の下の「又は」二字は衍文。⑥原文「肚」には「はぎ」の振り仮名があるが、「肚」は「腹」であり「脛《はぎ》」の意味は無い。⑦王肯堂『証治準縄』雑病・第三冊・霍乱・診の「霍乱徧身転筋肚痛、四肢厥冷欲絶者、其脈洪大易治。脈微、嚢縮舌巻、不治」あるいは同文の『医学綱目』巻之三十一・少陰病・吐利続法による。⑧『証治準縄』雑病・第三冊・霍乱・診の「霍乱之後、陽気已脱、或遺尿而不知、或気少而不語、或膏汗如珠、或大躁欲入水、或四肢不収、皆不可治也」あるいは戴原礼の『証治要訣』巻一・諸中門・中悪による。

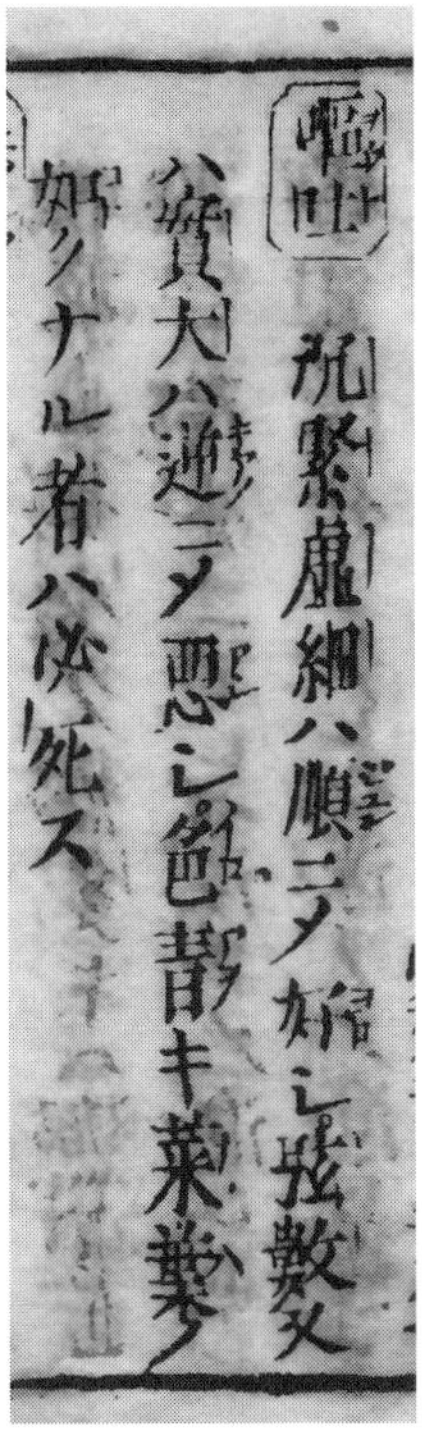
嘔吐 沈緊虚細ハ順ニシテ好シ弦数又ハ實大ハ逆ニシテ悪シ色青キ菜葉ノ如クナル者ハ必死ス

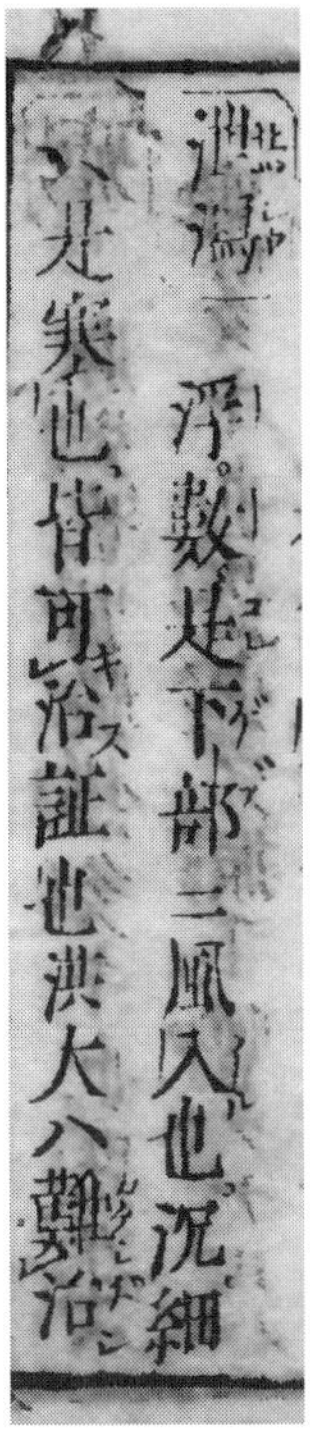
泄瀉 浮数是下部ニ風入也沈細ハ是寒也皆可治証也洪大ハ難治

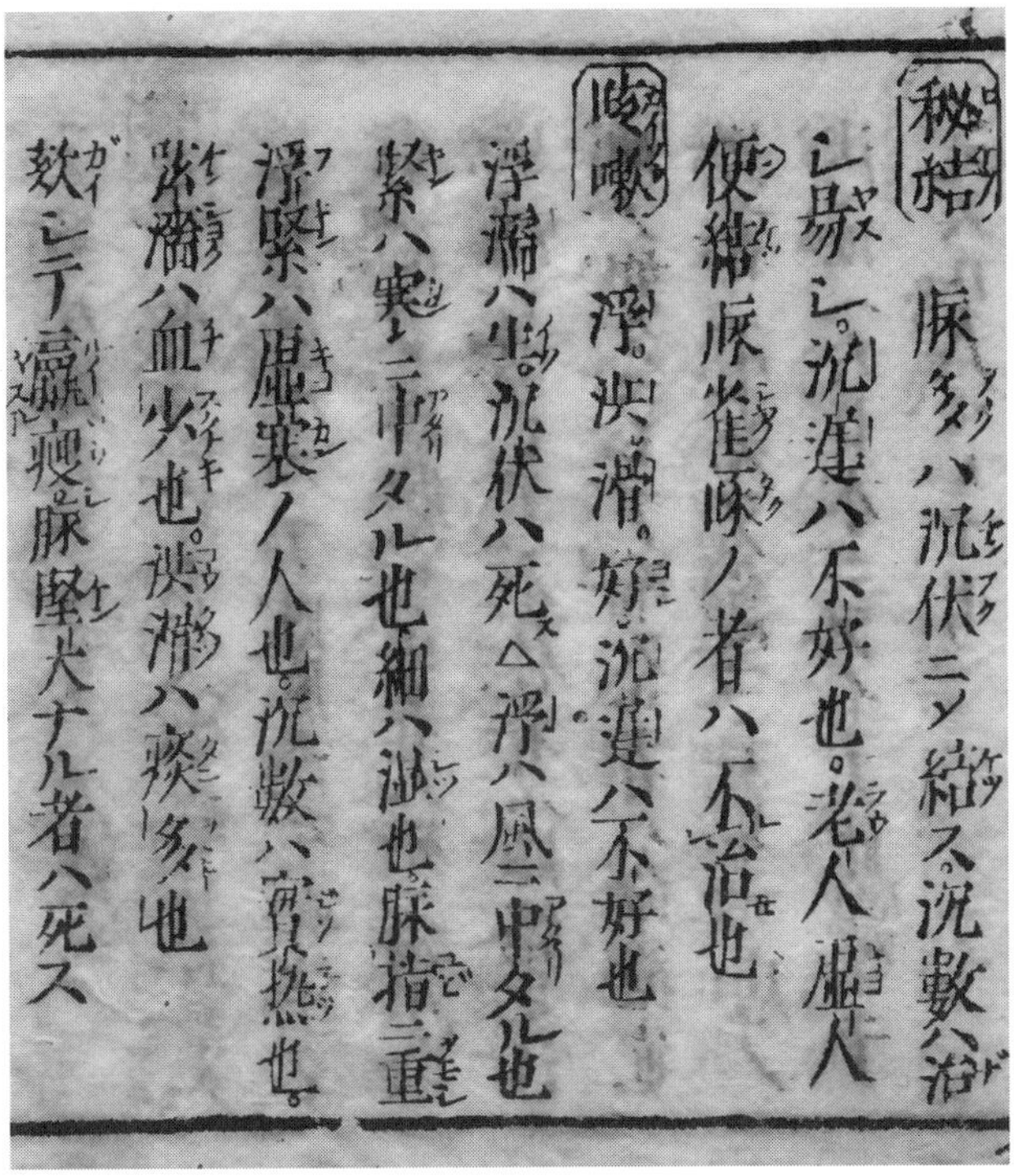
秘結 脉多クハ沈伏ニシテ結ス沈数ハ治シ易シ沈遅ハ不好也老人虚人便結脉雀啄ノ者ハ不治也
咳嗽 浮洪滑ハ好沈遅ハ不好也浮濡ハ生キ沈伏ハ死ス△浮ハ風ニ中タル也緊ハ寒ニ中タル也細ハ湿也脉指ニ重ク浮緊ハ虚寒ノ人也沈数ハ実熱也沈濇ハ血少也洪滑ハ痰多也欬シテ羸痩脉堅大ナル者ハ死ス

嘔吐 沈緊虚細は順であり良い。弦数または実大は逆であって悪い①。［嘔吐物の］色が菜っ葉のように青い者は必ず死ぬ②。

①『大成論』嘔吐門に「其脈実大者難治、虚細者易愈」とある。元来は元の孫允賢『南北経験医方大成』巻之二・嘔吐、『医書大全』巻之四・嘔吐に由来する。②典拠未詳。

泄瀉 浮数は下部に風邪が入っている。沈細は寒［邪］である。皆な治すことができる証である①。洪大は難治である②。

①典拠未詳。②『霊枢』五禁第六十一に「病泄、脈洪大、是二逆也」、『万病回春』巻之一・万金一統述に「病泄、忌脈大也」とある。

秘結 脈は多くの場合、沈伏にして結である①。沈数は治りやすい。沈遅は良くない②。老人、虚している人、便結、雀啄の脈の者は治らない③。

①『医学正伝』巻之六・秘結・脈法の「脈多沈伏而結」による。『古今医統』巻之六十九・秘結候・脈候に同文がある。②この一節は典拠未詳。③『医学正伝』巻之六・秘結・脈法の「老人虚人便結、脈雀啄者、不治」による。『古今医統』巻之六十九・秘結候・脈候、『医学入門』巻一・診脈・雑病脈法の「燥結之脈、沈伏勿疑。熱結沈数、虚結沈遅。若是風燥、右尺浮肥」の細字注に同文がある。

咳嗽 浮洪滑は良く、沈遅は良くない①。浮濡は生き、沈伏は死ぬ②。△浮は風［邪］に中《あた》り、緊は寒［邪］に中ったのである。細は湿［邪の影響］で、診脈の際には重按する③。浮緊は虚寒の人である。沈数は実熱

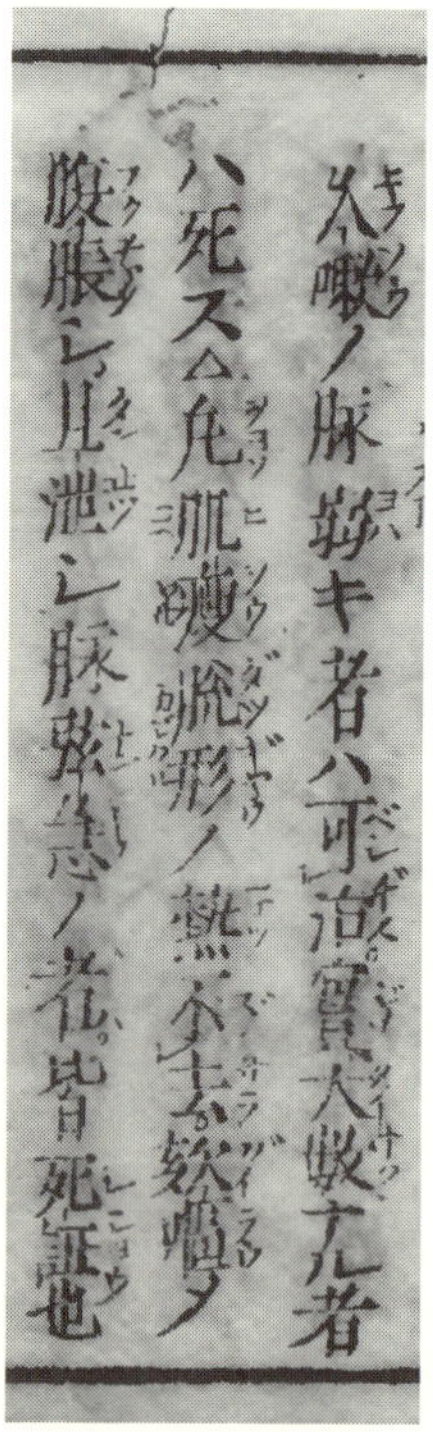

久咳嗽ノ脈弱キ者ハ可治實大数ナル者ハ死ス△凡肌痩脱形ノ熱不去咳嘔ノ腹脹シ且泄シ脈弦急ノ者皆死証也

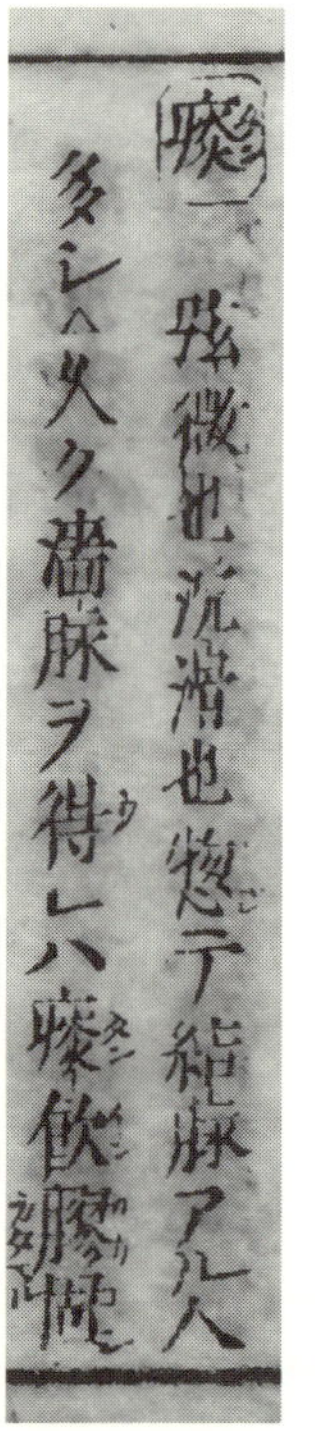

痰 弦微也沈滑也総テ結脈アル人多シハ久ク濇脈ヲ得レハ痰飲膠固

である。弦濇は血が少ない。洪滑は痰が多い④。咳をして羸瘦《るいそう》し、脈が堅大である者は死ぬ⑤。慢性的な咳嗽で、脈が弱い者は治すことができる。実大数である者は死ぬ⑥。△一般に体が痩せ細り、熱が下がらず、咳して嘔し、腹脹って泄瀉し、脈が弦急である者は皆な死証である⑦。

①この二句は典拠未詳。②この一節は『万病回春』巻之一・万金一統述の「咳嗽宜浮濡、忌沈伏也」による。『察病指南』巻之下・察諸病生死脈法・咳嗽類にも「諸嗽脈浮軟者生、沈伏者死」とある。③この四句は典拠未詳。原文「脈、指に重し」は、沈脈のため重按（「沈取」「重手」「重取」）しないと捉えられないということ。④この一節は『医学正伝』巻之二・咳嗽・脈法の「浮緊虚寒、沈数実熱、洪滑多痰、弦渋少血」による。元来は孫允賢『南北経験医方大成』巻之二・咳嗽に由来する。⑤『脈経』巻第四・診百病死生決第七の「咳嗽、羸痩、脈形堅大者、死」を典拠とする。⑥『金匱要略』痰飲咳嗽病脈証并治第十二の「久咳数歳、其脈弱者可治、実大数者死」を典拠とする。『脈経』巻第八・平肺痿肺癰咳逆上気淡飲脈証第十五に略同文がある。⑦『医学正伝』巻之二・咳嗽・脈法の「凡肌痩脱形、熱不去、咳嘔、腹脹且泄、脈弦急者、皆死証也」をそのまま和訳したもの。『玉機微義』巻之八・咳嗽門・咳証死脈にこれに先行する類文があるが、元来は『脈経』巻第四・診百病死生決第七の「肌痩下（一本云不）脱形、熱不去者、死。咳而嘔、腹脹且洩、其脈弦急欲絶者、死。」による。原文「肌痩脱形《きそうだつぎょう》」は極端にやせ細った様。『脈論口訣』に附された振り仮名「ひそう」と和解「こへやせ」はいずれも誤記。また原文「且泄」に「たんせつ」と振り仮名するも同じく誤読である。

【痰】 弦微であり、沈滑である。いずれも結脈が診られる人が多い。長い間濇脈であるものは、痰飲が固着しており、脈道が阻滞されている。に

脉道阻滞《ソタイ》也卒ニ開《ヒラ》クヿ得難《カタ》シ必《カナラ》ス調理《テウリ》ヲ費《ツイヤ》ス△病人短氣而四肢歴節走痛脉沈ナル者ハ留飲アリ△病人百薬効《カウ》アラス関上ノ脉伏シテ大ナルハ痰也眼胞及ハ眼下炭烟ノ薫シテ黒カ如クナルモノ亦痰也

喘急　滑ニシテ浮ナルハ生ク濇ニシテ数ナルハ死ス脉滑ニシテ四肢温カナルハ生ク△脉濇ニシテ四肢寒ル者ハ死ス△汗出髪潤ヒ喘シテ不休者ハ肺絶ス△汗油ノ如クニシテ喘スル者ハ命絶也諸書ニ生死ヲ急ニ云是大唐ノ法成ヘシ日本ニヲイテ此病ニテ死スル人マレナリ

わかに［阻滞を］開くことは難しい。必ず治療に時間がかかる①。△病人が短気、四肢歴節走痛、脈沈である者は、留飲がある②。△病人にどんな薬も効果がなく、関上の脈が伏で大であるものは痰である。眼胞または眼下が、炭煙のように熏じて黒いような者もまた痰である③④。

①『医学正伝』巻之二・痰飲・脈法の「陳無択云、「飲脈皆弦微沈滑」」「丹溪曰、久得渋脈、痰飲膠固、脈道阻渋也。卒難得開、必費調理」による。『三因極一病証方論』巻之十三・痰飲証論に同文、『丹溪心法』巻二・痰に類文が見える。②『医学正伝』痰飲・脈法の「其人短気而渇、四肢歴節走痛、脈沈者、有留飲」による。③『医学正伝』痰飲・脈法の「病患百薬不効、関上脈伏而大者、痰也。眼胞及眼下如炭煙熏黒者、亦痰也」による。④本項の典拠となっている『医学正伝』の痰飲脈法は、これに先行する『三因方』巻之十三・痰飲証論、『玉機微義』巻之四・痰飲門・痰飲脈法などを承けて立論されている。

喘急　滑にして浮は生き、濇にして数は死ぬ①。脈が滑で手足が温かい者は生きる。脈が濇で手足が寒える者は死ぬ②。△汗が出て髪が潤い、喘急が止まない者は、肺の絶である③。△体から出る汗が油のようで、喘急する者は命が危うい④。諸本には喘急についての生死が書いてあるが、これは中国における論法というべきものであって、日本でこの病で死ぬ者は稀である。

①『医学正伝』巻之二・哮喘・脈法の「喘急、脈滑而浮者生、渋而数者死」による。②この一節は『脈経』巻第四・診百病死生決第七の「上気喘息……其脈滑、手足温者生。脈渋、四肢寒者死」による。③『傷寒論』巻第一・弁脈法第一の「若汗出髪潤、喘不休者、此為肺先絶也」による。④『傷寒論』巻第一・弁脈法第一の「脈

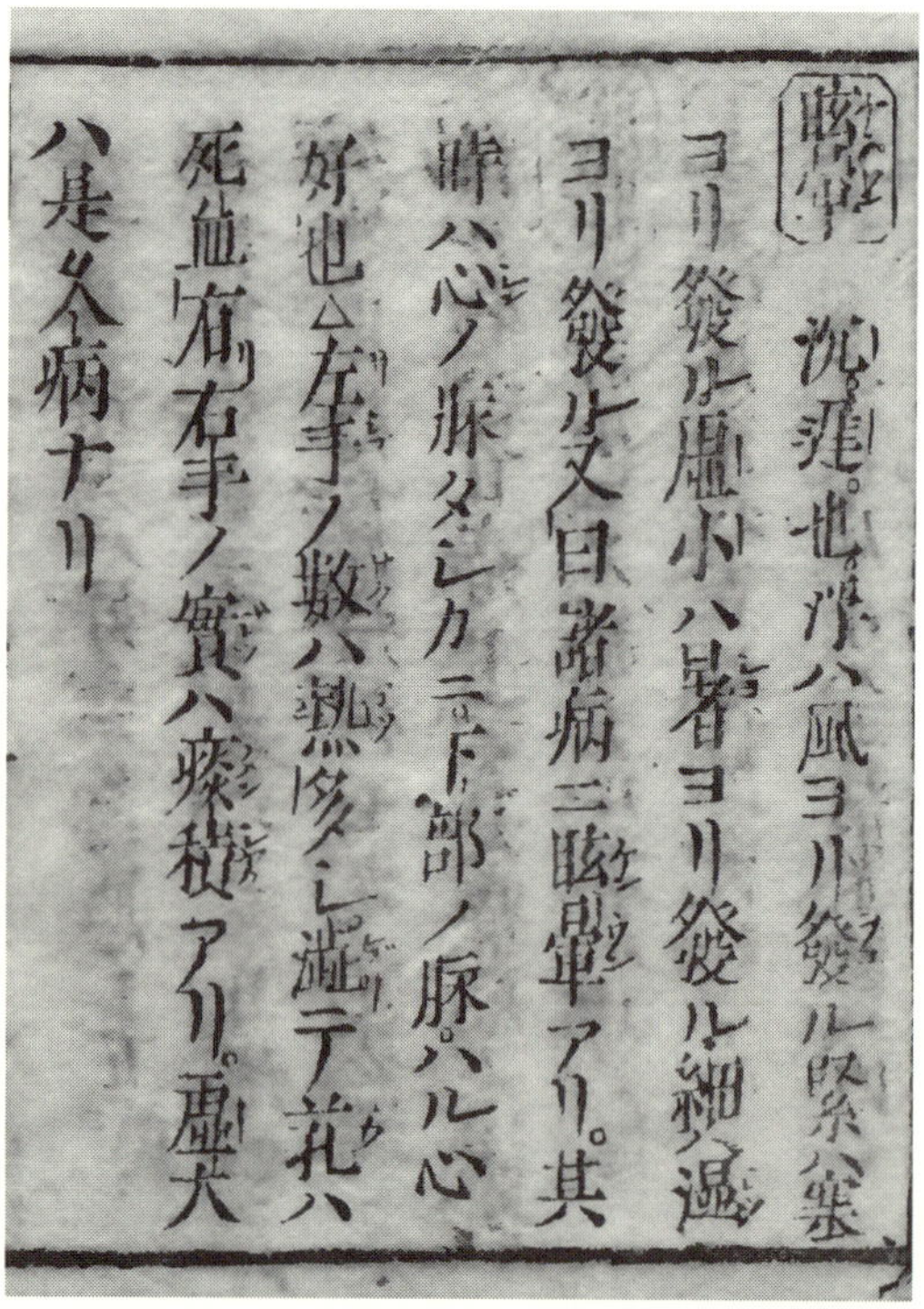
〔眩暈〕沈遅也。浮ハ風ヨリ發ル。緊ハ寒ヨリ發ル。虚小ハ暑ヨリ發ル。細ハ濕ヨリ發ル。又曰、諸病ニ眩暈アリ。其時ハ心ノ脉タシカニテ下部ノ脉ハル心好也。△左手ノ数ハ熱多シ、澁テ芤ハ死血有リ。右手ノ實ハ痰積アリ。虚大ハ是久病ナリ

浮而洪。身汗如油、喘而不休、水漿不下、形体不仁、乍静乍乱、此為命絶也」による。

眩暈 沈、遅である①。浮脈は風、緊脈は寒、虚小の脈は暑、細脈は湿が原因で発現する②。またいう、諸病に眩暈がある。その場合は、心の脈がしっかりしていて、下部の脈が張るおもむきが良い③。△左手の脈が数は熱が多く、渋って芤は死血がある。右手の［脈が］実は痰積があり、［脈が］虚大は久病である④。

①典拠未詳。錯簡の可能性がある。あるいは『万病回春』巻之四・眩暈・脈の「大凡頭眩者、痰也」から類推した脈状とも思われる。②厳用和『厳氏済生方』巻之一・眩暈論治に「六淫外感、七情内傷、皆能所致、当以外証與脈別之。風則脈浮有汗、項強不仁。寒則脈緊無汗、筋攣掣痛。暑則脈虚煩悶。湿則脈細、沈重吐逆」とある。『全九集』巻之五・眩暈門・脈例、『啓迪集』巻之四・眩暈門・内外眩暈因証脈例、『古今医統』眩暈門などにこれを引く。また東垣十書本『脈訣』に「風浮寒緊。湿細暑虚」とあり、『医学入門』巻之一・診脈・雑病脈法、『万病回春』巻之四・眩暈・脈にこれを引く。③この一節は典拠未詳で難解。あるいは『万病回春』巻之四・眩暈・脈の「風寒暑湿、気鬱生涎。下虚上実、皆頭暈眩」に基づいて意訳したものか。④『医学正伝』巻之四・眩暈・脈法の「左手脈数、熱多。脈澁而芤、有死血。右手脈実、有痰積。脈虚大、必是久病」による。『全九集』巻之五・眩暈門・脈例、『啓迪集』巻之四・眩暈門・脈法、『古今医統』眩暈門・脈候にこれを引く。なお、『医学綱目』巻之十六・心小腸部、・心痛に類文があり、心痛の脈証とする。

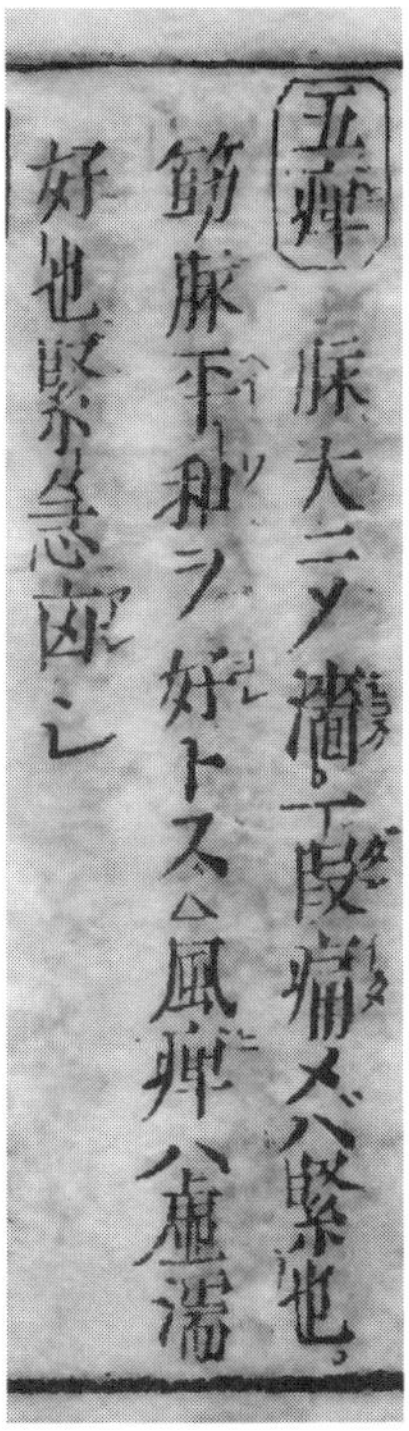

五痺 脉大ニシテ濇一段痛メバ緊也。筋脉平和ヲ好トス。△風痺ハ虚濡好也。緊ハ急凶ナリ。

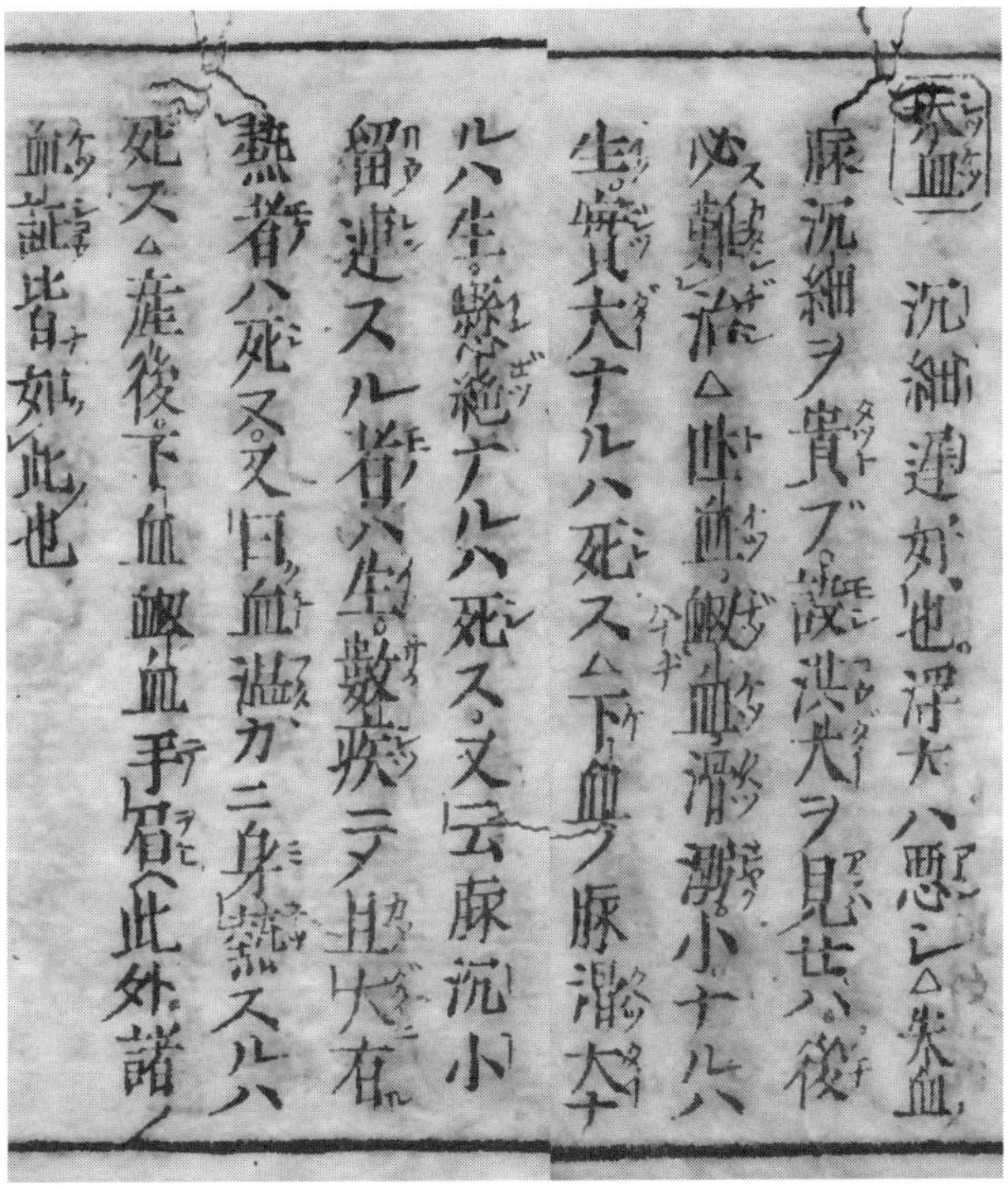

失血 沈細遅ハ好也。浮大ハ悪シ。△失血ハ脉沈細ヲ貴ブ。設洪大ヲ見セバ後必難治。△吐血衂血ハ滑溺小ナルハ生ク。実大ナルハ死ス。△下血ノ脉滑大ナルハ生ク。懸絶ナルハ死ス。又云脉沈小留連スル者ハ生ク。数疾テ且大ニ熱有者ハ死ス。又曰血温カニ身熱スルハ死ス。△産後下血衂血負傷此外諸血証皆如此也。

五痺① 脈が大で濇、甚だしく痛めば②緊をあらわす。筋脈③が穏やかであることを良しとする④。風痺は虚、濡が良い。緊、急は危うい⑤。

①「五痺」は痺証の五行的総称で、『素問』移精変気論に「以去八風五痺之病」として初出し、その王冰注に「五痺、謂皮肉筋骨脈之痺也」とある。痺論には皮痺、肉痺、筋痺、骨痺、脈痺の各痺についての解説がある。②原文「一段」は、特に程度が甚だしいさま。③「筋脈」は『素問』にも見える語で、筋と血脈、あるいは筋そのものを指す。血脈が流れなくなると痛みや痺れが生じる。④冒頭からここまでの典拠未詳。⑤『万病回春』巻之一・万金一統述の「風痺宜虚濡、忌緊急也」による。

失血① 沈、細、遅は良く、浮、大は悪い②。△失血は、脈が沈、細であることを貴ぶ。もし洪大の脈が現れれば、後で必ず難治となる③。△吐血、衄血で［脈が］滑、弱、小であれば生き、実大であれば死ぬ④。△下血の脈は、滑大であれば生き、懸絶であれば死ぬ⑤。またいう、脈が沈小留連する者は生き、数疾かつ大で、熱の有る者は死ぬ⑥。またいう、血が温かで、発熱すれば死ぬ⑦。△産後に下血、衄血、負傷⑧、そのほか諸々の血証⑨も皆な同じである⑩。

①明代の医方書や日本の『啓迪集』では主に「血証」という病門名であることが多い（「失血」という病門はたとえば『医書大全』に見える）。吐血、衄血、下血、痔漏、産後、外傷による出血を指す。②『古今医統』巻之七十九・傷損門・脈候の「金瘡出血脈沈細者生、浮大者死」とあるによるか。③『医学入門』診脈・雑病脈法の「大凡失血、脈貴沈細、設見浮大、後必難治」による（『万病回春』巻之四・失血・脈法に同文）。④原文は「弱」を「溺」に誤る。今正す。「『察病指南』巻之上・審諸病生死脈法・血類の「吐血衄血、脈滑小弱者生、実大者死」、『万病回春』巻之一・

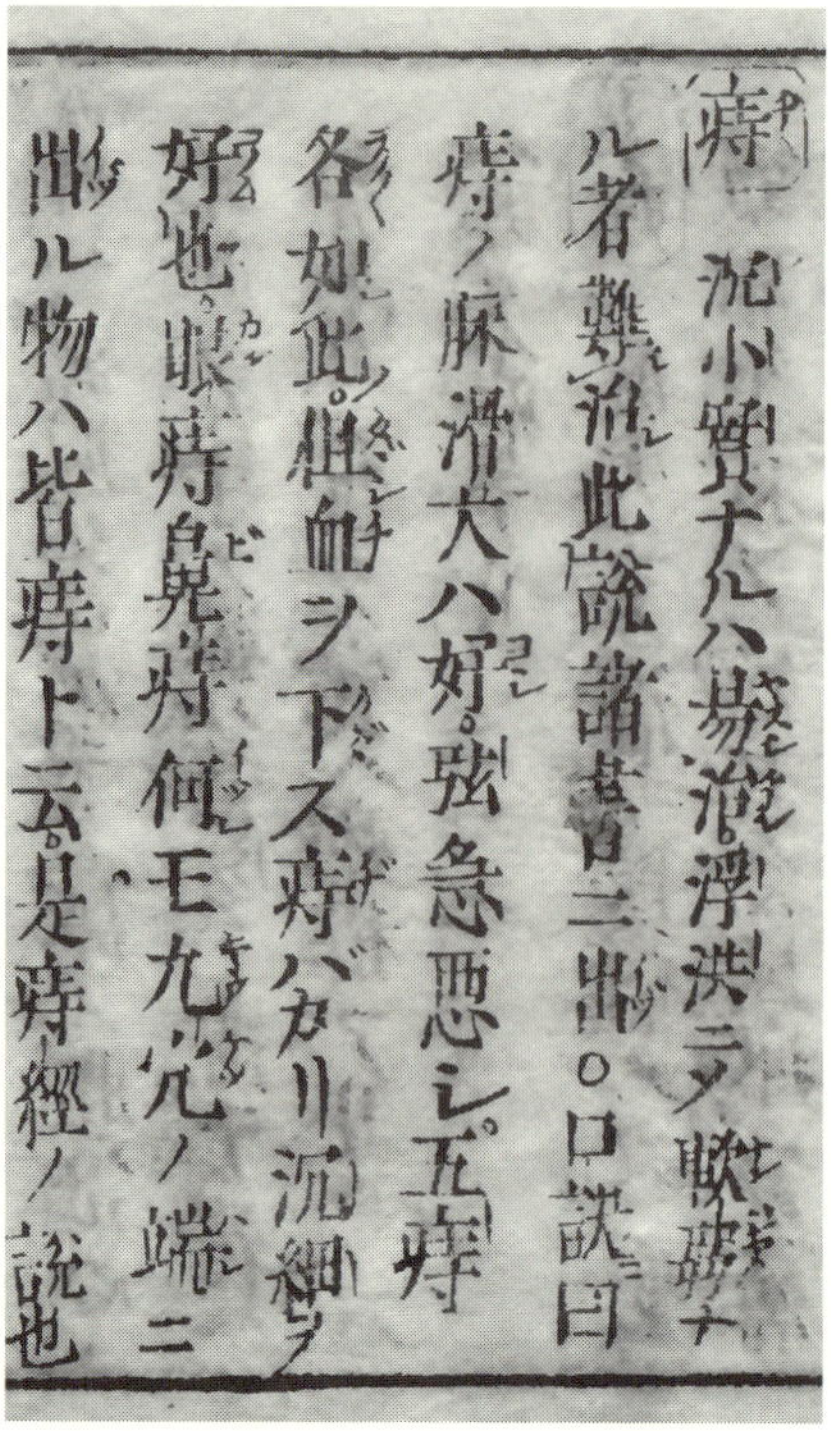
痔　沈小實ナルハ治シ易シ浮洪ニテ軟弱ナ
ル者難治此説諸書ニ出ツ○口訣曰
痔ノ脉滑大ハ好シ弦急悪シ五痔
各如此ナリ但血ヲ下ス痔バカリ沈細ヲ
好ト也眼痔鼻痔何モ九穴ノ端ニ
出ル物ハ皆痔ト云是痔經ノ説也

万金一統述の「吐血宜沈小、忌実大也」による。⑤『素問』通評虚実論の「腸澼下膿血……脈懸絶則死。滑大則生」による。『医学正伝』巻之五・血証・脈法、『古今医統』巻之二・内経要旨（上）・病能篇第三、同書巻之四十二・血証門・下血・病機叙論、巻之七十四・痔漏門・脈候にも類文が見える。⑥『脈経』「腸下膿血、脈沈小留連者生、数疾且大、有熱者死」による。『医学綱目』巻之十七・心小腸部・諸見血門・下血にこれを引く。⑦『素問』大奇論の「血温身熱者死」による。『医学綱目』巻之十七・心小腸部・諸見血門・下血や『玉機微義』巻十七・血証門・脈法、『医学正伝』巻之五・血証・脈証、『医学入門』巻之一・診脈・雑病脈法、『古今医統』巻之四十二・血証門・脈候にもこれを引く。⑧原文「手負い」は切られたり撃たれたりして傷を負うこと。⑨「血証」は注①参照。⑩典拠未詳。

痔① 沈小実であれば治りやすい。浮洪で軟弱であれば難治である。この説は諸本に出ている②。〇口訣にいう、痔の脈は、滑大が良い。弦急は悪い③。［これは］五痔④全て同様である。ただし下血する痔だけは沈細が良い⑤。眼痔、鼻痔［のように体中の］九つの穴の端に出てくるものは皆な痔という。これは［仏典の一つである］『療痔病経』に見られる説である⑥。

①『諸病源候論』までは痔病と瘻病は別の病であったが、痔病の慢性化に伴う瘻孔の発生から、痔を「痔瘻（痔漏）」と表記されるようになった。②『医学正伝』巻之五・痔漏・脈法の「脈沈小実者、易治、浮洪而軟弱者、難愈」による。龔信の『古今医鑑』巻八・痔漏、龔廷賢の『雲林神彀』巻三・痔漏と『寿世保元』巻五・痔漏、『古今医統』巻之七十四・痔漏門・脈候、『啓迪集』巻之五・痔漏門・脈之易難でもこれを引く。『察病指南』巻之下・診婦人病脈生死訣の「婦人已産、脈沈小実者吉、

浮虚者凶」も同趣旨。③『厳氏済生方』巻之五・痢疾論治の「腸澼頻下膿血者、診脈宜滑大、若弦急者必死」による。『玉機微義』滞下門や『古今医統』巻四十二・血証門にもこれを引く。『厳氏済生方』は『素問』通評虚実論の「腸澼下膿血……脈懸絶則死、滑大則生」によるもの。『太平聖恵方』巻第一・診百病決死生法ではこれを引いて「懸絶」を「絃絶」に作る。周海平〔等〕『黄帝内経大詞典』は、「懸絶」は「弦絶」の音転で、「弦甚」と解している。④「五痔」の語自体は『諸病源候論』巻第三十四に見え、個々の痔の病名も見られるが、五痔を初めて明確に定義したのは『千金方』第二十三・痔漏・五痔第三の「夫五痔者、一曰牡痔、二曰牝痔、三曰脈痔、四曰腸痔、五曰血痔」である。同巻ではこれとは別に「気痔」も挙げている。『外台秘要方』では更に痔瘻の種類が増加する。ただし、何れも肛門周囲の病である。⑤『医学入門』巻之一・診脈・雑病脈法で「大凡失血、脈貴沈細、設見浮大、後必難治」による。『万病回春』巻之四・失血・脈にも同文を引く。『万病回春』巻之一・万金一統述に見える「鼻衄宜沈細、忌浮大也」「病若吐血復衄血者、宜沈細、忌浮大而牢也」も同義。⑥「痔経」は唐の義浄（六三五～七一三）が漢訳した仏典『療痔病経』（『大正新脩大蔵経』所収）。『医心方』巻第七・治諸痔方第十五所引『療痔病経』に「所謂風痔、熱痔、陰痔、三合痔、血痔、腸中痔、鼻内痔、歯痔、舌痔、眼痔、耳痔、頂痔、手足痔、背脊痔、糞門痔、遍身支節所生諸痔、如是痔病、受悉皆乾燥堕落銷滅、必差無疑」とあって、「痔」の概念を肛門以外の九竅にまで拡大させている。この痔瘻に関する異説は、陳言の『三因極一病証方論』、楼英の『医学綱目』を経て、龔廷賢の『万病回春』に受け継がれたが、龔廷賢の他の書作や、龔廷賢が校訂した父・龔信の医書『古今医鑑』では通説にしたがっている。この異説について、森枳園は『本草経攷注』巻一・本草経序録の「痔」の注で『三因方』の説を引き、「大失古義、不可拠也」と一蹴している。

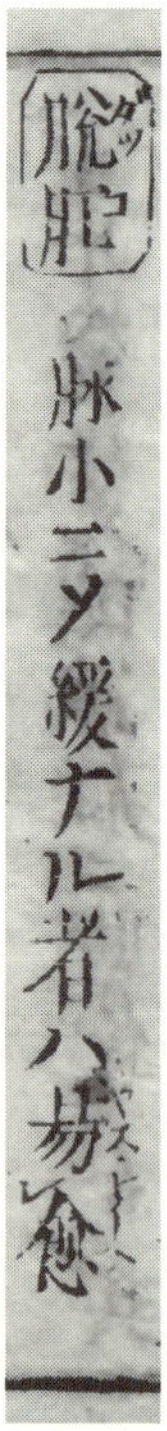

【脱肛】脈小ニシテ緩ナル者ハ易《ヤス》ク愈《イユ》

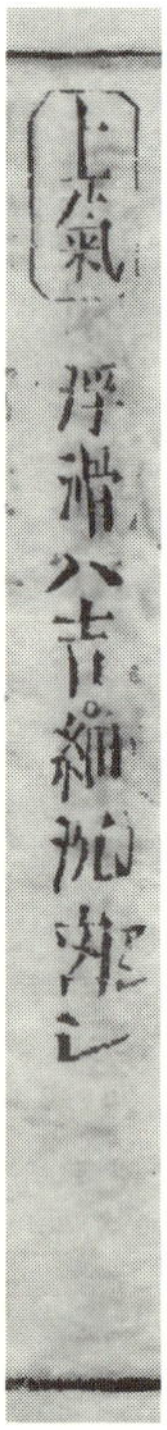

【上氣】浮滑ハ吉沈細ハ凶ナリ

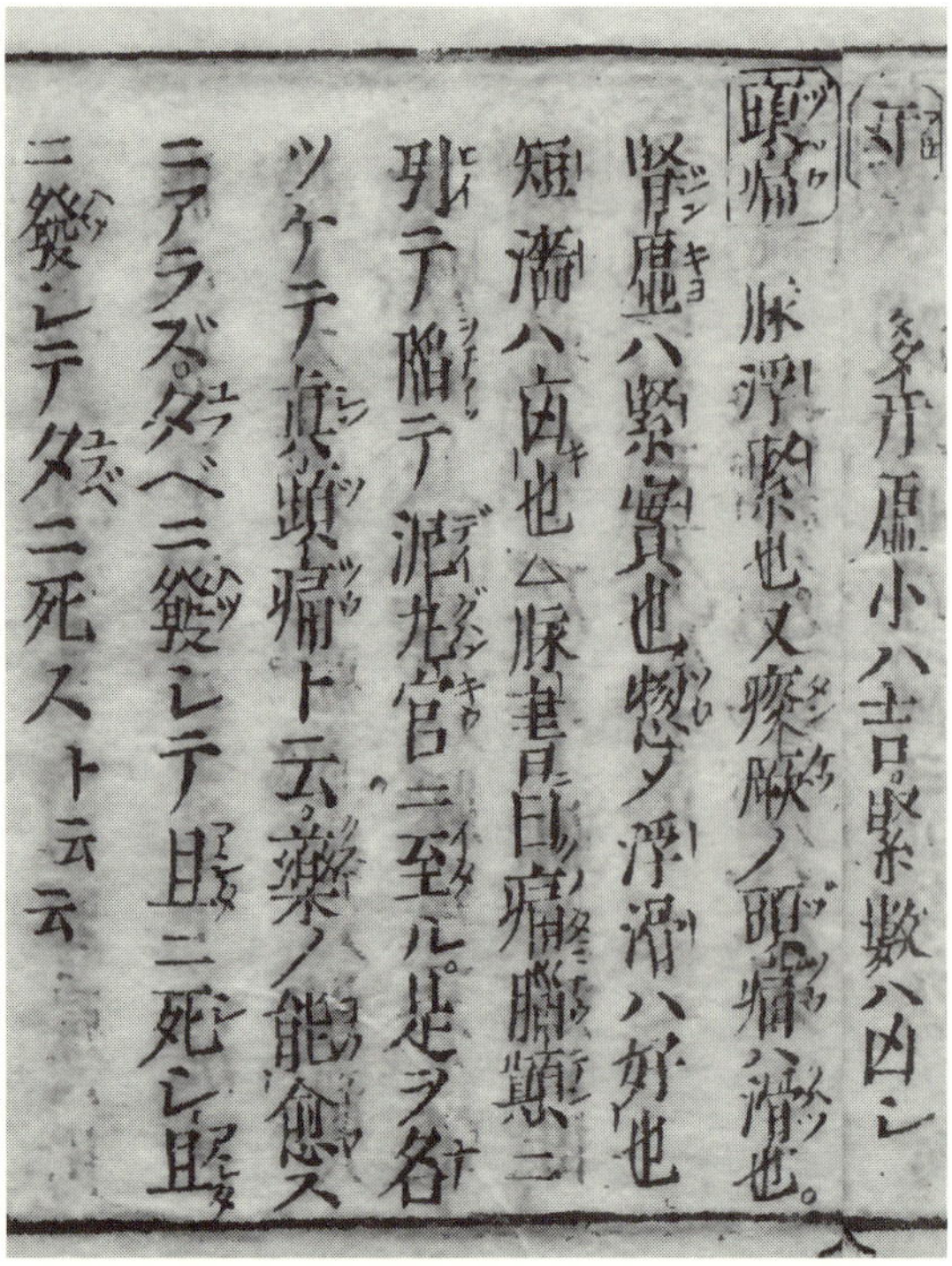

【汗】多汗虚小ハ吉緊数ハ凶ナリ
【頭痛《ヅツウ》】脈浮緊也又痰厥《タンケツ》ノ頭痛ハ滑也。腎虚《ジンキヨ》ハ緊実也惣テ浮滑ハ好也短濇ハ凶也△脈書曰痛脳天ニ引《ヒイ》テ陥《オチイツ》テ泥丸宮《デイグワンキウ》ニ至ル是ヲ名ツケテ真頭痛《シンヅツウ》ト云薬ノ能愈スニアラズ夕《ユウベ》ニ發シテ旦ニ死シ旦《アシタ》ニ發シテ夕ニ死スト云云

脱肛　脈が小で緩である者は治りやすい①。

①『素問』大奇論の「肝脈小緩、為腸澼、易治」、あるいはこれを引いた『古今医統』巻之七十四・痔瘻門・脈候の「肝脈小緩易治」などによる。

上気　浮滑は良い。沈細は危うい①。

①『万病回春』巻之一・万金一統述の「上気浮腫宜浮滑、忌微細也」による。『切紙』第二章・診候薬註一紙之約術・諸証順逆吉凶之図にも類文。元来は『脈訣刊誤集解』診諸雑病生死脈候歌の「上気浮腫肩息頻、浮滑之脈即相成、忽然微細応難救」、『察病指南』巻之下・審諸病生死脈法・上気類の「上気浮腫、脈浮滑者生、微細者死」による。

汗①　多汗で［脈が］虚小は良い。緊数は危うい②。

①本章後文に「自汗」の項がある。重複である。②『察病指南』巻之下・察諸病生死脈法・汗類に「病多汗脈虚小者吉、緊者凶」とある。『切紙』第二章・診候薬註一紙之約術・諸証順逆吉凶之図に類文がある。元来は『千金翼方』巻第二十五・診雑病脈第七「熱病多汗、脈虚小者生、緊実者死」によると見られる。また『大成論』自汗門に「其脈微而濇、濡而虚」とある。元来は『医書大全』巻十五・自汗、『南北経験医方大成』巻之六・自汗、あるいは『厳氏済生方』巻之四・自汗論治に発する。

頭痛　［頭痛の］脈は浮緊である①。また痰厥の頭痛は滑である。腎虚［の頭痛］は緊実である②。全て浮滑は良く、短濇は危うい③。△脈書にいう、痛みが脳天に引いて、［それが］陥入して泥丸宮に至るものを、名

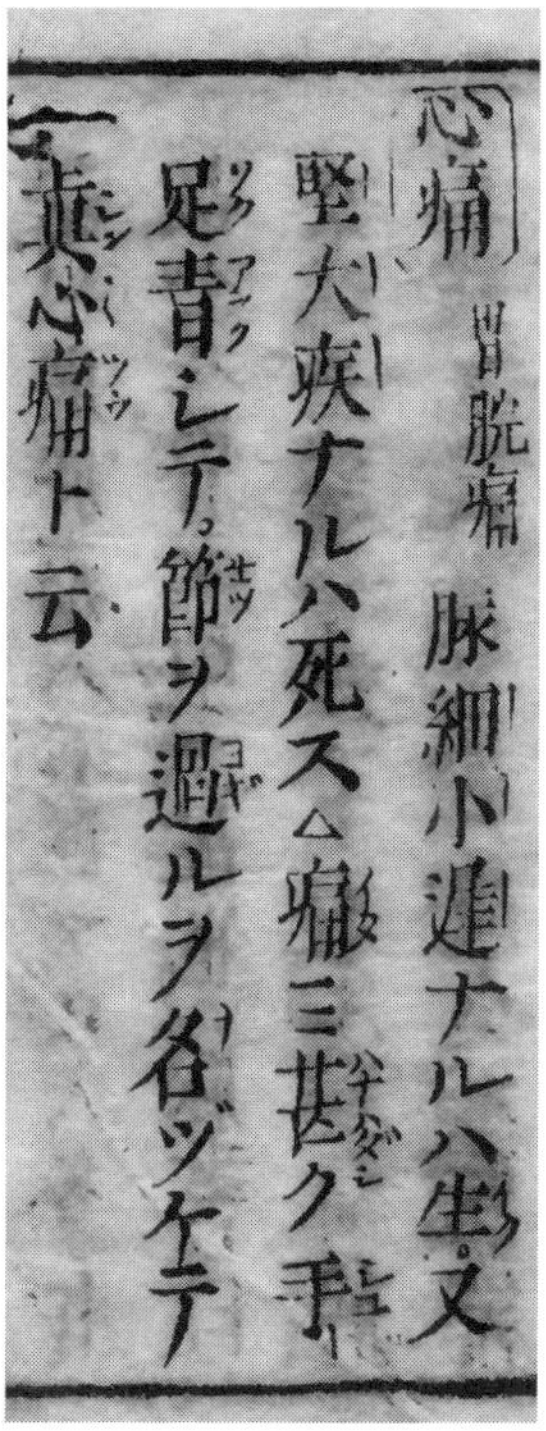
心痛　胃脘痛　脈細小遅ナルハ生ク又堅大疾ナルハ死ス△痛ミ甚《ハナハダシ》ク手《テ》足《ソク》青《アヲク》シテ節《セツ》ヲ過《ヨギ》ルヲ名《ナ》ヅケテ真《シン》心《シン》痛《ツウ》ト云

づけて「真頭痛」という。薬で治すことはできない。夕方に発症すれば朝に亡くなり、朝に発症すれば夕方には亡くなる、と云々④。

①『大成論』頭痛門に「其脈多浮緊」とある。もとは『医書大全』巻十・頭痛、ひいては『南北経験医方大成』巻之五・頭痛の同文による。②『万病回春』巻之五・頭痛・脈の「痰厥則滑、腎厥堅実」による。③『万病回春』巻之一・万金一統述の「頭痛宜浮滑、忌短濇也」による。『切紙』第二章・診候薬註一紙之約術・諸証順逆吉凶之図に類文がある。元来は『脈訣刊誤集解』診諸雑病生死脈候歌の「頭痛短濇応須死、浮滑風痰必易除」による。『察病指南』巻之下・審諸病生死脈法・頭目類の「風痰頭痛、脈浮大者生、短濇者死」も関わりがある。④『三因方』巻之十六・頭痛証治の「頭者諸陽之会、上丹産於泥丸宮、百神所集。凡頭痛者、乃足太陽受病、上連風府眉角而痛者、皆可薬愈。或上穿風府、陥入於泥丸宮而痛者、是為真頭疼、不可以薬愈、夕発旦死、旦発夕死」を典拠とする。『厳氏済生方』巻之八・頭痛論治、『南北経験医方大成』巻之五・頭痛、『医書大全』巻十・頭痛、『古今医統』巻之五十三・頭痛門、あるいは『世医得効方』巻第十・頭痛・灸法に同趣旨の経文がある。文中の「泥丸宮」は道家の用語で脳あるいは上丹田のこと。『医心方』巻第二十七・養生・穀神第二に「『聖記経』云、人身中有三無宮也。当両眉却入三寸為泥丸宮、此上丹田也」とある。

心痛　胃脘痛　脈が細小遅であれば生きる。また堅大疾であれば死ぬ①。△痛みが甚だしくて、手足が青く、関節を過ぎるものを、名づけて「真心痛」という②。

①『脈経』巻第四・診百病死生決第七の「心腹痛、痛不得息、脈細小遅者生、堅大疾者死」による。『脈訣刊誤集解』診諸雑病生死脈候歌の「心腹痛脈沈差、浮大

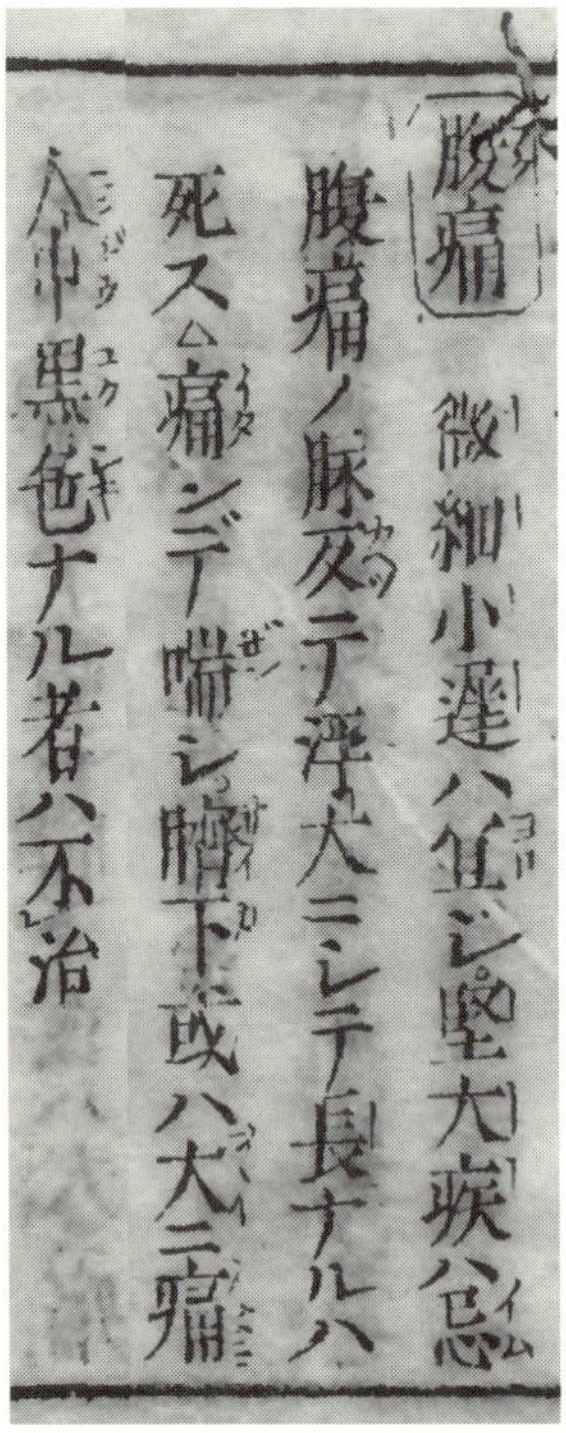
腹痛　微細小遅ハ宜《ヨロ》シ堅大疾ハ悪《イム》
腹痛ノ脉反《カヘツ》テ浮大ニシテ長ナルハ
死ス△痛シテ喘《ゼン》シ臍下《サイカ》或ハ大《ヲホイ》ニ痛
人中黒色ナル者ハ不治

弦長命必殂」や『察病指南』巻之下・審諸病生死脈法・心腹類の「心下堅硬苦渇、脈沈細者生、浮大而堅者死」も類似する。② 『霊枢』厥病篇の「真心痛。手足青至節、心痛甚、旦発夕死。夕発旦死」による。『脈経』巻第六・心手少陰経病証第三は「手足青」を「手足清」に作る。「清」には、冷の意味がある。

腹痛　微細小遅は良い。堅大疾は良くない。腹痛にもかかわらず脈が浮大にして長であれば死ぬ。△痛んで喘し、あるいは下腹部が非常に痛んで、［顔面の］人中に黒い色が現れる者は、治らない①。

① 『証治準縄』雑病・第四冊・諸痛門・腹痛・診に「細小遅者生。堅大疾者、数而緊者、浮大而長者死。痛而喘、臍下或大痛、人中黒色者、不治」の和訳である。前半は心痛の項に引いた『脈経』巻第四・診百病死生決第七の「心腹痛、痛不得息、脈細小遅者生、堅大疾者死」と、同書巻第五・扁鵲診諸反逆死脈要訣第五の「病若腹痛。脈反浮大而長者死」による。『千金方』巻第二十八・扁鵲診諸反逆死脈要訣第十四及び診百病死生要訣第十五、『医学綱目』巻之二十二・腹痛や『玉機微義』巻三十二・腹痛門・脈法、『医学正伝』巻之四・腹痛・脈法にも略同文がある。ただし、冒頭の「微」の字は衍文の可能性がある。後半は『医学正伝』腹痛・方法の「臍下忽大痛、人中黒色者、多死」、『医学綱目』巻之十四・諸疝の「〔丹〕臍下忽大痛、人中如墨色者、多死」とあるによる。『古今医統』巻之五十七・腹痛門、『医学入門』巻之四・雑病・腹痛にも類文がある。

腰痛　この病の脈は沈にして弦である。沈弦は風、沈細で緊は寒、濡細は湿である①。○口訣にいう、腰脇痛には石脈が見られる人が多い。それは腎の病だからである。△脈書にいう、尺脈が沈は腰背痛である。一

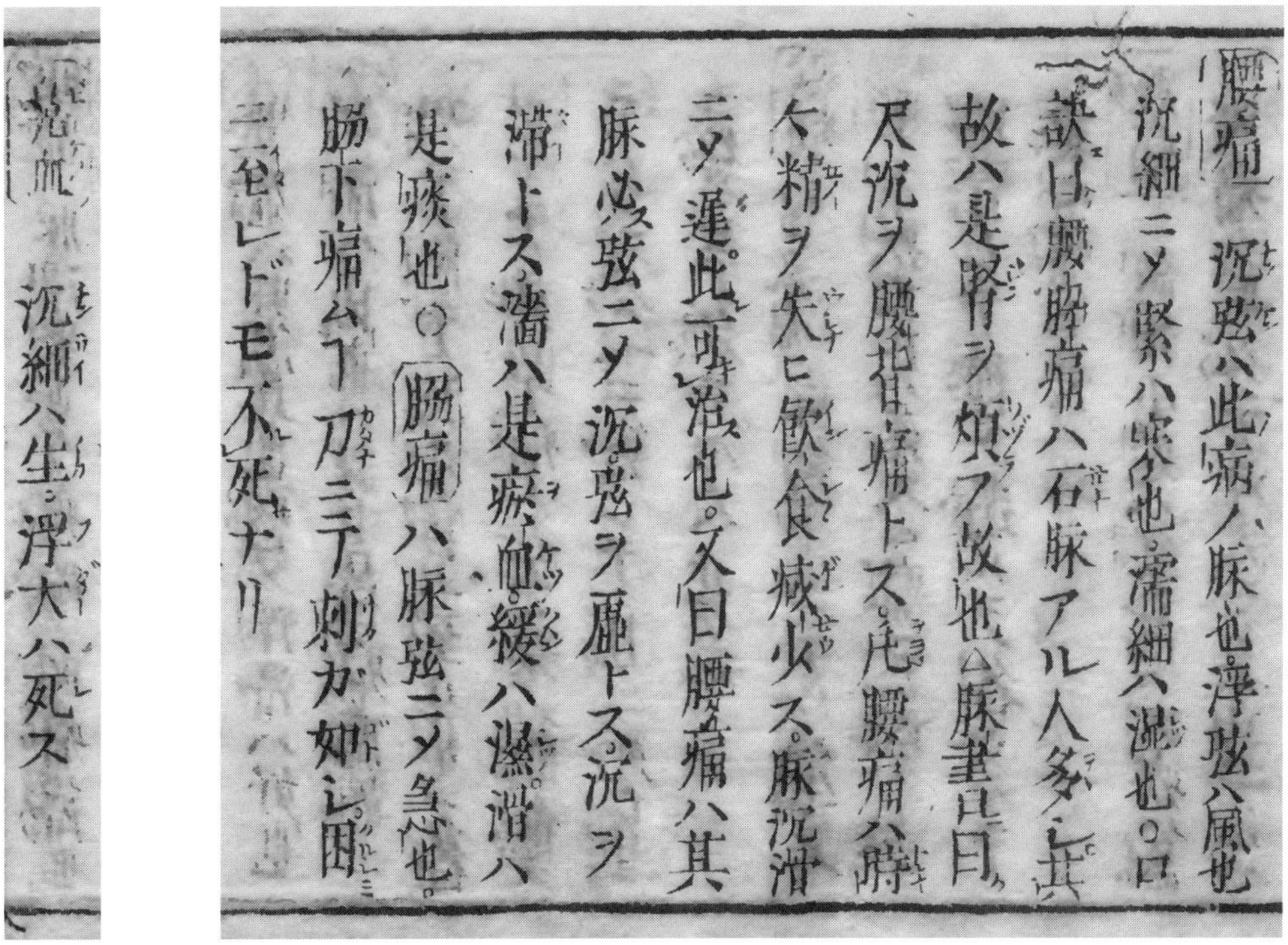
腰痛　沈弦ハ此病ノ脉也浮弦ハ風也沈細ニシテ緊ハ寒也濡細ハ湿也○口訣曰腰脇痛ハ石脉アル人多シ其故ハ是腎ヲ傷ル故也△脉書ニ曰尺沈ヲ腰背痛トス。凡腰痛ハ時々精ヲ失ヒ飲食減少ス。脉沈滑ニシテ遅此可治也。又曰腰痛ハ其脉必ス弦ニシテ沈弦ヲ虚トス。沈ヲ滞トス。濇ハ是瘀血。緩ハ濕滑ハ是痰也。○脇痛ハ脉弦ニシテ急也。脇下痛ム丁刀ニテ刺カ如シ困ニ宜レドモ不死ナリ

鼻衄　沈細ハ生ス浮大ハ死ス

般に腰痛は漸次、精気を失い、食欲が減退する。［その］脈が沈滑で遅であれば、治すことができる②。また云う、腰痛の脈は必ず弦にして沈である。弦は虚であり、沈は滞である。濇は瘀血であり、緩は湿、滑は痰である③。

①『玉機微義』巻三十一・腰痛門・脈法の「劉三点曰、腰痛之脈、皆沈而弦。沈弦而緊者為寒。沈弦而浮者為風。沈弦而濡細者為湿」による。『医学正伝』巻之四・腰痛・脈法や『古今医統』巻之五十八・腰痛門・脈候、『証治準縄』雑病・第四冊・諸痛門・腰痛・診にも類文や同文がある。②『玉機微義』巻三十一・腰痛門・脈法「脈経曰、尺脈沈、腰背痛。腰痛時時失精、飲食減少。其脈沈滑而遅、此為可治」、『医学正伝』もこれを引く。『古今医統』巻之五十八・腰痛門・脈候、『万病回春』巻之五・腰痛・脈にも類文。③『医学正伝』巻之四・腰痛・脈法「丹渓曰、脈必沈而弦、沈為滞、弦為虚、濇者是瘀血、緩者是湿、滑者伏者是痰」による。『古今医統』巻之五十八・腰痛門・脈候、『証治準縄』雑病・第四冊・諸痛門・腰痛・診にも同文がある。

脇痛　脈は弦にして急である。脇の下が刀で刺されるように痛む。苦しくても死にはしない①。

①『古今医統』巻之五十七・脇痛門・脈候の「脈弦而急、脇下如刀刺、状如飛尸、不死」による。

鼻血　沈細は生きる。浮大は死ぬ①。

①『万病回春』巻之一・万金一統述の「鼻衄宜沈細、忌浮大也」による。元来は『脈訣刊誤集解』巻下・診諸雑病生死脈候歌の「鼻衄吐血、沈細宜、忽然浮大即傾

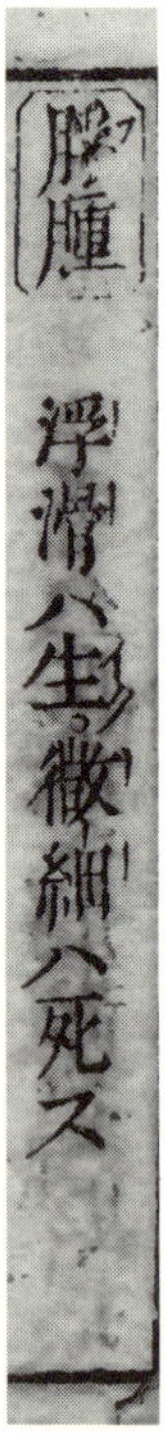
脬腫 浮滑ハ生ス。微細ハ死ス

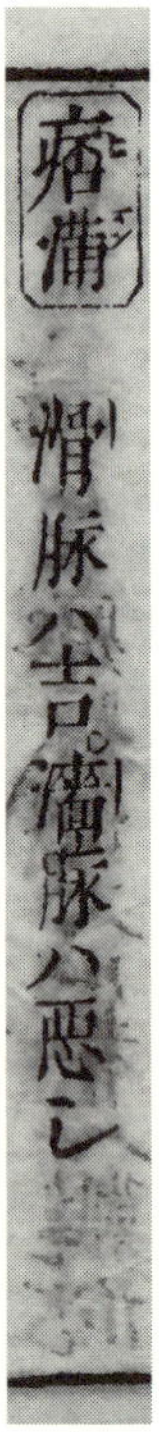
痞満 滑脉ハ吉シ。濇脉ハ悪シ

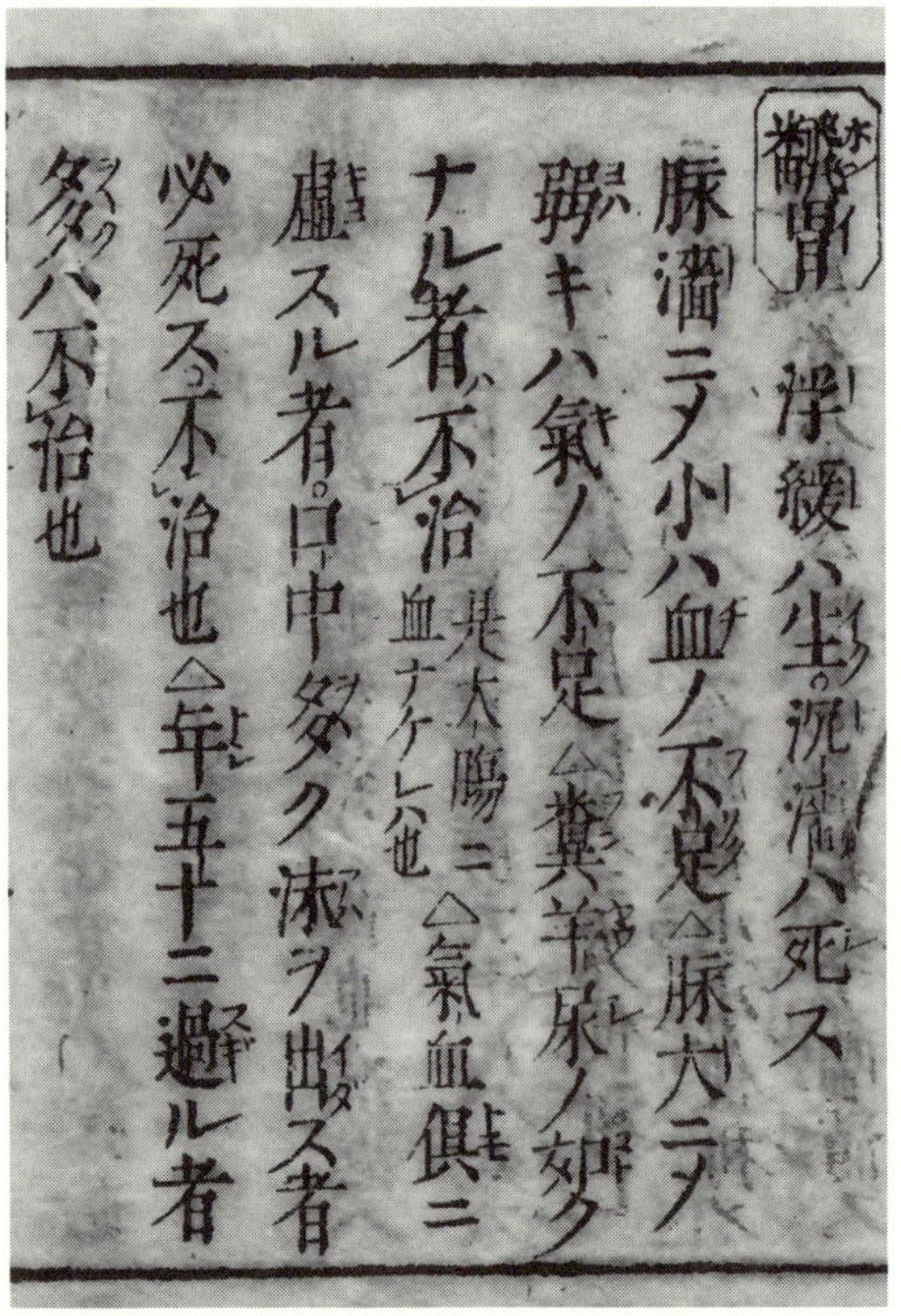

危」、『察病指南』巻之下・診諸病生死脈法・血類の「吐血衄血脈、滑小弱者生、実大者死」の細字注「一云、沈細者生、浮大者死。一云、大而牢者死」に発する。

浮腫① 浮滑は生きる。微細は死ぬ②。

①『脈論口訣』は「脬腫」に誤る。「脬」は膀胱の意。今、典拠に従い正す。②『万病回春』巻之一・万金一統述の「上気浮腫宜浮滑、忌微細也」による。『切紙』第二章・診候薬註一紙之約術・諸証順逆吉凶之図にも類文がある。

痞満① 滑脈は良い。濇脈は悪い②。

①「痞満」は、『万病回春』巻之三・痞満に「胸腹飽悶而不舒暢也」とある。②『万病回春』巻之一・万金一統述の「痞満宜滑脈、忌濇脈也」による。

翻胃 浮緩は生きる。沈濇は死ぬ①。△脈が濇で小は、血の不足である。脈が大で弱は気の不足である②△大便が羊屎のようになる者は治らない（これは大腸に血がないからである）③。△気血がともに虚する者、口中に多く沫が出てくる者は、必ず死ぬ。治らない④。△年齢が五十歳以上の者は多くの場合治らない⑤。

①『万病回春』巻之一・万金一統述の「翻胃宜浮緩、忌沈濇也」による。②『医学正伝』巻之三・噎膈・脈法の「脈濇而小、血不足、脈大而弱、気不足」による。③『医学正伝』巻之三・噎膈・方法の「屎如羊屎者、不治。（大腸無血故也）」による。元来は『丹溪心法』巻三・翻胃三十二に「『発揮』備言、年高者不治、糞如羊屎者、断不可治、大腸無血故也」に発する。④『医学正伝』巻之三・噎膈・方法の「戴氏曰、気血俱虚者、則口中多出沫。但見沫大出者、必死不治」による。元来は『丹溪心法』

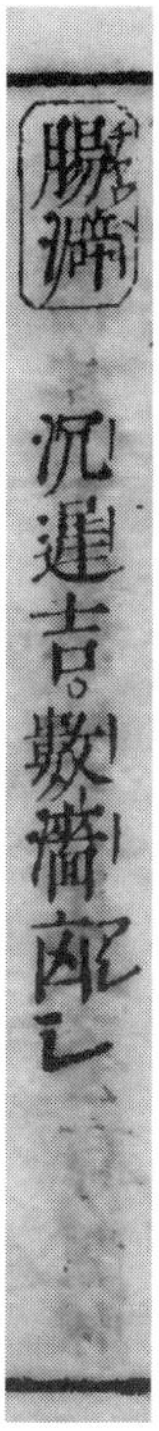

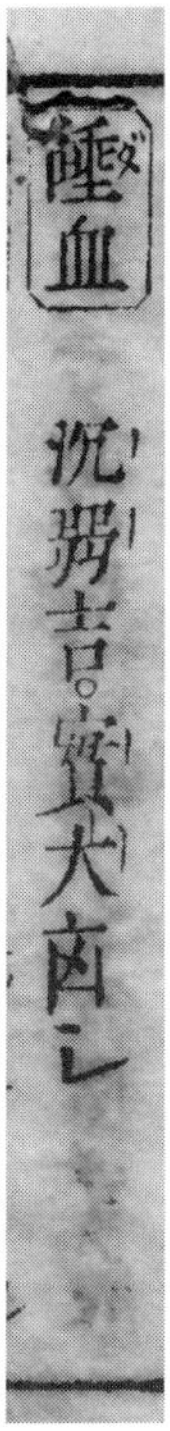

巻三・翻胃三十二の一節をそのまま引用したものである。『古今医統』巻之二十七・噎膈門・不治証の細字注にも同様に引用が見える。⑤『医学正伝』巻之三・噎膈・方法「年高者、不治。（年五十余、則不可治矣）」による。正文の五文字は注③でも述べたように、『丹溪心法』巻三・翻胃三十二に見えるもので、『古今医統』巻之二十七・噎膈門・不治証、『医学綱目』巻之二十二・嘔吐膈噎総論・翻胃、『万病回春』巻之三・翻胃にも引かれている。

腸澼①　沈遅は良い。数濇は危うい②。

①「腸澼」について、『病名彙解』に「腸澼の一証、即今の所謂痢疾なり。仲景より後、またこれを滞下という」とある。また『察病指南』巻之下・察諸病生死脈法・腸澼類の細字注に「痔也」とあるが、これは膿血を下した後の症状と見ることができる。②『万病回春』巻之一・万金一統述の「腸澼宜沈遅、忌数疾也」による。元来は『脈経』巻第四・診百病死生決第七の「腸澼、下膿血、脈沈小流連者、生。数疾且大、有熱者、死」に発する。『脈論口訣』の「数濇」は「数疾」の誤記。

唾血　沈弱は良い。実大は危うい①。

①『万病回春』巻之一・万金一統述の「唾血宜沈弱、忌実大也」による。『千金翼方』巻第二十五・診雑病脈第七の「唾血、脈沈弱者生（一云、「緊強者死、滑者生」）」、『脈訣刊誤集解』巻下・診諸雑病生死脈候歌の「唾血之脈沈弱吉、忽若実大死来侵」によると見られる。ただし、唾血の脈状として歴代の医書に引かれるのは、『脈経』巻第四・診百病死生決第七の「唾血、脈緊強者死、滑者生」が引かれることが一般的である。

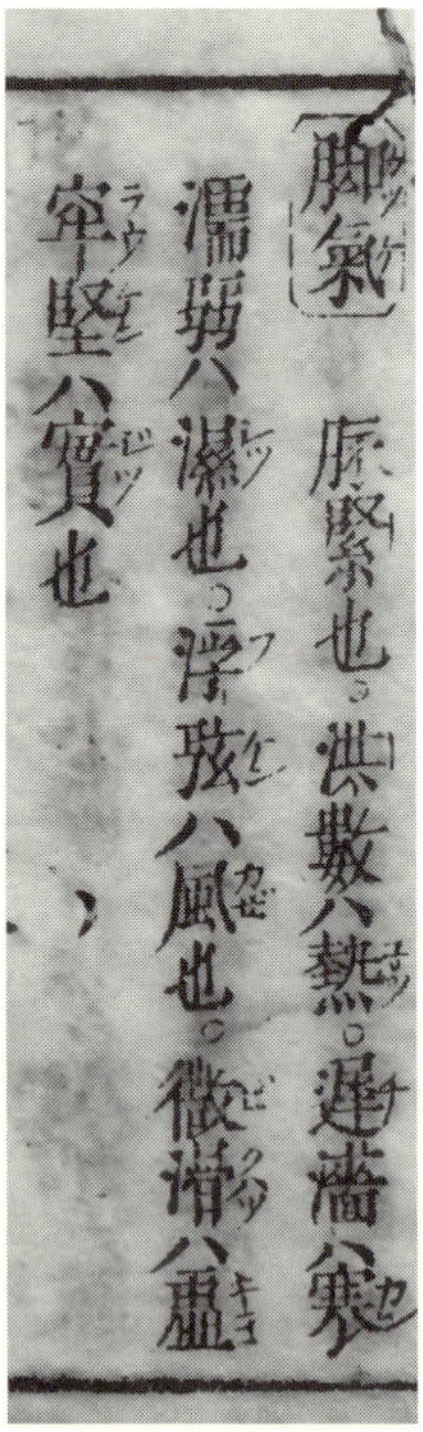

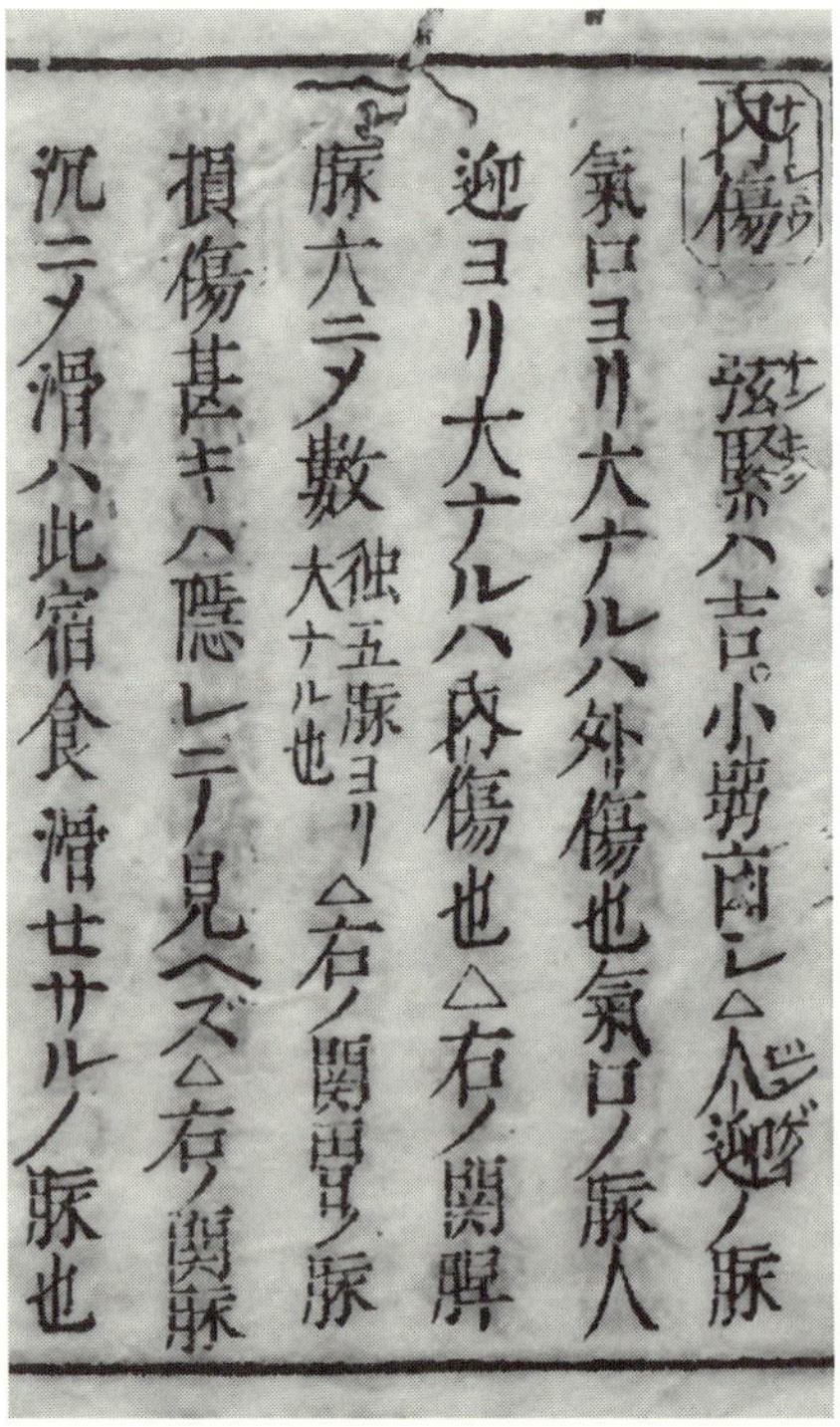

脚気 脈は緊である①。洪数は熱、遅濇は寒、濡弱は湿、浮弦は風、微滑は虚、牢堅は実［の脈証］である②。

①典拠未詳。誤記の可能性もある。②『万病回春』巻之五・脚気・脈法の「脈弦者風、濡弱者湿、洪数者熱、遅濇者寒、微滑者虚、牢堅者実」による。もとは『三因方』巻之三・脚気脈証や『厳氏済世方』巻之一・脚気論治などの論を承けたもの。

内傷① 弦緊は良い。小弱は危うい②。△人迎の脈が気口［の脈］より大である者は外傷である。気口の脈が人迎［の脈］より大である者は内傷である③。△右の関［上］の脾の脈が大で数である（［右の関上だけが他の］五箇所の脈よりも大である）④。△右の関上の胃の脈の損傷が甚だしい時は、［脈状が］隠れて感じなくなる⑤。△右の関上の脈が沈にして滑である者は、宿食が消化しない脈である⑥。

①『病名彙解』巻之三の「内傷」の項に「七情の気に傷られ、或いは飲食、節を失い、房労、度を過ごし、皆な内より傷れをなす。故に内傷といえり」とある。ただし、以下の文章からもわかるように、内傷は五蔵的には脾虚、あるいは脾胃の虚のニュアンスが強い。②『万病回春』巻之一・万金一統述の「内傷宜弦緊、忌小弱也」による。病を内外傷に分かって内傷の概念を確立したのは李東垣の『内外傷弁惑論』であり、それを承けて医書中に最初に内傷門を設けたのは劉純の『玉機微義』巻之十八ではないかと思われる。明代の主要な医書である『丹溪心法』巻三、『医学正伝』巻之二、『古今医統』巻之二十三、『医学入門』巻之三、『古今医鑑』巻之四、『万病回春』巻之二にはいずれも内傷門が見られる。他方、『医書大全』や『医方大成論』、『医方考』などのように内傷門を設けない医書も少なくない。③李東垣の『内外傷弁惑論』巻上・弁脈の「古人以脈上弁内外傷於人迎気口。人迎脈大於気

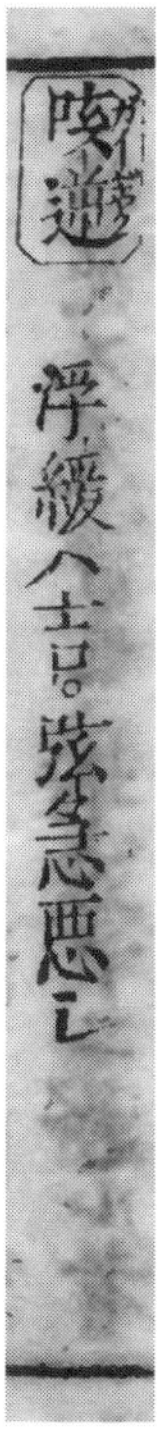
咳逆 浮緩ハ吉。弦急悪し

口為外傷、気口脈大於人迎為内傷」による。『玉機微義』巻十八・内傷門・弁脈法、『古今医統』巻之二十三・内傷門、『万病回春』巻之二・内傷などがこれを引く。ちなみに、ここに引かれている人迎気口診は李東垣の人迎気口診であって、陳言の人迎気口診ではない。二つの人迎気口診については、巻之一の「左右の診察、外感内傷」の解説を参照。④『医学正伝』巻之二・内傷・脈法の「右関脾脈大而数（謂独大於五脈也）による。⑤『医学正伝』巻之二・内傷・脈法の「右関胃脈損弱、甚則隠而不見」による。⑥『医学正伝』巻之二・内傷・脈法の「右関脈沈而滑（此宿食不消之脈也）」による。『脈論口訣』は「宿食不消」を「宿食滑せざる」と和訳するが、これは「宿食消せざる」の誤記と思われる。

咳逆① 浮緩は良く、弦急は良くない②。

①本項の「咳逆（欬逆）」は、本章後文の「呃逆」の項の重出である。「咳逆」は、『素問』運気七篇に初出し、『金匱要略』を中心に「咳逆上気」のように使用されることが多かった。『諸病源候論』巻十四・咳逆候に「咳逆者、是咳嗽而気逆上也」とあるように、隋唐以前においては、咳嗽気逆の意味である。しかし、唐末以降「噦《しゃっくり》」の意味で誤用されるようになった（渋江抽斎・森枳園『経籍訪古志』巻第八・華先生中蔵経八巻の項を参照）。この誤用された「咳逆」は、後世、更に「呃逆《あくぎゃく》」「餩逆《あくぎゃく》」とも表現されることになる。本項も「噦」「呃逆」の意味である。『万金一統鈔』の注に「『［医経］溯洄集』、『三因方』、『［医学］正伝』、『医［学］綱［目］』楼英、『千金方』、『［傷寒類証］活人書』等諸説不同」とある。②『万病回春』巻之一・万金一統述の「咳逆宜浮緩、忌弦急也」による。先行する『医学正伝』巻之三・餩逆・脈法の「脈浮而緩者、易治、弦急而按之不鼓者、難治」を要約したものである。

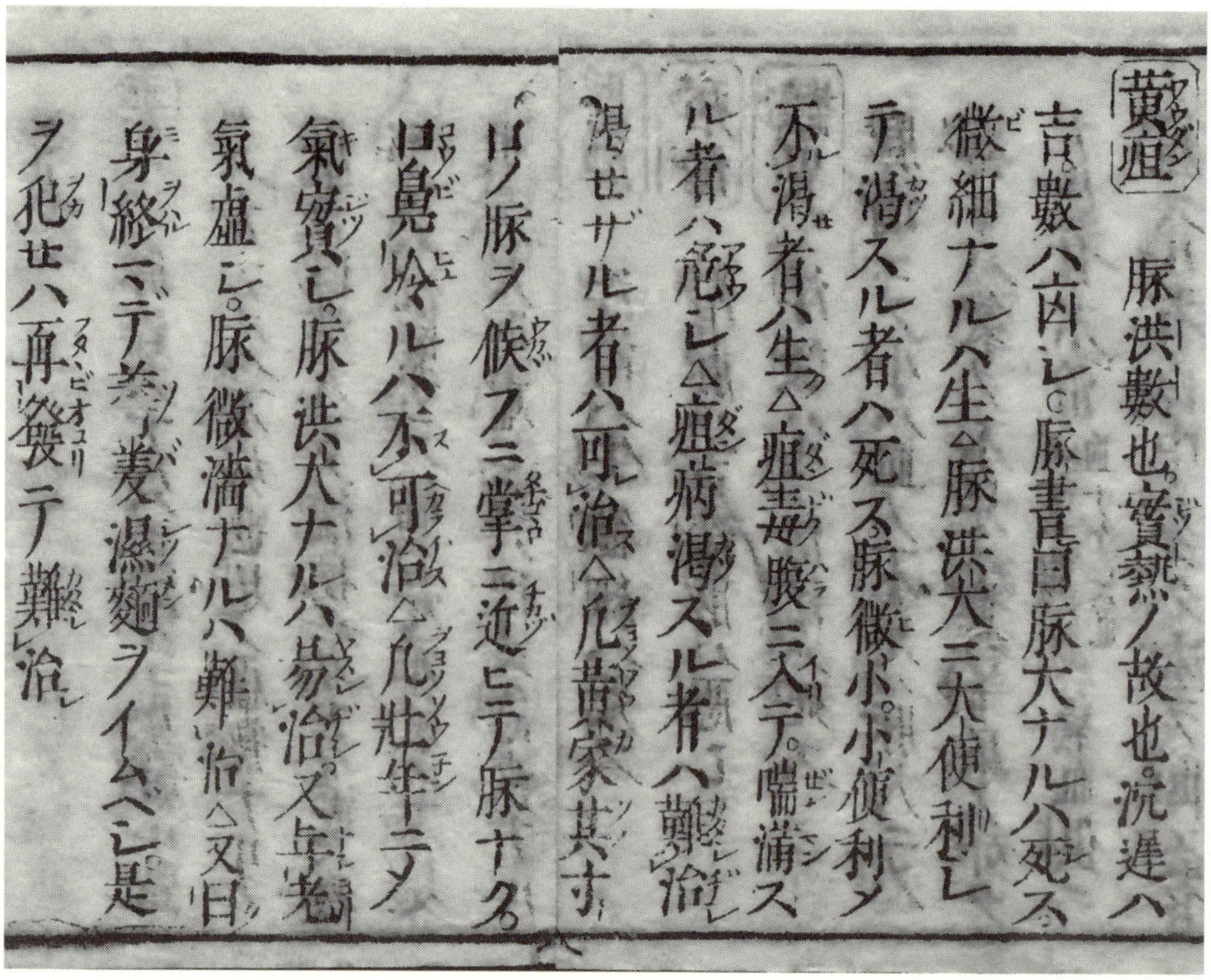

黄疸　脉洪數也。實熱ノ故也。沈遲ハ吉。數ハ凶シ。○脉書曰脉大ナルハ死ス。微《ビ》細ナルハ生ク。△脉洪大ニ大便利シテ渇《カツ》スル者ハ死ス。脉微小。小便利メ不渇者ハ生ク。△疸毒腹ニ入テ喘満《ゼンマン》スル者ハ危シ。△疸病渇スル者ハ難治。渇セザル者ハ可治。△凡黄家其寸口ノ脉ヲ候フニ掌ニ近ヒテ脉ナク。口鼻冷ルハ不可治。△凡壮年ニテ氣實シ。脉洪大ナルハ易治。又年老氣虚シ。脉微濇ナルハ難治。△又曰身終マデ蕎麦濕麺ヲイムベシ。是ヲ犯セバ再發テ難治。

黄疸① 脈が洪数であるのは、［脈証が］実熱だからである②。沈遅は良く、数は危うい③。〇脈書にいう、脈が大であれば死ぬ。微細であれば生きる④。△脈が洪大で、大便が良く出て、喉が渇くものは死ぬ。脈が微小で、小便がよく出て、喉が渇かない者は死ぬ⑤。△疸毒が腹に入って、喘満する者は危うい⑥。△疸の病で喉が渇く者は難治である。喉が渇かない者は治すことができる⑦。△一般に黄疸を病んでいる患者は、その寸口の脈を診ると、掌に近いところの脈が無く、口や鼻が冷えれば、治すことはできない⑧。△一般に壮年で気が実しており、脈が洪大であれば治りやすい。また老人で気が虚してして、脈が微濇であれば難治である⑨。△またいう、終生、蕎麦や湿麺を食べるべきではない。これに従わなければ、再発して難治となる⑩。

①病門は五疸とも称す。②東垣十書本『脈訣』の「五疸実熱 脈必洪数」による。『医学入門』巻之一・診脈・雑病脈法、『万病回春』巻之三・五疸・脈も同文を引く。③典拠未詳。④典拠未詳。⑤『証治準縄』雑病・第五冊・黄疸・診の「脈洪大大便利而渇者死」による。⑥『証治準縄』雑病・第五冊・黄疸・診の「疸毒入腹喘満者危」による。⑦『証治準縄』雑病・第五冊・黄疸・診の「疸病渇者難治、不渇者可治」による。⑧『脈経』巻第八・平黄疸寒熱瘧脈証第九の「凡黄候、其寸口脈近掌無脈、口鼻冷、並不可治」による。『医学綱目』巻之二十一・脾胃門・内傷飲食、『玉機微義』巻四十五・黄胆門・諸経叙黄胆脈証、『医学正伝』黄疸・脈法、『証治準縄』雑病・第五冊・黄疸・診もこれを引く。⑨『証治準縄』雑病・第五冊・黄疸・診の「凡年壮気実脈来洪大者易愈。年衰気虚脈来微濇者難痊」による。⑩典拠未詳。

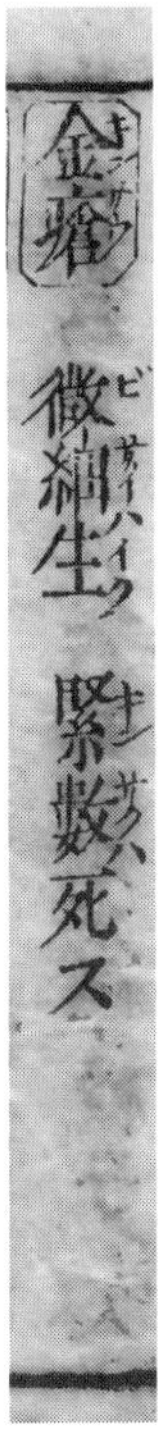
金瘡《キンサウ》　微《ビ》細《サイ》ハ生ク　緊《キン》数《サク》ハ死ス

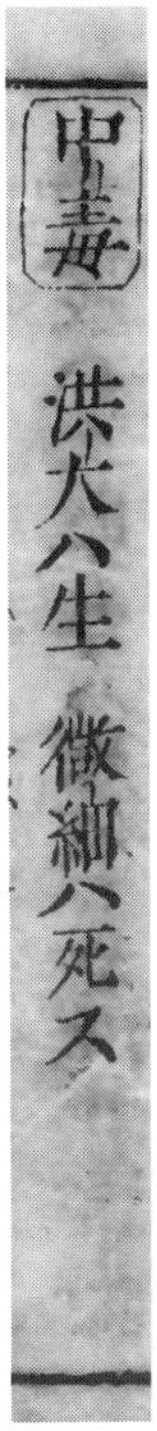
中毒　洪大ハ生　微細ハ死ス

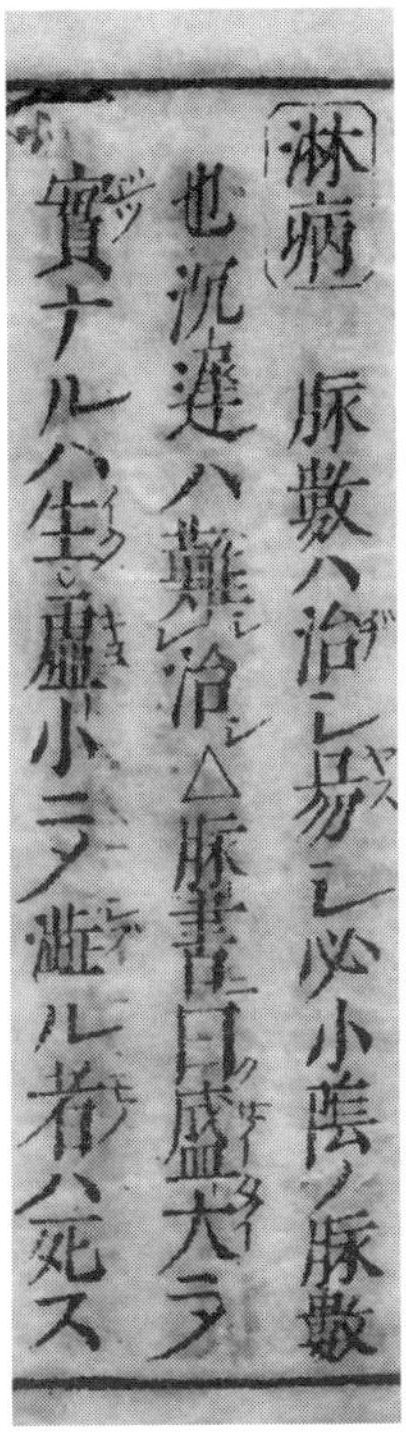
淋病　脉数ハ治シ易《ヤス》シ必小陰ノ脉数也沈遅ハ難治△脉書曰盛大ニシテ實《ジツ》ナルハ生ク虚小ニシテ濇ル者ハ死ス

金瘡　微細は生きる。緊数は死ぬ①。

①『万病回春』巻之一・万金一統述の「金瘡宜微細、忌緊数也」による。『脈訣刊誤集解』巻下・診雑病生死脈候歌に「金瘡血盛虚細活、急疾大数必危身」とある。

中毒　洪大は生きる。微数は死ぬ①。

①『脈訣刊誤集解』巻下・診雑病生死脈候歌に「中毒洪大脈応生、細微之脈必危傾」、『万病回春』巻之一・万金一統述に「中毒宜数大、忌微細也」とある。

淋病①　脈が数は治りやすい②。必ず少陰の脈が数である③。沈遅は難治である④。△脈書にいう、盛大で実であれば生きる。虚小にして渋る者は死ぬ⑤。

①淋閟、淋閉、淋証、諸淋、五淋とも称す。『病名彙解』に「小便滴瀝渋痛なり」とある。②『万病回春』巻之四淋証・脈の「淋病之脈、細数何妨」による。岡本一抱の『脈法指南』巻之五・淋病脈法にこれを「言う心は、細数なる者は気鬱と熱と此れ淋の常候、恐るるに足らず、治し易しとす、何ぞ其の命に於いて妨げあらんや」と解している。③『脈経』巻第八・平消渇小便利淋脈証第七の「少陰脈数……男子則気淋」あるいは同書巻第九・平陰中寒転胞陰吹陰生瘡脱下証第七の「少陰脈数則気淋」による。『玉機微義』巻之二十八・淋閟門・淋閟脈証、『医学正伝』淋閉・脈法、『古今医統』巻之七十一・淋証門・脈候もこれを引く。原文「小陰」は諸本に従い「少陰」に改む。④典拠未詳。⑤『医学正伝』淋閉・脈法の「脈盛大而実者生、虚細而渋者死」による。『古今医統』巻之七十一・淋証門・脈候、『医学入門』巻之一・診脈・雑病脈法、『証治準縄』雑病・第六冊・淋・診にも類文がある。

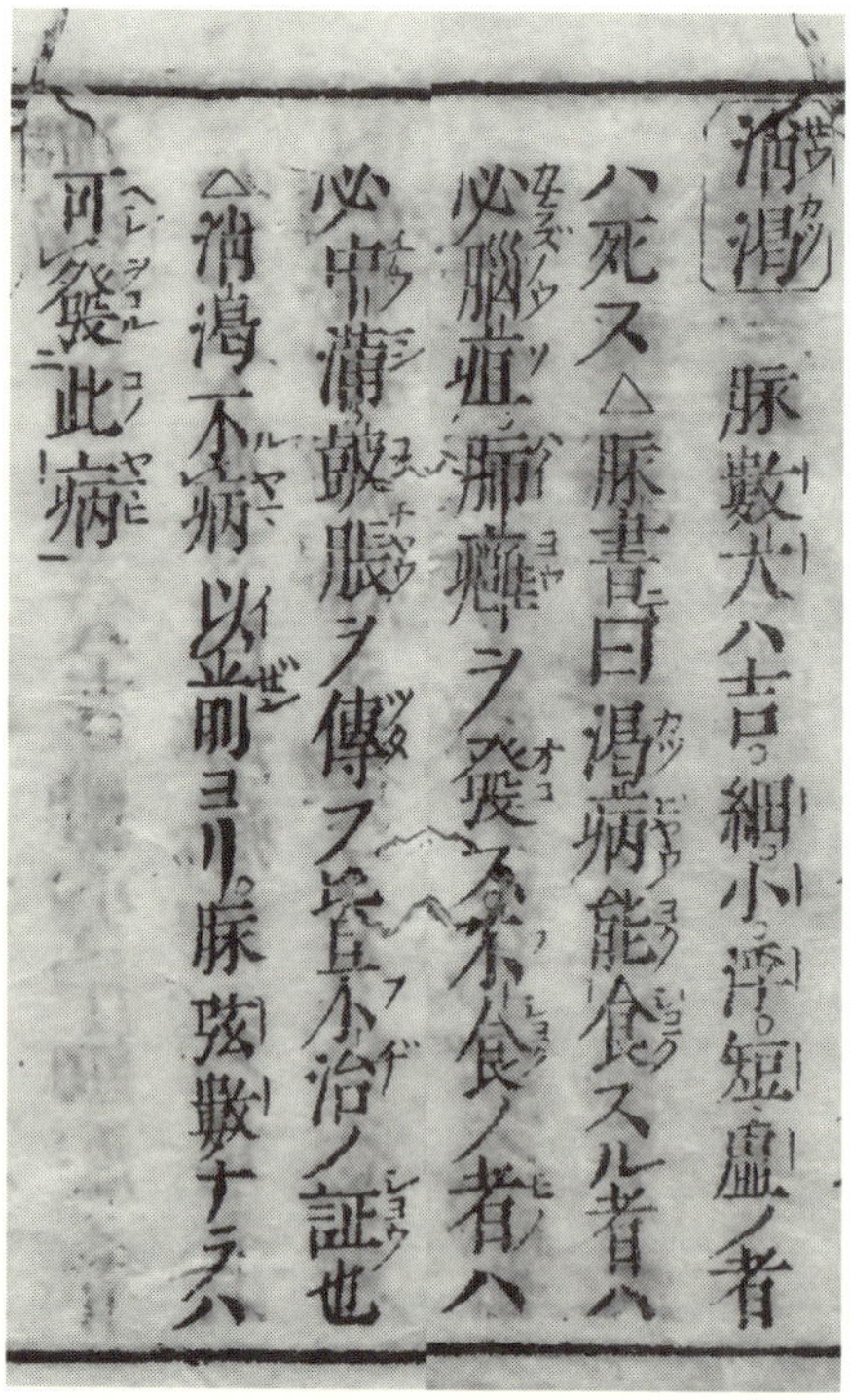

消渇 脉數大ハ吉 細小浮短虚ノ者ハ死ス△脉書ニ曰渇病能食スル者ハ必腦疽肺癰ヲ發ス不食ノ者ハ必中滿鼓脹ヲ傳フ皆不治ノ証也△消渇不病以前ヨリ脉弦數ナラハ可發此病

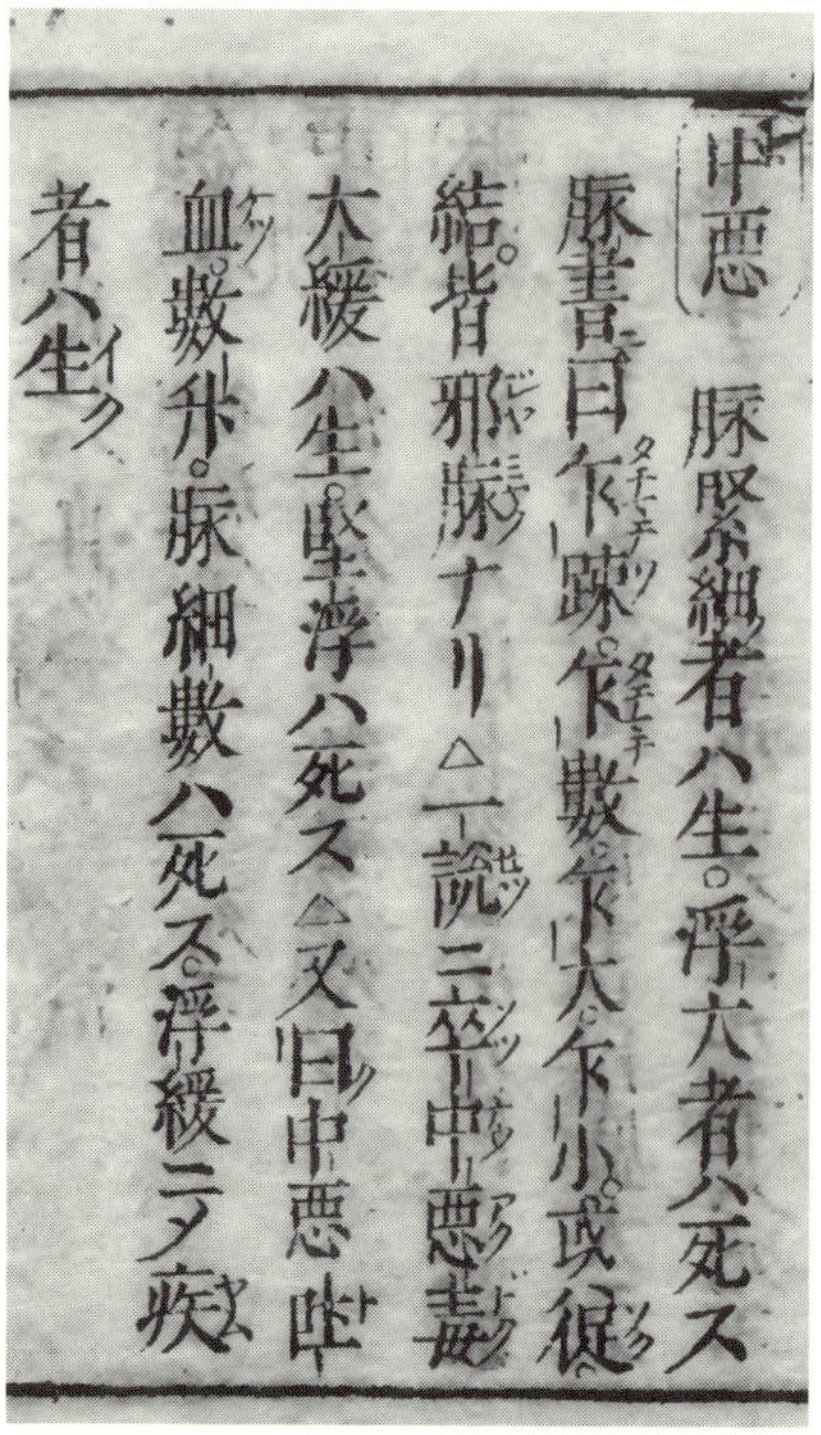

中悪 脉緊細者ハ生浮大者ハ死ス脉書ニ曰乍疎乍數乍大乍小或促結皆邪脉ナリ△一説ニ卒中悪毒ハ大緩ハ生堅浮ハ死ス△又曰中悪吐血數升脉細數ハ死ス浮緩ニテ疾者ハ生ク

消渇①　脈が数大は良い。細小浮短虚の者は死ぬ②。△脈書にいう、渇病でよく食べる者は必ず脳疽、肺癰を発症する。食べられない者は必ず中満、鼓脹となる。皆な不治の証である③。△消渇発症以前から脈が弦数であれば、この病を発症する④。

①消癉、三消（上消、中消、下消）、渇病などとも称す。②『脈経』巻第四・診百病死生決第七の「消渇、脈数大者生、細小浮短者死」による。『医学綱目』巻之二十一・脾胃門・消癉門、『医学正伝』巻之五・三消、『証治準縄』雑病・第五冊・消癉・診に同文がある。『古今医統』巻之四・内経脈候・脈病逆順に虚脈を含む「消渇、脈数大者生、虚細者死」の条文がある。③『医学綱目』巻之二十一・脾胃部・消癉門の「〔垣〕論消渇末伝能食者、必発脳疽背瘡、不能食者、必伝中満鼓脹、『聖済総録』皆為必死不治之症」による。『玉機微義』巻二十一・消渇門・論治消渇大法と『医学正伝』巻之五。三消・論に何れも類文がある。④典拠未詳。

中悪①　脈が緊細の者は生き、浮大の者は死ぬ②。脈書にいう、たちまち疎、たちまち数、たちまち大、たちまち小、あるいは促結は、皆な邪のある脈である③。△一説に卒中、悪毒は、大緩であれば生き、堅浮は死ぬ④。△またいう、中悪、何升も吐血し、脈が細数であれば死ぬ。浮緩で疾の者は生きる⑤。

①『病名彙解』に「不正の悪気に犯さるるに因りてたちまち手足逆冷し肌膚粟起し、或いは頭面青黒く、気をとりうしない、錯言妄語し、口噤して人事を知らざるなり」とある。②『脈訣刊誤集解』巻下・診諸雑病生死脈候歌の「中悪腹脹緊細生、若得浮大命逡巡」、『察病指南』巻下・審諸病生死脈法・中毒類の「中悪腹脹、脈緊細者生、浮大者死（脈緊細微者生、緊大而浮者死）」による。③『医学正伝』巻之

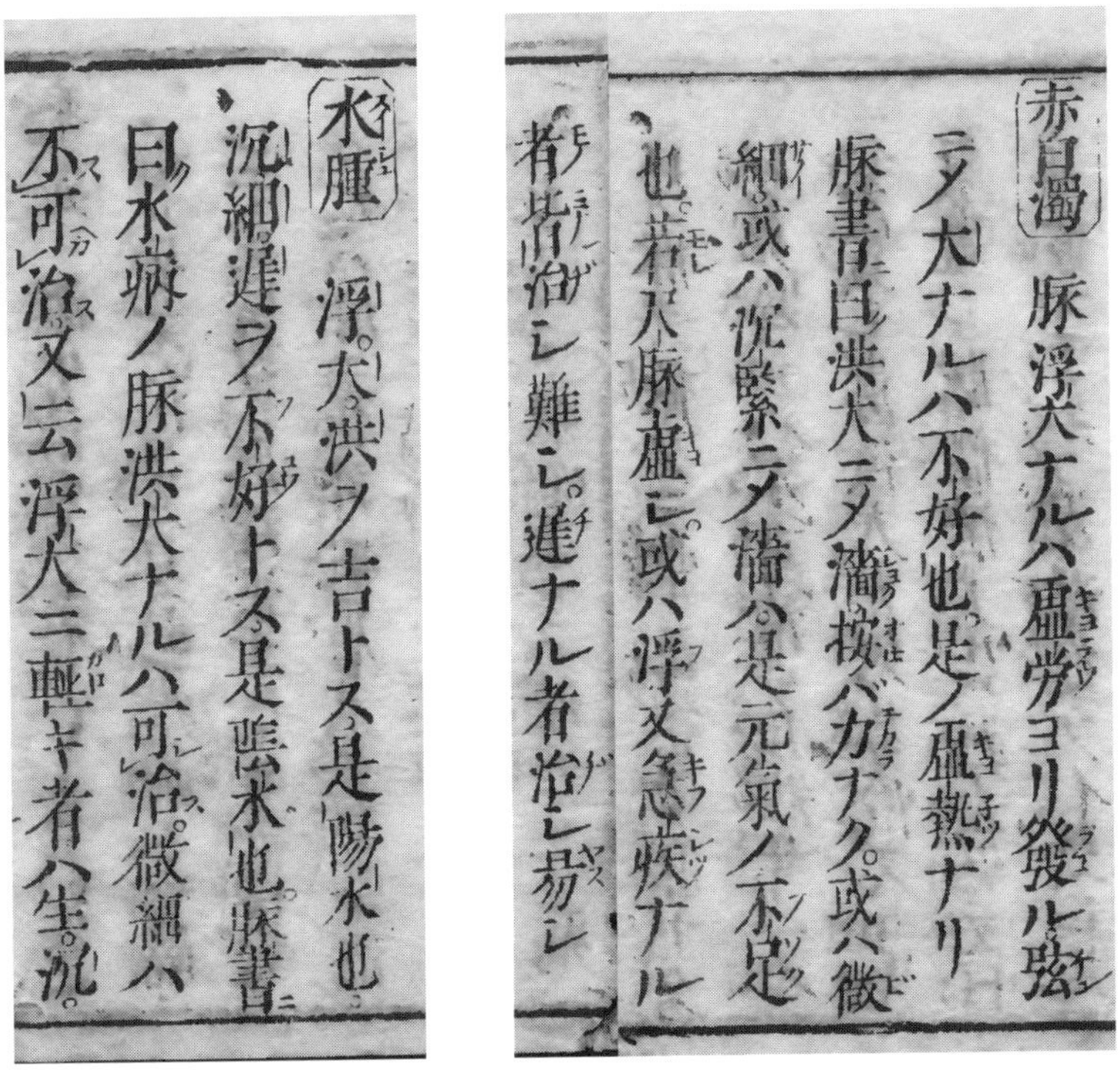
赤白濁 脉浮大ナルハ虚労《キヨラウ》ヨリ發ル弦ニテ大ナルハ不好也是ノ虚熱《キヨネツ》ナリ 脉書ニ曰洪大ニテ濇按バ力《チカラ》ナク或ハ微細或ハ沈緊ニテ濇ハ是元氣ノ不足也若尺脉虚シ或ハ浮又急疾ナル者皆治シ難シ遅ナル者治シ易シ

水腫 浮大洪ヲ吉トス是陽水也沈細遅ヲ不好トス是陰水也脉書ニ曰水病ノ脉洪大ナルハ可治微細ハ不可治又云浮大ニ輭キ者ハ生沈

五・邪祟・脈法の「脈乍疏乍数、乍大乍小、或促或結、皆邪脈也」による。『古今医統』邪祟門・脈候や『万病回春』巻之四・邪祟・脈に同文がある。④『察病指南』巻下・審諸病生死脈法・中毒類の「卒中悪毒、脈大而緩者生。（一云堅而微細者生）堅而浮者死」による。⑤『脈経』巻第四・診百病死生決第七「卒中悪、吐血数升、脈沈数細者死、浮大疾快者生」による。『察病指南』巻下・審諸病生死脈法・中毒類に類文がある。

赤白濁① 脈が浮大であるのは、虚労によるものである。弦で大は良くない。これは虚熱である②。脈書にいう、洪大で濇、按すと力が無く、あるいは微細、あるいは沈緊で濇であれば、元気の不足である。もし尺脈が虚し、あるいは浮き、または急疾である者は皆な難治である。遅であれば治りやすい③。

①「便濁」「濁証」「溺赤」「尿濁」などとも称す。②典拠未詳。③『古今医統』巻之七十二・便濁門・脈候に「両尺脈洪数為膀胱小腸有熱、必便濁、洪大而濇、按之無力、或微細、或沈緊而濇、為元気不足。尺脈虚或浮者、急疾者皆難治、遅者易治」とある。『証治準縄』雑病・第六冊・赤白濁にもおそらく『古今医統』によると見られる類文がある。

水腫① 浮大洪は陽水であって、良い。沈細遅は陰水であって、良くない②。脈書にいう、水病で脈が洪大であれば治すことができる。微細であれば治らない③。またいう、浮大で軟らかい者は生き、沈細虚小である者は死ぬ④。またいう、実は生き、虚は死ぬ⑤。△陽水が陽証を兼ねれば脈は必ず沈数である。陰水が陰証を兼ねれば脈は必ず沈遅である⑥。△

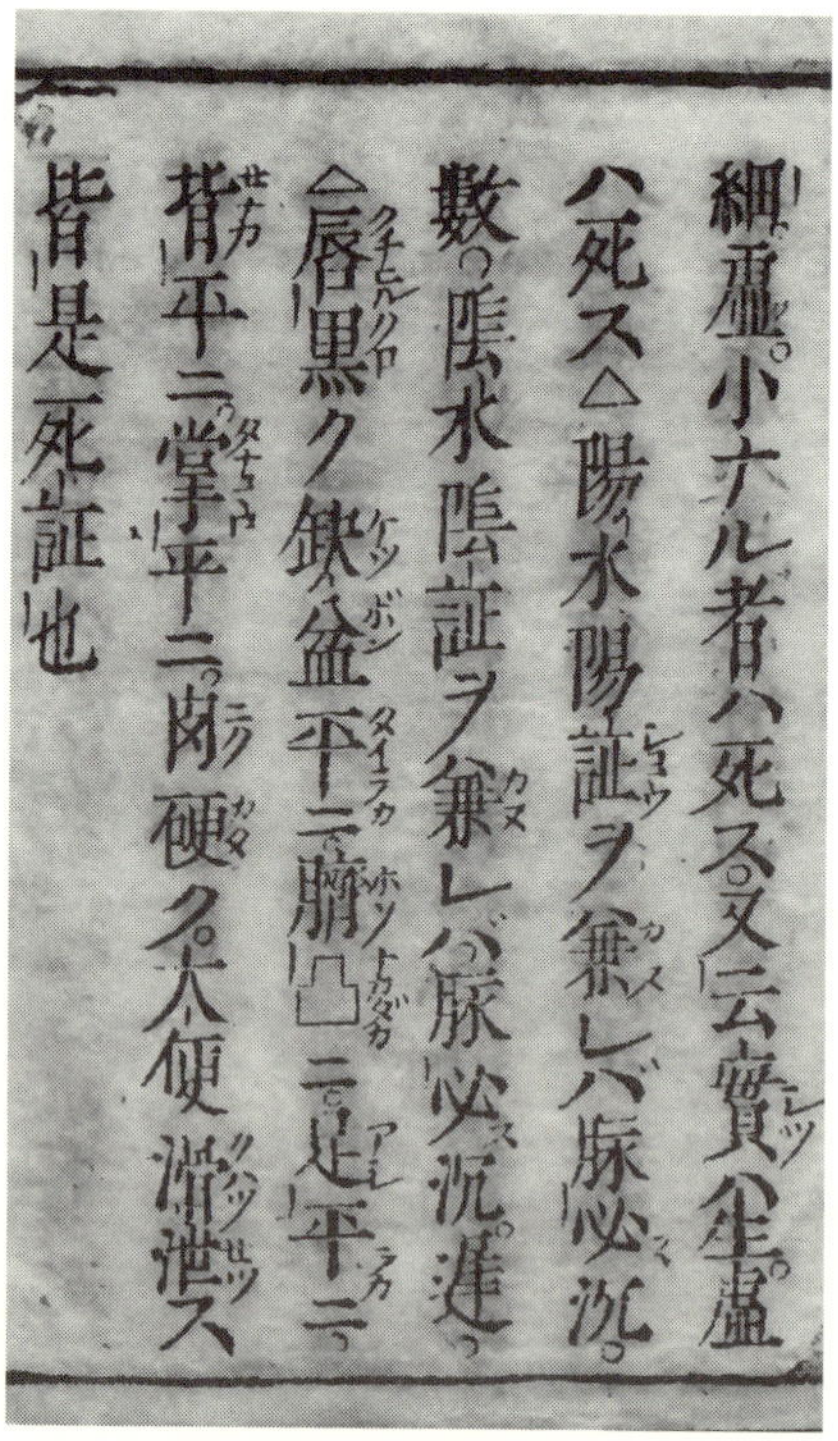
細虚小ナル者ハ死ス。又云實ハ生虚
ハ死ス△陽水陽証《シヨウ》ヲ兼《カヌ》レバ脉必沈。
數。陰水陰証ヲ兼《カヌ》レバ脉必沈遅。
△唇《クチビル》黒《クロ》ク缺《ケツ》盆《ボン》平《タイラカ》ニ臍《ホゾ》凸《ナカダカ》ニ足《アシ》平《タイラカ》ニ
背《セナカ》平ニ掌《タナゴヽロ》平ニ肉《ニク》硬《カタ》ク大便滑《クワツ》泄《セツ》ス
皆是死証也

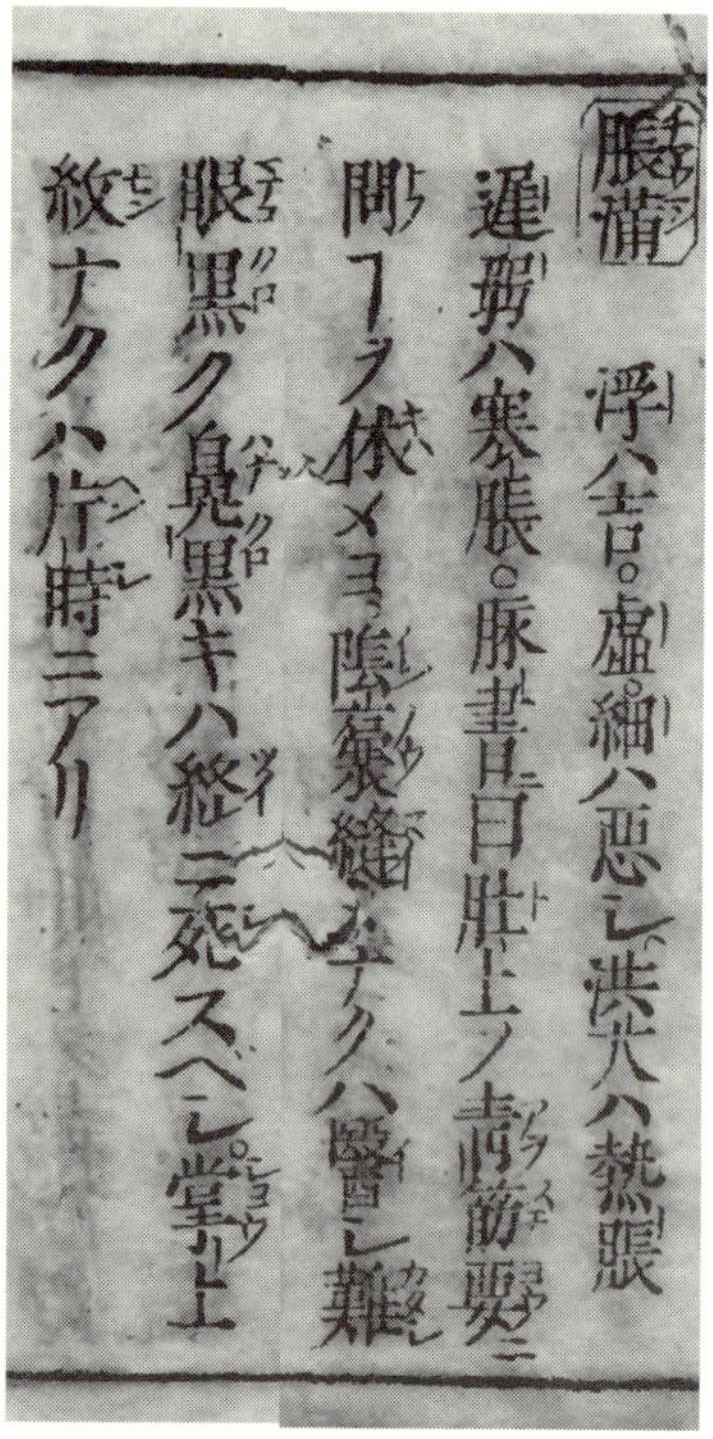
脹満《チヤウマン》 浮ハ吉。虚細ハ悪シ。洪大ハ熱脹
遅弱ハ寒脹。脉書ニ曰、肚《ト》上ノ青筋《アヲスヂ》要《ヨウ》ニ
問フ。休メヨ。陰嚢《インノウ》縫《ヌイメ》ナクハ醫シ難《ガタ》シ
眼《マナコ》黒《クロ》ク鼻《ハナ》黒《クロ》キハ絶《タヘ》ニ死スベシ。掌《シヤウ》上
紋《モン》ナクハ片時ニアリ

唇が黒く、缺盆が平か、臍が突出し、足が平か、掌が平か、肉が堅く、大便が滑泄するものは、皆な死証である⑦。

①「水病」「水気」とも称す。②『脈経』巻第四・診百病死生決第七の「水病、脈洪大者可治。微細者不可治。水病、脹閉、其脈浮大軟者生。沈細虚小者死。水病、腹大如鼓、脈実者生。虚者死」を要約し、陰水と陽水の解釈を施したものと見られる。③前掲注②の『脈経』による。『察病指南』巻之下・察諸病生死脈法・水病類にも同文がある。④前掲注②の『脈経』による。前掲注③に引く『察病指南』に類文がある。原文「浮大に軽き者」は「浮大に軟らかき者」の誤りと見て訂正した。⑤前掲注②の『脈経』による。前掲注③に引く『察病指南』にも同文がある。⑥『証治準縄』雑病・第二冊・水腫に「陽水兼陽証、脈必沈数。陰水兼陰証、脈必沈遅」とある。⑦『医学入門』巻之四・雑病提綱・湿類・水腫の「唇黒耳焦、缺盆平、臍凸背平、手足掌平、肉硬、腹多青筋、大便滑泄者、不治」による。『医学正伝』巻之三・腫脹・脈法、『古今医統』巻之三十一水腫門・脈候、『万病回春』巻之三・水腫などにもこれと類文が見られる。

脹満 浮は良い。虚細は良くない①。洪大は熱脹、遅弱は寒脹である②。○脈書にいう、腹部に青筋があれば薬の使用はやめなくてはならない。陰嚢[が腫れてその]縫い目が分からない者は治らない。眼が眩み、鼻が黒い場合は死んでしまう。手足の掌紋が無くなれば死は目前である③。

①『諸病源候論』巻之十六・腹脹候「腹脹、脈浮者生、虚小者死」による。多紀元堅は『雑病広要』巻第十・脹満でこの条文について『脈経』巻第四・診百病死生決第七の「水病、脹閉、其脈浮大軟者生。沈細虚小者死」と同じとする。②『医学入門』巻之一・診脈・雑病脈法に「脹満脈弦、脾製于肝、洪数熱脹、遅弱陰寒、浮

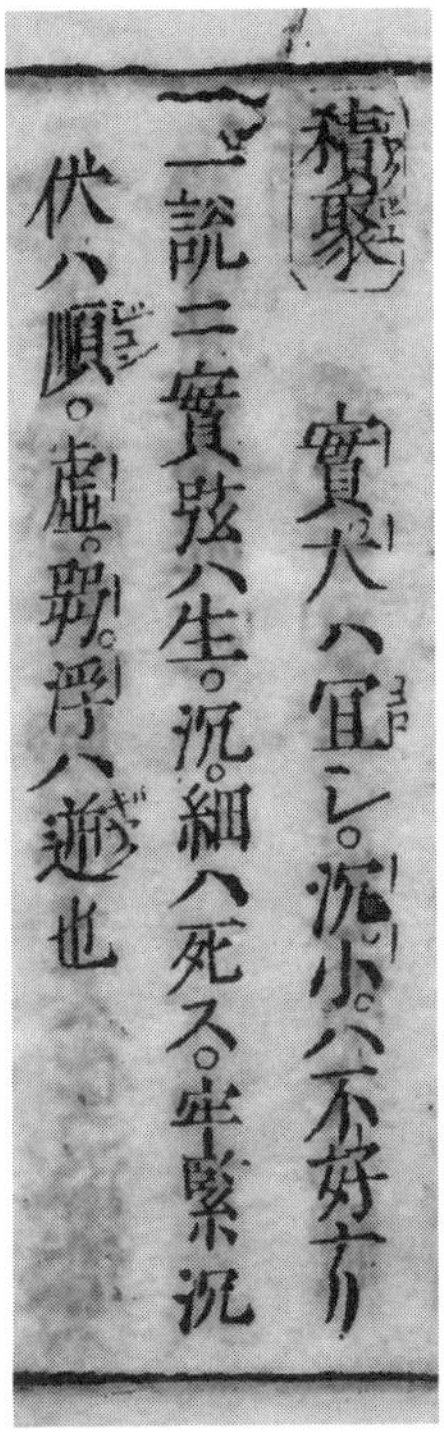
積聚《シヤクジユ》 實大ハ宜シ。沈小ハ不好ナリ
一ニ説ニ實弦ハ生。沈細ハ死ス。牢緊沈
伏ハ順《ジユン》。虚弱浮ハ逆《ギヤク》也

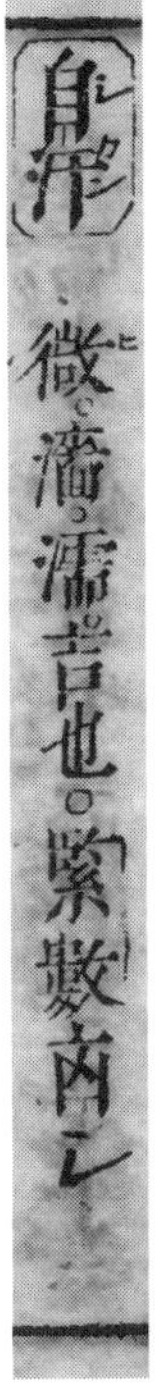
自汗 微《ビ》。濇。濡吉也。緊數凶ニレ

為虚脹、緊則中実。浮大可生、虚小危急」とあり、『万病回春』巻之三・鼓脹・脈もこれをそのまま引用する。③『類経図翼』巻十一・鍼灸要覧・諸証灸法要穴・鼓脹に「十般鼓腫要先知。切忌臍高凸四圍。腹上青筋休用薬。陰嚢無縫不堪医。背平如板終難治。掌上紋有限時」とある。後年、『神灸経綸』巻之三・身部証治に略同文が見える。『脈論口訣』の原文「肚上の青筋、要に問うことを休《きわ》めよ」は意味不明。引用の誤りと見られるので、『類経図翼』に従って改めて訳した。また「眼黒く鼻黒きは終に死すべし」の典拠は未詳。

積聚 実大は良い、沈小は良くない①。一説に「実弦は生き、沈細は死す」とする②。牢緊沈伏は順虚弱浮は逆である③。

①『脈経』巻第四・診百病死生決第七に「診人心腹積聚、其脈堅強急者生。虚弱者死。又実強者生。沈者死」とある。『千金方』巻二十八・診百病死生要訣第十五や『医学綱目』巻之二十五・積塊癥瘕にこれを引き、また『察病指南』巻之下・審諸病生死脈法・心腹類には類文「心腹積聚、其脈勁強者生、沈小者死」がある。②『啓迪集』巻之二・積聚門に、『丹溪心法』からとして「積聚脈、実弦者生、沈細者死」とあるが、『丹溪心法』には未見。③『切紙』第二章・診候薬註一紙之約術・諸証順逆吉凶之図所載。

自汗① 微、濇、濡は吉である。緊、数は凶である②。

①本章前文に「汗」の項がある。重複である。②『察病指南』巻之下・審諸病生死脈法・汗類に「病多汗。脈虚小者吉。緊者凶」とある。『切紙』第二章・診候薬註一紙之約術・諸証順逆吉凶之図に類文がある。元来は『千金翼方』巻第二十五・診雑病脈第七「熱病多汗、脈虚小者生、緊実者死」によると見られる。また『大成

[癲狂] 癲脈ハ搏大滑ハ生。沈小緊急ハ不治ナリ。狂脈ハ實大ハ生。沈小ハ死ス
癲脈虚ハ可治。實ハ則死ス

[癇症] 沈小急實ノ者。虚シテ弦急ノ者皆不治。○先身熱瘈瘲シ。驚啼シテ後發シ。脈浮洪ナル者ヲ陽癇ト為ス。病六府ニ在。外肌膚ニ在ハ猶易治。先身冷テ驚掣セズ。啼叫セズ病

論』自汗門に「其脈微而濇、濡而虚」とある。元来は『医書大全』巻十五・自汗、あるいは『厳氏済生方』巻之四・自汗論治に発する。

[癲狂] ① 癲狂の脈は、搏②大滑であれば生き、沈小緊急は不治である。△狂の脈は、実大であれば生き、沈小は死ぬ。癲狂の脈は、虚であれば治り、実であれば死ぬ③。

① 「癲狂」は、『医学正伝』巻之五・癲狂癇証・論に『素問』陽明脈解篇の「甚則棄衣而走、登高而歌、逾垣上屋、罵詈不避親疏」を引いて「是蓋得之於陽気太盛、胃與大腸実熱燥火鬱結於中而為之耳。此則癲狂之候也。曰癲、曰狂、分而言之、亦有異乎」と解説する。② 「搏」は実大堅強の脈状。『素問』の陰陽別論、玉機真蔵論、通評虚実論などにも見える。③ 『万病回春』巻之四・癲狂の「癲脈搏大滑者生、沈小緊急者不治。熱狂脈実大者生、沈小者死。癲脈虚可治、実則死」による。『切紙』第二章・診候薬註一紙之約術・諸証順逆吉凶之図に類文。元来は『脈経』巻第四・診百病死生決第七「診癲病、虚則可治、実則死。癲疾、脈実堅者生。脈沈細小者死。癲疾、脈搏大滑者、久久自已。其脈沈小急実、不可治。小堅急、亦不可療」(『千金方』巻二十八・診百病死生要訣第十五にも同文)による。

[癇証] ① 沈小急実の者、虚して弦急の者は、皆な治らない②。〇先ず身が熱して瘈瘲《けいしょう》③し、驚啼④した後に発症し、脈が浮洪の者を陽癇とする。病が[内の]六府に在ったり、外の皮膚に在るは、まだしも治しやすい。先ず身が冷えて驚製⑤せず、啼呼せずに病を発症し、脈が沈の者を陰癇とする。[これは]病が[内の]五蔵に有り、外⑥の骨髄に在るは、難治である⑦。またいう、一月に数回発症する者は治しやすい。一年に一回

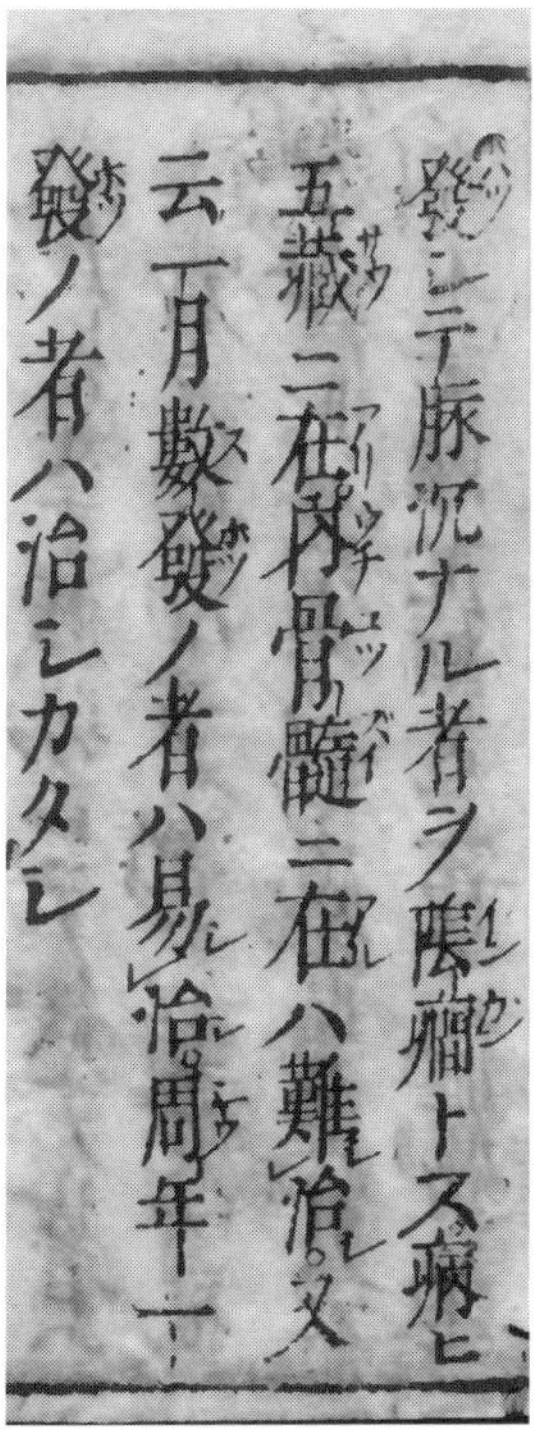
發シテ脉沈ナル者ヲ陰癇トス病ヒ
五藏ニ在内骨髄ニ在ハ難治ス又
云一月數發ノ者ハ易治周年一
發ノ者ハ治シカタシ

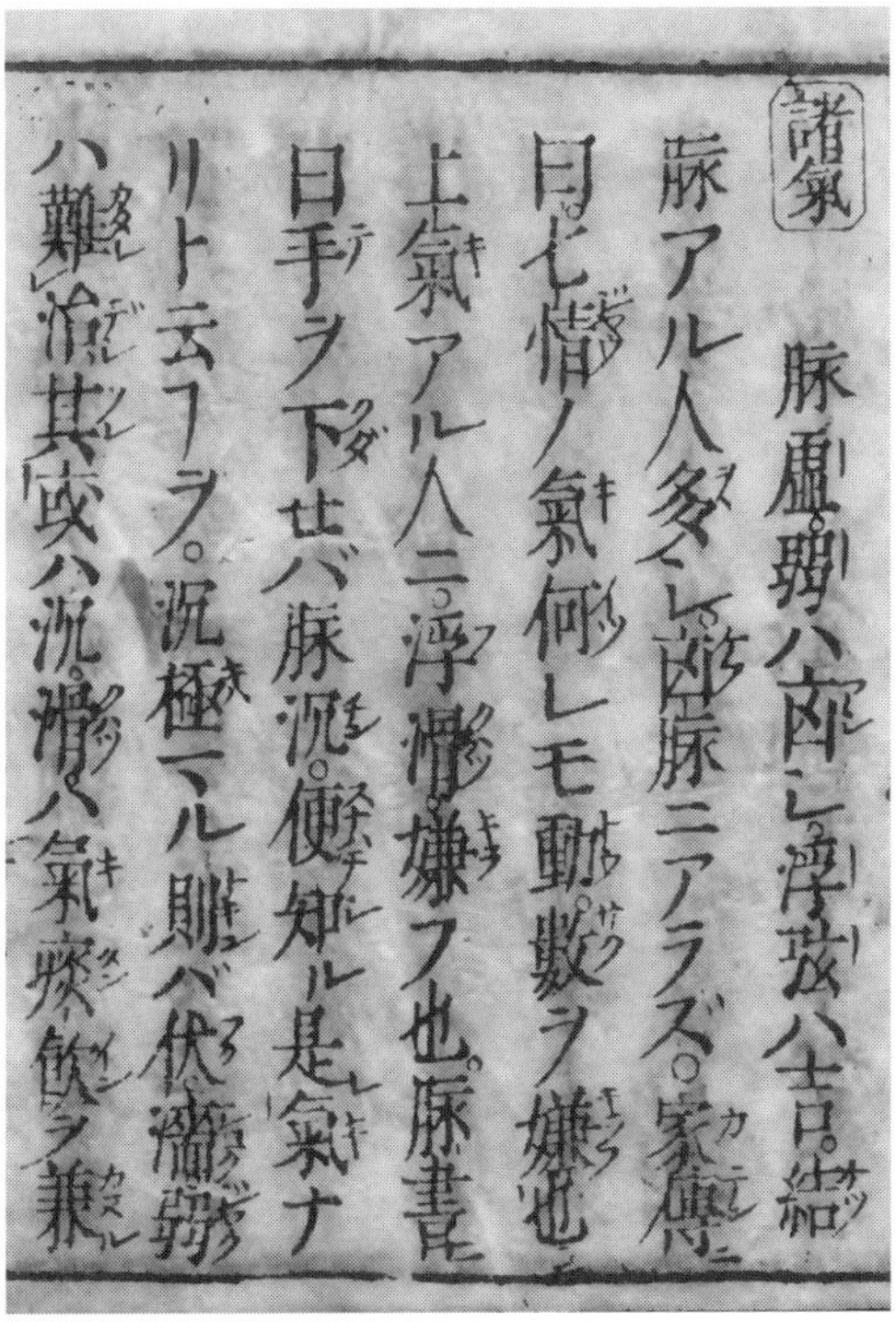
諸氣
脉虚弱ハ危シ浮弦ハ吉シ。結
脉アル人多シ然レドモ危脉ニアラズ。家傳ニ
曰七情ノ氣何レモ動數ヲ嫌也
上氣アル人ニハ浮滑ヲ嫌フ也。脉書ニ
曰手ヲ下サバ脉沈。便チ知ル是氣ナ
リト云フヲ。沈極マル時ハ伏濇弱
ハ難治其或ハ沈滑ハ氣痰飲ヲ兼

発症する者は難治である⑧。

①「癇証」について、『病名彙解』には「俗に云うくつちかきなり」とある。「くつちかき」とは癲癇の患者のこと。②『万病回春』巻之四・癲証・脈法の「沈小急疾者死。虚而弦急者死」による。③「瘈瘲」は、ひきけつ。④「驚啼」は驚き叫ぶの意。『病名彙解』に「小児驚啼、是れ眠睡の中に忽然として啼き驚きて覚めるなり」とある。⑤「驚製」は『諸病源候論』では「驚瘈」に作る。「瘈」は「掣」に通じることによる誤字と見られる。⑥『脈論口訣』は「外」を「内」に誤る。今、『諸病源候論』その他諸本に従い「外」に改む。⑦『諸病源候論』巻第四十五・風癇候「病先身熱、瘈瘲、驚啼［『千金方』は「啼」の下に「叫」字がある］喚、而後発癇、脈浮者為陽癇。内在六府、外在肌膚、猶易治。病先身冷、不驚瘈、不啼喚、乃成病発時脈沈者為陰癇。内在五蔵、外在骨髄、極者難治」による。『千金方』巻第五少小嬰孺方・驚癇第三・候癇法もこの文を引く。『医学綱目』巻之三十六・小児部や『玉機微義』巻四十一・風癇門・論癇有陰陽にも類文がある。⑧『医方考』巻五・癇門第四十八の「叙曰、癇、沈痾也。一月数発者易治、週年一発者難治。此虚実之判也」による。

諸気① 脈が虚弱は危うい。浮弦は良い②。結脈がある人が多いが、危うい脈ではない③。家伝に、七情の気［を原因とする病態］は、動数の脈が良くない。上気がある人の場合は浮滑が良くない④。脈書にいう、［脈動部を］指で押さえて沈脈であれば、すなわち気の病であることがわかる。沈脈が極まれば伏脈となる。濇弱であれば難治である。それが沈滑であれば気と痰飲を兼ねている［病である］⑤。

①「諸気」はまた「気証」とも証する。七情の気が原因で起こる冷気、滞気、逆

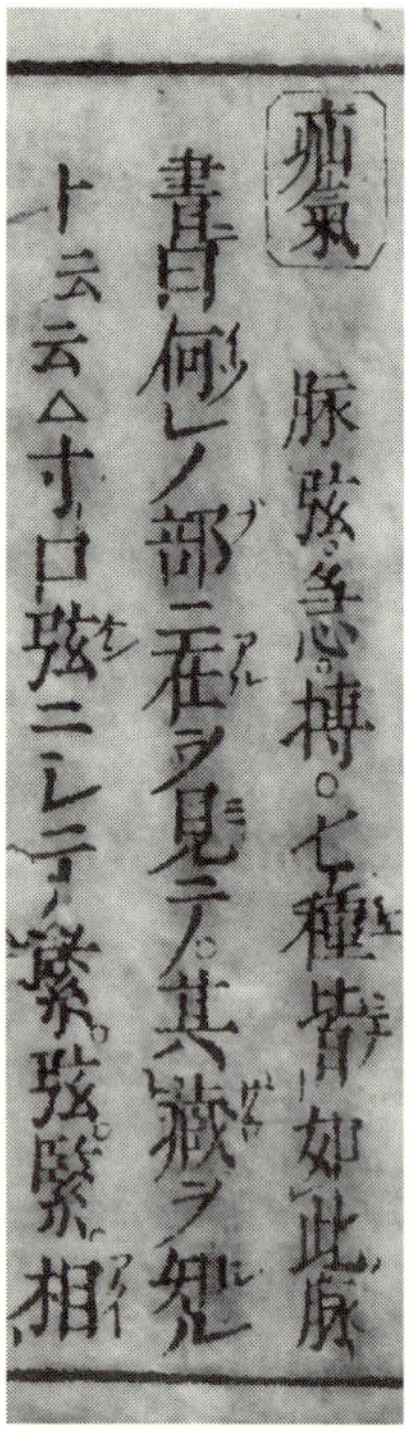
疝氣　脉弦急搏。七種皆如此。脉書曰何レノ部ニ在ヲ見テ。其ノ藏ヲ知ルト云云△寸口弦ニシテ緊。弦緊相

気、上気、あるいは虚証の人が外邪を受けて疝気を起こすなどの諸証を指す。②『万病回春』巻之一・万金一統述の「諸気宜浮緊、忌虚弱也」による。③典拠未詳。④「家伝」の典拠未詳。⑤『劉三点脈訣』（『医経小学』巻之二・脈訣第二・方脈挙要所引）に「下手脈沈、便知是気、沈極則伏、濇弱難治。其或沈滑、気兼痰飲」とある。『玉機微義』巻之十六・気証門・脈法に「劉立之脈理玄要曰」として同文が見える。『万病回春』巻之三・諸気・脈法にも類文がある。南宋の劉開は、江西・廬山の人、字は立之、号は復真、劉三点と称される。崔嘉彦の門人で、浮沈遅数の四脈による脈診を提唱した。『厳氏済生方』の著者・厳用和は劉開の門人である。著書に『脈訣理玄秘要』とその異名同書の『劉三点脈訣』がある。巻之二の「四脈の弁察」参照。

疝気①　脈は弦急搏である②。七種［の疝気］は皆なそのような脈である③。脈書にいう、［左右寸関尺の］どの部に［疝気の脈状が］現れているかを見て、疝気の有る蔵を知る云々と④。△寸口が弦緊で、弦と緊が相搏つものは寒疝である⑤。

①「疝」は古字書『説文』に「腹痛也」、『釈名』には「心痛曰疝……気詵詵然上而痛也」とあって腹痛、あるいは気が下から上って起こる心腹痛である。「気」の病の一種とし、あるいは「寒疝」「㿗疝」「七疝」で疝証を総称する場合もある。②『証治準縄』雑病・第六冊・疝・診に「弦急搏皆疝」とある。疝気の脈を「弦急」とする説は諸本に見える。「搏」は実大堅強の脈状。『素問』の陰陽別論、玉機真蔵論、通評虚実論などにも見える。③典拠未詳。「七疝」の称は『素問』骨空論と『難経』二十九難に見えるが、その内容については、『霊枢』邪気蔵府病形篇所載の心疝、腎疝、㿗疝、肝疝、孤疝、肺疝、脾疝、『諸病源候論』巻第二十九・七疝候所載の厥疝、

脾胃 脉沈。細。緩。好也。浮。緊。洪。數。ハ不好也。胃ノ氣ノ脉アルヲ本《モト》トス

諸虚 氣虚《キキヨ》ノ脉ハ細緩ニシテ力《チカラ》ナク右手弱《ヨハ》シ○血虚《ケツキヨ》ノ脉ハ大。或ハ數《サク》ニシテ力《チカラ》ナク。左手弱《ヨハ》シ○陽虚《ヤウキヨ》ノ脉ハ遅《チ》○陰虚《インキヨ》ノ脉ハ弦《ゲン》○真氣《シンキ》ノ虚ハ脉緊。男子ノ久病。氣口ノ脉弱キトキハ死ス。強《ツヨ》キトキハ生。女人ノ久病人迎《ジンゲイ》ノ脉強《ツヨ》キトキハ生。弱キトキハ死ス。○凡男女寸脉弱《ヨハ》クシテ微《ビ》ナル者ハ上虚。尺弱。滑ニシテ濡ナル者ハ下虚、

癥疝、寒疝、気疝、盤疝、胕疝、狼疝など諸説がある。④『証治準縄』雑病・第六冊・疝・診の「視在何部而知其蔵」による。『証治準縄』ではこれに続いて『霊枢』邪気蔵府病形篇の七つの疝証を引く。⑤『証治準縄』雑病・第六冊・疝・診に「寸弦而緊、弦緊相搏、為寒疝」とある。もと『脈経』巻第八・腹満寒疝宿食脈証第十一の「寸口脈弦而緊……弦緊相搏、則為寒疝」による。

脾胃① 脈が沈細緩が好ましい。浮緊洪数は好ましくない②。胃の気の脈があることを根本とする③。

①『大成論和語鈔』では「脾胃」の章名に注して「脾胃とは病名に非ず……諸蔵府の中に於いて脾胃より貴きはなし……故に脾胃の一門を立て、養生の源を示し、かつ脾胃より致す所の病証治法を論弁せり」とある。②『大成論』の「脾胃」の項に「其脈常喜沈細而緩、帯浮緊洪数者、即有病之脈也」とある。『南北経験医方大成』巻之三・脾胃、『医書大全』巻之八・脾胃に発する。③『素問』平人気象論の「夏以胃気為本……秋以胃気為本……」の経文を援用して、脾胃の重要性を説いたもの。

諸虚① 気虚の脈は細緩で力が無く、右手が［左手より］弱い。○血虚の脈は大、あるいは数で力が無く、左手が［右手より］弱い。○陽虚の脈は遅である。○陰虚の脈は弦である。○真気の虚の場合は脈は緊である②。○男子が久しく病んで、気口の脈が弱い場合は死ぬ。強い場合は生きる。女子が久しく病んでも、人迎の脈が強い場合は生きる。弱い場合は死ぬ③。○一般に男女ともに寸口の脈が弱くて微の者は、上虚である。［また逆に］尺中が弱くて、滑で濡の者は下虚である④。

①諸虚は、『医書大全』巻之九・諸虚に「諸虚者、或稟賦素弱、又為寒暑労役所

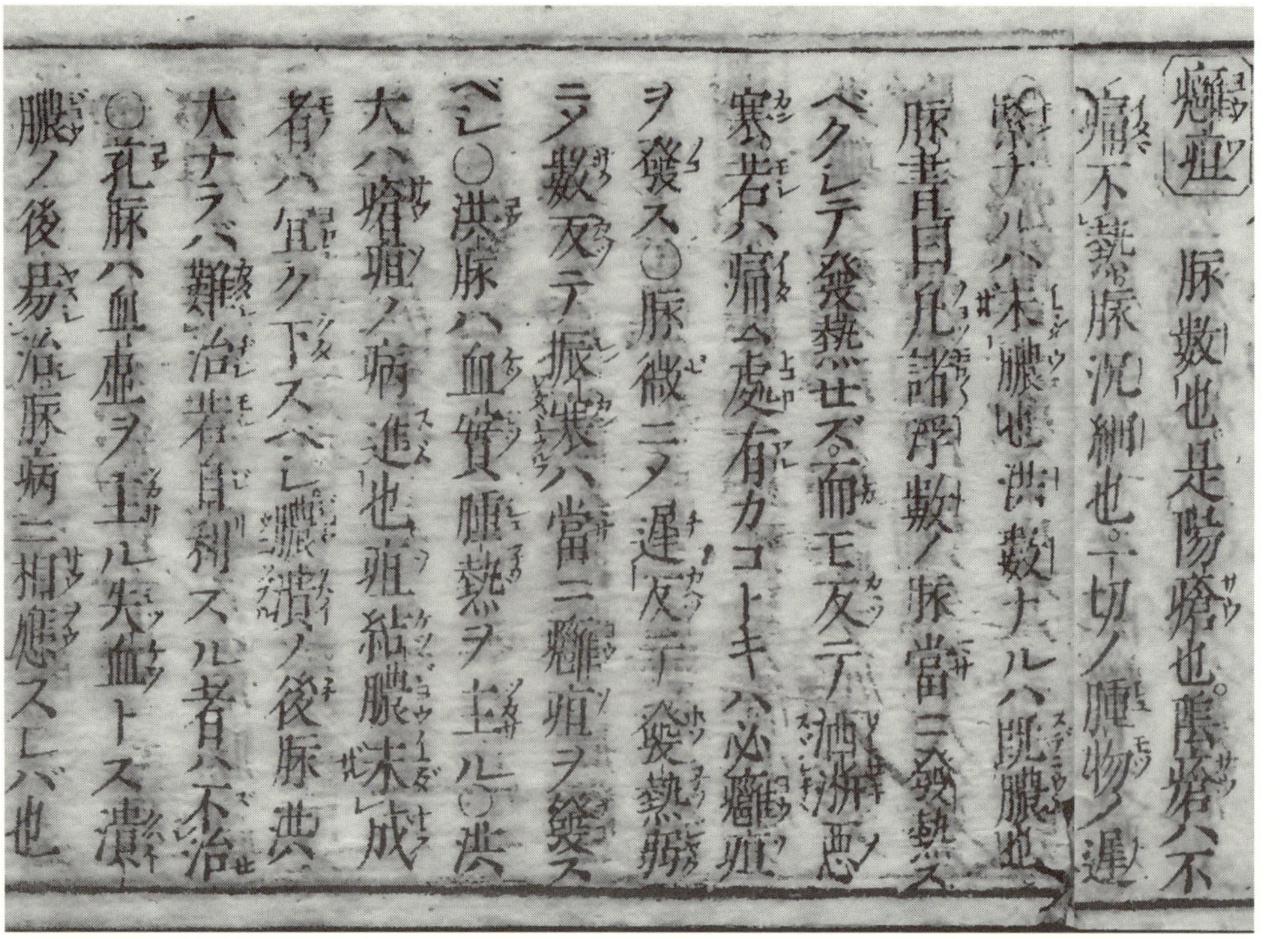
癰疽　脈數也。是陽瘡也。陰瘡ハ不痛不熱。脈沈細也。○一切ノ腫物ノ遲緊ナルハ未膿也。洪數ナルハ既膿也。脈書曰凡諸浮數ノ脈當ニ發熱スベクシテ發熱セズ而モ反テ洒淅惡寒シ若ハ痛ム處有ガゴトキハ必癰疽ヲ發ス○脈微ニシテ遲反テ發熱弱ニシテ數反テ振寒ハ當ニ癰疽ヲ發スベシ○洪脈ハ血實腫熱ヲ主ル○洪大ハ瘡疽ノ病進也。疽結膿未成者ハ宜ク下スベシ。膿潰ノ後脈洪大ナラバ難治。若自利スル者ハ不治○芤脈ハ血虚ヲ主ル。失血トス。潰膿ノ後易治。脈病ニ相應スレバ也

傷、或色欲過度、俱能戕賊真気、以致肌体羸痩、腰腕無力、小便頻数、大便滑泄、目眩耳聾、遺精自汗、甚則虚炎、上攻面紅、発喘、此皆諸虚之証」とある。病門として諸虚を立てる例は、『医書大全』『大成論』『啓迪集』などに止まり、虚損を病門名とすることが多い。②以上、典拠未詳。③『万病回春』巻之一・万金一統述に「男子久病、気口充于人迎者、有胃気也。女子久病、人迎充于気口者、有胃気也（病雖重可治、反此者逆）」とある。これはもとは『格致余論』人迎気口論に見えるもの。④『脈訣刊誤集解』巻下・偶の「左右寸弱而微者。上虚也……尺中脈滑而濡者。下虚也」による。『古今医統』巻之四十八・虚損門や『脈因証治』巻上・労にも類文がある。『脈論口訣』の原文「尺弱、滑にして濇なる者は下虚なり」の「濇」は『脈訣刊誤集解』に従って「濡」に改めた。

癰疽　脈が数は陽瘡である。陰瘡は痛まず、発熱せず、脈は沈細である①。一切の腫物で、[脈が] 遅緊であれば未だ膿んでいない。洪数であればすでに膿んでいる②。脈書にいう、一般に諸々の浮数の脈で、発熱すべくして発熱せず、反対に洒淅として悪寒し、あるいは痛む箇所があるような場合は、必ず癰疽を発症する③。○脈が微で遅であるにもかかわらず発熱し、[あるいは] 弱で数であるにもかかわらず振寒する場合は、まさに癰疽を発症するであろう④。○洪脈は血実、腫熱を主る⑤。○洪大は瘡疽の病が進む。疽、結膿がまだ生じていない場合は、下すべきである⑥。膿が潰れた後、脈が洪大であれば難治である。もし自利するようであれば治らない⑦。○芤脈は血虚を主る。失血である。膿が潰れた後は治りやすい。脈と病証が対応するからである⑧。

①典拠未詳。②『諸病源候論』巻三十三・陽癰候に「診其脈洪数者、已有膿也。

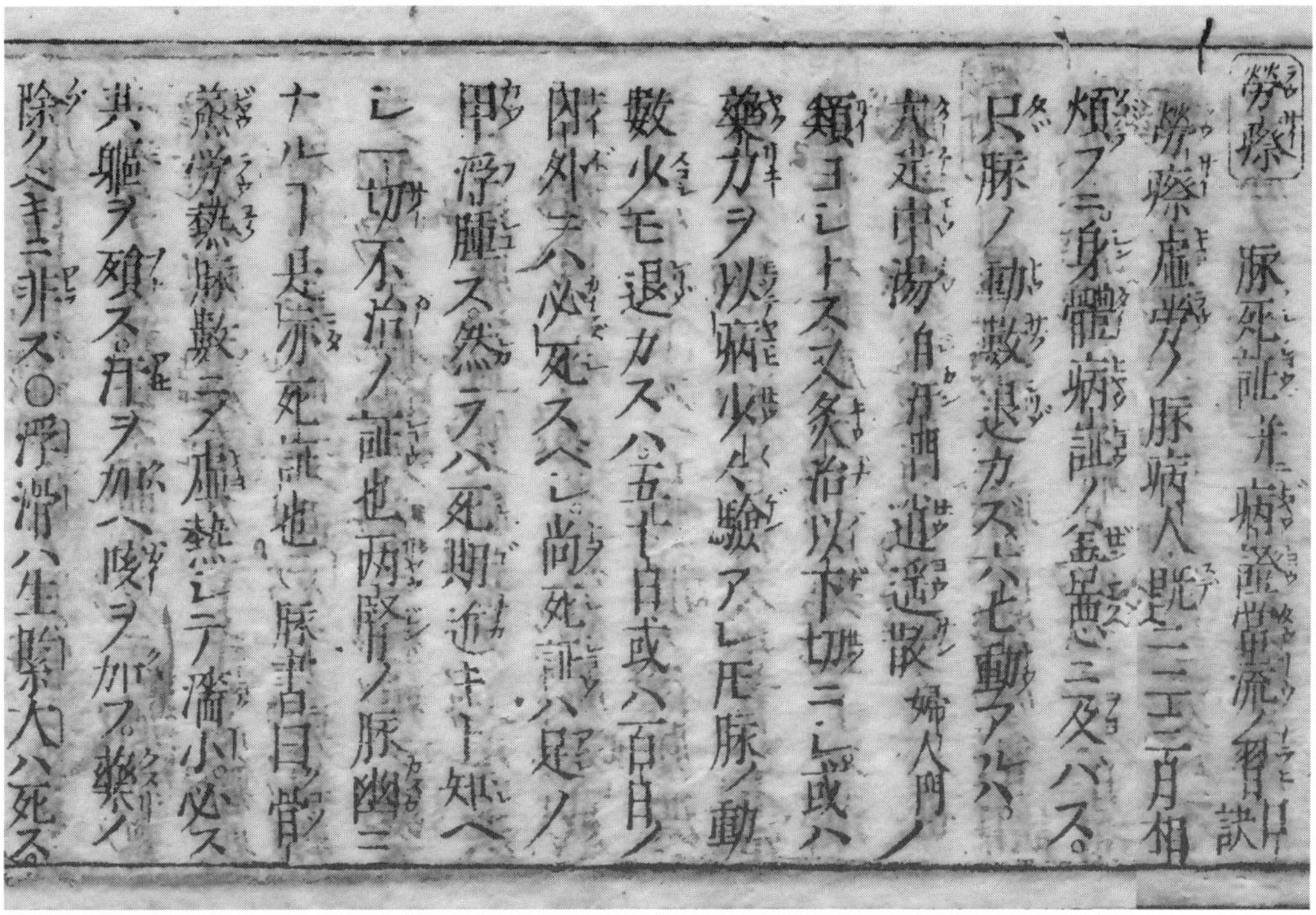

其脈遅緊者、未有膿也」とある。③『金匱要略』瘡癰腸癰浸淫病脈証并治第十八に「諸浮数脈、応当発熱、而反洒淅悪寒。若有痛処、当発其癰」とある。『脈経』巻第八・平癰腫腸癰金瘡侵淫脈証第十六にこれを引く。④『脈経』巻第八・平癰腫腸癰金瘡侵淫脈証第十六に「脈微而遅、必発熱、弱而数、為振寒、当発癰腫」とある。⑤『古今医統』巻之四・二十六脈主病に「洪脈主血実積熱之証、為瘡瘍、為燥熱」とある。⑥元の斉徳之の『外科精義』巻上・論脈証名状二十六種所主病証の「脈洪大者、瘡疽之病進也。如瘡疽結膿未成者、宜下之」による。⑦『外科精義』巻上・論脈証名状二十六種所主病証の「膿潰之後、脈見洪大則難治。若自利者不可救治」による。⑧『外科精義』巻上・論脈証名状二十六種所主病証の「其主血虚、或為失血。瘡腫之病、診得芤脈、膿潰後易治、以其脈病相応也」による。

労瘵 ［この］脈の死証ならびに病証には、当流の習い（口訣）［がある］。労瘵、虚労の脈は、病人がすでに二、三が月病臥している場合、身体の［表す］病証の善し悪しにかかわらず、ただ動数の脈が消えない。六、七動搏つ場合は、大建中湯（自汗門）、逍遙散（婦人門）の類［を投与する］を良しとする。また灸治なども怠らないようにする。あるいは薬の効能で病が少し改善した場合も、動数の脈が少しも減退しない場合は、五十日、あるいは百日前後で必ず死んでしまう。ちなみに、足の甲に浮腫が現れれば死証である。そのような証が見られれば、死期が近いと知るべきである。全て不治の証である。［左右の尺中に位置する］二つの腎の脈が微かになることも死証である①。○脈書にいう、骨蒸、労熱で脈が数、虚熱して［脈が］濇小であれば、その身は必ず終わりになってしまう。［その時は］発汗も咳嗽も加わる。薬で［病気を］除くことはでき

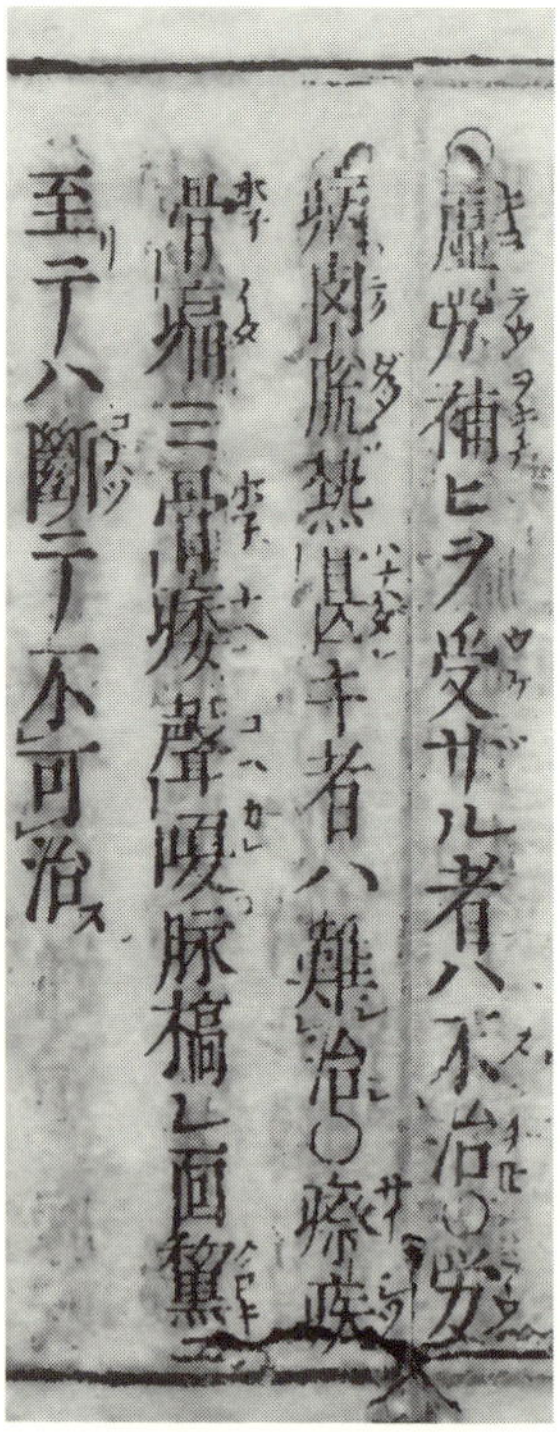

○虚労補ヒヲ受ザル者ハ不治○労病肉脱熱甚シキ者ハ難治○瘵疾骨痛ミ骨痿声嗄脈枯レ面黧ニ至テハ断テ不可治ス

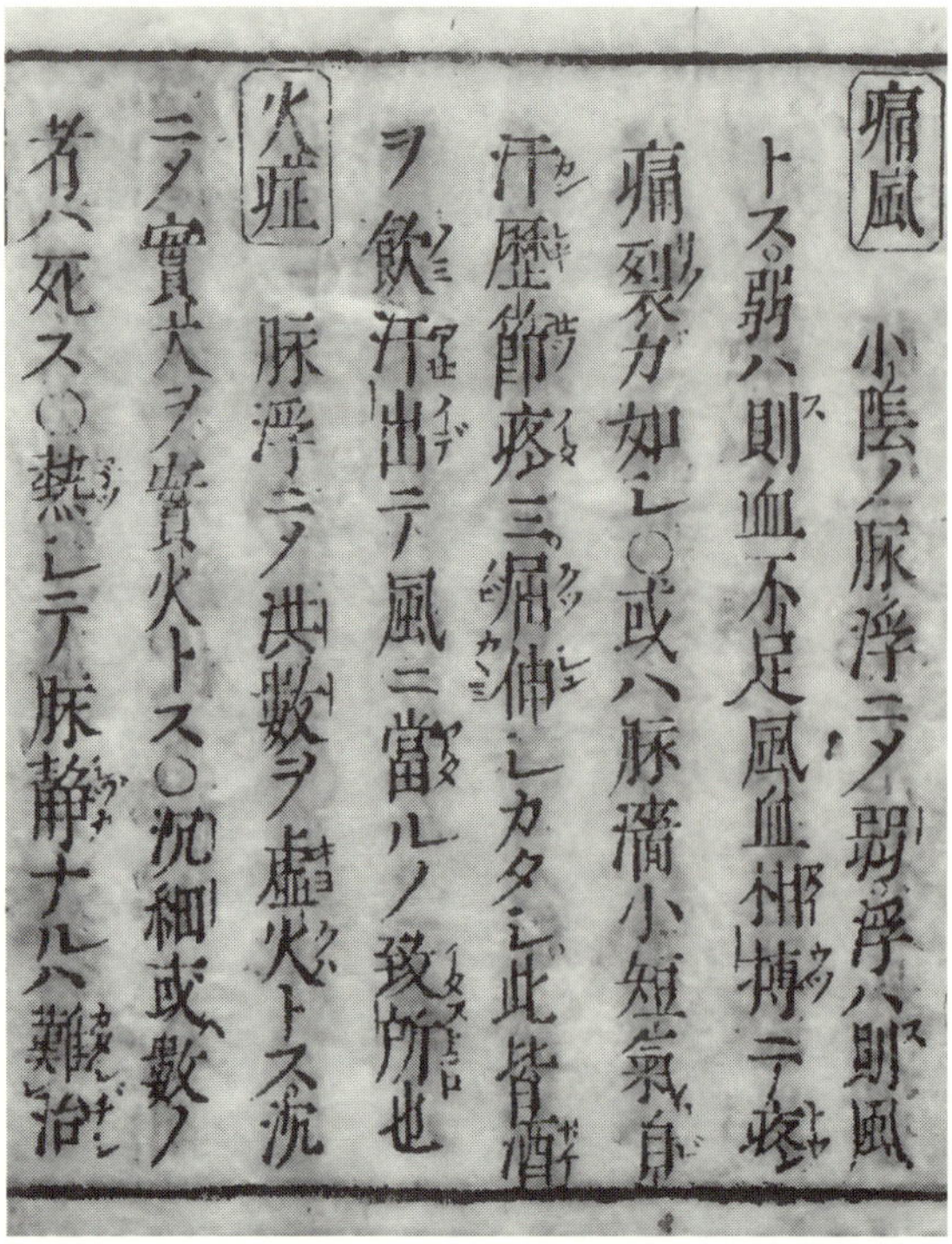

痛風　小陰ノ脈浮ニシテ弱浮ハ則風トス弱ハ則血不足風血相搏テ疼痛裂ルガ如シ○或ハ脈濇小短気自汗歴節疼ミ痛ミ屈伸シカタシ此皆酒ヲ飲汗出テ風ニ当ルノ致所也

火症　脈浮ニシテ洪数ヲ虚火トス沈ニシテ実大ヲ実火トス○沈細或数ノ者ハ死ス○熱シテ脈静ナルハ難治

ない②。○浮滑は生き、緊大は死ぬ③。○虚労［の病人で］、補法を施されないものは治らない。○労病で、肉が落ち、甚だ発熱する場合は難治である④。○瘵疾で、骨が痛み、骨が萎え、声が嗄れ、脈が枯れ、顔面が黒みを帯びた場合は、不治であると判断する⑤。

①以上、典拠未詳。②『万病回春』巻之四・虚労・脈の「骨蒸労熱、脈数而虚、熱而渋小、必殞其軀。加汗加嗽、非薬可除」とある。東垣十書所収『脈訣』や『医経小学』巻之二・脈訣第二所収の歌訣を引用したものである。③典拠未詳。④『丹渓心法』巻之二・労瘵十七の「労病……大補為上。肉脱熱甚者難治」によるか。⑤『赤水玄珠』第十巻・癆瘵に「玄珠経」を引用して「骨蒸之極、聲嗄咽痛、面黧、脈躁、直視、汗出如珠、喘乏気促、出而無入、毛焦唇反、此皆不治之症。雖有神医、亦無如之何矣」とあるによる。

痛風　少陰の脈が浮で弱である。浮は風であり、弱は血の不足である。風と血が相搏つことで、裂けるかのような痛みとなる。○あるいは脈が濇小であれば、短気、自汗、歴節痛み、屈伸することが難しい。これは皆な酒を飲み、汗が出た後で風に当たって起こるものである①。

①『医学正伝』巻之四・痛風・脈法の「少陰脈浮而弱、弱則血不足、浮則為風、風血相搏、則疼痛如掣。盛人脈濇小、短気自汗出、歴節痛不可屈伸、此皆飲酒汗出当風所致也」による。この文章はもと『金匱要略』巻上・中風歴節病脈証并治第五、『脈経』巻第八・平中風歴節脈証第五に見える。

火症①　脈が浮で洪数を虚火とする。沈で実大を実火とする①。○沈細あるいは数の者は死ぬ②。○発熱しているのに脈が静かであれば難治で

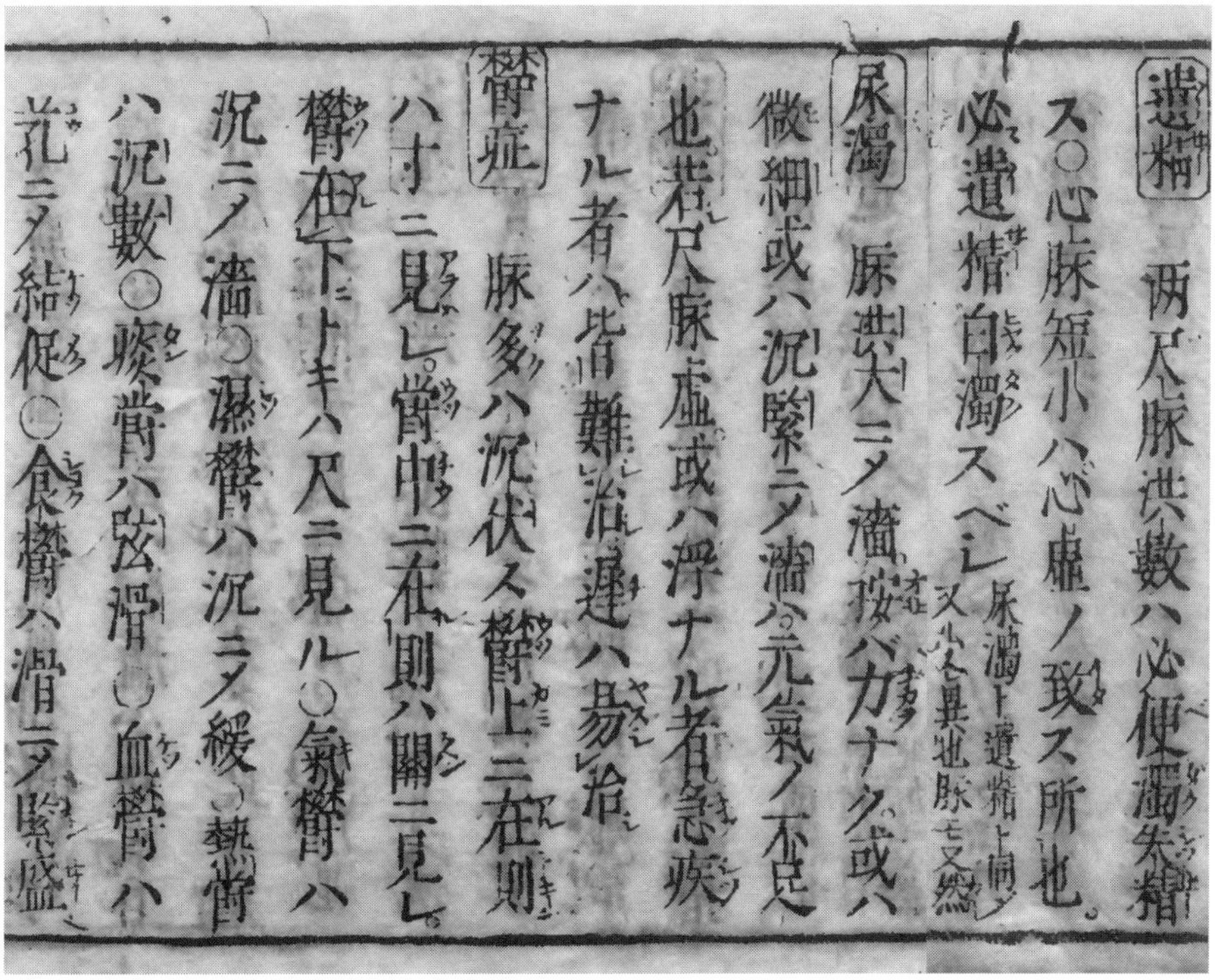
遺精 両尺脉洪數ハ必便濁失精
ス○心脉短小ハ心虚ノ致ス所也。
必遺精白濁スベシ（尿濁ト遺精ト同ジ又少シク異也脉モ又然リ）
尿濁 脉洪大ニシテ濇按バ力ナク或ハ
微細或ハ沈緊ニシテ濇ハ元氣ノ不足
也若尺脉虚或ハ浮ナル者急疾
ナル者ハ皆難治遅ハ易治
鬱症 脉多ハ沈伏ス鬱上ニ在則
ハ寸ニ見レ鬱中ニ在則ハ關ニ見レ
鬱下ニ在トキハ尺ニ見ル○氣鬱ハ
沈ニシテ濇○濕鬱ハ沈ニシテ緩○熱鬱
ハ沈數○痰鬱ハ弦滑○血鬱ハ
芤ニシテ結促○食鬱ハ滑ニシテ緊盛

ある③。

①「火症」は「火熱」とも称す。相火、陰虚火動など火熱が原因となる病証の総称。②『医学正伝』巻之二・火熱・脈法の「脈浮而洪数為虚火、脈沈而実大為実火」による。③『脈因証治』巻二・熱の「脈沈細或数者、皆死」による。④『素問』玉機真蔵論の「熱而脈静者難治」による。

遺精 左右の尺脈が洪数であれば、必ず便濁失精する。○心脈が短小であるのは、心虚のためである。必ず遺精し、小便が白濁する①（尿濁と遺精は同じでもあり、また少し異なってもいる。脈もまた同様である）。

①『医学正伝』巻之六・便濁遺精・脈法の「両尺脈洪数、必便濁失精」「心脈短小、因心虚所致、必遺精便濁」による。

尿濁 脈が洪大で濇、按せば力が無く、あるいは微細、あるいは沈緊で濇は、元気の不足である。もし尺脈が虚、あるいは浮である者、急疾である者は皆な難治である。遅は治し易い①。

①『古今医統』巻之七十二・便濁門の「洪大而濇、按之無力、或微細或沈緊而濇、為元気不足。尺脈虚或浮者、急疾者皆難治、遅者易治」による。

鬱症 脈は多く沈伏である。鬱が上にあれば寸口に現れ、鬱が中に在れば関上に現れ、鬱が下に在れば尺中に現れる。○気鬱は沈で濇である。○湿鬱は沈で緩である。○熱鬱は沈数である。○痰鬱は弦滑である。○血鬱は芤で結促である。○食鬱は滑で緊盛である①。

①『医学正伝』巻之二・鬱証・脈法の「脈多沈伏」「鬱在上則見於寸、鬱在中則

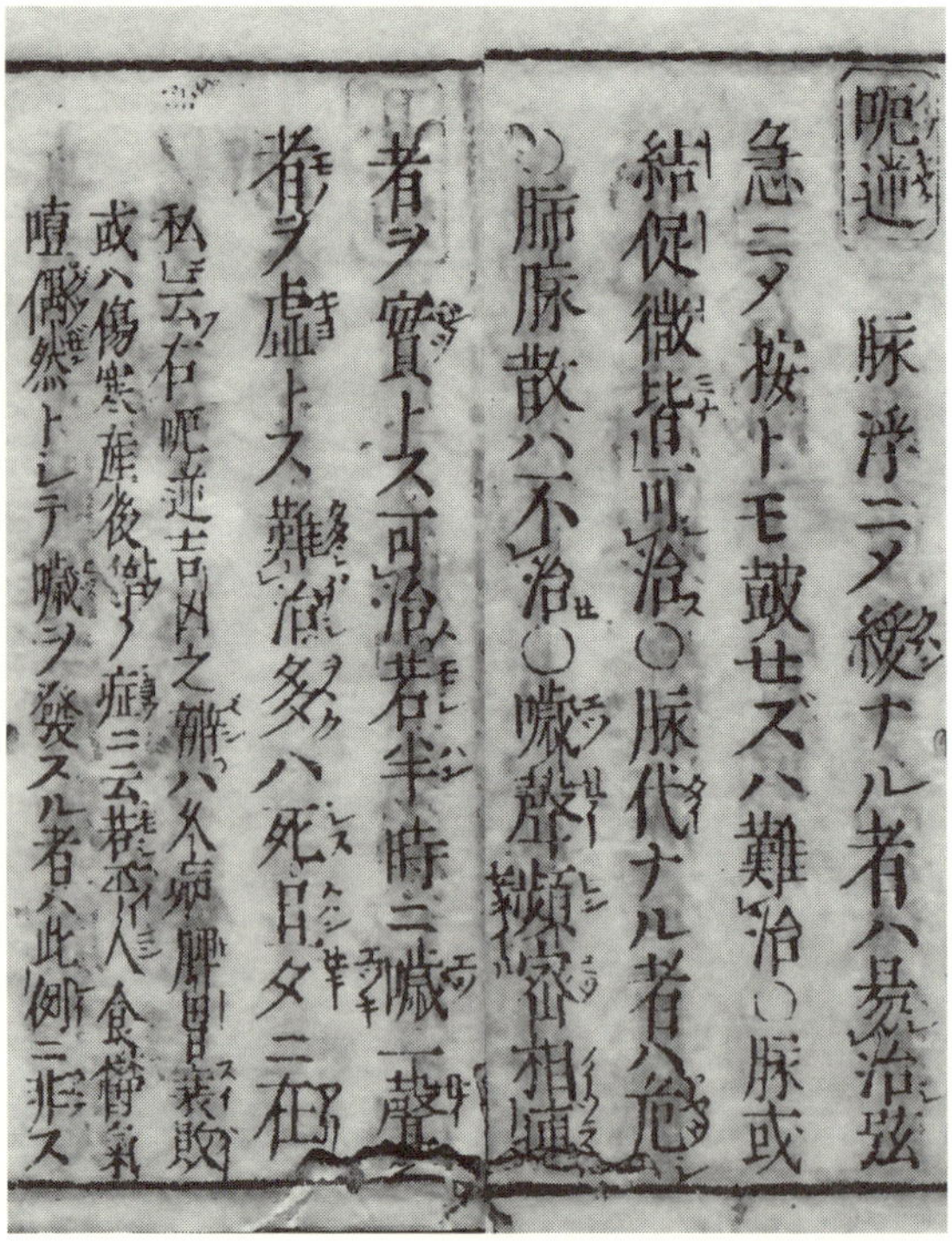
【呃逆】脉浮ニシテ緩ナル者ハ易治弦
急ニシテ按トモ鼓セズハ難治○脉或
結促微皆可治○脉代ナル者ハ危シ
○肺脉散ハ不治○噦声頻密相連
者ヲ實トス可治若半時ニ噦一声
者ヲ虚トス難治多クハ死旦夕ニ在リ
私ニ云右呃逆吉凶之辨ハ久病脾胃衰敗
或ハ傷寒産後等ノ症ニ云者也平人食欝氣
噎ニ偶然トシテ噦ヲ発スル者ハ此例ニ非ス

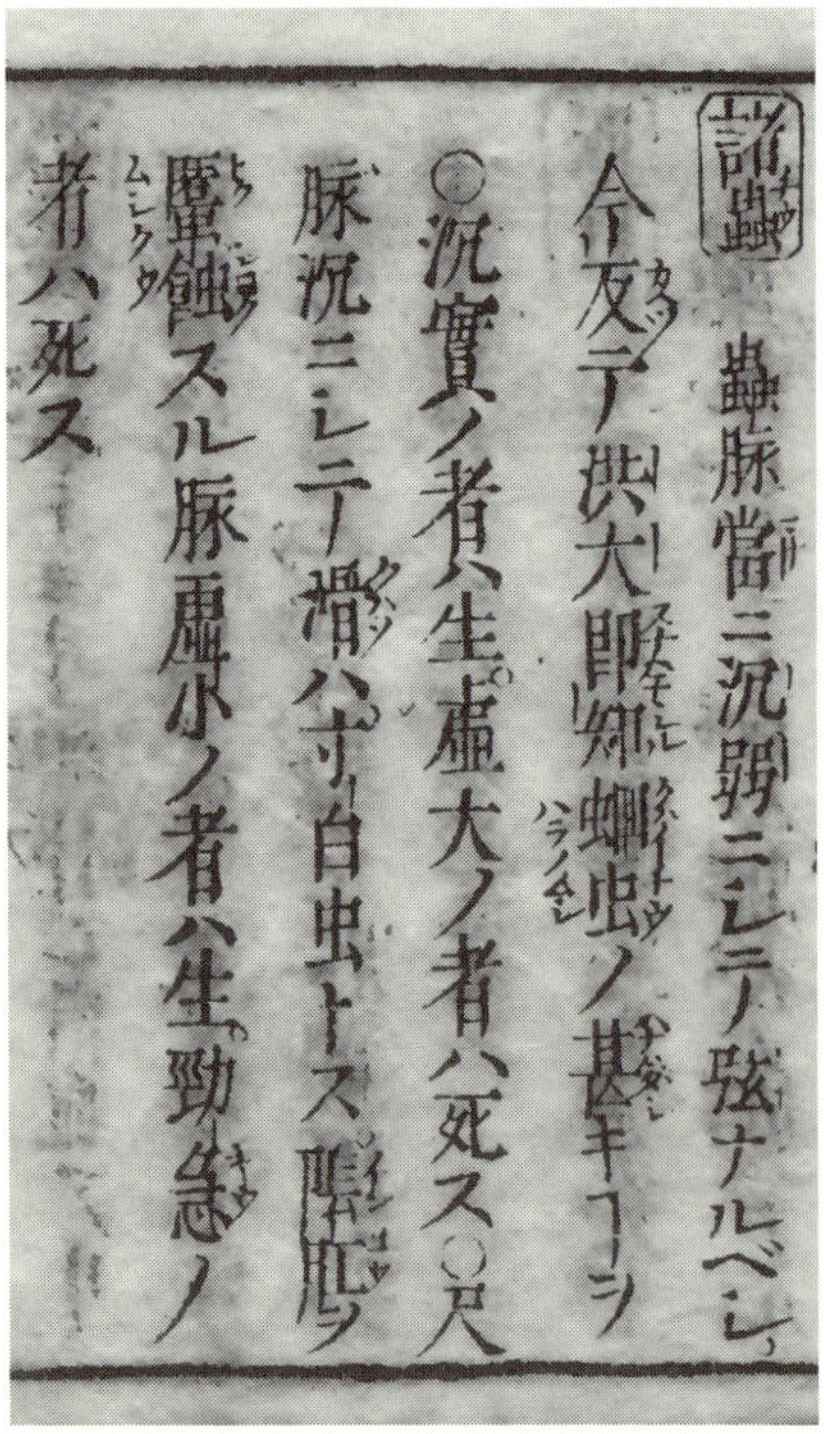
【諸虫】虫脉當ニ沈弱ニシテ弦ナルベシ今
反テ洪大ナルハ即知蛔虫ノ甚キコトヲ
○沈實ノ者ハ生ク虚大ノ者ハ死ス○尺
脉沈ニシテ滑ハ寸白虫トス脣肛ヲ
䘌蝕スル脉虚小ノ者ハ生キ勁急ノ
者ハ死ス

見於関、鬱在下則見於尺、左右亦然」「気鬱則必沈而渋、湿鬱則脈必沈而緩、熱鬱脈必沈数、痰鬱脈必弦滑、血鬱脈必芤而結促、食鬱脈必滑而緊盛」による。

【呃逆】① 脈が浮で緩である者は治しやすい。弦急で、按しても鼓せざるは難治である。○脈があるいは結促微であれば皆な治すことができる。○脈が代である者は危うい②。○肺脈が散であれば治らない③。○しゃっくりが頻繁に続く者は実であり、治すことができる。もし一時間に一回しゃっくりをする者は虚であり、難治である。多くの場合、死が間近に迫っている④。

（私見によれば、右に述べた呃逆の吉凶についての論は、久しく病んで、脾胃が衰敗し、あるいは傷寒、産後などの証として述べたものである。平人が食鬱や気噎によって、たまたま噦を発症する者については、この例にはあたらない）

①「呃逆」は「いつぎゃく」「あくぎゃく」と読み、また「饐逆《あくぎゃく》」「咳逆」に作る。しゃっくりである。本章前文の「咳逆」の項も参照。②以上は、『医学正伝』巻之三・碼逆・脈法の「脈浮而緩者、易治、弦急而按之不鼓者、難治。脈結或促或微、皆可治。脈代者危」による。③『古今医統』巻之二十七・咳逆門の「肺脈散者、死」による。④『医学綱目』巻之二十二・脾胃部・噦に「〔世〕噦声頻密相連者為実、可治。若半時噦一声者為虚、難治、多死在旦夕」とある。

【諸虫】 虫の［いる場合の］脈はまさに沈弱で弦であるべきである。今かえって洪大であれば、即ち蛔虫が甚だしいことが分かる①。○［脈が］沈実の者は生き、虚大の者は死ぬ。○尺脈が沈で滑は、寸白虫で、肛門を

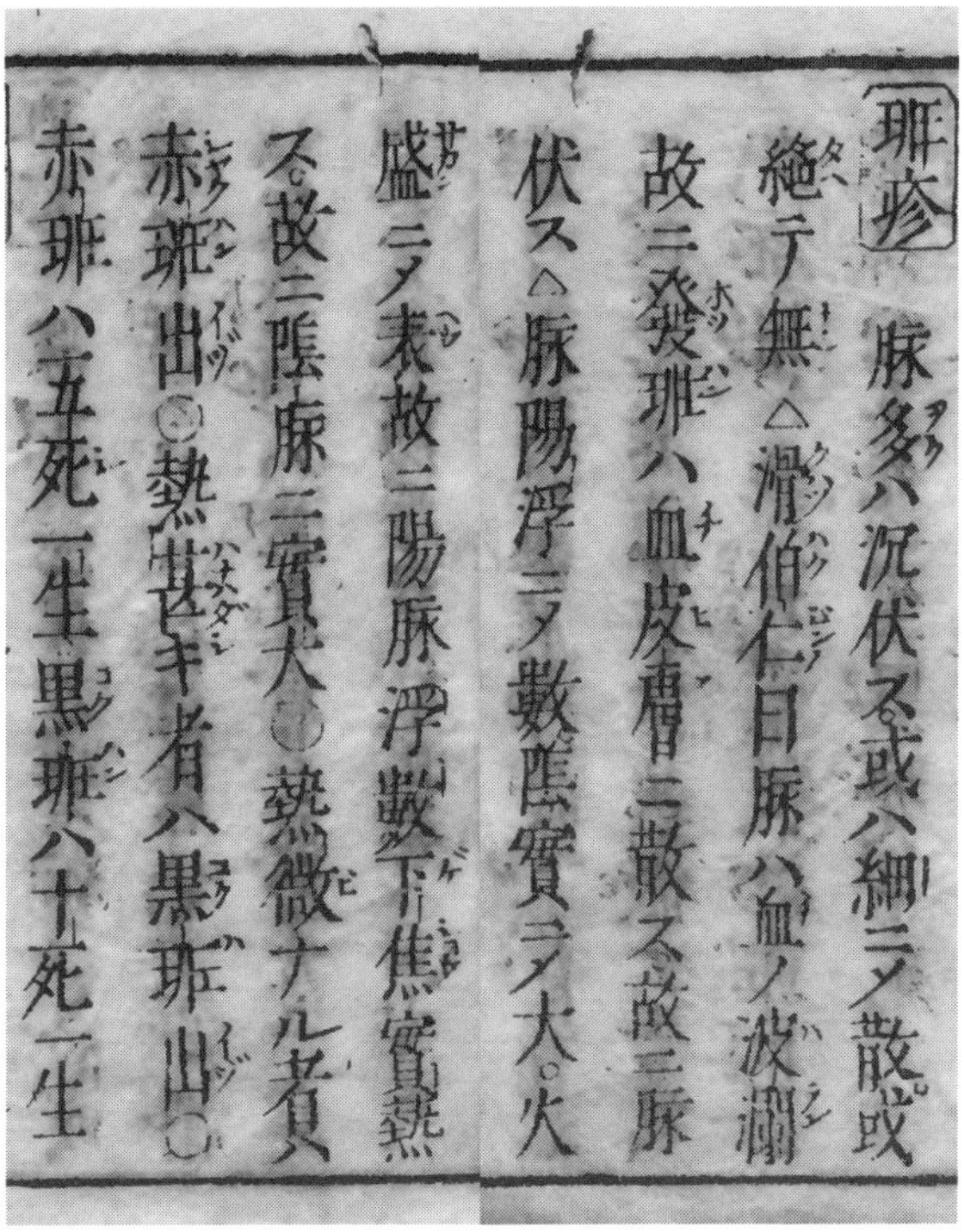
班疹　脈多《ヲヽク》ハ沈伏ス或ハ細ニシテ散ス或ハ絶《タヘ》テ無シ△滑伯仁《クワツハクジン》曰脈ハ血ノ波瀾故ニ発《ホツ》班ハ血《チ》皮膚ニ散ス故ニ脈伏ス△脈陽浮ニシテ数陰實ニシテ大○火盛《サカン》ニシテ表故ニ陽脈浮数下《ゲ》焦實熱ス故ニ陰脈ニ實大○熱微ナル者ハ赤斑出《イヅ》○熱甚《ハナハダ》シキ者ハ黒斑出《イヅ》○赤班ハ五死一生黒班ハ十死一生

食らう②。脈が虚小の者は生き、緊張した者は死ぬ③。

①『医学正伝』巻之四・諸虫・脈法の「『外台』云、虫脈当沈弱而弦、今反洪大、即知蛔虫甚也」による。②原文「陰肛」は肛門、「䘌蝕《じつしょく》」の「䘌《じつ》」は虫の食う病。③『医学正伝』巻之四・諸虫・脈法の「脈沈実者生、虚大者死。尺脈沈而滑者、為寸白虫、蝕陰肛。脈虚小者生、緊急者死」による。原文「勁急」は強くて緊張しているさま。

斑疹　脈は多くの場合、沈伏である。あるいは細にして散、あるいは全く脈を感じない。△滑伯仁はいう、脈は血の波であるから、発斑とは血が皮膚に散ったものである。そこで脈は伏となるのである①。△脈は陽が浮で数、陰が実で大である。火が盛んで表にあるので、陽脈は浮数である。下焦は実熱しているので、陰脈は実大である②。○熱が微である者は赤い斑点が出る。○熱が甚だしい者は黒い斑点が出る。○赤い斑点はわずかしか生きられる見込みがなく、黒い斑点はほとんど生きられる見込みがない③。

①『医学正伝』巻之二・斑疹・脈法の「脈多沈伏、或細而散、或絶無。（滑伯仁曰、脈者、血之波瀾。故発斑者、血散於肌膚、故脈伏）」による。②『医学正伝』巻之二・斑疹・脈法の「脈陽浮而数、陰実而大。（火盛而表〔一本は「而」を「在」に作る〕、故陽脈浮数。下焦実熱、故陰脈実大）」による。③本条の内容は『諸病源候論』巻九・時気候の「時行病……胃虚熱入胃爛。微者赤斑出、五死一生、劇者黒斑出、十死一生」に初見するが、表現から見れば『外台秘要方』巻第一・諸論傷寒八家合一十六首の「華佗曰、夫傷寒……胃虚熱入胃爛。其熱微者赤斑出、劇者黒斑出、赤斑出者、五死一生。黒斑出者、十死一生」が最も近い。宋代の『太平聖恵方』や

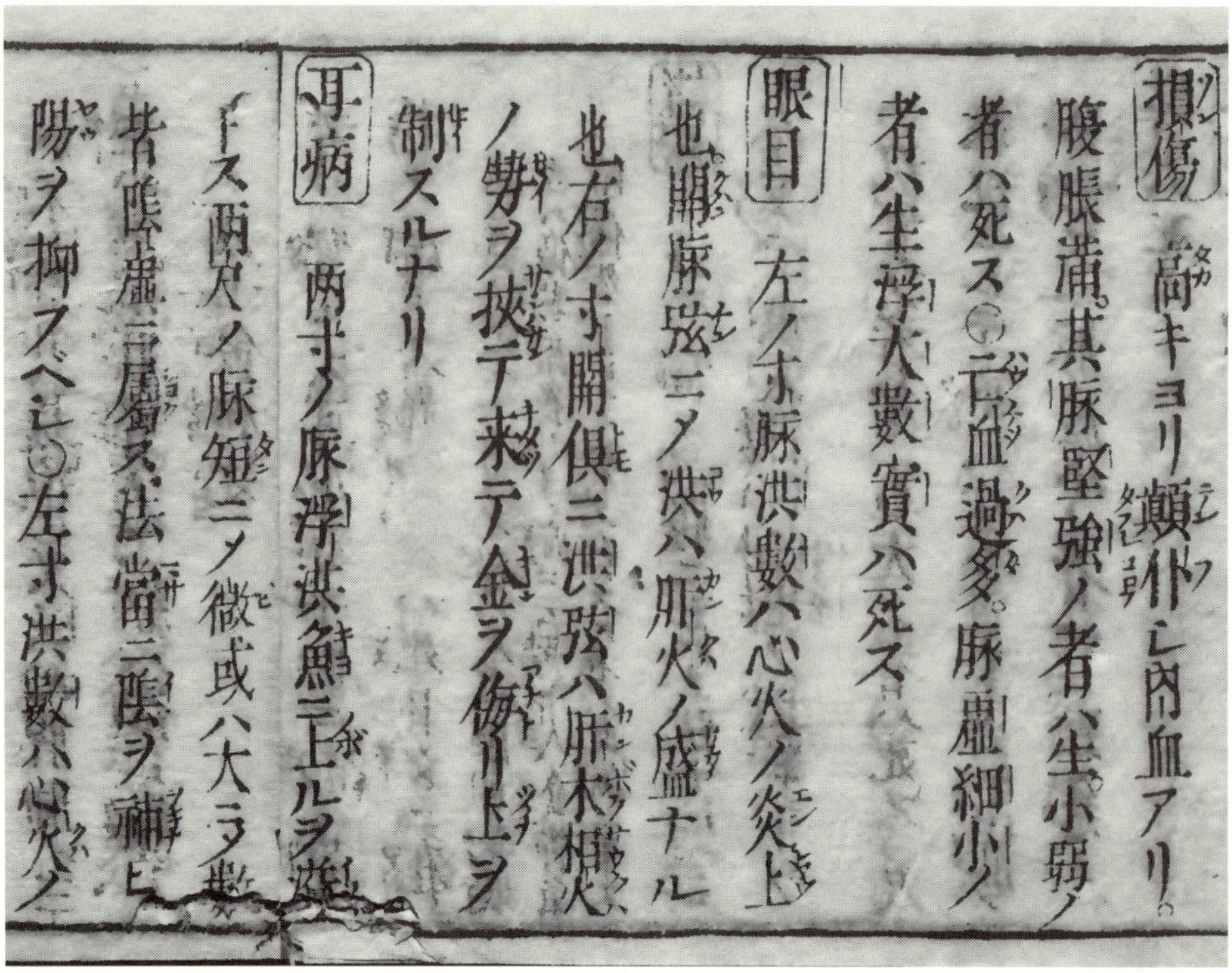
損傷《ソンシヤウ》 高《タカ》キヨリ顛仆《テンフ》シテ内血アリ。腹脹満。其脉堅強ノ者ハ生。小弱ノ者ハ死ス。○亡血過多。脉虚細小ノ者ハ生。浮大數實ハ死ス。
眼目 左ノ寸脉洪數ハ心火ノ炎上《エンジヤウ》也。關脉弦ニシテ洪ハ肝火ノ盛ナル也。右ノ寸關倶ニ洪弦ハ肝木相火ノ勢ヲ挾《サシハサ》ンデ來テ金ヲ侮リ土ヲ制スルナリ
耳病 兩寸ノ脉浮洪魚ニ上ルヲ溢トス。兩尺ノ脉短ニシテ微或ハ大ニシテ數ハ皆陰虚ニ屬ス。法當ニ陰ヲ補ヒ陽ヲ抑フベシ。○左寸洪數ハ心火ノ

『活人書』巻第四・『素問』載五種暑病、明代の『医学正伝』巻之二・斑疹・論、『古今医統』巻之十四・傷寒補遺・傷寒死候、『医学綱目』巻之三十二・傷寒部・続増斑、『万病回春』巻之三・斑疹などに類文が見える。

損傷 高いところから転倒することで、体内には［打撲により滞った］血が有り、腹が脹満する場合、その脈が堅強の物者は生き、小弱の者は死ぬ。○過剰に血を失った場合、脈が虚細小の者は生き、浮大数実［の者］は死ぬ①。

① 『玉機微義』巻之四十三・損傷門・傷損脈法の「従高顛仆、内有血。腹脹満、其脈堅強者生、小弱者死」「亡血過多、脈虚細小者生、浮大数実者死」による。

眼目 左の寸口が洪数は、心火の炎上である。関上の脈が弦にして洪は、肝火が盛んである。右の寸口と関上がともに洪弦は、肝木が相火の勢いを差し挟んでやって来て、［肺］金を侮り、［脾］土を制するのである①。

① 『医学正伝』巻之五・目病の「左寸脈洪数、心火炎也。関弦而洪、肝火盛也。右寸関倶弦洪、肝木挟相火之勢而来、侮所不勝之金、而制己所勝之土也」による。

耳病 両寸の脈が洪数で、魚に上って溢となる①。両尺の脈が短にして微、あるいは大にして数は、皆な陰虚に属す。原則として②陰を補い陽を抑えるべきである。○左寸が洪数は、心火の炎上である。両尺脈が洪である者、あるいは数である者は、相火の炎上で、その患者は必ず遺精し、夢に鬼と交接し、両耳が蟬のように鳴り、或いは耳が聞こえなくなる③。

上炎両尺脉洪ナル者或ハ数ナル者ハ相火ノ上炎其人必遺精シ夢ニ鬼ト交ル両耳蝉ノ如ク鳴ル或ハ聾ス

鼻病　右手ノ脉浮洪ニシテ数ヲ鼻衄鼻齇トス○左手ノ脉浮緩ヲ傷風トス鼻塞リ鼻ニ清涕ヲ流ス○

口舌　左寸洪数ハ心熱口苦シ○右寸浮数肺熱口辛シ○左関弦数ニシテ虚ハ胆虚口苦シ甚洪ニシテ実ハ肝熱口酸シ○右関沈実ハ脾胃実熱アリ口甘シ洪数ヲ兼ル者ハ口瘡有或ハ重舌木舌トス脉虚スル者ハ中気ノ不足ナリ

①この一節は『難経』三難の「関之前者、陽之動、脈当見九分而浮。過者、法曰太過。減者、法曰不及。遂上魚為溢、為外関内格、此陰乗之脈也」を意識して書かれている。「外関内格」については、本巻の関格の死脈の項を参照。②原文「法当に」は、一般の法則として、の意。③本項全文は『医学正伝』巻之五・耳病・脈法の「両寸脈浮洪上魚為溢、両尺脈短而微、或大而数、皆属陰虚、法当補陰抑陽。左寸洪数、心火上炎、両尺脈洪或数者、相火上炎、其人必遺精、夢與鬼交、両耳蝉鳴或聾」による。

鼻病　右手の脈が浮洪で数を、鼻衄、鼻齇《びさ》①とする。○左手の脈②が浮緩を、傷風とする。鼻が塞がり、鼻から清涕が流れる③。

①「鼻齇《びさ》」について、『病名彙解』には「俗に云うざくろばな、酒を飲む人に多くは生ずる。故にまた酒齇鼻と云えり」とある。②『医学正伝』は「左手の脈」を「左寸脈」に作る。③『医学正伝』巻之五・鼻病・脈法の「右寸脈浮洪而数、為鼻衄鼻齇。左寸脈浮緩、為傷風鼻塞、鼻流清涕」による。「清涕」は透明の薄い鼻水のこと。

口舌　左寸が洪数は、心熱で、口が苦い。○右寸が浮数は、肺熱で、口が辛い。○左関が弦数にして虚は、胆虚で、口が苦い。甚だしく洪にして実は、肝熱で、口が酸っぱい。○右関が沈実は、脾胃に実熱があり、口が甘い。洪数を兼ねる者には、口瘡が有る。あるいは重舌、木舌《もくぜつ》①である。脈が虚す者は、中気の不足である②。

①「木舌」について、『病名彙解』には「舌腫れて口に満ちるなり」とある。あるいは『医学正伝』巻之八・痘疹・附証に「重舌木舌、乃小児舌下生舌也」とある。

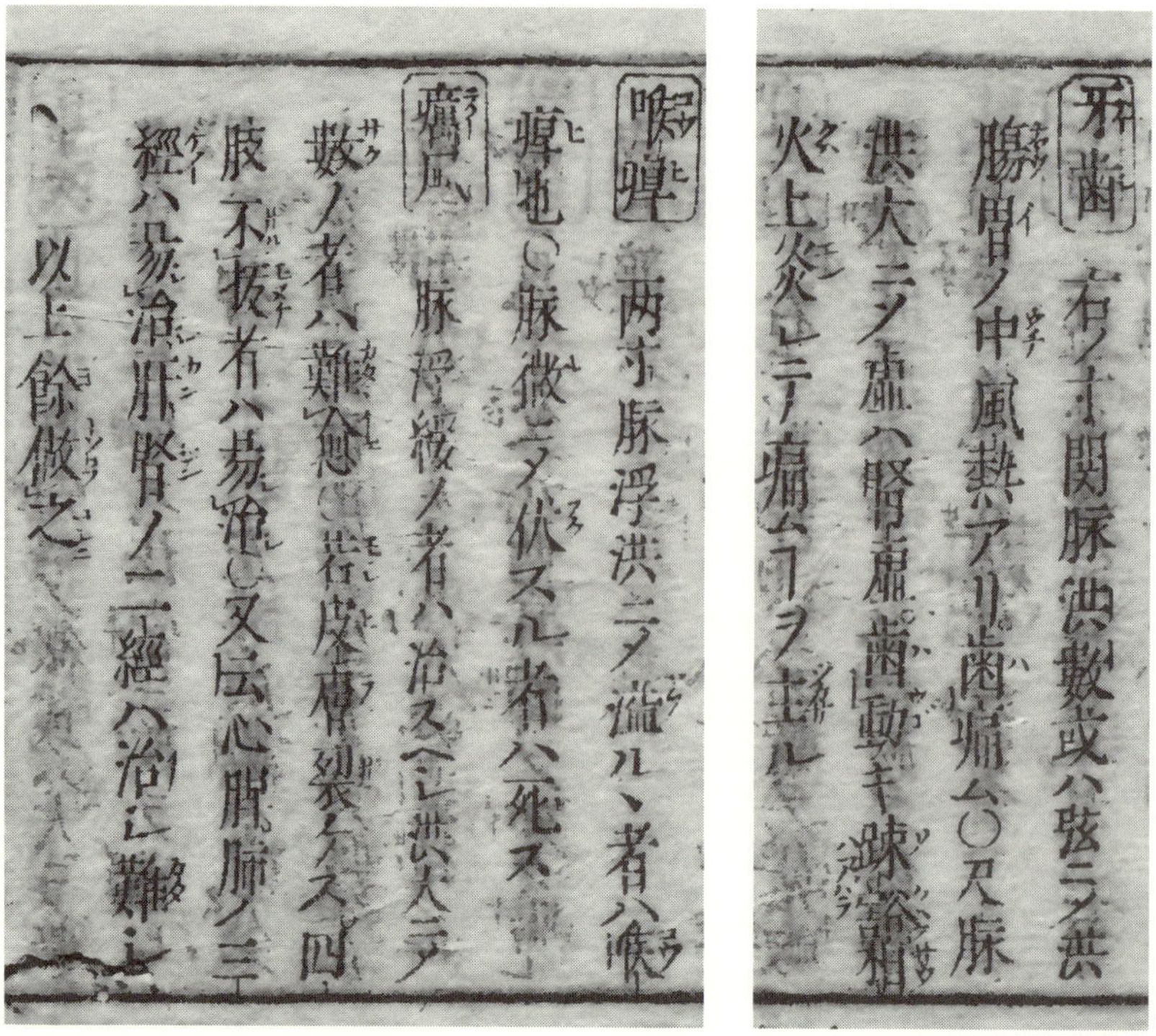

②『医学正伝』巻之五・口病・脈法の「『脈経』曰、左寸洪数、心熱口苦。右寸浮数、肺熱口辛。左関弦数而虚、胆虚口苦。甚洪而実、肝熱口酸。右関沈実、脾胃有実熱口甘。兼洪数者、口瘡、或為重舌木舌。脈虚者、中気不足」による。『医学入門』巻之一・診脈・雑病脈法の「口舌生瘡、脈洪疾速、若見脈虚、中気不足」の条の細字注にも「経曰」として類文が見える。『脈経』にはこれらの同文は見えず、『医学正伝』『医学入門』の依拠する所は未詳。

牙歯 右の寸関の脈が洪数、あるいは弦にして洪は、腸胃の中に風熱があり、歯が痛む。○尺脈が洪大にして虚は、腎虚である。歯が動き、歯間が広がって、相火が上炎して痛むことを主る①。

①『医学正伝』巻之五・歯病・脈法の「右寸関脈洪数、或弦而洪、腸胃中有風熱、歯痛。尺脈洪大而虚者腎虚、主歯動揺疏豁、相火上炎而痛」による。『古今医統』巻之六十四・歯候門・脈候に略同文がある。「疏豁」は、うちひらけて広いこと。

喉痺① 左右の寸口の脈が浮洪にして溢れる者は喉痺である。○脈が微にして伏する者は死ぬ②。

①「喉痺」の症状について『医学正伝』では「若夫卒然腫痛、水漿不入、言語不通、死在須臾、誠可驚駭」と述べている。②『医学正伝』巻之五・喉病・脈法の「両寸脈浮洪而溢者、喉痺也。脈微而伏者死」による。『古今医統』巻之六十五・咽喉門に略同文がある。

癘風① 脈が浮緩の者は治すことができる。洪大で数の者は難治である②。○もし皮膚が裂けず、四肢が抜けない者は治しやすい。またいう、心

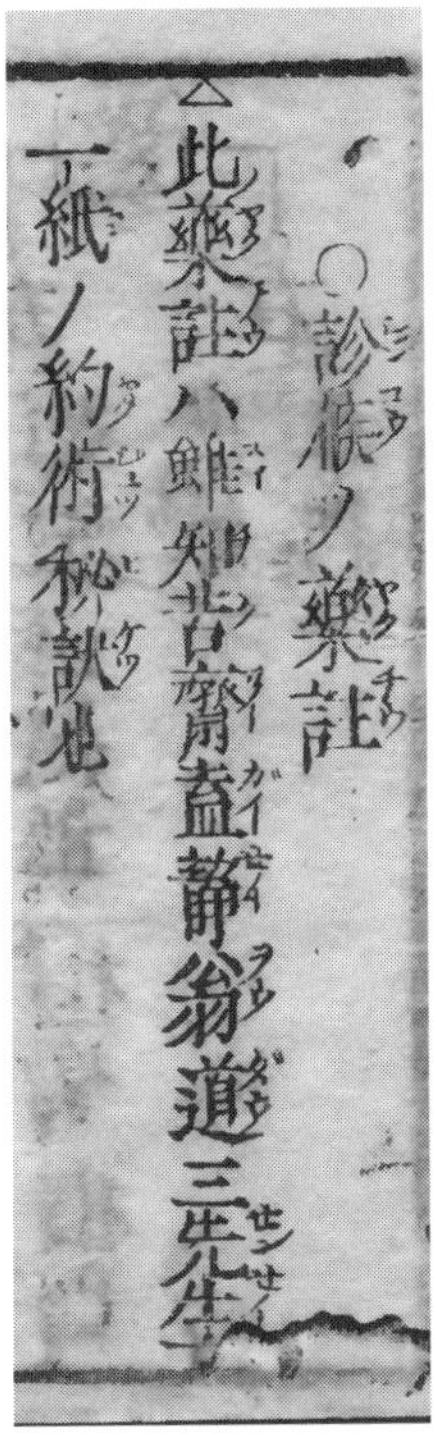

○診候《シンコウ》ノ薬《ヤク》註《チウ》

△此薬註ハ雖知苦斎盍《カイ》静《セイ》翁《ヲウ》道三先生《センセイ》

一紙ノ約術《ヤクジュツ》秘訣《ヒケツ》也

脾肺の三経［に生じたもの］は治りやすい。肝腎の二経［に生じたもの］は難治である③。

①「癘風」は、『素問』風論に「癘者、有栄気熱胕、其気不清、故使其鼻柱壊而色敗、皮膚瘍潰、風寒客於脈而不去。名曰癘風」とある。②『医学正伝』巻之六・癘風・脈法の一部「脈浮緩者易治」「洪大而数者難愈」による。③典拠未詳。龐安時『傷寒総病論』巻第四・素問載五種暑病の「龐曰、五種熱病、肝腎二臓有逆証、心脾肺三臓亡逆証」が何か関わりがあるかもしれない。

○診候の薬註①

【和訳】△この薬註は、雖知苦斎盍静翁②道三先生が一紙に記した診法の極意③の要約である。

①この「診候の薬註」の項全文は、初代曲直瀬道三の『切紙』第二章・診候薬註一紙之約術を転載したものである。ちなみに『切紙』で挙げられている脈証は、基本的に『察病指南』巻之中の弁七表八裏九道七死脈から摘録されているが、摘録によって難解になっている箇所も少なくない。本項において難解、難読な脈証名や薬物を理解するためだけでなく、各脈証の全体を知るためにも、『切紙』あるいは『察病指南』を参照する必要がある。②「盍静翁」には「がいせいおう」とのふりがながあるが、「こうせいおう」が正しい。③原文「約術秘訣」の「約術」は診法の要約されたものを指すとみられる。「秘訣」は極意、他人の知らない方法。

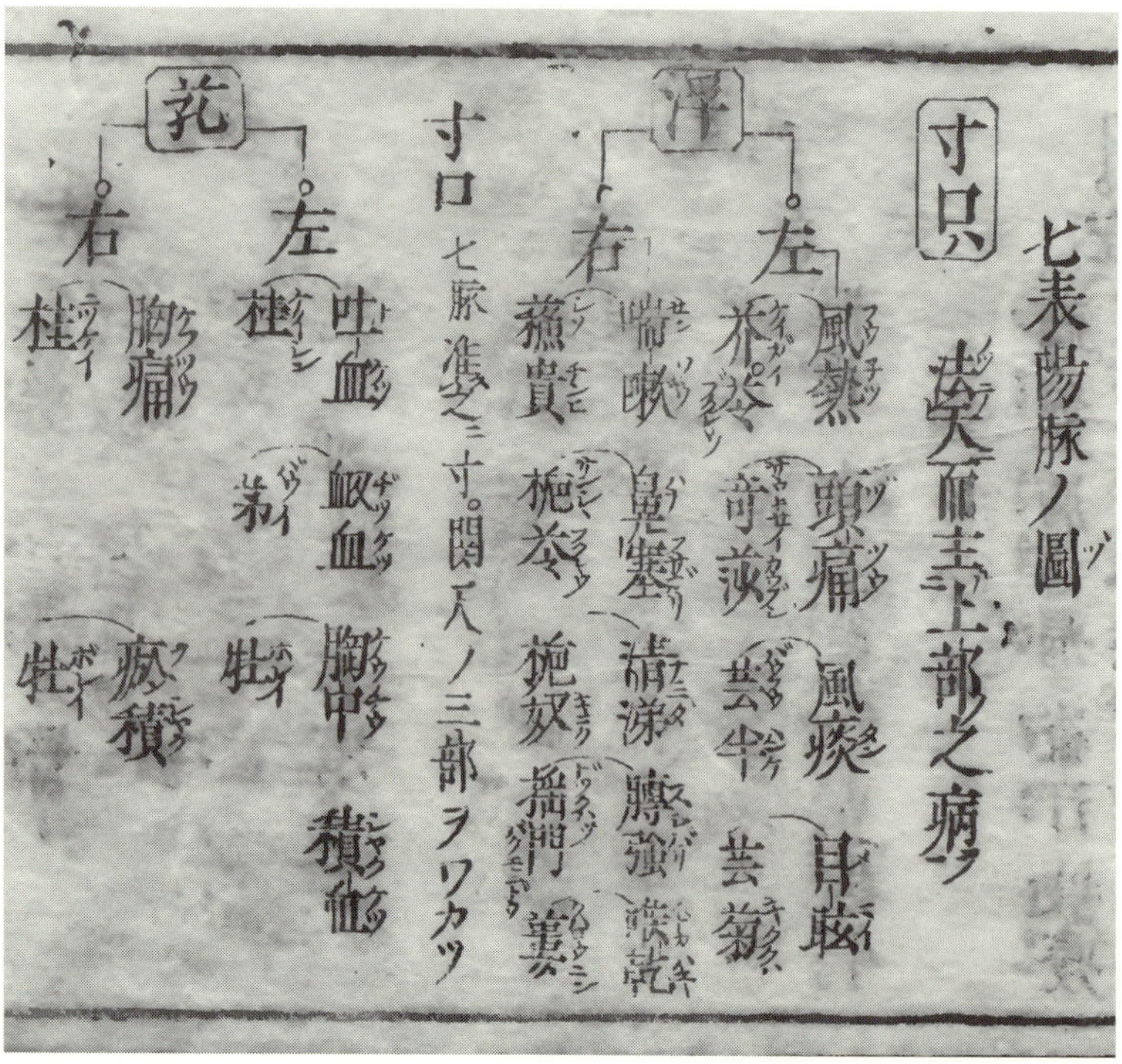

七表陽脈の図

寸口 は天に法って、上部の病を主る。

浮

左―風熱（荊芥《けいがい》、茯苓）、頭痛（桑寄生、香附子）、風痰（防風①、半夏）、目眩（防風、菊花）

右―喘嗽（紫蘇、陳皮）、鼻塞（山梔子《さんしし》、茯苓）、清涕《なみだ》（山梔子、枳殻）、膊強（独活、麦門冬）、喉乾（瓜蔞仁）

①原文「芸」は防風の一名「銅芸」のこと。

寸口　七脈は［いずれも］これに準じる。寸関尺の三部を分別する。

芤

左―吐血（桂心）、衄血（防已）、胸中積血（牡蠣）

右―胸痛（肉桂）、瘀積（牡蠣）

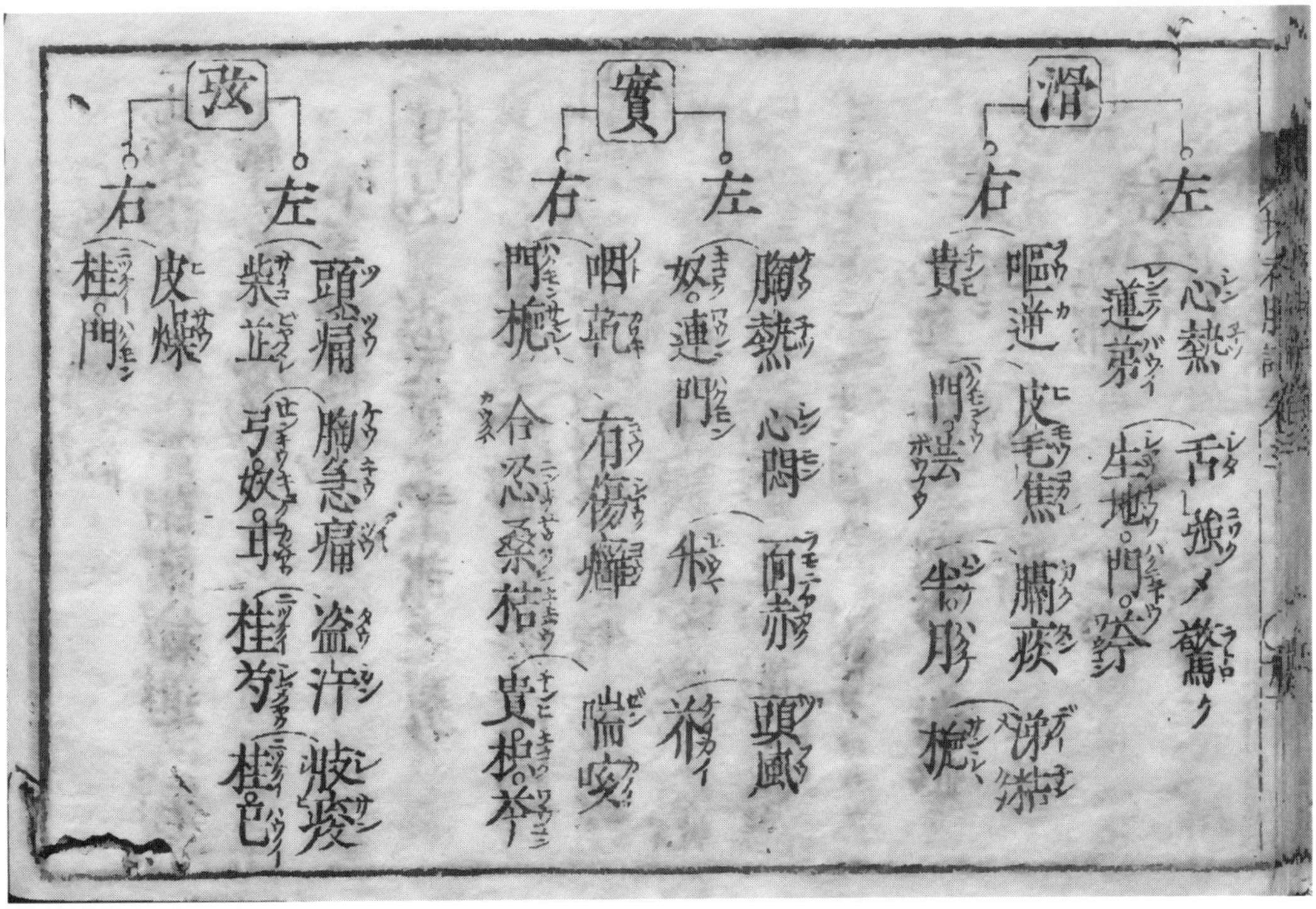

滑

左—心熱（蓮肉、防已）、舌強くして驚く（生地黄、麦門冬、黄芩）

右—嘔逆（陳皮）、皮毛焦がれる（麦門冬、防風）、膈痰（半夏、麦芽）、涕粘（山梔子《さんしし》）

実

左—胸熱、心悶（枳穀、黄連、麦門冬）、面赤（升麻）、頭風（荊芥）

右—咽乾（麦門冬、山梔子）、有傷癰（合歓皮、忍冬、桑白皮、桔梗）、喘咳（陳皮、枳穀、黄芩）

弦

左—頭痛（柴胡、白芷）、胸急痛（川芎、枳穀、甘草）、盗汗（肉桂、芍薬）、肢痩（肉桂、防已）

右—皮燥（肉桂、麦門冬）

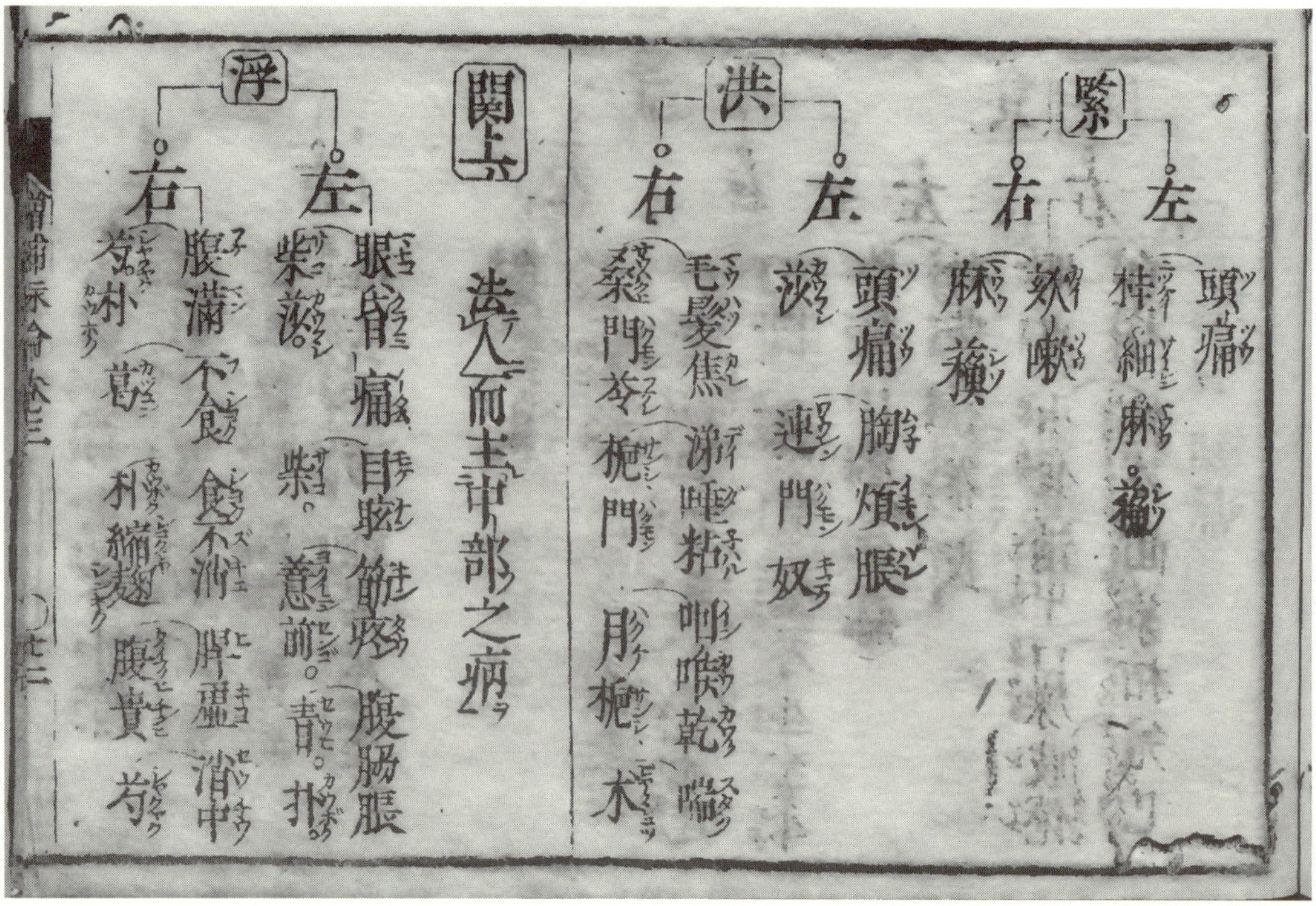
緊 左 頭痛 桂 細辛 麻黄 紫蘇 右 欬嗽 麻黄 紫蘇
洪 左 頭痛 香附 胸煩脹 黄連 門冬 枳殻 右 毛髪焦 桑白 門冬 涕唾粘 山梔 門冬 咽喉乾 麦芽 山梔 喘 白朮
関上 法人而主中部之病
浮 左 眼昏痛 柴胡 香附 目眩 柴胡 筋疼 薏苡 前胡 腹脇脹 青皮 厚朴 右 腹満 芍薬 厚朴 不食 葛根 食不消 厚朴 縮砂 神麹 脾虚 大腹皮 陳皮 消中 芍薬

緊

左—頭痛（肉桂、細辛、麻黄、紫蘇）

右—咳嗽（麻黄、紫蘇）

洪

左—頭痛（香附子）、胸煩脹（黄連、麦門冬、枳殻）

右—毛髪焦れ（桑白皮、麦門冬）、涕唾粘る（山梔子、麦門冬）、咽喉乾く（麦芽、山梔子）、喘《すだ》く（白朮）

関上は人に法って、中部の病を主る。

浮

左—眼昏痛（柴胡、香附子）、目眩（柴胡）、筋疼（薏苡仁、前胡）、腹脇脹（青皮、厚朴）

右—腹満（芍薬、厚朴）、不食（葛根）、食不消（厚朴、縮砂、神麹）、脾虚（大腹皮、陳皮）、消中（芍薬）

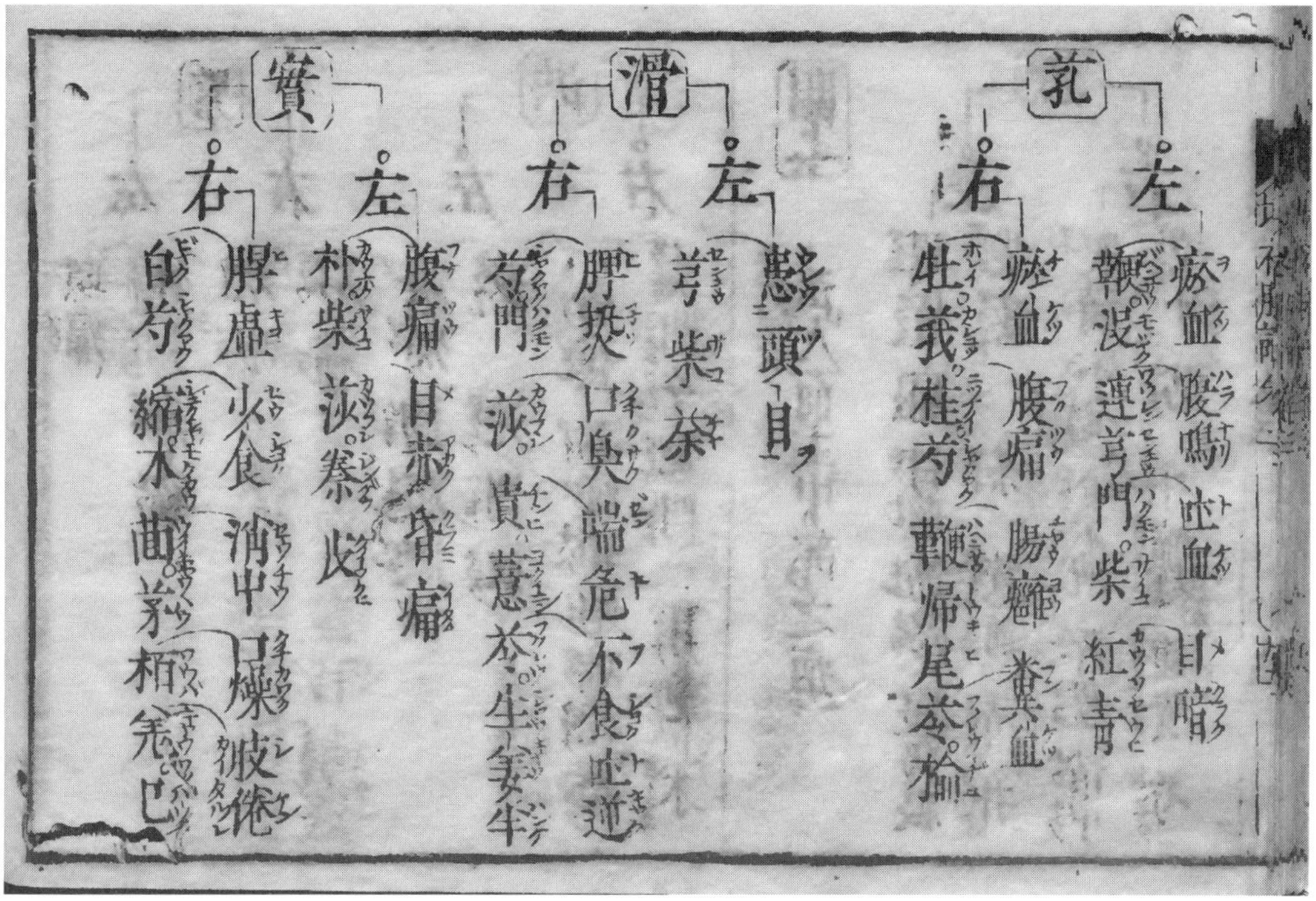

芤

左—瘀血（馬鞭草、没薬）、腹鳴（黄連、川芎）、吐血（麦門冬、柴胡）、目暗（紅花、青皮）

右—瘀血（牡蠣、莪朮）、腹痛（肉桂、芍薬）、腸癰（馬鞭草、当帰、尾）、糞血（茯苓、地楡《ちゆ》）

滑

左—頭目を患う（川芎、柴胡、茶）

右—脾熱（芍薬、麦門冬）、口臭（香附子）、喘危（陳皮、薏苡仁）、不食、吐逆（茯苓、生姜、半夏）

実

左—腹痛（厚朴、柴胡）、目赤昏痛（香附子、秦艽《じんぎょう》、大腹皮）

右—脾虚（白芍）、少食（縮砂、木香）、消中（茴香、防已）、口燥（黄柏）、肢倦（羌活、防已）

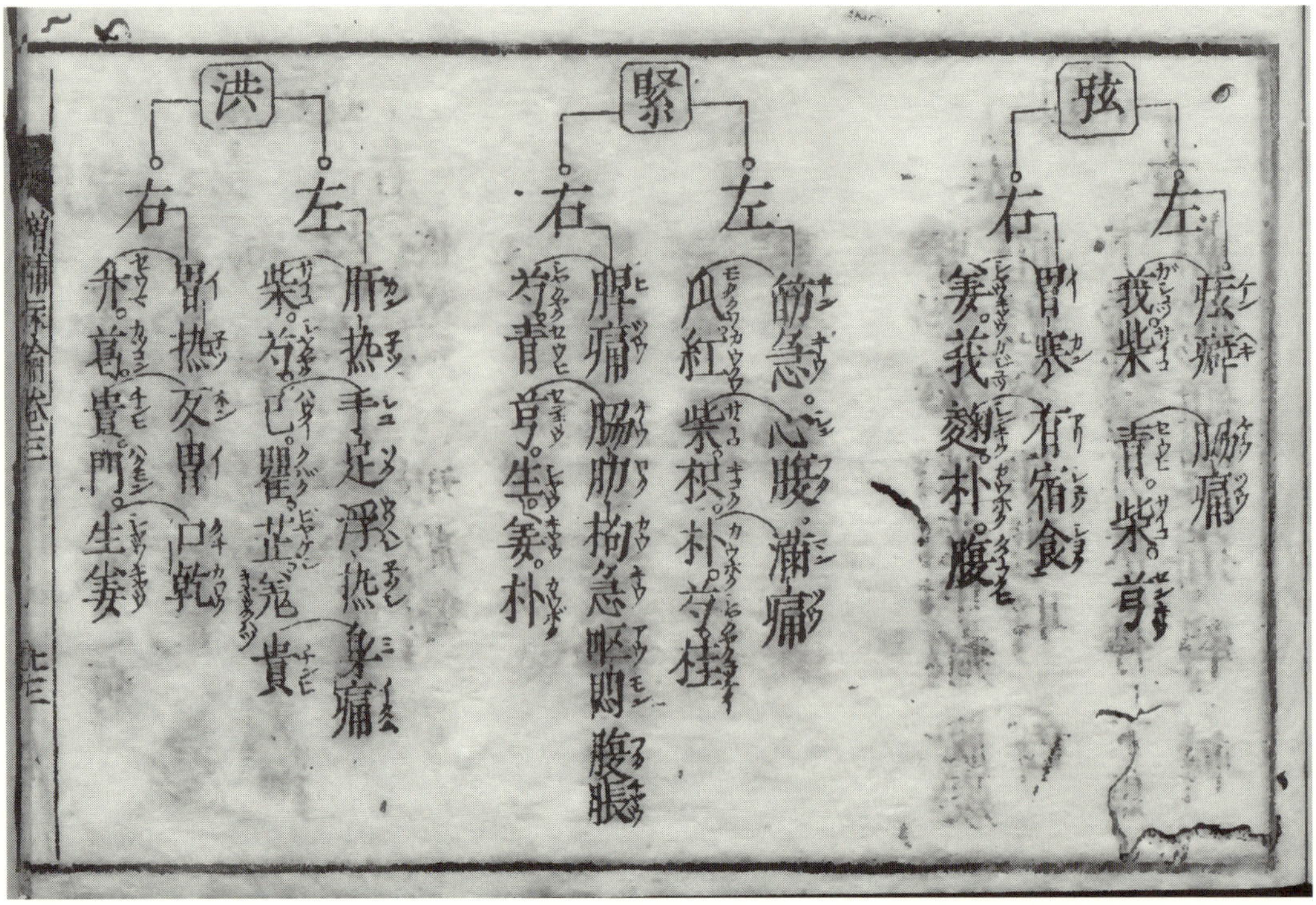
増補脈論口訣　巻三　七三

弦　左　痃癖（莪朮　柴胡）胸痛（青皮　柴胡　川芎）
右　胃寒（羌活　莪朮）宿食有（神麹　厚朴　大腹皮）

緊　左　筋急（木瓜　紅花）心腹満痛（柴胡　枳殻　厚朴　芍薬　桂）
右　脾痛（芍薬　青皮）脇肋拘急嘔悶腹脹（川芎　生姜　厚朴）

洪　左　肝熱（柴胡　芍薬）手足浮熱身痛（防已　瞿麦　白芷　羌活　陳皮）
右　胃熱（升麻　葛根）反胃（陳皮　麦門冬）口乾（生姜）

弦

左—痃癖（莪朮、柴胡）、胸痛（青皮、柴胡、川芎）

右—胃寒（羌活、莪朮）、宿食有り（神麹、厚朴、大腹皮）

緊

左—筋急（木瓜、紅花）、心腹満痛（柴胡、枳殻、厚朴、芍薬、肉桂）

右—脾痛（芍薬、青皮）、脇肋拘急、嘔悶、腹脹（川芎、生姜、厚朴）

洪

左—肝熱（柴胡、芍薬）、手足浮熱《うえはれ》し（防已、瞿麦、白芷、羌活）、身痛む（陳皮）

右—胃熱（升麻、葛根）、反胃（陳皮、麦門冬）、口乾く（生姜）

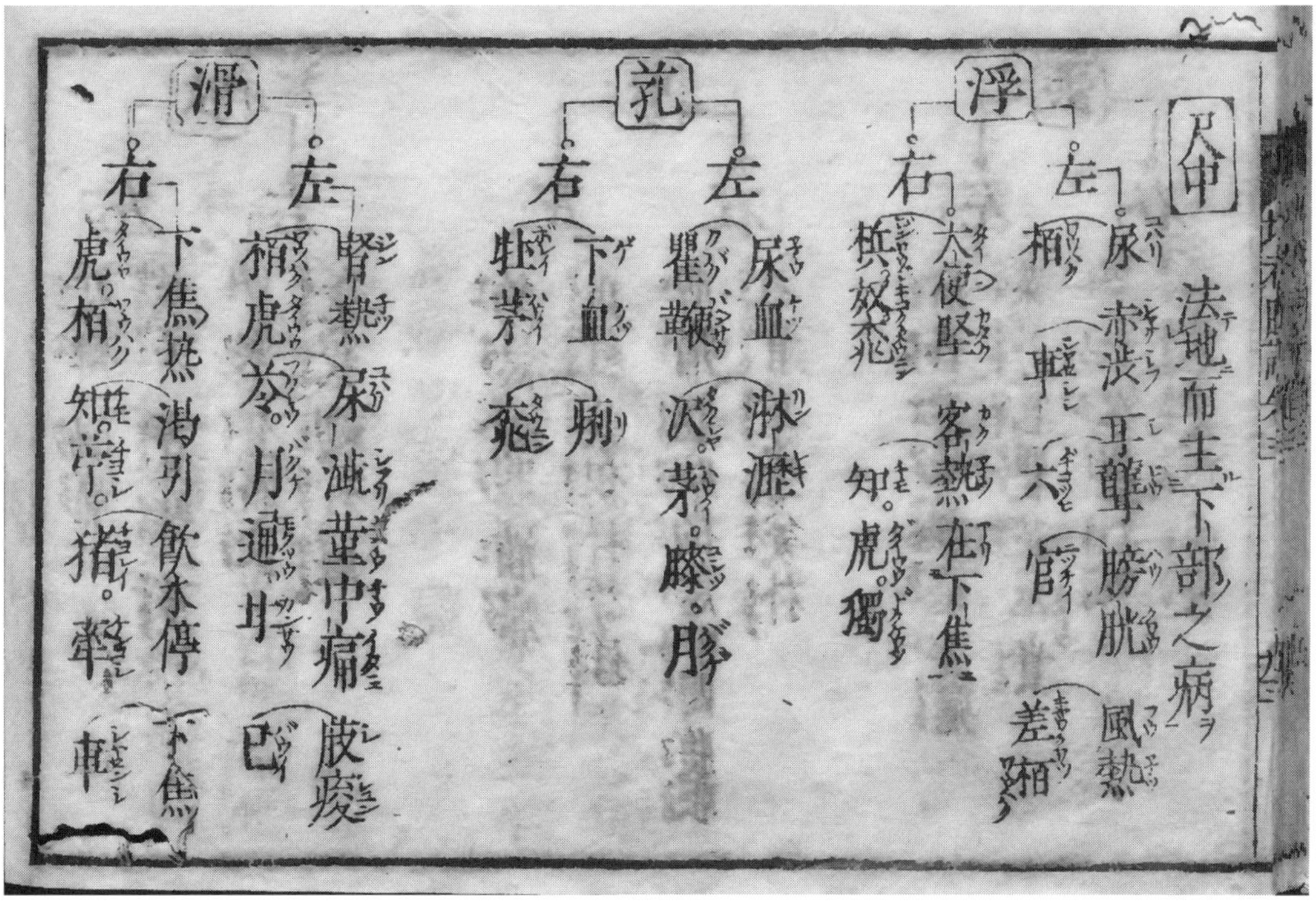
尺中 法地而主下部之病
浮 左 尿赤渋 耳聾 膀胱風熱
右 大便堅 客熱在下焦
芤 左 尿血 淋瀝
右 下血 痢
滑 左 腎熱 尿渋 茎中痛 肢痩
右 下焦熱 渇引飲 水停下焦

尺中は地に法って、下部の病を主る。

浮

左—尿赤く渋り（黄柏車前子）、耳聾《じろう》（地骨皮《じこっぴ》）、膀胱風熱（肉桂、羌活、黄柏）。

右—大便堅（檳榔、枳殻、桃仁）、客熱下焦に在り（知母、大黄、独活）。

芤

左—尿血（瞿麦《くばく》、馬鞭草《ばべんそう》）、淋瀝《りんれき》（沢瀉、防已、牛膝《ごしつ》、麦芽）。

右—下血（牡蠣、防已）、痢（桃仁《とうにん》）。

滑

左—腎熱（黄柏、大黄）、尿渋り、茎中痛む（茯苓、麦芽、木通、甘草）、肢痩《しさん》（防已）。

右—下焦熱（大黄、黄柏）、渇（知母、苧子《ちょし》）、引飲（猪苓《ちょれい》、牽牛子《けんごし》）、水停下焦（車前子《しゃぜんし》）。

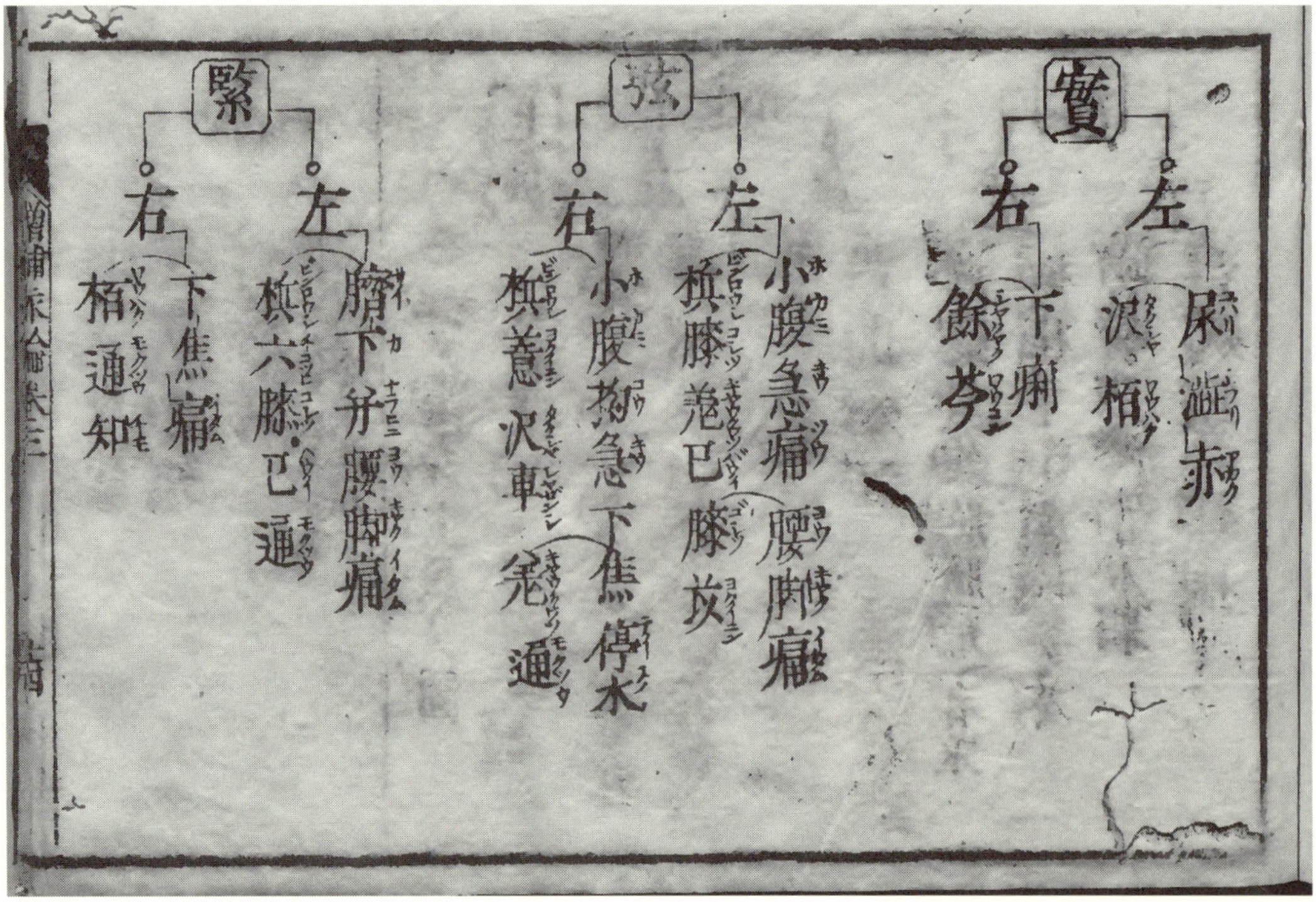

実

左—尿渋赤（沢瀉《たくしゃ》、黄柏）

右—下痢（芍薬、黄芩）

弦

左—小腹急痛（檳榔子《びんろうし》、牛膝、羌活、防已）、腰脚痛む（牛膝、薏苡仁）。

右—小腹拘急（檳榔子、薏苡仁、沢瀉、車前子）、下焦停水（羌活、木通）。

緊

左—臍下ならびに腰脚痛む（檳榔子《びんろうし》、地骨皮《じこっぴ》、牛膝、防已、木通）。

右—下焦痛む（黄柏《おうばく》、木通《もくつう》、知母《ちも》）。

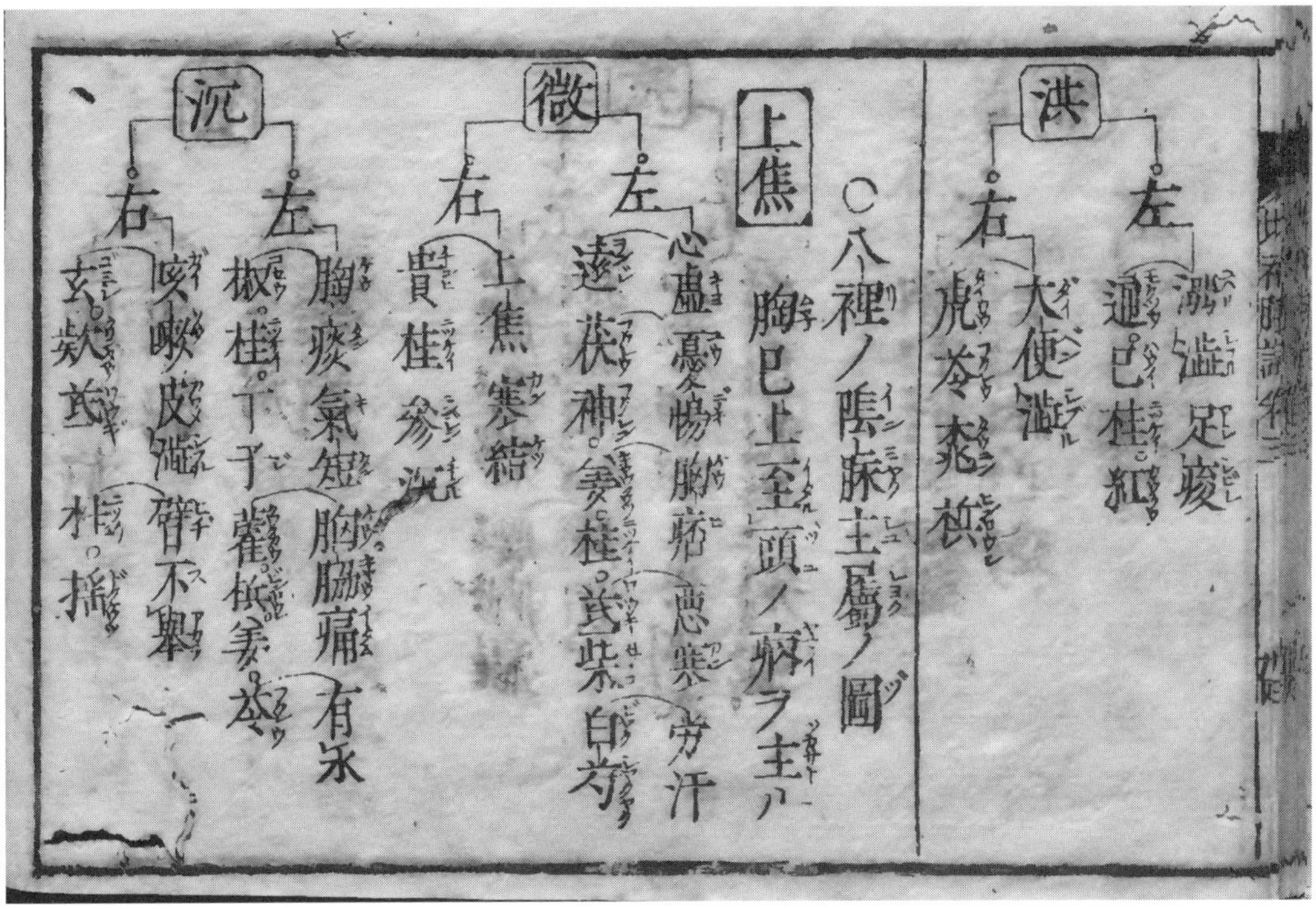

洪

左—溺《ゆばり》渋り、足痿《しび》れる（木通、防已、肉桂、紅花《こうか》）。

右—大便渋る（大黄、茯苓、桃仁、檳榔子）。

○八裏の陰脈主属の図

上焦

胸以上、頭に至るの病を主る。

微

左—心虚（遠志《おんじ》）、憂惕（茯苓、茯神《ぶくしん》）、胸痞（羌活、肉桂）、悪寒（黄芪、柴胡）、労汗（白芍薬）。

右—上焦寒結（陳皮、肉桂、人参、沈）。

沈

左—胸痰、気短（胡椒、肉桂、丁子《ちょうじ》）、胸脇痛む（霍香、檳榔子、生姜）、水有り（茯苓）。

右—咳嗽、皮渋る（五味子《ごみし》、款冬花《かんとうか》、黄芪）、臂《ひじ》挙がらず（肉桂、独活）。

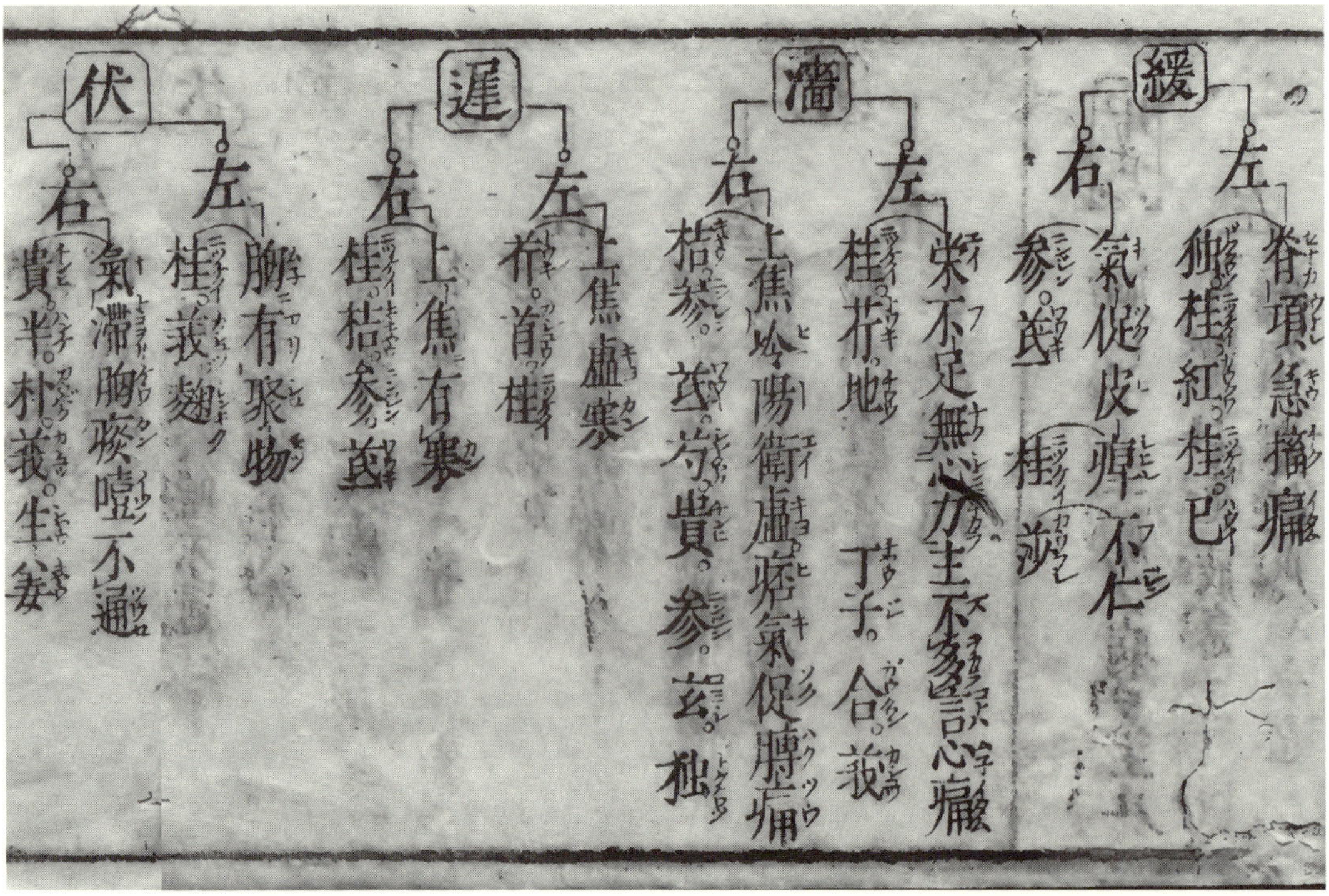

緩

左―脊項急搐痛（独活、肉桂、紅花①、防已）。

右―気促（人参、黄芪）、皮痺れ（肉桂）、不仁（香附子②）。

①『脈論口訣』では「紅花」に続いて「肉桂」が重出するが、『切紙』に従い削除した。②『切紙』には「香附子」は無い。

濇

左―栄不足、心力無く、主言葉多からず、心《むね》痛む。①（肉桂、当帰、地黄、丁子、合歓皮《ごうかんぴ》、莪朮）

右―上焦冷え、陽衛虚、痞、気促、膊痛（桔梗、人参、黄芪、芎薬、陳皮、人参、五味子、独活）。

①本条は『脈論口訣』では「栄不足、無心力、主不多言、心痛」となっているが、典拠である『察病指南』では「栄衛不足、無心力、不能多言……心痛」、『切紙』では「栄不足、主心力無、不多言、心痛」となっている。よって、「不多言」の上の「主」は衍文と見なして、訳文からは削除した。

遅

左―上焦虚寒（当帰、何首烏《かしゅう》、肉桂）。

右―上焦有寒（肉桂、桔梗、人参、黄芪）。

伏

左―胸に聚物有り（肉桂、莪朮、神麴）。

右―気滞、胸痰、噎して通ぜず（陳皮、半夏、厚朴、莪朮、生姜）。

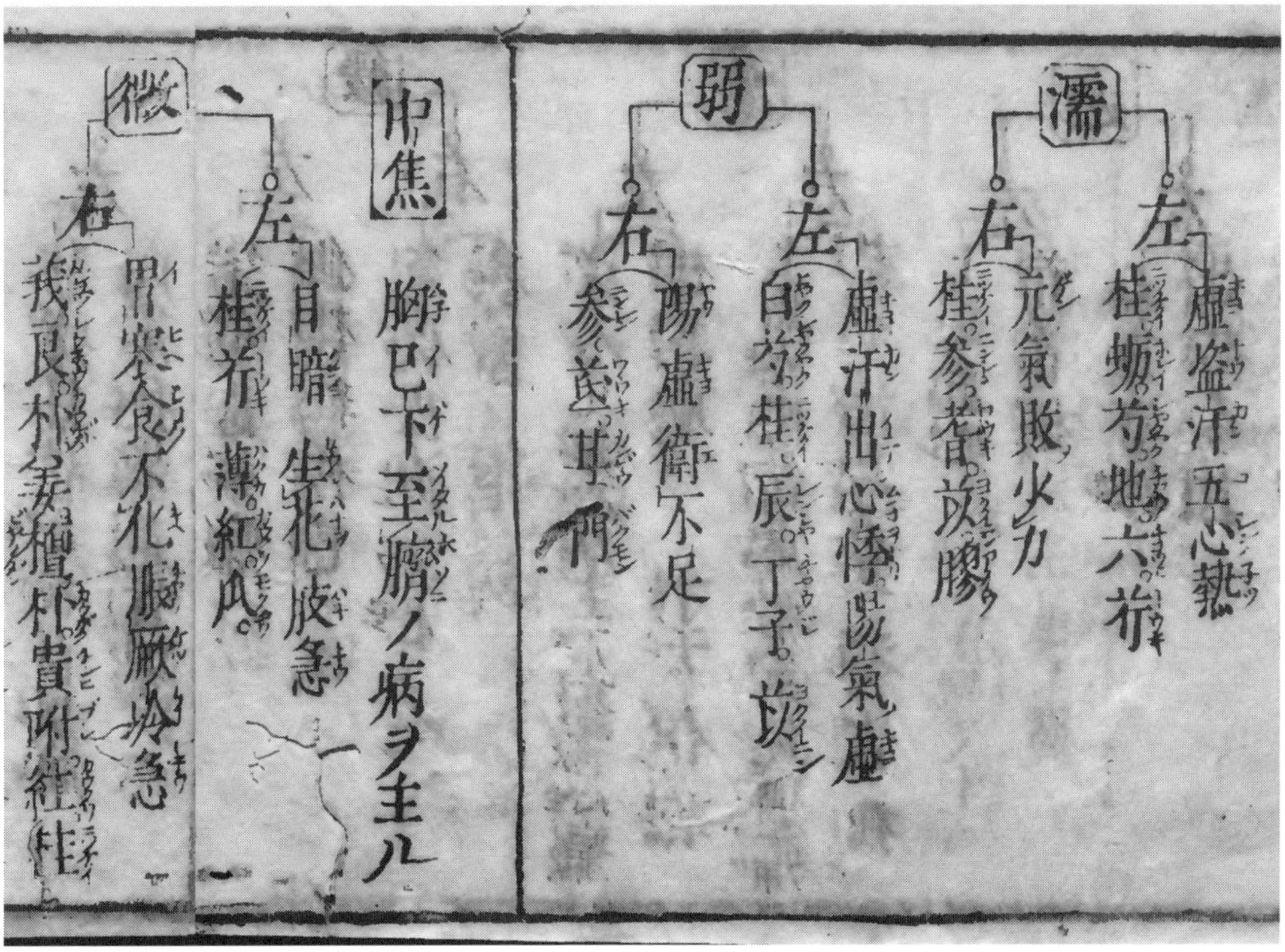

濡

左―虚、盗汗、五心熱（肉桂、牡蠣、芍薬、地黄、地骨皮、当帰）。

右―元気敗して力少なし（肉桂、人参、黄蓍、薏苡仁、阿膠）。

弱

左―虚汗出で（白芍薬、肉桂）、心悸、陽気虚（辰砂《しんしゃ》、丁子、薏苡仁）。

右―陽虚、衛不足（人参、黄芪、甘草、麦門冬）。

中焦

胸以下、臍に至るの病を主る。

微

左―目暗、花を生ず、肢急。（肉桂、当帰、薄荷、紅花、木瓜《もっか》）

右―胃寒、食不化、脹、厥冷急（莪朮、良姜、厚朴、生姜、白檀、厚朴、陳皮、附子、紅花、肉桂）。

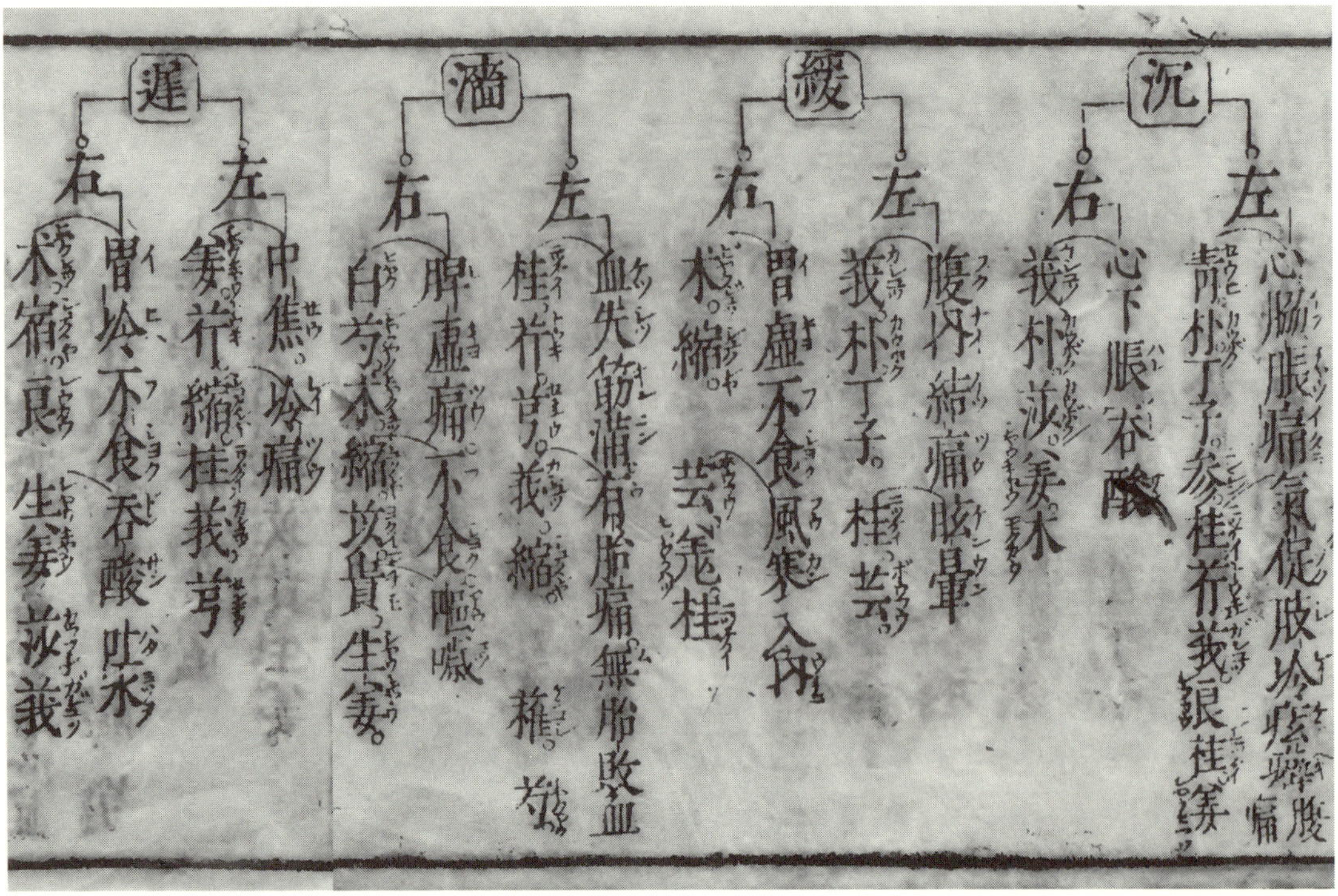

沈

左—心脇脹痛、気促、肢冷、痃癖、腹痛。（青皮、厚朴、丁子、人参、肉桂、当帰、莪朮、良姜、肉桂、生姜）

右—心下脹、呑酸。（莪朮、厚朴、香附子、生姜、木香）

緩

左—腹内結痛、眩暈。（莪朮、厚朴、丁子、肉桂、防風）

右—胃虚、不食（白朮、縮砂）、風寒、内に入る（防風、羌活、肉桂）。

濇

左—血失、筋満、有胎痛む、無胎敗血。（肉桂、当帰、川芎、莪朮、縮砂、牽牛子、芍薬）

右—脾虚、痛（白芍薬、白朮）、不食（縮砂、薏苡仁）、嘔噦（陳皮、生姜）

遅

左—中焦冷痛（生姜、当帰、縮砂、肉桂、莪朮、川芎）。

右—胃冷え不食、呑酸、水を吐く。（白朮、縮砂、良姜、生姜、香附子、莪朮）

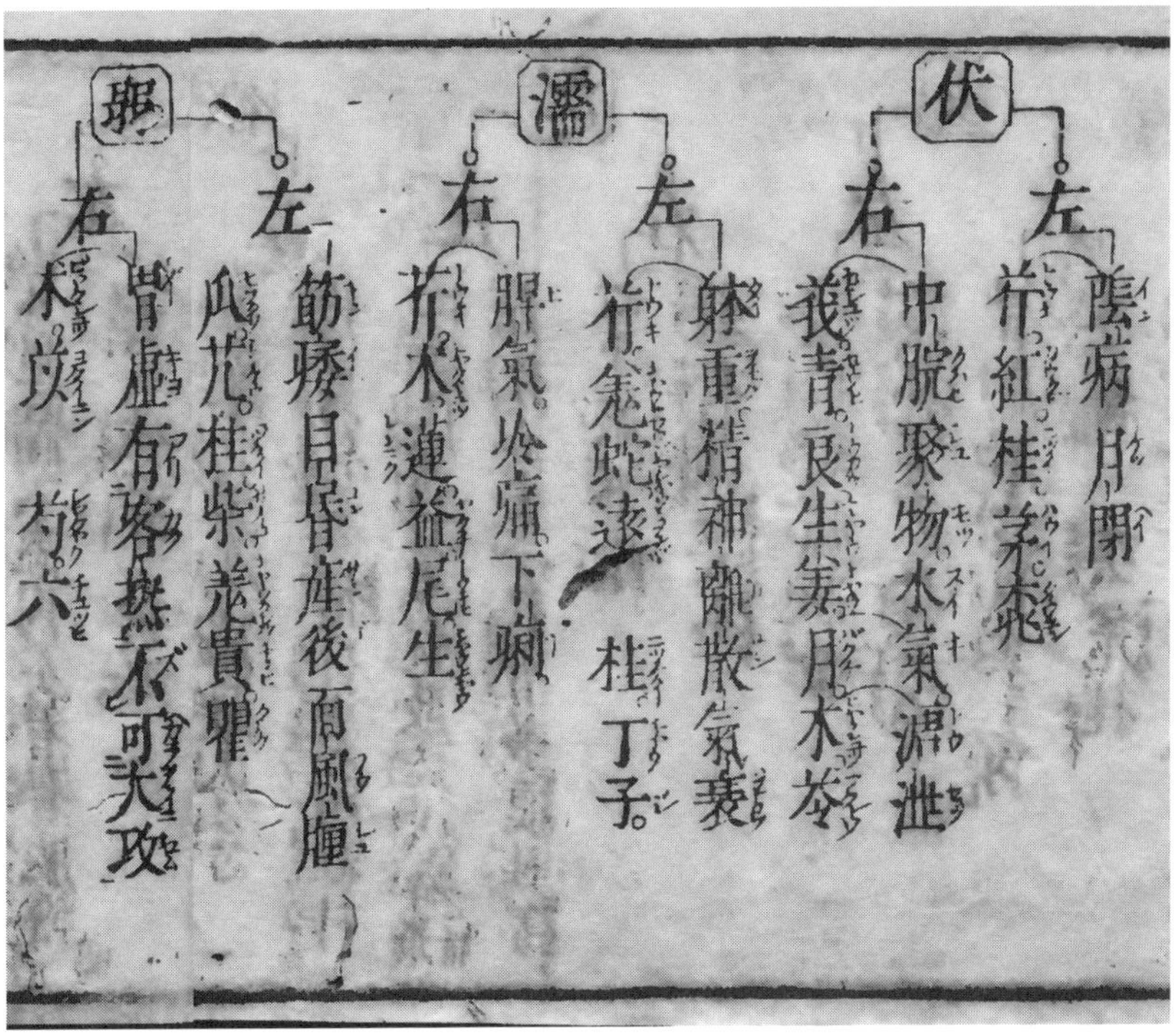

伏

左—陰病、月閉（当帰、紅花、肉桂、防已、桃仁）。

右—中脘聚物（莪朮、青皮、良姜、生姜）、水気、溏泄（麦芽、白朮、茯苓）

濡

左—体重く、精神離散、気衰う。（当帰、羌活、蛇床子、遠志、肉桂、丁子）

右—脾気冷痛、下痢。（当帰、白朮、蓮肉、益智、尾、生姜）

弱

左—筋痿、目昏、産後面風腫。（木瓜《もっか》、秦艽《じんぎょう》、肉桂、柴胡、羌活、陳皮、瞿麦）

右—胃虚、客熱有り、大いに攻むべからず。（白朮、薏苡仁、芍薬、地骨皮）

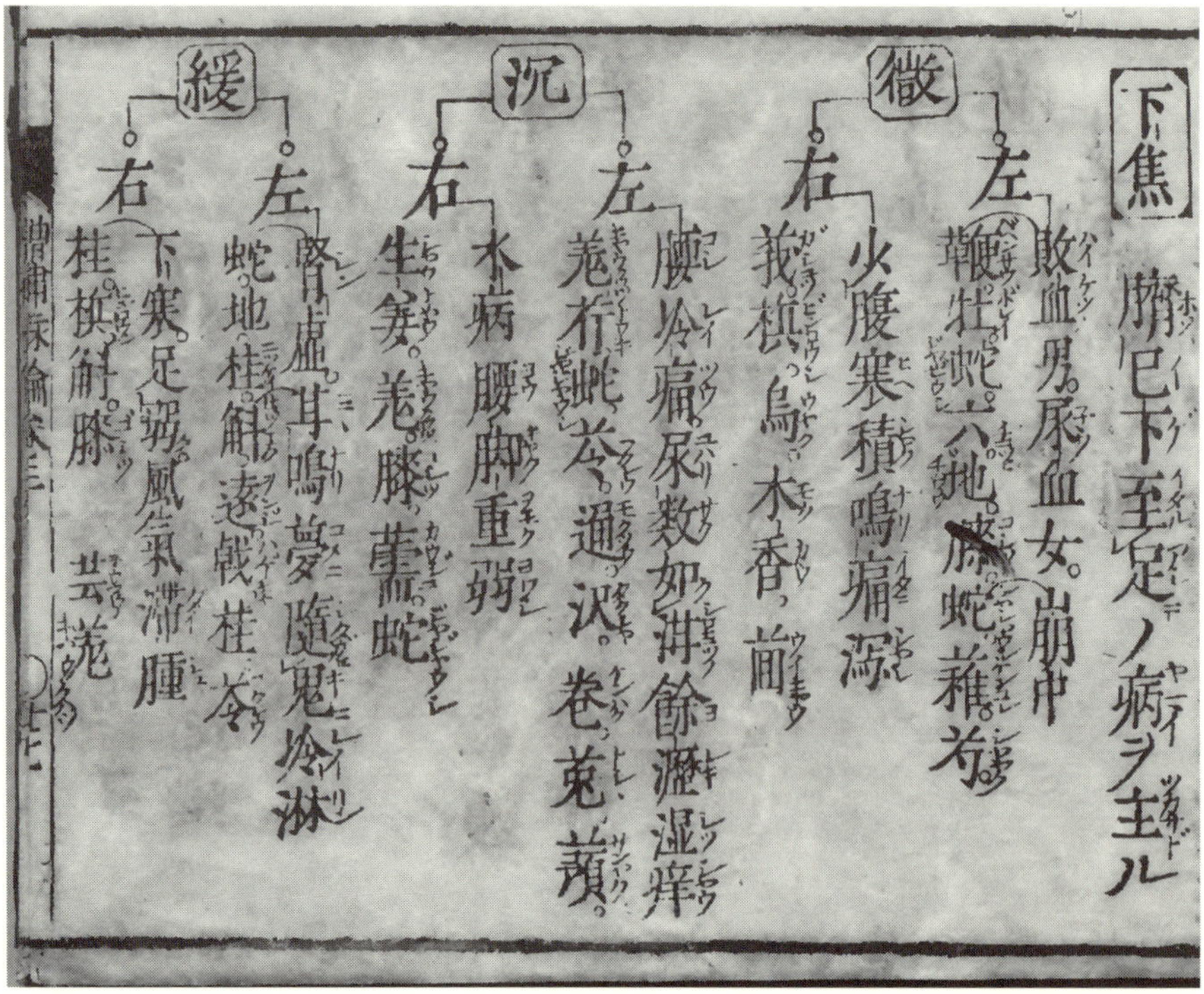

下焦 臍以上、足に至るの病を主る。

微

左—敗血、男は尿血（馬鞭草《ばべんそう》、牡蠣、蛇床子、地骨皮、地黄、牛膝）、女は崩中（蛇床子、牽牛子、芍薬）。

右—少腹寒［気］積［聚］、肚鳴り痛み、瀉す。（莪朮、檳榔子、烏薬、木香、茴香）

沈

左—腰冷痛、尿数泔の如く、余瀝、湿痒。（羌活、当帰、蛇床子、茯苓、木通、沢瀉、巻栢、兎絲子、山薬）

右—水病、腰脚が重く弱い。（生姜、羌活、牛膝、香需《こうじゅ》、蛇床子）

緩

左—腎虚、耳鳴り、夢に鬼に随い、冷淋。（蛇床子、地黄、肉桂、石斛《せっこく》、遠志《おんじ》、巴戟天、肉桂、茯苓）

右—下寒、足弱く、風気滞腫。（肉桂、檳榔子、石斛《せっこく》、牛膝、防風、羌活）

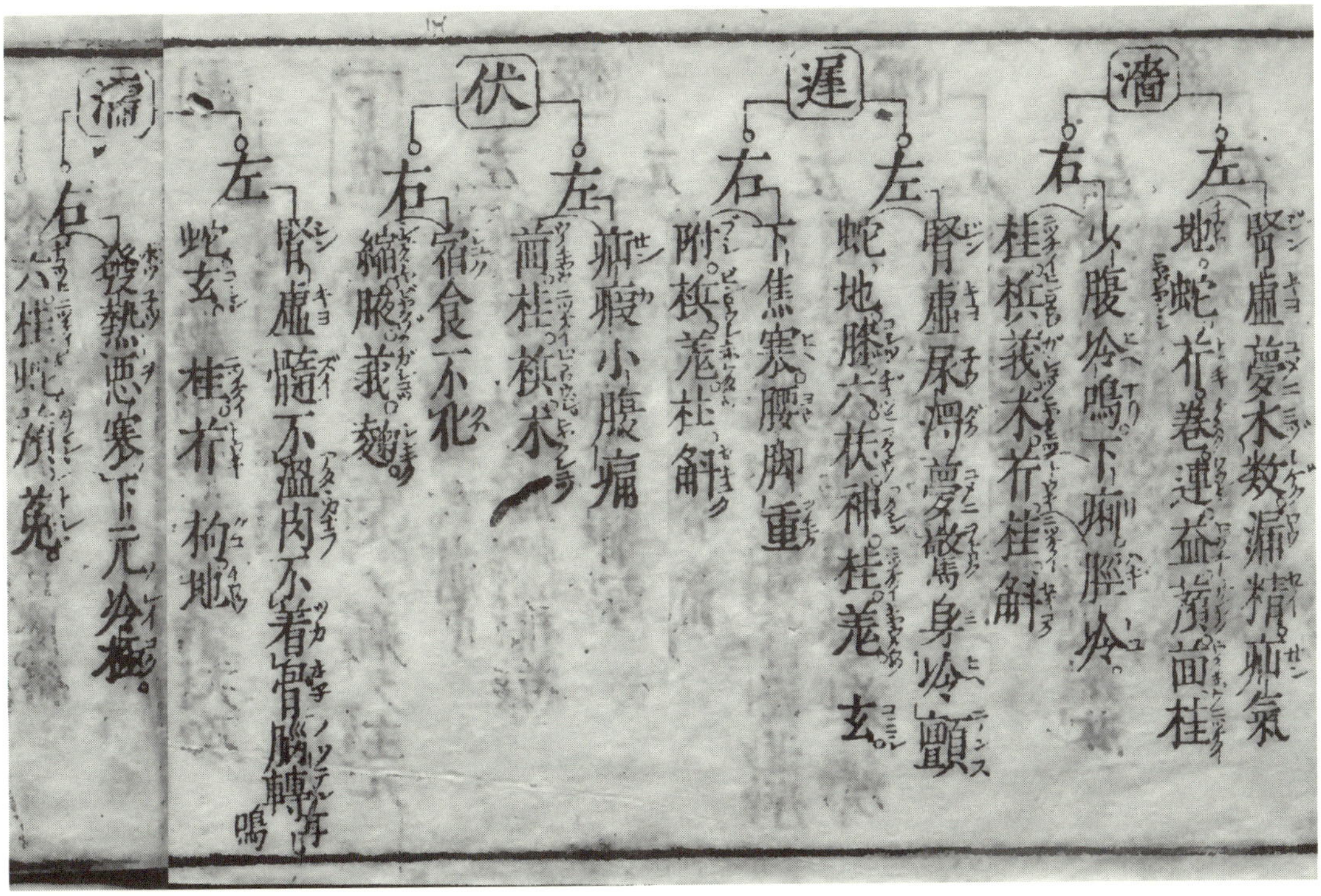
濇
左 腎虚夢水数漏精疝氣
地 蛇 帰 巻 連 益 薬 茴 桂
右 少腹冷鳴下痢脛冷
桂 榔 莪 朮 朮 帰 桂 斛
遅
左 腎虚尿濁夢驚身冷顫
蛇 地 膝 六 茯 神 桂 羌 五
右 下焦寒腰脚重
附 榔 羌 杜 斛
伏
左 疝瘕小腹痛
茴 桂 榔 朮
右 宿食不化
縮 腋 莪 麹
濡
左 腎虚髄不温肉不着骨脳轉耳鳴
蛇 五 桂 帰 枸 地
右 發熱悪寒下元冷極
六 桂 蛇 梔 莵

濇

左―腎虚、夢に水数《しげ》く、漏精、疝気。
（地黄、蛇床子、当帰、巻栢、黄連、益智、山薬、茴香、肉桂）

右―少腹冷え鳴り、下痢、脛冷ゆ。
（肉桂、檳榔子、莪朮、白朮、当帰、肉桂、石斛）

遅

左―腎虚、尿濁、夢に驚き、身冷え、顫《てん》す。
（蛇床子、地黄、牛膝、地骨皮、茯苓、茯神、肉桂、羌活、五味子）

右―下焦寒え、腰脚重し。（附子、檳榔子、羌活、杜仲、石斛）

伏

左―疝瘕小腹痛。（茴香、肉桂、檳榔子、白朮）

右―宿食化せず。（縮砂、腋、莪朮、神麹）

濡

左―腎虚、髄温かならず、肉、骨に着かず、脳転耳鳴りす。
（蛇床子、五味子、肉桂、当帰、枸杞《くこ》、地黄）

右―発熱、悪寒、下元の冷極。
（地骨皮、肉桂、蛇床子、山梔子、兎絲子）

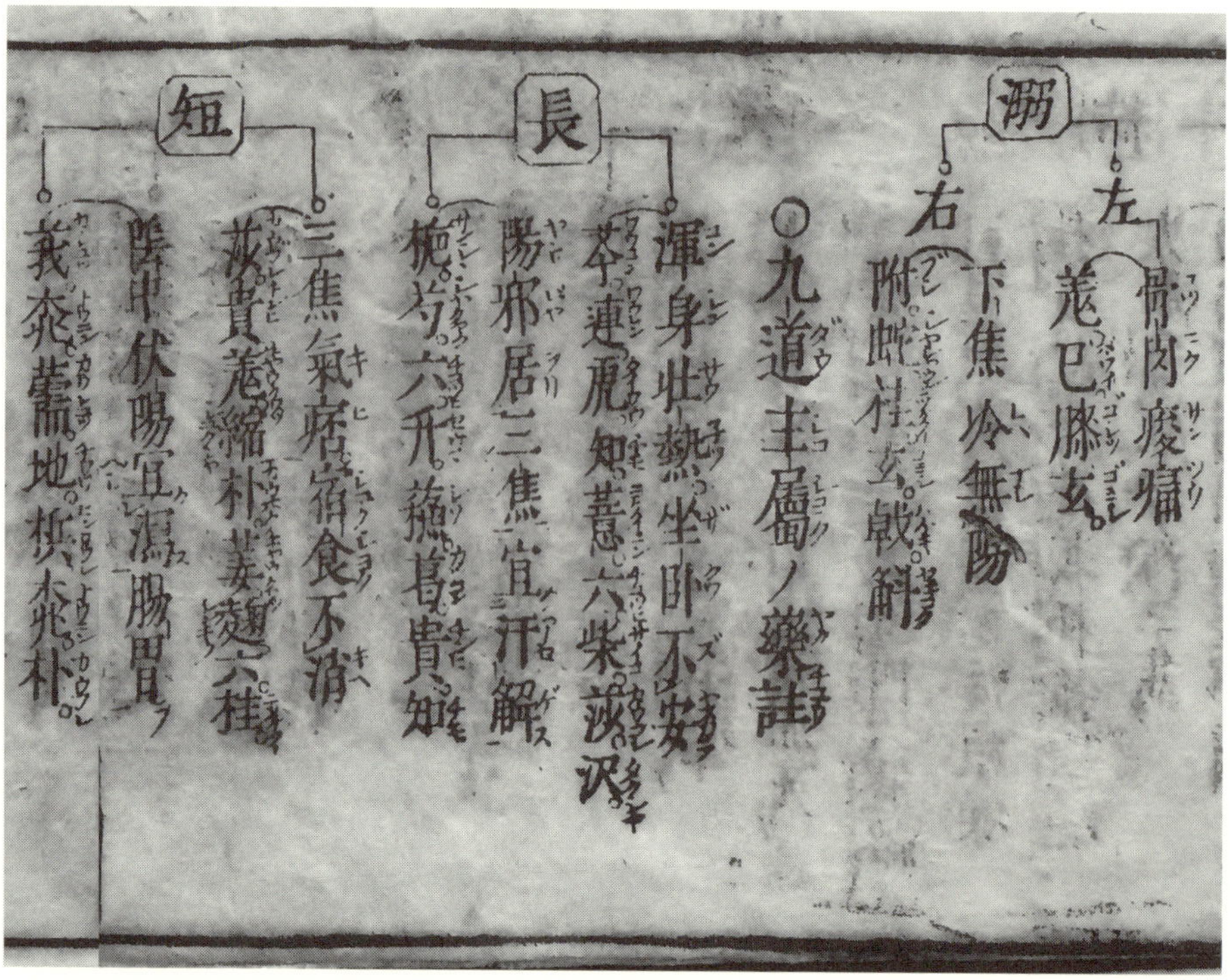

弱

左―骨肉痩痛す。
（羌活、防已、牛膝、五味子）

右―下焦冷え、陽無し。
（附子、蛇床子、肉桂、五味子、巴戟天、石斛）

○九道主属の薬註

長

渾身壮熱、坐臥安からず。
（黄芩、黄連、大黄、知母、薏苡仁、地骨皮、柴胡、香附子、沢瀉）

陽邪、三焦に居る。宜しく汗解《かんげ》すべし。
（山梔子、芍薬、地骨皮、升麻、紫蘇、葛根、陳皮、知母）

短

三焦気痞、宿食消えず。
（香附子、陳皮、羌活、縮砂、厚朴、羌活、神麴、地骨皮、肉桂）

陰中伏陽、宜しく腸胃を瀉すべし。
（莪朮、桃仁、香需、地黄、檳榔、桃仁、厚朴）

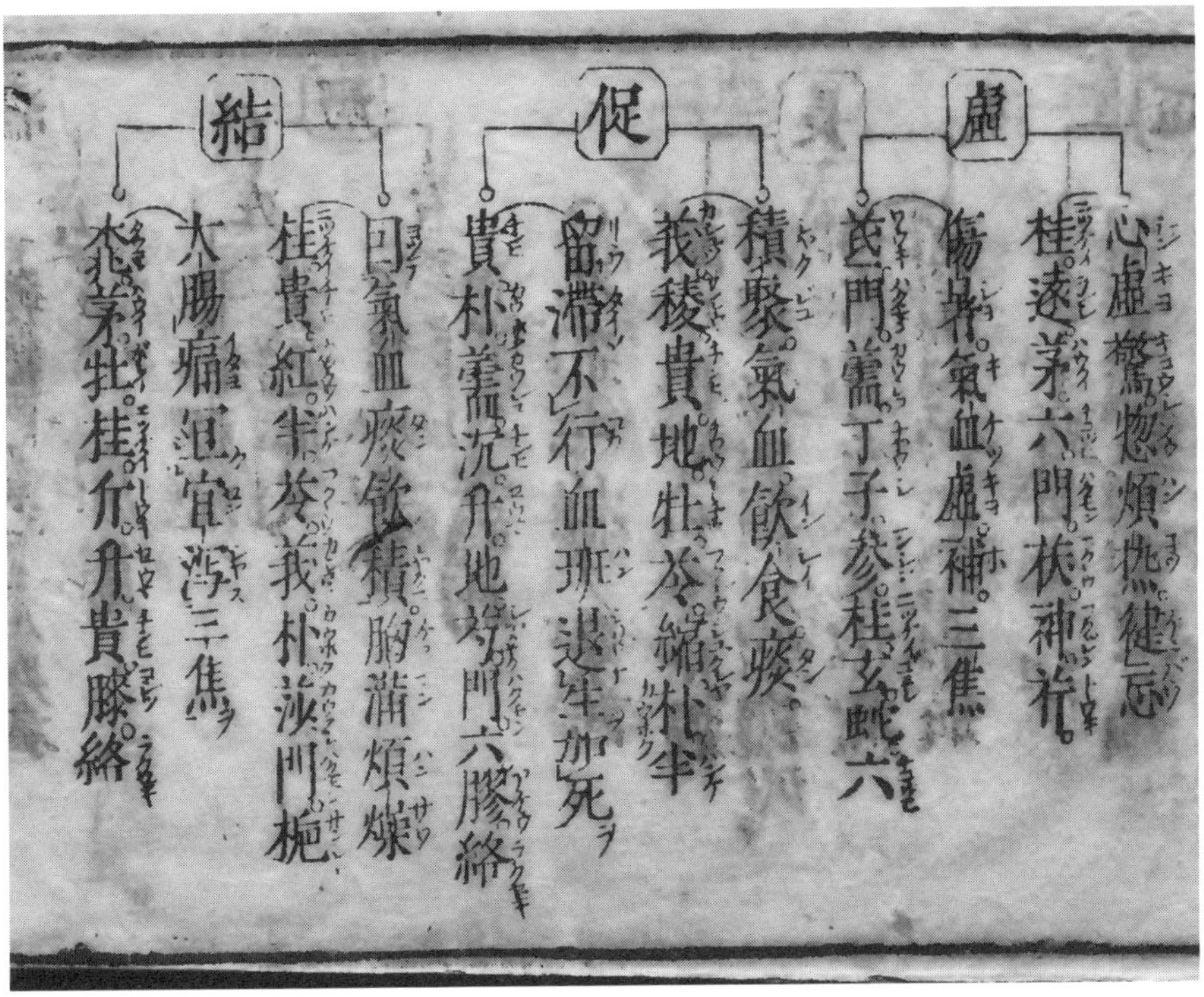

虚
心虚驚惚煩熱健忘
桂遠茅六門茯神帰
傷暑氣血虚補三焦
芪門薷丁子参桂玄蛇六

促
積聚氣血飲食痰
莪稜貴地牡苓縮朴半
留滞不行血斑退生加死
貴朴薷沉升地芍門六膠絡

結
因氣血痰飲積胸満煩燥
桂貴紅半苓莪朴香門梔
大腸痛宜瀉三焦
桃茅牡桂升升貴膝絡

虚

心虚、驚惚、煩熱、健忘。
（肉桂、遠志、防已、地骨皮、麦門冬、茯苓、茯神、当帰）
傷暑、気血虚す。三焦を補う。
（黄芪、麦門冬、香薷、丁子、人参、肉桂、五味子、蛇床子、地骨皮）

促

積聚、気血、飲食、痰。
（莪朮、三稜、陳皮、地黄、牡蠣、茯苓、縮砂、厚朴、半夏）
留滞して行かず、血斑、生を退け、死を加う。
（陳皮、厚朴、香薷、沈香、升麻、地黄、芍薬、麦門冬、地骨皮、阿膠、絡石）

結

気血、痰飲、積に因って、胸満煩燥す。
（肉桂、陳皮、紅花、半夏、茯苓、莪朮、厚朴、香附子、麦門冬、山梔子）
大腸痛む。宜しく三焦を宣瀉すべし。
（桃仁、防已、牡蠣、肉桂、当帰、升麻、陳皮、牛膝、絡石）

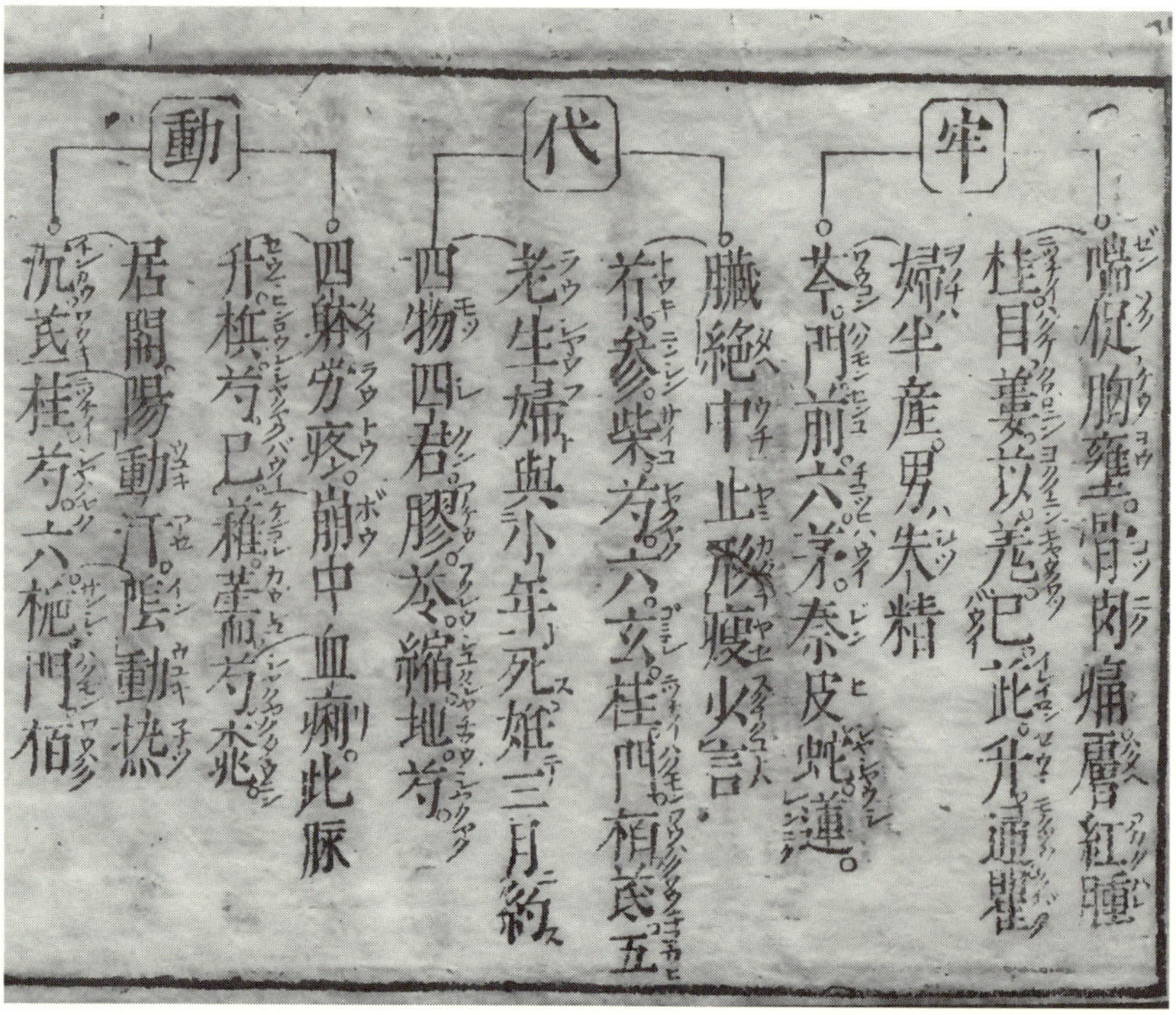
喘促胸壅骨肉痛膚紅腫
婦半産男失精
臓絶中止形瘦少言
老生婦与小年死妊三月約
四躰労疼崩中血痢
居関陽動汗陰動熱

牢

喘促、胸壅、骨肉痛み、皮膚が赤く腫れる。

(肉桂、椒目、瓜呂仁、薏苡仁、羌活、防已、威霊仙、升麻、木通、瞿麦)

婦《おんな》は半産、男は失精。

(黄芩、麦門冬、前胡、地骨皮、防已、秦皮、蛇床子、蓮肉)

代

臓絶え、中《うち》止み、形痩せ、言葉少なし。

(当帰、人参、柴胡、芍薬、地骨皮、五味子、肉桂、麦門冬、黄柏、黄芪、五加皮)

老いてこれを得れば生く。少《わか》くしてこれを得れば死す。婦人もまた然るなり。孕むこと有らば三月余日に約す①。

(四物、四君、阿膠、茯苓、縮砂、地黄、芍薬)

①この一節の原文は「老生婦と小年死す。妊みて三月に約す」に作るが難読。『察病指南』によって文字を改めて訳した。

動

四体労疼、崩中血痢。

(升麻、檳榔子、芍薬、防已、牽牛子、香需、芍薬、桃仁)

この脈、関に居る。陽動き汗し、陰動き熱す。

(沈香、黄芪、肉桂、芍薬、地骨皮、山梔子、麦門冬、黄柏)

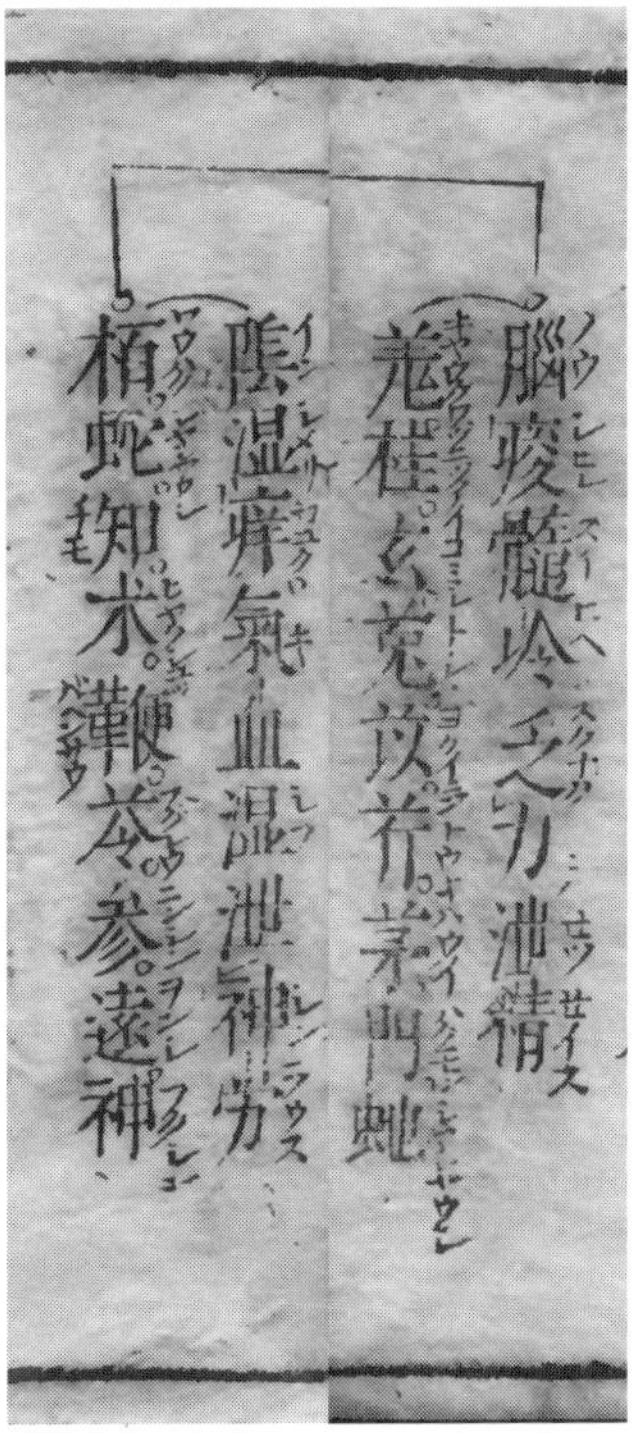

脳疲髄冷乏力泄精

陰湿痒氣血湿泄神労

栢蛇知朮鞭苓参遠神

細①

脛疲《しび》れ②、髄冷え、力乏《すく》なく、精を泄す。

（羌活、肉桂、五味子、菟絲子《としし》、薏苡仁、当帰、防已、麦門冬、蛇床子）

陰湿り痒《かゆ》く、気血湿泄、神労《しんろう》す。

（黄柏、蛇床子《じゃしょうし》、知母、白朮、馬鞭草《ばべんそう》、茯苓、人参、遠志《おんじ》、茯神《ぶくしん》）。

①「細」字、原本脱。今補う。②原文は「脳」に作るが、『察病指南』『切紙』に従い「脛」に改む。

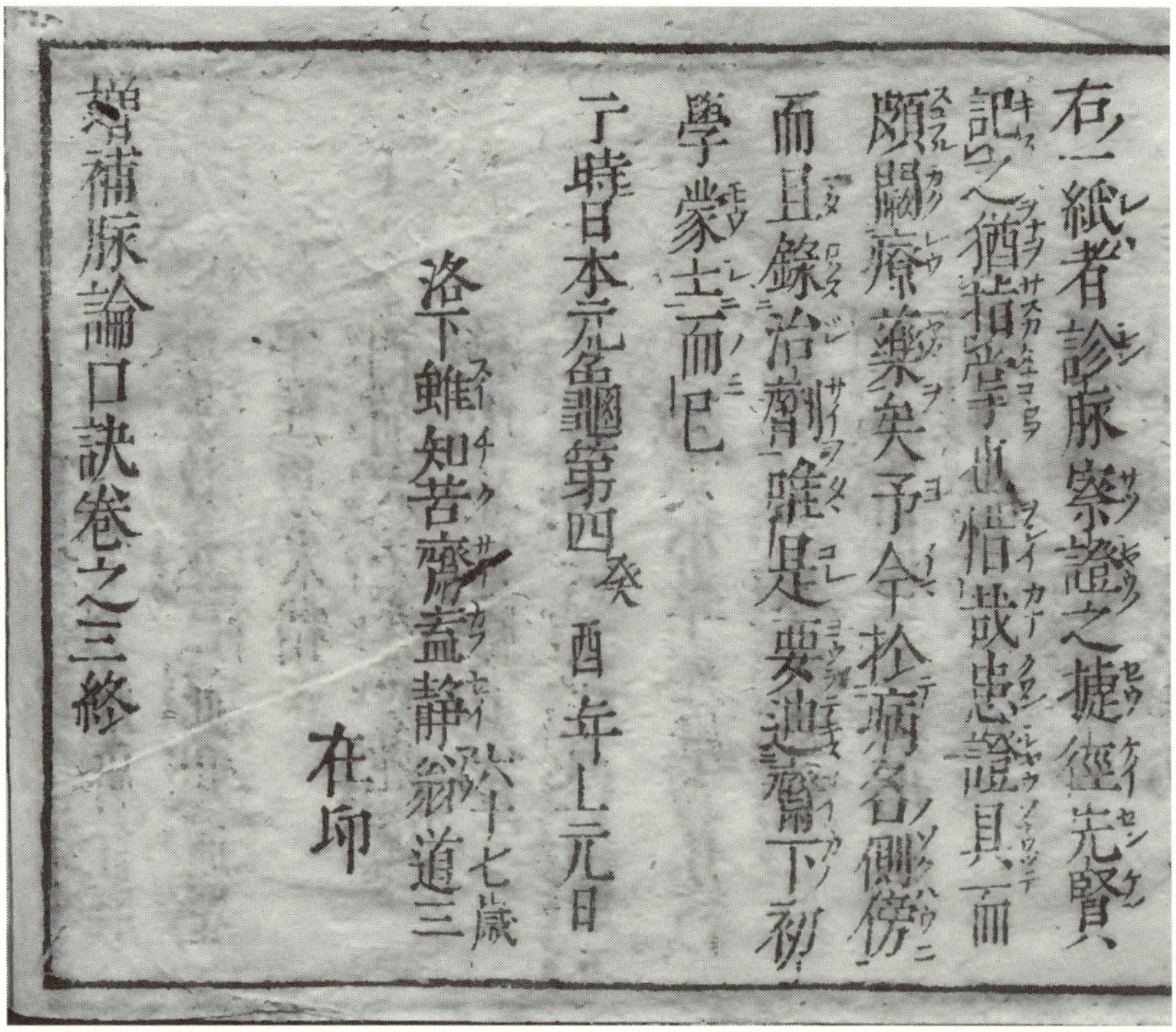

右一紙者診脈察證之捷徑先賢記之猶指掌也惜哉患證具而闕療藥矣予今於病名側傍而且錄治劑雖是要迪齋下初學蒙士而已

于時日本元亀四癸酉年上元日

洛下雖知苦齋盍静翁道三六十七歳

在印

増補脈論口訣巻之三終

右の一紙は、脈を診て証を察する近道で、先賢が記したその内容は、掌中にあるものを指すがごとく明白で正確である①。残念なことに病証②は具わっているが、全く治療薬を欠いている。私は今、病名の傍③に治療薬を書き記し④、私の周りの知識の浅い初学者の教導に役立てんとするものである⑤。

時に日本⑥元亀四年⑦癸酉年の上元⑧の日、洛下⑨雖知苦斎盍静翁道三

六十七歳　在印

①原文「掌を指すがごとし」とは、物事が極めて明白で正確なこと。②原文「患証」の「患」は病、疾の義がある。③原文「側傍」は近傍のこと。『説文』や『玉篇』に「側、傍（旁）也」、『説文』に「傍、近也」とある。④原文「録治剤」は『切紙』では「啓治剤」に作る。「啓」には「ひらく」「おしえる」「みちびく」等の意味がある。⑤『脈論口訣』では「唯だ是れ要を斎下初学蒙士に迪すのみ」と読むが、『切紙』諸本では全て「唯だ是れ斎下初学の蒙士を迪すことを要するのみ」と読んでいるので、そちらにしたがった。「初学の蒙士」は知識の浅い初学者のこと。「迪」は導くこと、啓迪開発すること。⑥『切紙』では「日本」を「日東《にっとう》」に作る。「日東《とう》」とは華人の呼ぶ日本国の異名。⑦元亀四年は一五七三年。この年七月二十八日に天正に改元。⑧「上元日」は『脈論口訣』では難讀。『切紙』に従う。「上元」は陰暦正月十五日のこと。⑨「洛下」は京の都の内。

増補脈論口訣巻之三終

第四巻

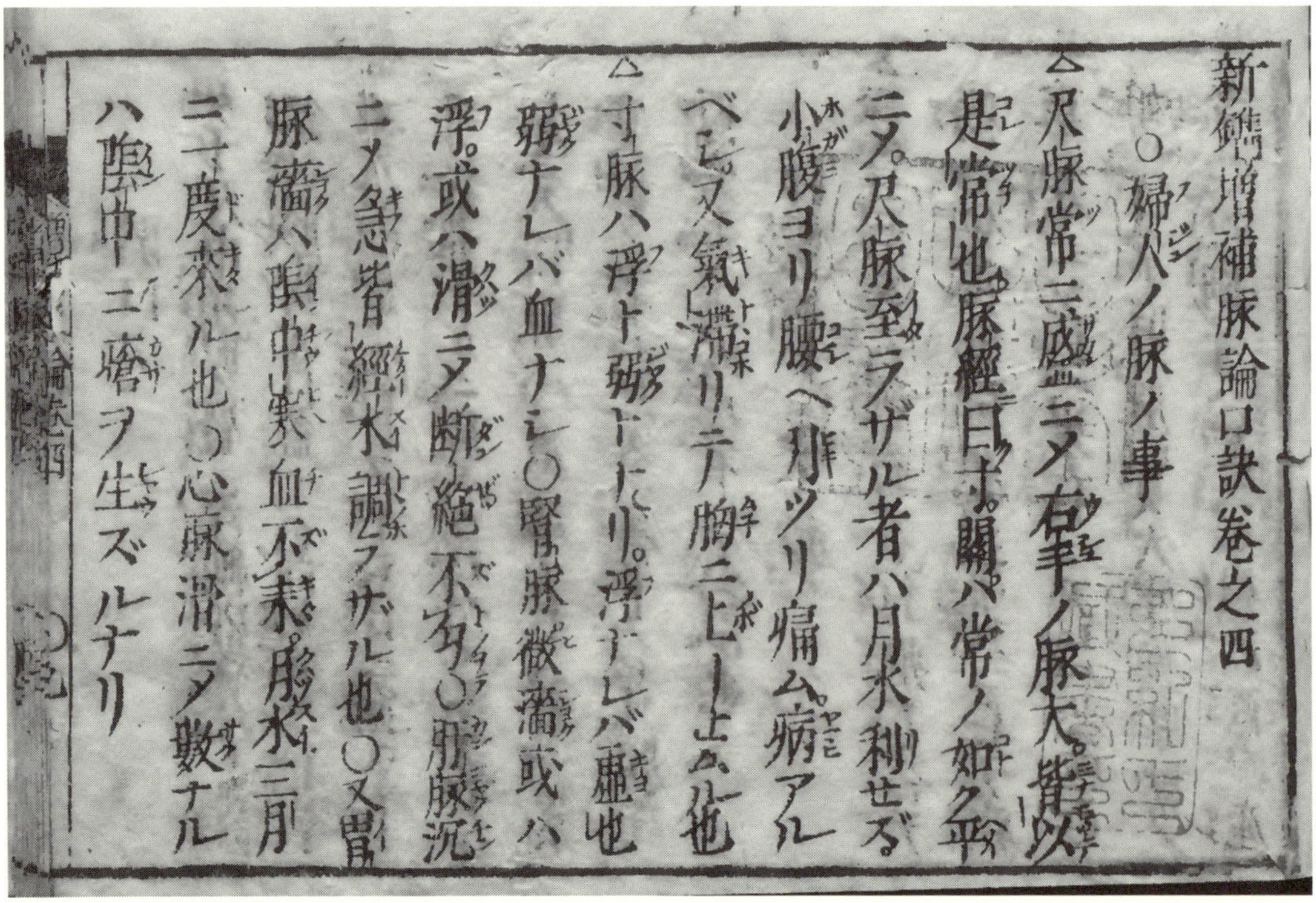
新鐫増補脈論口訣巻之四
○婦人ノ脈ノ事
△尺脈常ニ盛ニシテ右手ノ脈大ナルハ皆以テ
是常也。脈經曰。寸口關ハ常ノ如クニシテ
而シテ尺脈至ラザル者ハ月水利セザル
小腹ヨリ腰ヘ引ツリ痛ム病アル
ベシ。又氣滞リテ胸ニ上リ上ム也
△寸脈ハ浮ト弱トナリ。浮ナレバ虚也
弱ナレバ血ナシ。○腎脈微濇或ハ
浮。或ハ滑ニシテ断絶不匀。○肝脈沈
ニシテ急ナルハ皆經水調ラザル也。○又胃
脈濇ハ陰中寒シ血不来。脈經水三月
ニ一度来ル也。○心脈滑ニシテ數ナル
ハ陰中ニ瘡ヲ生ズルナリ

新鐫増補脈論口訣巻之四

○婦人の脈の事

【和訳】△尺中の脈が常に盛んで、右手の脈が［左手よりも］大は、婦人にとって皆な平常のことである①。『脈経』にいう、寸口と関上は平常であるが、尺中の脈が虚している者は、月経が不順で、少腹から腰にひきつって痛む病があるであろう。また気が滞って、胸に上り攻める②。△寸口の脈に浮と弱が現れた場合、浮は虚、弱は血が無い［ということである］③。○腎脈が微濇、あるいは浮、あるいは滑で断絶して調わない場合、肝脈が沈にして急である場合は、皆な月経不順である④。○また胃脈が濇は陰中が寒え、血が来ない。［そのため］月経は三ヶ月に一度しか来ない⑤。○心脈が滑で数は、陰中に瘡が生じている⑥。

歌に曰く、

女子は尺中の脈が盛んでなくてはならない。浮細沈遅は虚証である。にわかに寸口が満ちるのを診てとって、六部に邪が無ければ、妊娠である⑦。

△婦人漏血、赤白を下し、日々血を下すこと数升であって、脈が急疾であれば死ぬ。遅であれば生きる。またいう、脈が小虚滑の者は生き、大緊実数の者は死ぬ⑧。○帯下して、脈が浮、悪寒し、漏下する者は治らない⑨。

① 『診家枢要』婦人脈法の「婦人女子、尺脈常盛、而右手大、皆其常也」による。

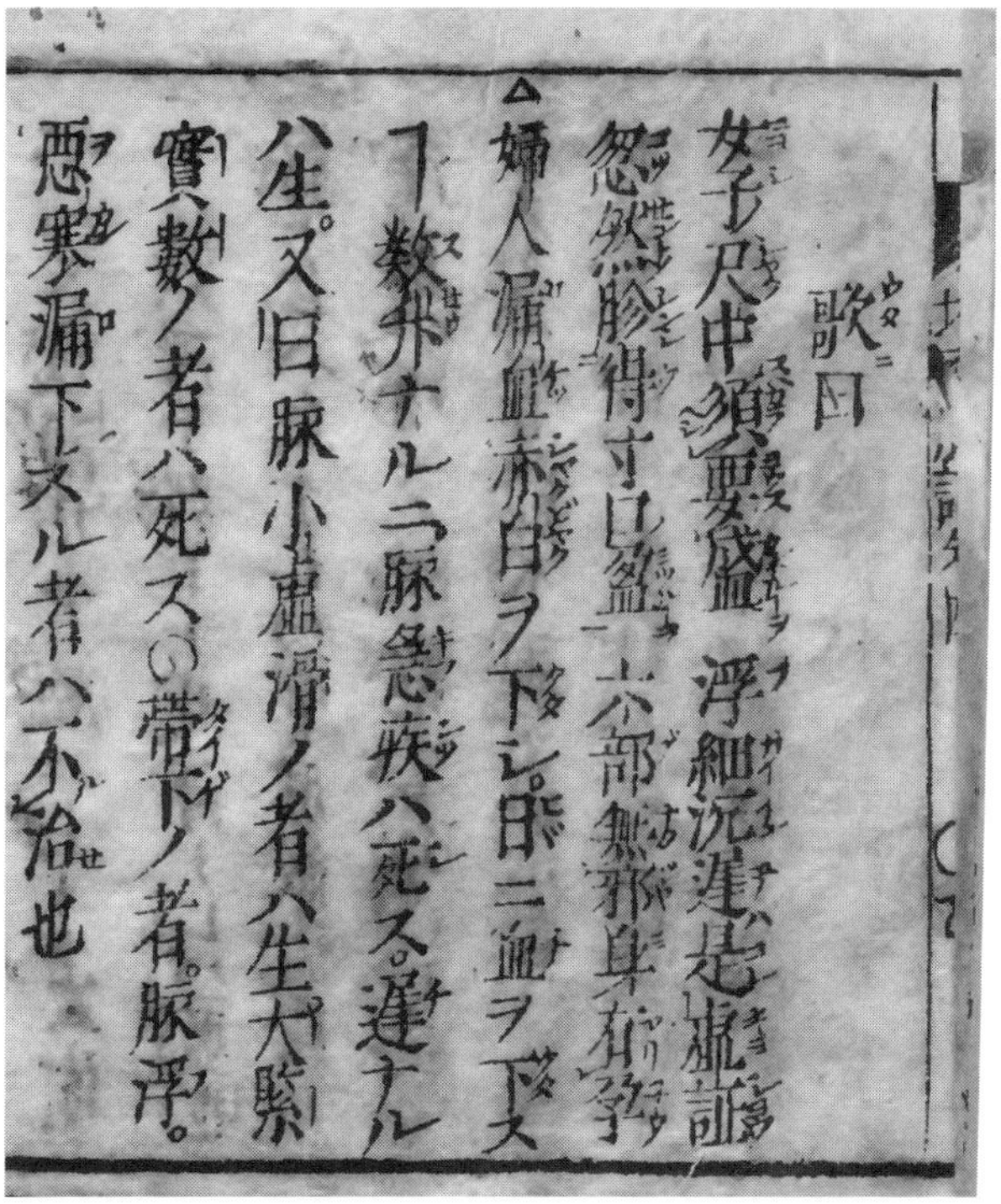
歌曰
女子尺中須要盛　浮細沈遅是虚証
忽然脉得寸口盛　六部無邪身有孕
△婦人漏血赤白ヲ下シ、所ニ血ヲ下スコト
数升ナルニ脉急疾ハ死ス。遅ナル
ハ生ク。又曰、脉小虚滑ノ者ハ生ク。大緊
實数ノ者ハ死ス。○帯下ノ者、脉浮。
悪寒漏下スル者ハ不治也

『医経小学』巻之二・脈訣第二・診脈入式、『古今医鑑』巻之一・脈訣・脈学大要及び巻之十一・婦人科・脈、『万病回春』巻之一・万金一統述、『寿世保元』巻七・経閉、『脈語』巻之上・婦人脈法などに同文や類文がある。②『万病回春』巻之六・婦人科・脈の「『脈経』曰、寸関調如故、而尺脈絶不至者、月水不利、当患小腹引腰痛、気滞上攻胸臆也」による。『玉機微義』巻四十九・婦人門・脈法から節略引用したものである。ただし、この文章は『脈経』には無く、『諸病源候論』巻之三十七・月水不利候、『千金翼方』巻第二十五・診雑病脈第七にある。『太平聖恵方』巻第七十二・治婦人月水不利諸方、『婦人大全良方』巻之一・調経門・月水不利（不流利也）方論第十一にも類文がある。③『脈経』平陰中寒転胞陰吹陰生瘡脱下証第七の「寸口脈浮而弱、浮則為虚、弱則無血」による。『玉機微義』巻四十九・婦人門・脈法、『医学正伝』巻之七・婦人科上・月経・脈法、『万病回春』巻之六・婦人科・脈に同文や類文がある。④『診家枢要』婦人脈法の「若腎脈微渋、或左手関後尺内脈浮。或肝脈沈而急、或尺脈滑而断絶不匀、皆経閉不調之候也」による。『古今医鑑』巻之一・脈訣・脈学大要及び巻之十一・婦人科・脈、『寿世保元』巻七・経閉、『脈語』巻之上・婦人脈法などに同文や類文がある。『脈論口訣』の原文には「肝脈沈」の上に○印で区切りがあるが、典拠と照らし合わせて不適切であるので削除した。⑤『脈経』巻第九・平帯下絶産無子亡血居経証第四の「胃気濇則失液、少陰脈微而遅、微則無精、遅則陰中寒。濇則血不来、此為居経、三月一来」による。『医学綱目』巻之三十四・婦人部・調経、『医学正伝』巻之七・婦人科上・月経・脈法、『医学入門』巻之一・診脈・婦人脈法、『万病回春』巻之六・婦人科・脈、『女科証治準縄』巻之一・調経門・経候総論は『脈経』を引く。『諸病源候論』巻之三十七・月水不調候、『脈語』巻之上・婦人脈法にも類文がある。⑥『脈経』巻第九・平陰中寒転胞陰吹陰生瘡脱下証第七の「少陰脈滑而数者。陰中則生瘡」による。

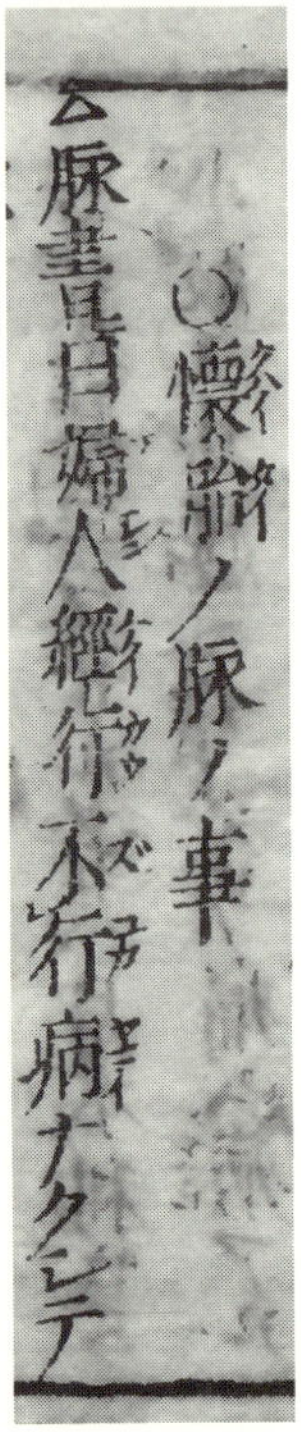
◎懐胎ノ脉ノ事
脉書曰婦人経不行病ナクシテ

これは『金匱要略』婦人雑病脈証并治第二十二に基づく。ちなみに類文として『脈経』の前掲文に続いて「少陰脈数則気淋。陰中生瘡」、同書巻第八・平消渇小便利淋脈証第七に「少陰脈数。婦人則陰中生瘡。男子則気淋」がある。『諸病源候論』巻之四十・陰瘡候、『備急千金要方』巻第二十二・癰疽第二、『医学綱目』巻之十四・肝胆部・閉癃遺溺・淋、『玉機微義』巻之二十八・淋閟門・淋閟脈証及び巻之四十九・婦人門・脈法、『医学正伝』巻之六・淋閉・脈法及び巻之七・婦人科上・月経・脈法、『古今医統』巻之七十一・淋証門・脈候、『医学入門』巻之一・診脈・雑病脈法及び婦人脈法、『古今医鑑』巻八・淋閉・脈、『万病回春』巻之四・淋証・脈及び巻之六・婦人科・脈、『証治準縄（雑病）』第六冊・淋・診ではこの一方、あるいは両方を引く。⑦典拠未詳。⑧『脈経』巻第九・平婦人病生死証第八の「診婦人漏血、下赤白、日下血数升、脈急疾者死、遅者生。診婦人漏下赤白不止、脈小虚滑者生、大緊実数者死」による。『諸病源候論』巻之三十八・漏下五色倶下候、『婦人大全良方』巻一・調経門・崩中漏下生死脈方論第十七、『医学綱目』巻之三十四・婦人部・調経・血崩、『玉機微義』巻之四十九・婦人門・脈法、『医学正伝』巻之七・婦人科上・月経・脈法、『寿世保元』巻六・崩漏、『女科証治準縄』巻之一・血崩にこれを引く。『古今医鑑』巻十一・帯下・脈にもその一部が引かれている。⑨『脈経』巻第九・平帯下絶産無子亡血居経証第四の「婦人帯下、脈浮、悪寒、漏下者、不治」による。『医学正伝』巻之七・脈法、『寿世保元』巻七・帯下に同文、『女科証治準縄』巻之一・赤白帯下に類文がある。

○懐胎の脈の事

【和訳】△脈書にいう、［妊娠すると］婦人の月経は止まり、病気が無くても病気のように見える。脈は［寸関尺］三部ともに滑大で疾で、［その

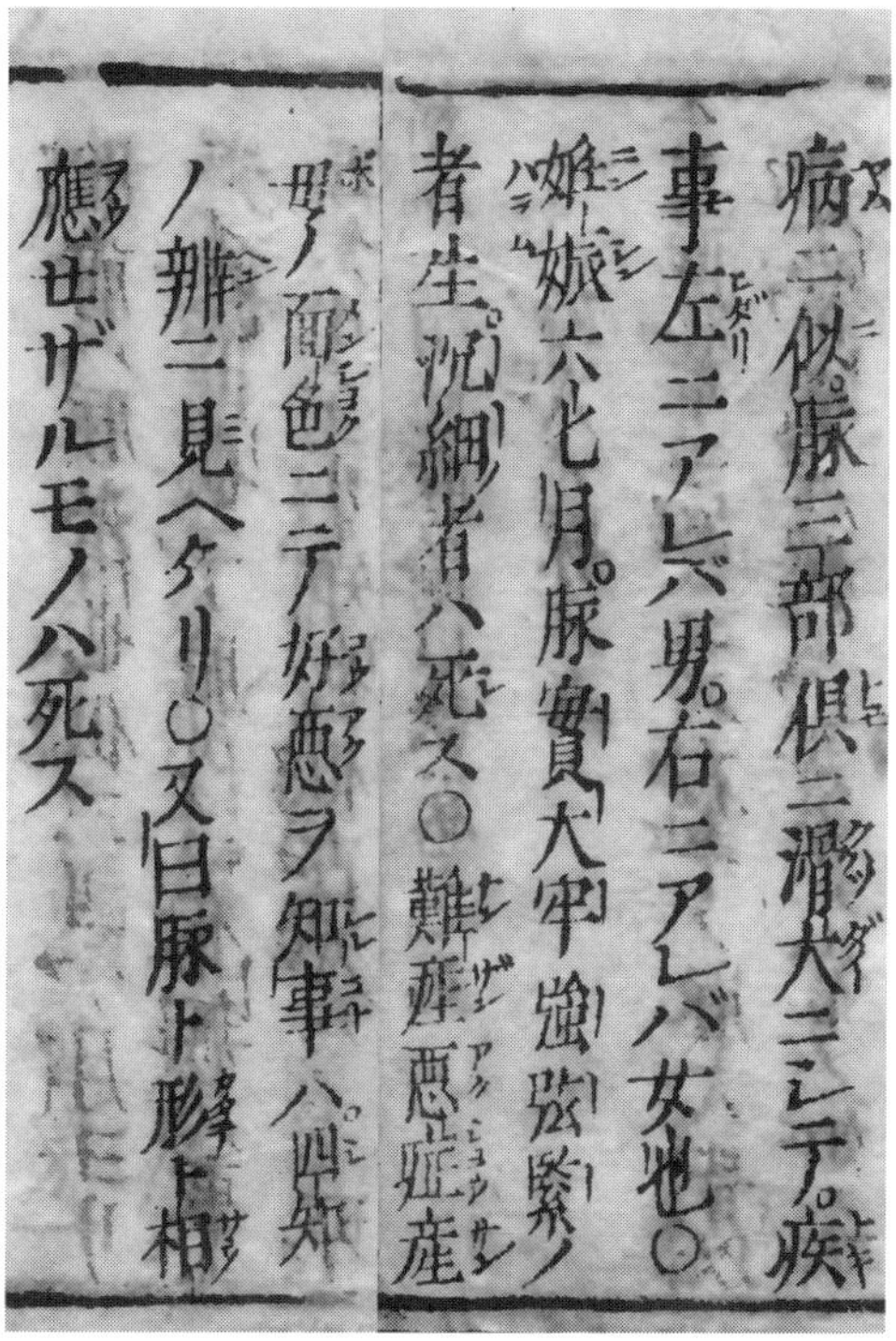

病ニ似ル脈三部倶ニ滑大ニシテ疾キ
事左ニアレバ男右ニアレバ女也○
妊娠六七月脈實大牢強弦緊ノ
者生沈細者ハ死ス○難産悪症産
母ノ顔色ニテ好悪ヲ知ル事ハ四知
ノ辨ニ見ヘタリ○又曰脈ト形ト相
應セザルモノハ死ス

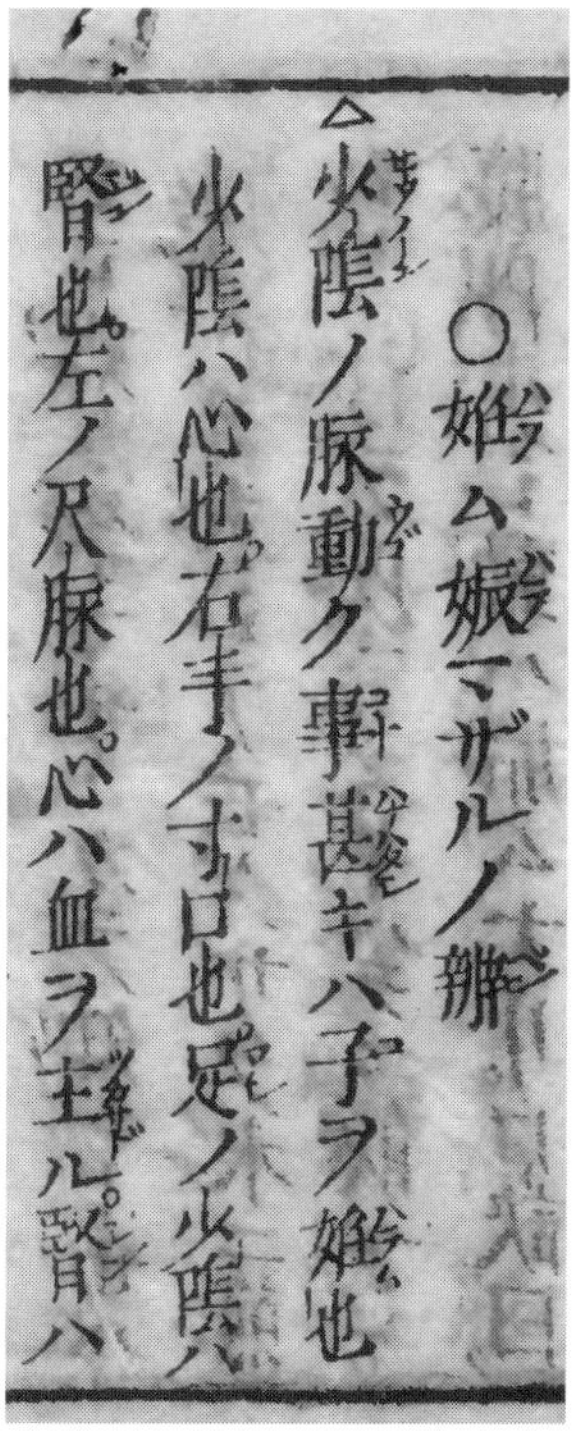

○妊ム妊マザルノ辨
△少陰ノ脈動ク事甚キハ子ヲ妊也
少陰ハ心也右手ノ寸口也足ノ少陰ハ
腎也左ノ尺脈也心ハ血ヲ主ル腎ハ

脈が］左に出れば［子供は］男子、右に出れば女子である①。○妊娠六、七ヶ月で、脈が実大牢強弦緊の者は生きる。沈細の者は死ぬ②。○難産や悪症について、妊産婦の顔色によって吉凶を知ることは、四知の弁に見える③。○またいう、脈と病症状が対応していないものは死ぬ④。

① 『婦人大全良方』巻之十一・脈例第一の「王子亨云、若妊娠、其脈三部倶滑大而疾、在左則男、在右則女」による。『医学綱目』巻之三十五・婦人部・胎前症・受胎、と『女科証治準縄』巻之四・胎前門・候胎にこれを引く。脈診による男女の受胎の診察は、『脈経』巻第九・平妊娠分別男女将産諸証第一の「婦人妊娠四月、欲知男女法、左疾為男、右疾為女、倶疾為生二子」に始まる。② 『医学正伝』巻之七・婦人科中・胎前に「懐娠六七月、脈実大牢強弦緊者生、沈細者死」、『医学入門』巻之一・診脈・婦人科・脈・婦人生死脈訣に「六七月脈実大牢強弦緊者生、沈細而渋者当防堕胎」、『万病回春』巻之六・婦人脈法に「懐孕六七月、脈実大牢強弦急者生、若沈而細者死」とある。元来、『脈経』巻第九・平妊娠胎動血分水分吐下腹痛証第二の「婦人妊娠七月、脈実大牢強者生、沈細者死。婦人妊娠八月、脈実大牢強弦緊者生、沈細者死」に基づく。③ 『脈論口訣』巻之二・四知の事を参照。④ 『脈論口訣』巻之二・壮痩細大の弁を参照。

○妊む妊まざるの弁

【和訳】△少陰の脈の動きが甚だしいものは子を妊む。少陰の脈は心であり、［その六部の配当は］左手の寸口である①。足の少陰は腎であり、［その六部の配当は］左の尺中である。心は血を主り、腎は精を主る。精と血が交わり出る、その間に現れる時は、子を妊む。［また］三部の脈がともに浮あるいは沈で一致しており、病の無い者も子を妊む②。○尺中

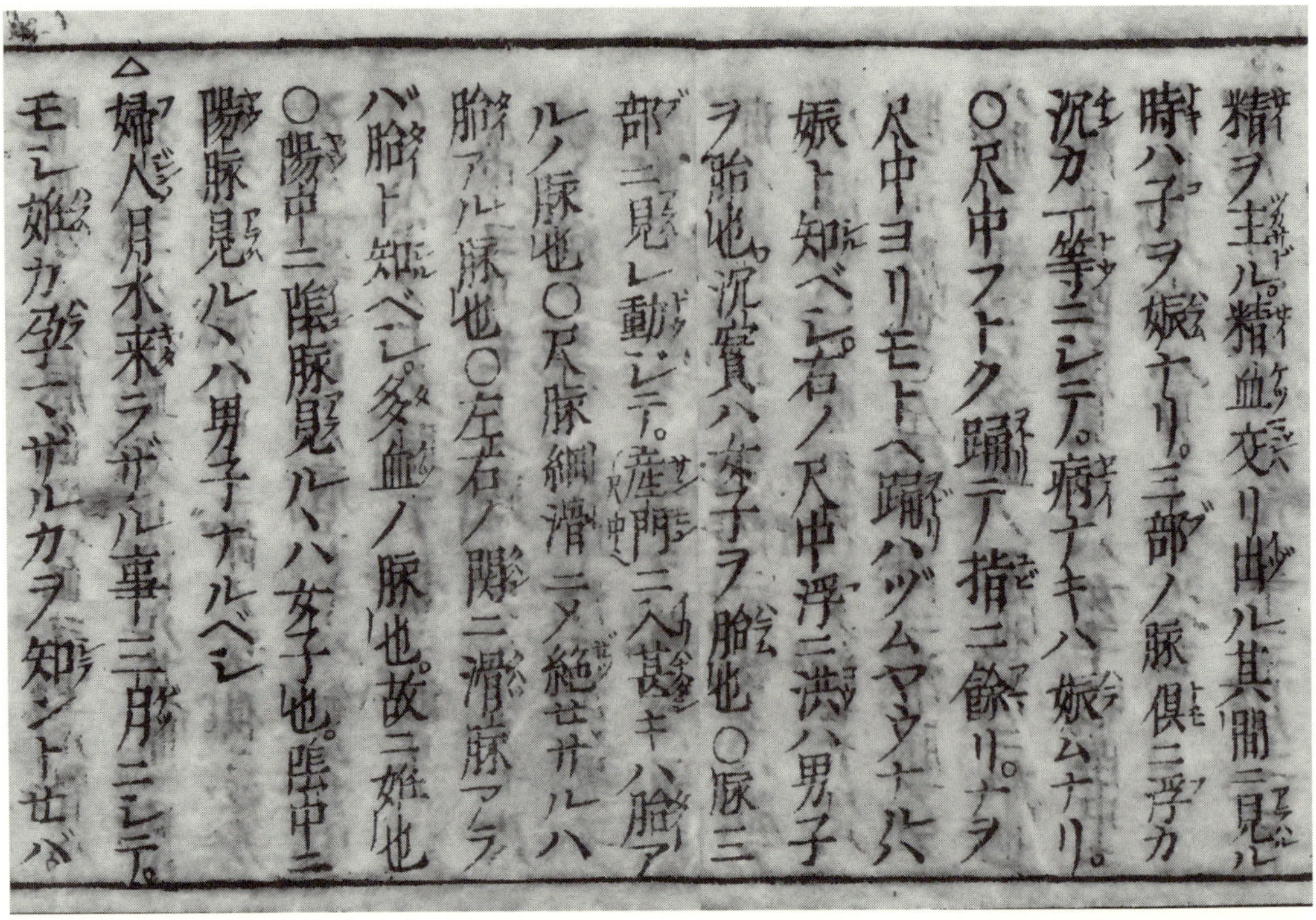
精ヲ主ル。精血交リ出ル其間ニ見ル時ハ子ヲ娠ナリ。三部ノ脉倶ニ浮カ沈カ一等ニシテ。病ナキハ娠ムナリ。○尺中フトク踊テ指ニ餘リ。ナヲ尺中ヨリモトヘ踊ハヅムヤウナルハ娠ト知ベシ。右ノ尺中浮ニ洪ハ男子ヲ胎也。沈實ハ女子ヲ胎也○脉三部ニ見レ動ジテ。産門(尺中也)ニ入テ甚キハ胎アルノ脉也○尺脉細滑ニシテ絶セザルハ胎アル脉也○左右ノ関ニ滑脉アラバ胎ト知ベシ。多血ノ脉也。故ニ娠也○陽中ニ陰脉見ルヽハ女子也。陰中ニ陽脉見ルヽハ男子ナルベシ
△婦人《フジン》月水来ラザル事三月ニシテ。モシ娠カ孕マザルカヲ知ントセバ

［の脈］の搏動が太く、指に余り、しかも尺中から根源へと弾むように搏動すれば、妊娠と知るべきである③。左の尺中が浮にして洪は男子を妊む。［右の尺中が］沈実は女子を妊む④。〇三部に現れた脈が搏動して、産門（尺中なり）に入り、甚だしければ妊娠している脈である⑤。〇尺中の脈が細滑で絶えることが無ければ妊娠している脈である⑥。左右の関上に滑脈があれば妊娠と知るべきである。多血の脈だから妊娠しているのである⑦。〇陽中に陰脈が現れれば女子、陰中に陽脈が現れれば男子であろう⑧。

△婦人が三ヶ月、月経が無く、妊娠かそうでないかを知ろうとすれば、川芎を粉末に、モグサを水に煎じて、その汁によって空腹時に飲むべきである。腹の内が少し動けば妊んでいるのである⑨。口訣にいう、懐妊後の脈は滑脈である。ただし三、四ヶ月から滑脈は現れるのである。子供が胎内にいるかいないかは、五ヶ月から知ることができる。ただし、古人は二、三ヶ月から知ることができた。手の少陰の脈の搏動が甚だしくて、指にしっかり感じる。尺脈を按すと絶えることなく、引っ張られるように緊張して搏動する。まずもって、六脈すべて滑である。腎脈、［あるいは寸関尺の］下部の脈によくよく注意を払って診脈するべきである。また証を知るには、よくよく学ぶべきことがある。

①原文は「左手」を「右手」に作る。今改める。②『婦人大全良方』巻之十一の「少陰脈動甚者、妊子也。手少陰属心、足少陰属腎、心主血、腎主精、精血交会、投識于其間、則有娠。又三部脈浮沈正等無病者、有妊也」による。もと『脈経』巻第九・平妊娠分別男女将産諸証第一の「診其手少陰脈動甚者、妊子也。少陰、心脈也。心主血脈。又腎名胞門子戸、尺中腎脈也。尺中之脈、按之不絶、法妊娠也。三

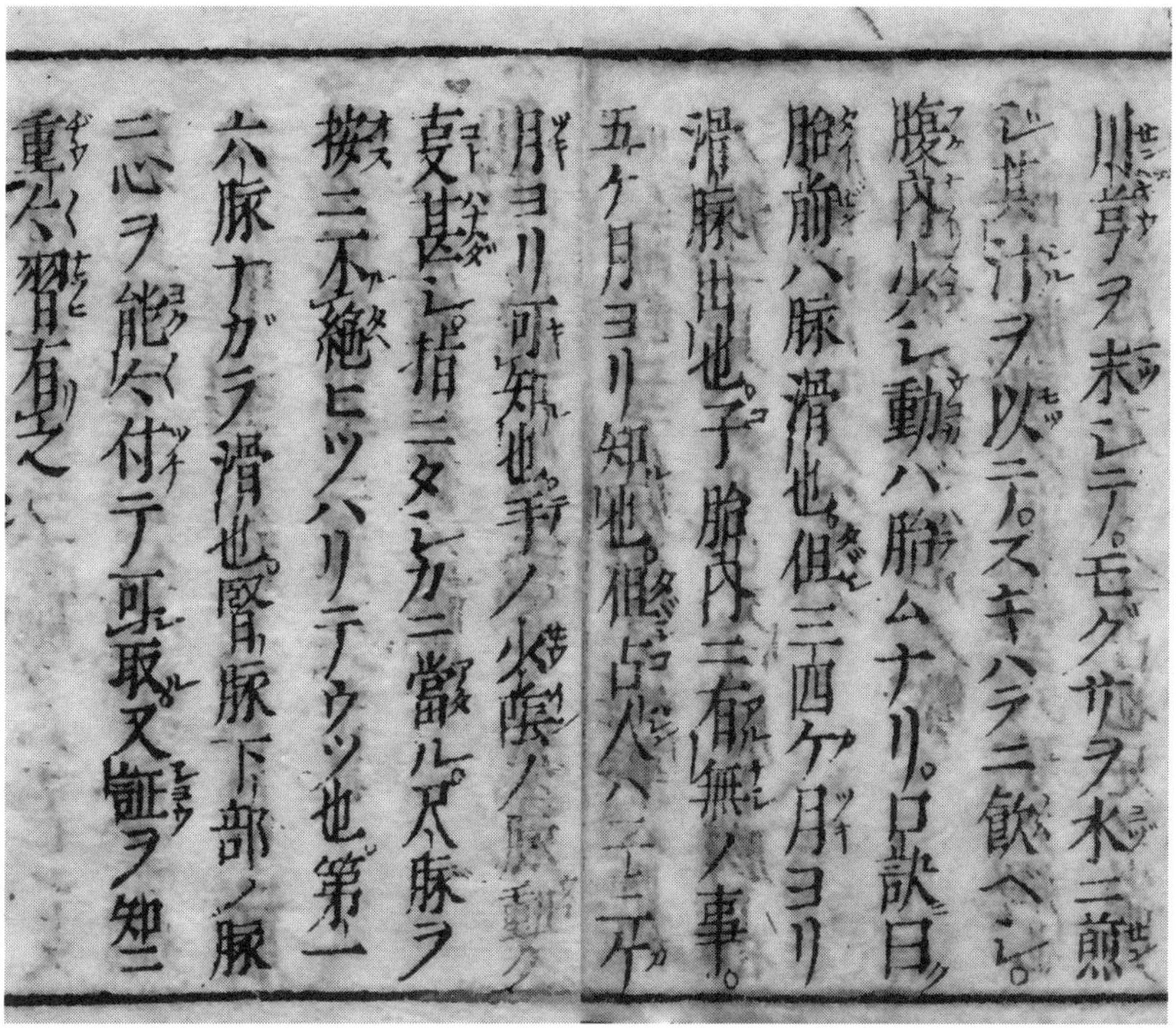
川芎ヲ末シテ。モグサヲ水ニ煎ジ其汁ヲ以テ。スキハラニ飲ベシ。腹内少シ動バ胎ムナリ。口訣曰。胎前ハ脉滑也。但三四ヶ月ヨリ滑脉出也。子胎内ニ有レ無ノ事。五ヶ月ヨリ知也。但シ古人ハ三ヶ月ヨリ可知也。手ノ少陰ノ脉動コト甚シ。指ニテタシカニ按ルニ尺ノ脉ヲ按ニ不絶ヒツハリテウツ也。第一六脉ナガラ滑也。腎脉下部ノ脉ニ心ヲ能々付テ可取又証ヲ知ニ重ク習有之

部脈、沈浮正等、按之無絶者、有娠也」を再編したものである。なお冒頭の「少陰脈動甚者、妊子也」は『素問』平人気象論を典拠とする。『婦人大全良方』原文の「精血交会、投識于其間、則有娠」は、『三因極一病証方論』巻之十七・養胎大論の「父母交会之初、子仮父精母血、投識於其間、然後成孕」に基づくもので、『古今医統』巻之八十五・胎産須知・弁脈法や『古今医鑑』巻十二・妊娠・論もこれを引くが、『脈論口訣』の和解「精血交わり出るその間に現る時は子を娠なり」は難解。しばらくそのまま直訳しておいた。③典拠未詳。あるいは『察病指南』巻之下・弁胎脈の「脈動入産門者有胎也（謂出尺脈外曰産門）」「尺中脈数而旺者有胎脈也（一云細滑而不絶者是也。）」などによるか。④『察病指南』巻之下・弁胎脈の「左手尺脈浮洪者為男胎、右手尺脈沈実者為女胎」によるとみられるが、『脈論口訣』とは左右か逆となっているので、『察病指南』に従って改めた。ちなみに『察病指南』と前後した成立した『婦人大全良方』巻十一・脈例第一では「左手尺部浮洪者為男胎也。右手尺部浮洪者為女胎也」とあって、『察病指南』とは後半が異なる。⑤『察病指南』巻之下・弁胎脈の「脈動入産門者有胎也（謂出尺脈外曰産門）」、『脈訣刊誤集解』巻下・診婦人有妊歌の「脈指南云、脈動入産門者有胎也」によるか。⑥『察病指南』巻之下・弁胎脈の「尺中脈数而旺者有胎脈也（一云細滑而不絶者是也）」による。⑦『察病指南』巻之下・弁胎脈の「関部脈滑者為有子（『素問』曰、滑為多血少気、故有子也）」による。⑧『察病指南』巻之下・弁胎脈の「陰中見陽為男、陽中見陰為女」による。⑨『婦人大全良方』巻之十一・験胎法第三の「婦人経脈不行、已経三月者、欲験有胎。川芎（生不見火）為細末、空心濃煎艾湯調下方寸匕、覚腹内微動則有胎也」による。

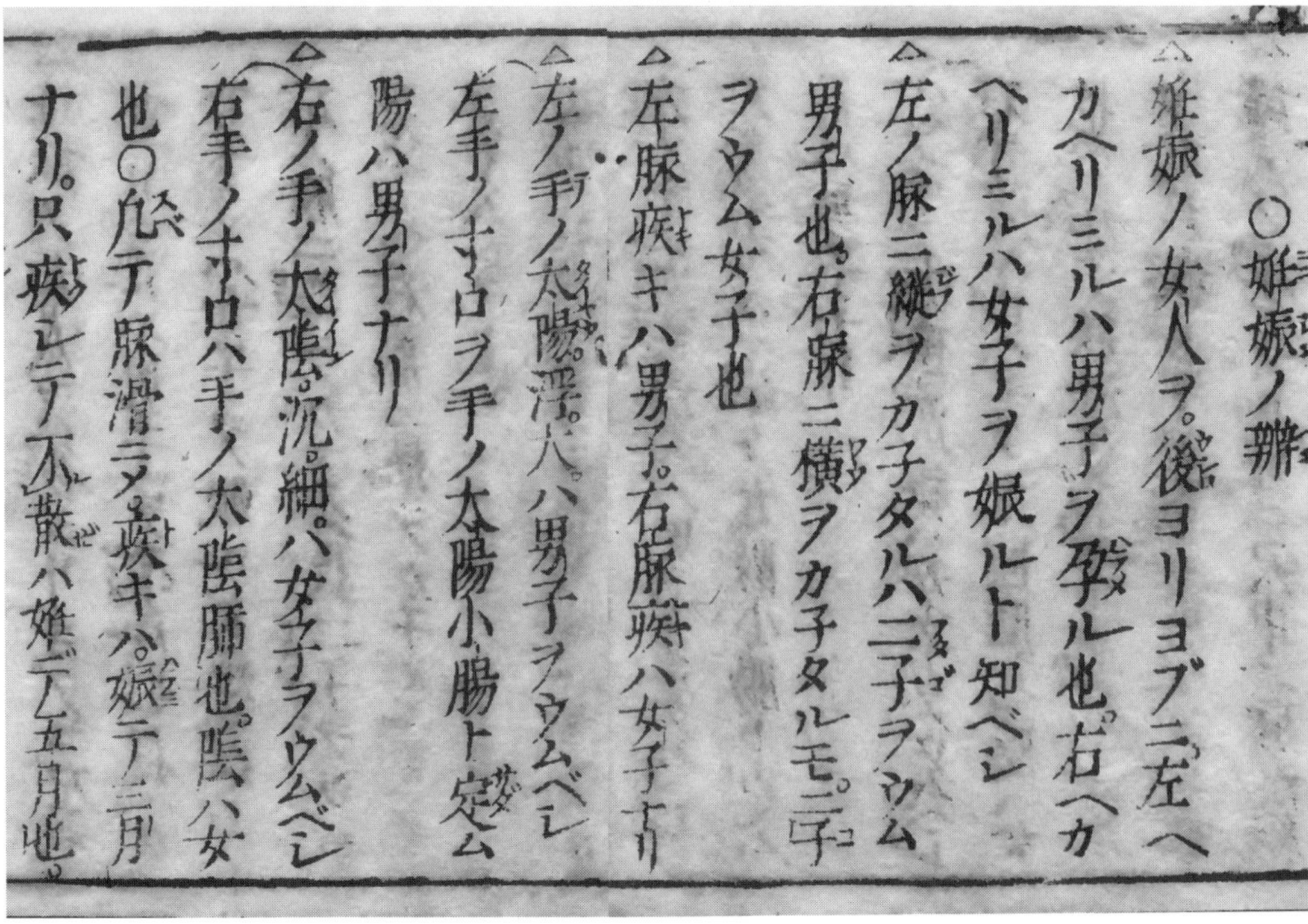

○妊娠《ニンシン》ノ辨《ベン》
△妊娠ノ女人ヲ後《ウシロ》ヨリヨブニ左ヘカヘリミルハ男子ヲ孕《ハラメ》ル也。右ヘカヘリミルハ女子ヲ娠ルト知ベシ
△左ノ脉ニ縦《ジウ》ヲカ子タルハ二子《フタゴ》ヲウム男子也。右脉ニ横《ワウ》ヲカ子タルモ二子ヲウム女子也
△左脉疾《トキ》キハ男子。右脉疾キハ女子ナリ
△左ノ手ノ太陽《タイヤウ》浮大ハ男子ヲウムベシ
左手ノ寸口ヲ手ノ太陽小腸ト定《サダム》ム
陽ハ男子ナリ
△右ノ手ノ太陰《タイイン》沈細ハ女子ヲウムベシ
右手ノ寸口ハ手ノ太陰肺也。陰ハ女也○凡《スベ》テ脉滑ニシテ疾キハ娠テ三月ナリ。只疾《トク》シテ不散ハ妊テ五月也。

○妊娠の弁

【和訳】△妊娠の女性に後ろから呼びかけると、左に振り返る場合は男子を妊んでおり、右に振り返る場合は女子を妊んでいると理解すべきである①。

△左の脈に縦を兼ねているものは、男子の双子を産む。右の脈に横を兼ねているものは女子の双子を産む②。

△左の脈が速ければ男子、右の脈が速ければ女子である③。

△左手の太陽が浮大であれば男子を産むであろう。左手の寸口は手の太陽小腸と定められている。陽は男子である④。

△右手の太陰が沈細であれば女子を産むであろう。右手の寸口は手の太陰肺である。陰は女である⑤。〇一般に脈が滑で速いものは、妊娠三ヶ月である。ただ速くて散じないものは、妊娠五ヶ月である⑥。

△婦人の出産する時、尺中の脈が沈細にして滑であれば、既に胎児が子宮を離れようとしている。この脈が現れて、夜中に腰が痛む場合は、日中になって出産するであろう。日中に腹が痛めば、夜中に出産するであろう⑦。

①『察病指南』巻之下・外候胎脈の「又法。令娠婦面南行、於背後呼之、左回来者生男、右回来者生女」による。②『察病指南』巻之下・弁胎脈の割注「左手帯縦為両男、縦者夫乗妻也、即鬼賊脈也。王氏脈経云、水行乗火、金行乗木、名曰縦也。右手帯横為双女、横者妻乗夫也、即所勝脈也。謂火行乗水、木行乗金、名曰横也」による。元来は『通真子補注王叔和脈訣』巻之三・診婦人有妊歌の「左手帯縦両個男、右手帯横一雙女」に基づく。『婦人大全良方』巻十一・診婦人有妊歌第二や『脈訣刊誤』巻下・診婦人有妊歌にも類文がある。「縦」「横」については、『傷寒論』巻

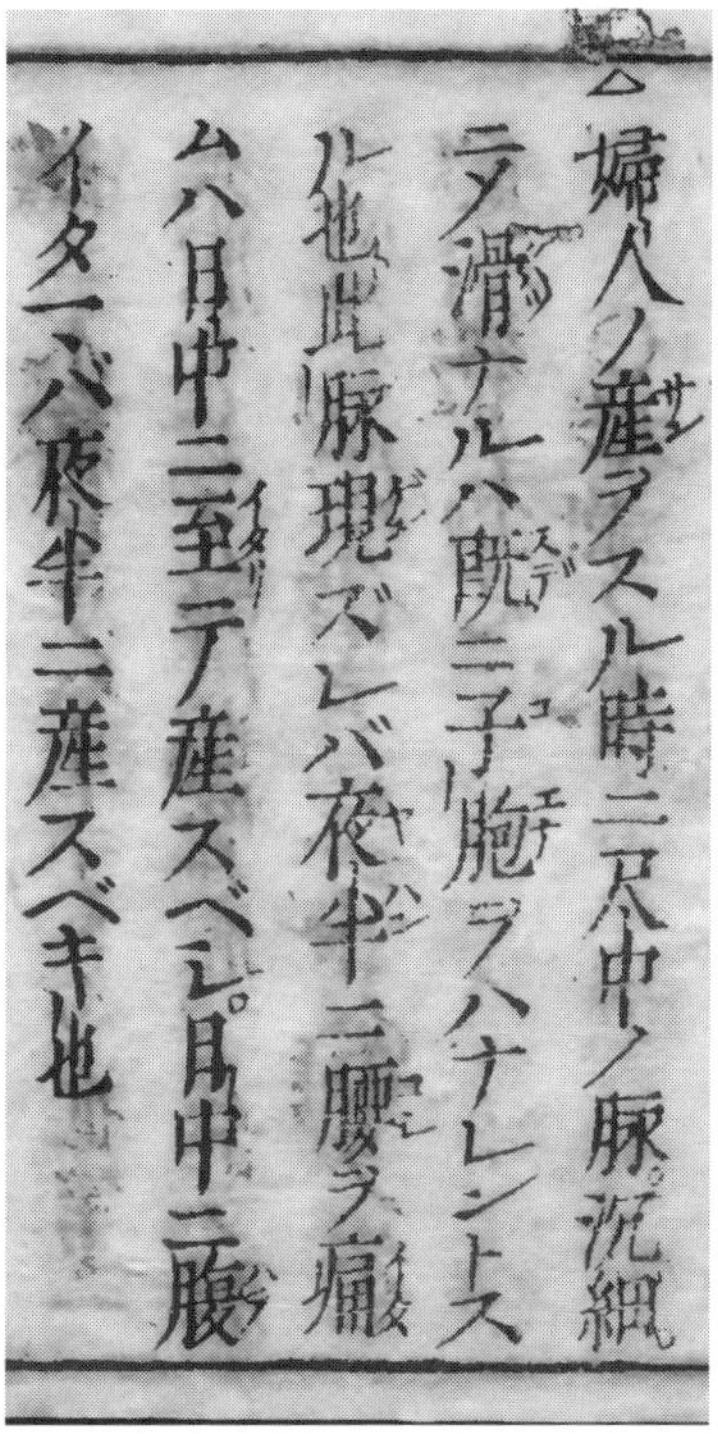
△婦人ノ産《サン》ヲスル時ニ尺中ノ脉。沈細ニシテ滑ナルハ既《スデ》ニ子《コ》胞ヲハナレントスル也此脉現ズレバ夜《ヤ》半《ハン》ニ腰《コシ》ヲ痛ムハ日中ニ至《イタリ》テ産スベシ日中ニ腰《コシ》イタムハ夜半ニ産スベキ也

第一・平脈法第二に「問曰、脈有相乗、有縦有横、有逆有順、何謂也。師曰、水行乗火、金行乗木、名曰縦。火行乗水、木行乗金、名曰横」とある。『脈経』巻第一・従横逆順伏匿脈第十一にも同文がある。③『通真子補注王叔和脈訣』巻之三・診婦人有姙歌に「左疾為男、右為女」とあり、『婦人大全良方』巻十一・診婦人有妊歌、『脈訣刊誤集解』巻下・診婦人有妊歌にも同文がある。もとは『脈経』巻第九・平姙娠分別男女将産諸証第一に「婦人姙娠四月、欲知男女法、左疾為男、右疾為女、倶疾為生二子」による。④『通真子補注王叔和脈訣』巻之三・診婦人有姙歌の「左手太陽浮大男」による。『察病指南』巻之下・弁胎脈に「左手寸口脈浮大為懐男」とある。『婦人大全良方』巻十一・診婦人有妊歌、『脈訣刊誤集解』巻下・診婦人有妊歌にも同義の文がある。⑤『通真子補注王叔和脈訣』巻之三・診婦人有姙歌の「右手太陰沈細女」による。『察病指南』巻之下・弁胎脈に「右手寸口脈沈細為懐女」とある。『婦人大全良方』巻十一・診婦人有妊歌、『脈訣刊誤集解』巻下・診婦人有妊歌にも同義の文がある。⑥『通真子補注王叔和脈訣』巻之三・診婦人有姙歌の「滑疾不散胎三月、但疾不散五月母」。『察病指南』巻之下・弁胎脈の「脈滑而疾者、三月胎候也。但疾不散者、五月也」による。『婦人大全良方』巻十一・診婦人有妊歌、『脈訣刊誤集解』巻下・診婦人有妊歌にも同義の文がある。⑦『察病指南』巻之下・弁胎脈の「尺脈沈細而滑或離経、夜半覚痛、日中則生」による。「離経」とは元来、『難経』十四難に「一呼再至曰平、三至曰離経……一呼一至曰離経」とあって、呼吸と脈動の関係が常態を逸しているものを指すが、ここでは妊娠時の通常では無い脈状を指す。『脈経』巻第九・平姙娠分別男女将産諸証第一に「婦人懐娠離経、其脈浮、設腹痛引腰脊、為今欲生也。但離経者、不病也。又法、婦人欲生、其脈離経、夜半覚、日中則生也」、『千金翼方』巻第二十五・診雑病脈第七に「婦人欲産其脈離経者曰死也」とある。「離経」と脈状の関係は、『通真子補注王叔和脈訣』巻之三・

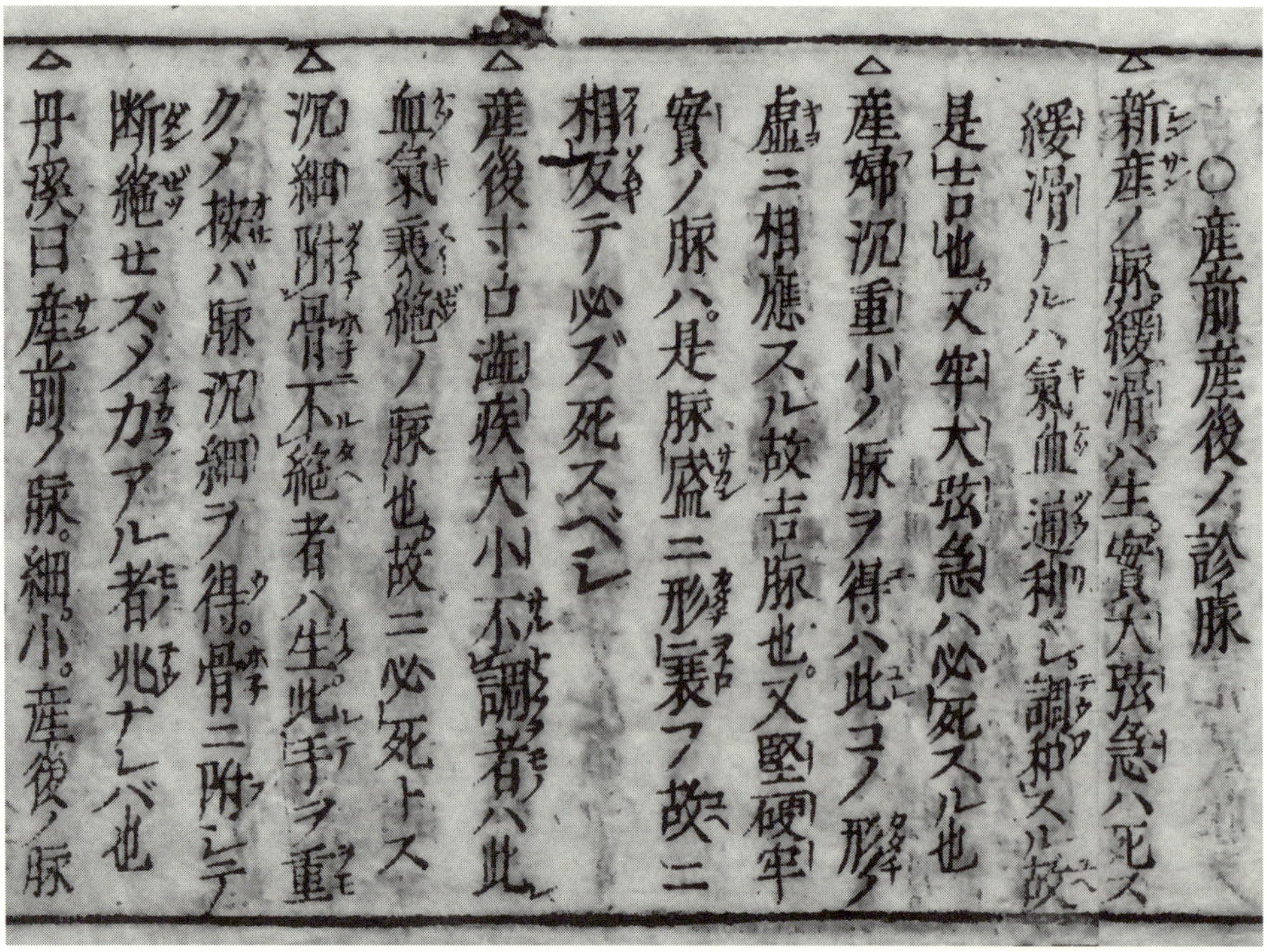
○産前産後ノ診脉
△新産《シンサン》ノ脉緩滑ハ生實大弦急ハ死ス
緩滑ナルハ氣血《キケツ》通利シ調和スル故
是吉也又牢大弦急ハ必死スル也
△産婦沉重小ノ脉ヲ得ハ此コノ形
虚《キヨ》ニ相應スル故吉脉也又堅硬牢
實ノ脉ハ是脉盛《サカン》ニ形衰ノ故ニ
相反テ必ズ死スベシ
△産後寸口澁疾大小不調者ハ此
血氣衰絶ノ脉也故ニ必死トス
△沉細附骨不絶者ハ生此手ヲ重
クメ按バ脉沉細ヲ得。骨ニ附テ
断絶《ダンゼツ》セズメ力アル者ハ兆ナレバ也
△丹渓曰産前ノ脉。細小。産後ノ脉

産難生死歌、『婦人大全良方』巻之十七・産難生死訣、『脈訣刊誤集解』巻下・産難生死歌などにも見える。

○産前産後の診脈

＊目録では篇題を「産前後の診候　附経水不通并に附方」に作る。

【和訳】△出産直後の脈が緩滑は生き、実大弦急は死ぬ。緩滑は気血が通利し調和するから良いのである。他方、牢大弦急は必ず死ぬ①。

△妊産婦が、沈重小の脈であれば、形が虚している状態に対応するから良い脈である。他方、堅硬牢実の脈であれば、脈が盛んで形が衰えていて、相反しているから必ず死ぬ②。

△産後、寸口［の脈が］渋疾で、大小不調和の者は、血気が衰絶している脈であるから、必ず死ぬ③。

△［脈が］沈細で骨に密着して［しかも］無くならない者は、生きる。これは、指で重く按せば、脈は沈細で、［脈が］骨に附いても無くならないで、［なお］力があるということの現れ方だからである④。

△朱丹溪がいう、「産前の脈が細小、産後の脈が洪数は皆な死ぬ」と。またいう、「産前の脈は洪数であるべきである。既に出産したのに洪数がそのままであれば、どうして死なないということがあろうか」云々、と。［これに対して］虞天民はいう、「これもまた大概を言っているのである。今、産後［の婦人］を見るに、脈が洪数で生きているものが無かったであろうか」、と⑤。

①『婦人大全良方』巻之十七・産難生死訣の「新産之脈緩活吉。実大弦急死来親（凡婦人新産之後、其脈来緩滑者、為気血通和、是生活安吉之兆也。若見実大弦急

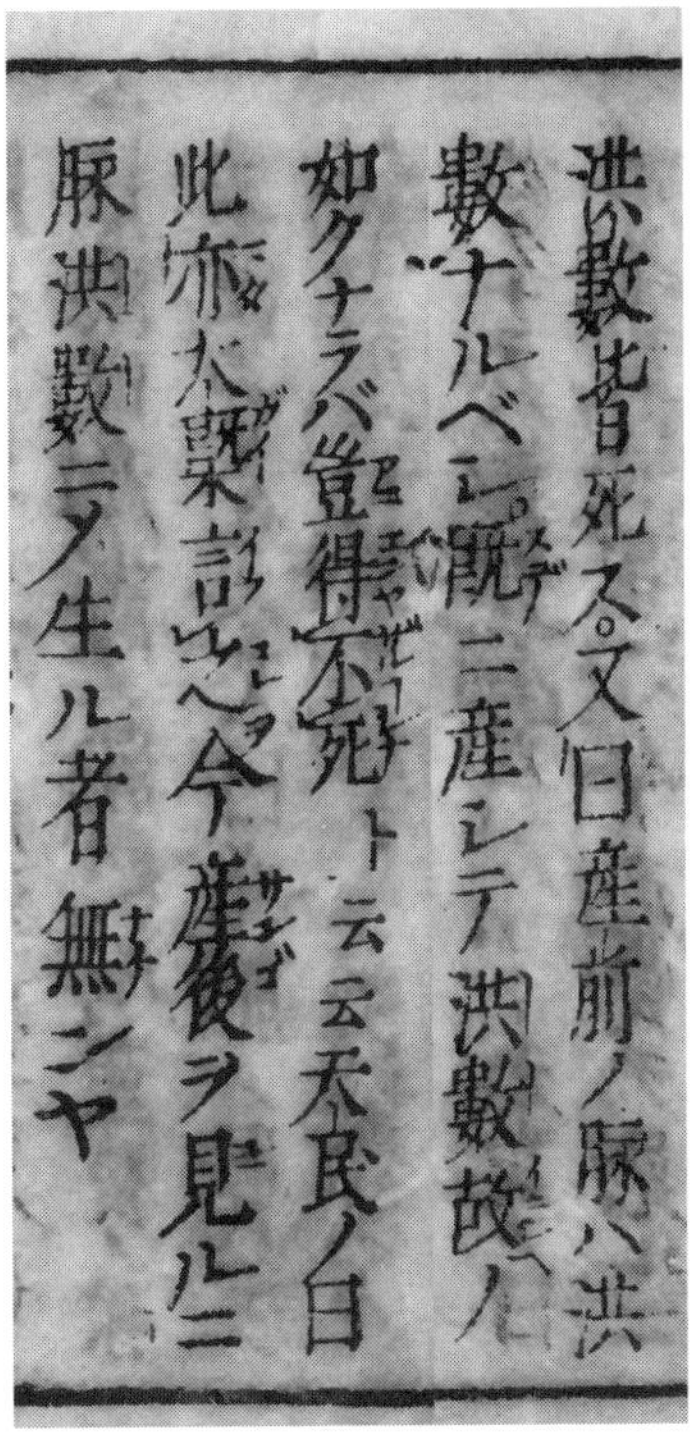
洪数ハ皆死ス。文曰産前ノ脉ハ洪
数ナルベシ。既ニ産シテ洪数故ノ
如クナラバ豈得不死ト云云。夫民ノ曰
此脉太緊誤ト。今産後ヲ見ルニ
脉洪数ニシテ生ル者無シヤ

之脈則凶、必死之候）」を直接の典拠とする。『千金翼方』巻第二十五・診雑病脈第七に「新産、脈小緩滑者、生、実大弦急者、死」、『通真子補注王叔和脈訣』巻之三・新産生死歌に「新産之脈緩滑吉、実大弦急死来親」、『察病指南』巻之下・診婦人病脈生死訣に「婦人新産、脈緩滑者生、実大弦急者死」、『脈訣刊誤集解』巻下・新産生死歌に「新産之脈、緩滑吉。実大弦急死、有証則逆」とある。②『千金翼方』巻第二十五・診雑病脈第七に「已産脈沈虚小者生、実牢堅者死」、『通真子補注王叔和脈訣』巻之三・新産生死歌に「若得重沈小者吉、忽若堅牢命不停」（『脈訣刊誤集解』巻下・新産生死歌も略同文）とあるが、直接の典拠は『婦人大全良方』巻之十七・産難生死訣の「若得沈重小者吉、忽若堅牢命不停、若産婦診得沈重微小者、此是形虚脈虚相応故云吉兆之脈。忽然診得堅硬牢実之脈、是脈盛形衰相反、性命不可停留、必死也」である。『察病指南』巻之下・診婦人病脈生死訣にも「沈小者吉、堅牢者凶」とある。③『脈経』巻第九・平婦人病生死証第八に「診婦人生産之後、寸口脈焱疾不調者、死。沈微附骨不絶者、生」（『千金翼方』巻第二十五・診雑病脈第七にも略同文）とあるが、直接の典拠は『婦人大全良方』巻之十七・産難生死訣の「寸口渋疾不調、死。若産後診得寸口脈渋疾大小不調匀者、此是血気衰絶之脈、故云死也」である。『通真子補注王叔和脈訣』巻之三・新産生死歌に「寸口濇疾不調死」（『脈訣刊誤集解』巻下・新産生死歌も略同文）、『察病指南』巻之下・診婦人病脈生死訣に「寸口脈沈微……渋疾不調者死」とある。④『脈経』巻第九・平婦人病生死証第八に「診婦人生産之後、寸口脈……沈微附骨不絶者、生」（『千金翼方』巻第二十五・診雑病脈第七も略同文）とあるが、直接の典拠は『婦人大全良方』巻之十七・産難生死訣の「沈細附骨不絶、生。若重手按之乃得其脈沈細、附着于骨不斷絶有力者、此生活之兆也」である。『通真子補注王叔和脈訣』巻之三・新産生死歌に「寸口……沈細附骨不絶生」（『脈訣刊誤集解』巻下・新産生死歌も同文）、『察病

指南』巻之下・診婦人病脈生死訣、『万病回春』巻之六・婦人科・脈・婦人生死脈訣にも略同文がある。⑤『医学正伝』婦人科下・産後・脈法に「丹溪曰、産前脈細小、産後脈洪数、皆死。又曰、産前脈当洪数、既産而洪数如故、豈得不死（此亦大概言之、今見産後豈無脈洪数而生者）」とあるをそのまま和訳したもの。『万病回春』巻之六・婦人科・脈にも略同文がある。もとは『丹溪心法』巻之五・産後九十二に「産後脈洪数、産前脈細小濇弱、多死。懐孕者、脈主洪数、已産而洪数不改者、多主死」によると見られる。

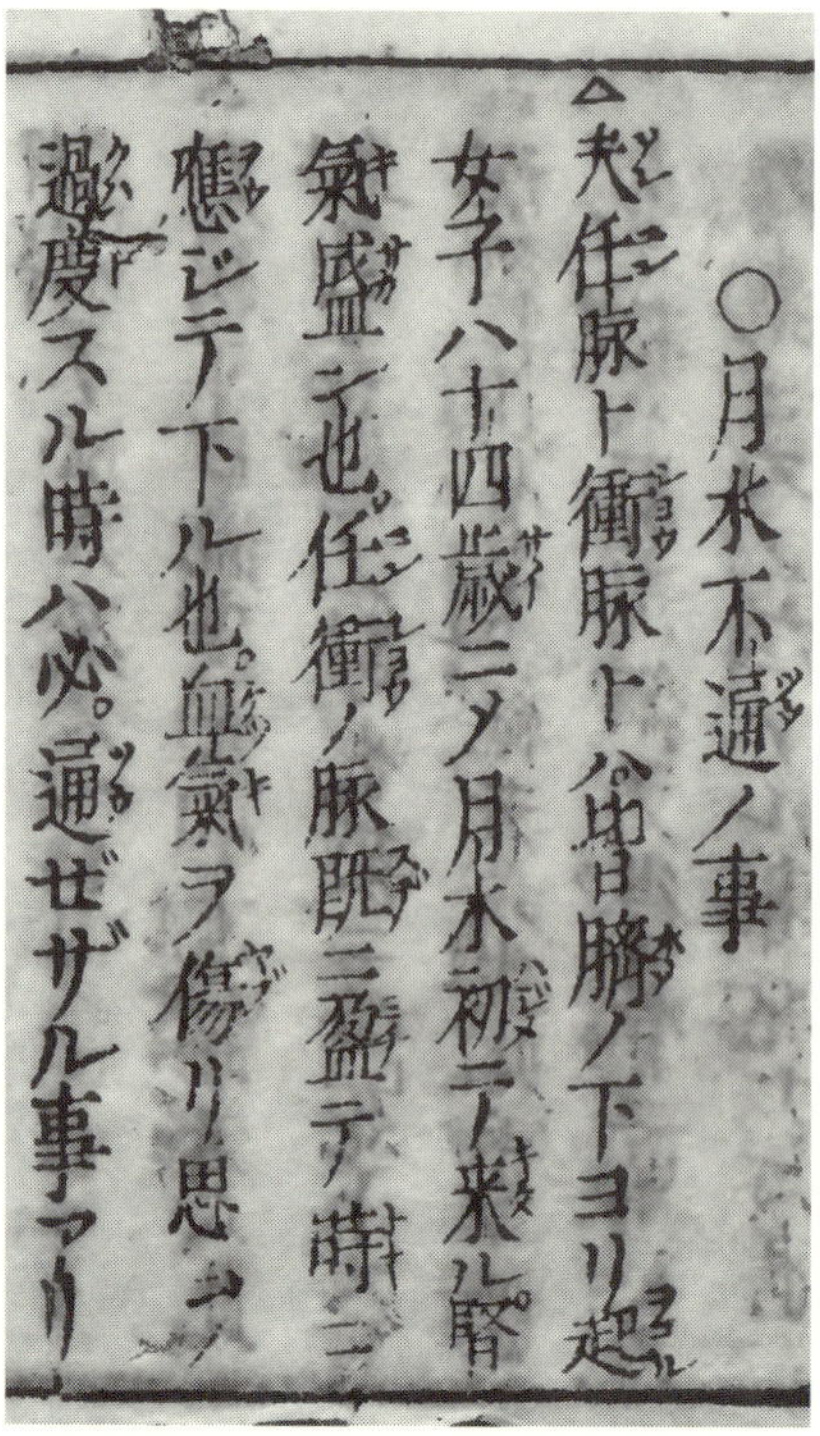
○月水不通《ツウ》ノ事
△夫《ソレ》任《ニン》脉ト衝《シヤウ》脉トハ皆臍《ホソ》ノ下ヨリ起《ヲコ》ル女子ハ十四歳《サイ》ニシテ月水初《ハジメ》テ来《キタ》ル腎《ジン》氣《キ》盛《サカン》ニシテ也任《ニン》衝《シヤウ》ノ脉既《スデ》ニ盈《ミチ》テ時《トキ》ニ應《ヲウ》ジテ下ル也血氣《ケツキ》ヲ傷《ヤブ》リ思ニ入過《クハ》度スル時ハ必《カナラズ》通《ツウ》セザル事アリ

○月水不通の事

【和訳】△そもそも任脈と衝脈は、皆な臍の下から始まる。女子は十四歳で腎気が盛んとなり、月経が初めて来る。任脈と衝脈［の血気］がすっかり満ちて、時に応じて［経血が］下るのである。血気を傷り、意識感情が過多であるときは、必ずや［月経が］不順になることがある①。

①『婦人大全良方』巻一・室女月水不通方論第八の「論曰、夫衝任之脈、起於胞内、為経脈之海、手太陽小腸之経、手少陰心之経也。二経為表裏、心主於血、上為乳汁、下為月水也。女子十四而天癸至、腎気全盛、衝任流通、経血既盈、応時而下、名之月水。常以三旬而一見、謂之平和也。若愆期者、由労傷血気壅結、故令月水不通也」を典拠とすると見られるも、末尾はやや異なる。『婦人大全良方』のこの一節は、『諸病源候論』巻三十七・婦人雑病諸候・月水不調候などの一部と『素問』上古天真論の「二七而天癸至、任脈通、太衝脈盛、月事以時下、故有子」の王冰注「任脈、衝脈、皆奇経脈也。腎気全盛、衝任流通、経血漸盈、応時而下、天真之気降、與之従事、故云天癸也。然衝為血海、任主胞胎、二者相資、故能有子。所以謂之月事者、平和之気、常以三旬而一見也。故愆期者、謂之有病」を併せたものと見られる。

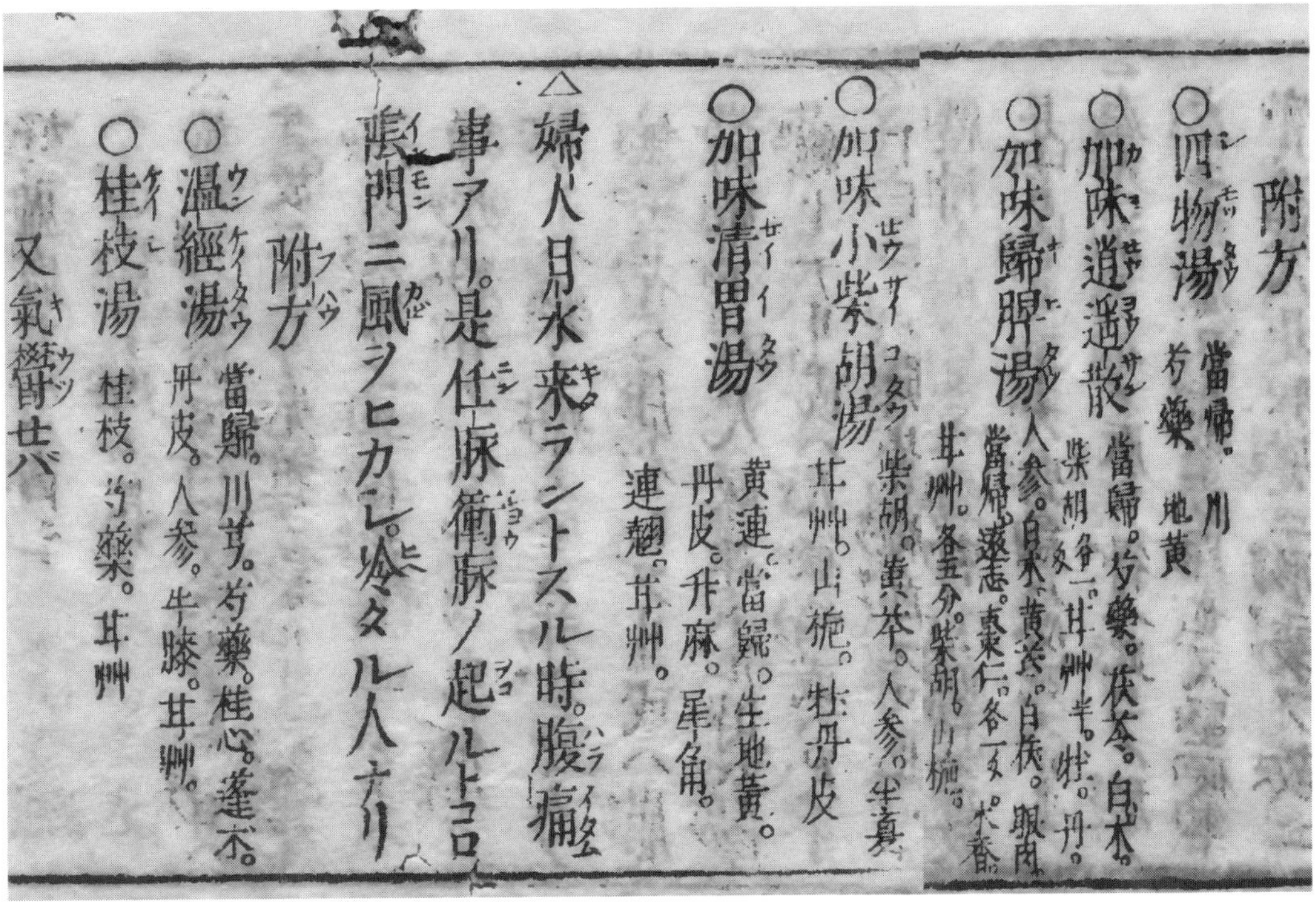

附方
○四物湯《シモツタウ》 當歸。川 芍藥 地黄
○加味逍遥散《カミセウヨウサン》 當歸。芍藥。茯苓。白朮。 柴胡各一匁。甘艸半。牡。丹。
○加味歸脾湯《カミキヒタウ》 人參。白朮。黄芪。白茯。龍肉 當歸。遠志。棗仁。各一匁。木香 甘艸。各五分。柴胡。山梔。
○加味小柴胡湯《カミセウサイコタウ》 柴胡。黄芩。人參。半夏 甘艸。山梔。牡丹皮
○加味清胃湯《カミセイイタウ》 黄連。當歸。生地黄。 丹皮。升麻。犀角。 連翹。甘艸。
△婦人月水來《キタ》ラントスル時。腹痛《ハライタム》事アリ。是任脉《ニンミャク》衝脉《シヨウミャク》ノ起《ヲコ》ルトコロ陰門《インモン》ニ風《カゼ》ヲヒカレ。冷《ヒ》タル人ナリ
附方《フハウ》
○温經湯《ウンケイタウ》 當歸。川芎。芍藥。桂心。蓬朮。 丹皮。人參。牛膝。甘艸。
○桂枝湯《ケイシタウ》 桂枝。芍藥。甘艸
又氣鬱《キウツ》せバ

附方②
○四物湯（当帰、川芎、芍薬、地黄）
○加味逍遙散（当帰、芍薬、茯苓、白朮、柴胡〔各一匁〕、甘草〔半〕、牡蠣、牡丹皮）
○加味帰脾湯（人参、白朮、黄芪、白茯神、龍眼肉、当帰、遠志、酸棗仁〔各一匁〕、木香、甘草〔各五分〕、柴胡、山梔子）
○加味小柴胡湯（柴胡、黄芩、人参、半夏、甘草、山梔子、牡丹皮）
○加味清胃湯（黄連、当帰、生地黄、牡丹皮、升麻、犀角、連翹、甘草）

②この附方の典拠未詳。

△婦人の月経が来ようとするとき、腹が痛むことがある。これは任脈と衝脈の始まるところである陰門に風邪を引き込んで冷えた人である③。

③『婦人大全良方』巻一・月水行或不行心腹刺痛方論第十二の「論曰、夫婦人月経来腹痛者、由労傷気血致令体虚、風冷之気、客於胞絡、損於衝任之脈」に基づく。『諸病源候論』巻三十七・婦人雑病諸候・月水来腹痛候に由来する。

附方④
○温経湯（当帰、川芎、芍薬、桂心、蓬朮、牡丹皮、人参、牛膝、甘草）
○桂枝湯（桂枝、芍薬、甘草）
また気鬱すれば、

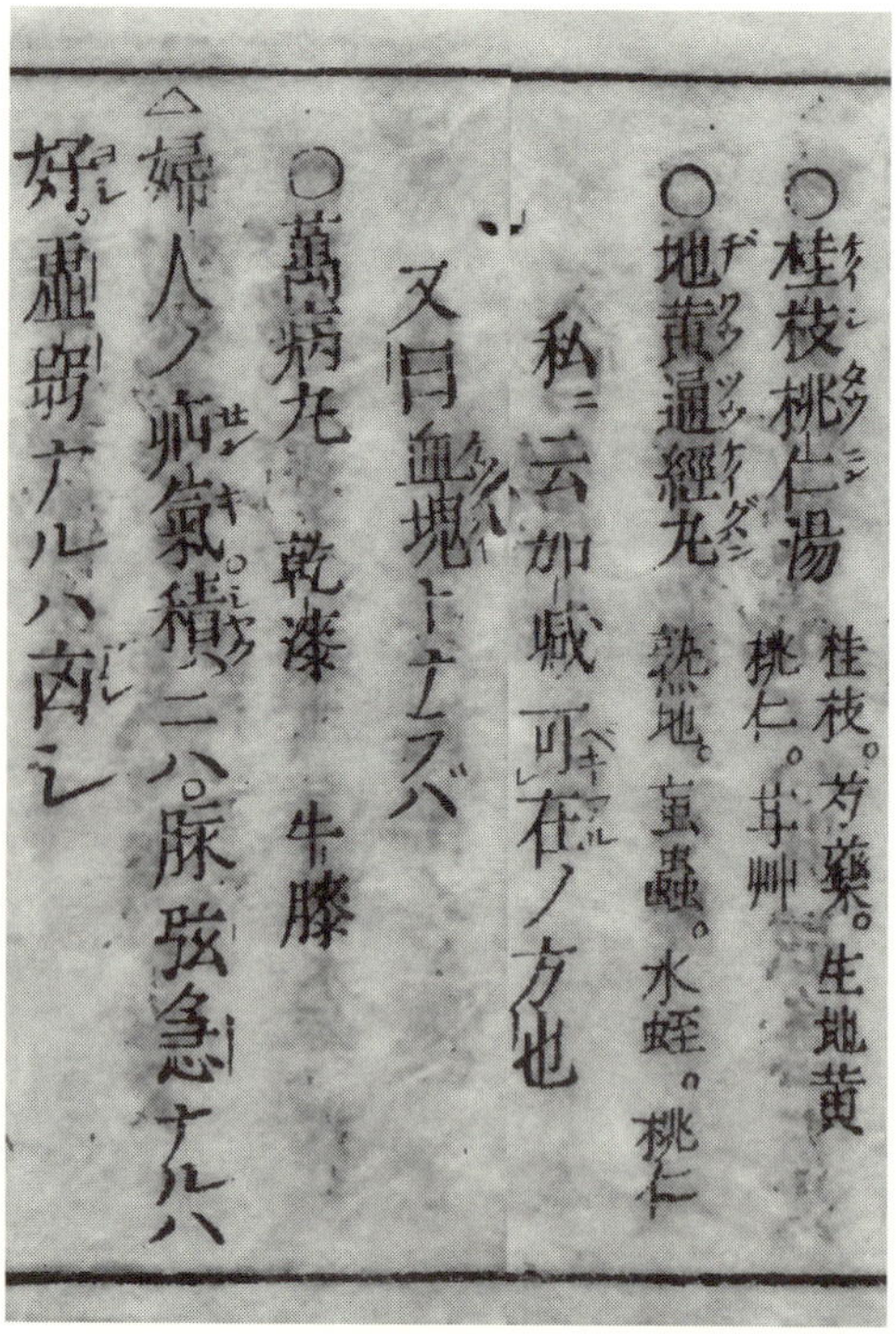

○桂枝桃仁湯　桂枝。芍薬。生地黄
桃仁。甘艸
○地黄通經丸　熟地。虻蟲。水蛭。桃仁
私ニ云加減可在ノ方也
又曰血塊トナラバ
○萬病丸　乾漆　牛膝
△婦人ノ疝氣積ニハ脉弦急ナルハ
好シ虚弱ナルハ凶シ

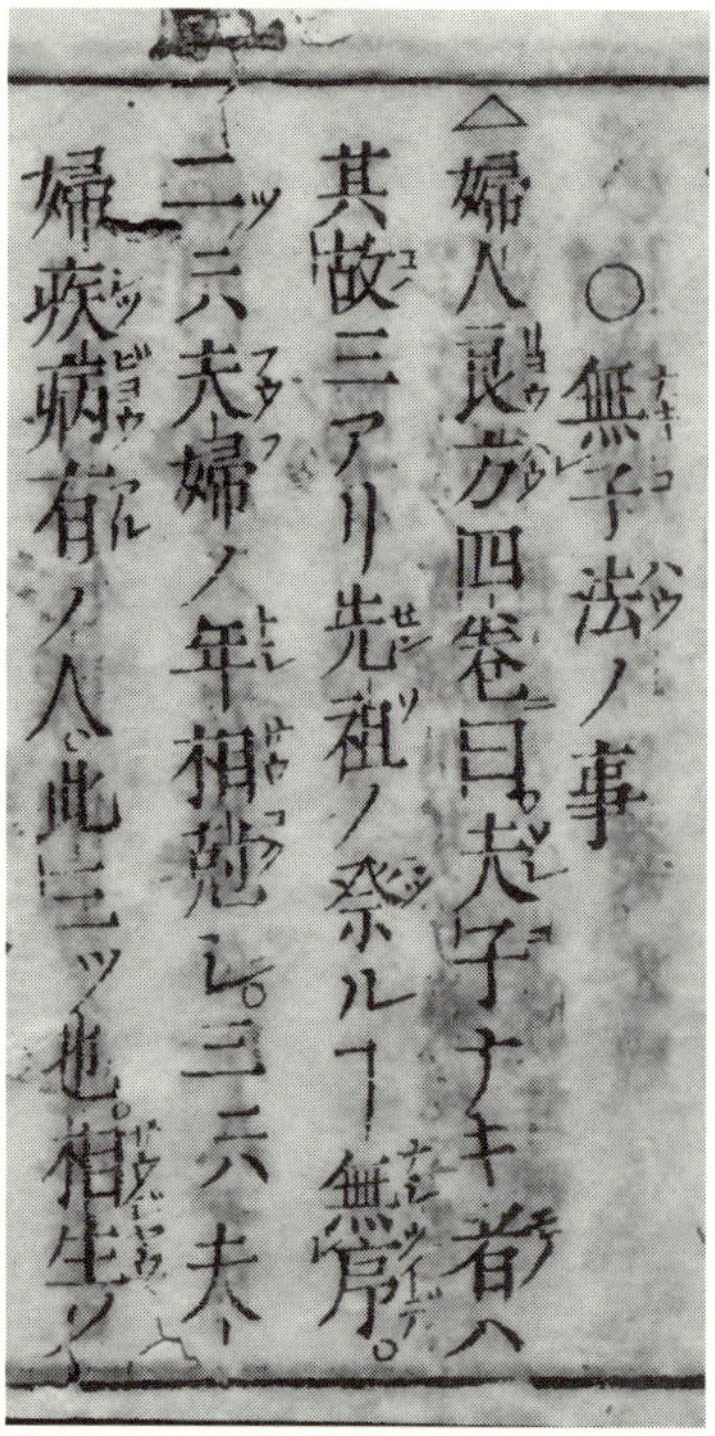

○無子法ノ事
△婦人良方四巻曰。夫子ナキ者ハ
其故三アリ先祖ノ祭ルヿ無シ。
二ツニハ夫婦ノ年相剋シ。三ツニハ夫
婦疾病有ノ人。此三ツ也。相生ノ

○桂枝桃仁湯（桂枝、芍薬、生地黄、桃仁、甘草）
○地黄通経丸（熟地黄、虻虫、水蛭、桃仁）
私見であるが、〔薬物の〕加減があるべき薬方である。
またいう、血が塊となれば、
○万病丸（乾漆、牛膝）

④この附方は『婦人大全良方』巻一・月水行或不行心腹刺痛方論第十二の「若経道不通、繞臍寒疝痛徹、其脈沈緊……宜温経湯及桂枝桃仁湯、万病圓」と見られる。

⑤
△婦人の疝気、積では、脈が弦急であれば良い。虚弱であれば危うい。

⑤『婦人大全良方』巻七・婦人疝瘕方論第八に「疝瘕其脈弦急者生、虚弱小者死」とある。もとは『諸病源候論』巻三十八・疝瘕候による。『脈論口訣』は『医学正伝』巻之七・婦人科上・月経・脈法の「婦人疝瘕積聚、脈弦急者生、虚弱小者死」（『万病回春』巻之六・婦人科・脈・婦人生死脈訣も同文）を引いたと見られる。

○無子法の事

【和訳】△『婦人良方』第四巻にいう①、そもそも子供が無い者には、三つの理由がある。［一つは］先祖を祭ることをしないこと②、二つは夫婦の年命が相剋していること、三つは夫婦が病人である、この三つである。［年命による］五行的関係が悪ければ、投薬するべきではない。婦人に子供が無い者は、月経不順、あるいは崩漏、帯下する。右の尺中が浮であれば、陽［脈］が絶え、あるいは尺中が微濇、あるいは尺寸ともに微弱は、皆な子供ができない③。

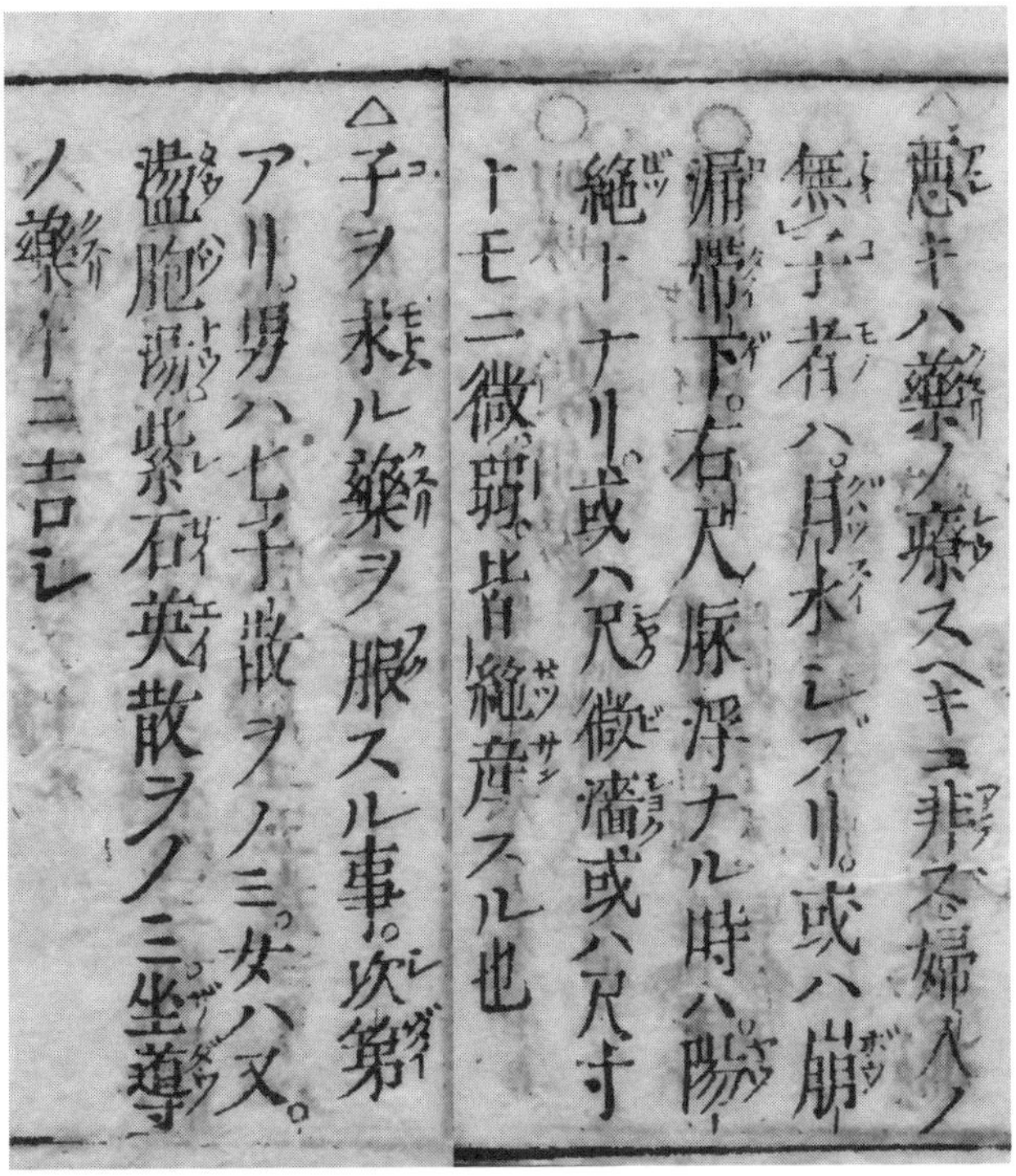
懇キハ薬ノ療スヘキニ非ズ婦人ノ無子者ハ月水シブリ或ハ崩漏帯下右尺脉浮ナル時ハ陽絶トナリ或ハ尺微濇或ハ尺寸トモニ微弱皆絶産スル也

△子ヲ求ル薬ヲ服スル事次第アリ男ハ七子散ヲノミ女ハ又盪胞湯紫石英散ヲノミ坐導ノ薬ヲ卜ニ吉シ

△子供を求める薬を服するには、正しい手順がある。男は七子散を飲み、女はまた盪胞湯、紫石英散を飲み、坐導薬をあたえるのが良い④。

①陳自明『婦人大全良方』二十四巻（一二三七年成立）は南宋代の婦人科書。日本近世に流布した薛己（一四八七〜一五五九）校注重刊本（『薛氏医案』所収本。それ以前のテキストとは大きく異なる箇所が少なくないので使用には注意を要する）の書題は「婦人良方大全」（寛永十三年本）あるいは「婦人良方」（承応三年本）。何れも以下の内容は巻之九に見えるが、寛永十三年本では第四冊に収められているため「第四巻」と表記したものか。②原文「序《ついで》無し」は、機会が無いという意味であるが、「序」には跡継ぎ、後継者の意味もある。③『婦人大全良方』巻九・求嗣門・婦人無子論第三の「夫婦人無子者、其事有三也。一者墳墓不嗣、二者夫婦年命相尅、三者夫病婦瘵、皆令無子。若是墳墓不嗣、年命相尅、此二者、非薬能益。……然婦人挾疾無子、皆由労傷血気生病、或月経閉渋、或崩漏帯下、致陰陽之気不和、経血之行乖候、故無子也。診其右手関後尺脈浮、浮則為陽、陽脈絶、無子也。尺脈微濇、中年得此為絶産也。……脈尺寸倶虚弱者、則絶産也」（元・勤有書堂本、『四庫全書』本）による。『薛氏医案』所収本を底本とする和刻本とは字句の相違が少なくない。ちなみに『婦人大全良方』の経文は、『諸病源候論』巻三十八・無子候による。④『婦人大全良方』巻九・推貴宿日法の「論曰、夫人求子者、服薬須知次第、不可不知。其次第者、謂男服七子散、女服盪胞湯及坐導薬、并服紫石門冬元、則無不効矣。不知此者、得力鮮焉」によると見られるが、後半は『脈論口訣』とは異なる。また『脈論口訣』の末尾「坐導の薬卜に吉し」（原本は「卜」の本字を使用。経絡治療学会影印本では「卜」が「|」のように見えるので注意）の「卜に」は難解であるが、「卜」に「予」の訓があることから、訳文では「あたえるに」と読んでおいた。

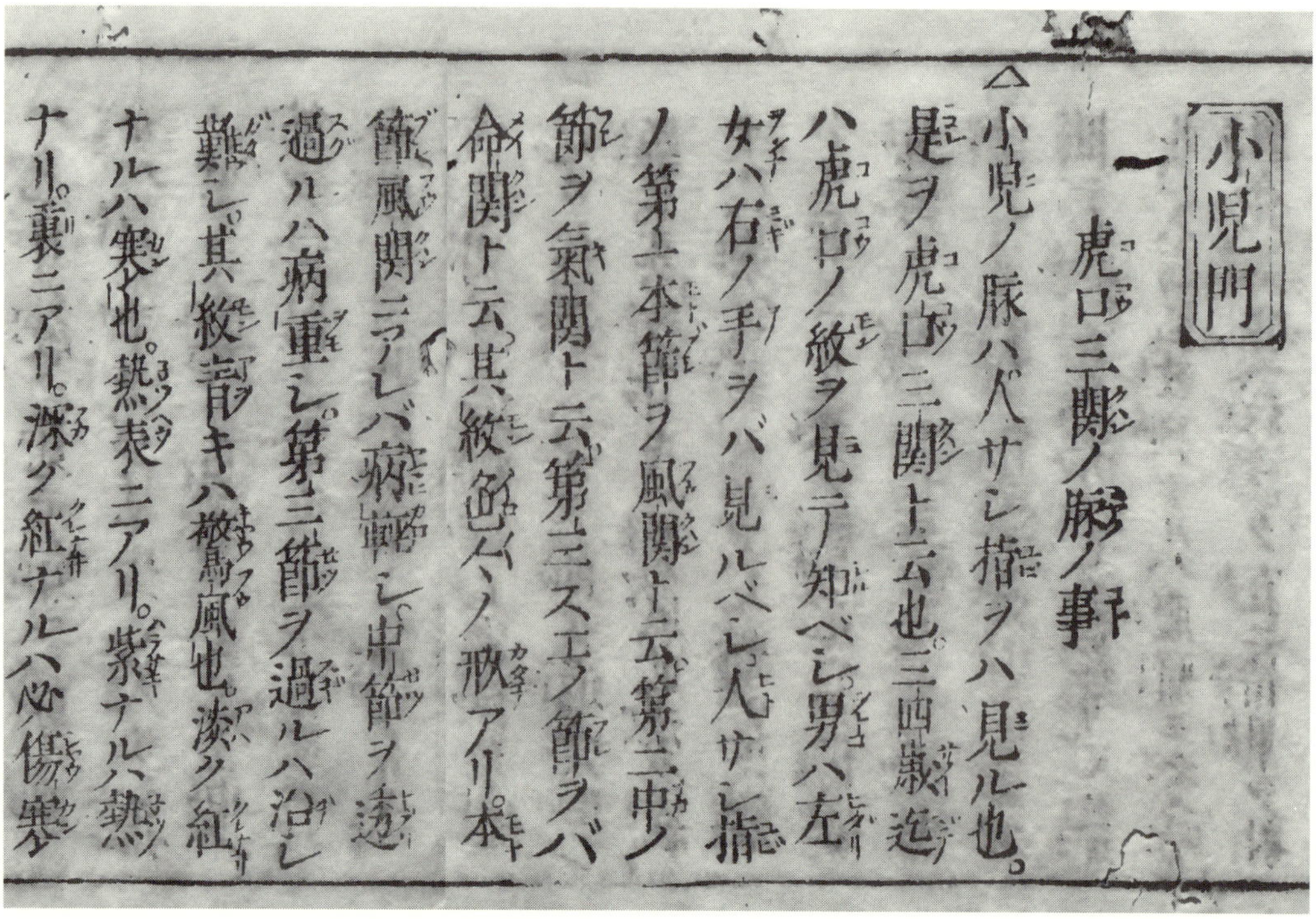
小児門
一　虎口三關ノ脉ノ事
△小児ノ脉ハ人サシ指ヲハ見ル也。是ヲ虎口三關ト云也三四歳迄ハ虎口ノ紋ヲ見テ知ベシ男ハ左女ハ右ノ手ヲバ見ルベシ人サシ指ノ第一本節ヲ風關ト云第二中ノ節ヲ氣關ト云第三スエノ節ヲバ命關ト云其紋色々ノ形アリ。本節風關ニアレバ病輕シ中節ヲ通過ルハ病重シ第三節ヲ過ルハ治シ難シ其紋青キハ驚風也淡ク紅ナルハ寒也。熱表ニアリ。紫ナルハ熱ナリ裏ニアリ。深ク紅ナルハ必傷寒

小児門

＊本文にはこの病門名はあるが、目録では欠けている。

○虎口三関の脈の事

＊目録では篇題を「小児虎口三関の脈察」に作る。

【和訳】△小児の脈は手の第二指を見る。これを虎口三関という①。三、四歳までは虎口の紋を見て［病を］知らなくてはならない。男は左、女は右の手を見るべきである。第二指の本節である第一節を風関という。第二節を気関という。末である第三節を命関という。その紋には色々な形がある。本節である風関にあれば、軽症である。中節［である気関］を通り過ぎれば重症である。第三節［である命関］をすぎれば難治である。その紋が青ければ驚風である。淡く紅であれば寒で、熱が表にある。紫であれば熱で、裏にある。深い紅であれば、必ず傷寒、痘疹である。その紋が白ければ疳である。［紋が］黒くて墨のようであれば、中悪であり、必ず苦しんで難治である。黄の場合もまた同様である。ほかに紋が乱れるのは慢性病である。紋が細ければ腹が痛み、啼いてばかりで、乳も飲まない。紋が粗く、真っ直ぐに指の甲に至っていれば、必ず驚風の悪候である②。

私見では、虎口の三関を見るのは三歳以前、四歳まではこの方法を用いる。五歳からは脈法を用いるべきである④。

①「虎口」は合谷の別名。あるいは手の第一指と第二指の間を指す。虎口三関による診察法は、南宋の『幼幼新書』巻第二・三関錦紋第十二や『小児衛生総微論方』に「三関之脈」「三関」あるいは「虎口」として登場する。「虎口三関」という熟語

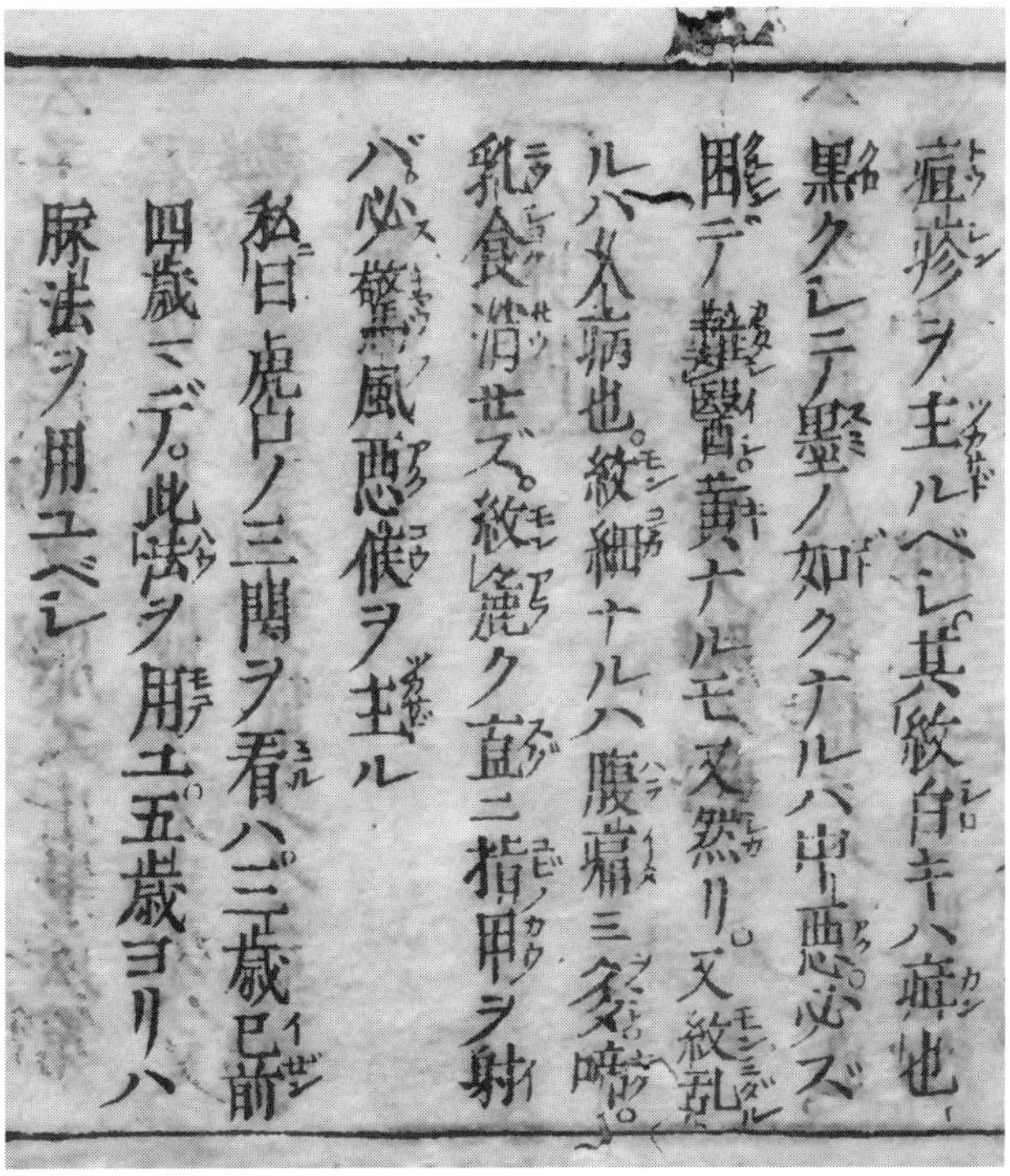
痘《トウ》疹《シン》ヲ主《ツカサド》ルベシ。其紋白《シロ》キハ疳《カン》也。
黒《クロ》クシテ墨《スミ》ノ如《ゴト》クナルハ中《チウ》悪《アク》。必ズ
睏デ難《ナン》醫《イ》ス。黄《キ》ナルモ又然《シカ》リ。又紋乱《モンミダル》
ルハ久《ヒサ》シキ病也。紋細《モンコマカ》ナルハ腹《ハラ》痛《イタ》ミ多《オホ》ク啼《ナク》。
乳食消《セウ》セズ。紋《モン》麁《アラ》ク直《スグ》ニ指甲《ユビノカウ》ヲ射《イ》
バ必《カナラ》ズ驚《キヤウ》風悪《アク》候《コウ》ヲ主《ツカサド》ル
私《ワタクシ》ニ曰《イハク》、虎口ノ三関ヲ看《ミル》ハ三歳已前《イゼン》
四歳マデ。此法《ハウ》ヲ用《モチ》ヰ、五歳ヨリハ
脈法ヲ用ユベシ

が使われる最も早い例は、管見によれば『診家枢要』小児脈であり、あるいは『全幼心鑑』巻之一・虎口三関紋訣、『医学正伝』巻之八・小児科・論、南宋の『仁斎小児方論』巻之一に対する明の朱崇正による補遺である附方・虎口三関紋訣法、『古今医統』巻之八十八・幼幼匯集（上）・虎口三関脈訣、『幼科証治準縄』集之一・脈法などに見える。ちなみに、『脈法手引草』巻之下・小児の諸脈・虎口三関の脈の末に見える「虎口三関の脈法は全幼心鑑、幼科水鏡訣を出処とす」の「幼科水鏡訣」は、『嬰童百問』『薛氏医案』『保嬰撮要』や『女科証治準縄』『景岳全書』などに「水鏡訣」として引用が見られる。②ここまでは『寿世保元』巻八・小児科・手指脈紋式の「夫小児三歳以下有病、須看男左女右手虎口三関紋理。両手食指本節為風関。中節為気関。第三節為命関。其紋曲直不同。如紋只在本節、病易治、透過中節則病重。過第三節、則難治。驚則紋青、淡紅則寒熱在表、深紅必主傷風痘疹、紋乱則病久、紋細則腹痛多啼、乳食不消、紋粗直射指甲、必主驚風悪候、紋黒如墨、必困重難医。此乃神聖工巧之一端也」に基づき、これに先行する『万病回春』巻之七・小児科にも「小児三歳以下有病、須看男左女右手虎口三関。従第二指側看、第一節名風関、第二節名気関、第三節名命関。弁其紋色、紫者属熱、紅者属寒、青者驚風、白者疳病、黒者中悪、黄者脾之困也。若現于風関為軽、気関為重、過于命関、則難治矣」や『医学入門』巻之五・小児・察脈の類文などによって補ったと見られる。④『医学入門』巻五・小児門・察脈に「小児初生至半歳看額脈、周歳以上看虎口三関、男子五歳、女人六歳、以大指上下滚転分取三部、診寸口三部脈」とある。

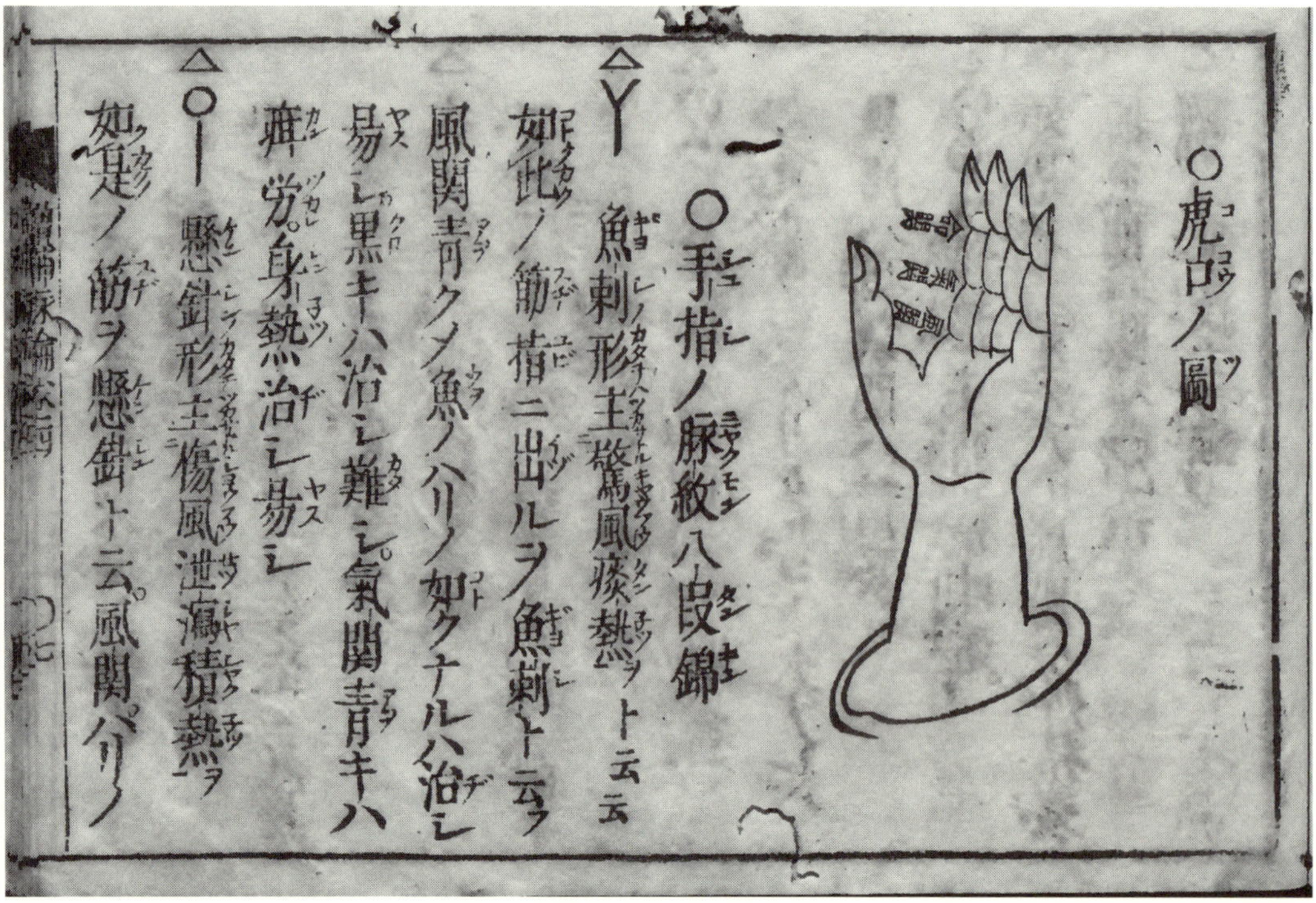
○虎口ノ圖
○手指ノ脉紋八段錦
━魚刺形主驚風痰熱ト云
△Ｙ
如此ノ筋指ニ出ルヲ魚刺ト云ヲ
風関青クシテ魚ノハリノ如クナルハ治シ
易シ黒キハ治シ難シ氣関青キハ
疳労身熱治シ易シ
△｜懸針形主傷風泄瀉積熱ヲ
如此ノ筋ヲ懸針ト云風関ハリノ

○虎口の図　＊目録では篇題を「同虎口三関の図」に作る。

○手指の脈紋八段錦《たんきん》①②　＊目録では篇題を「同手指の脈紋八段《たん》錦《きん》」に作る。

①『脈論口訣』は目録及び本文ともに、篇題の「八段錦」を「八叚錦」に誤る。今正す。「八段錦」とは小児の各種の指紋の総称。②以下の経文の前半ならびに図は、『万病回春』巻之七・小児科・手指脈紋八段錦、後半は『医学正伝』巻之八・小児科・脈法総論による。

【和訳】△魚のとげの形であれば、驚風、痰熱を主る云々③。

このように筋が指に出てくるものを魚刺という。風関が青くて魚の針のようであれば治りやすい。黒ければ難治である。気関が青ければ疳労、身熱し、治りやすい④。

③『万病回春』巻之七・小児科・手指脈紋八段錦の「魚刺形、主驚風、痰熱」による。④『医学正伝』巻之八・小児科・脈法総論の「風関青如魚刺、易治、乃初驚之候也。黒色、難治。気関青如魚刺、主疳労身熱、易治。命関青如魚刺、主虚風邪伝脾、難治」による。

△懸針の形であれば、傷風、泄瀉、積熱を主る⑤。

このような筋を懸針という。風関が針のようであれば、驚風である。命関であれば疳の熱である⑥。

⑤『万病回春』巻之七・小児科・手指脈紋八段錦の「懸針形、主傷風、泄瀉、積熱」による。「懸針」は書法の一種、あるいは蝌斗《おたまじゃくし》の別名。⑥『医学正伝』巻之八・小児科・脈法総論の「風関青黒色如懸針、主水驚、易治。気関赤色如懸針、主疳病、

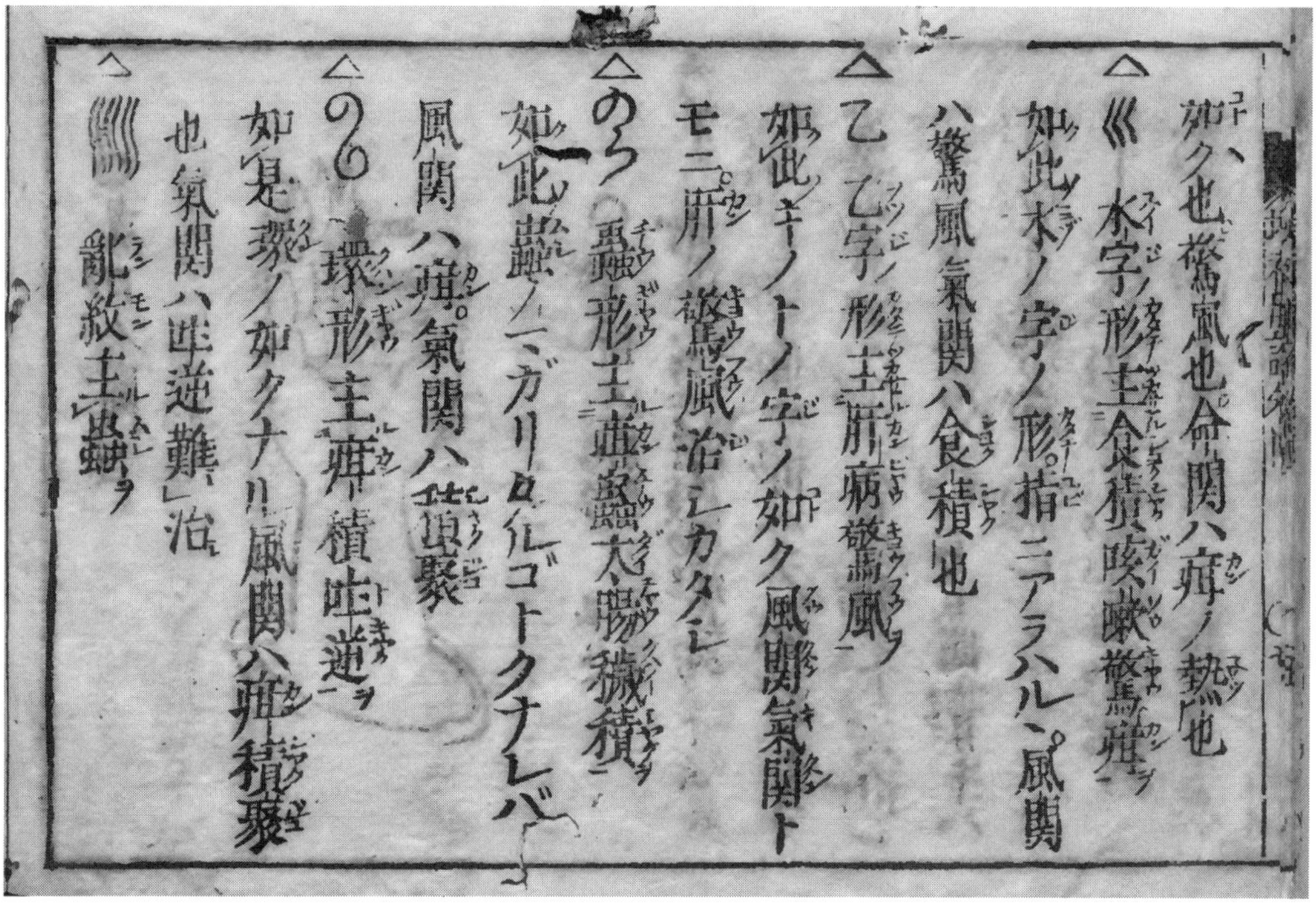
如ク也驚風也命関ハ疳ノ熱也
△《 水字形主食積咳嗽驚疳
如此水ノ字ノ形指ニアラハルヽ風関
ハ驚風気関ハ食積也
△乙 乙字形主肝病驚風
如此キノトノ字ノ如ク風関気関ト
モニ肝ノ驚風治シカタシ
△ 蟲形主疳蟲大腸穢積
如此蟲ノ、ガリロクルゴトクナレバ
風関ハ疳気関ハ積聚
△ 環形主疳積吐逆
如是環ノ如クナリ風関ハ疳積聚
也気関ハ吐逆難治
△ 龍紋主蚘

兼肺臓積熱、猶可為治。命関凡有此脈、不問五色、皆是死候。又三関通度如懸針者、主慢驚風、難治」による。

△水の字の形であれば、食積、咳嗽、驚疳を主る⑦。

このように水の字の形が指に現れれば、［それが］風関であれば驚風、気関であれば食積である⑧。

⑦『万病回春』巻之七・小児科・手指脈紋八段錦の「水字形、主驚疳、食積、咳嗽」による。⑧『医学正伝』巻之八・小児科・脈法総論の「風関如水字、主驚風入肺、咳嗽面赤。気関如水字、主膈上有涎、並虚積停滞。命関如水字、主驚風、疳極夾驚候、不拘五色、三関通度者、不治」による。

△乙の字の形であれば、肝病、驚風を主る⑨。

このように乙《きのと》の字のようであれば、風関、気関ともに肝の驚風で、難治である⑩。

⑨『万病回春』巻之七・小児科・手指脈紋八段錦の「乙字形、主肝病驚風」による。⑩『医学正伝』巻之八・小児科・脈法総論の「風関如乙字、主肺臓驚風、易治。気関如乙字、主驚風、病重。命関如乙字、青黒色、主慢驚風、難治」による。

△虫の形であれば、疳虫、大腸の穢積を主る⑪。

このように虫が曲がったようであれば、風関は疳、気関は積聚である⑫。

⑪『万病回春』巻之七・小児科・手指脈紋八段錦「虫形、主肝虫、大腸穢積」による。⑫『医学正伝』巻之八・小児科・脈法総論の「風関如曲虫、主疳病積聚、胸前如横推筭子、肚皮如吹胖豬脬。気関如曲虫、主大腸有穢積。命関如曲虫、主心痛伝肝、難治」による。

△環の形であれば、疳積、吐逆を主る⑬。

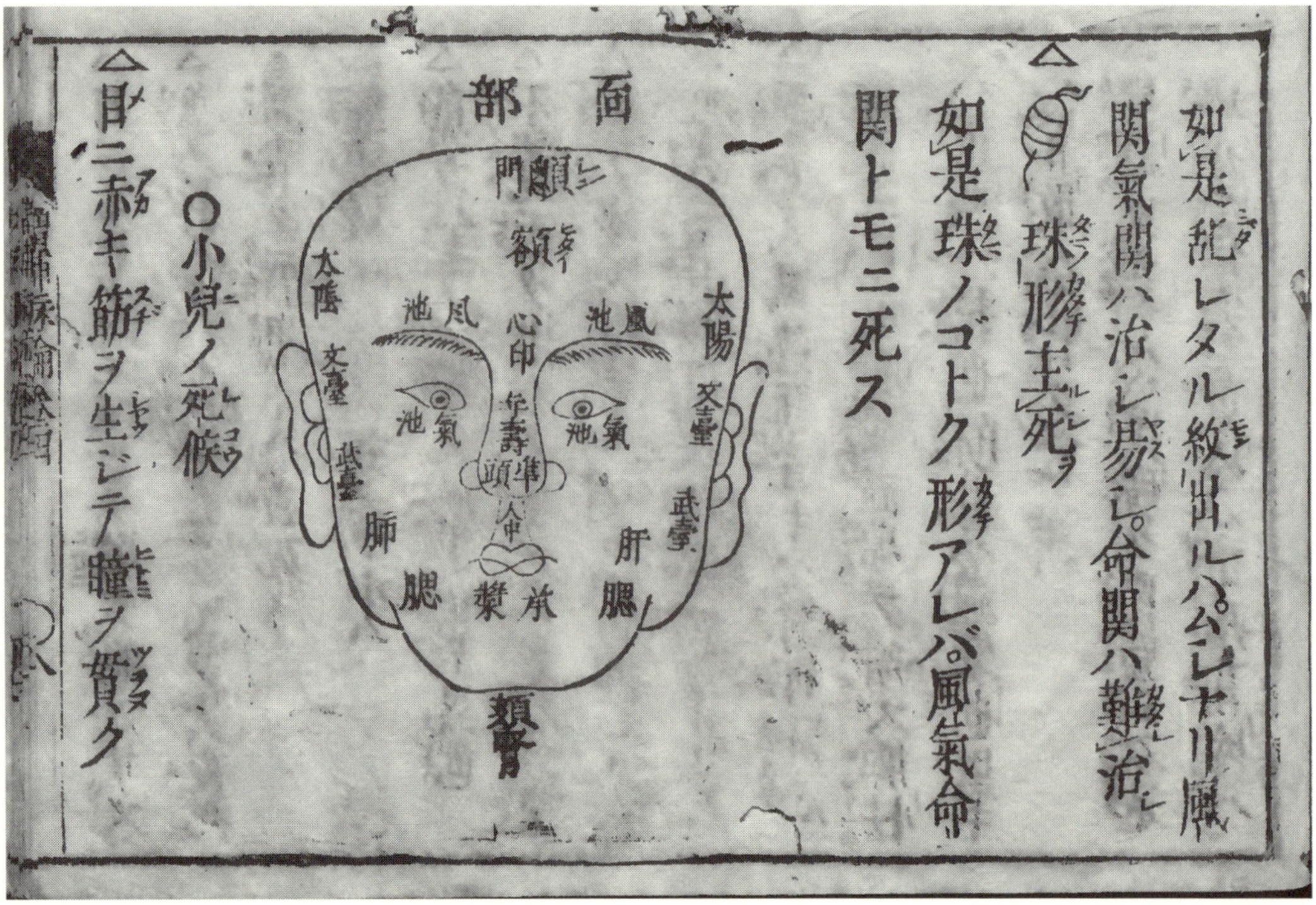

このように環のようであれば、風関は疳、積聚であり、気関は吐逆で、難治である⑭。

⑬『万病回春』巻之七・小児科・手指脈紋八段錦の「環形、主疳積吐逆」による。⑭『医学正伝』巻之八・小児科・脈法総論の「風関如環、主肝臓有疳積積聚。気関如環、主疳入胃、吐逆、不治。命関如環、悪候不治」による。

△乱れた紋は虫を主る⑮。

このように乱れた紋が出れば、虫である。風関、気関は治りやすい。命関は難治である⑯。

⑮『万病回春』巻之七・小児科・手指脈紋八段錦の「乱紋主虫」による。⑯『医学正伝』巻之八・小児科・脈法総論の「此紋若在風気二関、易治、若在命関通度、難治」による。

△珠の形は死を主る⑰。

このように珠のような形であれば、風、気、命の関ともに死ぬ⑱。

⑰『万病回春』巻之七・小児科・手指脈紋八段錦の「珠形主死」による。⑱典拠不明。

○面部① ＊目録では篇題を「同面部の図」に作る。

①この面部の図は、『万病回春』巻之七・小児科・面部観形察色所載のものである。

○小児の死候 ＊目録では篇題を「同死候の弁」に作る。

【和訳】△目に赤い筋が生じて瞳を貫く。

△目をたびたび見すえて、瞳を動かさない。

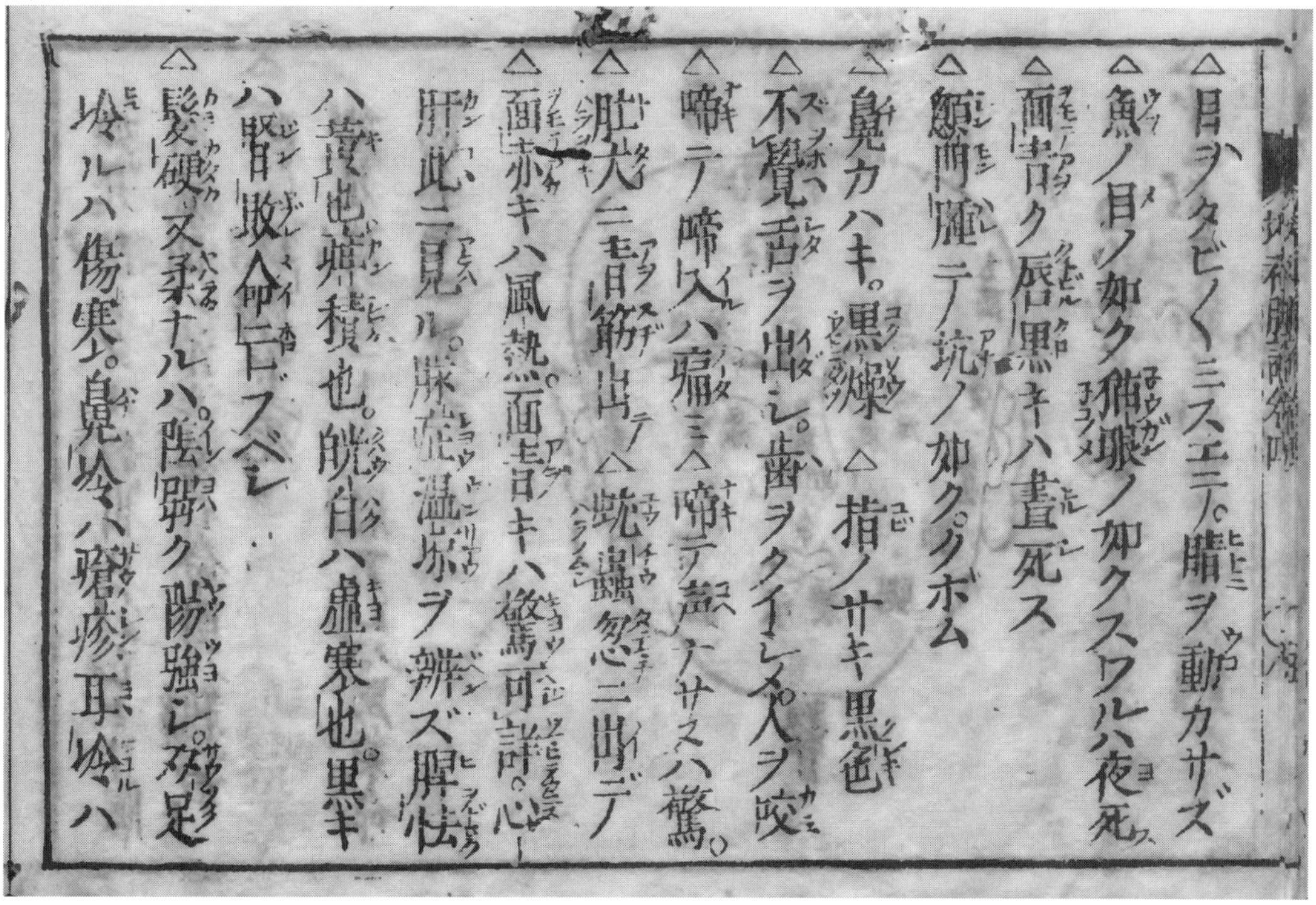

△目ヲタビ〳〵ミスヱテ睛ヲ動カサズ
△魚ノ目ノ如ク猫眼ノ如クスワルハ夜死ス
△面青ク唇黒キハ晝死ス
△顖門腫テ坑ノ如クグボム
△鼻乾キ黒燥△指ノサキ黒色
△不覚舌ヲ出シ歯ヲクイシメテ人ヲ咬
△啼テ啼入ハ痛ミ△啼テ声ヲナサズハ驚
△肚大ニ青筋出テ△蛔蟲忽ニ出テ
△面赤キハ風熱面青キハ驚可詳○心
肝此ニ見ル脉証温涼ヲ辨ズ脾怯
ハ黄也癖積也晄白ハ虚寒也黒キ
ハ腎敗命亡ブベシ
△髪硬叉柔ナルハ陰弱ク陽強シ双足
冷ルハ傷寒鼻冷ハ瘡疹耳冷ハ

△魚の目や猫の目のようにすわっていれば、夜に死ぬ。
△顔面が青くて唇が黒ければ昼に死ぬ。
△顖門が腫れて、坑《あな》のように窪む①。
△鼻が乾き、鱗のようになる②。
△指のさきが黒い。
△意識せずに舌を出し、歯をくいしばって、人を咬む③。
△泣いて、激しく泣くは、痛みである④。
△泣いても声にならないものは、驚である。
△腹が大きくて［腹皮に］青筋が出る。
△蛔虫が急に出てくる⑤。
△顔面が赤ければ風熱であり、顔面が青ければ驚であることを、詳らかにしなくてはならない。心と肝［の病態］がここに現れるからである。脈証によって温涼を弁別すべきである。脾が怯けば黄が現れ、痞積である。晄白は虚寒であり、黒ければ腎が敗れて絶命するであろう⑥。
△髪が硬かったり柔らかかったりするのは、陰が弱く、陽が強いのである。左右の足が冷えるのは、傷寒である。鼻が冷えるのは瘡疹であり、耳が冷えるのは風熱である。全身が皆な熱すれば傷寒であり、上が熱し下が冷えるのは傷食の病である⑦。

①「顖門」は、幼児の頭蓋の前頭骨と頭頂骨の間で、接合していないため動脈の搏動が感じる場所。和名「ひよめき」「おどりこ」。②黒燥に附された振り仮名「うろこだつ」は「鱗立つ」で、形状が鱗のようになること。③原文「くいしめる」は、「食締める」で、食い縛ること。④原文「啼き入る」は「泣き入る」とも書き、激しく泣くこと。⑤本章冒頭からここまでは『万病回春』巻之七・小児科・小児死候

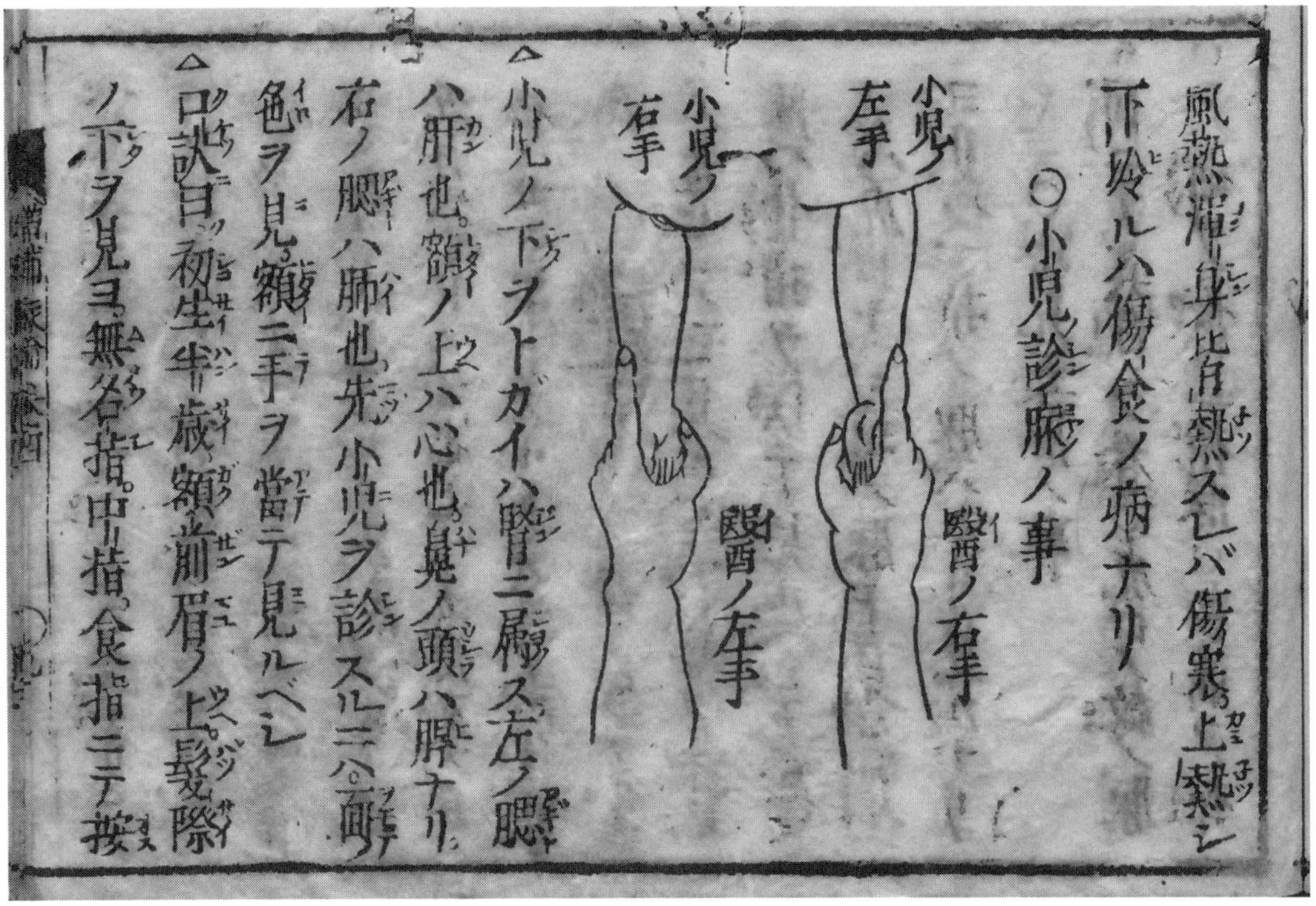
風熱渾身皆熱スレバ傷寒。上熱シ下冷ルハ傷食ノ病ナリ

○小児診脈ノ事

△小児ノ下頦ハ腎ニ屬ス左ノ腮ハ肝也額ノ上ハ心也鼻ノ頭ハ脾ナリ右ノ腮ハ肺也先小児ヲ診スルニハ顔面ノ色ヲ見額ニ手ヲ當テ見ルベシ

△口訣曰初生半歳顖前眉ノ上髪際ノ下ヲ見ヨ無名指中指食指ニテ按

歌の「眼生赤脈貫瞳人、顖門腫起又作坑、指甲黒色鼻乾燥、鴉声忽作肚青筋、虚舌出口咬牙歯、目多直視不転睛……蛔虫既出死形真……魚目定睛夜死、面青唇黒昼亡、啼而不哭是痛、哭而不啼是驚」による。これは先行する『小児薬証直訣』巻上・脈証治法・不治証、『小児衛生総微論方』巻二・諸死絶候・王叔和死証歌、あるいは『小児衛生総微論方』を引く『察病指南』巻之下・小児死証一十五候歌などに基づくものである。『医学入門』巻之五・小児門・死症などにも類文がある。⑥『万病回春』巻之七・小児科・観面部五色の「面赤為風熱、面青驚可詳。心肝形此見、脈症弁温涼。脾怯黄疳積、虚寒㿠白光。若逢生黒気、腎敗命須亡」による。先行する『古今医鑑』観面部五色歌を大略そのまま引用したものである。「㿠」は気血が虚して顔面が白くなること。⑦『万病回春』巻之七・小児科・入門審候歌の「観形察色弁因由、陰弱陽強髪硬柔。若是傷寒双足冷、要知有熱肚皮求。鼻冷便知是瘡疹、耳冷応知風熱症。渾身皆熱是傷寒、上熱下冷傷食病」による。

○小児診脈の事　并に図①

＊目録では篇題を「同診脈の事」に作る。

【和訳】△小児の下顎は腎に属する。左の顋《あぎと》は肝である。額の上は心である。鼻頭は脾である。右の顋は肺である②。小児を診る場合、顔面の色を診て、額に手をあててみるべきである。

①図の典拠未詳。②『万病回春』巻之七・小児科・面部観形察色の「下頦属腎水北、左腮属肝木東、額上属心火南、鼻準属脾土中、右腮属肺金西」による。「腮《あぎと》」は上顎と下顎の間、あご。この一節は、元来、『小児薬証直訣』上・面上証の「左顋為肝、右顋為肺、額上為心、鼻為脾、頦為腎」を典拠とするもので、『玉機微義』巻之五十・小児門・論色脈法、『嬰童百問』巻之二・面上証気色総見第十三問、『保嬰

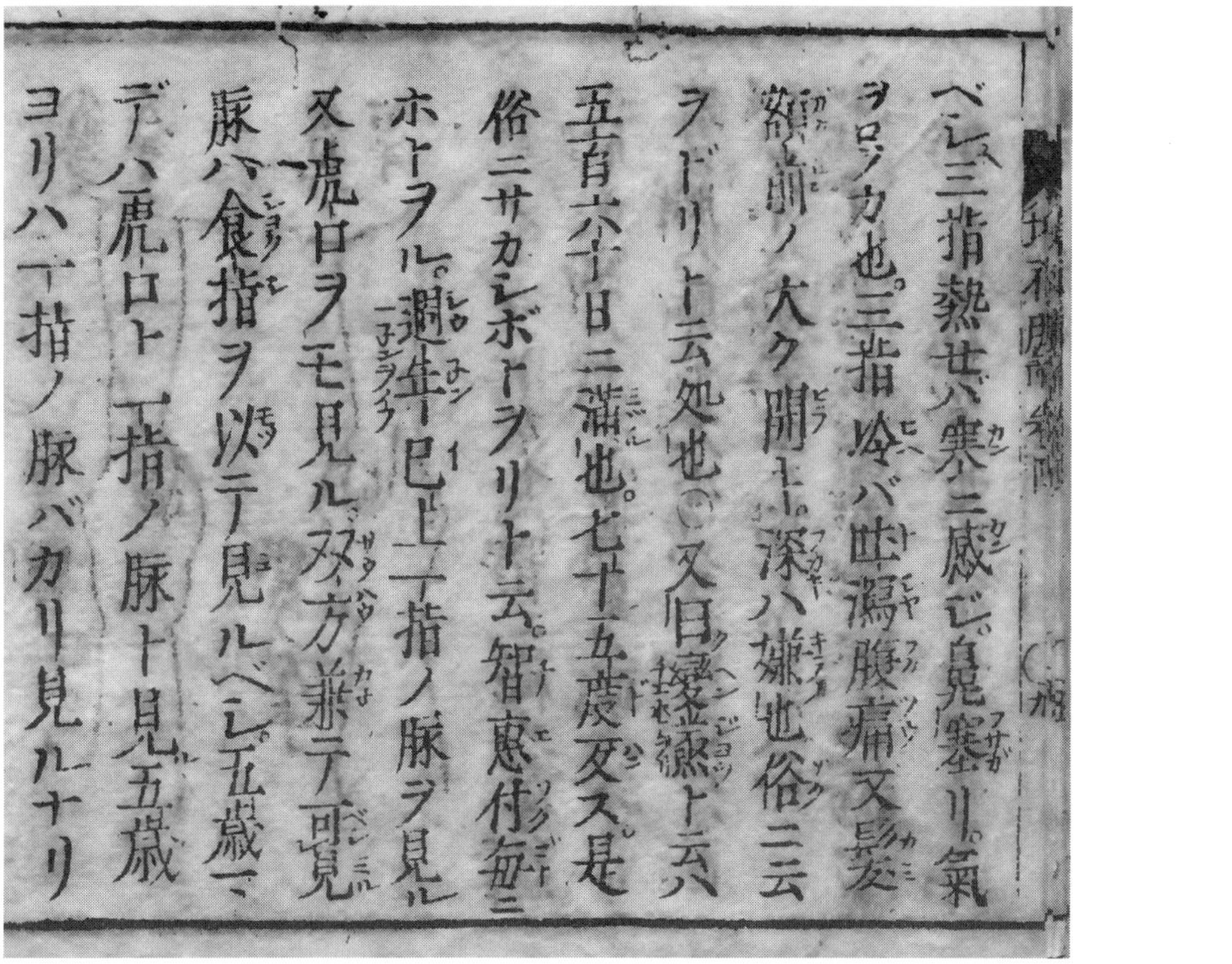
ベシ。三指熱セバ寒《カン》ニ感《カン》ジ、鼻塞《フサガ》リ、氣ヲロソカ也。三指冷《ヒヘ》バ吐《ト》瀉《シヤ》腹《フク》痛《ツウ》、又髪《カミ》額前ノ大ク開《ヒラ》ケ、深《フカキ》ハ嫌《キラフ》也。俗《ゾク》ニ云ヲドリト云処也。〇又曰、變《ヘン》蒸《ジヨウ》ト云ハ五百六十日ニ満也。七十五度変ズ。是俗ニサカシボトヲリト云。智《チ》恵《エ》付毎ニホトヲル。週歳已上ハ一指ノ脈ヲ見ル。又虎口ヲモ見ル。双方兼《カネ》テ可《ベシ》見《ミル》。脈ハ食指ヲ以テ見ルベシ。五歳マデハ虎口ト一指ノ脈ト見ル。五歳ヨリハ一指ノ脈バカリ見ルナリ

撮要』巻二・面上症ではこれを大略そのまま引く。『古今医鑑』巻之十三・幼科・病原論や入門審候歌にも同趣旨の文章や類文がある。

△口訣にいう、生まれてから半年の間は、額の正面、眉の上、［前］髪際の下を見よ。第四指、第三指、第二指［の三指］で按すべきである。三指に熱を感じれば、寒邪に侵され、鼻は塞がり、気が不足している。三指に冷えを感じれば、吐瀉、腹痛である③。また髪のある前額④が大きく開き、深いものは良くない。［これは］俗にいう「おどり」というところである⑤。〇またいう、［知恵熱である］「変蒸」というものは、五百六十日で満了する。七十五度、変わるのである。これを俗に「さかしぼとおり」という⑥。知恵のつくごとに、熱が出る⑦。一年以上、［医家が自分の第二指の］一指［を使って脈診する方法］で脈を診る。また虎口も診る。双方を兼ねて診るべきである。脈は［医家の］第二指を使って診るべきである。五歳までは虎口と一指の脈を診て、五歳からは一指の脈ばかり診るのである。

③『医学入門』巻之五・小児門・察脈の「小児初生至半歳看額脈、周歳以上看虎口三関、男子五歳、女人六歳、以大指上下滾転分取三部、診寸口三部脈」、「額脈三指熱感寒（額前眉上髪際下、以無名指、中指、食指三指按之、如倶熱、感寒邪、鼻塞声粗）。倶冷（三指）吐瀉臓不安」による。前半部は元の曽世栄の『活幼口議』巻之六・三脈五脈宜説所載の説に基づくと見られる。④『脈論口訣』の原文は「髪額前」となっているが難解。ここは顖門（前章の注①参照）についての論。⑤「おどり」は「おどりこ」「ひよめき」ともいう。漢語にいう「顖門」である。⑥『病名彙解』の「変蒸」の項に「俗に云う小児のちえぼとおりなり。生まれて三十二日めに一変し、六十四日に変じ、その時に蒸して熱気があるなり。一変して後、智恵が

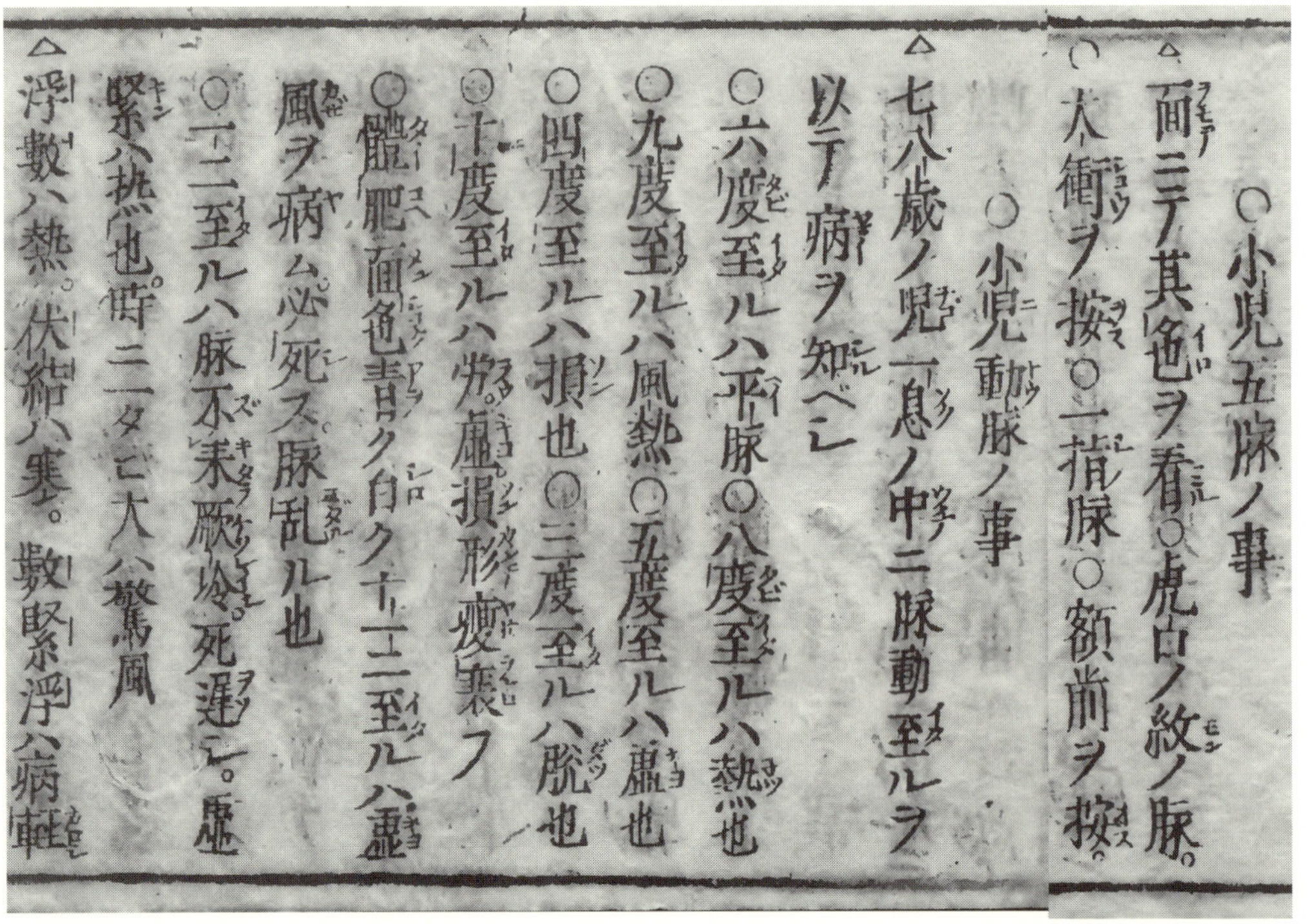
○小児五脈ノ事
△面《ヲモテ》ニテ其色《イロ》ヲ看《ミル》○虎口ノ紋《モン》ノ脈。
○太衝ヲ按《ヲス》○一指脈○額前ヲ按《ヲス》。
○小児動脈ノ事
△七八歳ノ児一息ノ中ニ脈動至《イタ》ルヲ
以テ病ヲ知ベシ
○六度至《イタ》ルハ平《ヘイ》脈○八度至ルハ熱也
○九度至ルハ風熱○五度至ルハ虚《キヨ》也
○四度至ルハ損《ソン》也○三度至ルハ脱《ダツ》也
○十度至《イロ》ルハ労。虚損形瘦衰フ
○体肥面色青ク白《シロ》ク十一二至《イタ》ルハ虚
風ヲ病ム必死ス脈乱ル也
○一二至ルハ脈不来厥冷。死遅シ。虚
緊《キン》ハ熱也。時ニ一タビ大ハ驚風
△浮数ハ熱。伏結ハ寒。数緊浮ハ病軽

前に一倍する云えり。……『入門』には……五百十二日にて変蒸おわると云えり。『医学綱目』には十八変にて五百七十六日と云えり」とある。⑦原文「ほとおる」は「熱《ほとお》る」で、発熱すること。

○小児五脈の事

＊目録では篇題を「同五脈の事」に作る。

【和訳】△顔面でその色を診る。○虎口の紋の脈［をとり］、太衝［の脈］を按す。○［医家の］一指で脈［を診る］。○前額部を按す①。

①『活幼口議』巻之六・三脈五脈宜説に「小児三部、面看気色為一部、虎口紋脈二部、寸口一指脈三部。五脈者、上按額前、下診太衝、併前三部、謂之五脈」とあるが、これが直接の典拠か否かは未詳。

○小児動脈の事

＊目録では篇題を「同動脈の事」に作る。

【和訳】△七、八歳の小児では、一呼吸の内に［何度］搏動がやって来るかで、診察すべきである。

○六回搏つは平脈である。○八回搏つは熱である。○九回搏つは風熱である。

○五回搏つは虚である。○四回搏つは「損」である。○三回搏つは「脱」である。

○十回搏つは労、虚損、身体が痩せ衰えている。

○肥満で、顔面が青白く、十一～十二回うつは虚風を病んでおり、必ず死ぬ。脈が乱れているのである。

○一、二回搏つは、脈が［十分に］来ていないことで、厥冷するが、直ぐには死なない。虚緊は熱である。時に一回だけ大［脈を搏つ］は

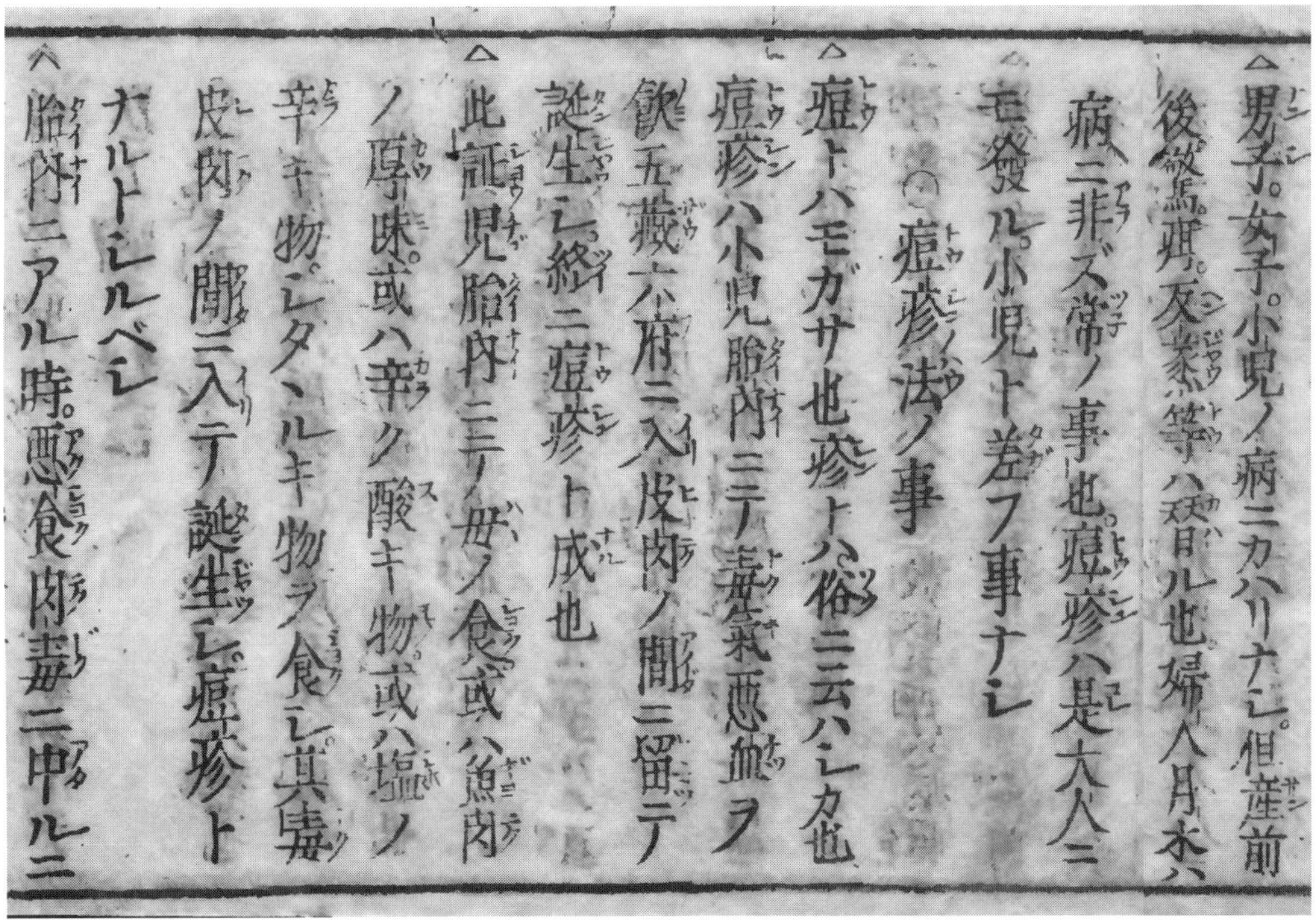
△男子《ナンシ》。女子。小児ノ病ニカハリナシ。但産前《サン》
後。驚癇。変蒸《ヘンジョウ》等《トウ》ハ替《カハ》ル也婦人月水ハ
病ニ非《アラ》ズ常《ツネ》ノ事也。痘疹《トウシュ》ハ是《コレ》大人ニ
モ發ル。小児ト差《タガ》フ事ナシ
○痘疹法《トウシンホウ》ノ事
△痘《トウ》トハモガサ也疹《シン》トハ俗ニ云ハシカ也
痘疹《トウシン》ハ小児胎内《タイナイ》ニテ毒気悪血ヲ
飲五蔵《ザウ》六府ニ入《イリ》皮肉《ヒニク》ノ間《アイダ》ニ留テ
誕生《タンジョウ》シ終《ツイ》ニ痘疹《トウシン》ト成《ナル》也
△此証児胎内《タイナイ》ニテ母《ハハ》ノ食或ハ魚肉《ギョニク》
ノ厚味。或ハ辛《カラ》ク酸《ス》キ物或ハ塩ノ
辛キ物。甘タルキ物ヲ食シ其毒
皮肉ノ間ニ入《イリ》テ誕生シ痘疹ト
ナルトシルベシ
△胎内《タイナイ》ニアル時。悪食肉毒ニ中《アタ》ルニ

驚風である。

△浮数は熱、伏結は寒、数緊浮は軽症である。

△小児の病に男女は無関係である。ただ、産前、産後、驚癇、変蒸①などには違いがある。婦人の月経は病気ではなく、通常のことである。痘疹は、大人も発症するもので［それは］小児も違いは無い。

① 『脈論口訣』原文は「反蒸」に作るが改めた。

○痘疹法の事

＊目録では篇題を「同痘疹法《とうしんほう》の事」に作る。

【和訳】△痘とは「もがさ」である①。疹とは俗にいう「はしか」である。痘疹は、小児が胎内で毒気や悪血を飲み、五蔵六府に入って、皮肉の間に留まった状態で誕生し、ついに痘疹となるのである。

△この証は、胎内において小児が、母親の食べた物、あるいは魚肉の厚味、あるいは辛かったり、酸っぱかったりする物、あるいは塩の辛い物、甘ったるい物②を食べて、その毒が皮肉の間に入った状態で誕生し、痘疹となることを認識するべきである。

△胎内にいる時、悪い食物、肉の毒にあたるだけではない。小児は生まれて第一声を上げる時、悪血が沢山出てきて、どうしてもその血を飲んでしまう。それゆえ、その血が皮肉に留まって、痘となるのである。第一声が出る時、綿で小児の口を覆い、口をぬぐい、血が入らないようにするのである。妊産婦はどうしても取り乱して、この方法をとらないために、小児は血を飲んでしまう。血を少し飲めば痘は少なく、多く飲めば痘は多く出ることは明かである。

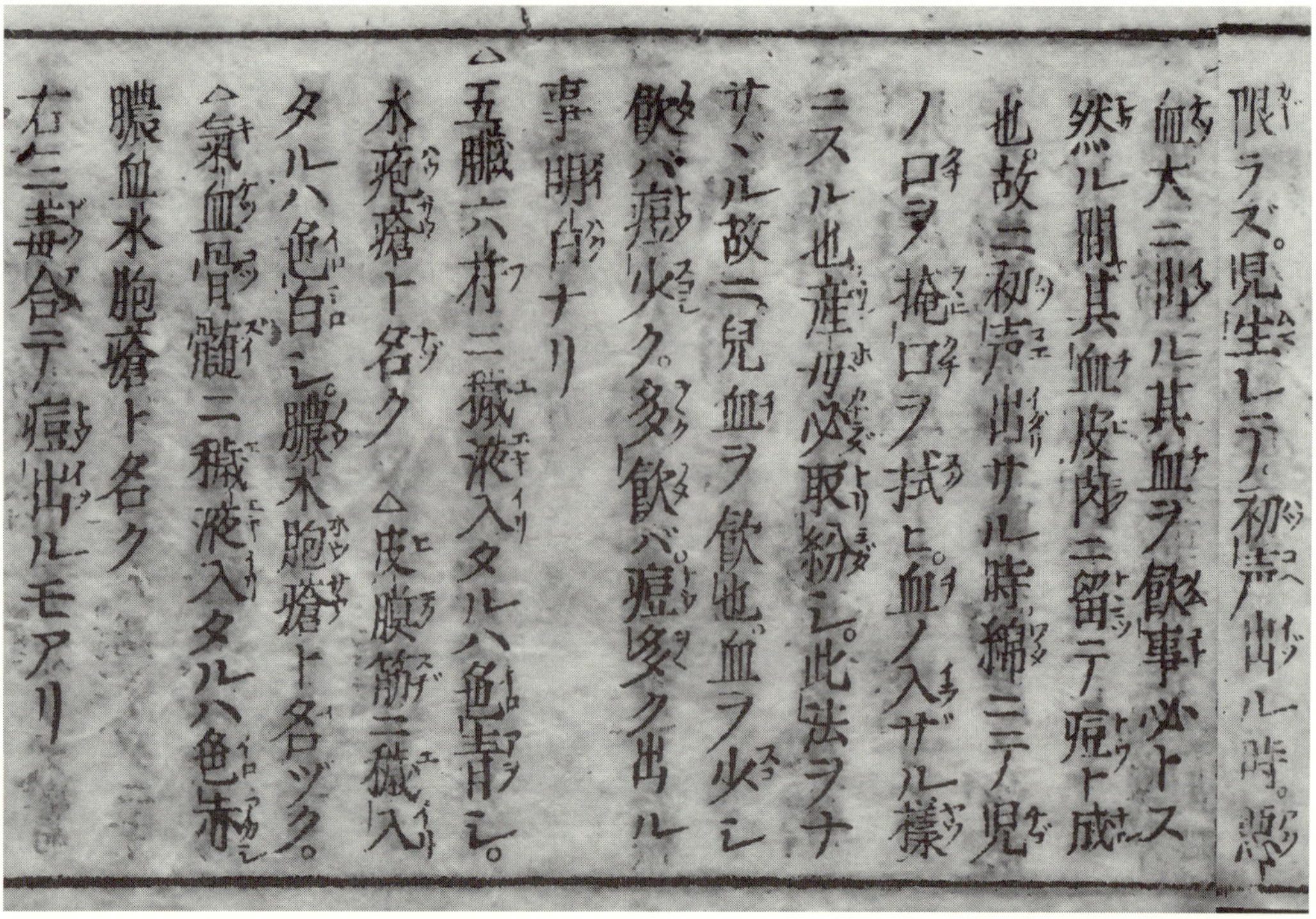
限ラズ。児生レテ初声ノ出ル時。悪
血大ニ咽ル其血ヲ飲事必トス
然ル間其血皮肉ニ留テ痘ト成
也故ニ初声ノ出サル時綿ニテ児
ノ口ヲ掩口ヲ拭ヒ。血ノ入ザル様
ニスル也産母必取紛レ。此法ヲナ
サザル故ニ児血ヲ飲也血ヲ少シ
飲バ痘少ク。多飲バ痘多ク出ル
事明白ナリ
△五臓六府ニ穢液入タルハ色青シ。
水疱瘡ト名ク△皮膜筋ニ穢入
タルハ色白シ。膿水胞瘡ト名ツク。
△気血骨髄ニ穢液入タルハ色赤
膿血水胞瘡ト名ク
右三毒合テ痘出ルモアリ

△五蔵六府に汚れた体液③が入れば、色が青い。水疱瘡と名づく。
△皮膜や筋に汚れた体液が入れば、色が白い。膿水疱瘡④と名づく。
△気血骨髄に汚れた体液が入れば、色が赤い。膿血水疱瘡と名づく。
右の三毒を合わせて痘が出てくるのである⑤。
△最初に発症する症状は、さまざまであって一定ではない。驚風のよ

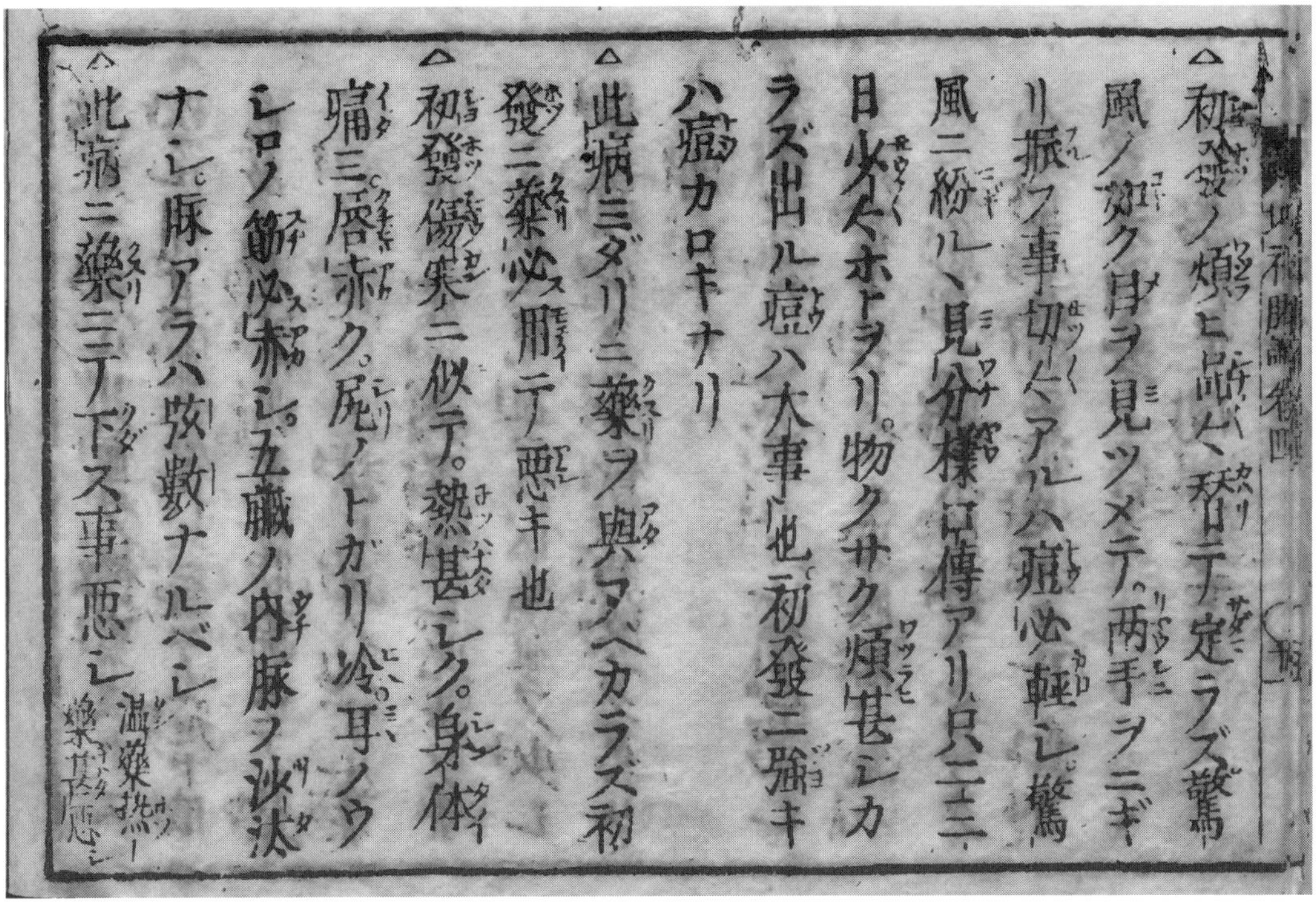
△初發ノ煩ヒ時〃揺テ定ラズ驚風ノ如ク目ヲ見ツメテ両手ヲニギリ振フ事切〃アルハ痘必軽シ驚風ニ紛ル、見分様口傳アリ只二三日ノ火ホテリ物クサク煩甚シカラズ出ル痘ハ大事也初發ニ強キハ痘カロキナリ
△此病ミダリニ薬ヲ與ヘカラズ初發ニ薬必用テノ悪キ也
△初發傷寒ニ似テ熱甚シク身体痛ミ唇赤ク尻ノトガリ冷耳ノウシロノ筋必赤シ五臓ノ内脉ヲ決汰ナシ脉アラハ弦数ナルベシ
△此病ニ薬ニテ下ス事悪シ 温薬熱薬甚悪シ

うに、目を見つめて、両手を握り、頻りに振れば、痘は必ず軽い。驚風との鑑別法については口伝がある。ただ、二三日ばかり発熱し、病気で気分が優れず、病状は酷くなくて出る痘は、重大である。最初に発症する症状が強ければ、痘は軽いものである。

△この病には、みだりに投薬するべきではない。最初に発症した際に薬を用いると必ずよろしくない。

△最初の発症は傷寒に似て、熱が甚だしく、身体が痛み、唇は赤く、尻の尖端が冷え、耳の後ろの筋は必ず赤い。脈による五蔵判別の情報は無い。脈をとることができれば、弦数であるべきである。

△この病を薬で下すことは良くない（温薬、熱薬は非常に悪い）。

△痘疹の場合、三部の脈が洪数大小、指でとらえられないほど速い。○脈が洪実であれば良く、浮数虚小である者は危うい⑥。

①痘疹は痘瘡と同じ。『病名彙解』の「痘瘡」の項に「俗に云うもがさなり。瘡の形、豆の如くなる故に名づく。療治も豆を植えるにたとえたることあり」とある。②原文「したたるき物」の「したたるい」は「舌怠い」で、甘みが強すぎること。③原文「穢液」は「壊液」とも書す。汚れ腐った体液である。④原文は「膿水胞瘡」に誤る。後文の「膿血水胞瘡」と併せて訂正した。⑤本章のここまでの経文は、『小児痘疹方論』論痘疹受病之由の「夫小児在胎之時、乃母五臓之液所養成形也。其母不知禁戒、縦情厚味、好啖辛酸、或食毒物、其気伝於胞胎之中、此毒発為瘡疹、名曰三穢液毒。一、五臓六腑穢液之毒、発為水泡瘡。二、皮膜筋肉穢液之毒、発為膿水泡瘡。三、気血骨髄穢液之毒、発為膿血水泡瘡。三毒既出、発為疹痘瘡也」と、その他の医書からの引用で編集されている。⑥『幼科証治準縄』集之四・痘瘡上・脈候の「凡痘子勢重者、以脈候之、脈洪実者吉、浮数虚小者凶」による。

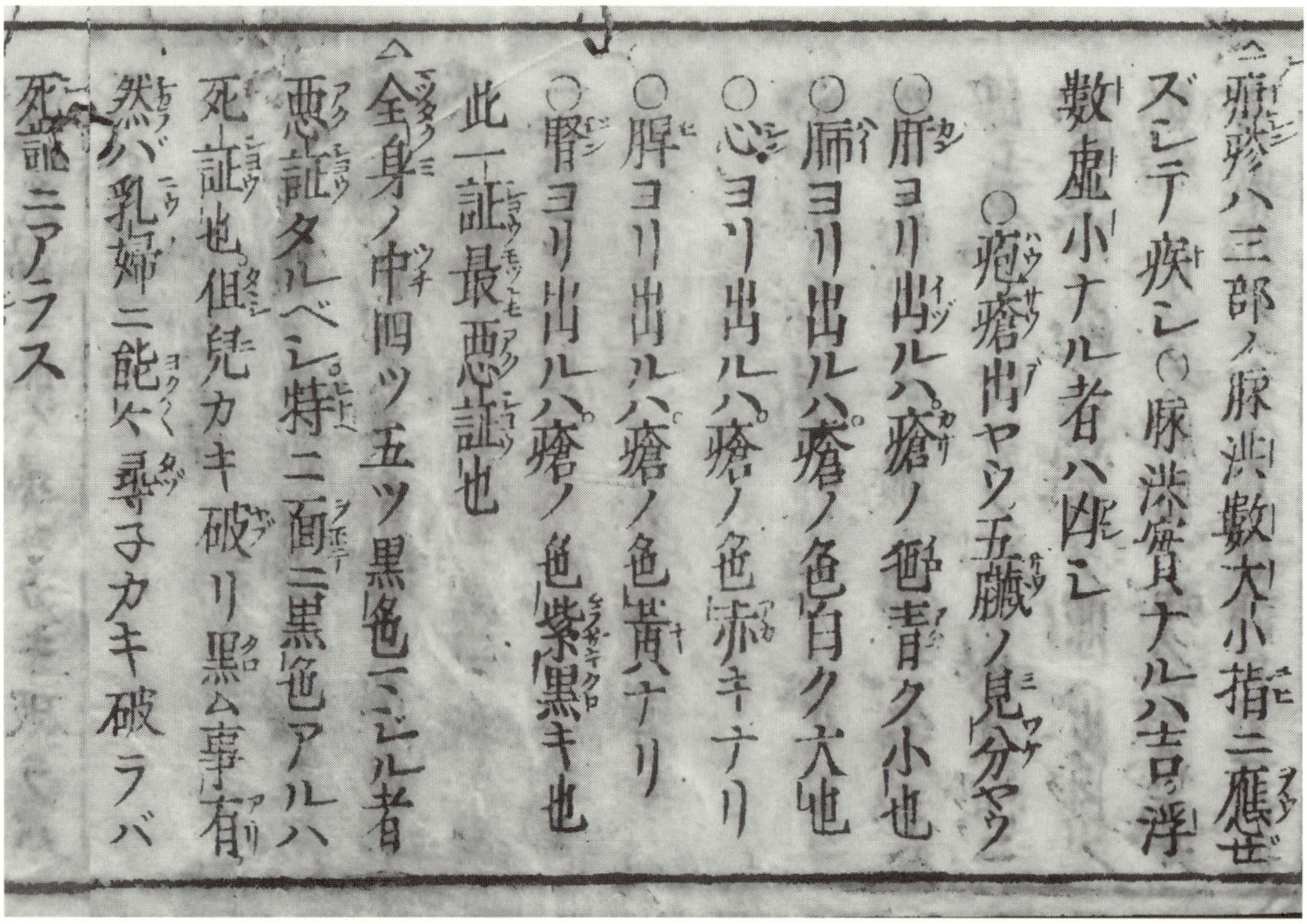

痘疹《トウシン》ハ三部ノ脉洪數大小指ニ應《ヲウ》ゼズシテ疾シ〇脉洪實ナルハ吉也浮數虚小ナル者ハ凶シ
〇疱瘡《ハウサウ》出《イデ》ヤウ五臟《ザウ》ノ見分《ミワケ》ヤウ
〇肝《カン》ヨリ出《イヅ》ルハ瘡《カサ》ノ色青《アヲ》ク小也
〇肺《ハイ》ヨリ出ルハ瘡ノ色白ク大也
〇心《シン》ヨリ出ルハ瘡ノ色赤《アカ》キナリ
〇脾《ヒ》ヨリ出ルハ瘡ノ色黄《キ》ナリ
〇腎《ジン》ヨリ出ルハ瘡ノ色紫黒《ムラサキクロ》キ也
此一證最モ悪證也
△全身《ゼンシン》ノ中《ウチ》四ツ五ツ黒色マジル者悪證タルベシ特ニ面ニ黒色アルハ死證也但兒カキ破《ヤブ》リ黒《クロ》ム事有《アリ》然《シカラ》バ乳婦《ニウ》ニ能々《ヨクヨク》尋《タヅ》子カキ破ラバ死證ニアラズ

〇疱瘡出よう五臓の見分《みわけ》よう

＊目録では篇題を「疱瘡出様《ほうそうでよう》五臓の見分《けんぶん》」に作る。

【和訳】

〇肝より出れば、瘡の色は青く小である。
〇肺より出れば、瘡の色は白く大である。
〇心より出れば、瘡の色は赤である。
〇脾より出れば、瘡の色は黄である。
〇腎より出れば、瘡の色は紫黒である。
この一証は最も悪証である。
△全身のうち、四つか五つ黒い色が混じる者は悪証というべきである。特に顔面に黒い色が出ていれば死証である。ただ、小児が［指で］掻き傷って黒くなっていることがある。そうであれば、妊産婦によくよく尋ねて、掻き傷りであれば死証ではない。

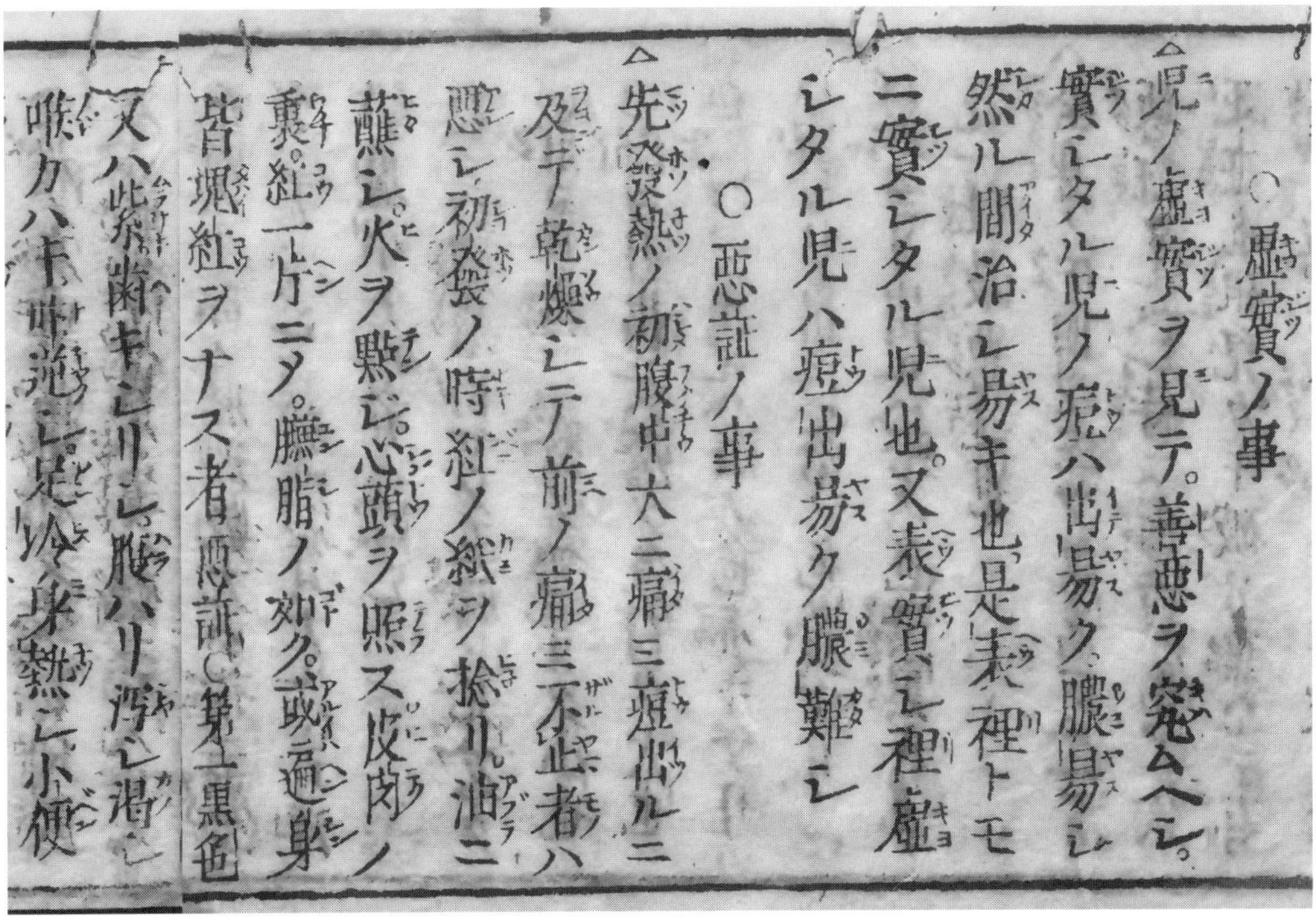
○虚《キヨ》實《ジツ》ノ事
△兒《ニ》ノ虚《キヨ》實《ジツ》ヲ見テ。善悪ヲ察《サツ》ムへシ。實《ジツ》シタル兒ノ痘《トウ》ハ出《イデ》易《ヤス》ク。膿《ウミ》易《ヤス》シ。然《シカ》ル間《アイダ》治シ易《ヤス》キ也。是表《ヘウ》裏《リ》トモニ實《ジツ》シタル兒也。又表《ヘウ》實《ジツ》シ裏《リ》虚《キヨ》シタル兒ハ痘《トウ》出易《ヤス》ク膿《ウミ》難《ガタ》シ
○悪証ノ事
△先《マヅ》發《ホツ》熱《ネツ》ノ初《ハジメ》腹《フク》中《チウ》大ニ痛ミ痘《トウ》出《イヅ》ルニ及《オヨン》デ乾《カン》燥《ソウ》シテ前《マヘ》ノ痛ミ不《ザル》止《ヤマ》者《モノ》ハ悪《アシ》シ。初《ハジメ》發《ホツ》ノ時紅《ベニ》ノ紙《カミ》ヲ捻《ヒネ》リ油《アブラ》ニ蘸《ヒタ》シ火《ヒ》ヲ點《テン》ジ心《ムネ》頭《モト》ヲ照《テラ》ス皮《ヒ》肉《ニク》ノ裏《ウチ》紅《コウ》一片《ヘン》ニシテ臙《エン》脂《シ》ノ如《ゴト》ク。或《アルイハ》遍《ヘン》身《シン》皆緊《キン》紅《コウ》ヲナス者悪証。○第一黒色又ハ紫《ムラサキ》歯《ハ》キシリシ腹《ハラ》ハリ瀉《シヤ》シ渇《カハ》シ喉《ノド》カハキ吐《ト》逆《ギヤク》シ足《アシ》冷《ヒヘ》身《ミ》熱《ネツ》シ小《セウ》便《ベン》

○虚実の事　＊目録では篇題を「同虚実の事」に作る。

【和訳】△小児の虚実を診て、予後を見極めるべきである。実した小児の痘は出やすく、膿みやすい。だから治しやすい。これは表裏ともに実している小児である。また表実裏虚の小児は、痘が出やすく、膿難い①。

①『小児痘疹方論』論痘疹治法の「凡療瘡疹、先分表裏虚実。如表裏俱実者、其瘡易出易靨。表裏俱虚者反是。表実裏虚者、其瘡易出難靨」による。

○悪証の事　＊目録では篇題を「同悪証の事」に作る。

【和訳】△先ず発熱の始めに、腹部が非常に痛み、痘が出ると乾燥して、以前の痛みも止まない者は良くない。最初に発症した時、紅の紙をひねり、油にひたし、火をつけて、胸の辺りを照らす。皮肉の内には一面が紅で、臙脂《えんし》①のようであったり、あるいは全身が皆な真っ赤であるような者は悪証である。○第一に黒い色、または紫で、歯ぎしりし、腹脹し、泄瀉し、煩渇し、喉が渇き、吐逆し、足が冷え、身が熱し、小便が通ぜず、頭ばかりが熱し、痘の尖端が白い色となり、［病態が］変じて重くなること、［甚だしく］痒いことである。ただし、［痘］は概ね痒いものであるから、［痒みが］甚だしくなければ問題無い。［病態には］すべて軽重がある。口伝である。

①「臙脂《えんし》」は、化粧用の紅色の顔料。丹に脂を混ぜて作る。

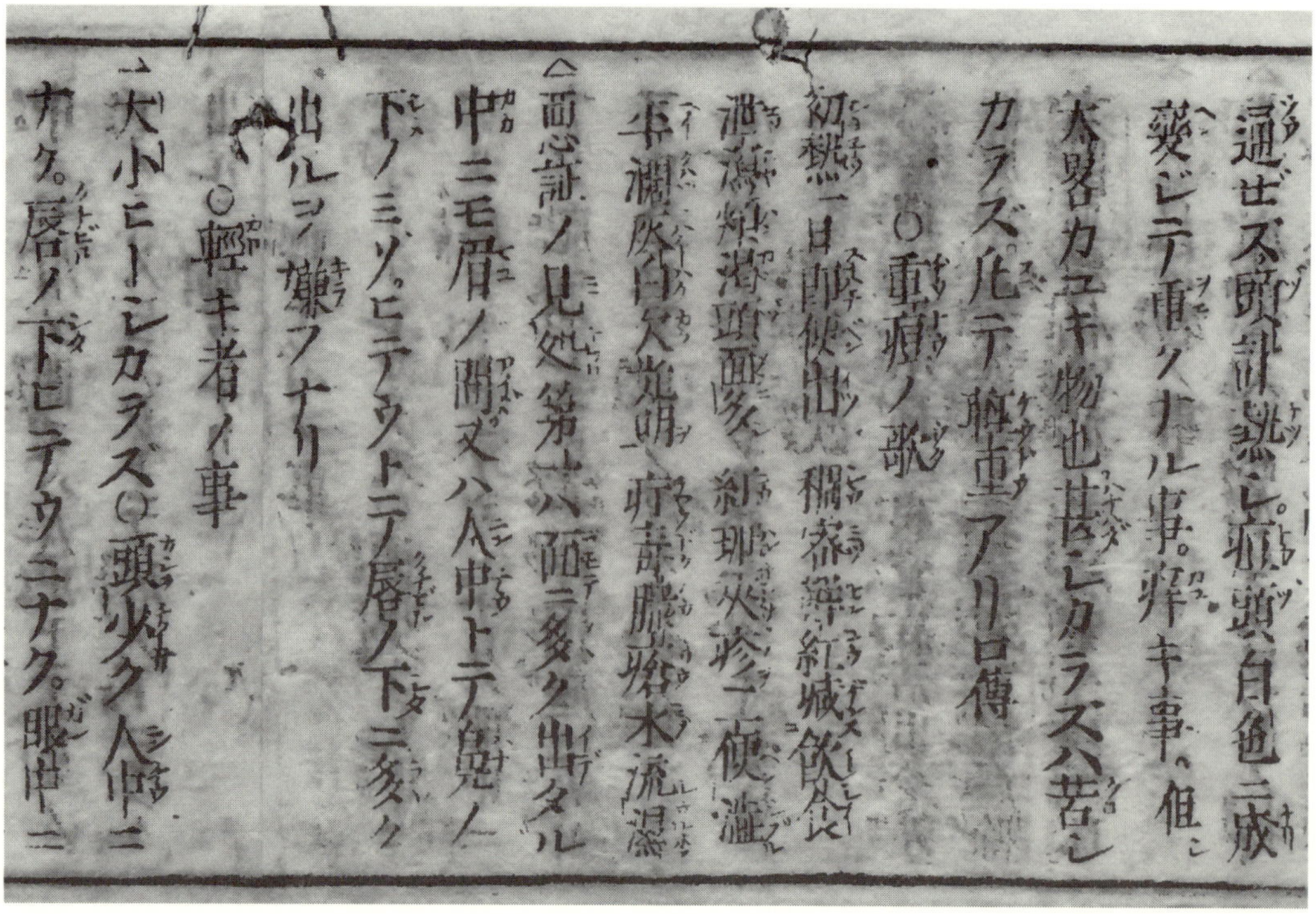

○重痘の歌　＊目録では篇題を「同重痘の歌訣《かけつ》」に作る。

【和訳】 発症発熱初日には排便し、鮮紅の痘が密集し食欲は減退する。泄瀉煩渇し、頭面には紅い斑疹が多く、大小便が渋る。体表は灰白となり、色つやが無くなる。疔毒膿瘡の水が流れ潤うようである①。

△悪証を診る際の要点は、第一に顔面に痘が多く出ることである。なかでも眉の間、または鼻の下の溝（人中）、唇の下（ひちょう②）に多く出るのは良くない。

① 『幼科証治準縄』集之四・痘瘡上・軽重の「重痘歌。初熱一日即便出、稠密鮮紅減飲食、泄瀉煩渇頭面多、紅癍夾疹二便渋、平闊灰白欠光明、疔毒膿瘡水流湿」による。② 「ひちょう」の漢字表記未詳。現在は頤唇溝と呼ばれる部分と思われる。

○軽き者の事　＊目録では篇題を「同軽《かろ》き者の事」に作る。

【和訳】 △大小、均一ではない。○頭部に少なく、人中に無く、唇の下（ひちょう）に無く、眼中に無く、肥満して、つやがあり、円座①に光があれば良い②。また眼が塞がらず、乳を飲み、潤って豊かで③、湿気の多いのが良い。

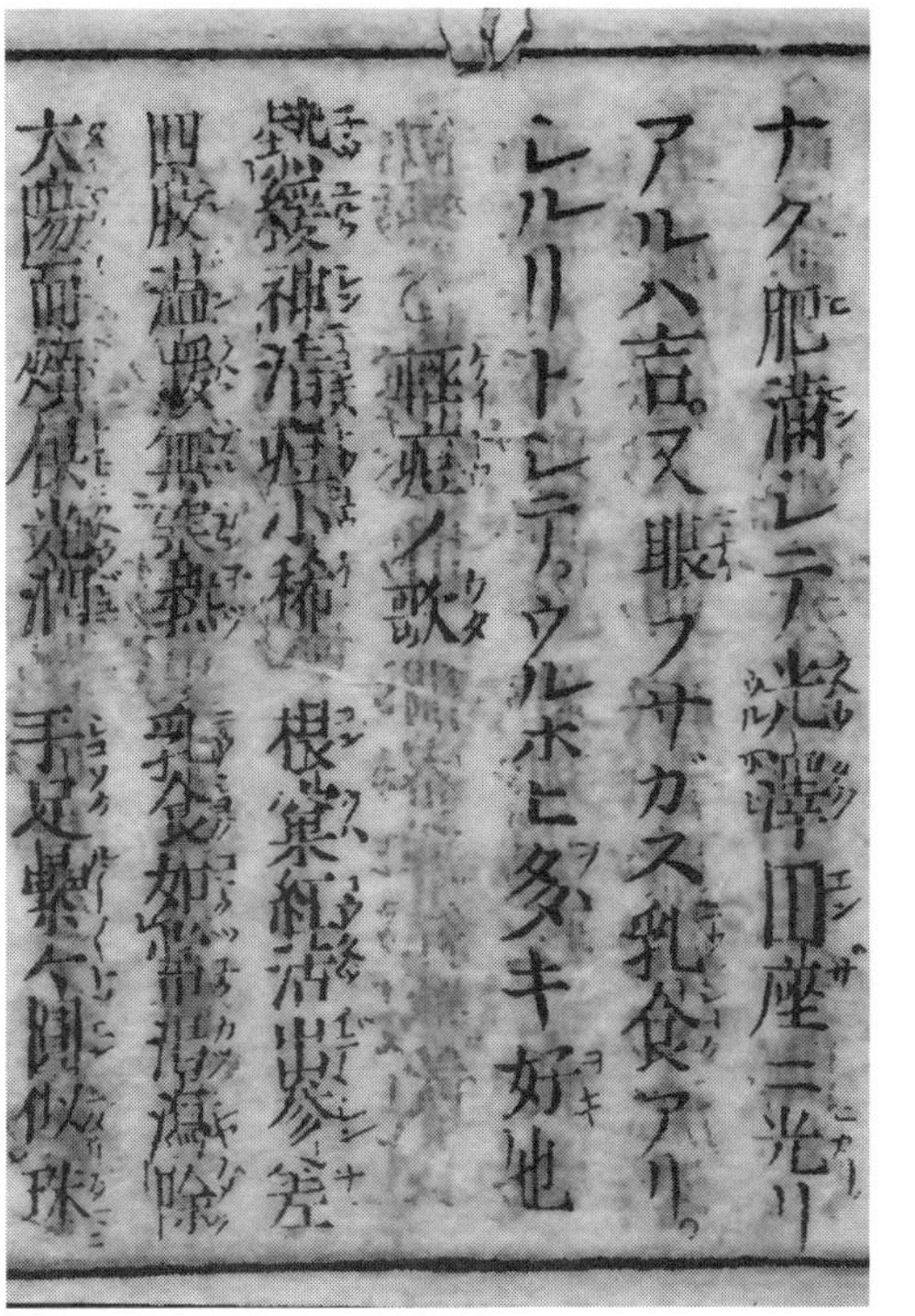
ナク肥満シテ光沢円座ニ光リアルハ吉。又眼ヲサカス乳食アリ。シルリトシテウルホヒ多キ好也

〇軽痘ノ歌
熱緩神清痘小稀　根窠紅活出参差
四肢温煖無寒熱　乳食如常渇瀉除
太陽面頬倶光潤　手足累々円似珠

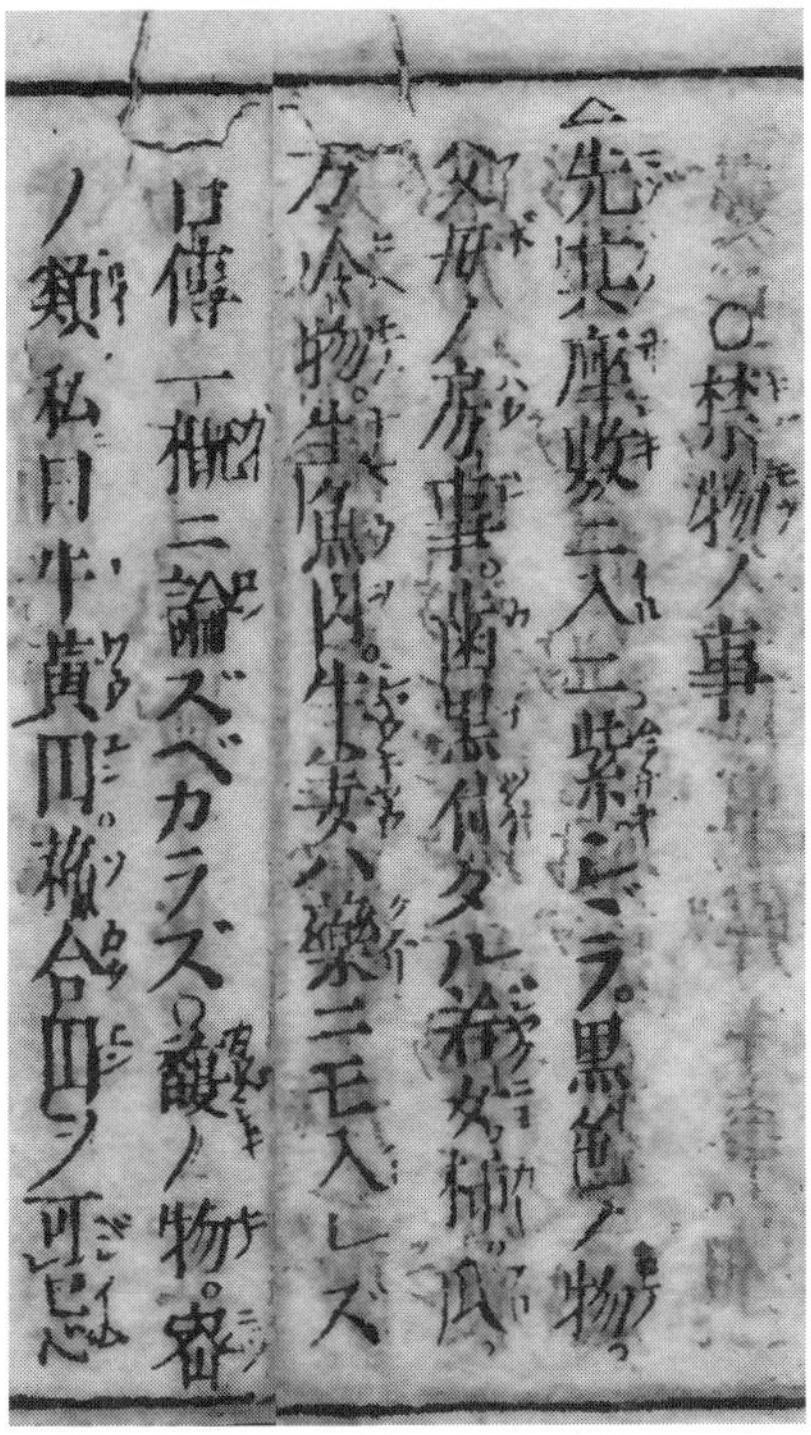
〇禁物ノ事
△先其座敷ニ入ニ紫シジラ黒色ノ物
父母ノ房事歯黒付タル若女柿瓜
多冷物生魚肉生姜ハ薬ニモ入レズ
口傳一概ニ論ズベカラズ〇香バシキ物蜜
ノ類私曰牛黄円蘇合円ノ可忌

①「円座」の意味不明。テキストに使われている「貶」は「円」の国字。②『幼科証治準縄』軽重集之四・痘瘡上・軽重の「軽者作三次出、大小不一等、頭面稀少、眼中無、根窠紅、肥満光沢」による。③原文「しるりとして」は「しるらとして」の誤記ではないかと思われる。潤って豊かな様。

〇軽痘の歌

＊目録では篇題を「同軽痘《けいとう》の歌訣《かけつ》」に作る。

【和訳】 熱が低く、意識鮮明で、痘は小さく、紅く活発な根窠が大小様々に出て、手足は温暖で寒熱は無く、食事は常と変わらず、煩渇も泄瀉も無く、輝く顔面は色つやも良く、手足はどこまでも珠のようにまるまるとしている①。

①『幼科証治準縄』軽重集之四・痘瘡上・軽重の「**軽痘歌。熱緩神清痘小稀、根窠紅活出参差、四肢温煖無寒熱、乳食如常渇瀉除、太陽面頬倶光潤、手足累累円似珠**」による。

〇禁物《きんもつ》の事

＊目録では篇題を「同禁物《きんもつ》の事」に作る。

【和訳】 △先ず［病室である］その座敷に入るに、紫、しじら①、黒色の物［を禁ず］。父母の房事、お歯黒を附けた若い女、柿、瓜、多くの冷たい物、生魚肉［を禁ず］。生姜は薬に入れないようにする。口伝［に次のようにある］。［痘疹における禁忌は］一概に論ずべきでない。〇香ばしき物、蜜の類［を禁ず］。私見であるが、牛黄円、蘇合円を忌むべきである。

①「しじら」は「縬」。縦糸と横糸によって表面に凹凸が出るようにしたもの、「縬《しじら》織《おり》」。

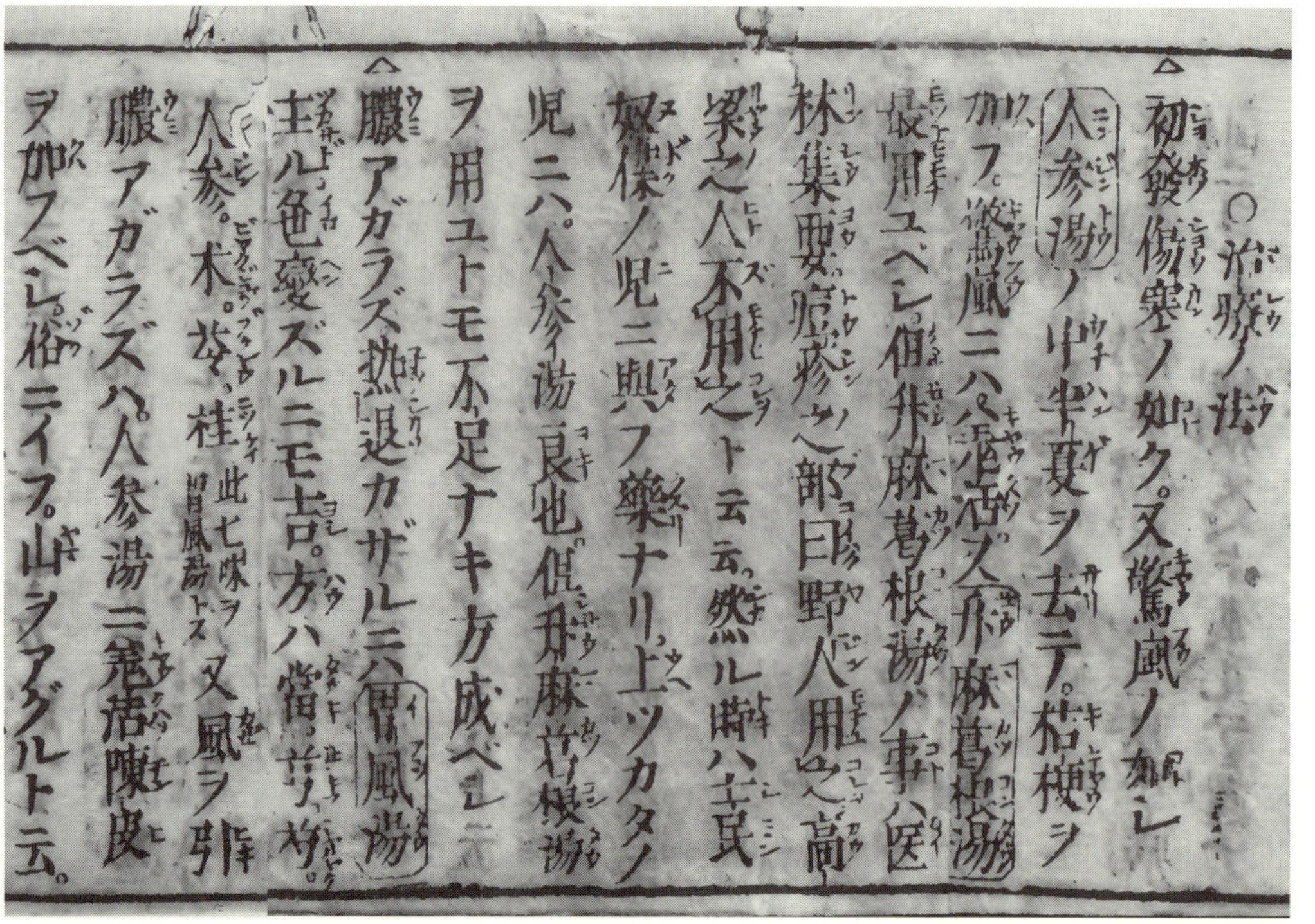
○治療ノ法
△初發傷寒ノ如ク又驚風ノ如シ
人参湯ノ中半夏ヲ去テ桔梗ヲ
加フ驚風ニハ羌活又升麻葛根湯
最用ユベシ但升麻葛根湯ノ事ハ医
林集要痘疹之部曰野人用之高
粱之人不用之ト云云然ル時ハ士民
奴僕ノ児ニ與フ薬ナリ上ツカタノ
児ニハ人参湯良也但升麻葛根湯
ヲ用ユトモ不足ナキ方成ベシ
△膿アガラズ熱退カザルニハ胃風湯
主ル色變ズルニモ吉。方ハ當歸芎藭芍薬
人参朮茯苓桂 此七味ヲ胃風湯トス 又風ヲ引
膿アガラズハ人参湯ニ羌活陳皮
ヲ加フベシ俗ニイフ山ヲアグルト云。

○治療の法　＊目録では篇題を「同治療の法」に作る。

【和訳】△傷寒の初期、または驚風のようである。

人参湯のうちから、半夏を去って、桔梗を加える。驚風には羌活を［加える］。また升麻葛根湯は最も用いるべきである。ただし、升麻葛根湯の事は、『医林［類証］集要』の痘疹の部に「庶民にはこれを用いる。美食の貴人には用いない」云々とある。そのような時は、士民奴僕の子供に与える薬ということになり、貴人の子供には、人参湯が良い。ただし、升麻葛根湯は使っても問題の無い薬方である。

△膿が減らず、熱がひかなければ、胃風湯が主る。色が変わった場合も良い。薬方は、当帰、川芎、芍薬、人参、白朮、茯苓、肉桂（この七味を胃風湯とす）。また風をひき、膿が減らなければ、人参湯に羌活、陳皮を加えるべきである。俗にいう「山をあぐる」という。

人参湯の方　人参、茯苓、陳皮、半夏、当帰、厚朴、蒼朮、藿香、川芎、草果、甘草、烏梅（以上十二味）

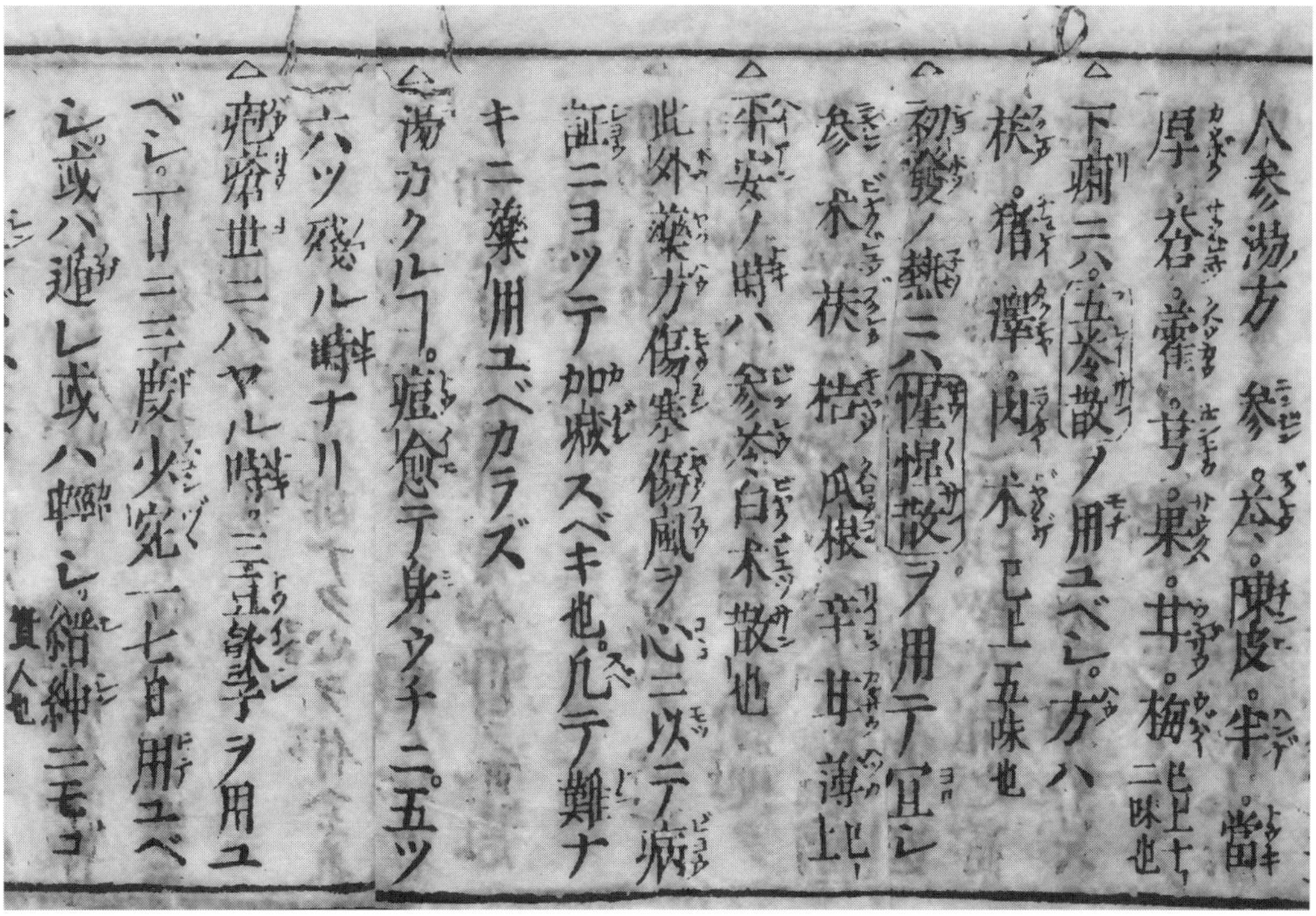
人参湯方　参　苓　陳皮　半　当
厚　苓　藿　芎　果　甘　梅　已上十二味也
△下痢ニハ五苓散ノ用ユベシ。方ハ
茯　猪　沢　肉　朮　已上五味也
△初発ノ熱ニハ惺惺散ヲ用テ宜シ
参　朮　茯　桔　瓜根　辛　甘　薄　已上
△平安ノ時ハ参苓白朮散也
此外薬方ハ傷寒傷風ヲ心ニ以テ病
証ニヨッテ加減スベキ也。凡テ難ナ
キニ薬用ユベカラズ
△湯カクルヿ。痘愈テ身ノウチニ五ツ
六ツ残ル時ナリ
△疱瘡世ニハヤル時。三豆飲子ヲ用ユ
ベシ。一日ニ二三度少宛一七日用ユベ
シ。或ハ遁レ或ハ軽シ。縉紳ニモゴ
貴人也

△下痢には五苓散を用いるべきである。方は、茯苓、猪苓、沢瀉、肉桂、白朮（以上五味）

△最初の発熱には惺惺散を用いるのが良い。人参、白朮、茯苓、桔梗、瓜呂根、細辛、甘草、薄荷（以上）

△平静の時には参苓白朮散である。このほか、薬方は、傷寒や傷風に留意しつつ、病証によって加減すべきである。すべて問題が無ければ薬を用いるべきではない。

△湯液の効果が及ばなくなるのは、痘が治って、身の内に五つ六つ残る時である。

△疱瘡が世間で流行る時、三豆飲子を用いるべきである。一日に二、三度、少しずつ七日用いるべきである。あるいは[罹患を]免れ、或いは[症状が]軽減する。身分の高い（貴人）人にもこれをすすめるべきである。

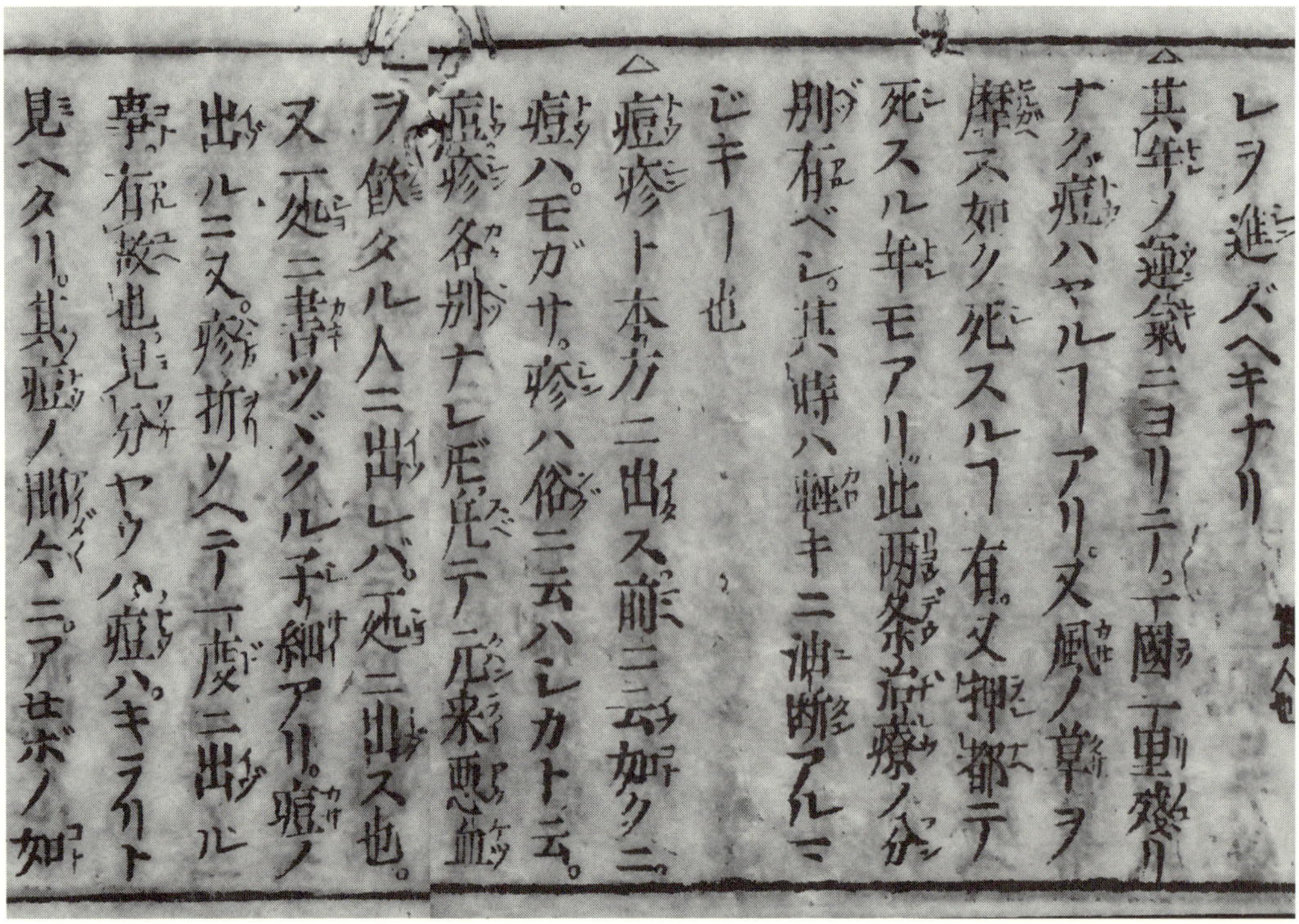

レヲ進ズヘキナリ
△其年ノ運氣ニヨリテ一國一里殘リナク痘ハヤルヿアリ又風ノ草ヲ靡ス如ク死スルヿ有。又押都テ死スル年モアリ。此兩条治療ノ分別有ベシ。其時ハ輕キニ油断アルマじキヿ也
△痘疹ト本方ニ出ス。前ニ云如ク二痘ハモガサ。疹ハ俗ニ云ハシカト云。痘疹各別ナレドモ元來悪血ヲ飲タル人ニ出レバ一処ニ出ス也。又一処ニ書ツヾクルヿ子細アリ。痘ノ出ルニ又疹折ソヘテ一度ニ出ル事有。敗也見分ヤウハ痘ハキラリト見ヘタリ。其痘ノ間々ニアセボノ如

△その年の運気によって、一国一村残らず痘疹が流行ることがある。また風が草をなびかせるように、［人を］死なせることもある。また全て死なせてしまうこともある。この二つの治療についての認識はなくてはならない。その時に軽くても、油断してはならない。

△昔から決まっている調剤の方法には［その主治に］「痘疹」と表記されている。前に述べたように、痘は「もがさ」、疹は俗にいう「はしか」である。痘と疹はそれぞれ別［の病証］であるが、すべて元来は［胎内外で］悪血を飲む人に発症するから、一緒に［痘疹と］表記するのである。また［二つの病証を］一緒に書き綴ることには子細がある。痘が発症する際、また疹もまた花や木の枝を折って他の物に添えるように①、一度に発症することには理由があるからである。［二つの病証の］区別は、痘ははっきりと②現れるものである。その痘の間に、［疹は］汗疹《あせも》のように③、にわかに出現するのである④。痘疹は一度に出てくるのである。治療では、人参湯に芍薬と羌活を加え、半夏と厚朴を除くべきである。また異功散を用いるに口伝がある。右に述べたように、傷寒、傷風の意味合いを踏まえつつ、薬方はその病証にしたがわなくてはならない。薬物

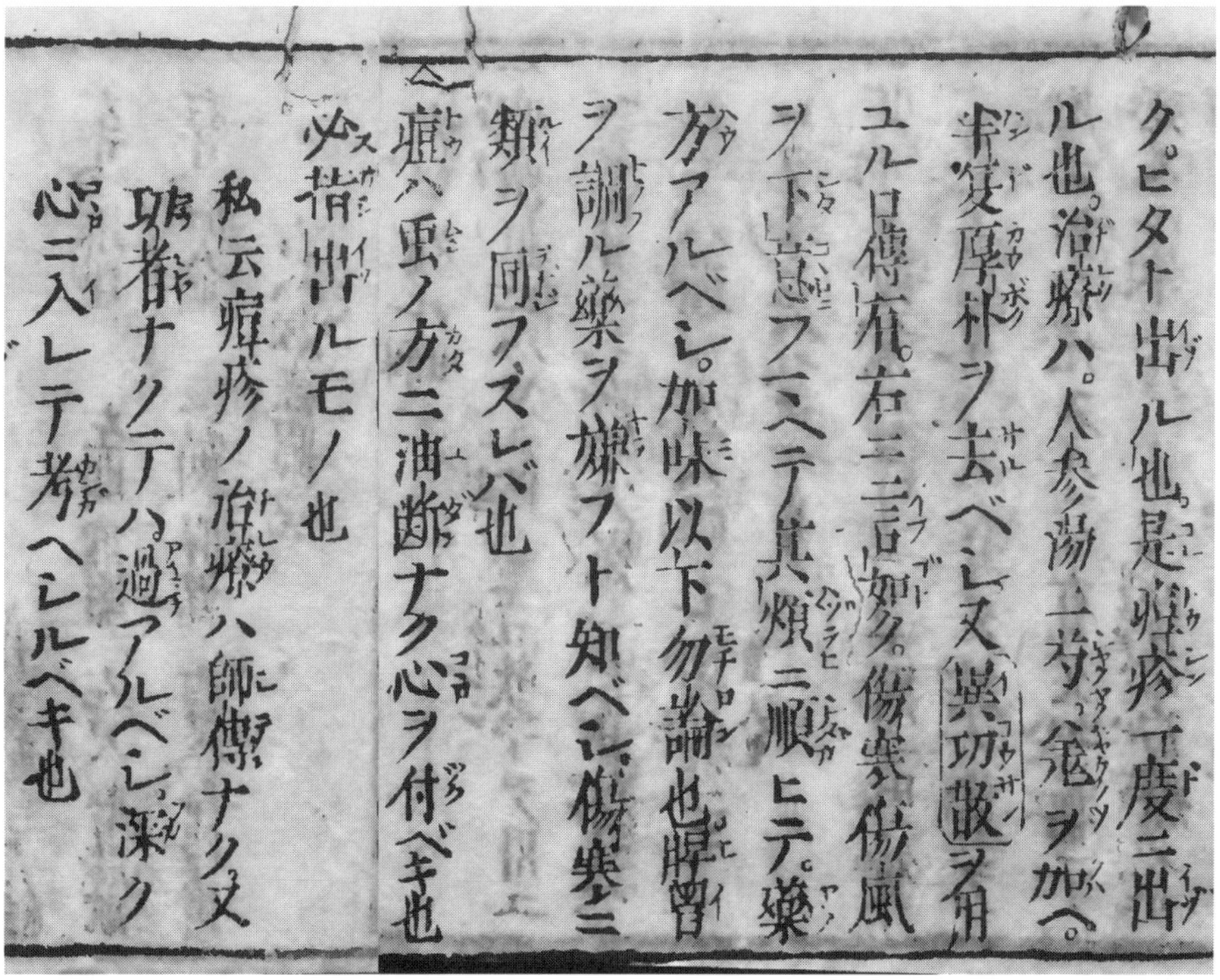

ク、ヒタト出《イヅ》ル也。是《コレ》痘疹《トウシン》一度《ド》ニ出《イヅ》ル也。治療《ヂレウ》ハ、人参湯《ニンジンタウ》ニ芍薬《シヤクヤク》ヲ加《クハ》ヘ、乾姜《カンキヤウ》厚朴《コウボク》ヲ去《サル》ベシ。又異功散《イコウサン》ヲ用ユル口傳有。右ニ言《イフ》如《ゴト》ク、傷寒傷風ヲ下シ、虚ニフミヘテ其煩《ワヅラヒ》ニ順《シタガ》ヒテ、薬方《ハウ》アルベシ。加味以下勿論《モチロン》也。脾胃《ヒイ》ヲ調《トヽノフ》ル薬ヲ嫌《キラ》フト知ベシ。傷寒ニ類《ルイ》ヲ同《ドウ》フスレバ也

△痘《トウ》ハ虫《ムシ》ノ方《カタ》ニ油断《ユダン》ナク心《コヽロ》ヲ付《ツク》ベキ也

必《カナラズ》指《サシ》出《イヅ》ルモノ也

私云痘疹ノ治療《ヂレウ》ハ師傳《シデン》ナク又功者《コウシヤ》ナクテハ過《アヤマチ》アルベシ。深《フカ》ク心《コヽロ》ニ入《イ》レテ考《カンガ》ヘシルベキ也

の加味以下のことについても、当然のことである。脾胃を調える薬は良くないと知るべきである。［病態が］傷寒に類似しているからである。

△痘の際には虫のことについても油断無く注意すべきである。［虫の証は］必ず出てくるものである。

私見であるが、痘疹の治療は、師からの伝承が無く、また熟練者［の指導］がなければ、過誤があるものである。深く心に留めて考え知るべきことである。

①原文「折り添える」は、花や木の枝を折って、物に添える意味。②原文「きらりと」は、物事が明らかになる様。③原文「あせぼ」は「あせも」と同じ。④原文「ひたと」は「直と」で、ぴたりとの意味以外に、にわかにの意味がある。

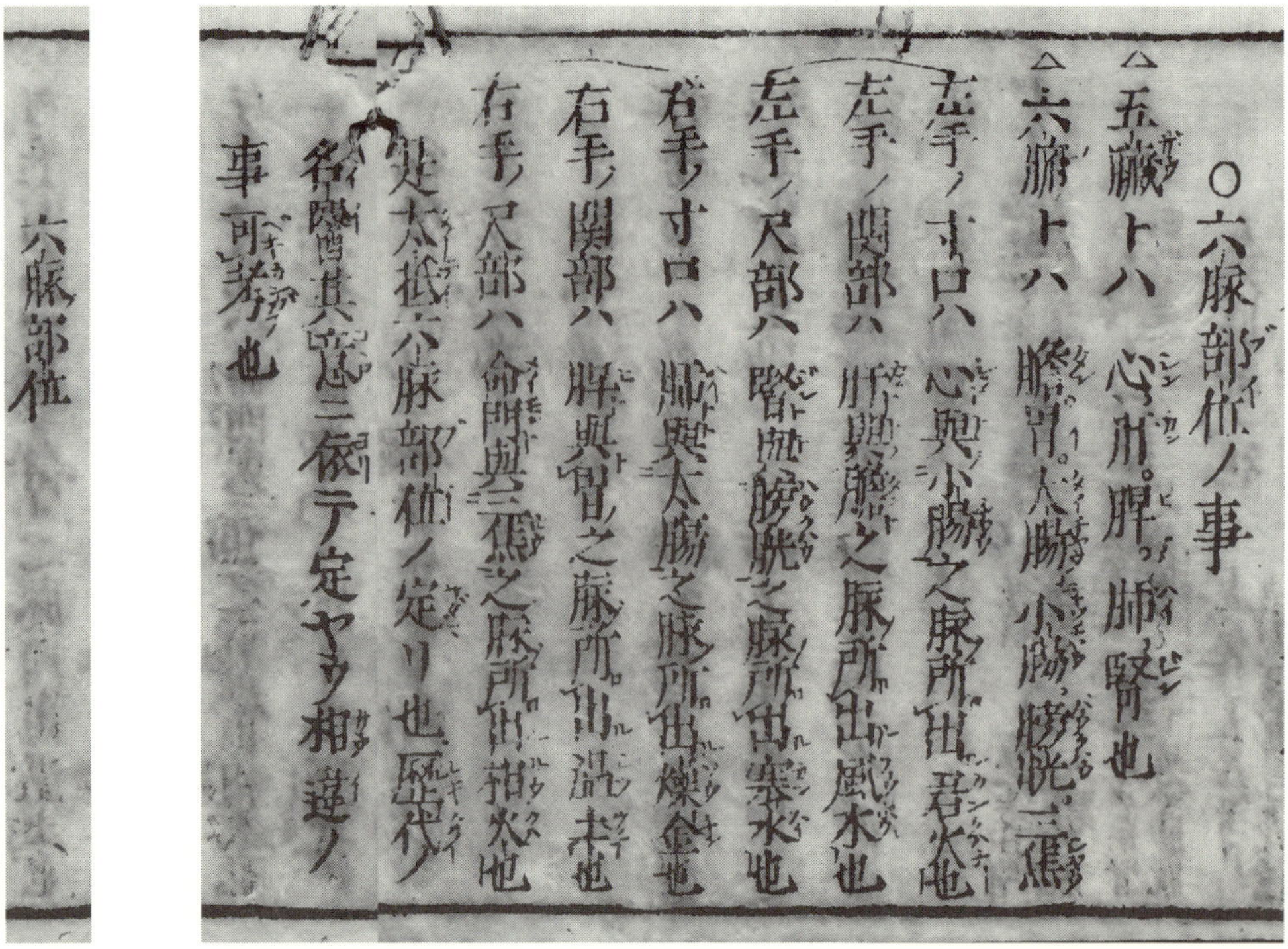
六脈部位

○六脈部位ノ事
△五臓トハ 心肝脾肺腎也
△六腑トハ 胆胃大腸小腸膀胱三焦
左手ノ寸口ハ 心與小腸之脈所出 君火也
左手ノ関部ハ 肝與胆之脈所出 風木也
左手ノ尺部ハ 腎與膀胱之脈所出 寒水也
右手ノ寸口ハ 肺與大腸之脈所出 燥金也
右手ノ関部ハ 脾與胃之脈所出 湿土也
右手ノ尺部ハ 命門與三焦之脈所出 相火也
是太抵六脈部位ノ定リ也 歴代ノ
名医其意ニ依テ定ヤウ相違ノ
事可考也

○六脈部位の事①

＊目録では篇題を「六脈部位定《さだ》まりの事」に作る。

【和訳】△五臓とは、心、肝、脾、肺、腎である。
△六腑とは、胆、胃、大腸、小腸、膀胱、三焦［である］。
左手の寸口は、心と小腸の脈が出る。君火である。

左手の関上は、肝と胆の脈が出る。風木である。

左手の尺中は、腎と膀胱の脈が出る。寒水である。

右手の寸口は、肺と大腸の脈が出る。燥金である。

右手の関上は、脾と胃の脈が出る。湿土である。

右手の尺中は、命門と三焦の脈が出る。相火である。

六脈部位の決まりは概ね以上の通りである。［ただし、］歴代の名医がその思うところによって決めたものには相違があることを考慮しなくてはならない。

①本項は、最後の三行分を除き、『万病回春』巻之一・万金一統述の「五臓者、心肝脾肺腎也。六腑者、胆胃大腸小腸膀胱三焦也。左手寸口、心與小腸之脈所出、君火也。左手関部、肝與胆之脈所出、風木也。左手尺部、腎與膀胱之脈所出、寒水也。右手寸口、肺與大腸之脈所出、燥金也。右手関部、脾與胃之脈所出、湿土也。右手尺部、命門與三焦之脈所出、相火也」に基づく。これに先行する『古今医鑑』巻一・脈訣・脈学大要に類文が見られる。

○六脈部位①②

＊目録では「六脈部位相違の事」に作る。

【和訳】

①本項は、最後の二行以外、全て龔廷賢編『万病回春』巻之一・万金一統述の抄

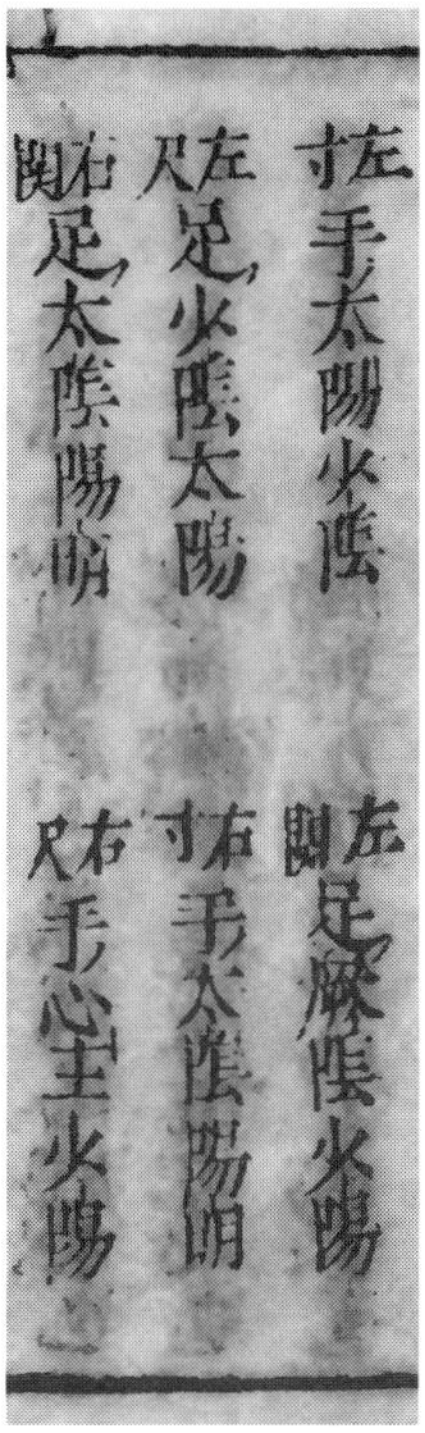

左寸 手太陽少陰
左尺 足少陰太陽
右関 足太陰陽明
左関 足厥陰少陽
右寸 手太陰陽明
右尺 手心主少陽

物である『万金一統述鈔』の経文「左手寸口心與小腸之脈所出、君火也」に附された「六脈部位」全文を、誤字も含めてそのまま引用したものである。『万金一統述鈔』は版心や序文では「万金一統鈔」に作る。江戸前期の寛永十八年（一六四一）に刻舟子による注解書が成立。現存する版本は天和三年（一六八三）の熊谷散人の序を附して貞享元年（一六八四）に刊行されたものである（早稲田大学図書館、武田科学振興財団杏雨書屋など所蔵。一九八一年台湾広文書局影印本あり）。②左右寸関尺六部の蔵府配当についての諸説については、饗庭東庵（一六二一～一六七三）の『諸家脈位考』（一六七四）や『諸家診脈部位』（写本。成書年未詳）、名古屋玄医の『脈要源委』（写本。一六六九）三部蔵府部位、草刈三越の『医教正意』（一六七九）の巻之二・動脈之篇、あるいは加藤九皐《かとうきゅうこう》（一六六四～一七二八）の『脈位弁正』（一七二〇）などに詳論がある。

左寸／手太陽少陰　左関／足厥陰少陽　左尺／足少陰太陽
右寸／手太陰陽明　右関／足太陰陽明　右尺／手心主少陽
右は『難経』十八篇③。

③『難経』十八難の経文には「寸関尺」の表記はあるものの、「左右寸関尺」は無く、したがって十二経脈の配当も無い。この六部への経脈配当は『難経』十八難の楊玄操注とするのが正しい。

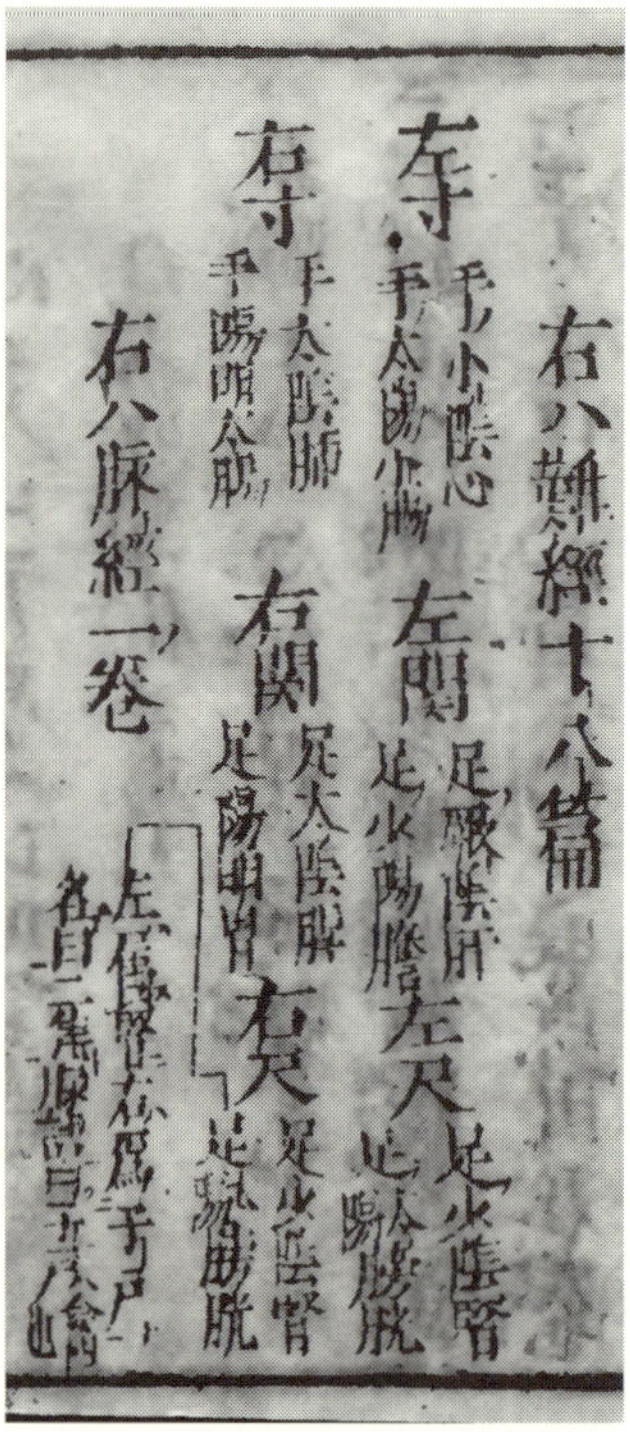
右八難経十八難篇
左寸　手少陰心・手太陽小腸　左関　足厥陰肝・足少陽膽　左尺　足少陰腎・足太陽膀胱
右寸　手太陰肺・手陽明大腸　右関　足太陰脾・足陽明胃　右尺　足少陰腎・足太陽膀胱
右八脈経一巻

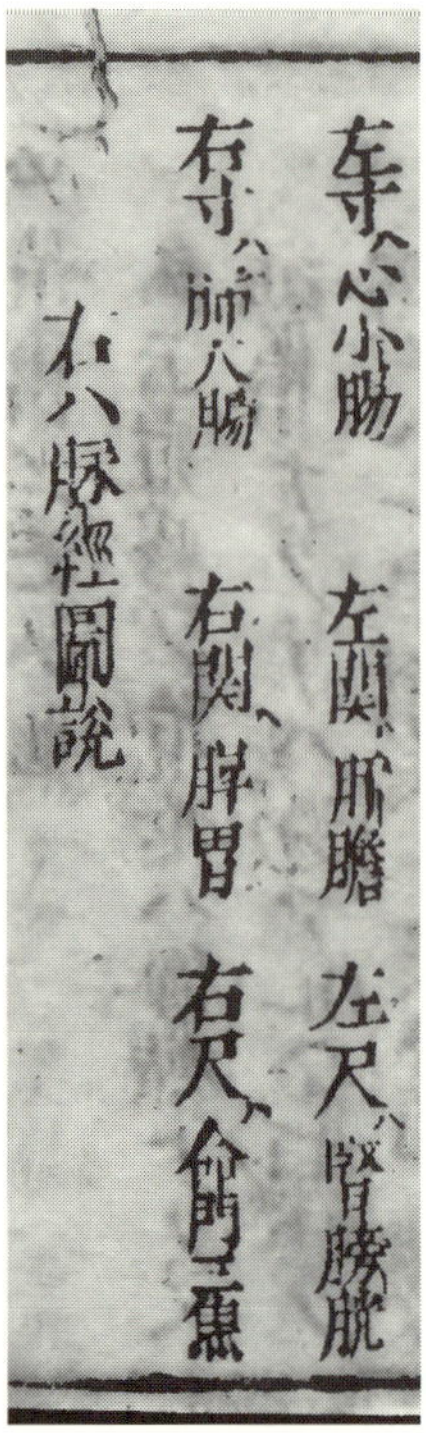
左寸　心小腸　左関　肝膽　左尺　腎膀胱
右寸　肺大腸　右関　脾胃　右尺　命門三焦
右八脈経図説

左寸／手少陰心・手太陽小腸　左関／足厥陰肝・足少陽胆　左尺／足少陰腎・足太陽膀胱
右寸／手太陰肺・手陽明大腸　右関／足太陰脾・足陽明胃　右尺／足少陰腎・足太陽膀胱
（左は腎に属す。右は子戸である。名づけて三焦という。『脈語』にいう、子戸は命門である、と④）
右は『脈経』一⑤。

④細字で傍記された全文が『万金一統述鈔』の「左属腎、右為子戸、有曰三焦。脈語、子戸命門」による。元来は『脈経』巻第一・両手六脈所主五蔵六腑陰陽逆順第七の「左属腎、右為子戸、名曰三焦」、及び呉崑の『脈語』巻之下・上達篇・三焦脈在右尺弁の「『脈経』一巻第七篇、脈法讃云、右為子戸、名曰三焦。子戸、命門也」に基づく。『脈論口訣』は「三焦」を「二焦」に誤る。今正す。⑤『脈経』巻第一・両手六脈所主五蔵六腑陰陽逆順第七に見える。

左寸／心小腸　左関／肝胆　左尺／腎膀胱
右寸／肺大腸　右関／脾胃　右尺／命門三焦
右は『脈影図説』⑥。

⑥『脈論口訣』は書名「脈影図説」を誤って「脈経図説」に作るが（典拠である『万金一統述鈔』の誤りをそのまま転載したために生じた誤記）、正した。『脈影図説』は明の沈際飛本に附録されている上下二巻本で、江戸の重刊本がある。正式書名は「人元脈影帰指図説」である。ここで挙げられている六部部位は、巻之下の末に見える。

左寸／心小腸　左関／肝胆　左尺／腎

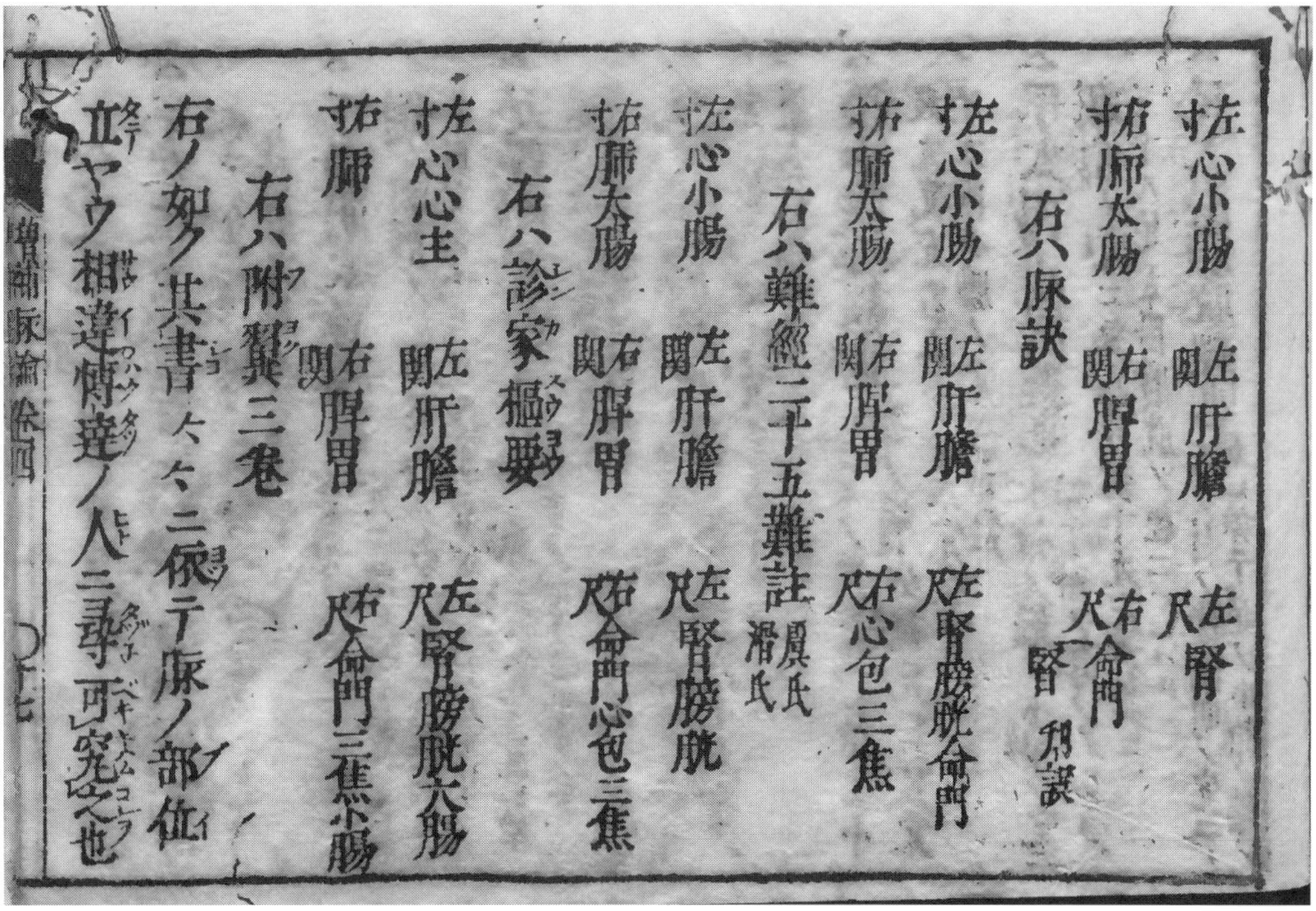
左寸心小腸　左関肝膽　左尺腎
右寸肺大腸　右関脾胃　右尺命門　一腎　刊誤
右ハ脈訣
左寸心小腸　左関肝膽　左尺腎膀胱命門
右寸肺大腸　右関脾胃　右尺心包三焦
右ハ難經二十五難註　虞氏　滑氏
左寸心小腸　左関肝膽　左尺腎膀胱
右寸肺大腸　右関脾胃　右尺命門心包三焦
右ハ診家《シンカ》樞要《スウヨウ》
左寸心心主　左関肝膽　左尺腎膀胱大腸
右寸肺　右関脾胃　右尺命門三焦小腸
右ハ附翼《フヨク》三巻
右ノ如《ゴト》ク其書《シヨ》々々ニ依《ヨツ》テ脈ノ部位
立《タテ》ヤウ相違《サウイ》傳達ノ人《ヒト》ニ尋《タヅヌ》テ可究《キハムベキ》之《コレ》也
増補脈論口訣巻四　十七

右寸／肺大腸　右関／脾胃　右尺／命門（『脈訣刊誤』では腎）

右は『脈訣』⑦。

⑦『脈訣刊誤集解』巻上・診候入式歌の「左心小腸肝胆腎。右肺大腸脾胃命（腎）」による。

左寸／心小腸　左関／肝胆　左尺／腎膀胱命門

右寸／肺大腸　右関／脾胃　右尺／心包三焦

右は『難経』二十五難の註（虞庶、滑寿）。

左寸／心小腸　左関／肝胆　左尺／腎膀胱

右寸／肺大腸　右関／脾胃　右尺／命門心包三焦

右は『診家枢要』⑧。

⑧『診家枢要』枢要玄言の「左右手配蔵府部位。左手寸口、心小腸脈所出。左関、肝胆脈所出。左尺、腎膀胱脈所出。右手寸口、肺大腸脈所出。右関、脾胃脈所出。右尺命門（心包絡、手心主）三焦脈所出」による。

左寸／心心主　左関／肝胆　左尺／腎膀胱大腸

右寸／肺　右関／脾胃　右尺／命門三焦小腸

右は『類経附翼』三巻⑨。

⑨『類経附翼』三巻・十二蔵脈候部位論による。

右のように、その書によって脈の部位の［蔵府配当の］設定が相違している。学芸に通じている人に尋ねて、これを窮めるべきである。

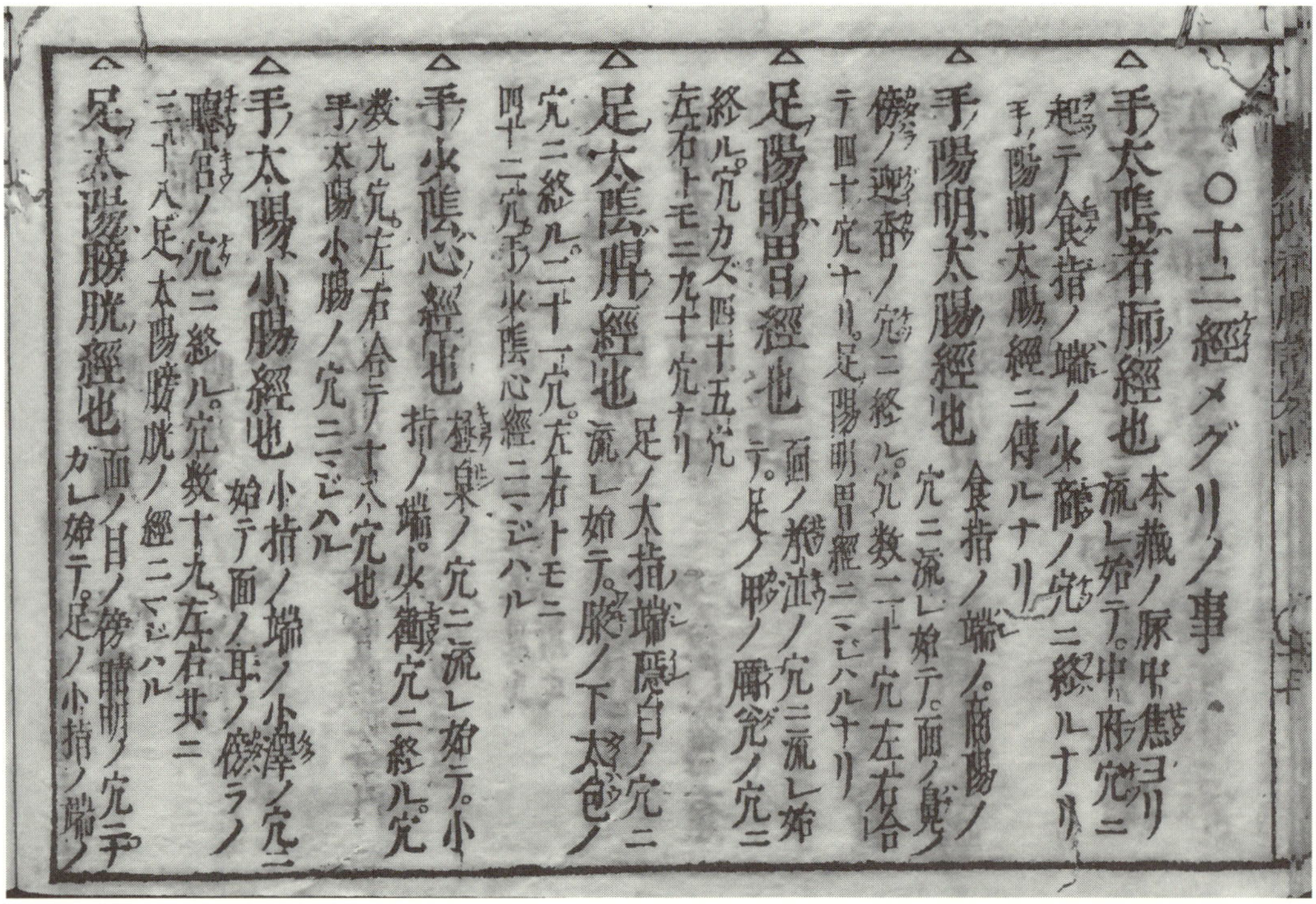

○十二經メグリノ事

手太陰者肺經也 流レ始テ中焦ヨリ中府ノ穴ニ起テ食指ノ端ノ少商ノ穴ニ終ルナリ 手ノ陽明太腸經ニ傳ルナリ

手陽明太腸經也 食指ノ端ノ商陽ノ穴ニ流レ始テ面ノ鼻ノ傍ノ迎香ノ穴ニ終ル穴数二十穴左右合テ四十穴ナリ足陽明胃經ニ傳ルナリ

足陽明胃經也 面ノ承泣ノ穴ニ流レ始テ足ノ跗ノ厲兌ノ穴ニ終ル穴カズ四十五穴左右トモニ九十穴ナリ

足太陰脾經也 足ノ太指端隠白ノ穴ニ流レ始テ腋ノ下大包ノ穴ニ終ル二十一穴左右トモニ四十二穴手少陰心經ニ傳ハル

手少陰心經也 極泉ノ穴ニ流レ始テ小指ノ端少衝穴ニ終ル穴数九穴左右合テ十八穴也 手ノ太陽小腸ノ穴ニ傳ハル

手太陽小腸經也 小指ノ端ノ少澤ノ穴ニ始テ面ノ耳ノ傍ラノ聴宮ノ穴ニ終ル穴数十九左右共ニ三十八足ノ太陽膀胱ノ經ニ傳ハル

足太陽膀胱經也 面ノ目ノ傍睛明ノ穴ニ流レ始テ足ノ小指ノ端ノ

○十二経めぐりの事①

①本項は、最後の三行分を除き、『万病回春』巻之一・万金一統述の「手太陰、肺経也（本臓経絡起中府穴、終少商穴、伝手陽明大腸経）。手陽明、大腸経也（起商陽穴、終迎香穴、伝足陽明胃経）。手太陽、小腸経也（起少沢穴、終聴宮穴、注足太陽膀胱経）。手少陰、心経也（起極泉穴、終少衝穴、伝手太陽小腸経）。手厥陰、心胞絡也。（起天池穴、終中冲穴、伝手少陽三焦経）。手少陽、三焦経也。（起関衝穴、終耳門穴、出足少陽胆経）。足太陽、膀胱経也。（起睛明穴、終至陰穴、注足少陰腎経）。足少陰、腎経也（起湧泉穴、終腧府穴、伝手厥陰心包絡経）。足少陽、胆経也。（起瞳子髎穴、終竅陰穴、伝足厥陰肝経）。足厥陰、肝経也（起大敦穴、終期門穴、復伝手太陰肺経）。足陽明、胃経也（起頭維穴、終厲兌穴、伝足太陰脾経）。足太陰、脾経也（起隠白穴、終大包穴、伝手少陰心経）」に、この経文に対する『万金一統述鈔』の和解を加えて再編したものとみられる。

【和訳】△手の太陰は肺の経である（［経脈の起点となる］根源の蔵［である肺］の脈は、中焦より流れ始め、中府穴に起こり、［手の］第一指②の端の少商穴に終わる。［穴数は十一穴、左右あわせて二十二穴である。］手の陽明大腸経に伝わる）。

②原文は「大指の端」を「食指の端」に誤る。今正す。

△手の陽明は大腸の経である（［手の］第二指の端の商陽穴から流れ始め、顔面の鼻の傍らの迎香穴に終わる。穴数は二十穴、左右あわせて四十穴である。足の陽明胃経に交わる）。

△足の陽明は胃の経である（顔面の承泣穴から流れ始め、足の背面の厲兌穴に終わる。穴数は四十五穴、左右ともに九十穴である。［足の太陰脾経に交わる］）。

至陰ノ穴ニ終ル。穴数六十三穴ナリ
左右共ニ百二十六穴。足ノ少陰腎経ニ交ル
△足少陰腎経也。足ノウラノ湧泉ノ穴ニ流レ始テ膈ノ上、缺盆ノ下ノ兪府ノ穴ニ終ル。穴数二十七穴。左右共ニ五十四穴。手ノ厥陰心包ノ経ニ交ハル
△手厥陰心包絡也。膈《むね》ノ傍、乳ノ下、天池ノ穴ニ流始テ、無名ノ指ノ端、中衝ノ穴ニ終ル。九穴。左右共ニ十八穴。手ノ少陽三焦ニ交ハル
△手少陽三焦経也。無名指ノ端ノ関衝ノ穴ニ流レ始テ面ノ耳ノ傍、耳門ノ穴ニ終ル。穴数二十三穴。左右共ニ四十六穴也。足ノ少陽胆経ニ交ハル
△足少陽胆経也。目ノ下、瞳子髎ノ穴ニ流レ始テ足ノ小指次指ノハシ、竅陰ノ穴ニ終ル。穴数四十三穴也。左右共ニ八十六穴。足厥陰肝ニ交ル
△足厥陰肝経也。足ノ大指ノ大敦ノ穴ニ流レ始テ腹ノ期門穴ニ終ル。是又手太陰肺ヘ伝ルナリ。肺又明朝中焦ヨリ流レ始マル。穴数十三穴。左右共ニ二十六穴
以上是ヲ十二経ト云。総ニコ合三テヲボユヘシ。此十二経ニ又任脈督脈ヲ加ヘテ十四経トスル也

増補脈論　巻四　二十八

△足の太陰は脾の経である（足の第一指の端の隠白穴から流れ始め、腋の下の大包穴に終わる。［穴数はあわせて］二十一穴、左右ともに四十二穴である。手の少陰心経に交わる）。

△手の少陰は心の経である（極泉穴から流れ始め、［手の］第五指の端の少衝穴に終わる。穴数は九穴、左右あわせて十八穴である。手の太陽小腸［経］の穴に交わる）。

△手の太陽は小腸の経である（［手の］第五指の端の少沢穴から始まり、顔面の耳の傍の聴宮穴に終わる。穴数は十九穴、左右ともに三十八穴である。足の太陽膀胱経に交わる）。

△足の太陽は膀胱の経である（顔面の目の傍の睛明穴から流れ始め、足の第五指の端の至陰穴に終わる。穴数は六十三穴である。左右ともに百二十六穴である。足の少陰腎経に交わる）。

△足の少陰は腎の経である（足の裏の湧泉穴から流れ始め、膈の上、缺盆の下の兪府穴に終わる。穴数は二十七穴、左右ともに五十四穴である。手の厥陰心包経に交わる）。

△手の厥陰は心包絡である（胸③の傍ら、乳の下の天池穴から流れ始め、［手の］第三指④の端の中衝穴に終わる。［穴数は］九穴、左右ともに十八穴である。手の少陽三焦［経］に交わる）。

③原文は「胸」を「膈」に作り、「むね」の振り仮名があるが、「膈」は横隔膜で、胸の意味はないので、『霊枢』経脈篇の「胸中」に従い「胸」に改めた。④原文は「中指の端」とするべきを「無名の指の端」に誤る。今正す。

△手の少陽は三焦の経である（［手の］第四指の端の関衝穴にから流れ始め、顔面の耳の傍らの耳門穴に終わる。穴数は二十二穴、左右ともに

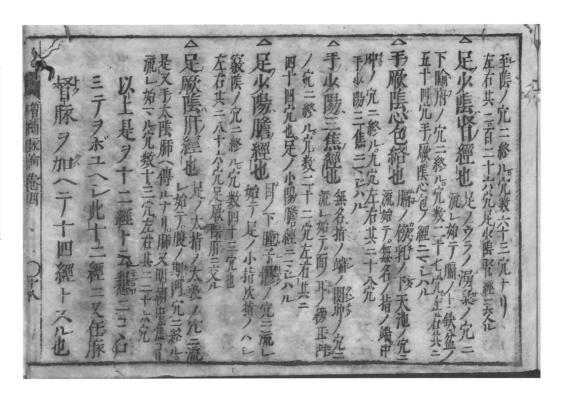

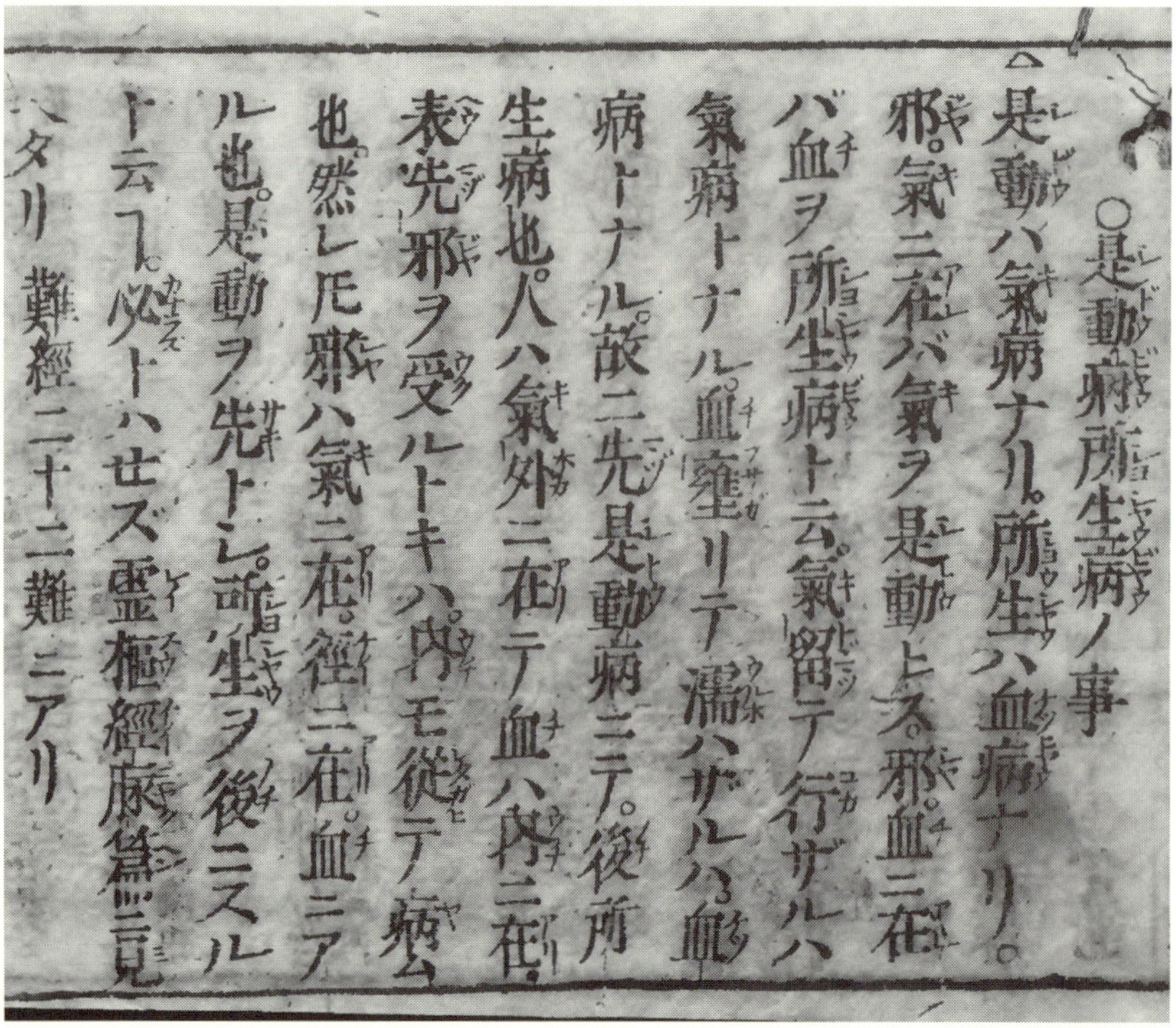
○是動病所生病ノ事
△是動ハ氣病ナリ。所生ハ血病ナリ。邪。氣ニ在バ氣ヲ是動トス。邪血ニ在バ血ヲ所生病ト云。氣留テ行ザルハ氣病トナル。血壅リテ濡ハザルハ血病トナル。故ニ先是動病ニテ。後所生病也。人ハ氣外ニ在テ血ハ内ニ在。表先邪ヲ受ルトキハ。内モ従テ病ム也。然レ圧邪ハ氣ニ在。徑ニ血ニ在ニアル也。是動ヲ先トシ。所生ヲ後ニスルト云ヿ必トハセズ霊樞經脈篇ニ見ヘタリ　難經二十二難ニアリ

四十四穴である。足の少陽胆経に交わる）。

△足の少陽は胆の経である（目の下の瞳子髎穴から流れ始め、足の第四指の端の竅陰穴に終わる。穴数は四十三穴、左右ともに八十六穴である。足の厥陰肝［経］に交わる）。

△足の厥陰は肝の経である（足の第一指の大敦穴から流れ始め、腹の期門穴に終わる。これはまた手の太陰肺［経］に伝わる。肺はまた翌朝、中焦より流れ始める。穴数は十三穴、左右ともに二十六穴である）。

以上、これを十二経という。しっかり覚えるように努めるべきである。この十二経に任脈と督脈を加えて十四経とするのである。

○是動《しどう》病《びょう》所生《しょしょう》病《びょう》の事①

【和訳】△是動とは、気の病である。所生とは血の病である。邪が気に在れば、気を動ずる。邪が血に在れば、血が生じる病という。気が留まってめぐらなければ気の病となり、血が塞がって潤さなければ血の病となる。だから、是動病が先で、所生病が後である。人は気が外に在り、血は内にある。表が先ず邪を受けるときは、内も［それに］従って病む。しかしながら、邪が気に在るものもあれば、直ちに血に在るものもある②。是動を先とし、所生を後とするということは、絶対ということではない。［是動病、所生病は］『霊枢』経脈篇に見える。（［この一文は］『難経』二十二難にある）

①本項は末尾の一節一文を除き、全文が『難経』二十二難の「経言是動者、気也。所生病者、血也。邪在気、気為是動。邪在血、血為所生病。気主呴之、血主濡之。気留而不行者、為気先病也。血壅而不濡者、為血後病也。故先為是動、後所生病也」

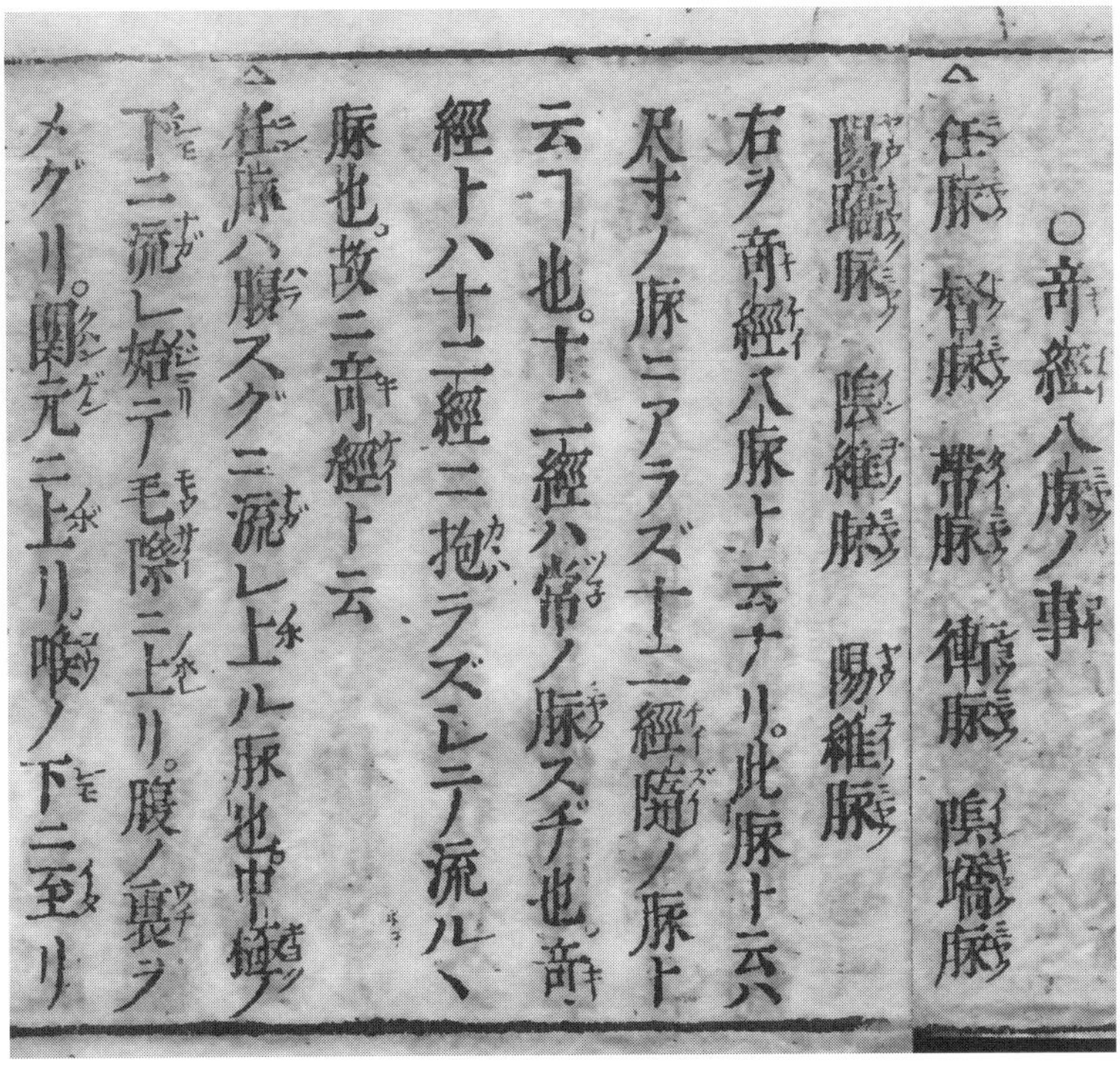

○奇經八脉ノ事
△任脉 督脉 帯脉 衝脉 陰蹻脉
陽蹻脉 陰維脉 陽維脉
右ヲ奇經八脉ト云ナリ。此脉ト云ハ
尺寸ノ脉ニアラズ十二經隧ノ脉ト
云ヿ也。十二經ハ常《ツネ》ノ脉スヂ也。奇
經ハ十二經ニ抱ラズシテ流ル、
脉也。故ニ奇經ト云
△任脉ハ腹スグニ流レ上ル脉也。中極ノ
下ニ流《ナガ》レ始テ毛際ニ上リ。腹ノ裏《ウチ》ヲ
メグリ。関元ニ上リ。喉ノ下ニ至リ

とその滑寿の注「蓋以有在気在血之分也。邪在気、気為是而動。邪在血、血為所生病。気留而不行為気病、血壅而不濡為血病、故先為是動、後所生病也。先後云者、抑気在外、血在内、外先受邪、則内亦従之而病歟。然邪亦有只在気、亦有径在血者、又不可以先後拘也。詳見霊枢経第十篇」の和訳である。②原文「邪は気に在り、径に在り、血に在るなり」とあるが、これは「径」を副詞「ただちに」と読まず、名詞と読んだことによる誤読であるので、訳文では改めた。

○奇経八脈の事

【和訳】△任脈、督脈、帯脈、衝脈、陰蹻脈、陽蹻脈、陰維脈、陽維脈。右［の八脈］を奇経八脈というのである。ここで「脈」というのは、尺寸の脈ではない。十二経隧の脈ということである①。十二経は恒常的な脈道である。奇経は十二経に拘わらず流れる脈である②。そこで「奇経」というのである③。

△任脈は、腹を直に流れ上る脈である。中極の下から流れ始め、陰毛の際に上り、腹内をめぐり、関元に上り、喉の下に至り、廉泉穴に終わる④。任脈が病めば、腹内が結ぼれるように通じない。男子は疝気を病み、女子は瘕聚を病み、月経が止まってしまう。皆な任脈の病である⑤。

①以上、典拠未詳。原文は「経隧」を「経隨」に誤る。今正す。「経隧」は経気の流れる道のこと。『素問』調経論や『霊枢』玉版篇などに見える。②原文は「拘わらず」を「抱わらず」に作る。今正す。③『十四経発揮』巻下「十二経者、常脈也。奇経八脈、則不拘於常、故謂之奇経」による。

④『難経』二十八難「任脈者、起於中極之下、以上毛際、循腹裏、上関元、至咽喉」による。ただし、『素問』骨空論の「任脈者、起於中

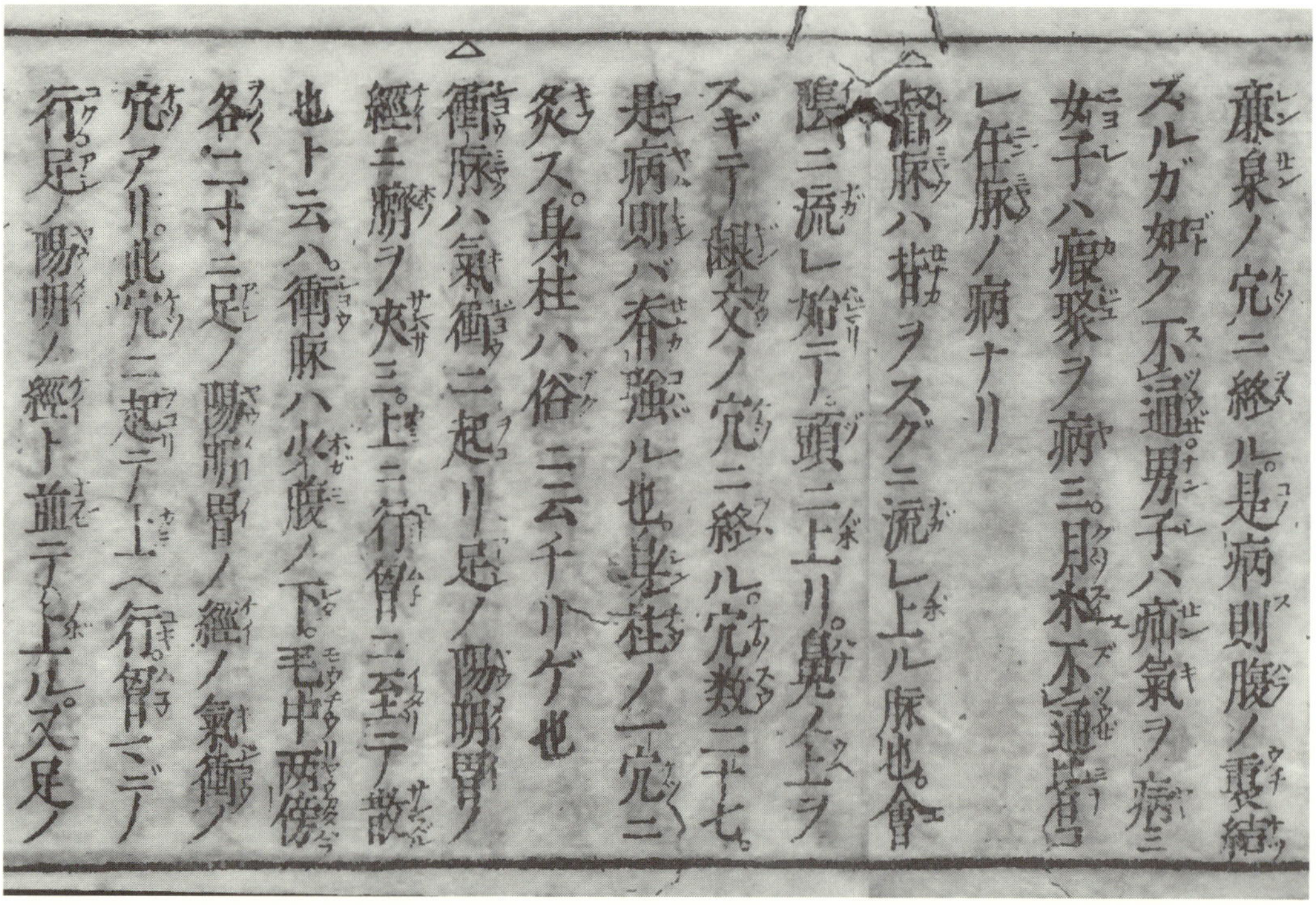

廉《レン》泉《せン》ノ穴ニ終ル。是病則腹ノ裏結
ズルガ如ク不通。男子ハ疝氣ヲ病ミ
女子ハ瘕聚ヲ病ミ。月水不通。皆コ
レ任脈ノ病ナリ
△督脈ハ背ヲスグニ流レ上ル脈也。會
陰ニ流レ始テ頭ニ上リ。鼻ノ上ヲ
スギテ齦交ノ穴ニ終ル。穴數二十七。
是病則バ脊強ル也。身柱ノ一穴ニ
灸ス。身柱ハ俗ニ云チリケ也
△衝脈ハ氣衝ニ起リ足ノ陽明胃ノ
經ニ臍ヲ夾ミ上ニ行胸ニ至テ散
也ト云ハ。衝脈ハ少腹ノ下。毛中両傍
各二寸ニ足ノ陽明胃ノ經ノ氣衝ノ
穴アリ。此穴ニ起テ上ヘ行。胸マデノ
行足ノ陽明ノ經ト並テ上ル。又足ノ

極之下、以上毛際、循腹裏、上関元、至咽喉、上頤、循面入目」によって、廉泉を越えて承泣で終わるとする。⑤『素問』骨空論の「任脈為病、男子内結七疝、女子帯下瘕聚」による。（『難経』二十九難、『脈経』巻第二・平奇経八脈病第四に類文）。

△督脈は背を直に流れ上る脈である。会陰から流れ始め、頭の上り、鼻の上を過ぎて、齗交穴に終わる⑥。［督脈所属の］穴数は二十七である⑦。督脈が病めば、背中が強ばる⑧。［治法としては］身柱の一穴に施灸する⑨。身柱は俗にいうところの「ちりげ」である⑩。

⑥『難経』二十八難「督脈者、起於下極之兪、並於脊裏、上至風府、入属於脳。（『脈経』巻第二・平奇経八脈病第四）」による。「下極之兪」を『難経本義』は「其脈起下極之兪、由会陰歴長強」と注して会陰と解す。また督脈を齗交穴で終わりとするは、『十四経発揮』巻中・督脈による。⑦『十四経発揮』巻下・督脈による。同項には督脈の所属穴数についての詳考がある。⑧『難経』二十九難の「督之為病、脊強而厥」による。『脈経』に同文を引いて「督脈在背、病即其脈急、故令脊強也」とある。原文「脊」は脊柱、その両傍の肌肉のこと。⑨『奇経八脈攷』督脈為病に「張仲景『金匱』云、脊強者、五痓之總名。其証卒口噤背反張、而瘛瘲。諸薬不已、可灸身柱大椎陶道穴」とある。ただし『金匱要略』にこの一文は見られない。⑩日本近世において初めて本格的に経穴の和俗名を取り扱った鍼灸書は、江戸中期に入った貞享二年（一六八五年）に刊行された『灸法口訣指南』である。ただし、和俗名の記述がほとんど鍼灸書に見られない一六六〇年～一六八〇年の時期、身柱の和俗名だけはいくつもの鍼灸書に見られる。

△［『難経』二十八難に］「衝脈は気衝に起こり、足の陽明胃経に［並んで］、臍をはさみ上行し、胸に至って散ずる」⑪という［意味］は［次の通りである］。少腹の下、陰毛の両傍各々二寸に足の陽明胃経の気衝穴

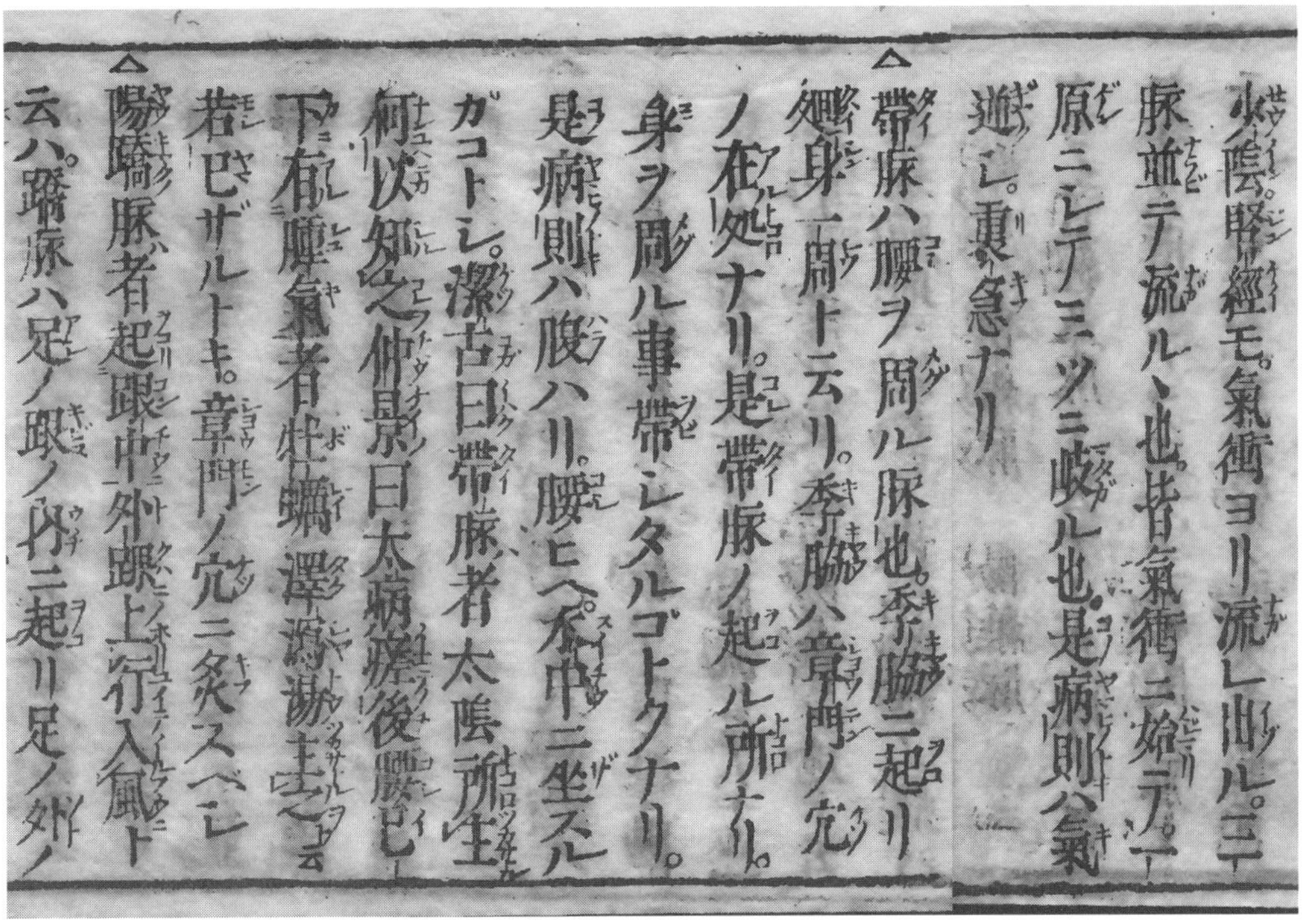
少陰腎經モ氣衝ヨリ流レ出ル。三脉並テ流ルヽ也。皆氣衝ニ始テ、一原ニシテ三ツニ岐ル也。是病則ハ氣逆シ、裏急ナリ
△帶脉ハ腰ヲ周ル脉也。季脇ニ起リ、廻身一周ト云リ。季脇ハ章門ノ穴ノ在処ナリ。是帶脉ノ起ル所ナリ。身ヲ廻ル事帯ヲシタルゴトクナリ。是病則ハ腹ハリ、腰ヒヘ、水中ニ坐スルガコトシ。潔古曰、帶脉者太陰所主。何以知之。仲景曰、大病瘥後、腰已下有腫氣者、牡蠣澤瀉湯主之ト云。若已ザルトキ、章門ノ穴ニ灸スベシ
△陽蹻脉者起跟中、外踝上行入風池ト云ハ、陽蹻脉ハ足ノ跟ノ内ニ起リ足ノ外ノ

があるが、［衝脈は］この穴から起こって上行し、足の陽明経と並んで胸まで上って行く。また足の少陰腎経も気衝から流れ出る。三脈は並んで流れるのが、皆な気衝から始まり、原は一つで三つに分岐するのである⑫。衝脈が病めば、気逆し、裏急する⑬。

⑪『難経』二十八難の「衝脈者、起於気衝、並足陽明之経、夾斉上行、至胸中而散也」による『素問』骨空論にも類文がある。⑫二十八難の滑寿の注に「衝脈起於気衝穴、至胸中而散為陰脈之海。『内経』作「並足少陰之経」。按衝脈行於幽門通谷而上、皆少陰也。当従『内経』。此督任衝三脈皆起於会陰。蓋一源而分三岐也」とあるによる。「一源三岐」の説は、もと『素問』骨空論の王冰注に見える。⑬『素問』骨空論の「衝脈為病、逆気裏急」による。『難経』二十九難、『脈経』巻第二・平奇経八脈病第四にも類文がある。

△帯脈は腰を周回する脈である。季脇から始まり、身体を一周するということである⑭。季脇は章門穴の在るところであり、帯脈の始まる所である⑮。身体をめぐるさまが帯をしているようである⑯。帯脈が病めば、腹脹し、腰が冷え、水中に座っているようである⑰。張潔古は「帯脈は太陰が主っている」という⑱。何によってこれが分かるかといえば、張仲景が「大病が癒えた後に、腰より以下に腫気が有る者があり、これは牡蠣沢瀉湯が主る」云々という。もし治らない場合は、章門穴に灸をすべきである⑲。

⑭『難経』二十八難の「帯脈者、起於季脇、廻身一周」による。『脈経』巻第二・平奇経八脈病第四に類文がある。⑮『奇経八脈攷』帯脈の「帯脈者、起於季脇足厥陰之章門穴」による。⑯『奇経八脈攷』帯脈の「圍身一周、如束帯然」による。⑰『難経』二十九難の「帯之為病、腹満腰溶溶、若坐水中」による。『脈経』巻第二・

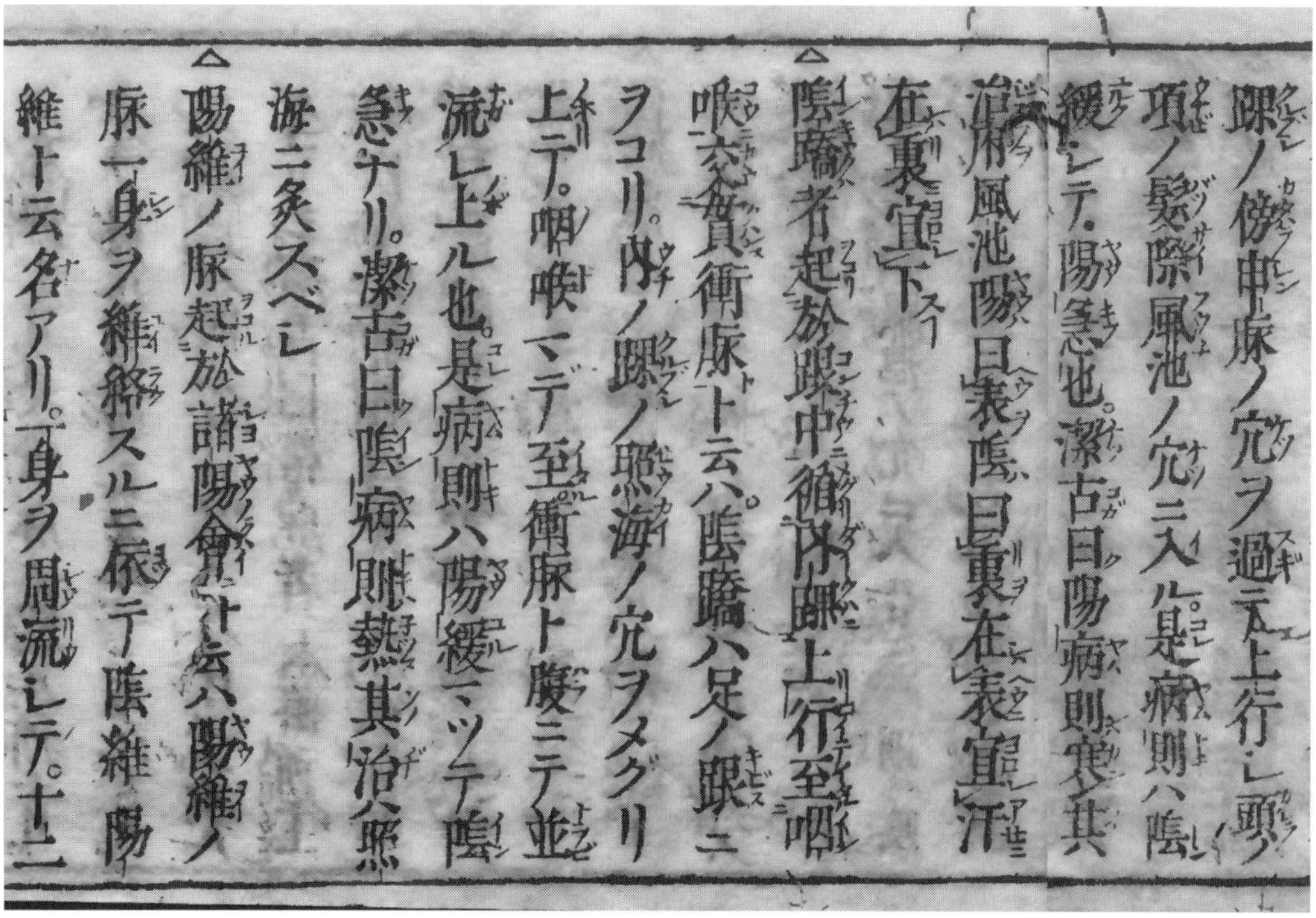
踝ノ傍申脉ノ穴ヲ過テ上行シ頭ノ
項ノ髪際風池ノ穴ニ入ル。是病則ハ陰
緩シテ・陽急也。潔古曰陽病則寒其
治ハ風池風府陽曰表陰曰裏在表宜汗
在裏宜下
△陰蹻者起於跟中循内踝上行至咽
喉交貫衝脉ト云ハ陰蹻ハ足ノ跟ニ
ヲコリ内ノ踝ノ照海ノ穴ヲメグリ
上テ。咽喉マデ至テ衝脉ト腹ニテ並
流レ上ル也。是病則ハ陽緩ニシテ陰
急ナリ。潔古曰陰病則熱其治ハ照
海ニ灸スベシ
△陽維ノ脉起於諸陽會ト云ハ陽維ノ
脉ハ一身ヲ維絡スルニ依テ陰維陽
維ト云名アリ。一身ヲ周流シテ。十二

平奇経八脈病第四に類文がある。⑱『奇経八脈攷』帯脈為病の「張潔古曰、帯脈之病、太陰主之、宜灸章門二穴、三壮」による。張潔古の典拠は未詳。⑲『奇経八脈攷』帯脈為病の「張仲景曰、大病瘥後、腰以下有水気、牡蠣沢瀉散主之、若不已、灸章門穴」による。もと『傷寒論』巻第七・弁陰陽易差後労復病脈証并治第十四「大病差後、従腰以下有水気者、牡蠣沢瀉散主之」による。『医学綱目』巻之三十四・婦人部にも「[海]帯病、太陰主之。灸章門穴、麦粒大各三壮、効」とある。

△［『難経』二十八難に］「陽蹻の脈は跟の中に起こり、外踝より上行して、風池⑳に入る」㉑という［意味］は［次の通りである］。［陽］蹻脈は、足の踵《きびす》の内に起こり、足の外踝の傍らにある申脈穴を過ぎて上行し、頭項の髪際にある風池穴に入る㉒。陽蹻脈が病めば、陰が緩く、陽が急となる㉓。張潔古がいう、「陽が病めば寒す。其の主治は、風府㉔風池［を取る］。陽を表といい、陰を裏という。［病が］表に有れば発汗させるべきであり、裏に有れば下すべきである」㉕と。

⑳『脈論口訣』は「池」の字を脱す。今補う。㉑『難経』二十八難の「陽蹻脈者、起於跟中、循外踝、上行入風池」による。㉒『難経』二十八難の滑寿の注「陽蹻起於足跟中申脈穴、循外踝而行」と『十四経発揮』巻下の陽蹻脈の滑寿の注による。㉓『難経』二十九難の「陰蹻為病、陽緩而陰急」による。『脈経』巻第二・平奇経八脈病第四に同文を引いて、「陽蹻在外踝、病即其脈急。其人当従外踝以上急、内踝以上緩」とある。㉔『脈論口訣』は「風府」を「風」一字に作る。今補う。㉕『奇経八脈攷』二蹻為病の「陽病則寒、可鍼風池風府（風府在項後入髪際一寸大筋内宛宛中、督脈、太陽、陽維之會也）。又曰、在陽表者、当汗之。在陰裏者、当下之」による。

△［『難経』二十八難に］「陰蹻［の脈］は跟の中に起こり、内踝より

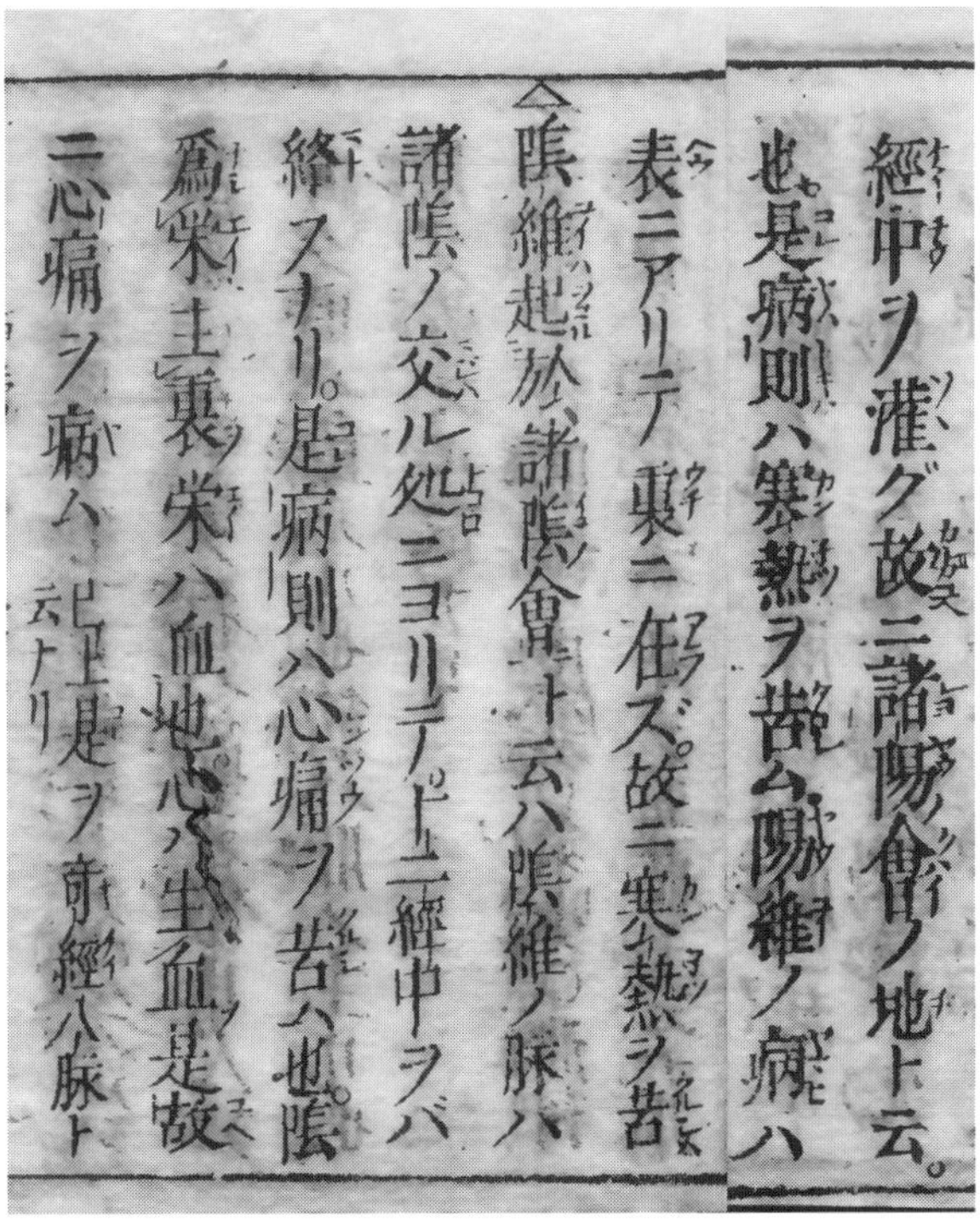
經中ヲ灌グ故ニ諸陽會ノ地ト云。也。是病則ハ寒熱ヲ苦ム。陽維ノ病ハ表ニアリテ裏ニ在ズ。故ニ寒熱ヲ苦
△陰維起於諸陰會。ト云ハ陰維ノ脉ハ諸陰ノ交ル処ニヨリテ上ニ經中ヲバ絡スナリ。是病則ハ心痛ヲ苦ム也。陰爲栄主裏。栄ハ血也。心ハ生血。是故ニ心痛ヲ病ム。此上是ヲ奇經八脉ト云ナリ

上行して、咽喉に至って衝脈と交貫する」㉖という［意味］は［次の通りである］。陰蹻は足の踵《きびす》から起こり、内踝の照海穴をめぐって上り、咽喉にまで至り、腹部では衝脈と並んで流れ上るのである㉗。陰蹻脈が病めば、陽が緩まって、陰が急である㉘。張潔古がいう、「陰が病めば熱す。其の治は照海に施灸すべきである」㉙と。

㉖『難経』二十八難の「陰蹻脈者、亦起於跟中、循内踝、上行至咽喉、交貫衝脈」による。『脈経』巻第二・平奇経八脈病第四に略同文がある。㉗『難経』二十八難の滑寿の注「陰蹻脈又於跟中照海穴、循内踝而行」と『脈経』巻第二・平奇経八脈病第四の「交貫衝脈」による（あるいは『十四経発揮』巻下の陽蹻脈の滑寿の注による）。㉘『難経』二十九難の「陰蹻為病、陽緩而陰急」による。『脈経』巻第二・平奇経八脈病第四に同文を引いて、「陰蹻在内踝。病即其脈急。当従内踝以上急。外踝以上緩」とある。㉙『奇経八脈攷』二蹻為病の「陰病則熱、可灸照海」による。

△［『難経』二十八難に］「陽維の脈は諸陽の会に起こる」㉚という［意味］は［次の通りである］。陽維［と陰維］の脈は全身を維絡することから、陰維、陽維という名があるのである㉛。全身を周流して、十二経の中に灌注するので、諸陽の会の場所というのである㉜。陽維の脈が病めば寒熱を苦しむ㉝。陽維の病は表に在って、裏には無い。そこで寒熱を苦しむのである㉞。

㉚『難経』二十八難の「陽維陰維者、維絡于身、溢畜不能環流灌漑諸経者也。故陽維、起於諸陽会也」による。㉛『難経』二十八難の滑寿の注「陽維陰維、維絡于身、為陰陽之綱維也」による。㉜『難経』二十八難の滑寿の注「陽維所発、別于金門……至風池、與督脈会于風府瘂門、此陽維之起于諸陽之会也」によるか。㉝『難経』二十九難の「陽維為病、苦寒熱」による。『脈経』巻第二・平奇経八脈病第四

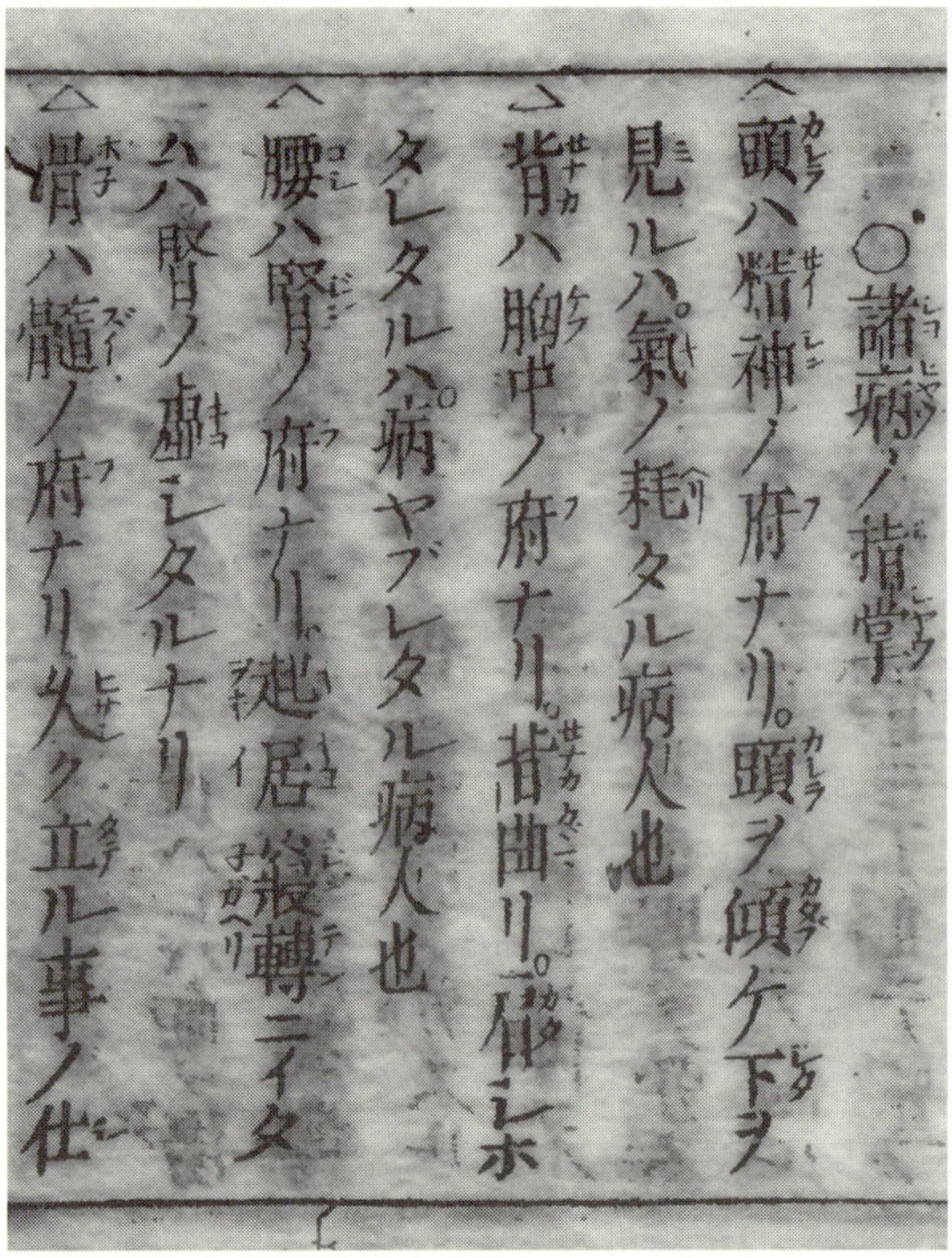

○諸病ノ指掌
△頭《カシラ》ハ精神《セイシン》ノ府《フ》ナリ。頭《カシラ》ヲ傾《カタフ》ケ下《シタ》ヲ
見ルハ。氣ノ耗《ヘリ》タル病人也
△背《セナカ》ハ胸中《ケウ》ノ府《フ》ナリ。背《セナカ》曲リ。肩シホ
タレタルハ。府ヤブレタル病人也
△腰《コシ》ハ腎《ジン》ノ府《フ》ナリ。起居《タチイ》寝轉《ネガヘリ》ニイタ
ハ。腎ノ虚《キヨ》シタルナリ
△骨《ホネ》ハ髄《ズイ》ノ府《フ》ナリ。久《ヒサ》シク立《タツ》ル事ノ仕

に同文がある。㉞『奇経八脈攷』二維為病の「張潔古曰、衛為陽、主表。陽維受邪為病在表、故苦寒熱」による。

△［『難経』二十八難に］「陰維の脈は諸陰の会に起こる」㉟という［意味］は［次の通りである］。陰維の脈は、諸陰の交わる場所において十二経を絡《まと》うのである㊱。陰維の脈が病めば心痛を苦しむ㊲。陰は栄であり、裏を主る。栄は血であり、心は血を主る。そこで心痛を病むのである㊳。（以上、これを奇経八脈という）

㉟『難経』二十八難の「陰維、起於諸陰交也」による。㊱『脈経』巻第二・平奇経八脈病第四に「陰維者、起於諸陰之交」とあるによるか。㊲『難経』二十九難の「陰維為病、苦心痛」による。『脈経』巻第二・平奇経八脈病第四にも同文がある。㊳『脈経』巻第二・平奇経八脈病第四の「陰維為栄、栄為血、血者主心、故心痛也」による。

○諸病の指掌《ししょう》①

【和訳】△頭は精明の府である。頭を傾け、下を見るのは、気の消耗した病人である②。

△背は胸中の府である。背が曲がり、肩が落ちているのは、府が破壊された病人である③。

△腰は腎の府である。立ち居振る舞いや寝返りの際に痛むのは、腎が虚しているからである④。

△骨は髄の府である。長い時間立っていることができないのは、骨が弱いからである⑤。

△五労とは［何かといえば］、長いあいだ物を見れば血を傷る。血は心が主っているもので、心を労するためである。○長いあいだ横臥してい

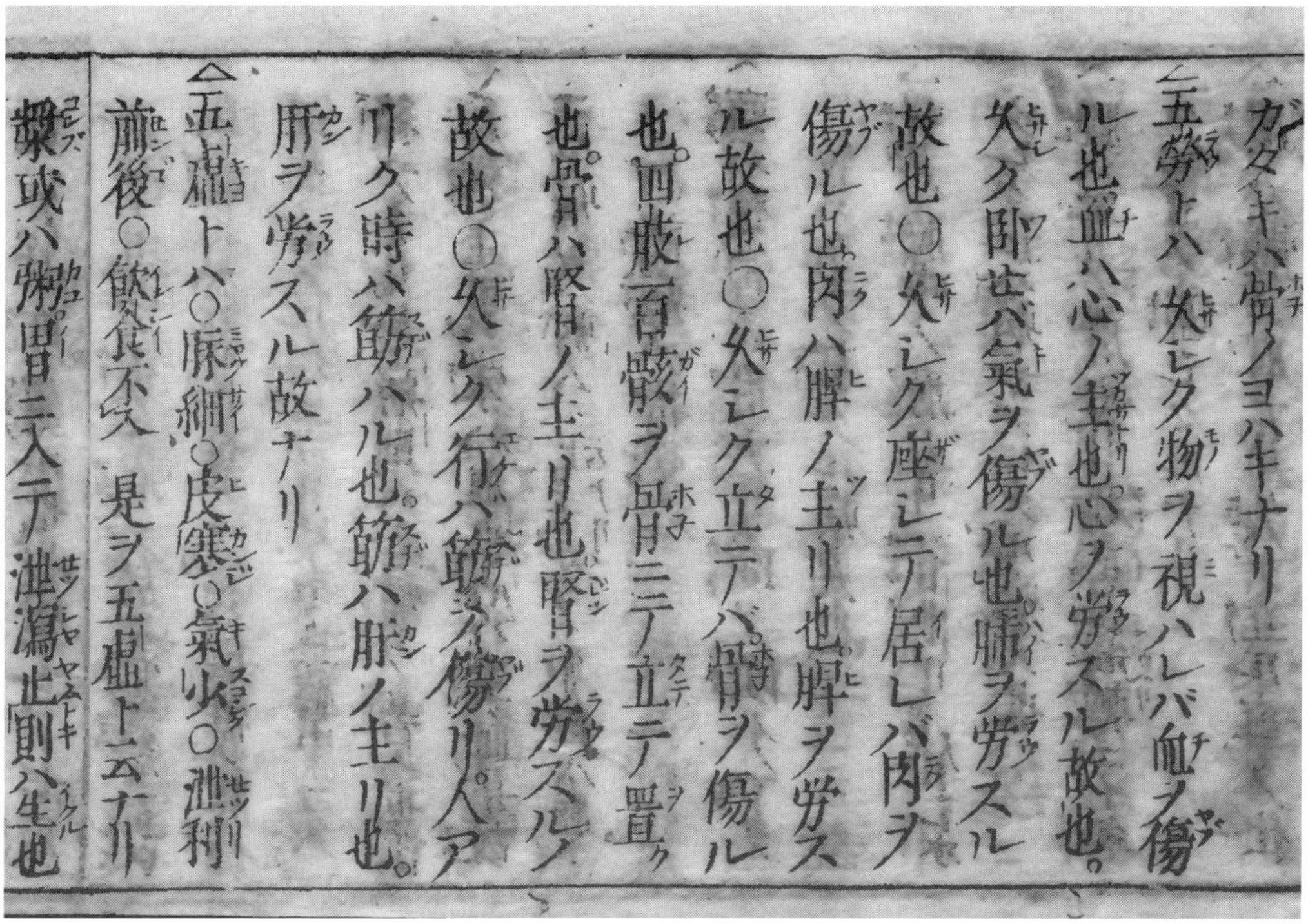
カタキハ骨ノヨハキナリ
△五労トハ久シク物ヲ視ハレバ血ヲ傷
ル也。血ハ心ノ主也。心ヲ労スル故也。
久ク臥サバ氣ヲ傷ル也。肺ヲ労スル
故也。○久シク座シテ居レバ肉ヲ
傷ル也。肉ハ脾ノ主リ也。脾ヲ労ス
ル故也。○久シク立テバ骨ヲ傷ル
也。四肢百骸ヲ骨ニテ立テ置ク
也。骨ハ腎ノ主リ也。腎ヲ労スルノ
故也。○久シク行バ筋ヲ傷リ。人ア
リク時ハ筋ハル也。筋ハ肝ノ主リ也。
肝ヲ労スル故ナリ
△五虚トハ○脈細○皮寒○氣少○泄利
前後○飲食不入　是ヲ五虚ト云ナリ
漿或ハ粥胃ニ入テ泄瀉止則ハ生也

ると気を傷る。［気は肺が主っているもので、］肺を労するためである。○長いあいだ座っていると肉を傷る。肉は脾が主っているもので、肉を傷るためである。○長いあいだ立っていると骨を傷る。手足や全身の骨は⑥、骨によって維持されている⑦。骨は腎が主っており、腎を労するためである。○長い間歩行すれば、筋を傷る。人が歩き回る時は筋が張る⑧。筋は肝が主っているもので、肝を労するためである⑨。

△五虚とは［何かといえば］、脈細、皮寒、気少、泄利前後、飲食不入、これを五虚という。重湯あるいは粥が胃に入って泄瀉が治まる時は生きる。⑩

△五実とは［何かといえば］、脈盛、皮熱、腹脹、前後不通、悶瞀《もんぼう》、これを五実という。これを写して大小便が通じ、発汗すれば生きる⑪。

△五勝とは［何かといえば］、風が勝てば動き、熱が勝てば腫れ、燥が勝てば乾き、寒が勝てば浮き、湿が勝てば濡泄する⑫。

△五悪とは［何かといえば］、心は熱を悪み、肝は寒を悪み、肺は風を悪み、脾は湿を悪み、腎は燥を悪む、ということである⑬。

△六脱とは［何かといえば］、気を脱す、血を脱す、神を脱す、精を脱す、津を脱す、液を脱す、ということである。

△五味とは［何かといえば］、辛、甘、苦、酸、鹹である。辛を多く食べれば筋を傷り、爪が枯れる。爪は筋の余りである。甘を多く食べれば骨が痛み、髪が落ちる。苦を多く食べれば皮が枯れて⑭、髪が抜ける。酸を多く食べれば肉がひび割れ、唇が揚がる。鹹を多く食べれば脈が渋り、変色する。鹹は物を渋らせるものであるから、過剰に摂取すれば脈を渋らせ、色も黒くなるのである⑮。右は『霊枢』第六十三篇の五味論に詳

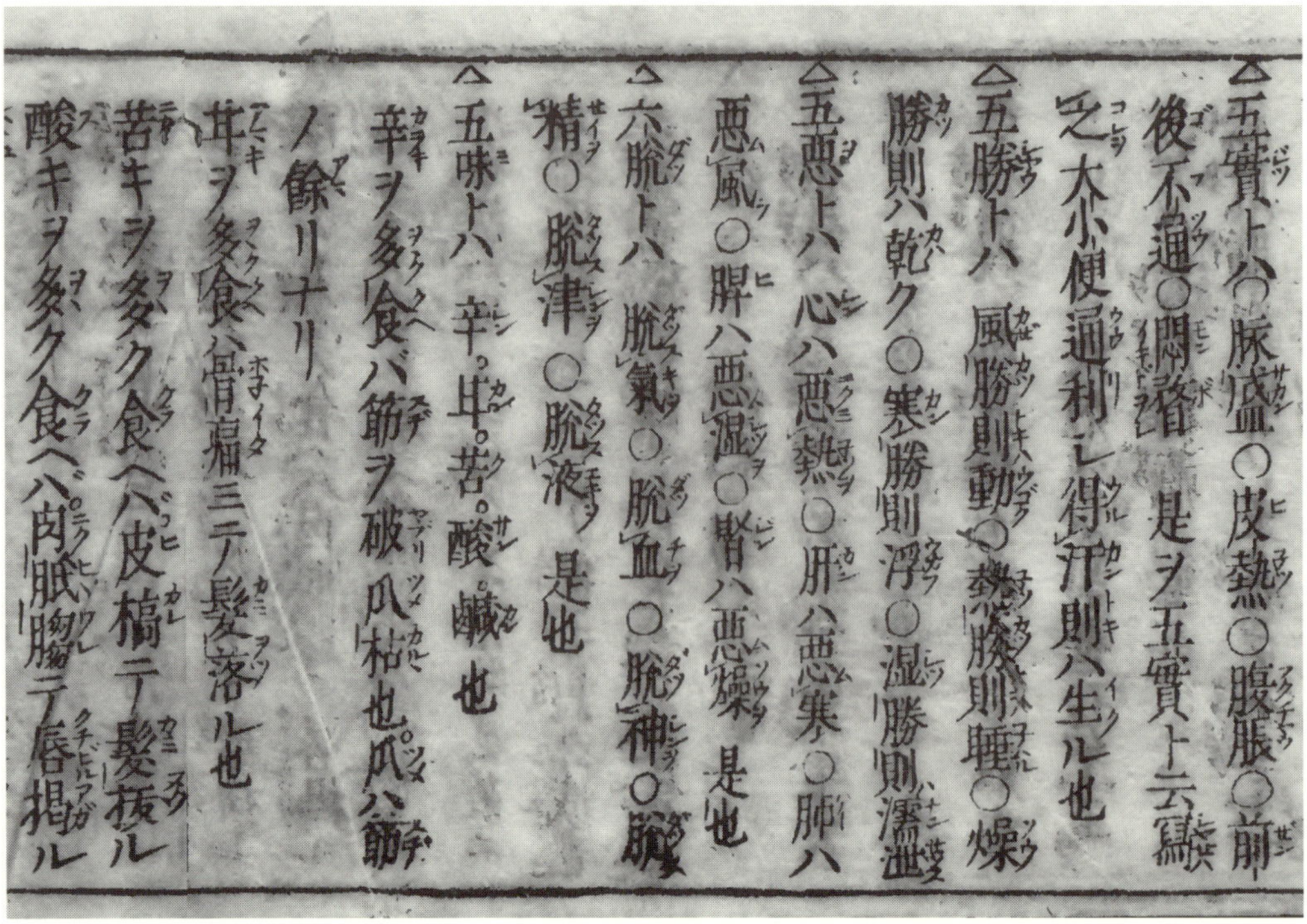
△五實トハ○脉盛○皮熱○腹脹○前後不通○悶瞀 是ヲ五實ト云
之大小便通利シ得汗則ハ生ル也
△五勝トハ 風勝則動○熱勝則腫○燥勝則ハ乾ク○寒勝則浮○濕勝則濡泄
△五悪トハ 心ハ悪熱○肝ハ悪寒○肺ハ悪風○脾ハ悪濕○腎ハ悪燥 是也
△六脫トハ 脫氣○脫血○脫神○脫精○脫津○脫液 是也
△五味トハ 辛○甘○苦○酸○鹹 也
辛ヲ多食バ筋ヲ破 爪枯也 爪ハ筋ノ餘リナリ
甘ヲ多食ハ骨痛ミテ髪落ル也
苦キヲ多ク食ヘバ皮槁テ髪抜ル
酸キヲ多ク食ヘバ肉胝腸テ唇掲ル

しい⑯

△五行とは［何かといえば］、金、木、水、火、土である。

○相生とは、金は水を生じ、水は木を生じ、木は火を生じ、土は金を生じ、火は土を生ず、の五つである。

○相剋とは、金は木を剋し、木は土を剋し、土は水を剋し、水は火を剋し、火は金を剋す、の五つである。

①本章の各条文の直接の典拠は、『万病回春』巻之一・万金一統述である。②『素問』脈要精微論の「頭者精明之府、頭傾視深、精神将奪矣」による。原文「精神の府」は『素問』に従い「精明の府」に改めた。「精明」は眼、ひとみ。「府」は邸宅、政府機関。③『素問』脈要精微論の「背者胸中之府、背曲肩随、府将壊矣」による。「随」は「垂」に作るべきである。下垂の義。原文「しおたれる」は「潮垂れる」で、衣服が水に濡れている様であるが、転じて垂れている様。④『素問』脈要精微論の「腰者腎之府、転揺不能、腎将憊矣」による。原文「寐転」は「寝返《ねがえり》」。「寐」は「臥す」、すなわち寝付くの義。⑤『素問』脈要精微論の「骨者髄之府、不能久立、行則振掉、骨将憊矣」による。⑥原文「百骸」は、人体の骨の総称、多くの骨。⑦原文「立て置く」は立てて置くの義。転じて、維持するの義。手足や全身の「骨」は実際の骨、それを維持する「骨」は腎が主る骨気のこと。⑧原文「ありく」は、歩くと同じ。足を使って歩き回ること。⑨本項の全文は『素問』宣明五気篇の「五労所傷、久視傷血、久臥傷気、久坐傷肉、久立傷骨、久行傷筋、是謂五労所傷」とその王冰注による。⑩『素問』玉機真蔵論の「脈細、皮寒、気少、泄利前後、飲食不入、此謂五虚。……漿粥入胃、泄注止、則虚者活」による。原文「漿」の訳語は振り仮名「コンズ」（「濃漿《こんず》」は米を煮た汁）による。⑪『素問』玉機真蔵論の「脈盛、皮熱、腹脹、前後不通、悶瞀、此謂五実。……身汗、得後利、則実者活」による。

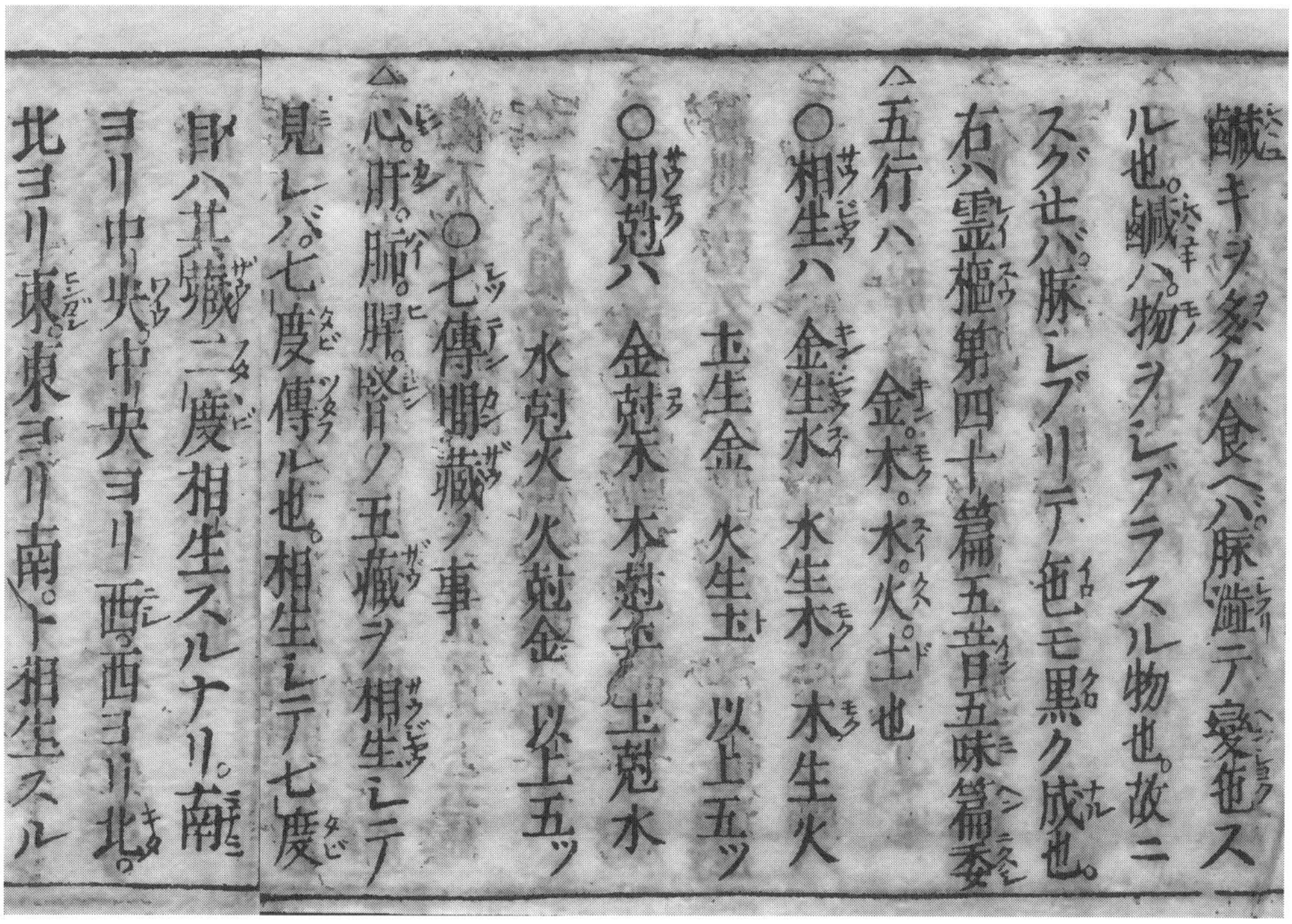
鹹キヲ多ク食ヘバ脈凝《コリ》テ變色《ヘンシヨク》ス
ル也。鹹《カンキ》ハ物《モノ》ヲシブラスル物也。故ニ
スグセバ脈シブリテ色《イロ》モ黒《クロ》ク成《ナル》也。
右ハ霊《レイ》樞《スウ》第四十篇五音《イン》五味《ミ》篇委《ニクワシ》
△五行ハ　金《キン》。木《モク》。水《スイ》。火《クワ》。土《ド》也
○相生《サウジヤウ》ハ　金生《キンジヤウ》水《スイ》　水生木《モク》　木生火
土生金　火生土《ト》　以上五ツ
○相尅《サウコク》ハ　金尅木《ヲ》　木尅土　土尅水
水尅火　火尅金　以上五ツ
○七傳《シツデン》間《カン》藏《ザウ》ノ事
△心《シン》。肝《カン》。肺《ハイ》。脾《ヒ》。腎《ジン》ノ五藏《ザウ》ヲ相生《サウジヤウ》シテ
見レバ七度傳《ツタ》ル也。相生シテ七度《タビ》
目ハ其藏《ザウ》二度《フタタビ》相生スルナリ。南《ミナミ》
ヨリ中央《ワウ》。中央ヨリ西《ニシ》。西ヨリ北《キタ》。
北ヨリ東《ヒガシ》。東ヨリ南。ト相生スル

「悶瞀《もんぼう》」は煩悶して目がよく見えないこと。あるいは意識が昏迷すること。張介賓の注に「昏悶也。一曰、目不明」とある。⑫『素問』陰陽応象大論の「風勝則動、熱勝則腫、燥勝則乾、寒勝則浮、湿勝則濡瀉」による。六元正紀大論に同文がある。「五勝」は、至真要大論の「必先五勝」の王冰注に「五勝、謂五行更勝也。先以五行、寒暑温涼湿、酸鹹甘辛苦、相勝為法也」とあるによると見られる。『脈論口訣』は「腫」を「睡」に誤るので正した。⑬『素問』宣明五気篇の「五蔵所悪、心悪熱、肺悪寒、肝悪風、脾悪湿、腎悪燥、是謂五悪」による。⑭原文「槁」は「枯」と同義。⑮『素問』五蔵生成篇「是故多食鹹、則脈凝泣而変色。多食苦、則皮槁而毛抜。多食辛、則筋急而爪枯。多食酸、則肉胝腸而唇掲。多食甘、則骨痛而髪落。此五味之所傷也」。⑯この一節は『万病回春』の万金一統述の引用ではなく、『脈論口訣』による附加。ただし『脈論口訣』では誤って「右は『霊枢』第四十篇五音五味篇にくわしい」とするが、第四十篇は腹中論であり、五味についての議論もなく、また五音五味篇は第六十五篇で、五味の記載は僅かである。『脈論口訣』の引く『素問』の経文に最も近いものは五味論第六十三であるので、そのように改めた。

○七伝間蔵の事①

【和訳】△心肝肺脾腎の五蔵を、五行の運行に従って互いに他を生じる関係で見ていくと②、七度伝わるものである。互いに他を生じて七度目には、当該の蔵は二度他を生じることになる。［具体的に言えば］南から中央、中央から西、西から北、北から東、東から南と相生じていくのである。［まず］東西南北と中央に五蔵を［それぞれ］配当する。［さて『難経』五十三難に見える］「間蔵の者は死ぬ」という意味であるが、「間」とは「へだてる」と読むのである。［そこで先の一節を］蔵を一蔵ずつ越

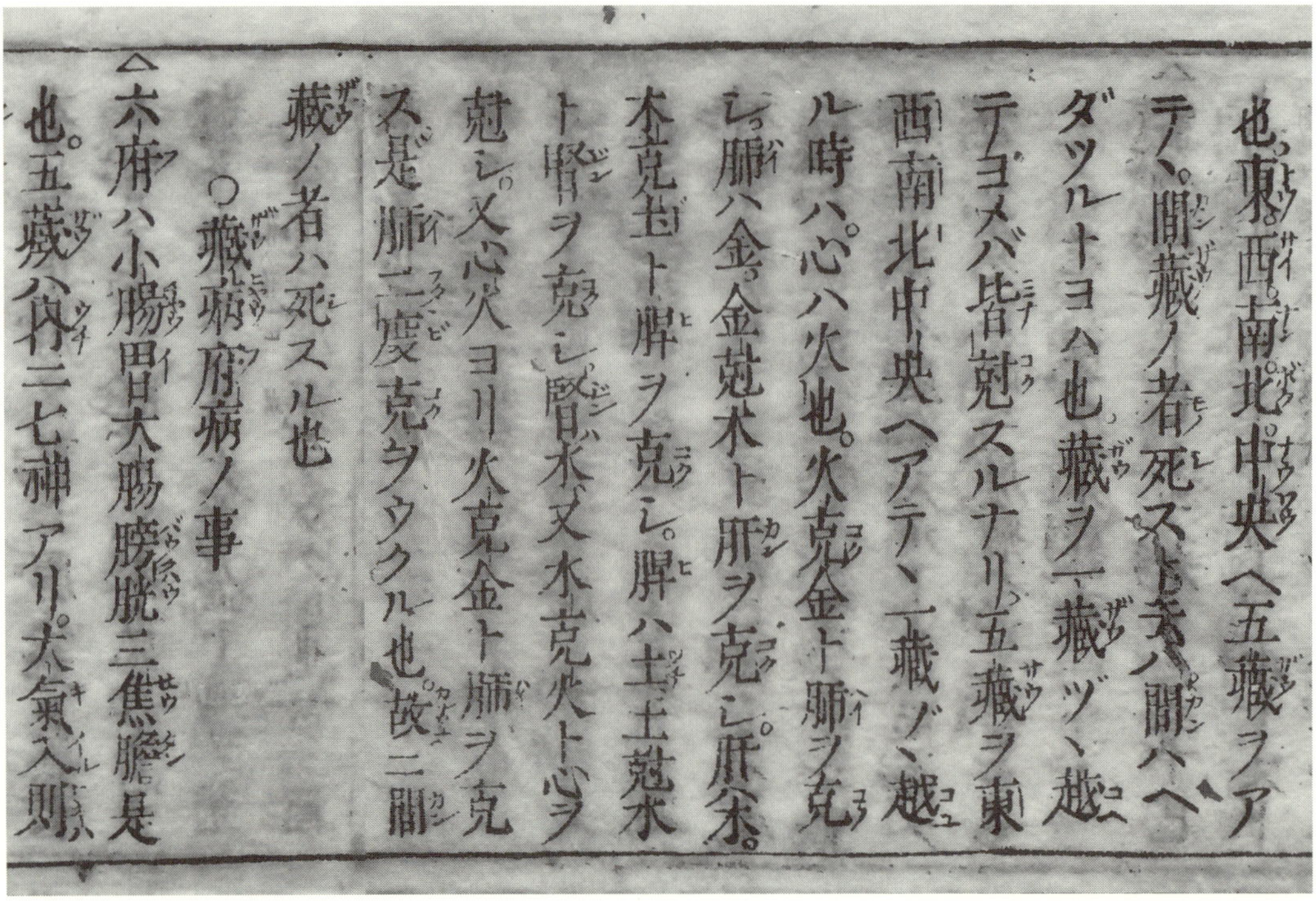
也。東西《サイ》南《ナン》北《ボク》中央《チウヤウ》ヘ五藏《ザウ》ヲア
テ、間藏《カンザウ》ノ者《モノ》死《シ》スト云ハ間ハヘ
ダツルトヨハ也。藏《ザウ》ヲ一藏《ザウ》ヅヽ越ヘ
テヨメバ皆《ミナ》剋《コク》スルナリ。五藏《サウ》ヲ東
西南北中央ヘアテ、一藏ヅヽ越《コユ》
ル時ハ。心ハ火也。火克金ト肺《ハイ》ヲ克
シ。肺ハ金。金剋木ト肝《カン》ヲ克シ。肝ハ木。
木克土ト脾《ヒ》ヲ克シ。脾《ヒ》ハ土。土剋水
ト腎《ジン》ヲ剋シ。腎《ジン》ハ水。又水克火ト心ヲ
剋シ。又心火ヨリ火克金ト肺ヲ克
ス。是肺二度《フタヽビ》克ヲウクル也。故ニ間《カン》
藏《ザウ》ノ者ハ死スル也
○藏病《ザウビヤウ》府病ノ事
△六府《フ》ハ小腸胃《イ》大腸膀胱《バウクハウ》三焦《セウ》膽是
也。五藏《ザウ》ハ内《ウチ》ニ七神アリ。大氣入《イル》則ハ

えると読めば、皆な相手を剋することになる。五蔵を東西南北と中央に配当して、一蔵ずつ越える時には、［たとえば］心は［五行では］火であって、火は金と肺を剋す。肺は金であって、金は木と肝を剋す。肝は木であって、木は土と脾を剋す。脾は土であって、土は水と腎を剋す。腎は水であって、また水は火と心を剋す。また心火から［相剋の動きが繰り返されて］、火は金と肺を剋す。これで肺は二度の剋を受けることになる。だから「間蔵」の者は死ぬのである②。

①全文が『難経』五十三難の経文解説である。②原文「相生」は、「そうしょう」「そうじょう」と読む。五行の相生のこと。

○蔵病府病の事①

【和訳】 △六府は小腸、胃、大腸、膀胱、三焦、胆である。五蔵は七つの神気を内蔵しているが、邪気②が入ってくれば神気は守りを失う。だから難治なのである。六府は五行の運行に従って互いに他を生じあって、その気は常に通じている。ましてや胆は清浄のところであり、邪気が入った場合も、深く留まることは無い。だから府病は治りやすいのである。

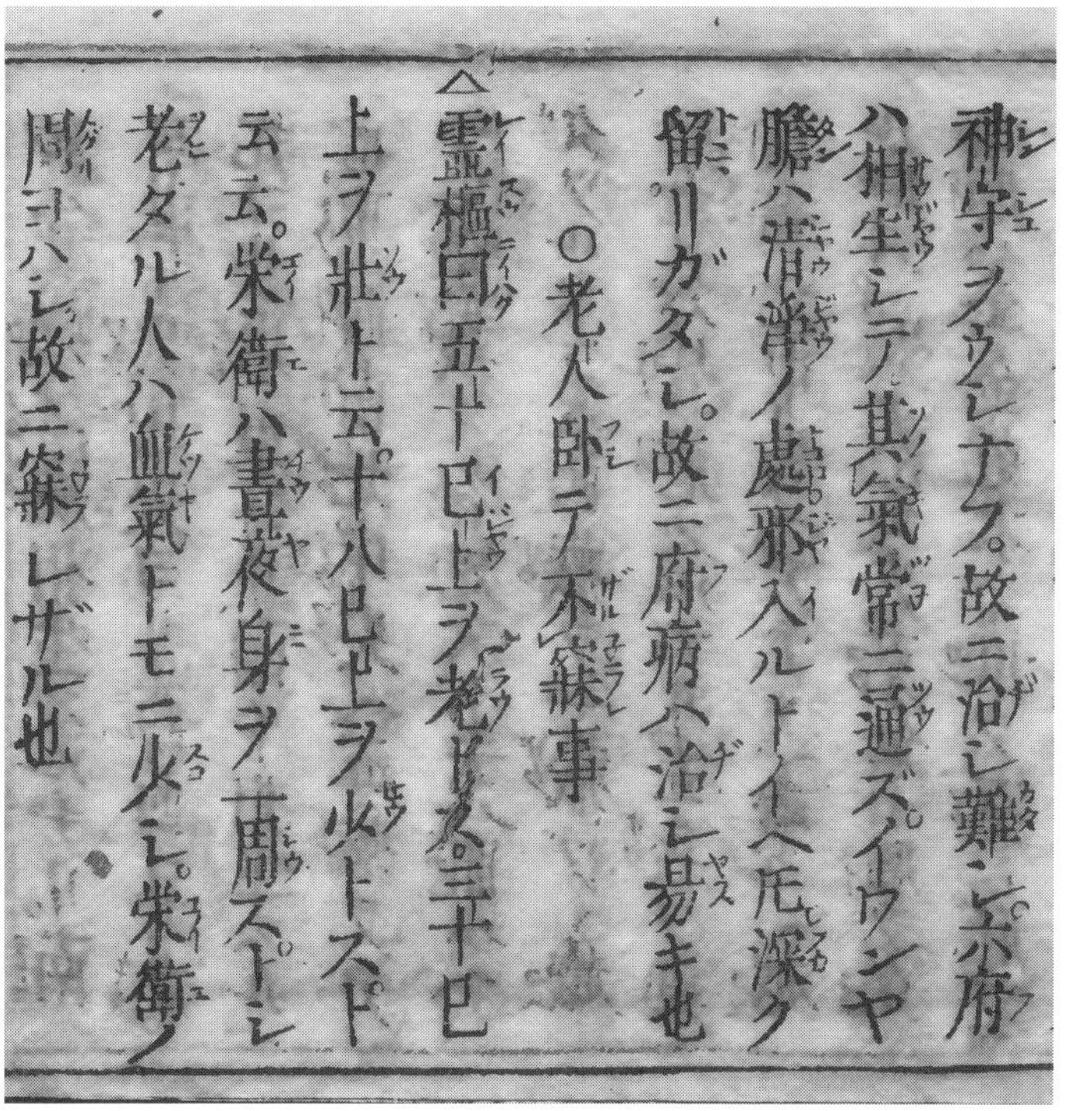
神守ヲウシナフ。故ニ治シ難シ。六府ハ相生シテ其氣常ニ通ズ。イワンヤ膽ハ清淨ノ處。邪入ルトイヘドモ深ク留リガタシ。故ニ府病ハ治シ易キ也

○老人臥テ不寐事

△靈樞曰。五十巳上ヲ老トシ。二十巳上ヲ壯ト云。十八巳上ヲ少トスト云云。榮衛ハ晝夜身ヲ一周ス。シ老タル人ハ血氣トモニ少シ。榮衛ノ廻ヨハシ。故ニ寐レザル也

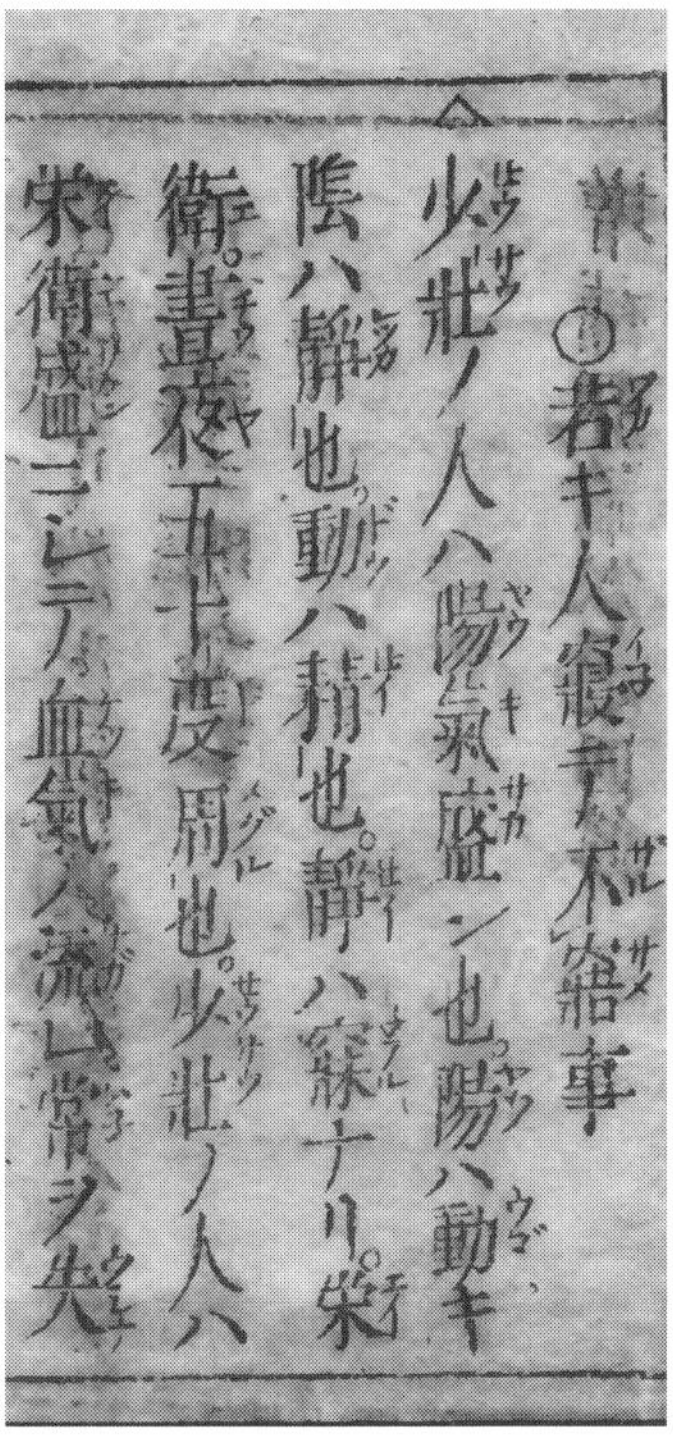
○若キ人寐テ不寤事

少壯ノ人ハ陽氣盛ン也。陽ハ動キ陰ハ靜也。動ハ精也。靜ハ寐ナリ。榮衛ハ晝夜ニ五十度周也。少壯ノ人ハ榮衛盛ニシテ血氣ノ流レ常ヲ失

①『難経』五十四難「蔵病難治、府病易治、何謂也」の滑寿の注に引かれた四明陳氏の注を大略そのまま和訳したもの。②原文「大気」は邪気のこと。『霊枢』五色篇の「大気入于蔵府者、不病而卒死矣」の張介賓注に「大気、大邪之気也。大邪之入者、未有不由元気大虚、而後邪得襲之、故致卒死」とある。

○老人《ろうじん》臥《ふし》て不寐《ねられざる》事

【和訳】△『霊枢』にいう、五十以上を「老」とする。三十以上を「壮」という。十八以上を「少」とする、と云々①。栄衛は一昼夜で身体を一周する。老人は血と気がともに少なく、栄衛の周回が弱い。そこで寐られないのである②。

①『霊枢』衛気失常篇の「人年五十已上為老、二十已上為壮、十八已上為少、六歳已上為小」による。『諸病源候論』巻第四十五・養小児候、『備急千金要方』巻第五上・序例第一にも、『霊枢』と同じく年齢と呼称を論じた内容が見られる。②『難経』四十六難の「老人血気衰、肌肉不滑、栄衛之道濇、故昼日不能精、夜不得寐也。故知老人不得寐也」による。

○若き人寐《いね》て不寤《さめざる》事

【和訳】△若い人①は陽気が盛んである。陽［の性格は］は動であり、陰［の性格］は静である。動は精であり、精は寐である。栄衛は一昼夜に五十度［身を］周回する。若い人の場合は、栄衛は盛んであり、血気の流れは平常を失わない。毎日、陰気は尽き、陽気は生じてくる。日の出のには［陽気は］清く強いものであるが、日没には陽気は尽きて陰気が盛んとなる。そこで眠ることが多いのである②。

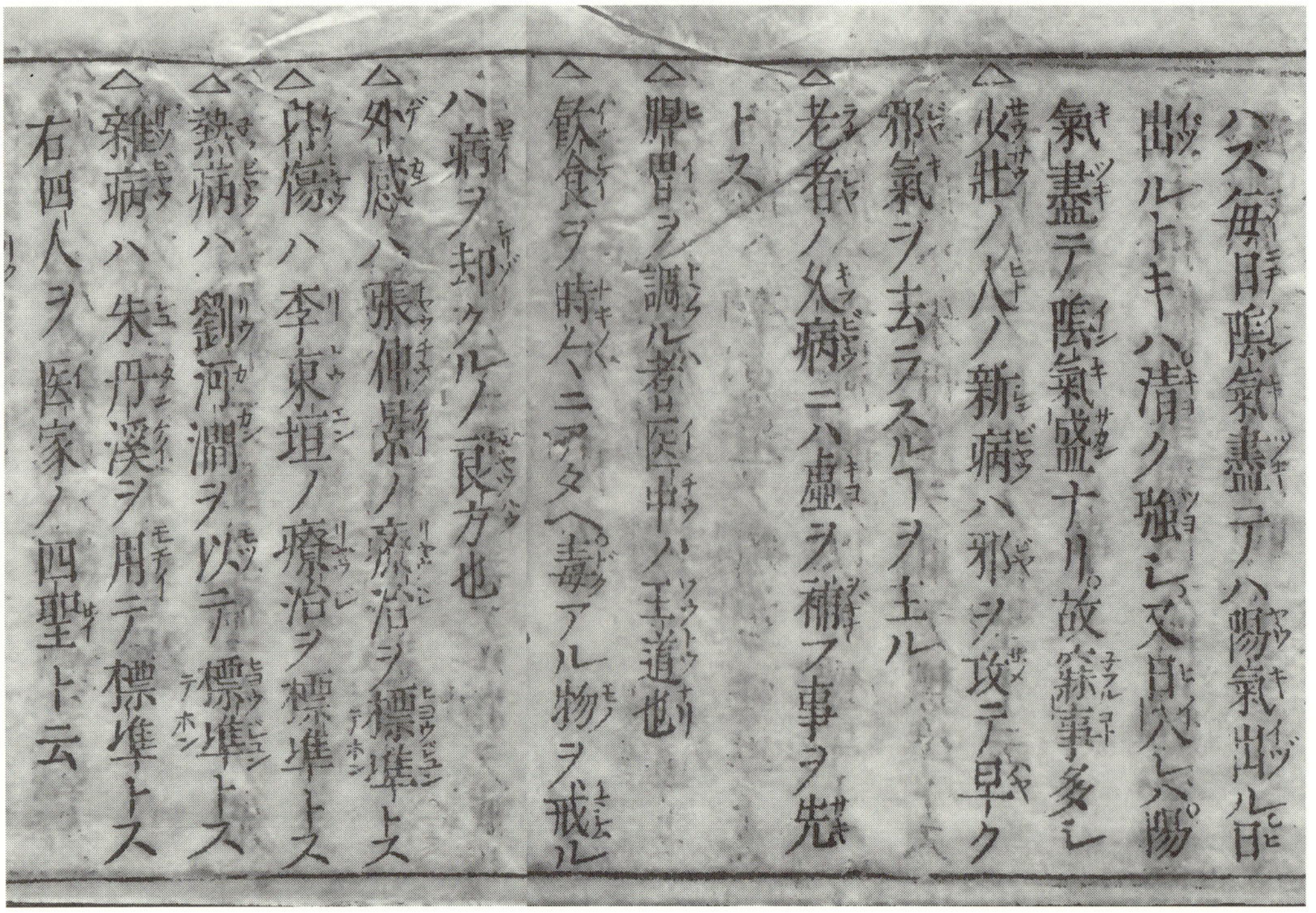
ハ又毎日陰氣盡テハ陽氣出ル日
出ルトキハ清ク強シ又日入レハ陽
氣盡テ陰氣盛ナリ。故慎事多シ
△少壮ノ人ノ新病ハ邪ヲ攻テ早ク
邪氣ヲ去ラスルヿヲ主ル
トス
△老者ノ久病ニハ虚ヲ補フ事ヲ先
トス
△脾胃ヲ調ル者医中ノ王道也
△飲食ヲ時々ニアタヘ毒アル物ヲ戒ル
ハ病ヲ却クルノ良方也
△外感ハ張仲景ノ療治ヲ標準トス
△内傷ハ李東垣ノ療治ヲ標準トス
△熱病ハ劉河澗ヲ以テ標準トス
△雑病ハ朱丹渓ヲ用テ標準トス
右四人ヲ医家ノ四聖ト云

△若い人の新病③の場合は、邪を攻撃して早く邪気を除去することを主とする。
△老人の久病④の場合は、虚を補うことを第一とする。
△脾胃を調えることが、医学の中の王道である。
△その都度、食べ物を与え、害毒のあるものを規制することが、病を回復させる良方である。
△外感は張仲景の療治を標準とする。
△内傷は李東垣の療治を標準とする。
△熱病は劉河間［の療治］を標準とする。
△雑病には朱丹渓［の療治］を標準とする⑤。
右の四人を医学における四大家という。

①原文「少壮の人」の「少壮」は、十四五から三十くらい。『病論俗解集』に「十四五《じゅうしご》、はたち、或は三十年の時分ぞ」とある。②『難経』四十六難の「少壮者、血気盛、肌肉滑、気道通、栄衛之行、不失於常、故昼日精、夜不寤」による。③原文「新病」は「久病」の対極、発症したばかりの病。④原文「久病」は、ながわずらい。⑤『万病回春』巻之一・万金一統述の「老衰久病者、補虚為先也。少壮新病者、攻邪為主也。節戒飲食者、卻病之良方也。調理脾胃者、医中之王道也。……外感法張仲景也。内傷法李東垣也。熱病用劉河間也。雑病用朱丹溪也」による。

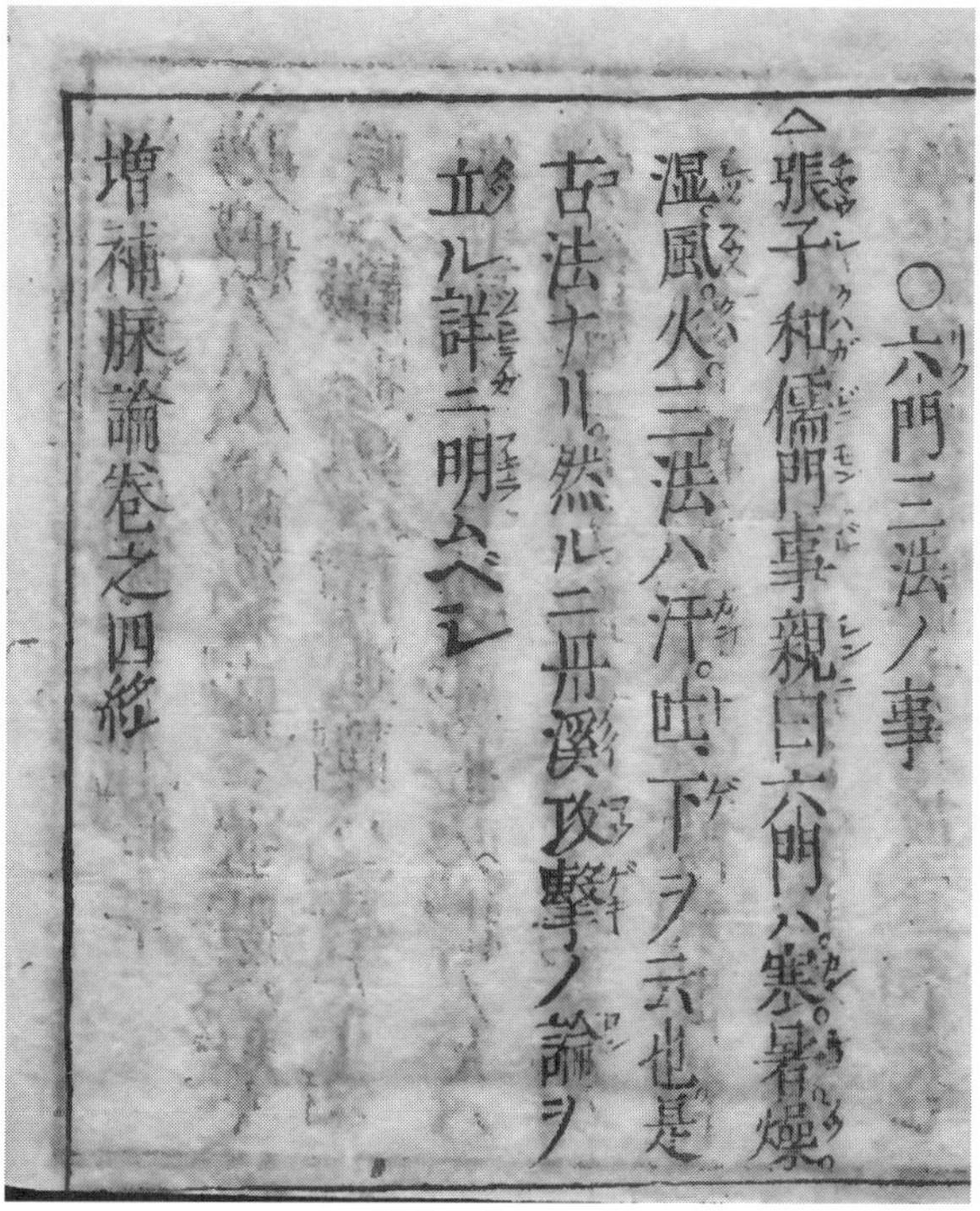
○六門《リク》三法ノ事
△張子和儒門事親曰六門ハ寒《カン》。暑《シヨ》。燥《サウ》。
湿。風。火。三法ハ汗。吐。下ヲ云也是
古法ナリ然ルニ丹溪攻撃《コウゲキ》ノ論《ロン》ヲ
立ル詳《ツマビラカ》ニ明ムベシ
増補脈論巻之四終

○六門三法の事

【和訳】△張子和『儒門事親』に、六門とは寒、暑、燥、湿、風、三法とは汗、吐、下をいうという①。これが古法である。にもかかわらず、朱丹溪は「攻撃の論」を立てた②。その詳細を明らかにすべきである。

①『儒門事親』巻十二は「三法六門」と副題され、吐剤・汗剤・下剤の三剤と、風門・暑門・湿門・火門・燥門・寒門の六門の病門で構成されており、「六門」「三法」とはこれを指す。②「攻撃の論を立てた」とは、朱丹溪が『格致余論』に張子和攻撃注論の一章を設けて、張子和の主張する汗吐下の治法についての疑義を論じ、攻撃の法（「攻撃」とは発汗させて表を攻め、吐かせたり下したりして裏を撃つこと）と補法の使い分けという認識を得たことを指す。

増補脈論巻之四終

第五巻

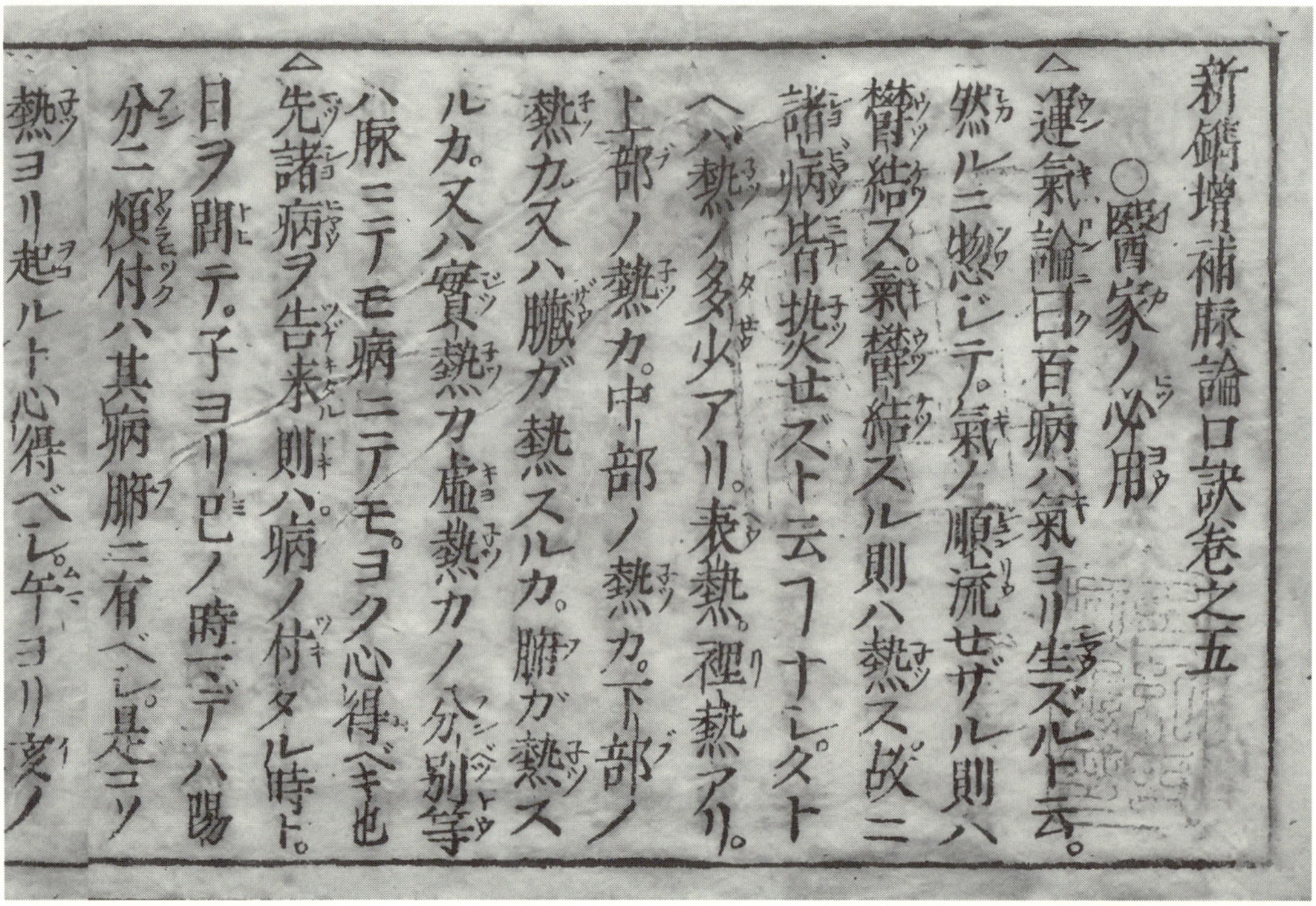
新鐫增補脉論口訣巻之五
○醫家《イカ》ノ必用《ヒツヨウ》
△運氣論《ウンキロン》曰《イハク》百病ハ氣《キ》ヨリ生ズルト云。
然《シカ》ルニ惣《ソウ》ジテ。氣《キ》ノ順流《ジユンリウ》セザル則ハ
欝結《ウツケツ》ス。氣欝結スル則ハ熱《ネツ》ス。故ニ
諸病《シヨビヤウ》皆《ミナ》熱《ネツ》セズト云フナシ。タトへ
バ熱《ネツ》ノ多少《タセウ》アリ。表熱。裡《リ》熱アリ。
上部《ジヤウブ》ノ熱《ネツ》カ。中部ノ熱《ネツ》カ。下部《ゲブ》ノ
熱《ネツ》カ又ハ臓《ザウ》ガ熱スルカ。腑《フ》ガ熱《ネツ》ス
ルカ。又ハ實《ジツ》熱《ネツ》カ虚《キヨ》熱《ネツ》カノ分別《フンベツ》等《トウ》
ハ脉ニテモ病ニテモ。ヨク心得ベキ也
△先《マヅ》諸病《シヨビヤウ》ヲ告来《ツゲキタル》則《トキ》ハ病ノ付《ツキ》タル時ト。
日ヲ問《トヒ》テ。子ヨリ巳《ミ》ノ時マデハ陽
分《ブン》ニ煩付《ワヅラヒツク》ハ其病腑《フ》ニ有ベシ。是コソ
熱《ネツ》ヨリ起《ヲコ》ルト心得ベシ。午《ムマ》ヨリ亥《イ》ノ

新鐫増補脈論口訣巻之五

○医家の必用①

①本章前半の典拠は未詳。本章の後半、「[李東垣]」の『医学発明』にいう、」以下は、『全九集』巻之一・百病気ニアリ血ニアル分別からの引用、「臓気法時論にいう」以下は、同書巻之一・潮作ノ時ニテ五蔵ノ病ヲ知ベシからの引用である。『全九集』の記載の典拠は、以下の各条の注に示す。

【和訳】△運気論にいう、「百病は気から生じる」①。ところで、概して、気は順流しなければ鬱結し、気が鬱結すれば熱する。だからどんな病も熱しないということはない。たとえば、熱には多少があり、表熱と裏熱がある。上部の熱、中部の熱、下部の熱、また臓の熱、腑の熱、また実熱と虚熱の区別などは、脈状の面からも、症状の面からも、よく理解するべきである。

①宋・劉温舒『素問入式運気論奥』巻下・論六病第二十八に「百病生於気」とある。もとは『素問』挙痛論の「余知百病生於気也、怒則気上、喜則気緩」云々に基づくか。

△何はさておき［患者から］主訴が告げられたら、発症した日時を問う。子の刻から巳の刻までは陽分［の時間］に発症しているので①、その病は腑にあるであろう。これこそ熱によって発症したと理解するべきである。午の刻より亥の刻までは陰分［の時間］に発症しているので②、その病は臓にあると理解するべきである。これは寒によって発症したと

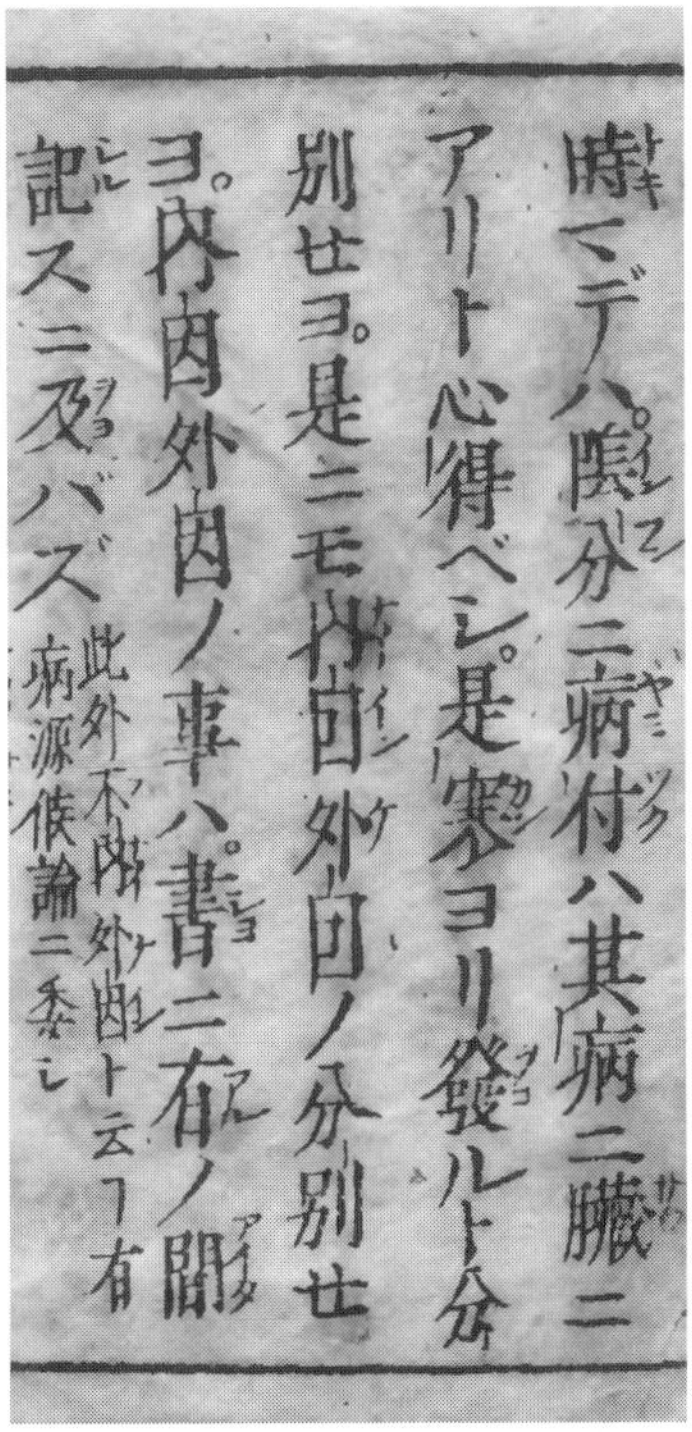

時《トキ》マデハ。陰分《インブン》ニ病付《ヤミツク》ハ其病ニ臓《ザウ》ニアリト心得ベシ。是寒《カン》ヨリ發《ハツ》ルト分別セヨ。是ニモ内因《ナイイン》外因《グハイイン》ノ分別セヨ。内因外因ノ事ハ。書《シヨ》ニ在《アル》ノ間《アヒダ》記《シル》スニ及《ヲヨ》バズ 此外不内外因ト云フ有 病源候論ニ委シ

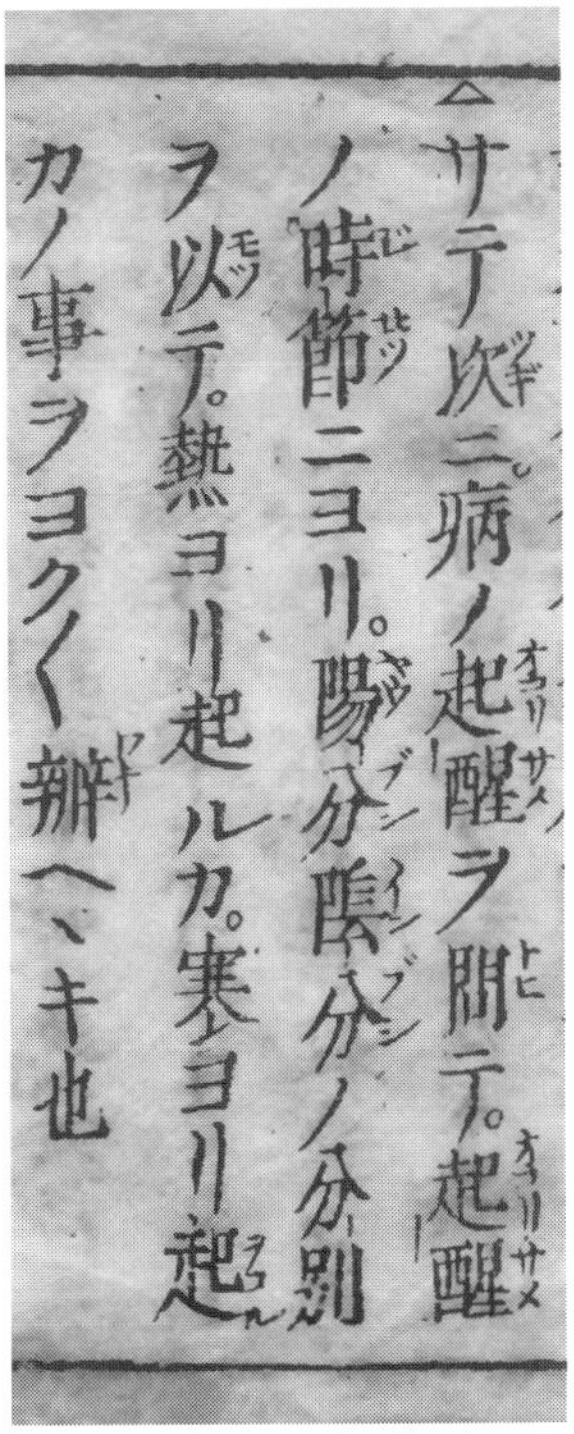

△サテ次《ツギ》ニ。病ノ起醒《オコリサメ》ヲ問《トヒ》テ。起醒《オコリサメ》ノ時節《ジセツ》ニヨリ。陽分《ヤウブン》陰分《インブン》ノ分別ヲ以《モツ》テ。熱ヨリ起ルカ。寒ヨリ起《オコル》カノ事ヲヨク〳〵辨《ワキマ》ヘキ也

わきまえよ。［また］これについても内因、外因の区別をせよ。内因、外因のことは、書物に見えるので［ここでは］記さない。（このほか、不内外因ということがある。［これは］『諸病源候論』に詳しい③）

①『医学綱目』巻之五・労瘵骨蒸熱に「蓋自子至巳属陽」とある。子の刻は午後十一時から午前一時、巳の刻は午前九時から十一時。②『医学綱目』巻之五・労瘵骨蒸熱に「自午至亥属陰」とある。午の刻は午前十一時から午後一時、亥の刻は午後九時から十一時。③病態の三分類は古く『金匱要略』巻上・臓腑経絡先後病脈証第一に「千般疢難、不越三条。一者、経絡受邪入臓腑、為内所因也。二者、四肢九竅、血脈相伝、壅塞不通、為外皮膚所 中也。三者、房室金刃虫獣所傷」に始まる。「不内外因」という言葉は、『三因極一病証方論』巻之一・学診例に「凡診須識人迎気口、以弁内外因。其不與人迎気口相応、為不内外因」と見える。これは脈状診による病態弁別である。他方、『察病指南』巻之上・弁三因では、前記の『三因方』の規定と並べて、「寒暑燥湿風熱、謂之六淫、属外因。喜怒憂思悲恐驚、謂之七情、属内因。疲極筋力、盡神度量、飲食飢飽、叫呼走気、房室労逸、金瘡踒折、虎狼毒虫、鬼疰客忤、畏圧溺等、為不内外因」と症状による規定を行っている。『万病回春』巻之一・万金一統述では「外因者、六淫之邪也。内因者、七情之気也。不内外因者、飲食労倦跌扑也」と簡明に要約している。『脈論口訣』が不内外因の例として『諸病源候論』を挙げているのは、あるいは同書巻之三十六に獣毒諸病、蛇毒諸病、雑毒諸病、金瘡諸病、腕傷諸病の諸章を含むためか。

△さて次に、病による熱が、何時上がり、何時下がるのかを問う①。熱の上がり下がりの時間によって、陽分、陰分の区別をおこない、熱によって発症したのか、寒によって発症したのかを、よくよくわきまえるべきである。

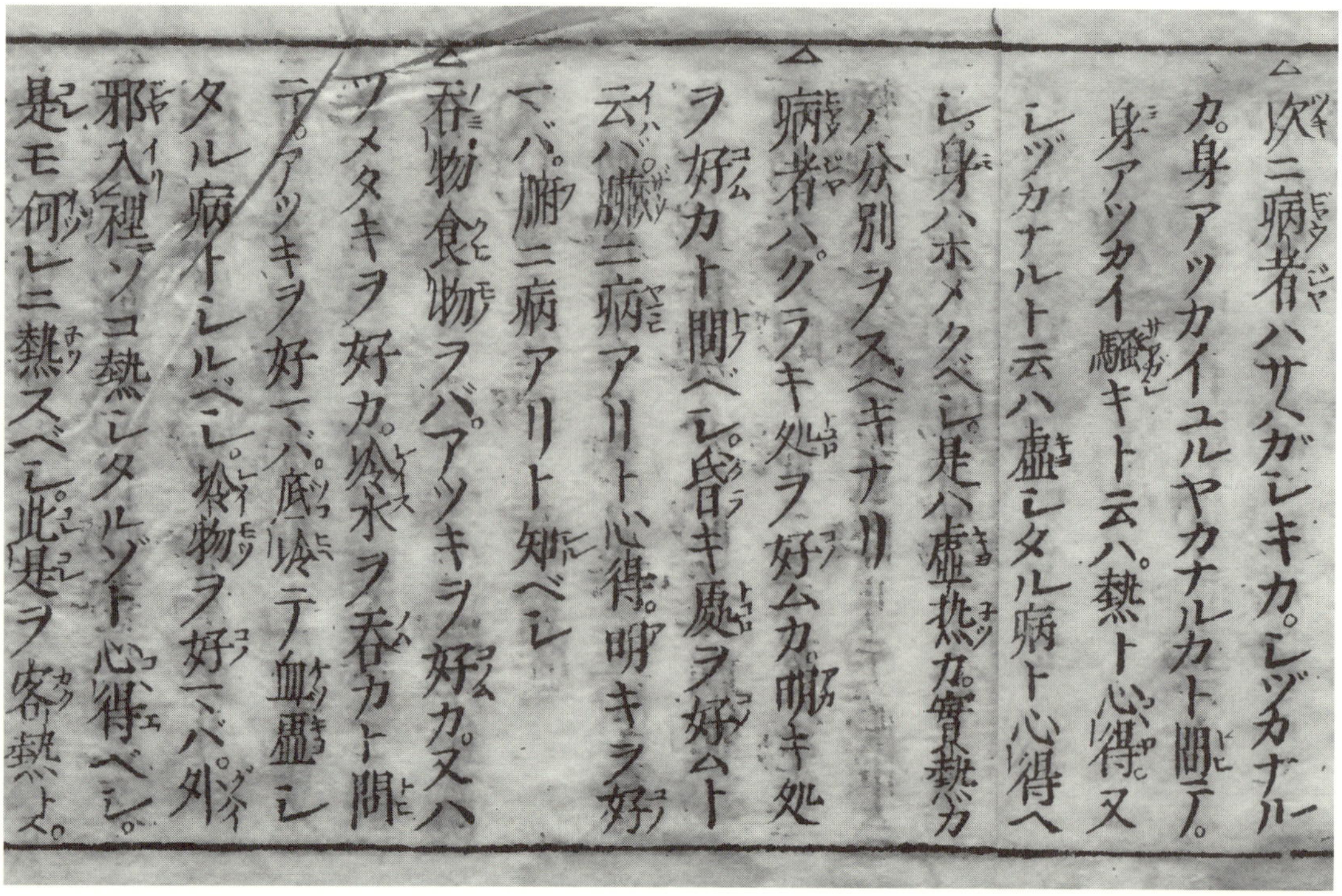
△次ニ病者ハサハガシキカ。シヅカナルカ。身アツカイユルヤカナルカト問テ。身アツカイ騒キト云ハ。熱ト心得ヘ又シヅカナルト云ハ虚シタル病ト心得ヘシ。身ハホメクベシ。是ハ虚熱カ實熱カノ分別ヲスヘキナリ
△病者ハクラキ処ヲ好ムカ。明キ処ヲ好カト問ヘシ。暗キ處ヲ好ムト云ハ臓ニ病アリト心得。明キヲ好ハ腑ニ病アリト知ベシ
△吞物食物ヲバアツキヲ好カ。又ハツメタキヲ好カ。冷水ヲ吞カト問テ。アツキヲ好マバ底冷テ血虚シタル病トシルベシ。冷物ヲ好マバ。外邪入裡ニソコ熱シタルゾト心得ベシ。是モ何レニ熱スベシ。此是ヲ客熱トス。

①原文「起こり醒め」は「発歇」「往来」とも書く。熱の上がり下がりや、病が良くなったり悪くなったりすることを表す言葉。『全九集』巻之二・日用薬味功能機之論に「石膏は……頭痛を治し、申の刻ごとに手足より熱して発さめ有をさます」とある。

△次に病人［の様子］が騒がしいか、静かであるか、看病が①ゆったりしているかと問い、看病に忙しいといえば、熱であると理解し、また静かであるといえば、虚している病と理解すべきである。身体が熱くなるようであれば、虚熱か実熱かの区別をするべきである。

①原文「身あつかい」は「身扱い」、看病のこと。②原文「ほめく」は「熱《ほ》めく」、ほてる、熱くなるの意。

△病人が暗いところを好むのか、明るいところを好むのかと問うべきである。暗いところを好むといえば、臓に病があると理解すべきである。明るいところを好めば、腑に病があると知るべきである。

△飲み物、食べ物については、熱いものを好むか、または冷たいものを好むか、冷水を飲むかと問い、熱いものを好めば、身体の心底まで冷えており①、血虚した病と知るべきである。冷たいものを好めば、外邪か裏に入り、微熱がとれない状態②と理解すべきである。これらはそのうち発熱するであろう②。これを「客熱」とする。

①原文「底冷えて」は後文の「底熱したる」と対を為す。「底冷《そこび》え」とは身体の奥まで冷えている様。陰血虚である。全身の冷える感覚もあるが、むしろ足が冷えるなどの全身各部の症状に表れる。②原文「底熱《そこねつ》」は、風熱や傷寒による発熱後に続く微熱のことで、燥証である。燥証は、極度の乾燥状態によっても生じるが、日本のような湿潤な干姜ではそうしたことは稀で、むしろ外邪による発熱の後の症状

△次《ツギ》ニ病者《ビヤウジヤ》ノ色《イロ》ヲ見テ。其《ソノ》色ニヨリテ。五臟《ザウ》ニ付《ツキ》テ。病ノ在処《アリトコロ》ヲ分別《フンベツ》セヨ。サテ脉《ミヤク》ヲ見《ミ》テ。三部《ブ》九候《コウ》ノ分別《フンベツ》アルベシ。是右ニ云。望《バウ》。聞《モン》問《モン》。切《セツ》ノ法也。能《ヨク》々。簡《カン》辦《ベン》アルベシ

△醫《イ》學《ガク》發《ハツ》明《メイ》ニ曰《イハク》。夫百病《ビヤウ》晝《ヒル》ハ甚《ハナハダ》シク。夜《ヨル》ハ静《シヅカ》成《ナル》ハ。是《コレ》陽《ヤウ》ノ有余ナリ

△百病夜《ヨル》ハ甚《ハナハダ》シク。晝《ヒル》静《シヅカ》ナルハ。是陰《イン》ノ有余也。則血ハ病《ヤン》デ氣《キ》ハ病《ヤマ》ザル也

△百病晝《ヒル》ハ發《ホツ》熱《ネツ》シ。夜《ヨル》ハ醒《サ》ルハ。是陽氣《キ》自《ミヅカラ》陽分ニ旺《ワウ》ズルノ病也

△百病夜《ヨル》ハゾヾロ寒《サム》ク。晝《ヒル》ハ意《イ》ヨキ。是《コレ》陰《イン》血《ケツ》自《ミヅカラ》陰分ニ旺《ワウ》ズル病也

であり、陰虚の進行による虚熱が通常である。脈は何れも虚数である。②原文「何れに」は、どのみち、そのうちに、近々にの意。

△次に病人の色を見て、その色によって五臓に基づいて病の在るところを区別せよ。その後に①、脈を診て三部九候の判別がなくてはならない。これが右にいうところの、望聞問切の法である。よくよく見て良く識別しなくてはならない②。

①原文「さて」は、ここでは、その次にの意。②原文「簡弁」は意味不明、辞書にも未見。おそらく「看弁」（見てよくわきまえるの意）の誤記とみなして、改めて訳した。

△［李東垣］の『医学発明』にいう①、そもそも②あらゆる病のうち、昼間に甚だしく、夜間に静かになるものは、陽の有余である③。

①これ以下の原文「百病」で書き出される八条は『医学発明』百病在気在血を典拠とする。②原文「それ」は、そもそもの意。③『医学発明』百病在気在血に「夫百病昼則増劇、遇夜安静、是陽病有余、乃気病而血不病也」とある。

△あらゆる病のうち、夜間に増悪し、昼間に安静になるものは、陰の有余である。すなわち血を病んで、気を病んでいない①。

①『医学発明』百病在気在血に「百病夜則増劇、昼則安静、是陰病有余、乃血病而気不病也。」とある。

△あらゆる病のうち、昼間に熱が上がり、夜間に熱が下がるものは、陽気自体が陽分に旺ずる病である①。

①『医学発明』百病在気在血に「昼則発熱、夜則安静、是陽気自旺於陽分也」とある。

△あらゆる病のうち、夜間はこれといった理由も無く①寒く、昼間は

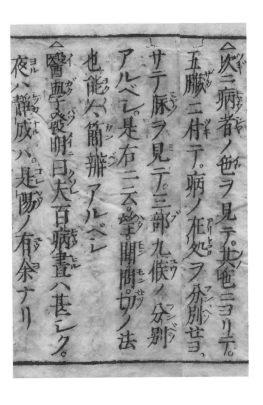

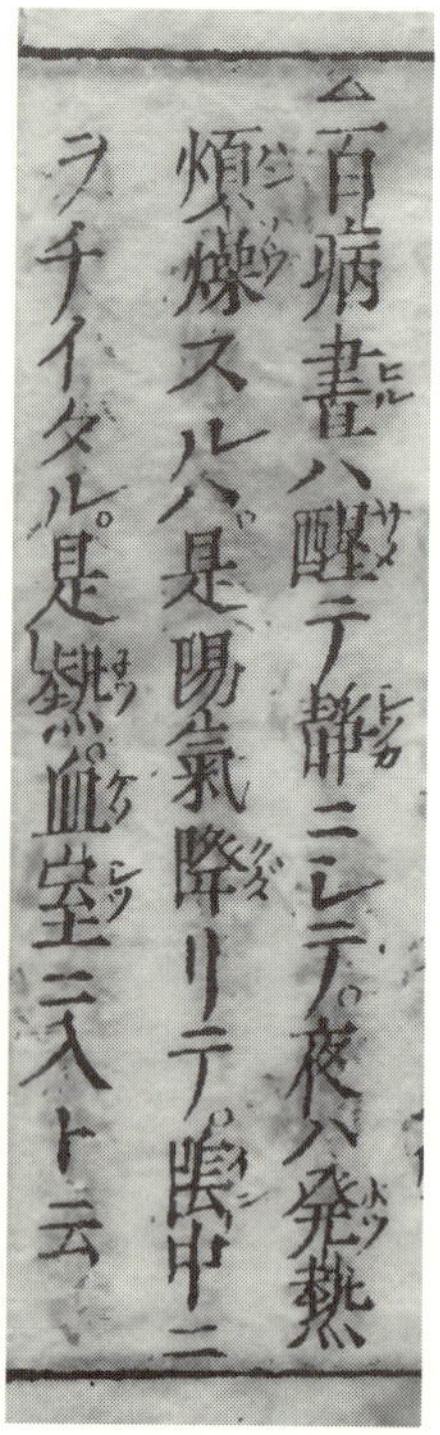

△百病晝《ヒル》ハ醒《サメ》テ静《シヅカ》ニシテ夜ハ発熱煩燥スルハ是陽氣降リテ陰中ニチイタル是熱血室ニ入ト云

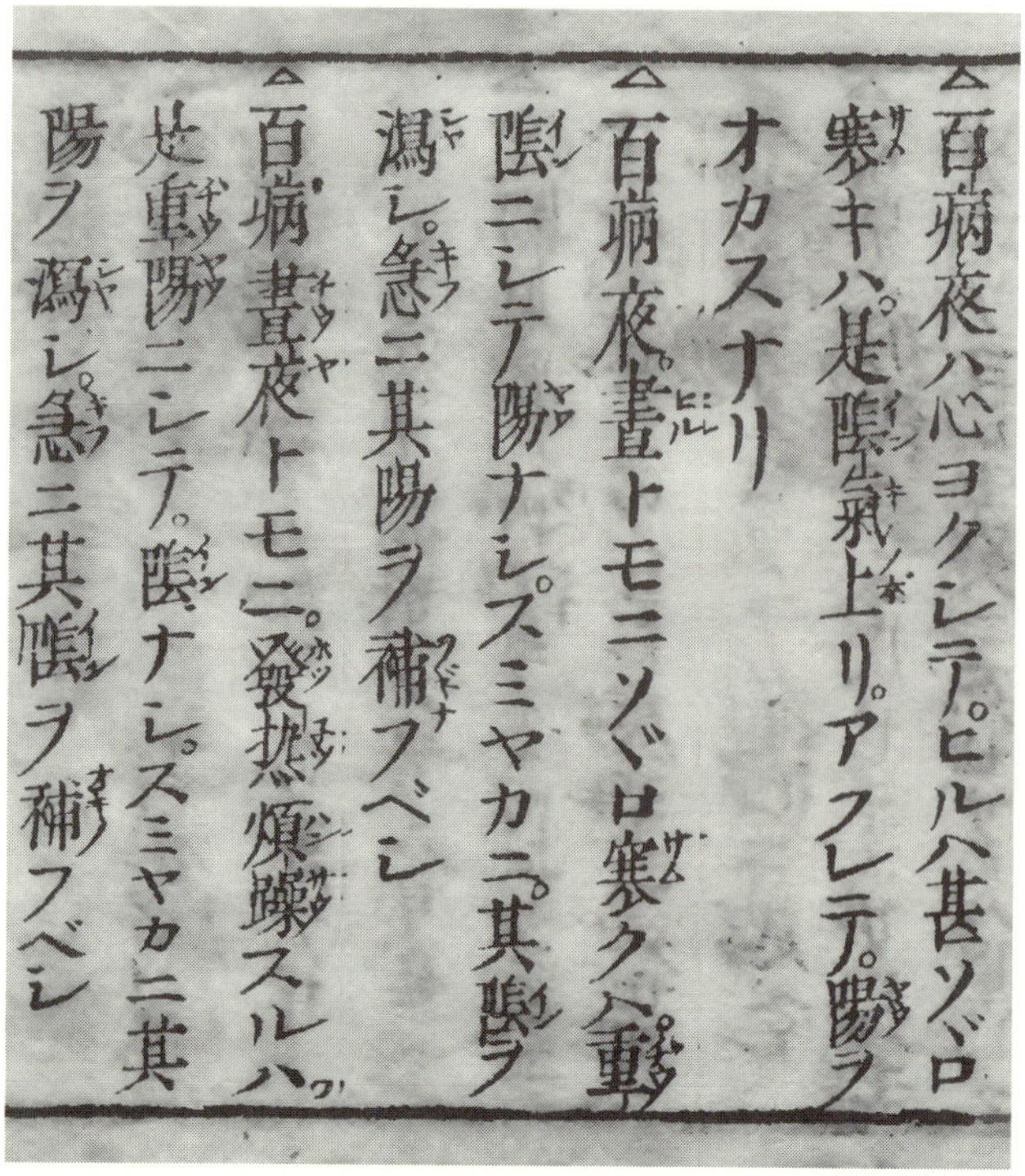

△百病夜ハ心ヨクシテヒルハ甚ソゾロ寒キハ是陰氣上リアフレテ陽ヲオカスナリ
△百病夜晝《ヒル》トモニソゾロ寒クハ重陰ニシテ陽ナシ。スミヤカニ其陰ヲ瀉シ急ニ其陽ヲ補フベシ
△百病晝夜トモニ發熱煩燥スルハ是重陽ニシテ陰ナシ。スミヤカニ其陽ヲ瀉シ急ニ其陰ヲ補フベシ

病気の苦痛が無いもの②、これは陰血自体が陰分に旺ずる病である③。

①原文「そぞろ」は理由も無くの意味。②原文「意よき」は「心良い」「快い」と同じ、病気が良くなった、治ったさま。③『医学発明』百病在気在血に「夜則悪寒、昼則安静、是陰血自旺於陰分也」とある。

△あらゆる病のうち、昼間に熱が下がって①、夜間に発熱、煩燥するものは、陽気が降って陰中に陥ったからである。これを熱が血室に入ったという②。

①原文「醒める」は、ここでは「起こり醒め」の「醒める」と同じで、熱が下がること。「醒める」の語源を「寒し」「冷《さむ》る」とする説もある。②『医学発明』百病在気在血に「昼則安然、夜則発熱煩燥、是陽気下陥入陰中也。名曰熱入血室」とある。

△あらゆる病のうち、夜間に病気が良くなり①、昼間には増悪し、これといった理由も無く②寒いものは、陰気が上り溢れて、陽［分］を侵すからである③。

①原文「意よき」は「心よい」とは「意よい」「心良い」と同じ、病気が良くなった、治ったさま。②原文「そぞろ」は理由も無くの意味。③『医学発明』百病在気在血に「夜則安静、昼則悪寒、是陰気上溢於陽中也」とある。

△あらゆる病のうち、夜間昼間をとわず、これといった理由も無く①寒いものは、「重陰」であって、陽［気］が無い。速やかにその陰を瀉し、急ぎその陽を補うべきである②。

①原文「そぞろ」は理由も無くの意味。②『医学発明』百病在気在血に「夜則悪寒、昼亦悪寒、是重陰無陽也。当亟瀉其陰、峻補其陽」とある。

△あらゆる病のうち、夜間昼間をとわず、発熱、煩燥するのは、「重

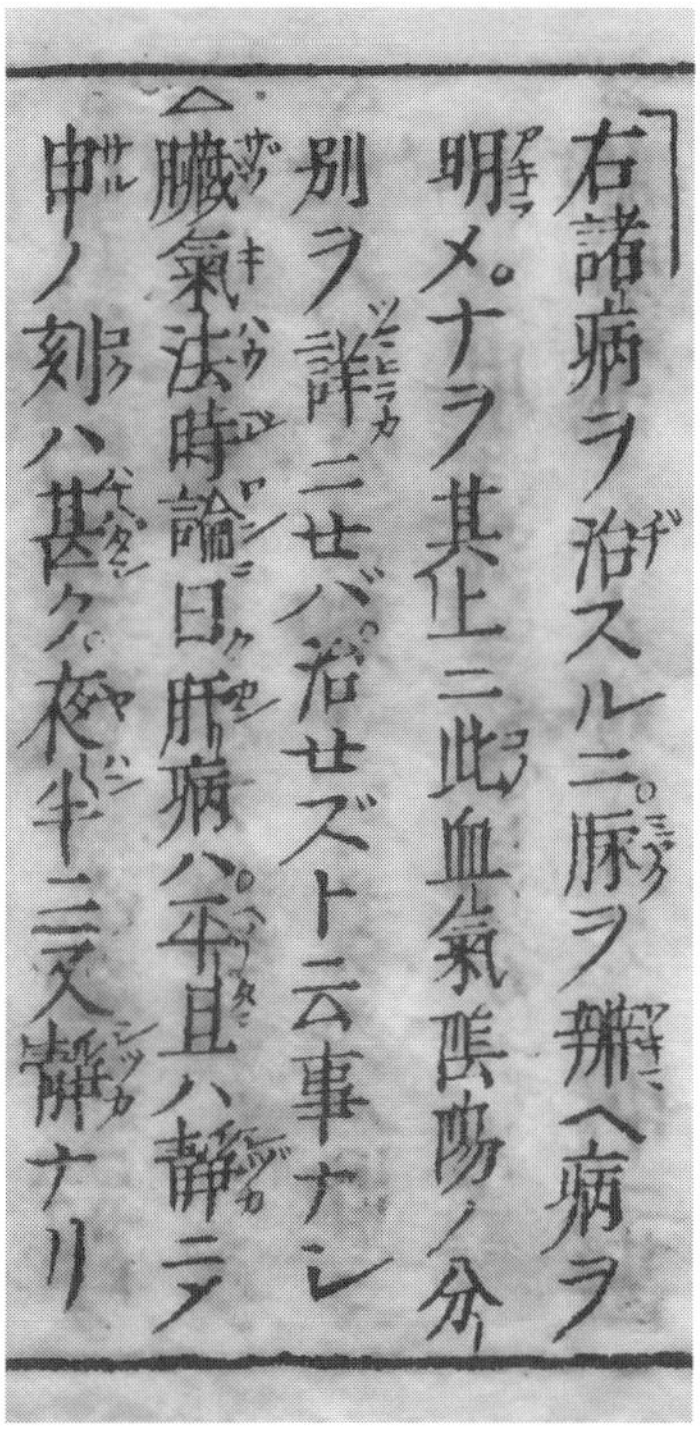

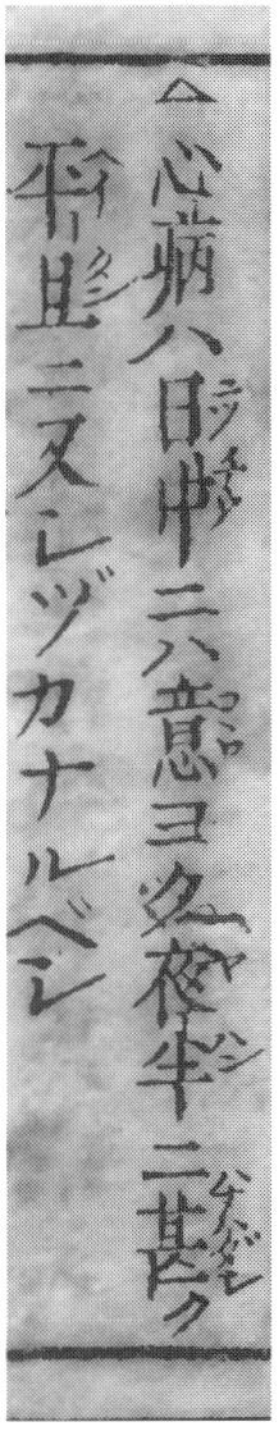

△心病ハ日中《ニツチウ》ニハ意《コヽロ》ヨク夜半《ヤハン》ニ甚《ハナハダ》シク
平旦《ヘイタン》ニ又シヅカナルベシ

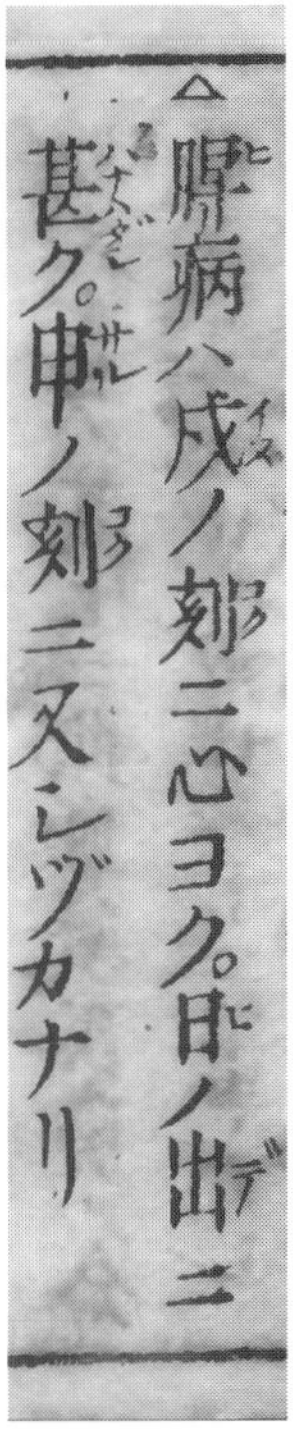

陽」であって、陰［気］が無い。速やかにその陽を瀉し、急ぎその陰を補うべきである①。

①『医学発明』百病在気在血に「昼則発熱煩燥、夜亦発熱煩燥、是重陽無陰也。当亟瀉其陽、峻補其陰」とある。

右の諸病を治療する際には、脈状を区別し、病を明らかにし、なおそのうえに、この血気陰陽の区別を詳らかにすれば、治せないということはない。

△臓気法時論にいう、肝病は朝は病気が良くなり①、申《さる》の刻に増悪し②、夜半にまた安静になる③④。

①原文「静か」は『素問』の「慧」の和訳であるが適確ではない。「慧」には、さわやかの意味のほか、癒える、病状の緩解などの意味がある。②原文「申《さる》の刻」は『素問』の「下晡」（申《さる》の刻、午後三時～五時）の和解。「甚」は加重、重、助長の意。③「静」は安静、病状の平穏のこと。「夜半」は子《ね》の刻（午後十一時～午前一時）、あるいは広く夜間一般を指す。④『素問』蔵気法時論の「肝病者、平旦慧、下晡甚、夜半静」による。

△心病は正午に快適で①、夜半に増悪し、朝にまた安静になるであろう②。

①原文「日中」は正午のこと。「意《こころ》よく」は、「心良く」で、快適、病苦が無くなったさま。②『素問』蔵気法時論の「心病者、日中慧、夜半甚、平旦静」による。

△脾病は戌《いぬ》の刻に病気が良くなり①、日の出に増悪し②、申の刻にまた安静になる③。

①原文「戌《いぬ》の刻」は午後七時～九時の二時間。②原文「日の出」は『素問』の「日昳」（未の刻、午後一時～三時）の頃。③『素問』蔵気法時論の「脾病者、日昳

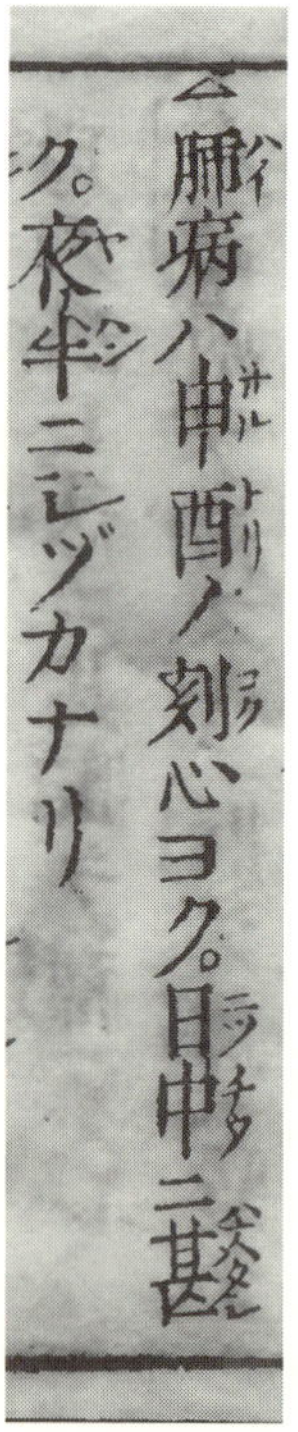
△肺《ハイ》病ハ申《サル》酉《トリ》ノ刻《コク》心ヨク。日中《ニッチウ》ニ甚ダ
シク。夜半《ヤハン》ニシヅカナリ

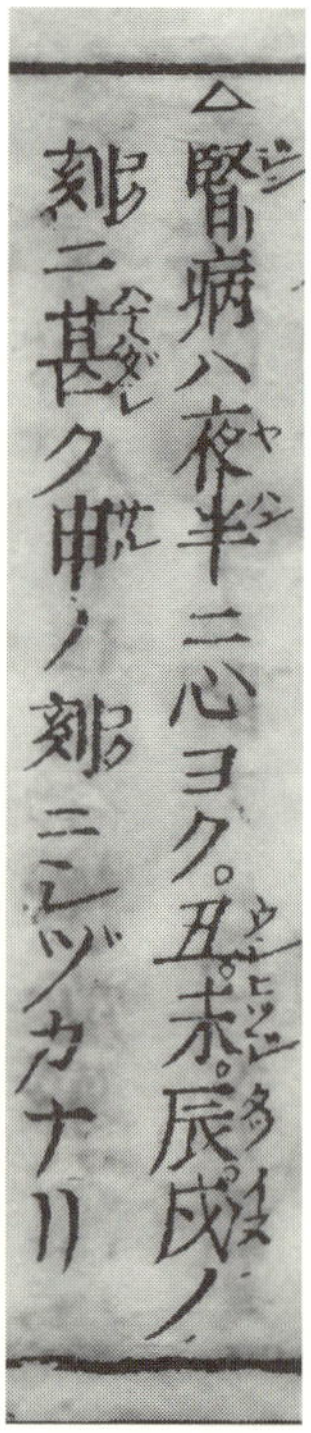
△腎《ジン》病ハ夜半《ヤハン》ニ心ヨク。丑未辰戌ノ
刻《コク》ニ甚ク申《サル》ノ刻《コク》ニシヅカナリ

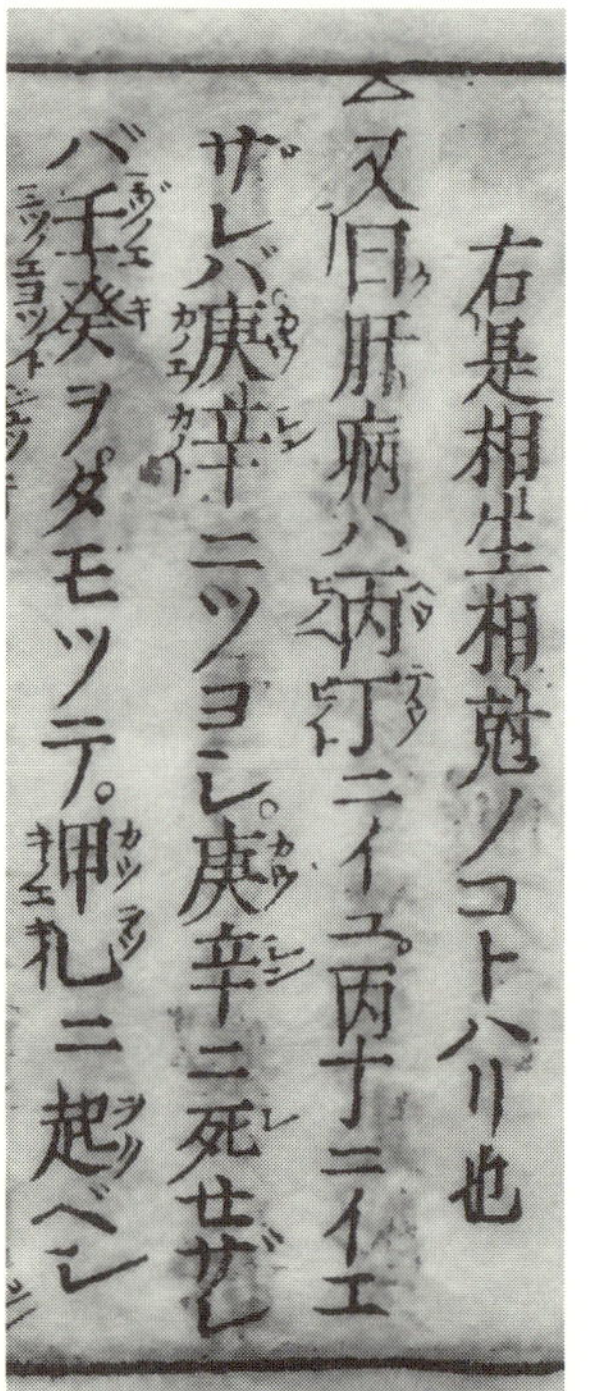
右是相生相剋ノコトハリ也
△又曰肝病ハ丙丁ニイユ丙丁ニイエ
ザレバ庚辛ニツヨシ庚辛ニ死セザレ
バ壬癸ヲタモツテ。甲乙ニ起ベシ

慧、日出甚、下晡静」による。

△肺病は申酉の刻に病気が良くなり①、正午に増悪し、夜半は安静である②。

①「申酉の刻」は午後三時～七時の二時間。ただしこの文章の典拠である『素問』では、「下晡」（申《さる》の刻、午後三時～五時）となっている。②『素問』蔵気法時論の「肺病者、下晡慧、日中甚、夜半静」による。

△腎病は夜半に病気が良くなり、丑、未、辰、戌の刻に増悪し①、申の刻は安静である②。

①「丑、未、辰、戌の刻」とは、対称的である午前一時～三時と午後一時～三時、午前七時～九時と午後七時～九時。②『素問』蔵気法時論の「腎病者。夜半慧。四季甚。下晡静」による。『甲乙経』巻之六・五蔵伝病大論第十ではこの一節を引いて、「四季」の上に「日乗」の二字がある。『脈経』巻第六・第十、『諸病源候論』巻第十五・腎病候、『千金方』巻第十九・第一も同じ。『素問』三部九候論の「病水者……日乗四季死」の王冰注に「辰戌丑未、土寄王之。脾気内絶、故日乗四季而死也」とある。一年と十二支の関係は、辰（三月）、戌（九月）、丑（十二月）、未（六月）で、これを一日に当てはめると前記の時刻となる。いずれも土気の旺ずる時で、土が旺ずることで水を剋し、腎病が重くなる。

右は相生相剋の道理である。

△またいう、肝病は丙丁に病が良くなる。丙丁に病が良くならなければ、庚辛に病は重くなる①。庚辛に死ななければ、壬癸には病は現状維持し、甲乙に回復するであろう②。

①原文「つよし」は「強し」、はなはだしい、激しい、病気が重いの意。②『素問』蔵気法時論の「肝病者。愈在丙丁。丙丁不愈。加於庚辛。庚辛不死。持於壬癸。

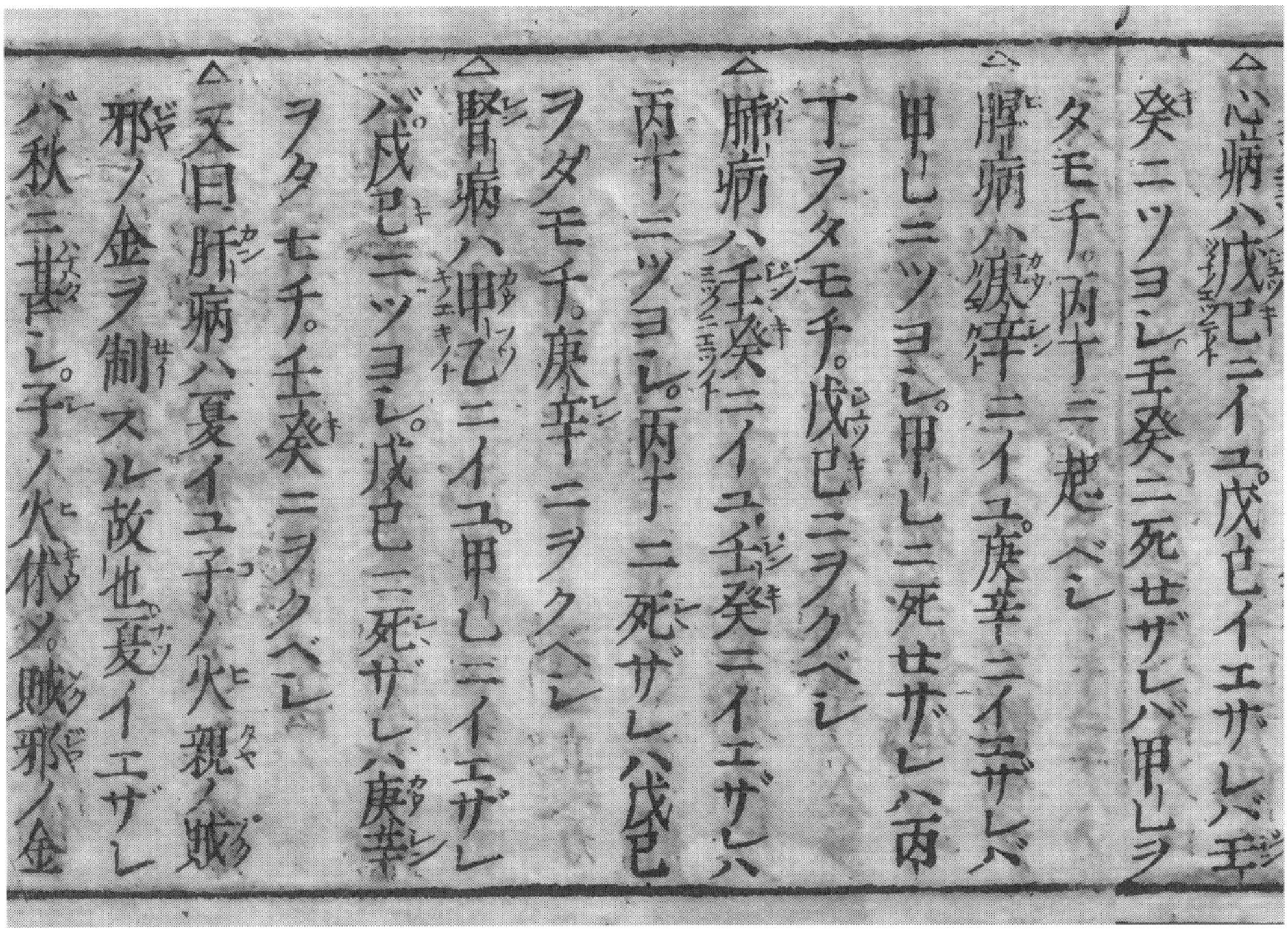

△心病ハ戊己ニイユ。戊己ニイエザレバ壬
癸ニツヨシ。壬癸ニ死セザレバ甲乙ヲ
タモチ。丙丁ニ起ベシ
△脾病ハ庚辛ニイユ。庚辛ニイエザレバ
甲乙ニツヨシ。甲乙ニ死セザレバ丙
丁ヲタモチ。戊己ニヲクベシ
△肺病ハ壬癸ニイユ。壬癸ニイエザレバ
丙丁ニツヨシ。丙丁ニ死ザレバ戊己
ヲタモチ。庚辛ニヲクベシ
△腎病ハ甲乙ニイユ。甲乙ニイエザレ
バ戊己ニツヨシ。戊己ニ死ザレバ庚辛
ヲタモチ。壬癸ニヲクベシ
△又曰肝病ハ夏イユ。子ノ火親ノ賊
邪ノ金ヲ制スル故也。夏イエザレ
バ秋ニ甚シ。子ノ火伏シテ賊邪ノ金

起於甲乙」による。

△心病は戊己に病が良くなる。戊己に病が良くならなければ、壬癸に病は重くなる。壬癸に死ななければ、甲乙には病は現状維持し、丙丁に回復するであろう①。

① **『素問』蔵気法時論**の**「心病者。愈在戊己。戊己不愈。加於壬癸。壬癸不死。持於甲乙。起於丙丁」**による。

△脾病は庚辛に病が良くなる。庚辛に病が良くならなければ、甲乙に病は重くなる。甲乙に死ななければ、丙丁には病は現状維持し、戊己に回復するであろう①。

① **『素問』蔵気法時論**の**「脾病者。愈在庚辛。庚辛不愈。加於甲乙。甲乙不死。持於丙丁。起於戊己」**による。

△肺病は壬癸に病が良くなる。壬癸に病が良くならなければ、丙丁に病は重くなる。丙丁に死ななければ、戊己には病は現状維持し、庚辛に回復するであろう①。

① **『素問』蔵気法時論**の**「肺病者。愈在壬癸。壬癸不愈。加於丙丁。丙丁不死。持於戊己。起於庚辛」**による。

△腎病は甲乙に病が良くなる。甲乙に病が良くならなければ、戊己に病は重くなる。戊己に死ななければ、庚辛には病は現状維持し、壬癸辛に回復するであろう①。

① **『素問』蔵気法時論**の**「腎病者。愈在甲乙。甲乙不愈。甚於戊己。戊己不死。持於庚辛。起於壬癸」**による。

△またいう、肝病は夏に良くなる。[肝の]子である火が、親[である木]の賊邪の金を制するからである。夏に病気が良くならなければ、秋

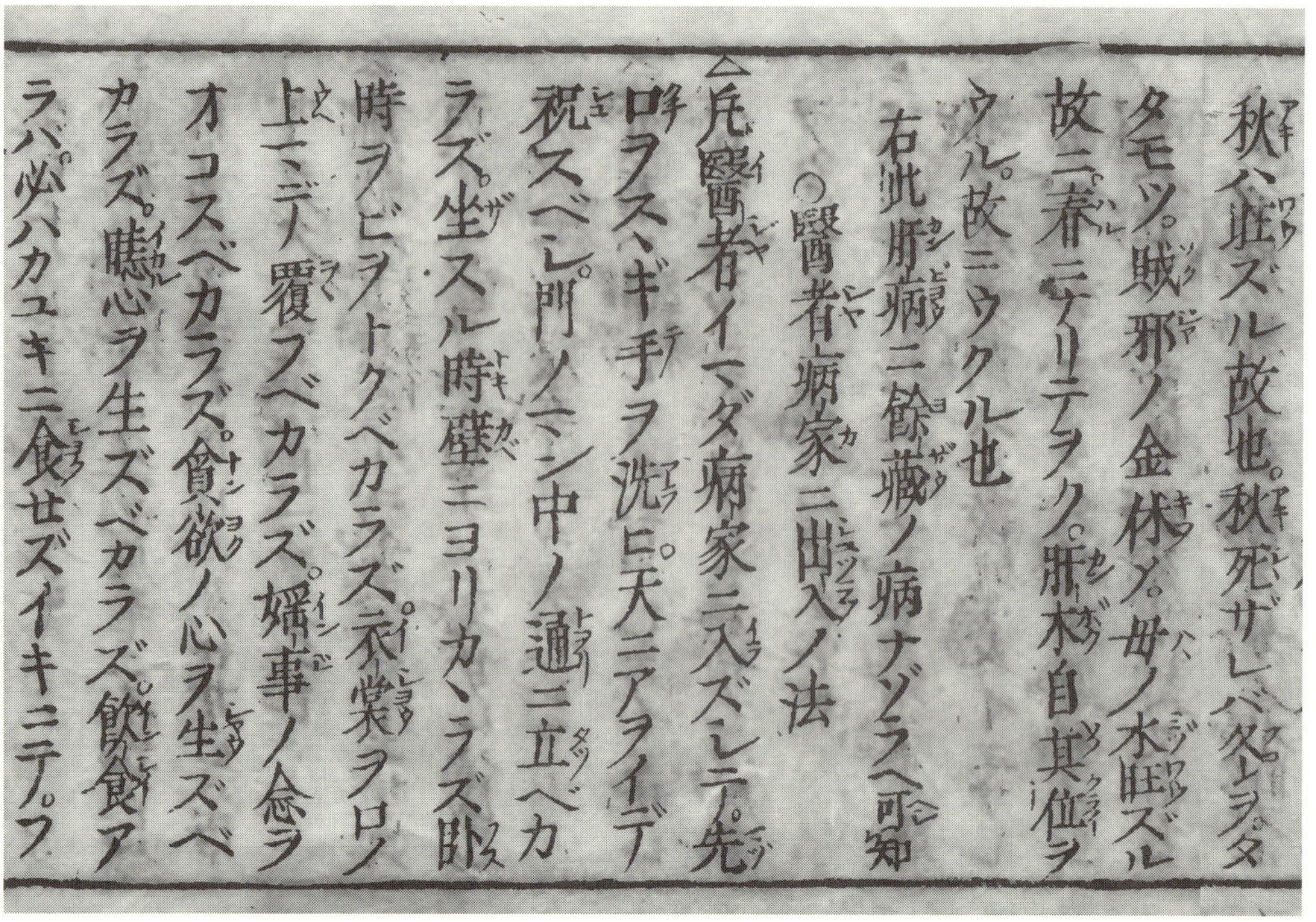
秋《アキ》ハ旺《ワウ》ズル故也。秋《アキ》死サレバ冬ニタ
タモツ。賊《ゾク》邪《ジャ》ノ金休《キウ》ス。母《ハ》ノ水《スイ》旺《ワウ》ズル
故ニ春ニナリテヨク。肝《カン》木《モク》自其位ヲ
ウル。故ニウクル也
右此肝《カン》病ニ餘《ヨ》藏《ザウ》ノ病ナゾラヘ可知
○醫者《イシャ》病家《カ》ニ出入ノ法
△凡醫《イ》者イマダ病家ニ入ズレテ。先《マヅ》
口ヲスヽギ手《テ》ヲ洗《アラ》ヒ。天ニアヲイデ
祝スベシ。門ノマン中ノ通ニ立《タツ》ベカ
ラズ。坐《ザ》スル時《トキ》壁《カベ》ニヨリカヽラズ。臥
時ヲビヲトクベカラズ。衣裳ヲ口ノ
上マデ覆フベカラズ。婬事ノ念ヲ
オコスベカラズ。貪欲ノ心ヲ生ズベ
カラズ。瞋心ヲ生ズベカラズ。飲食ア
ラバ必ハカユキニ食セズイキニテ。フ

に増悪する。［肝の］子である火が休して、賊邪である金が秋に旺ずるからである。秋に死なければ、冬には病は現状維持する。賊邪である金が休して、［肝の］母である水が旺ずるからである。そこで春になって、肝木自らがよく其の位を得るようになる。ゆえに回復するのである①。

以上、この肝の病［の例］になぞらえて他の蔵の病を知るべきである。

① 『脈論口訣』は「故にうくる也」とするが、『全九集』では「故ニヨクルナリ」とあり道理が通っているので、それに従って訳した。

○医者病家に出入の法①

【和訳】△一般に医者はまだ患者の家に入る前に、先ず口をすすぎ、手を洗い、天を仰いで祈るべきである②。門を通るとき、その中央に立ってはならない③。坐った時、壁に凭りかからない。臥す時にも帯を解いてはならない。衣裳を口の上まで［上げて口を］覆ってはならない。みだらな気持ちを起こしてはならない④。貪欲な気持ちを起こしてはならない。怒りの気持ちを起こしてはならない⑤。食事があれば、必ず早く食べることはせず、［自分の］息で吹いて・その後に食すべきである⑥。［往診に］出かけることがあれば、歩みは静かにするべきである⑦。初めて［来診の要請の］知らせが来た時には、慌《あわ》ただしくとも、その病状を徹底的に問うべきである⑧。［往診に］急いで行くべきかどうかは、その事情に従うべきである⑨。古語にいう、「医者は刑官の家に入らず、薬は不仁の病を療せず」と云々⑩。そうであるから刑罰に処すことを専らとして⑪、慈悲の心の無い者には、天道《てんどう》から大病が自ずからやって来る⑫。だから医者は［そうした家には］出入りするべきでない。薬もまた因果

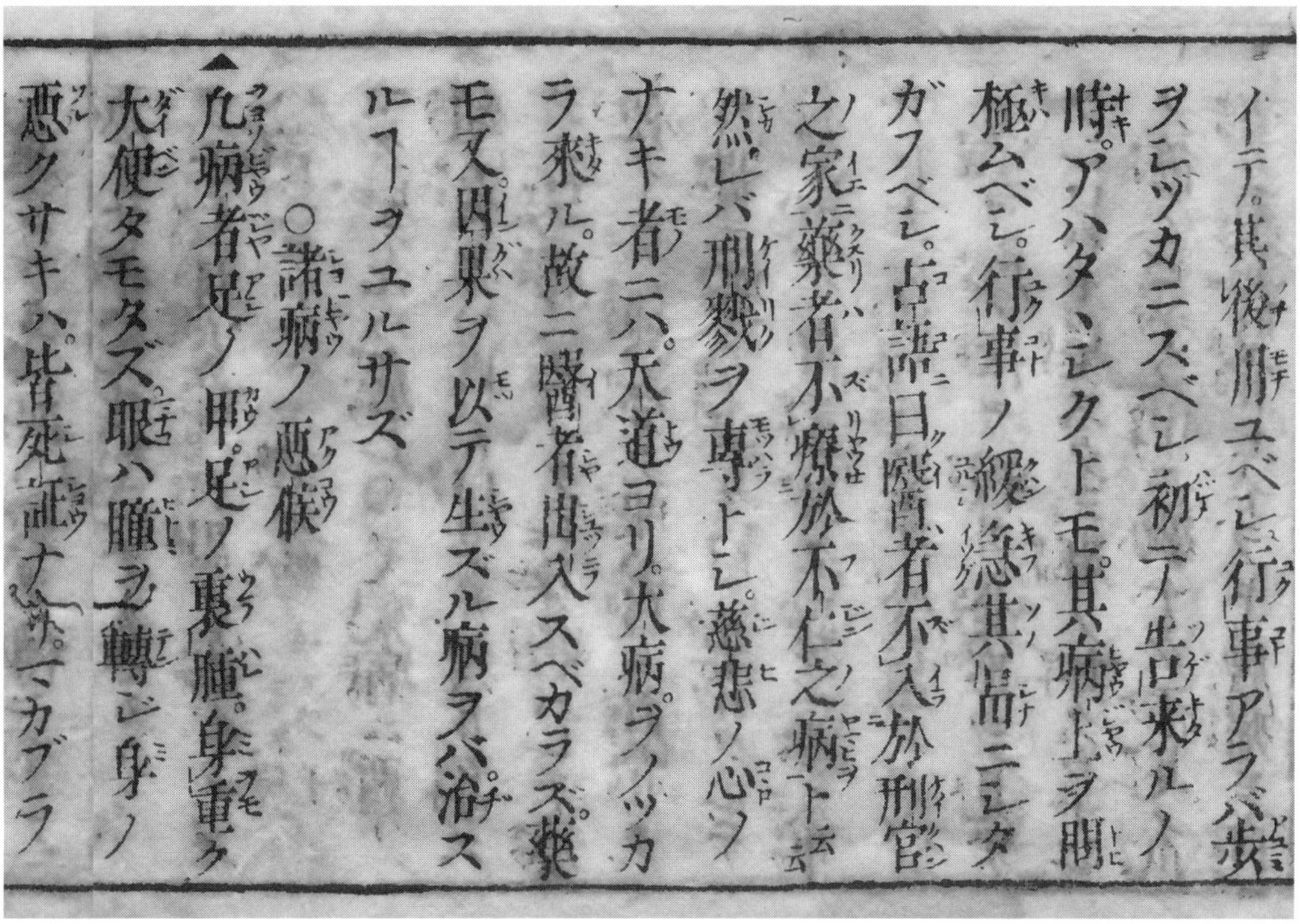
イテ其後用ユベシ。行事アラバ必ス
ヲ生ツカニスベシ。初テ告来ルノ
時、アハタヽシクトモ、其病ノ上ヲ問
極ムベシ。行事ノ緩急其品ニ応テ
ガフベシ。古語曰、医者不入於刑官
之家、薬者不療於不仁之病ト云
然レバ刑戮ヲ専トシ慈悲ノ心ノ
ナキ者ニハ、天道ヨリ大病ヲノツカ
ラ与ル。故ニ医者出入スベカラズ。薬
モ又因果ヲ以テ生ズル病ヲバ治ス
ルヿヲユルサズ
○諸病ノ悪候
▲凡病者足ノ趺、足ノ裏腫、身重ク
大便タモタズ、眼ハ瞳ヲ転シ、身ノ
悪クサキハ皆死証ナリ。○カブラ

によって発生した病を治することは許されない。

①目録では篇題を「医、病家《びょうか》に入《い》るの法」に作る。本章は全文、『全九集』巻之一・医者病家ニ出入スルノ法　医工與患者之事上の大部分を概ねそのまま引用したものである。②原文「祝す」は、神仏に祈りを捧げること。③『全九集』はこの一節を「門のマン中ヲトヲリ立ヘカラズ」に作る。④原文「婬事」は「淫事」と同じ、淫らな行為。⑤『全九集』はこの一節を「ソネム心、ニクム心ヲ生スベカラズ」に作る。⑥原文「はかゆき」は、「果行」「捗行」、物事が早く進むこと。「用ゆ」は、飲食物として使用する、使う、用いるの意。『全九集』はこの一節を「飲食アラバ必ズ我イキニテ吹テ其後用ベシ」に作る。⑦これ以下三条分は、『全九集』には見えず。⑧『脈論口訣』は「病状」を「病上」に誤る。今正す。⑨原文「品」は、ここでは物事の事情や理由の意。⑩養生書『寿世青編』巻上・勿薬須知に「故臞仙又曰、医不入刑官之家、薬不療不仁者之疾」とある。⑪原文「しかれば」は、そうであるから、だから、の義。「刑戮」は刑罰に処すこと、死刑、処刑。⑫「天道」は天池自然の道理、天の道。

○諸病の悪候①

【和訳】▲一般に病人の足の甲や足の裏が腫れ、身体がだるく、大便が垂れ流しになり、眼は瞳を転じ②、身体に悪臭がするのは③、皆な死証である。目の周囲が陥没し④、目、鼻、耳、口が黒く、色々な妄言を言い⑤、または全く口をきかず、口が捲《まく》れるものは危うい⑥。○また久病で両頬が赤いものは危うい⑦。口を開き張って、息すくみ⑧、足や膝がむくみ、身体が腫れ、小便が出ず⑨、顔面が赤くて眼は白く、顔面は青くて目は

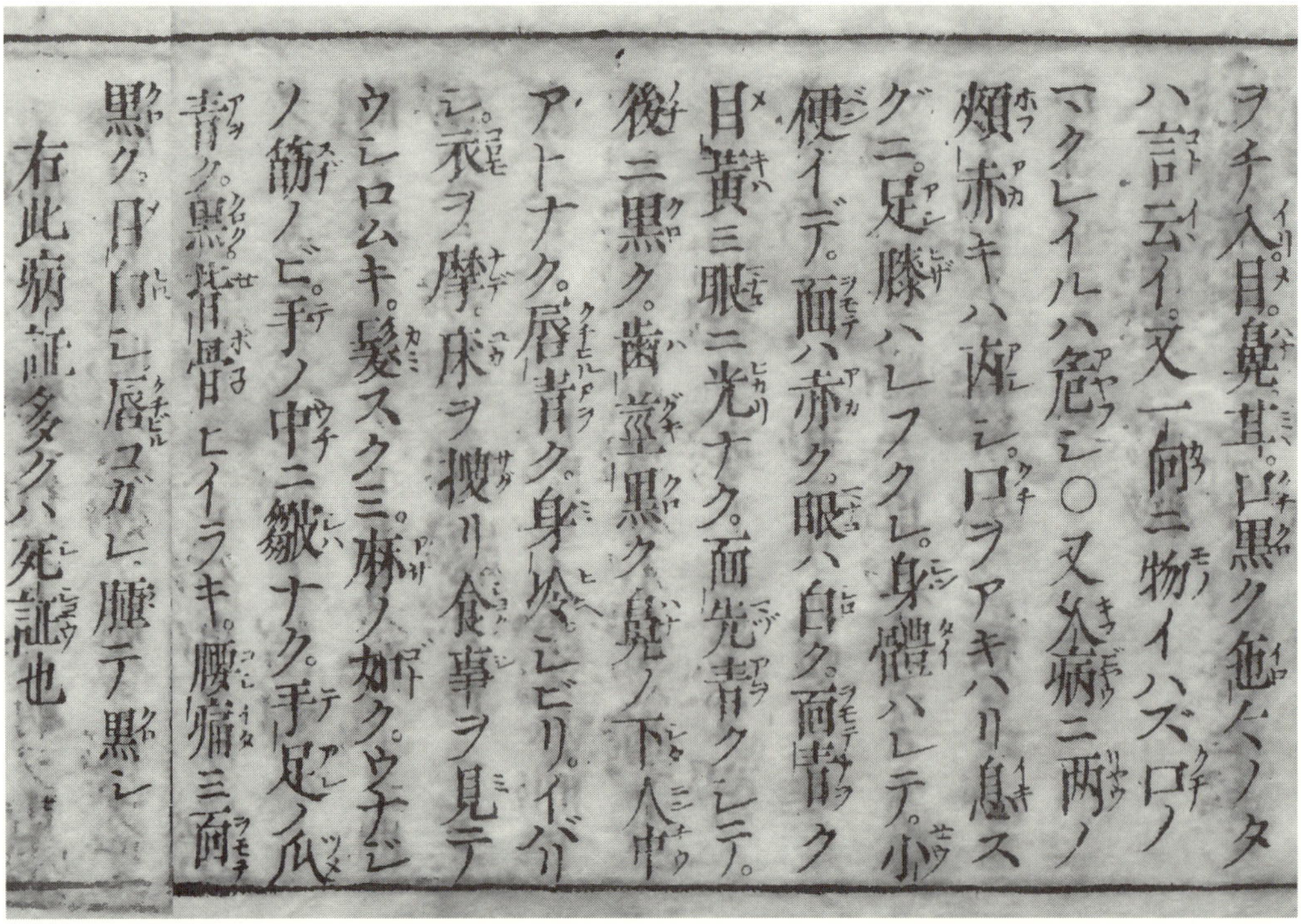
ヲチ入目。鼻耳。口黒ク爪ノタ
ハ言云イ。又一向ニ物イハズ口ノ
マクレイルハ危シ○又久病ニ兩ノ
頬赤キハ凶シ。口ヲアキハリ息ス
グニ。足膝ハレフクレ。身體ハレテ。小
便イデ。面ハ赤ク。眼ハ白ク。面青ク
目黄ニ眼ニ光ナク。面先青クシテ。
後ニ黒ク。歯莖黒ク。鼻ノ下人中
アトナク。唇青ク。身冷シビリ。イバリ
シ。衣ヲ摩床ヲ捜リ食事ヲ見テ
ウシロムキ。髪スクミ。麻ノ如ク。ウナジ
ノ筋ノビ。手ノ中ニ皺ナク。手足ノ爪
青ク。黒ク。背骨ヒイラキ。腰痛ミ面
黒ク。目白シ。唇コガレ。腫テ黒シ
右此病証多クハ死証也

黄ばみ、眼に光が無く、顔面が最初は青く、後に黒く、歯茎が黒く、鼻の下の人中の［窪んだ］痕跡が無く、唇が青く、身体が冷え、大小便を少しずつ漏らし⑩、着衣を撫で、床を探り、食事を見て後ろに向き、髪の毛は強ばって麻のようで⑪、項の筋が伸び、掌にしわが無く、手足の爪が青く、黒く、背骨が痛んで⑫腰が痛み、顔面が黒くて目が白く、唇が焦がれたように腫れ黒い⑬。

右の述べたこの病証の多くは死証である。

①本章は全文、『全九集』巻之一・諸病之悪候を概ねそのまま引用したものである。②この一節、『全九集』は「眼ノヒトミヲ転セズ」に作る。③原文「悪くさき」は「悪臭《わるくさ》い」、不快な臭いがするの意。④原文「まかぶら」は「眶」、目の周囲、眉のあたり。⑤原文「たわ言」は「戯言」「戯事」、正気を失って口にする、普通でない言葉。⑥この一節、『全九集』は、「口ノマクレ入ハ皆危シ」に作る。⑦「久病」は「長病」と同義、慢性病。⑧『脈論口訣』の「口をあきはり息すぐに」は難解。『全九集』の「ロヲアキハツテ息スクム」によって訳した。「竦《すく》む」は、ここでは先細りになる様。⑨『脈論口訣』の「小便いで」は他の病証と矛盾するので、『全九集』の「小便秘渋ス」によって訳した。⑩原文「しびりいばりし」の「痺《しび》る」は大小便を漏らすこと、「いばり」は尿のこと。ここでは「しびりいばりし」と解して訳した。⑪原文「髪すくみ」の「竦《すく》む」は、ここでは強ばる、ごわごわするの意。⑫原文「ひいらき」は「疼《ひいら》ぐ」、ずきずき痛む、うずくの意。⑬原文「黒し」は、『全九集』では「青ク白シ」となっている。

○五藏《ザウ》ノ絶症

▲肝《カン》絶《ゼツ》スレハ面《ヲモテ》腫《ハレ》青黒《アヲクロ》ク舌《シタ》曲カリ青《アヲ》ク手足《テアシ》ノ力《チカラ》弱《ヨハ》ク目《メ》ミヘス涙《ナミダ》多シ

▲心絶スレハ面《オモテ》ツラニ黒ク肩《カタ》ニテ息《イキ》シ目《メ》見張《ミハリ》手《テ》ノ中《ウチ》皺《シワ》ナクタハコトツキ

▲脾《ヒ》絶スレハ臍《ホソ》腫足《アシ》ノ甲《カウ》腫《ハレ》面黄《キバ》ミ腫大便《ダイベン》下《クダ》ルヲ不知《シラズ》肌《ハダヘ》ニブリ脣《クチビル》ソル

▲肺《ハイ》絶スレハ口鼻《クチハナ》ヨリ息《イキ》出《イデ》テカヘラズ脣《クチビル》ソリ皺《シハ》ナク皮《ヒ》毛《モウ》コガレ爪《ツメ》カルヽナリ

▲腎《ジン》絶スレハ面黒ク歯《ハ》痛《イタ》ミ目《メ》ミヘス汗出《アセイデ》ヽ水《ミヅ》ノ如《ゴト》ク腰《コシ》ヲレ皮《ヒ》肉《ニク》ヤハラカニ髪《カミ》カルヽナリ 已上ノ久病ニ此症アレバ必ス死スヘキ也

▲心ノ実《ジツ》ハ脉《ミヤク》サカン也心ノ虚ハ脉細《ホソ》キ也

▲肺ノ実《ジツ》ハ皮《ヒ》熱《ネツ》スル也肺ノ虚ハ皮《ヒ》寒《ヒユ》ル也

▲脾《ヒ》ノ実《ジツ》ハ腹《ハラ》フクレ堅《カタ》シ脾《ヒ》ノ虚ハ飲食《イ》不納《ヲサマラズ》

○五蔵の絶症①

【和訳】▲肝絶すれば、顔面は腫れて青黒く、舌は曲がって青い。手足の力が弱く、目が見えなくなり②、涙が多い。

▲心絶すれば、顔面に黒い斑点が出て③、肩で息をして、目を大きく開き④、掌にしわが無く、妄言を言う⑤。

▲脾絶すれば、臍腫れ、足の甲腫れ、顔面黄ばんで腫れ、無意識に大便を漏らし、肌がざらつき、唇が反る⑥。

▲肺絶すれば、口や鼻から息が出ていって帰らず⑦、唇が反り返り、しわが無く、皮毛が焦がれて、爪が枯れてしまう。

▲腎絶すれば、顔面が黒く、歯が痛み、目が見えなくなり、汗が水のように［流れ］出て、腰折れ⑧、皮肉が軟らかで、髪はつやがなくなる。(以上の症状が久病において現れれば、必ず死んでしまうであろう)

▲心の実は脈が盛んである。心の虚は脈が細い。

▲肺の実は皮が熱する。肺の虚は皮が冷える。

▲脾の実は腹脹して堅い。脾の虚は食べ物が納まらない。

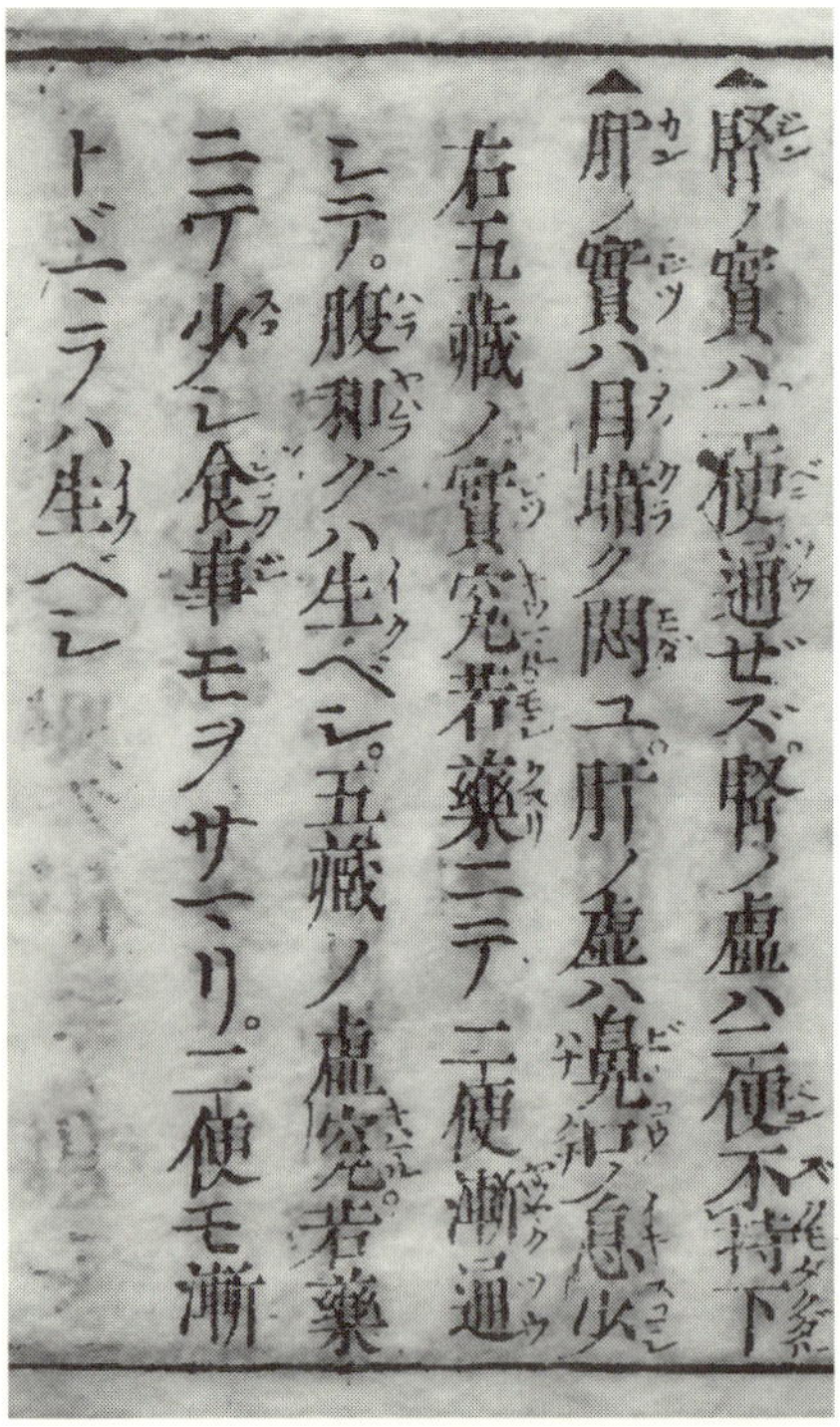

▲腎《ジン》ノ實ハ二便《ベン》通《ツウ》ゼズ腎ノ虚ハ二便不持下
▲肝《カン》ノ實《ジツ》ハ目暗《クラ》ク悶《モダ》ユ肝ノ虚ハ鼻口《ビコウ》ノ息《イキ》少《スコシ》
右五臓ノ實究若藥《クスリ》ニテ二便漸通
シテ。腹《ハラ》和《ヤハラ》グハ生《イク》ベシ。五臓ノ虚究若藥
ニテ少《スコ》シ食事モヲサマリ。二便モ漸
トヾコヲラハ生ベシ

▲腎の実は大小便が通じない。腎の虚は大小便を保持できなくて下《くだ》る。

▲肝の実は目がよく見えず、煩悶する。肝の虚は鼻口の息が少ない⑨。

右のように五蔵の実が極まった場合、もし薬で大小便が徐徐に通じるようになり、腹が和らげば生きるであろう。五蔵の虚が極まった場合、もし薬で食事も納まるようになり、大小便［が下ること］も徐々に止まれば生きるであろう。

①目録では篇題を「五臓の絶証」に作る。本章の前半は『全九集』巻之一・五臓ノ絶証を概ねそのまま、後半は同じく巻之一・五実五虚ノ論を再編して引用したものである。前半は『本草権度』上巻・五蔵虚実・五臓絶死に類文があり、『切紙』の第三十七章の救矩明監にこれを引く。あるいは絶証と虚実証は、『本草権度』巻之下・臓腑応候属用薬味を典拠とする可能性もある。②原文「めしい」は「盲」「目瘻う」、目が見えないこと。③原文「つしみ」は「黧《つし》む」、肌に黒い斑点がでること。④原文「見張り」は、「見張る」「瞠る」、目を大きく開くこと。⑤原文「たわこと」は「戯言」「戯事」、正気を失って普通でない言葉を口にすること。なお、『脈論口訣』では本条は文章の途中で終わっているが、『全九集』ではこのあとにさらに「身熱シテモダユ」と続く。⑥この一節、『全九集』では「唇ハルル」に作る。⑦この一節、『全九集』では「口鼻ヨリイキイデ」に作る。⑧この一節、『全九集』では「腰ヲモク」に作る。⑨『脈論口訣』は「肝の虚は鼻口の息少し」として文章が途切れているように見える。『全九集』は「鼻口ノイキクサキハ肝ノ虚」に作る。

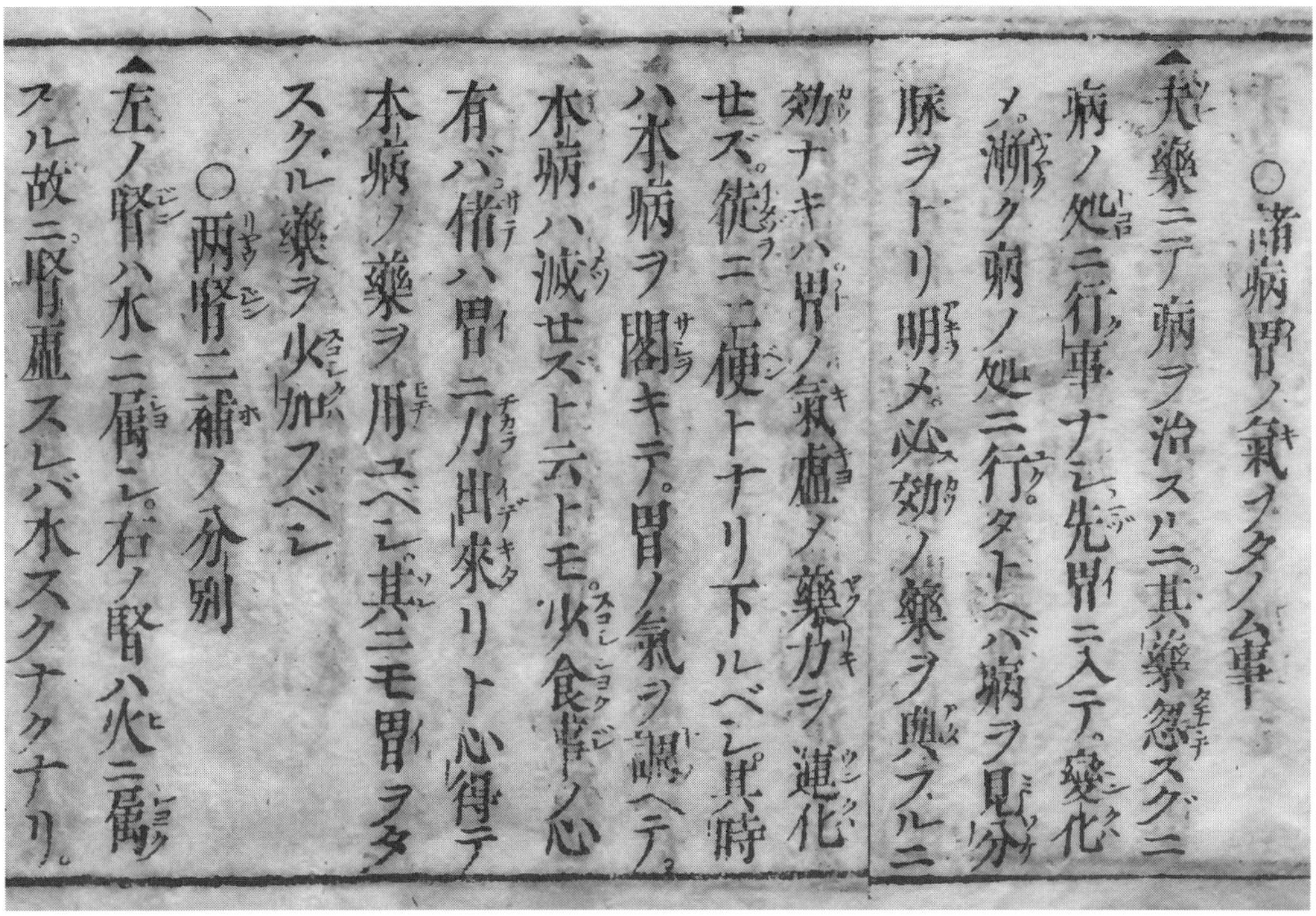
○諸病胃ノ氣ヲタノム事
▲夫《ソレ》藥ニテ病ヲ治スルニ其藥忽《タチマチ》スグニ病ノ処《トコロ》ニ行事ナシ。先胃《イ》ニ入テ、變化《ヘンクハ》メ漸《ヤウヤク》ク病ノ処ニ行《ユク》。タトヘバ病ヲ見分《ミワケ》脉ヲトリ明《アキラ》メ必効《カウ》ノ藥ヲ與《アタ》フルニ効《カウ》ナキハ胃《イ》ノ氣《キ》虚《キヨ》ノ藥力《ヤクリキ》ヲ運化《ウンクハ》セズ。徒《イタヅラ》ニ二便《ベン》トナリ下ルベシ。其時ハ本病ヲ閣《サシヲ》キテ、胃ノ氣ヲ調ヘテ、本病ハ減《ゲン》セズト云トモ少《スコシ》食嗜《シヨクジ》ノ心有バ、偖《サテ》ハ胃《イ》ニ力《チカラ》出来《イデキタ》リト心得テ、本病ノ藥ヲ用《モチ》ユベシ。其《ソレ》ニモ胃《イ》ヲタスクル藥ヲ少加《スコシクハ》フベシ。
○両腎《リヤウジン》ニ補《ホ》ノ分別
▲左ノ腎《ジン》ハ水ニ屬《シヨ》ス。右ノ腎ハ火《ヒ》ニ屬《シヨク》ス。故ニ腎虚スレバ水スクナクナリ。

○諸病胃の気をたのむ事①

【和訳】▲そもそも薬で病を治療する場合、その薬がたちまち直ぐに病所に行くことは無い。先ず胃に入って、変化して、徐徐に病所に行くのである。たとえば病を識別し②、脈をとり明め③、必ず効果のある薬を与えたにもかかわらず効果がないのは、胃の気が虚して、薬力を運化せず、いたずらに大小便となって下るのであろう。その時は、本体の病をさしおいて、胃の気を調える。本体の病は減じないとはいえ、少し食欲が出てくれれば、さては胃に力が出て来たと認識して、本体の病の薬を使用すべきである。其の際にも胃を助ける薬を少し加えるべきである。

①本章は全文、『全九集』巻之一・諸病ヲ治スルニ専胃ノ気ヲココロムベキノ説を概ねそのまま引用したものである。②原文「見分け」は識別する、分別すること。③原文「とり明《あきら》め」は、『全九集』では「トリアテ」に作る。「とり」は「取り」で、動詞の上に附けて改まった調子にする接頭語。「脈状をはっきり把握して」の意味と思われる。

○両腎ニ補の分別①

【和訳】▲左の腎は水に属し右の腎は火に属すので、腎虚すればば水が少なくなり、身の内は燥《かわ》く。命門が虚すれば、下焦の陽気が衰え、小便は保ちがたく、精気を漏らしやすい。ところで、世間では房事を慎み、淡泊な食事を嗜む者はまれである。だから精血は欠損し、相火は昂ぶり旺

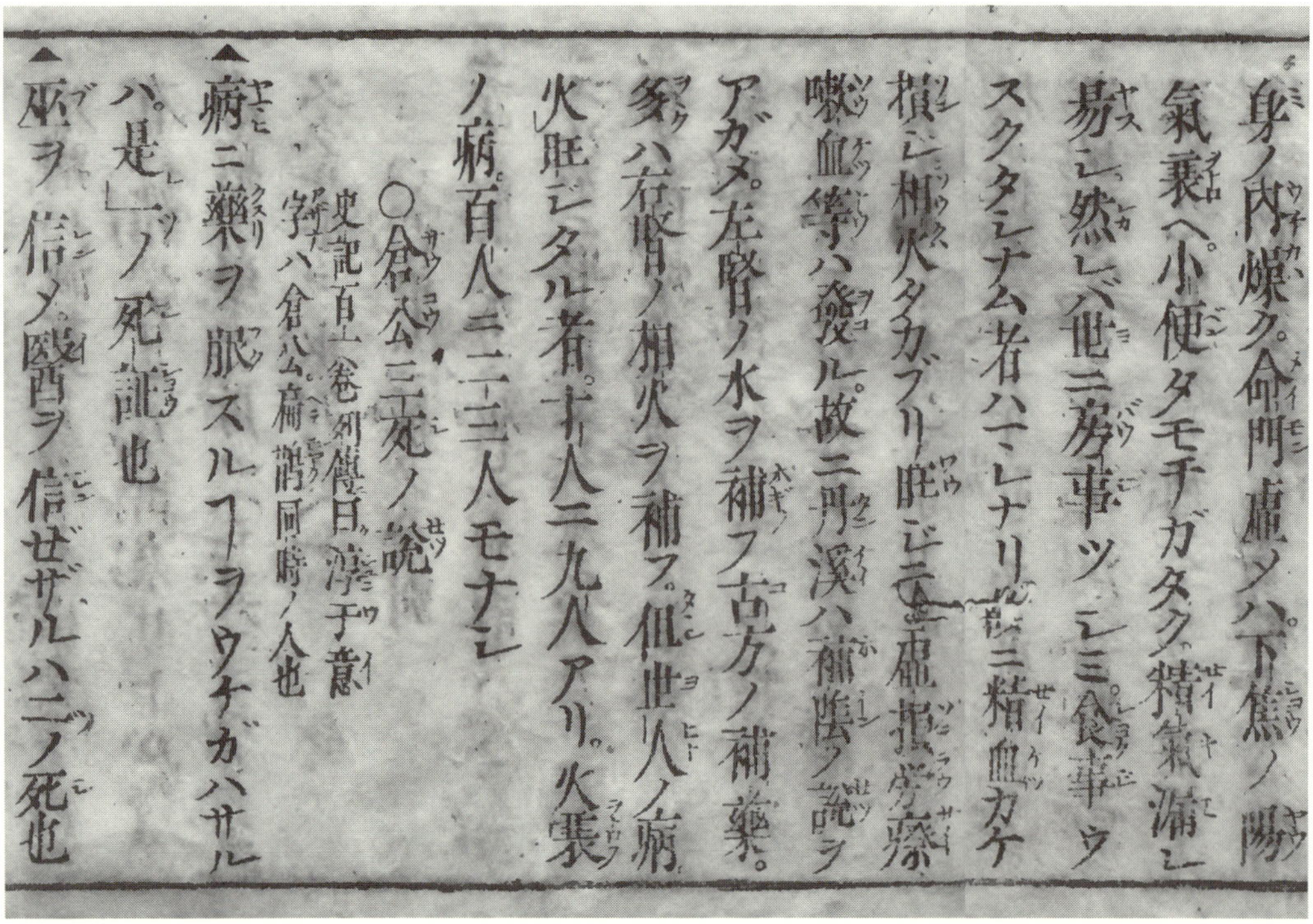
身《ミ》ノ内《ウチ》燥《カハ》ク。命門《メイモン》虚《キヨ》スハ。下焦《ゲセウ》ノ陽《ヤウ》氣衰《オトロ》ヘ。小便《セウベン》タモチガタク。精氣《セイキ》滿《ミ》チ易《ヤス》シ。然《シカ》レバ世《ヨ》ニ房事《バウジ》ツヽシミ。食事《シヨクジ》ウスクタシナム者ハ。マレナリ。故ニ精血《セイケツ》カケ損《ソン》シ。相火《シヤウクワ》タカブリ旺《ワウ》ジテ。虚損。勞瘵《ラウサイ》。嗽血《ソウケツ》等ハ發《ホツ》スル。故ニ丹溪《タンケイ》ハ補陰《ホイン》ノ說《セツ》ヲアガメ。左腎ノ水ヲ補《オギナ》フ。古方《コハウ》ノ補藥。多《ヲヽク》ハ右腎ノ相火ヲ補フ。但《タヾ》世《ヨ》ノ人《ヒト》ノ病。火旺ジタル者。十人ニ九人アリ。火衰《オトロフ》ノ病。百人ニ二三人モナシ

○倉公《サウコウ》三死《シ》ノ說《セツ》

史記百五巻列傳曰。淳于意《ジユンウイ》字《アザナ》ハ倉公。扁鵲《ヘンジヤク》同時ノ人也

▲病《ヤマヒ》ニ藥《クスリ》ヲ服《フク》スル事ヲウケガハザルハ。是一《ヒト》ツノ死證《シヤウ》也

▲巫《ブ》ヲ信《シン》ジ醫ヲ信《シン》ゼザルハ二ツノ死也

じて、虚損、労瘵、嗽血などが発症する。そこで朱丹溪は陰を補う説を明らかにして②、左の腎の水を補ったのである。［他方、］古方の補薬の多くは、右腎の相火を補っている。ただし、世人の病は、火が旺じている者が十人に九人である。火が衰えている病は、百人に二、三人もいない。

①本章は全文、『全九集』巻之一・両腎ニ補ノ分別を概ねそのまま引用したものである。②原文「補陰の説をあがめ」を『全九集』では「補陰ノ説ヲ明かにして」に作る。

○倉公三死の説①

【和訳】

（『史記』第百五巻の列伝にいう、「淳于意の字は倉公、扁鵲と同時代の人である」と②）

▲病気の時に、服薬することを承諾しないのは、第一の死証である。

▲巫を信じて医を信じないのは、第二の死［証］である。

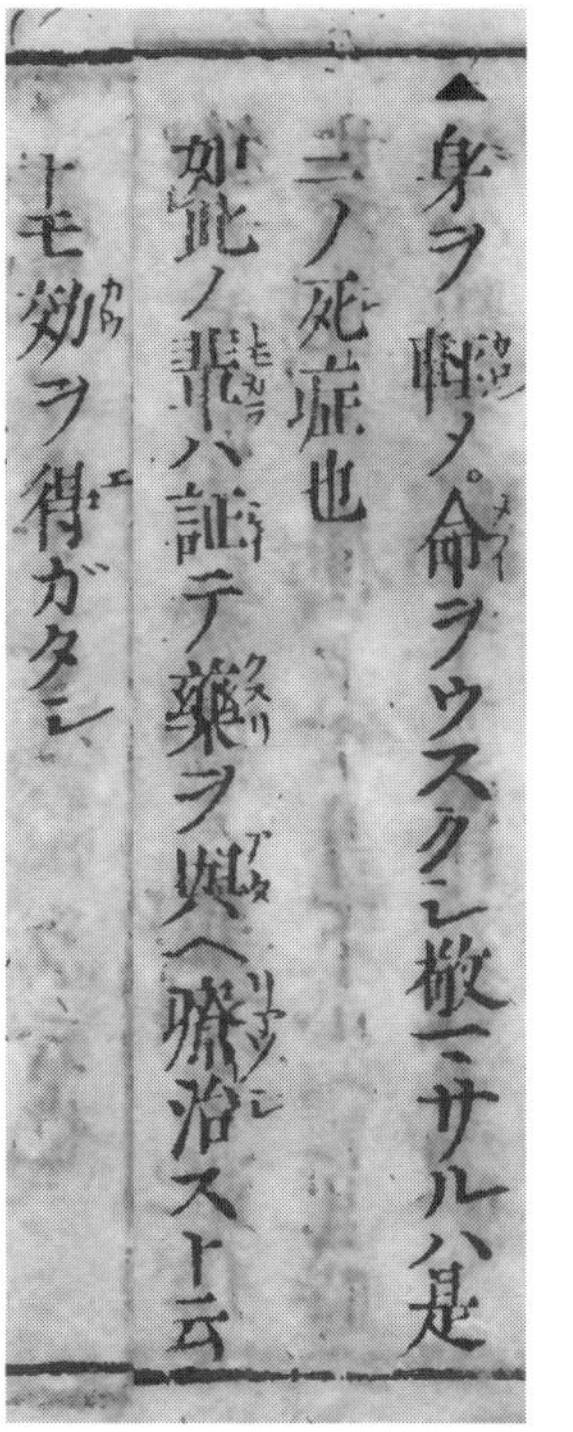
▲身ヲ輕ンジ命《メイ》ヲウスクシ敬セサルハ是三ノ死症也
如此ノ輩《トモガラ》ハ強テ藥《クスリ》ヲ與《アタ》ヘ療治《リヤウジ》スト云トモ効《カウ》ヲ得《エ》ガタシ

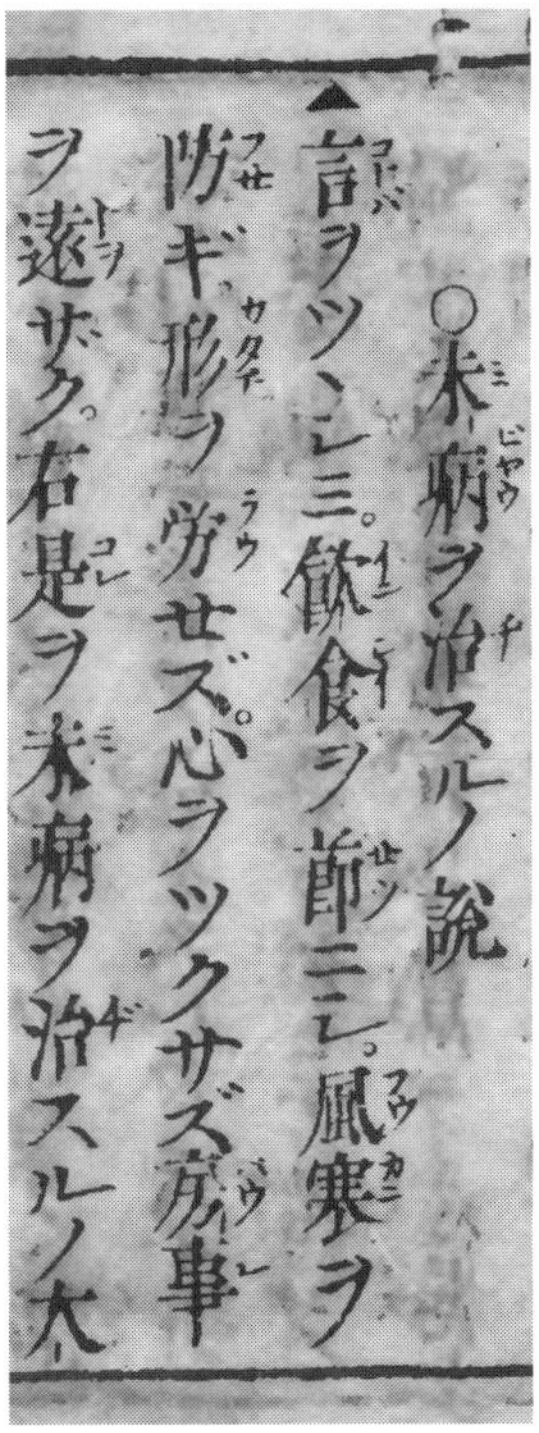
○未《ミ》病《ビヤウ》ヲ治《チ》スルノ説
▲言《コトバ》ヲツヽシミ飲食ヲ節《セツ》ニシ風《フウ》寒《カン》ヲ防《フセ》ギ形《カタチ》ヲ労《ラウ》セズ心ヲツクサズ房事《バウジ》ヲ遠《トヲ》ザク右是《コレ》ヲ未《ミ》病ヲ治《ヂ》スルノ大

▲身を軽んじ、命への気持ちが弱く、敬わないのは、第三の死証である。

このような輩に、強いて薬を与え療治をしても、効果を得ることは難しい。

①目録では篇題を「倉公《そうこう》三死の事」に作る。本章は、冒頭の細字注部分以外、『全九集』巻之一・倉公三死ノ説をほぼそのまま引用したものである。前半三条文の典拠は『証類本草』所載の梁の陶弘景序の一節「倉公有言曰、病不肯服薬、一死也。信巫不信医、二死也。軽身薄命、不能将慎、三死也」である。「倉公」は、前漢初期に実在した医家・淳于意《じゅんうい》のこと。斉の太倉の長であったことから「倉公」の称がある。その伝は『史記』扁鵲倉公列伝の後半に見えるが、この「三死」の説自体は列伝には載っていない。「三死」の説に類似するものとして、扁鵲倉公列伝の扁鵲の伝記部分に見える「六不治」がある。②ここで言及されているのは、日本近世に広く読まれた凌稚隆輯校『史記評林』百三十巻の第一百五巻の扁鵲倉公列伝のことである。『脈論口訣』は巻次を誤って「第百一巻」に作っているので但した。また『脈論口訣』が述べている「淳于意字は倉公……」云々は全て誤っている。必ず『史記』原本に就く必要がある。

○未病を治するの説①

【和訳】▲言葉を慎み、節食し、風寒を防ぎ、身体を疲れさせず、心を痛めるようなことをせず、房事を遠ざける、これこそが未病を治する大道である。朱丹溪はいう、「病気になった後で治療をするよりも、敢えて病気の無い時に養生する方が勝っている」と②。また肝の病を見て、脾に伝わるだろうことを知って、あらかじめ脾を健やかにすることも、未

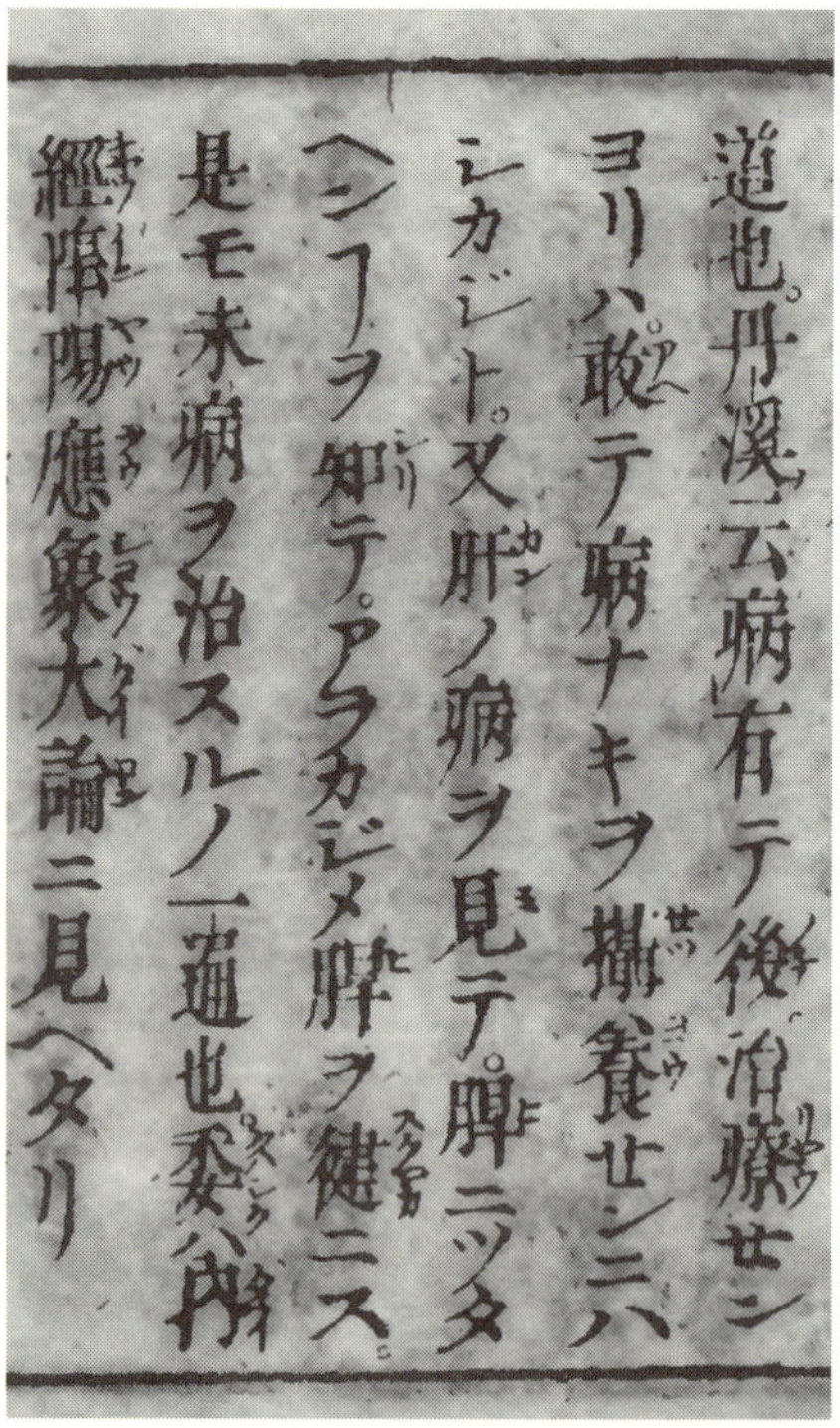
道也。丹溪云病有テ後治療セシヨリハ敢テ病ナキヲ攝養セシニハシカジト。又肝《カン》ノ病ヲ見テ。脾《ヒ》ニツタヘンコヲ知《シリ》テ。アラカジメ脾ヲ健《スクヤカ》ニス。是モ未病ヲ治スルノ一道也。委クハ内經陰陽應象大論ニ見ヘタリ

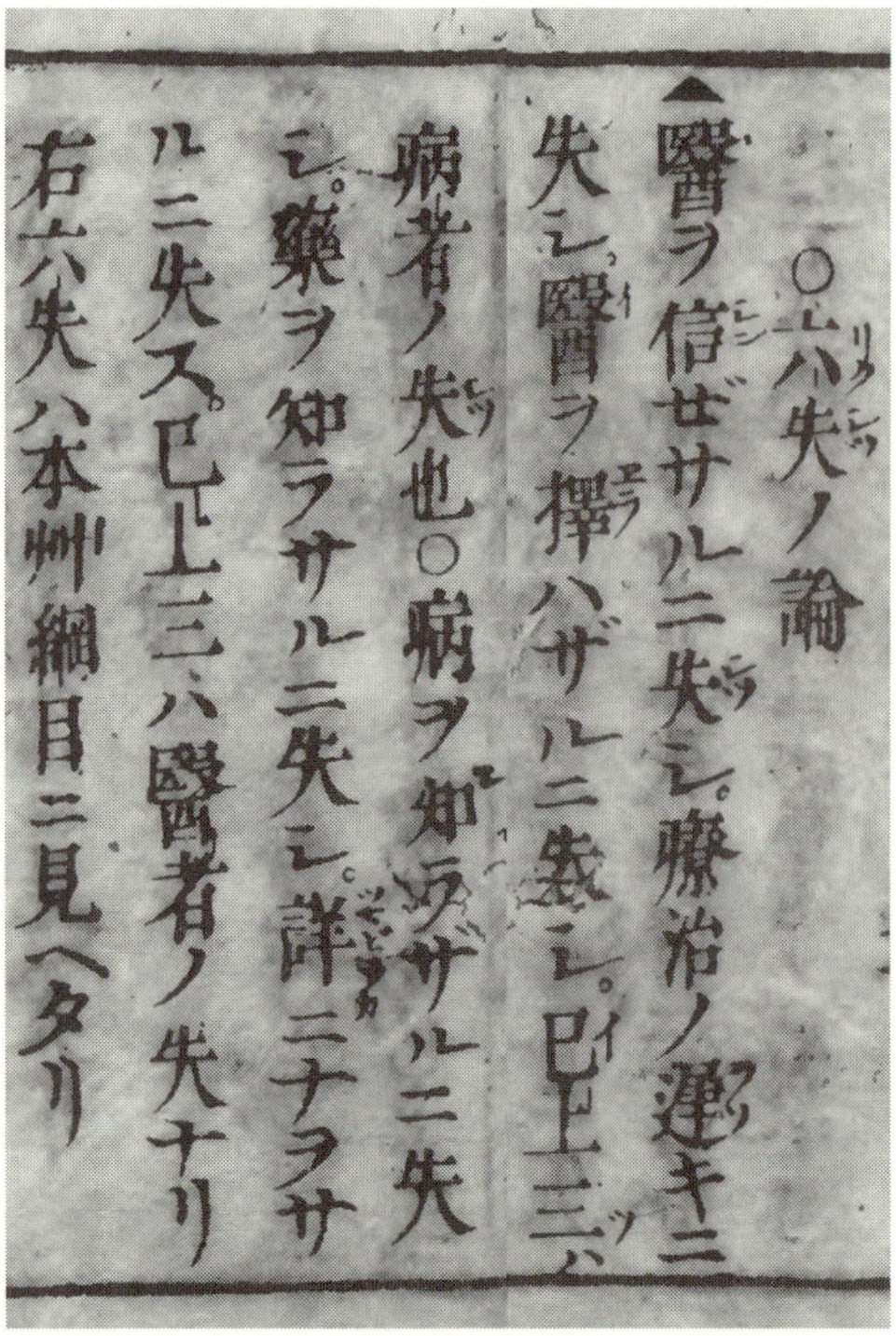
○六失《リクシツ》ノ論
▲醫ヲ信ゼザルニ失シ。療治ノ遅キニ失シ。醫ヲ擇ハザルニ失シ。已上三ハ病者ノ失也。○病ヲ知ラザルニ失シ。藥ヲ知ラサルニ失シ。詳ニナラサルニ失ス。已上三ハ醫者ノ失ナリ
右六失ハ本州綱目ニ見ヘタリ

病を治することの一つのやり方である③④。詳しくは『素問』の四気調神大論に出ている⑤

①本章は全文、『全九集』巻之一・未病ヲ治スルノ説を概ねそのまま引用したものである。②『丹溪心法』冒頭の不治已病治未病に「与其救療於有疾之後、不若摂養於無疾之先」とある。③原文「一通也」、『全九集』は「一道ナリ」に作る。④『難経』七十七難の「経言、上工治未病、中工治已病者、何謂也。然。所謂治未病者、見肝之病、則知肝当伝之與脾、故先実其脾気、無令得受肝之邪、故曰治未病焉。中工治已病者、見肝之病、不暁相伝、但一心治肝、故曰治已病也」による。『金匱要略』巻上・臓腑経絡先後病脈証第一にもこの類文がある。四気調神大論に見られる〈未病〉の概念に〈伝変の阻止〉という内容を加えたものである。⑤『脈論口訣』は「四気調神大論」を「陰陽応象大論」に誤る。今正す。『素問』の四気調神大論に「是故聖人不治已病、治未病、不治已乱、治未乱、此之謂也」とある。

○六失《りくしつ》の論①

【和訳】▲医を信じないという間違い、療治の遅さという間違い、医を選ばないという間違い、以上三つは病人の［側の］間違いである。○病を知らないことの間違い、薬を知らないことの間違い、詳しくないことの間違い、以上三つは医者の間違いである。以上の六失は『本草綱目』に出ている②。

①本章は全文、『全九集』巻之一・六失ノ論を概ねそのまま引用したものである。②この一節は『全九集』では「右六失ノ内一ツモ是アラバ病イエガタシ」に作る。『本草綱目』巻之一・序例上・神農本経名例に「〔宗奭曰〕病有六失、失于不審、失于不信、失于過時、失于不択医、失于不識病。六失有一、即為難治」とある。

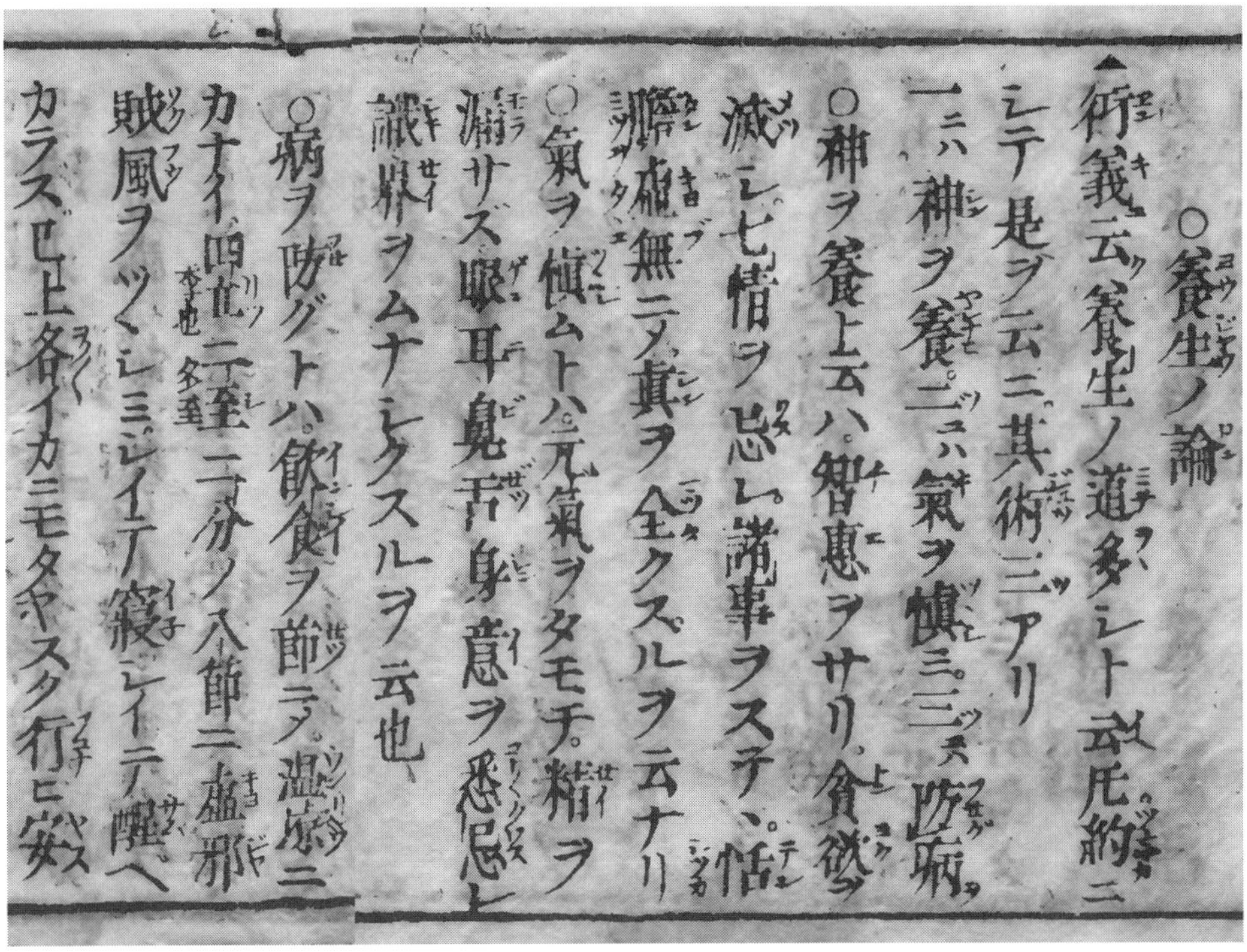
○養生ノ論
▲衍義云ク養生ノ道多シト云ヘドモ約ニ
シテ是ヲ云ニ其術三ツアリ
一ニハ神ヲ養ニ二ニハ氣ヲ慎ミ三ニハ防病
○神ヲ養ト云ハ智恵ヲサリ貪欲ヲ
滅シ七情ヲ忘レ諸事ヲステヽ恬
澹虚無ニシテ真ヲ全クスルヲ云ナリ
○氣ヲ慎ムトハ元氣ヲタモチ精ヲ
漏サズ眼耳鼻舌身意ヲ悉ク忘レ
識界ヲムナシクスルヲ云也
○病ヲ防グトハ飲食ヲ節シテ温涼ニ
カナイ四立二至二分ノ八節ニ虚邪
賊風ヲツヽシミ過イテ寝イテ醒ヘ
カラズ此上各イカニモタヤスク行ヒ安ス

○養生の論①

①本章は全文、『全九集』巻之一・養生ノ論を概ねそのまま引用したものである。『本草衍義』の引用は同書巻第一・衍義総叙、嵆康《けいこう》の言説は『備急千金要方』巻第二十七・養性序第一、道林の言説は『備急千金要方』巻第二十七・道林養性第二、庚《こう》桑楚《そうそ》の言説は『素問』上古天真論の王冰注を典拠とする。

【和訳】▲『［本草］衍義』にいう、養生のやり方は様々あるとはいえ、簡単に要約して言えば、その術は三つである①。一つには神を養う。二つには気を慎む②。三つには病を防ぐ。

○神を養うということは、知恵を去り、貪欲を滅し、七情を忘れ、諸事を捨てて、恬澹虚無にして、真を全くするをいうのである。

○気を慎むとは③、元気を保持し、精を漏らさず、眼、耳、鼻、舌、身、意を全て忘れ、識界④を虚しくするをいうのである。

○病を防ぐには、飲食を節制し、温涼にかない、［立春、立夏、立秋、立冬］の四立、［夏至、冬至］の二至、［春分、秋分の］二分という、［二十四節気《にじゅうしせっき》の中の季節の変わり目である］八つの節気において虚邪賊風を慎み、寝過ぎや寝不足をしてはならない。以上、各々いかにも容易《たやす》く行いやすい［ことである］が、世間で行う者は稀である。

①原文「約《つづま》やか」は、簡約、簡略であるさま。②この一節、『全九集』では「気ヲオシム」に作る。後文の例でも同じ。③この一節、『全九集』では「気ヲ惜ムトハ」に作る。④「識界」とは主に真言密教で使用される仏教用語。万物を構成する「六大」（地、水、火、風、空、識）の一つで、物質的要素である他の五種に対して、

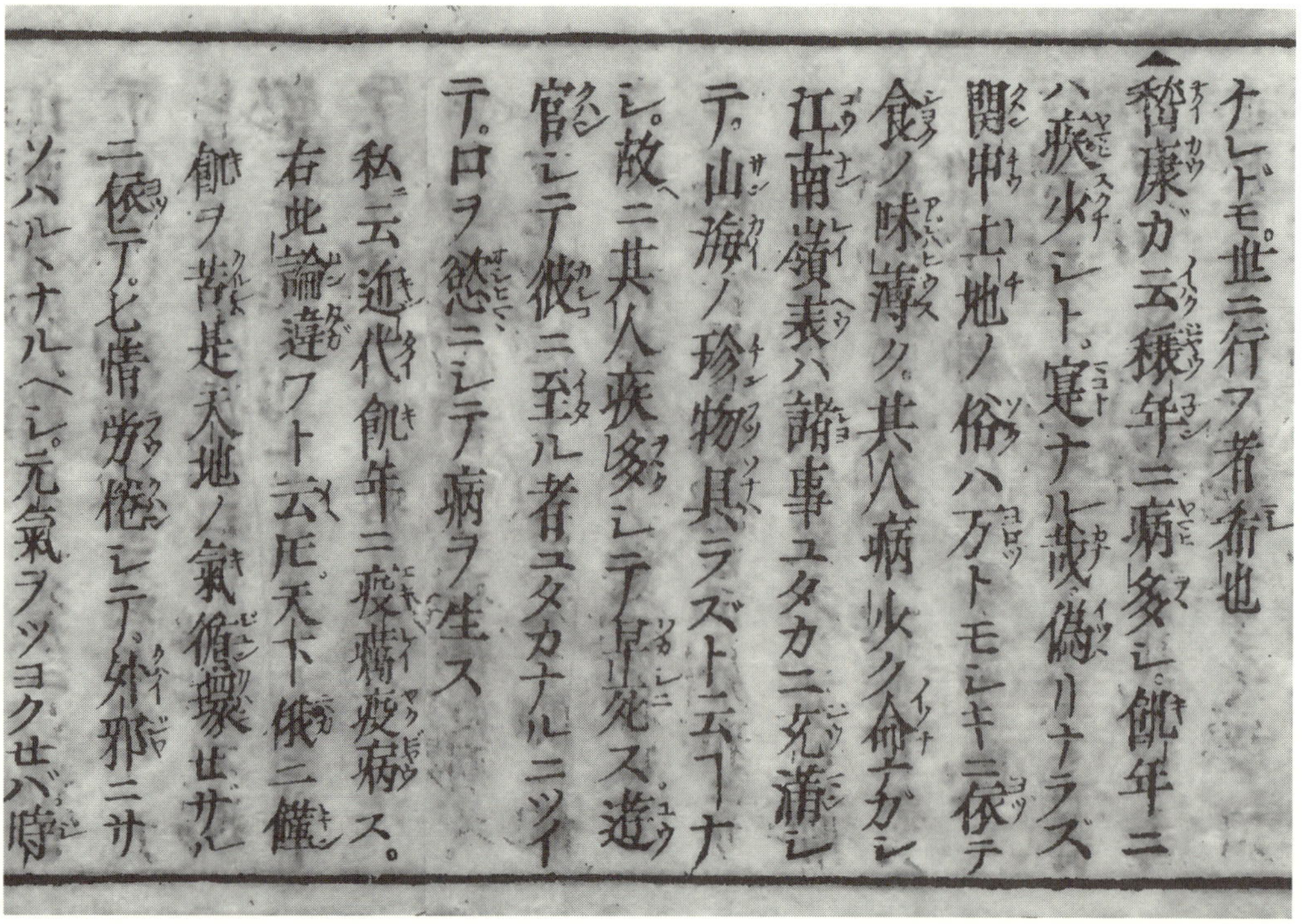
ナレドモ世ニ行フ者希《マレ》也
◆嵆康ガ云穣年ニ病《ヤマヒ》多《ヲホ》シ。飢《キ》年ニ
ハ疾少《スクナ》シト。寔《マコト》ナル哉《カナ》。偽《イツハ》リナラズ
関《クワン》中《チウ》土《ト》地《チ》ノ俗《ゾク》ハ万《ヨロヅ》トモシキニ依《ヨツ》テ
食《シヨク》ノ味《アヂハヒ》薄《ウス》ク。其人病少ク命《イノチ》ナガシ
江《コウ》南《ナン》嶺《レイ》表《ヘウ》ハ諸《シヨ》事ユタカニ充満シ
テ山《サン》海《カイ》ノ珍《チン》物《ブツ》具《ソナハ》ラズト云コトナ
シ。故《ユヘ》ニ其人疾多シテ早《ハヤ》ク死《シ》ス遊《イウ》
官シテ彼《カレ》ニ至ル者ユタカナルニツイ
テ口ヲ慾ニシテ病ヲ生ス
私云近代飢年ニ疫《エキ》癘《レイ》疫《ヤク》病《ビヤウ》ス。
右此論違ワト云ドモ天下俄ニ饉《キン》
飢ヲ苦ミ是天地ノ気《キ》循《ジン》環《クワン》セザル
ニ依テ七情労倦シテ外《グワイ》邪《ジヤ》ニサ
ソハル、ナルヘシ。元気ヲツヨクセバ時

精神的要素のこと。

▲嵆康《けいこう》がいう、豊作の年には病が多く、飢餓の年には疾が少ないと。まことに正しい。［西方の陝西省の地である］関中の地では、万事乏しいため①、食べ物も乏しく②、住人は病気が少なく、長生きである。江南の嶺《れい》表《ひょう》③では、万事が豊かで充足して、山海の珍味に事欠かない。それで住人には病が多く、早死にする。遊官して彼の地に行く者は、豊かさによって、好むままに物を食して、病となる④。

①原文「ともしき」は「乏《とも》しい」、者が少ないこと。②原文「薄く」は、ここでは物事が豊かでない、乏しいの意。③「嶺表」は五嶺（中国南部、華中と華南を分かつ、北東から南西に走る山地の総称）の南の地。「嶺南」とも称す。④『備急千金要方』巻第二十七・養性序第一に「嵆康云、穰歳多病、飢年少疾。信哉不虚。是以関中土地、俗好倹嗇、厨膳餚羞、不過菹醤而已、其人少病而寿。江南嶺表、其処饒足、海陸鮭肴、無所不備、土俗多疾而人早夭。北方仕子、遊官至彼、遇其豊胆、以為福佑所臻。是以尊卑長幼、恣口食噉。夜長酔飽、四体熱悶、赤露眠臥、宿食不消。未逾斯月、大小皆病」とある。嵆康（二二三〜二六二）は三国時代の魏の思想家。

私見であるが、近年、飢餓の年には疫癘《えきれい》、疫病《えきびょう》が起こる①。［このことは、］右の論とは矛盾する。とはいえ、この世がにわかに飢餓に窮するのは、天地の気が循環しないため、七情、労倦して、外邪に誘われるからであろう。元気を強くすれば、時疫、痘疹という流行のものから逃れることができるであろう②。それならば、［飢餓の年に流行病があるというは］毎年のことではないということであろうか。

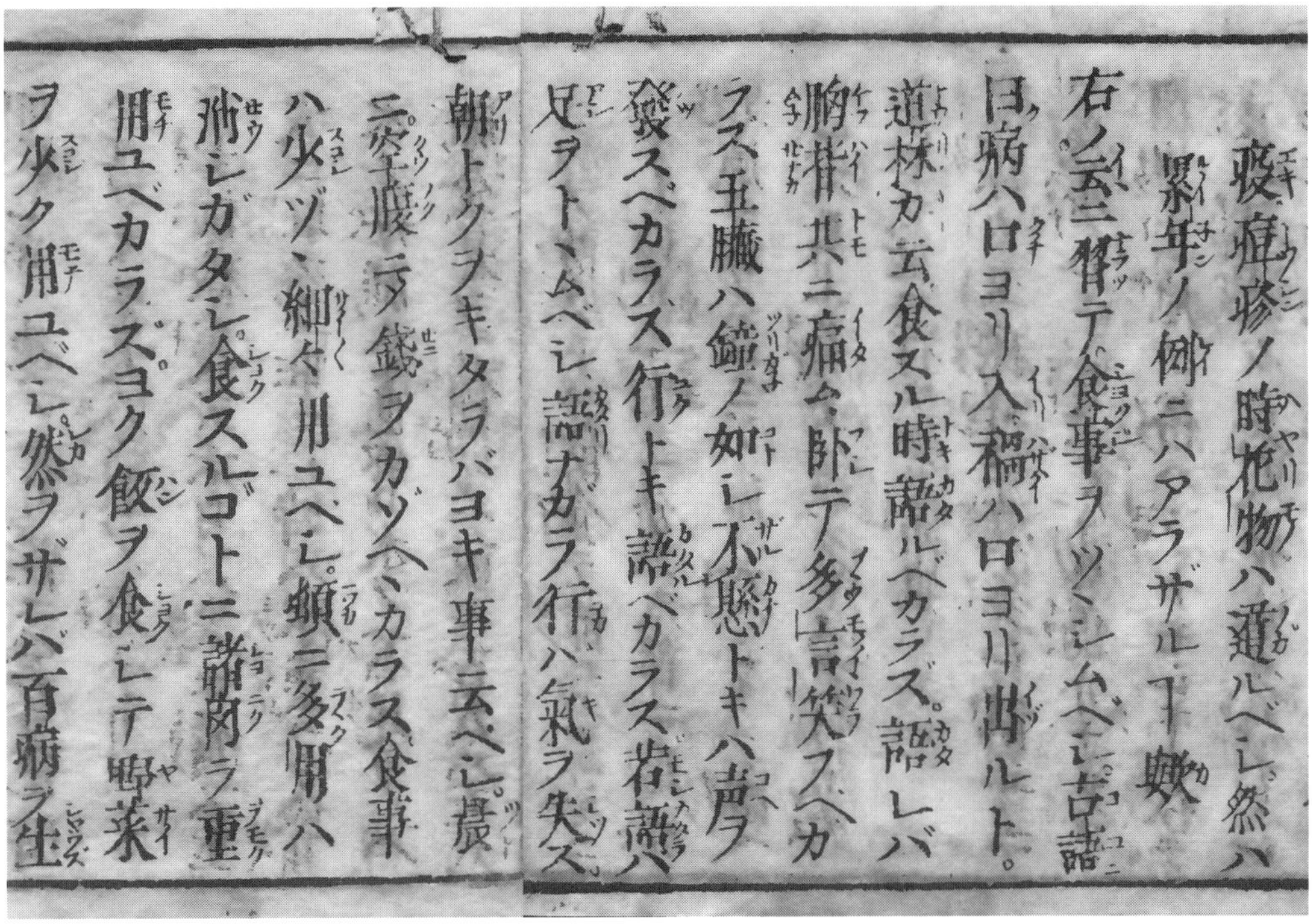
疫癘疹ノ時花物《ハヤリモノ》ハ避《サク》ルベシ。然ハ累年ノ例ニハアラザル事歟《カ》
右ノ云言ニ習《ナラツ》テ食事《ショクジ》ヲツヽシムベシ。古語《コゴ》ニ曰、病ハ口ヨリ入《イル》、禍ハ口ヨリ出《イヅ》ルト。
道林ガ云、食スル時語《カタ》ルベカラズ。語《カタ》レバ胸背《ケフハイ》共《トモ》ニ痛《イタ》ム。臥テ多言笑フベカラズ。五臓ハ鐘《ツリガネ》ノ如シ。不懸《カケザル》トキハ声《コヘ》ヲ發《ハツ》スベカラズ。行トキ語ルベカラス。若語ハ足ヲトヽムベシ。語ナガラ行ハ氣《キ》ヲ失《シツ》ス。
朝《アシタ》トクヲキタラバヨキ事ト云ベシ。晨ニ空腹ニテ錢《ゼニ》ヲカゾヘ、カラス。食事ハ少《スコシ》ヅヽ細々用ユベシ。頓ニ多用ハ消《セウ》シガタシ。食スルゴトニ諸肉ヲ重用《モチ》ユベカラズ。ヨク飯《ハン》ヲ食シテ野菜《ヤサイ》ヲ少《スコシ》ク用《モチ》ユベシ。然ラザレバ百病ヲ生

①「疫癘」「疫病」はともに悪性の流行病。②原文「時花物《はやりもの》」の「時花」は「その季節の花」の意で、転じて流行のこと。

右の言説に習って、食事を慎むべきである。古語に「病は口より入り、禍《わざわい》は口から出る」という①。道林がいう、「食する時には物を言ってはならない。物を言えば胸背ともに痛む②。臥して多く物を言ったり笑ったりしてはならない。五臓は釣り鐘のようなものである。［臥したためにその釣り鐘が］懸けられていない時には声を発してはならない③。行く時は物を言ってはならない。もし物を言う時には足を止めるべきである。物を言いながら行けば、気を失する④。朝早く起きれば良いことをいうべきである。晨に空腹で銭を数えるべきではない⑤。食事は少しずつ細かく摂《と》るべきである。急に沢山摂《と》れば消化しがたい⑥。食べるたびに諸々の肉を過剰に摂るべきではない⑦。よく飯を食べて、野菜を少し摂るべきである。そうでなければあらゆる病が生じる⑧。飽満してすぐに臥せれば、［食気が］消えなくて、積聚となる⑨。食べ終われば、手で顔面と腹をさすって、津液を流通させる⑩。日暮れて臥す時、常に習慣的に口を閉ざすべきである。口を開けば気を失い、邪悪が入って、時間が経つと消渇となる。また血の色を失う⑪。唾を遠くに吐いてはならない。手足が重く、背中が痛む⑫。飢えている時は跪いて小便をし、飽満の時は立って小便すべきである。これを慎めば無病である⑬。飽満して髪を洗ってはならない⑭。飢えて湯を浴びることがあってはならない。冬至の日、人が来て質問することがあれば答えよ。自ら物を言い出すことをしてはならない⑮。常に足りないと思ってはならない。もし足りないとの気持

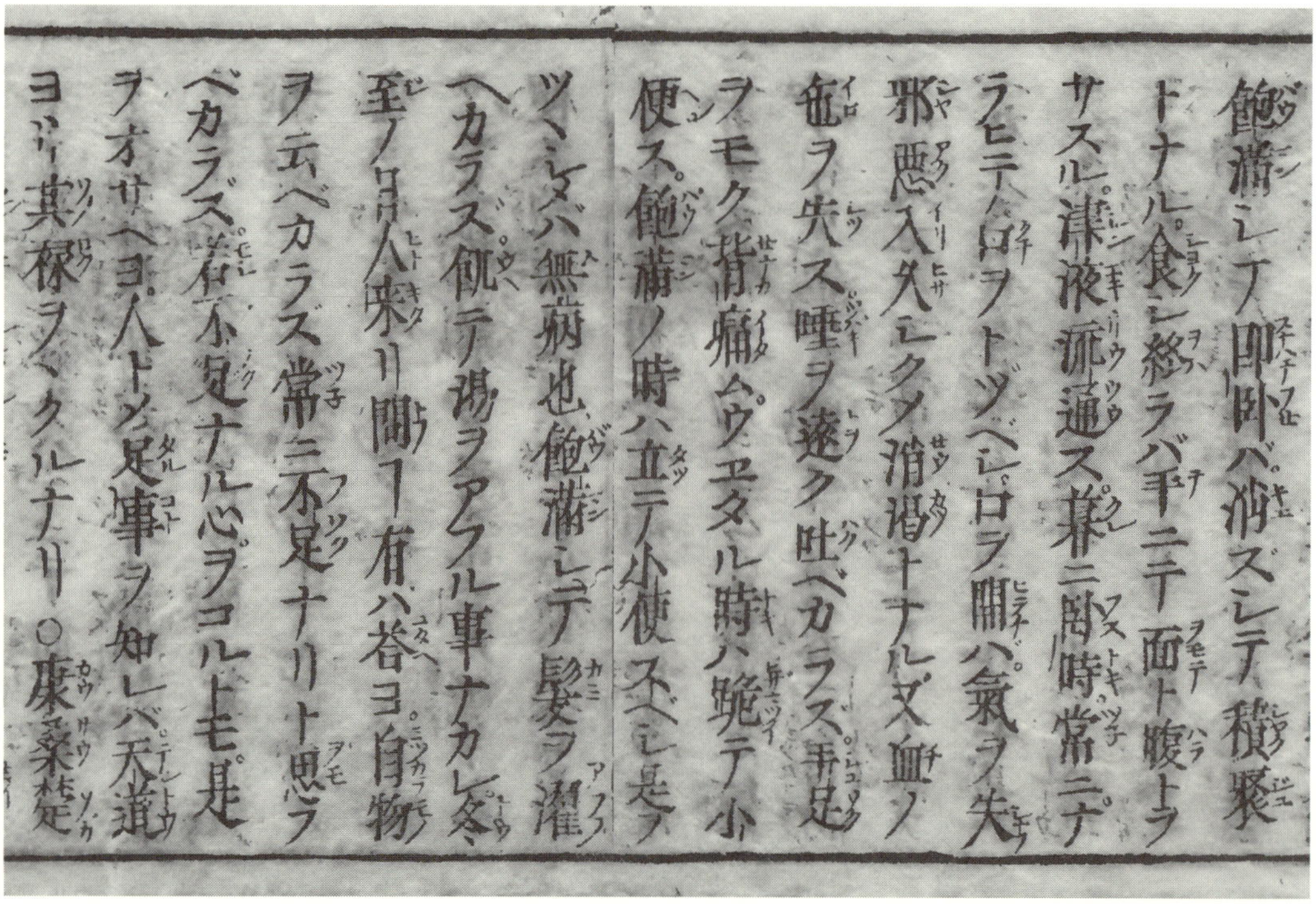
飽滿《ハウマン》シテ即臥《スナハチフス》ベカラズシテ積聚《シャクシュ》トナル。食シ終ラバ手《テ》ニテ面《ヲモテ》ト腹《ハラ》トヲサスル。津液《シンエキ》流通《リウツウ》ス。暮《クレ》ニ臥《フス》時《トキ》常《ツネ》ニナラヒテ口《クチ》ヲトヅベシ。口ヲ開《ヒラク》ハ氣《キ》ヲ失《ウシナ》ヒ邪悪《ジャアク》入《イリ》ヤスシ。多《タ》ク消渇《セウカツ》トナル。又血《チ》ノ色《イロ》ヲ失《ウシナ》ス。唾《ツバ》ヲ遠《トヲ》ク吐《ハク》ベカラズ。手足《シュソク》ヲモク背《セナカ》痛《イタ》ム。ウエタル時ハ跪《ヒザマツイ》テ小便《ベン》ス。飽滿《ハウマン》ノ時ハ立《タツ》テ小便スベシ。是ヲツヽシメバ無病《ムビヤウ》也。飽滿シテ髪《カミ》ヲ濯《アラフ》ベカラズ。飢《ウヘ》テ湯《ユ》ヲアブル事ナカレ。冬《フユ》至ノ日人《ヒト》来《キタ》リ問《トフ》事有ハ答《コタヘ》ヨ。自《ミツカラ》物ヲ云ベカラズ。常《ツネ》ニ不足《フソク》ナリト思《ヲモ》フベカラズ。若《モシ》不足《フソク》ナル心《コヽロ》ヲコルトモ是ヲオサヘヨ。人《ヒト》トシテ足《タル》事《コト》ヲ知《シ》レバ天道《テンタウ》ヨリ其《ソノ》禄《ロク》ヲクヽルナリ。○康桑楚

ちが起こっても、それを抑えよ。人として満足することを知れば、天道からその禄が送られてくるものである⑯。

①西晋の傅玄《ふげん》（二一七～二七八）の「口銘」に見える言葉「病従口入、禍従口出」。②『備急千金要方』巻第二十七・道林養性第二の「食上不得語、語而食者、常患胸背痛」による。③『備急千金要方』巻第二十七・道林養性第二の「亦不用寝臥多言笑寝不得語言者、言五臓如鐘磬、不懸則不可發聲」による。④『備急千金要方』巻第二十七・道林養性第二の「行不得語、若欲語須住脚乃語、行語則令人失気」による。⑤『備急千金要方』巻第二十七・道林養性第二の「旦起欲専言善事。不欲先計校銭財」による。⑥『備急千金要方』巻第二十七・道林養性第二の「食欲数而少、不欲頓而多、則難消也」による。⑦『備急千金要方』巻第二十七・道林養性第二の「毎食不用重肉。喜生百病」による。⑧『備急千金要方』巻第二十七・道林養性第二の「常須少食肉、多食飯、及少菹菜」による。⑨『備急千金要方』巻第二十七・道林養性第二の「飽食即臥、乃生百病、不消成積聚」による。⑩『備急千金要方』巻第二十七・道林養性第二の「毎食訖以手摩面及腹、令津液通流」による。⑪『備急千金要方』巻第二十七・道林養性第二の「暮臥常習閉口、口開即失気、且邪悪従口入、久而成消渇及失血色」による。⑫『備急千金要方』巻第二十七・道林養性第二の「唾不用遠、成肺病。令人手足重、及背痛」による。⑬『備急千金要方』巻第二十七・黄帝雑忌法第七の「凡人飢欲坐小便、若飽則立小便、慎之無病」による。⑭典拠未詳。⑮『備急千金要方』巻第二十七・道林養性第二の「冬至日止可語不可言自言曰言答人曰語、言有人来問、不可不答、自不可發言也」による。⑯『備急千金要方』巻第二十七・道林養性第二の「勿令心有不足、若有不足、則自抑之、勿令得起、人知止足、天遺其禄」による。

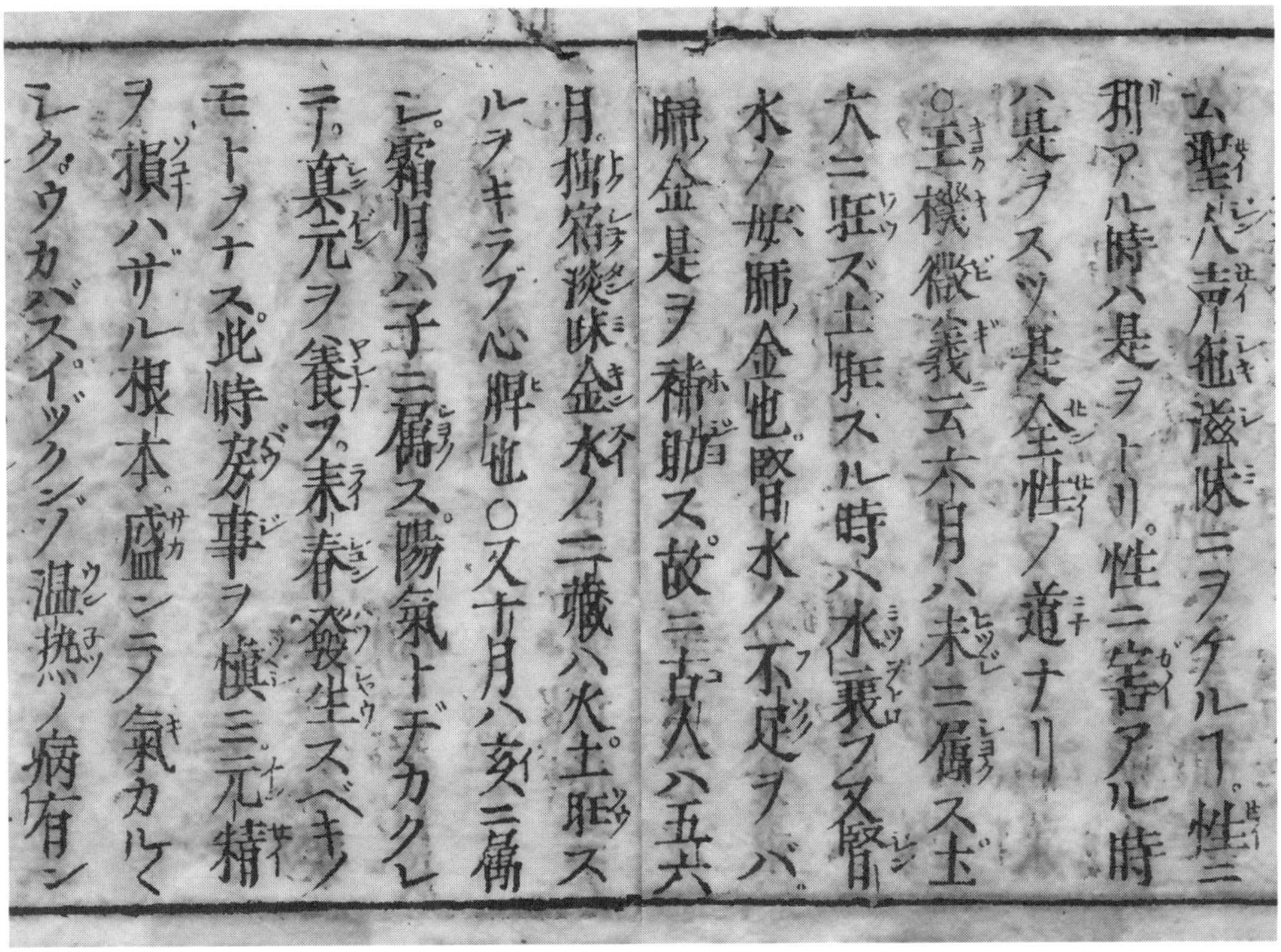
ム聖人ハ声色滋味ニヲケル了性ニ利アル時ハ是ヲトリ。性ニ害アル時ハ是ヲスツ是全性ノ道ナリ○玉機微義云六月ハ未ニ属ス土大ニ旺ズ土旺スル時ハ水ニ衰フ又腎水ノ母ハ肺金也腎水ノ不足ヲバ肺金是ヲ補助ス故ニ古人ハ五六月独宿淡味金水ノ二蔵ハ火土旺スルヲキラフ心脾也○又十月ハ亥ニ属シ霜月ハ子ニ属ス陽気トヂカクレテ真元ヲ養フ来春発生スベキノモトヲナス此時房事ヲ慎ミ元精ヲ損ハザル根本盛ニシテ気カルクウカバズイヅクンゾ温熱ノ病有ン

○庚桑楚《こうそうそ》がいう、聖人は声色滋味について、性に利がある時はこれを取り、性に害がある時はこれを捨てる。これが全性の道である①。

①『素問』上古天真論の「形体不敝、精神不散、亦可以百数」の王冰注「庚桑楚曰、聖人之於声色滋味也、利於性則取之、害於性則捐之、此全性之道也」による。あるいは『呂氏春秋』巻第一・孟春紀、あるいは唐の王士元『庚桑子』（一名「亢倉子」「洞霊真経」）全道第一からの引用。庚桑楚は『荘子』雑篇の庚桑楚篇に見える老子の弟子とされる人物。

○『玉機微義』にいう、六月は未《ひつじ》に属し、土［気］が大いに旺ずる。土［気］が旺ずる時は、水［気］が衰える。また腎水の母は肺の金［気］である。腎水の不足は、肺の金［気］がこれを補助する。そこで古人は五、六月には独宿して淡味す。金水の二蔵は火土［の蔵である］心と脾の旺ずるを嫌う。心と脾である。○また十月は亥に属し、霜月は子に属す。陽気は閉じ蔵《かく》れて、真元を養い、来春に発生すべきの本をなす。この時、房事を慎み、元精をそこなわないようにする。［そうすると、春になって］根本は盛んで、気は軽々しく浮かばない。［そうすれば］どうして温熱《うんねつ》の病があるだろうか①。

①『玉機微義』巻十九・虚損門・論虚為陰気不足の「六月属未、為土大旺、土為水之夫、土旺則水衰。況腎水常藉肺金為母以補助其不足、故『内経』諄諄然資其化源也。古人以夏月必独宿而淡味、競競業業于愛謹保養金水二臟、正嫌火土之旺爾」「十月属亥、十一月属子、正大気潜伏閉臓以養其本然之気、而為来春昇動発生之本。若於此時不恣欲以自戕、至春升之際、根本壮実、気不軽浮、焉有温熱之病」による。

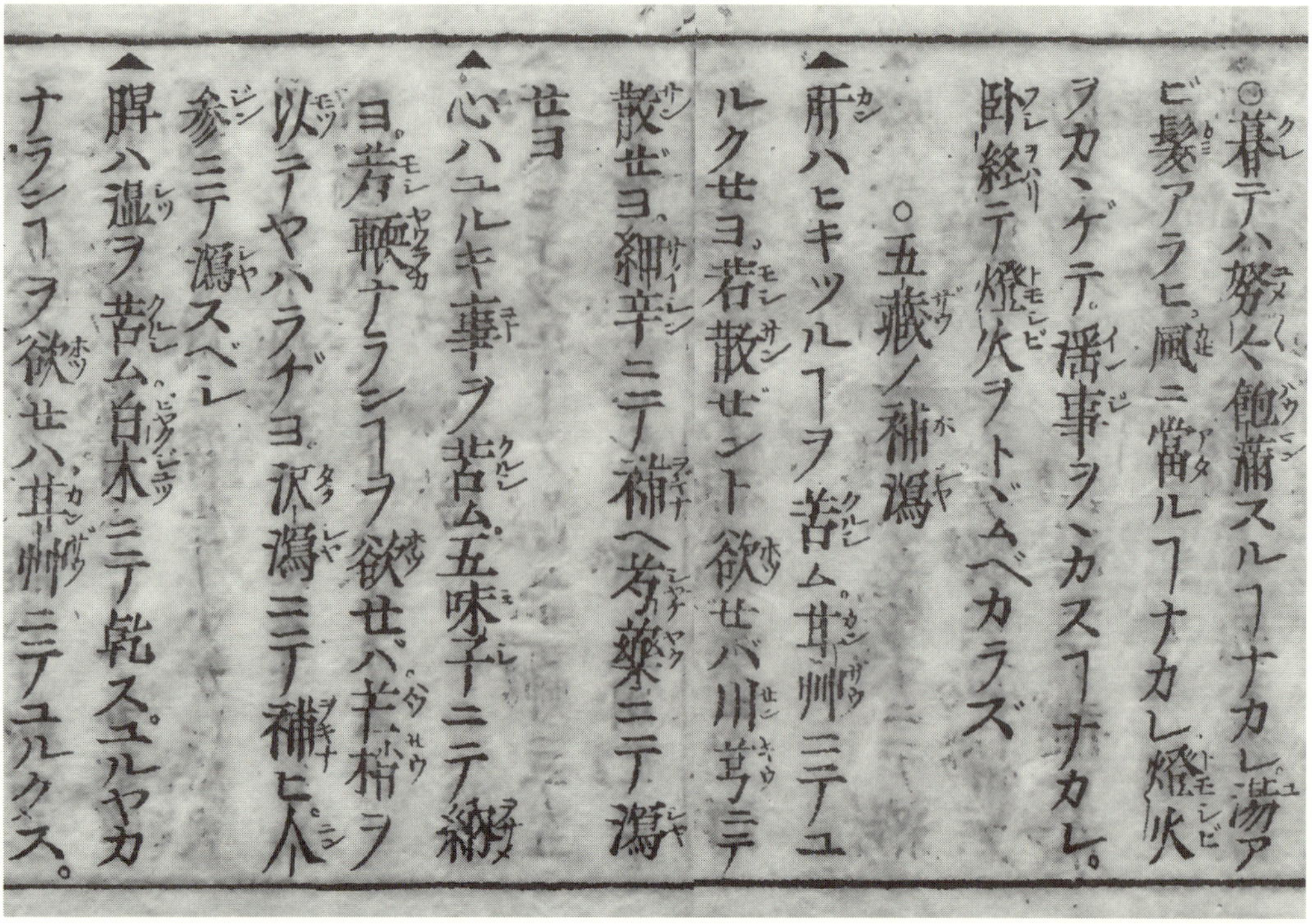
○暮《クレ》テハ努々《ユメユメ》飽満《バウマン》スルコトナカレ湯《ユ》ア
ビ髪《カミ》アラヒ風《カゼ》ニ當《アタ》ルコトナカレ燈火《トモシビ》
ヲカヽゲテ婬事《インジ》ヲヽカスコトナカレ
臥《フシ》終《ヲハリ》テ燈火《トモシビ》ヲトヾムベカラズ
○五藏《ザウ》ノ補瀉《ホシヤ》
▲肝《カン》ハヒキツルコトヲ苦《クルシ》ム甘艸《カンザウ》ニテユ
ルクセヨ若《モシ》散《サン》セントホツセバ川芎《センキウ》ニテ
散《サン》セヨ細辛《サイシン》ニテ補《オギナ》ヘ芍藥《シヤクヤク》ニテ瀉《シヤ》
セヨ
▲心ハユルキ事《コト》ヲ苦《クルシ》ム五味子ニテ納《ヲサメ》
ヨ若《モシ》輭《ヤハラカ》ナラシトヲ欲《ホツ》セバ芒硝《バウセウ》ヲ
以《モツ》テヤハラゲヨ沢瀉《タクシヤ》ニテ補《オギナ》ヒ人
参《ジン》ニテ瀉《シヤ》スベシ
▲脾ハ湿《シツ》ヲ苦《クルシ》ム白朮《ビヤクジユツ》ニテ乾スユルヤカ
ナラントヲ欲《ホツ》セバ甘艸《カンザウ》ニテユルクス。

○日が暮れてからは努々《ゆめゆめ》飽満してはならない。湯を浴び、髪を洗って、風にあたってはならない。灯火を掲げて、淫事をおかしてはならない。臥し終われば、灯火をそのままにしておいてはならない①。

①典拠未詳。

○五蔵の補瀉①

【和訳】▲肝はひきつることを苦しむ。甘草によって緩くせよ。もし散じようとすれば、川芎によって散ぜよ。細辛にて補え。芍薬にて瀉せ②。

▲心は緩《ゆる》いことを苦しむ。五味子によって納めよ。もし軟らかであろうとすれば③、芒硝を以て軟らげよ④。沢瀉によって補い、人参によって瀉すべきである⑤。

▲脾は湿を苦しむ。白朮によって乾かす。緩やかであろうとすれば、甘草によって緩くする。人参によって補い、黄連によって瀉す⑥。

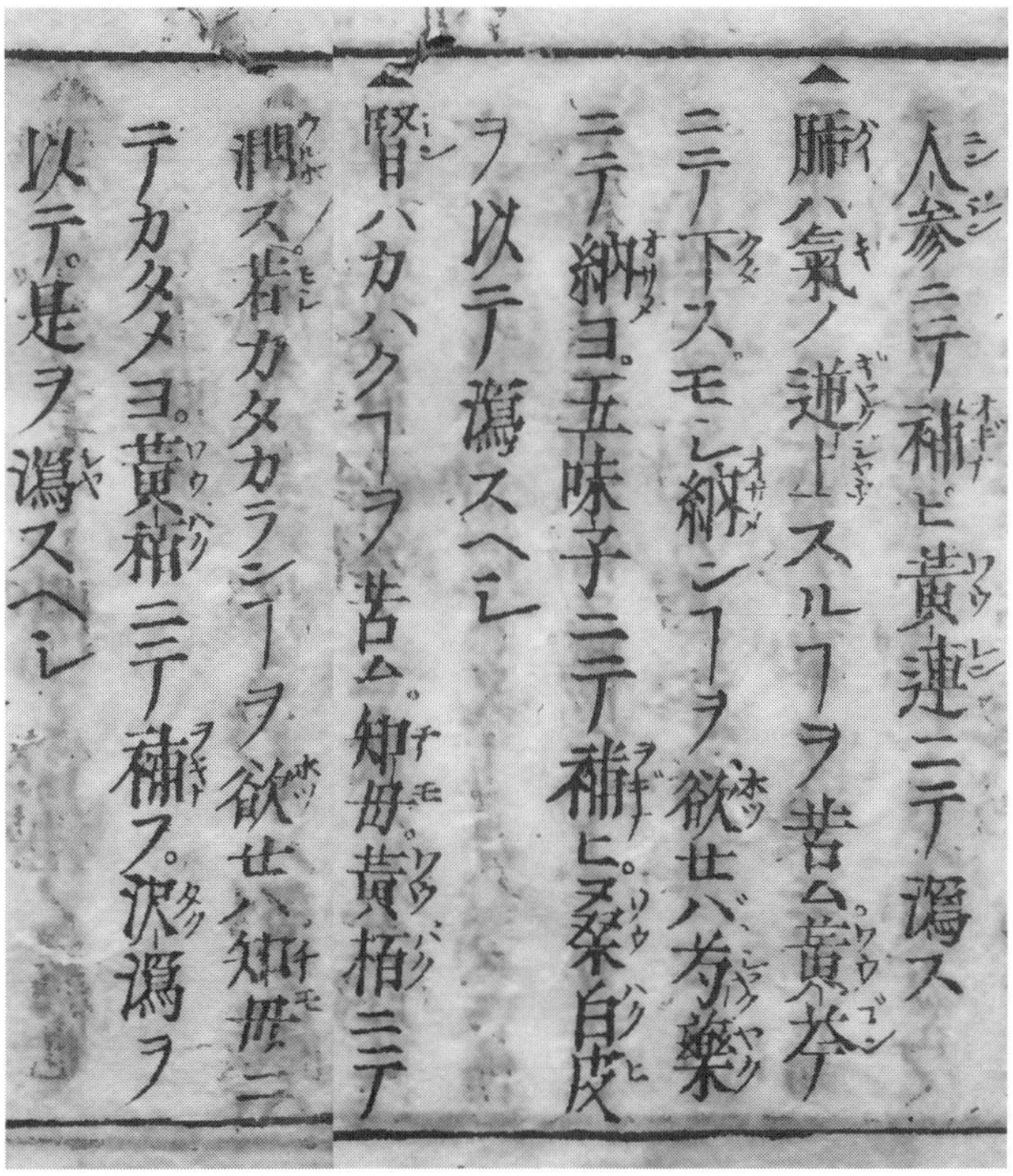
人参《ニンジン》ニテ補《オギナ》ヒ黄連《ワウレン》ニテ瀉ス
▲肺《ハイ》ハ氣《キ》ノ逆上《ギヤクジヤウ》スルヿヲ苦ム黄芩《ワウゴン》
ニテ下《クダ》スモシ納《オサメ》ンヿヲ欲《ホツ》セバ芍藥《シヤクヤク》
ニテ納《オサメ》ヨ五味子ニテ補《オギナ》ヒ桑白皮
ヲ以テ瀉スヘシ
▲腎《ジン》ハカハクヿヲ苦ム知母《チモ》黄栢《ワウバク》ニテ
潤《ウルホ》ス若《モシ》カタカランヿヲ欲《ホツ》セバ知母《チモ》ニ
テカタメヨ黄栢《ワウバク》ニテ補《オギナ》ヒ沢瀉《タクシヤ》ヲ
以テ是ヲ瀉スヘシ

▲肺は気の逆上することを苦しむ。黄芩によって下《くだ》す。もし納めようとすれば、芍薬によって納めよ。五味子によって補い、桑白皮によって以て瀉すべきである⑦。

▲腎は乾くことを苦しむ。知母、黄柏によって潤《うるお》す⑧。もし堅くあろうとすれば、知母によって堅くせよ⑨。黄柏によって補い、沢瀉を用いて瀉すべきである⑩。

①目録では篇題を「五臓の補瀉」に作る。本章は全文、『全九集』巻之二・五臓之補瀉并二苦欲を大略そのまま引用したものである。『全九集』の経文は、元来、王好古の『湯液本草』巻上・五臓苦欲補瀉薬味によると見られる。②『湯液本草』巻上・五臓苦欲補瀉薬味に「肝苦急、急食甘以緩之、甘草。欲散、急食辛以散之、川芎。以辛補之、細辛。以酸瀉之、芍薬」とある。③原文「輭」は軟と同じ。④「芒硝」は『脈論口訣』では「芒消」に作る。今正す。⑤『湯液本草』巻上・五臓苦欲補瀉薬味に「心苦緩、急食酸以収之、五味子。欲軟、急食鹹以軟之、芒硝。以鹹補之、沢瀉。以甘瀉之、人参、黄芪、甘草」とある。⑥『湯液本草』巻上・五臓苦欲補瀉薬味に「脾苦湿、急食苦以燥之、白朮。欲緩、急食甘以緩之、甘草。以甘補之、人参。以苦瀉之、黄連」とある。⑦『湯液本草』巻上・五臓苦欲補瀉薬味に「肺苦気上逆、急食苦以瀉之、訶子皮、一作黄芩。欲収、急食酸以収之、白芍薬。以辛瀉之、桑白皮。以酸補之。五味子」とある。⑧原文「黄柏」はまた「黄檗」「黄蘗」に

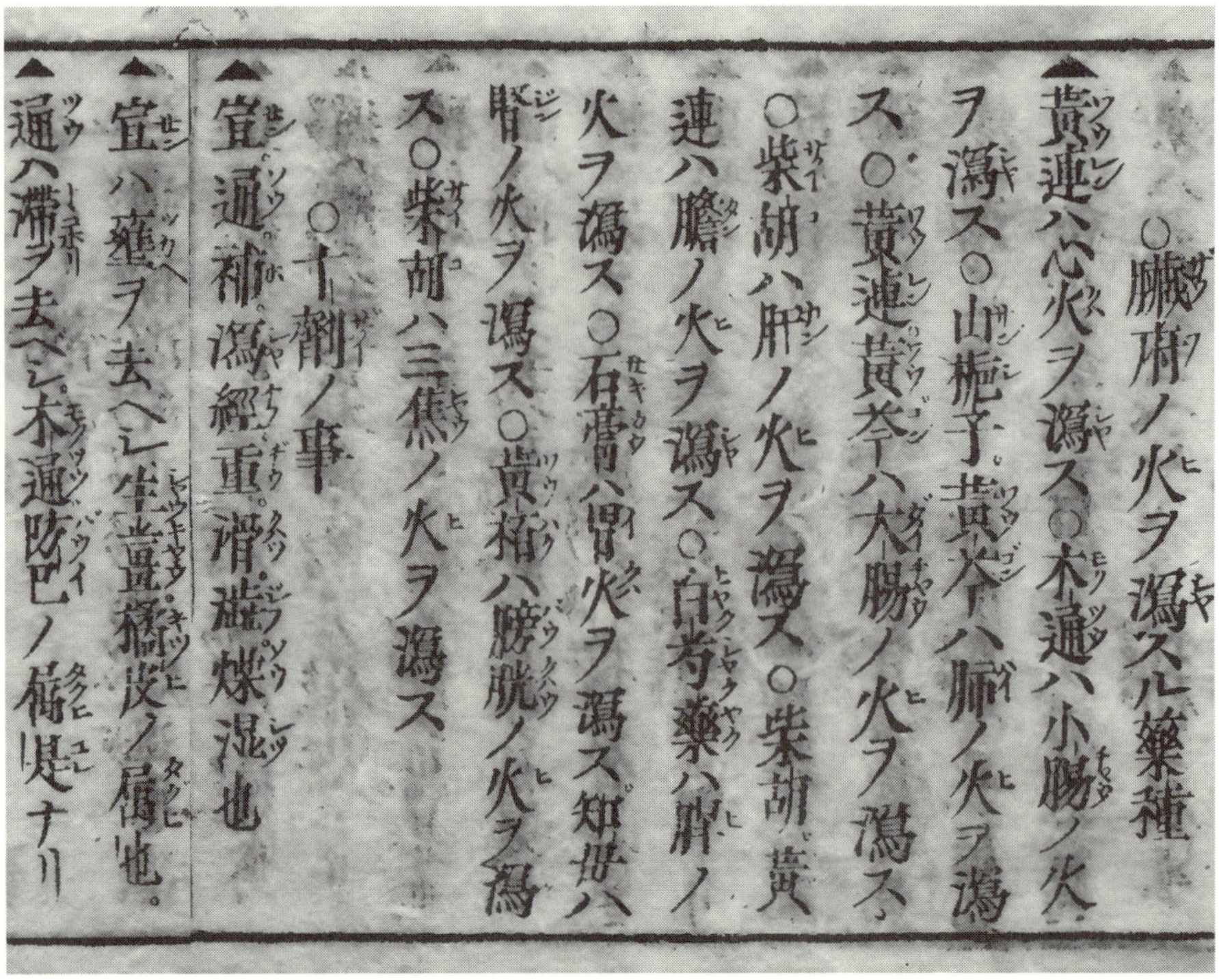
○臓府ノ火ヲ瀉スル薬種
▲黄連ハ心火ヲ瀉ス○木通ハ小腸ノ火ヲ瀉ス○山梔子黄芩ハ肺ノ火ヲ瀉ス○黄連黄芩ハ大腸ノ火ヲ瀉ス○
○柴胡ハ肝ノ火ヲ瀉ス○柴胡黄連ハ膽ノ火ヲ瀉ス○白芍薬ハ脾ノ火ヲ瀉ス○石膏ハ胃火ヲ瀉ス知母ハ腎ノ火ヲ瀉ス○黄柏ハ膀胱ノ火ヲ瀉ス○柴胡ハ三焦ノ火ヲ瀉ス
○十剤ノ事
▲宣通補瀉軽重滑澁燥湿也
▲宣ハ壅ヲ去ヘシ生薑橘皮ノ属也。
▲通ハ滞ヲ去ヘシ木通防巳ノ属是ナリ

作る。⑨原文「かためよ」は「固めよ」で、手を加えて堅固にすること。⑩『湯液本草』巻上・五臓苦欲補瀉薬味に「腎苦燥、急食辛以潤之、知母黄蘗。欲堅、急食苦以堅之、知母。以苦補之、黄蘗。以鹹瀉之、沢瀉」とある。

○臓府の火《ひ》を瀉する薬種①

【和訳】△黄連は心火を瀉す。○木通は小腸の火を瀉す。○山梔子②、黄芩は肺の火を瀉す。○黄連、黄芩は大腸の火を瀉す。○柴胡は肝の火を瀉す。○柴胡、黄連は胆の火を瀉す。○白芍薬は脾の火を瀉す。○石膏は胃火を瀉す。○知母は腎の火を瀉す。○黄柏は膀胱の火を瀉す。○柴胡は三焦の火を瀉す。

①目録では篇題を「臓府の火《ひ》を瀉するの薬種《やくしゅ》」に作る。本章は全文、『全九集』巻之二・蔵府ノ火ヲ瀉スルノ薬種并蔵府ノ名を大略そのまま引用したものである。②『全九集』では「山梔子」を「梔子」に作る。

○十剤の事①

【和訳】[十剤の効能は]△宣、通、補、瀉、軽②、重、滑、渋、燥、湿である。

▲宣は壅塞を去ることができる。生薑《しょうきょう》、橘皮《きっぴ》の類である。
▲通は滞留を去ることができる。木通《もくつう》、防已《ぼうい》の類がこれである。
▲補は虚弱を去ることができる。人参《にんじん》、羊肉《ようにく》の類がこれである。

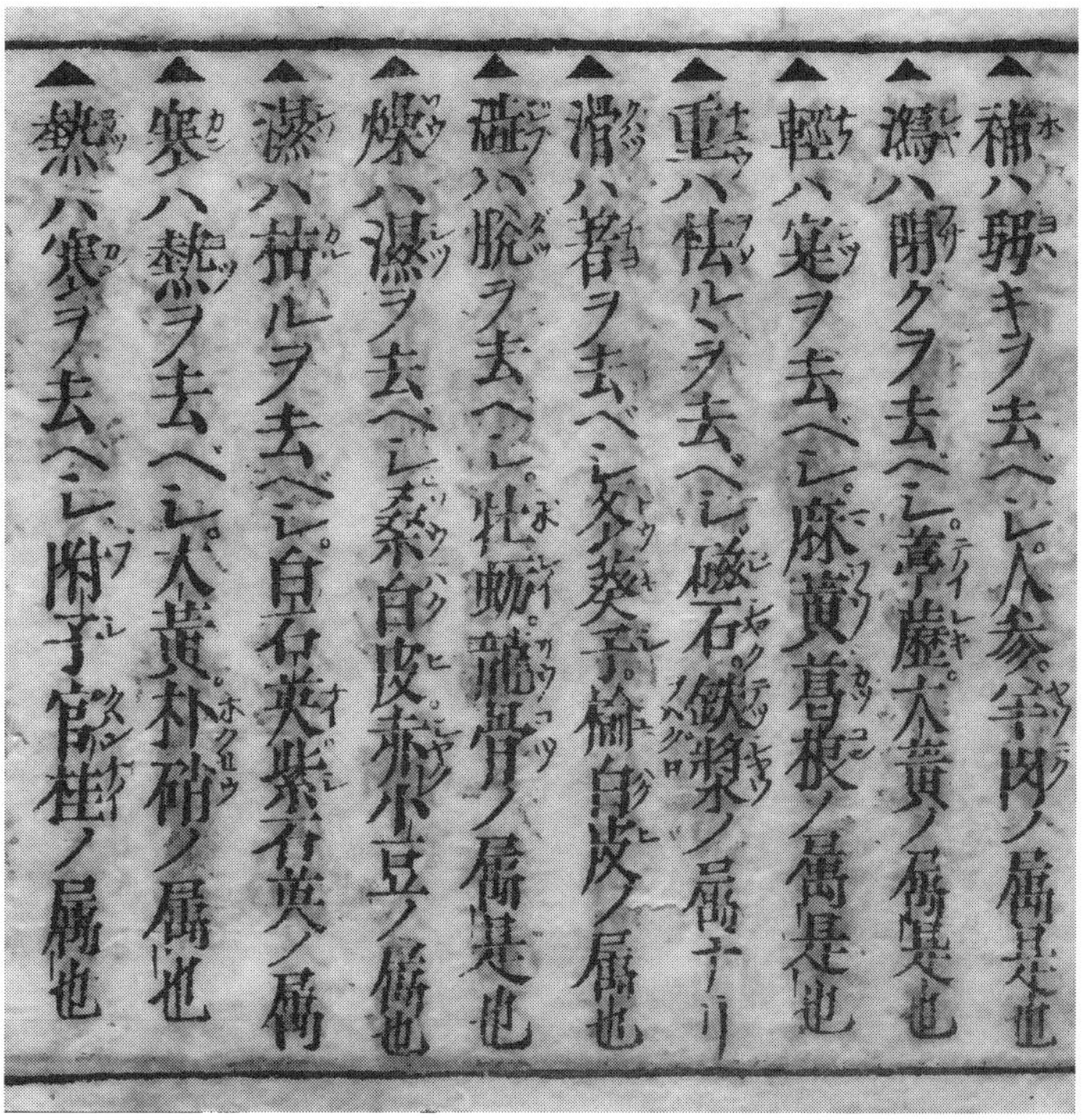
▲補ハ弱キヲ去ベシ。人参。羊肉ノ属是也
▲瀉ハ閉クヲ去ベシ。葶藶大黄ノ属是也
▲輕ハ実ヲ去ベシ。麻黄葛根ノ属是也
▲重ハ怯ルヲ去ベシ。磁石鉄漿ノ属ナリ
▲滑ハ著ヲ去ベシ。冬葵子楡白皮ノ属也
▲澁ハ脱ヲ去ベシ。牡蠣龍骨ノ属是也
▲燥ハ湿ヲ去ベシ。桑白皮赤小豆ノ属也
▲濕ハ枯ルヲ去ベシ。白石英紫石英ノ属
▲寒ハ熱ヲ去ベシ。大黄朴硝ノ属也
▲熱ハ寒ヲ去ベシ。附子官桂ノ属也

▲瀉は閉塞を去ることができる。葶藶《ていれき》、大黄《だいおう》の類がこれである。
▲軽は実を去ることができる。麻黄《まおう》、葛根《かっこん》の類がこれである。
▲重は怯を去ることができる。磁石、鉄漿の類である。
▲滑は著を去ることができる。冬葵子《とうきし》、楡白皮《ゆはくひ》の類である。
▲渋は脱を去ることができる。牡蠣《ぼれい》、龍骨《りゅうこつ》の類がこれである。
▲燥は湿を去ることができる。桑白皮《そうはくひ》、赤小豆《せきしょうず》の類である。
▲湿は枯を去ることができる。白石英《はくせきえい》、紫石英《しせきえい》の類［である］。
▲寒は熱を去ることができる。大黄《だいおう》、朴硝《ぼうしょう》の類である。
▲熱は寒を去ることができる。附子《ぶし》、官桂《かんけい》の類である。

①目録では篇題を「十剤の事　附けたり 五味の用」に作る。本章の全文は、『万病回春』巻之一・万金一統述の「十剤者、宣、通、補、瀉、軽、重、滑、渋、燥、湿、寒、熱也。宣可以去壅、姜、橘之属是也。通可以去滞、木通、防已之属是也。補可以去弱、人参、羊肉之属是也。瀉可以去閉、葶藶、大黄之属是也。軽可以去実、麻黄、葛根之属是也。重可以去怯、磁石、鉄漿之属是也。滑可以去著、冬葵子、楡白皮之属是也。渋可以去脱、牡蠣、龍骨之属是也。燥可以去湿、桑白皮、赤小豆之属是也。湿可以去枯、白石英、紫石英之属是也。寒可以去熱、大黄、朴硝之属是也。熱可以去寒、附子、官桂之属是也」による。『全九集』巻之二・十二剤之論にはこれをもっと簡略にしたものが載せられているが、薬物などの記載は無い。○「十剤」はもと北斉の徐之才の『薬対』（『証類本草』巻第一・上合薬分剤料理法則所引）に「諸薬有宣、通、補、泄、軽、重、渋、滑、燥、湿、此十種者、是薬之大体」とあり、北宋の『聖済経』巻之十・致用協宜章第三で「宣剤」「通剤」「補剤」「泄剤」などとして薬物の分類と効能を述べたことに始まる。「十剤」という名称は、『傷寒明理論』巻中・薬方論序に「制方之体、宣、通、補、瀉、軽、重、渋、滑、燥、湿十剤是也」

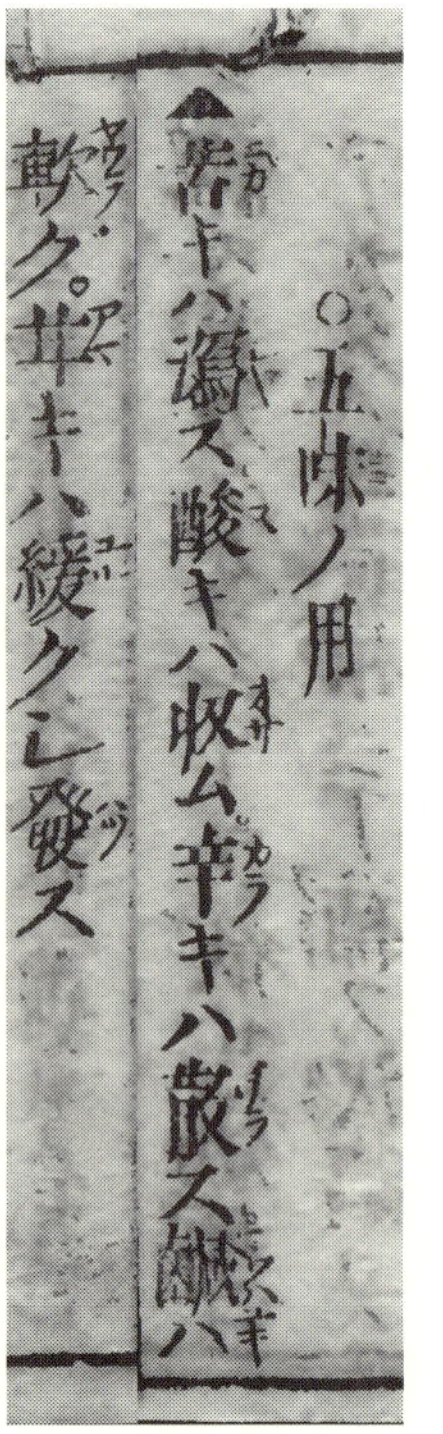
○五味ノ用
▲苦キハ瀉ス酸キハ收ム辛キハ散ス鹹キハ
軟ク甘キハ緩クシ發ス

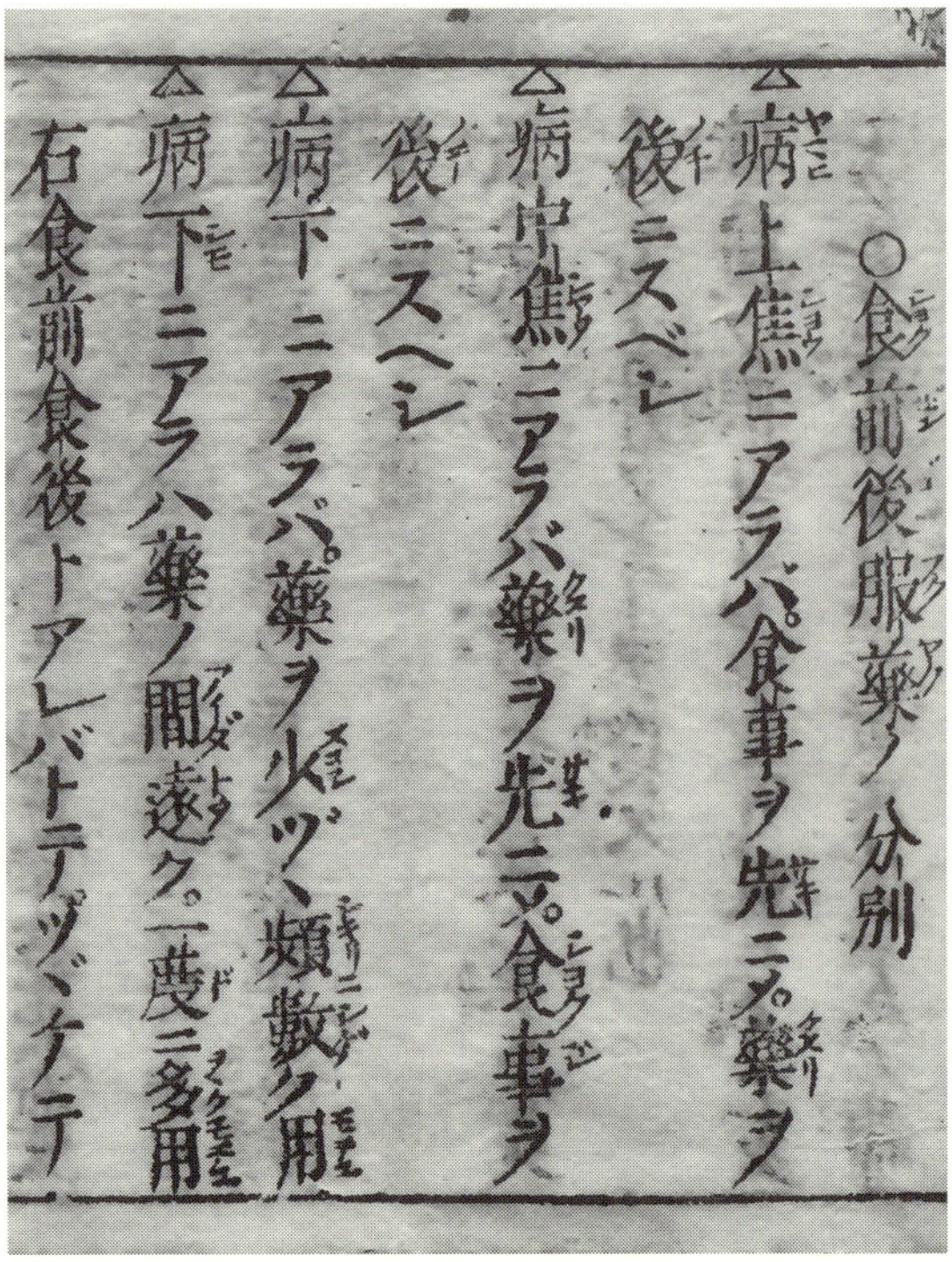
○食前後服藥ノ分別
△病上焦ニアラバ食事ヲ先ニシ藥ヲ
後ニスベシ
△病中焦ニアラバ藥ヲ先ニシ食事ヲ
後ニスヘシ
△病下ニアラバ藥ヲ少ヅヽ頻數ク用ヒ
△病下ニアラバ藥ノ間遠ク一度ニ多ク用
右食前食後トアレバトテツヾケテ

とあるに初出する。これに寒熱を加えたのは元・王好古の『湯液本草』巻之上・海蔵老人湯液本草・十剤で、『万病回春』もそれに倣っている。②原文は「経」に誤る。今正す。

○五味の用①

▲苦は瀉す。酸は収める。辛は散じる。鹹は軟らげる。甘は緩《ゆる》くし、発する。

①本章は全文、『全九集』巻之二・調合之指南・五味之用の大半をそのまま引用したものである。ただし、『全九集』では更に「淡きは泄す。右味の大略の用能なり」の一節が続く。『全九集』の経文は、もと元・王好古の『湯液本草』巻上・五味所用に「苦泄、甘緩、酸収、鹹軟、淡滲泄、辛散」に基づくと思われる。

○食前後服薬の分別①

【和訳】△病が上焦に在れば、食事を先にして、服薬を後にすべきである。
△病が中焦②に在れば、服薬を先にして、食事を後にすべきである。
△病が上③に在れば、服薬は少しずつ、頻りに何度も行うべきである。
△病が下に在れば、服薬の間隔を広くして、一度に多く用いる。
△以上④、食前、食後とあるからといって、続けて[薬を]用いてはならない。食気⑤が消えてから服薬せよ。薬気⑥が散じてから食事をとらせよ。病が手足の血脈にあれば、朝の空腹時に服薬すべきである。病が骨髄に在れば、夜の飽食の後に服薬すべきである。

①目録では篇題を「食前後服薬　附 薬味薬気の事」に作る。本章は全文、『全九

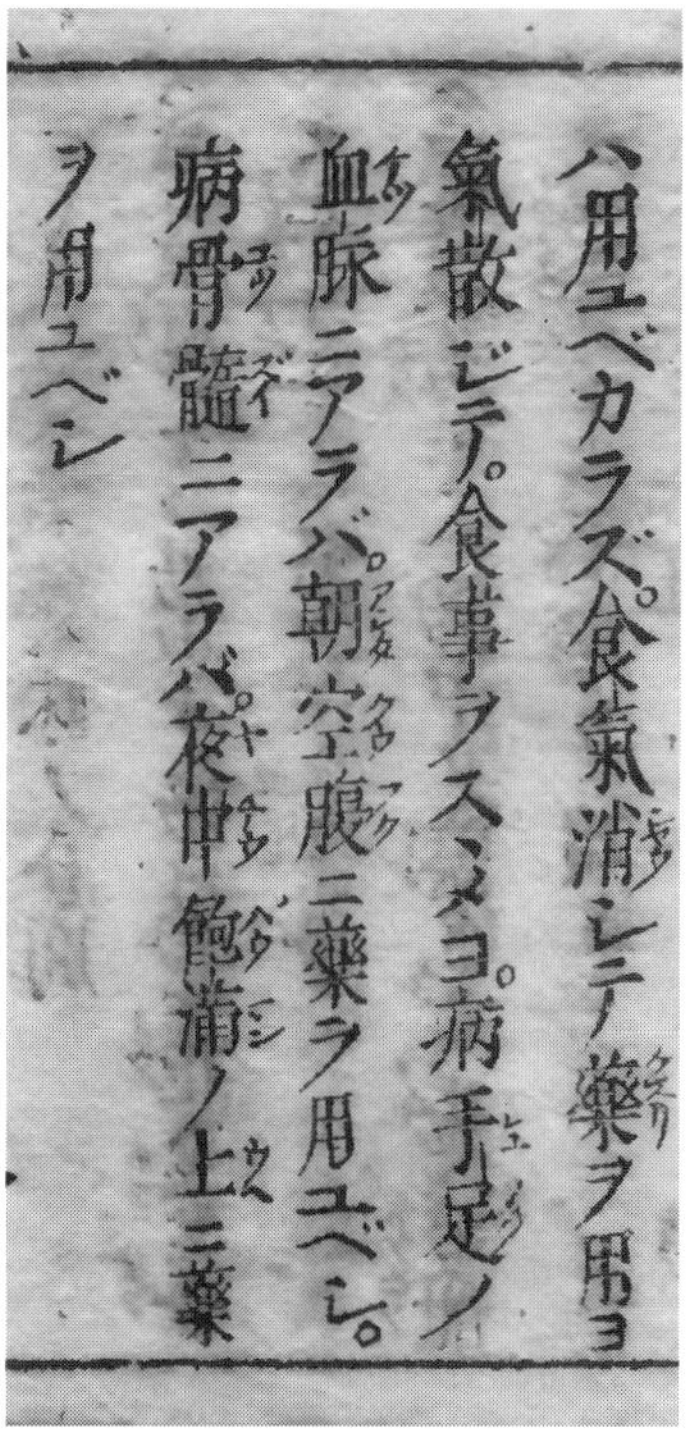

八用ユベカラズ。食氣消シテ藥ヲ用ヨ
氣散ジテ。食事ヲススメヨ。病手足ノ
血脉ニアラバ。朝空腹ニ藥ヲ用ユベシ。
病骨髓ニアラバ。夜中飽満ノ上ニ藥
ヲ用ユベシ

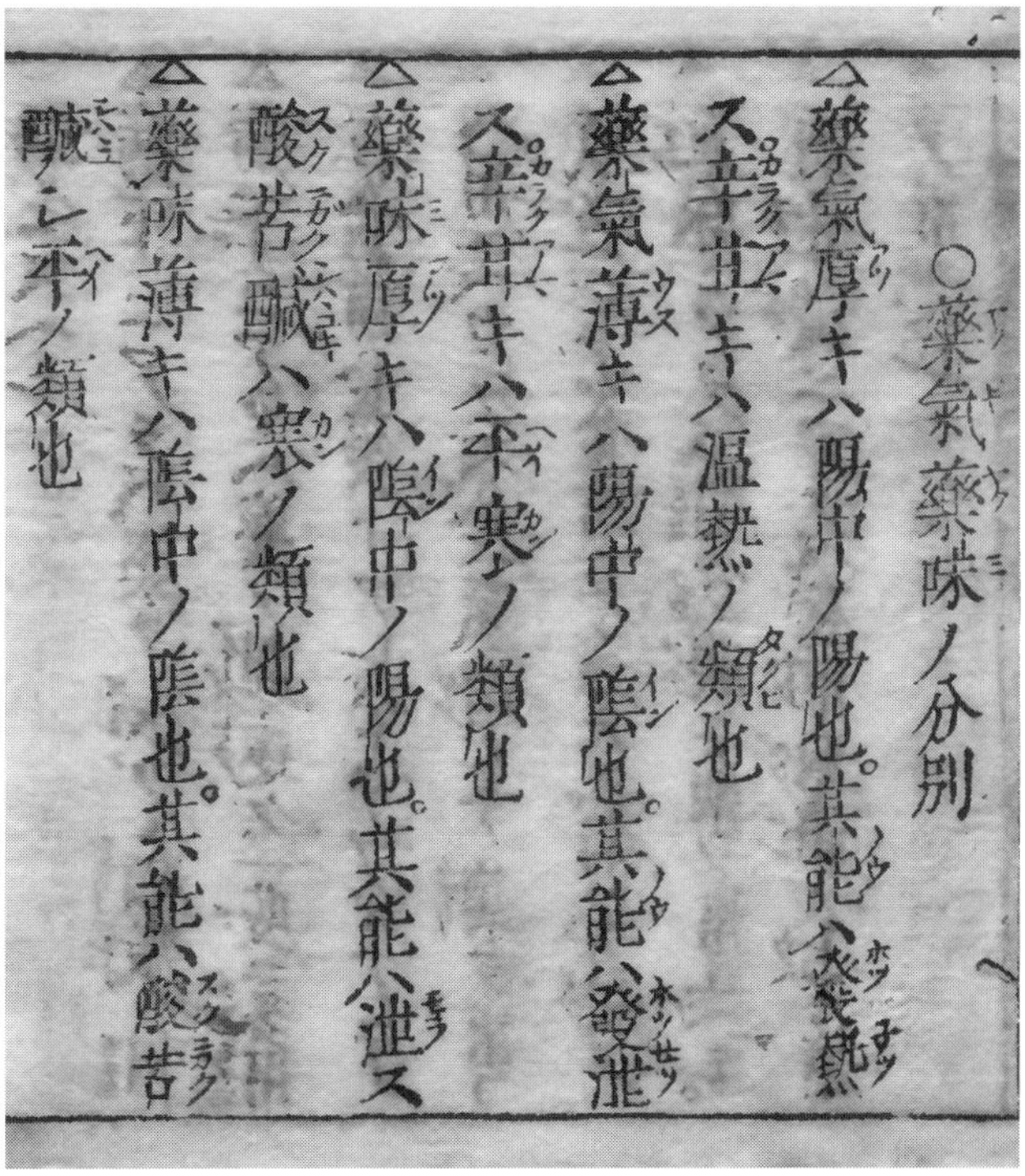

○藥氣藥味ノ分別
△藥氣厚キハ陽中ノ陽也。其能ハ發熱
ス。辛甘ハ温熱ノ類也
△藥氣薄キハ陽中ノ陰也。其能ハ發泄
ス。辛甘ハ平寒ノ類也
△藥味厚キハ陰中ノ陽也。其能ハ泄ス
酸苦鹹ハ寒ノ類也
△藥味薄キハ陰中ノ陰也。其能ハ酸苦
鹹ハ平ノ類也

集』巻之二・食前食後之分別を大略そのまま引用したものである（『全九集』では「［薬］気散じて食事をすすめよ」に続いて「方の後《しりえ》に食遠に服せよと云は、薬の前後共に遠く食事を隔てよ」の一節がある）。もとは『湯液本草』巻之二・東垣先生用薬心法の古人服薬有法「病在心上者、先食而後薬。病在心下者、先薬而後食。病在四肢者、宜饑食而在旦。病在骨髄者、宜飽食而在夜」と古人服薬活法「在上不厭頻而少、在下不厭頓而多、少服則滋栄於上、多服則峻補於下」による。これらの類文は『医学綱目』や『古今医統』にも見える。②『脈論口訣』の「中焦」、『全九集』では「下焦」に作る。『湯液本草』の「病在心下者」の解釈の違いによると見られる。③『脈論口訣』は「上」を「下」に作るが、『全九集』に従って正す。④原文「右」は、前文に記してある事柄。既述の事柄。⑤「食気」は飲食物。原文「食気消して」とは、満腹状態が落ち着いてから、の意。⑥『脈論口訣』では「薬気」の「薬」の字を脱す。今、『全九集』に従って補う。原文「薬気散じて」とは、服薬後の状態から時間を経て、の意。

○薬気薬味の分別①

△薬気が厚いものは陽中の陽である。その効能は発熱である。辛甘は温熱の類である。

△薬気が薄いものは陽中の陰である。その効能は発泄である。辛甘は平寒の類である。

△薬味が厚いものは陰中の陰である②。その効能は泄すことである。酸苦鹹は寒の類である。

△薬味が薄いものは陰中の陽である③。その効能［は通ずることである］。酸苦鹹は平の類である。

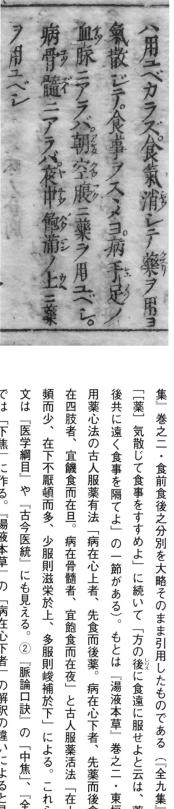

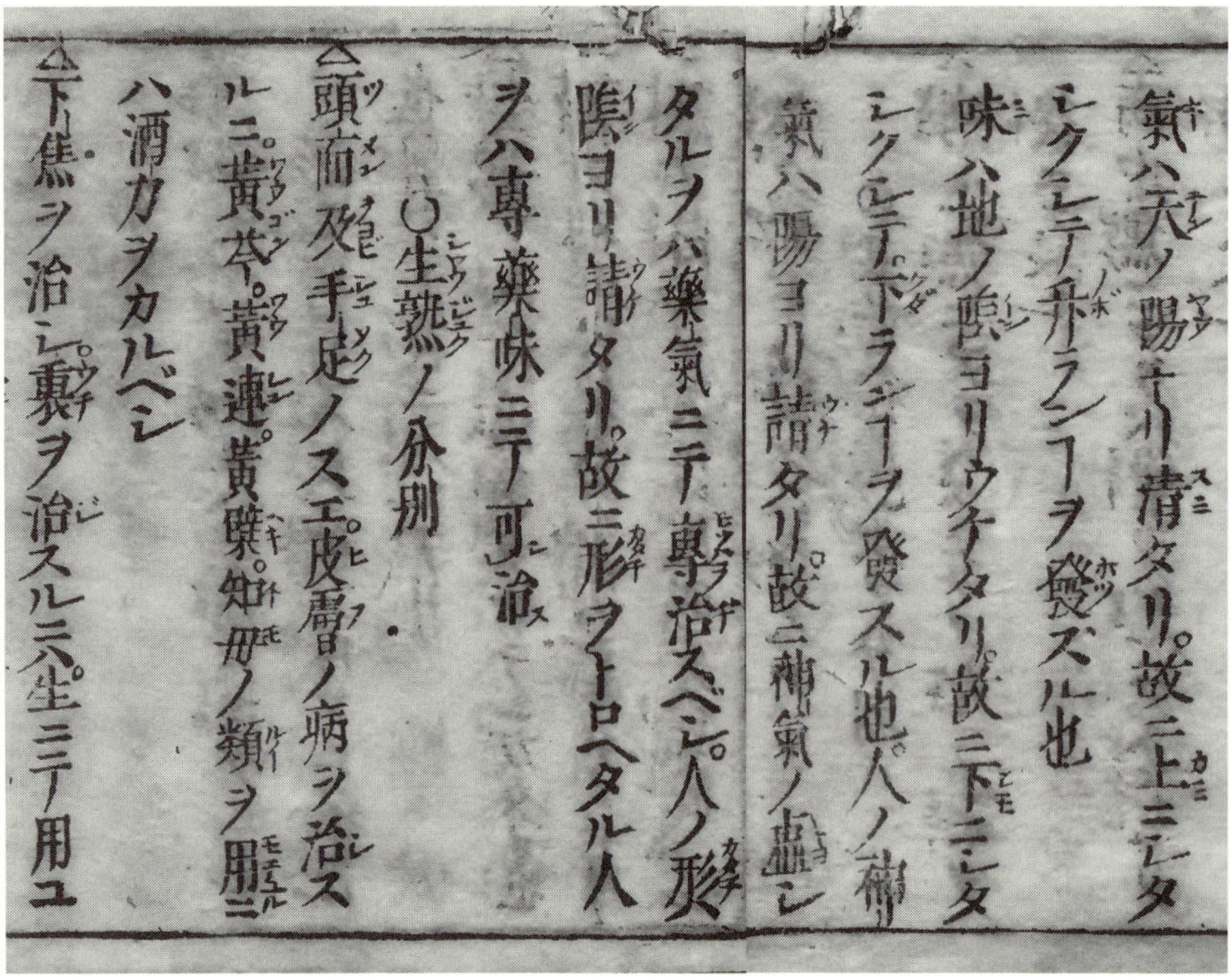
氣ハ天ノ陽ヨリ請タリ。故ニ上ニ親シ
クシテ升ラシヿヲ發ズル也
味ハ地ノ陰ヨリウケタリ。故ニ下ニ親シ
クシテ下ラシヿヲ發スル也。人ノ神
氣ハ陽ヨリ請タリ。故ニ神氣ノ虚シ
タルヲハ藥氣ニテ專ラ治スベシ。人ノ形
陰ヨリ請タリ。故ニ形ヲトロヘタル人
ヲハ專ラ藥味ニテ可治ス
○生熟ノ分別
△頭面及ビ手足ノスエ皮膚ノ病ヲ治ス
ルニ黄芩。黄連。黄蘗。知母ノ類ヲ用ニ
ハ酒ノ力ヲカルベシ
△下焦ヲ治シ裏ヲ治スルニハ生ニテ用ユ

味は地の陰より受けたものであるので、下に親和性があり、下ろうとするのである。人の神気は［天の］陽から受けたものであるので、神気の虚は専ら薬気によって治すべきである。人の形は［地の］陰より受けたものであるので、形が衰えた人は専ら薬味によって治すべきである。

①本章は全文、『全九集』巻之二・薬気薬味之分別を概ねそのまま引用したものである。その内容は、元来、李東垣の『脾胃論』巻上・君臣佐使法に見えるもので、『医学綱目』巻之三・陰陽臓腑部・薬性不同、『万病回春』巻之一・万金一統述にも引かれるが、『全九集』は王好古撰『湯液本草』の「味之薄者為陰中之陽、味薄則通、酸苦鹹平是也。味之厚者為陰中之陰、味厚則泄、酸苦鹹寒是也。気之厚者為陽中之陽、気厚則発熱、辛甘温熱是也。気之薄者為陽中之陰、気薄則発泄、辛甘淡平涼寒是也」によると見られる。②『脈論口訣』は「陰中の陽」に作るが、『全九集』あるいは『湯液本草』に従って「陰中の陰」に改めた。③『脈論口訣』は「陰中の陰」に作るが、『全九集』あるいは『湯液本草』に従って「陰中の陽」に改めた。

○生熟《しょうじゅく》の分別①

【和訳】△頭面及び手足の末端、皮膚の病を治すに、黄芩《おうごん》、黄連《おうれん》、黄蘗《おうばく》、知母《ちも》の類を用いる場合は、酒の力を借りるべきである。

△下焦を治し、裏《うち》を治すには、［酒などを加えず］生《なま》で用いるべきである。

大黄《だいおう》は大便が秘結する時に用いる薬である。胃の気の弱い人には、［大黄《だいおう》に］酒を注ぎかけて②、熱い灰の中に入れて熱して用いるべきである③。

知母《ちも》、地黄《じおう》は下部に用いる薬である。虚した人や久病④などには胃の気に留意する⑤。そこで酒の力を借りるのである⑥。前に述べたような

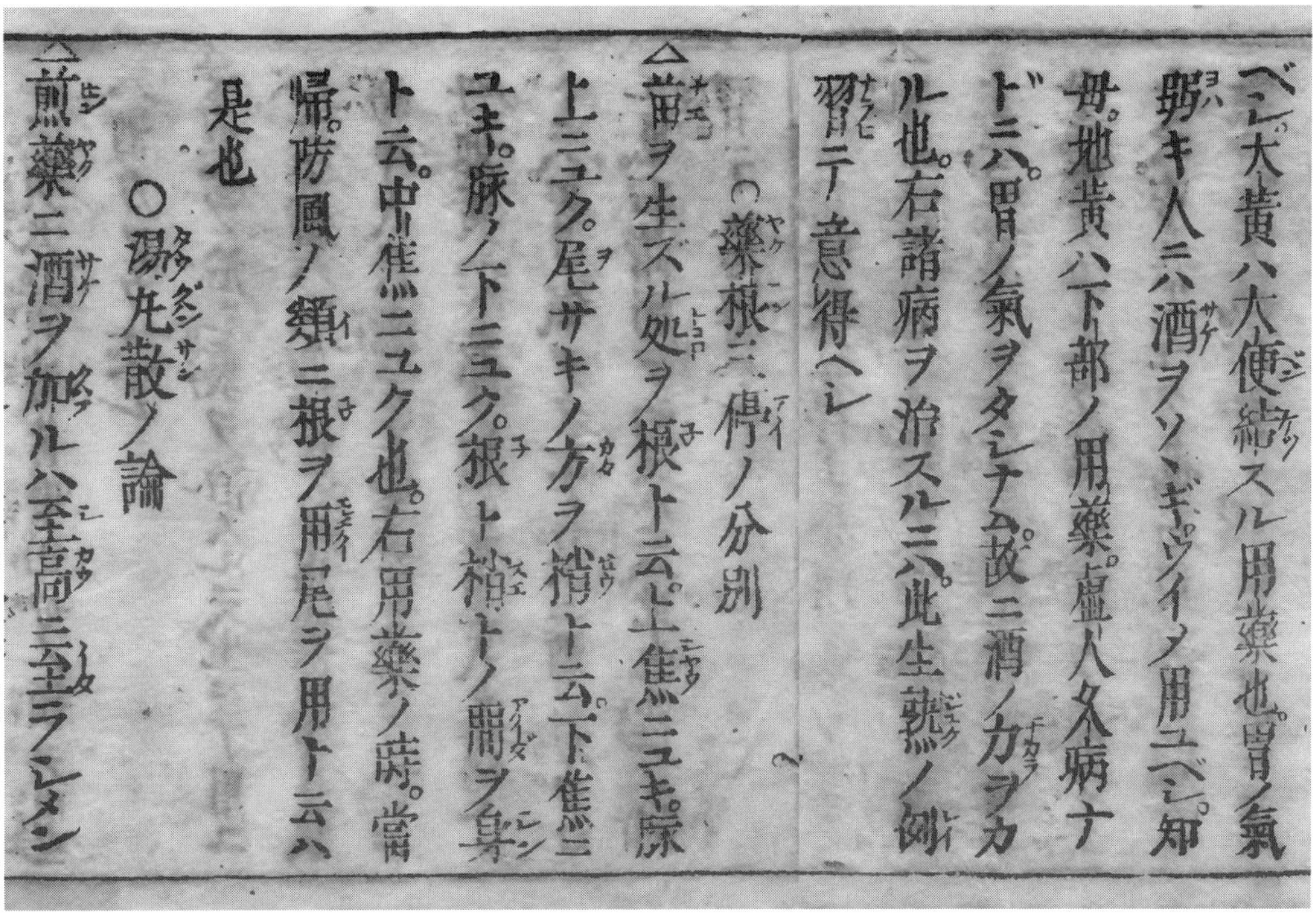
ベシ。大黄ハ大便結《ケツ》スル用藥也。胃ノ氣
弱《ヨハ》キ人ニハ酒《サケ》ヲソヽギウイノ用ユベシ。知
母。地黄ハ下部ノ用藥。虚人久病ナ
ドニハ胃ノ氣ヲタシナム。故ニ酒ノ力《チカラ》ヲカ
ル也。右諸病ヲ治スルニハ此生熟ノ例
習《ナラヒ》テ意得ベシ
○藥《ヤク》根三停《テイ》ノ分別
△苗《ナヘ》ヲ生ズル処《トコロ》ヲ根《ネ》ト云。上焦ニユキ。脉
上ニユク。尾《ヲ》サキノ方ヲ梢《セウ》ト云。下焦ニ
ユキ。脉ノ下ニユク。根ト梢《スエ》トノ間《アイダ》ヲ身《シン》
ト云。中焦ニユク也。右用藥ノ時。當
帰。防風ノ類ニ根ヲ用尾ヲ用ト云ハ
是也
○湯《タウ》丸《グワン》散《サン》ノ論
△煎藥《ヤク》ニ酒《サケ》ヲ加ルハ至高ニ至ラシメン

⑦諸病を治するには、この生熟《しょうじゅく》の例に学んで⑧、心得るべきである⑨。

①目録では篇題を「生熟《しょうじゅく》の分別　并薬根三停」に作る。本章は全文、『全九集』巻之二・生熟之用例を概ねそのまま引いたものである。②原文「そそぐ」は水を注ぎかけること。③原文「ういする」は「煨する」で、物を熱い灰の中に入れて熱すること。『全九集』巻之五・耳病門に「生地黄を棗の核ほどかみに裏みぬらし、あつはいにういし……」とある。④「久病」は「長病」と同義。慢性病。⑤原文「たしなむ」は、気をつけるの意。⑥原文「かる」は「借りる」と同じ。⑦原文「右」は、前文に記してある事柄。既述の事柄。⑧原文「習いて」は、学習する、習得すること。⑨原文「意得べし」は「心得べし」と同じ。

○薬根《ね》三停《てい》の分別①

△苗を生じるところを「根《ね》」という。［薬物の根の部分の効能は］上焦に及び、脈の上方に及ぶ。先端の方②を「梢《すえ》」という。［薬物の梢の部分の効能は］下焦に及び、脈の下方に及ぶ。「根《ね》」と「梢《すえ》」の間を「身」という。［薬物の身の部分の効能は］中焦に行く。以上、薬を用いる時、当《とう》帰《き》や防風《ぼうふう》の類に根を用い、先端（梢）を用いるというのがこれである。

①本章は全文、『全九集』巻之二・薬三停之分別を概ねそのまま引用したものである。②原文「尾さき」は「尾先」、動物の尾の先端であるが、ここでは転じて先端。

○湯丸散《とうがんさん》の論①

【和訳】△煎じ薬に酒を加えるのは、このうえなくすぐれた状態に至らせようとの意図である。［ただし］最初から［酒］を入れれば、薬の味が

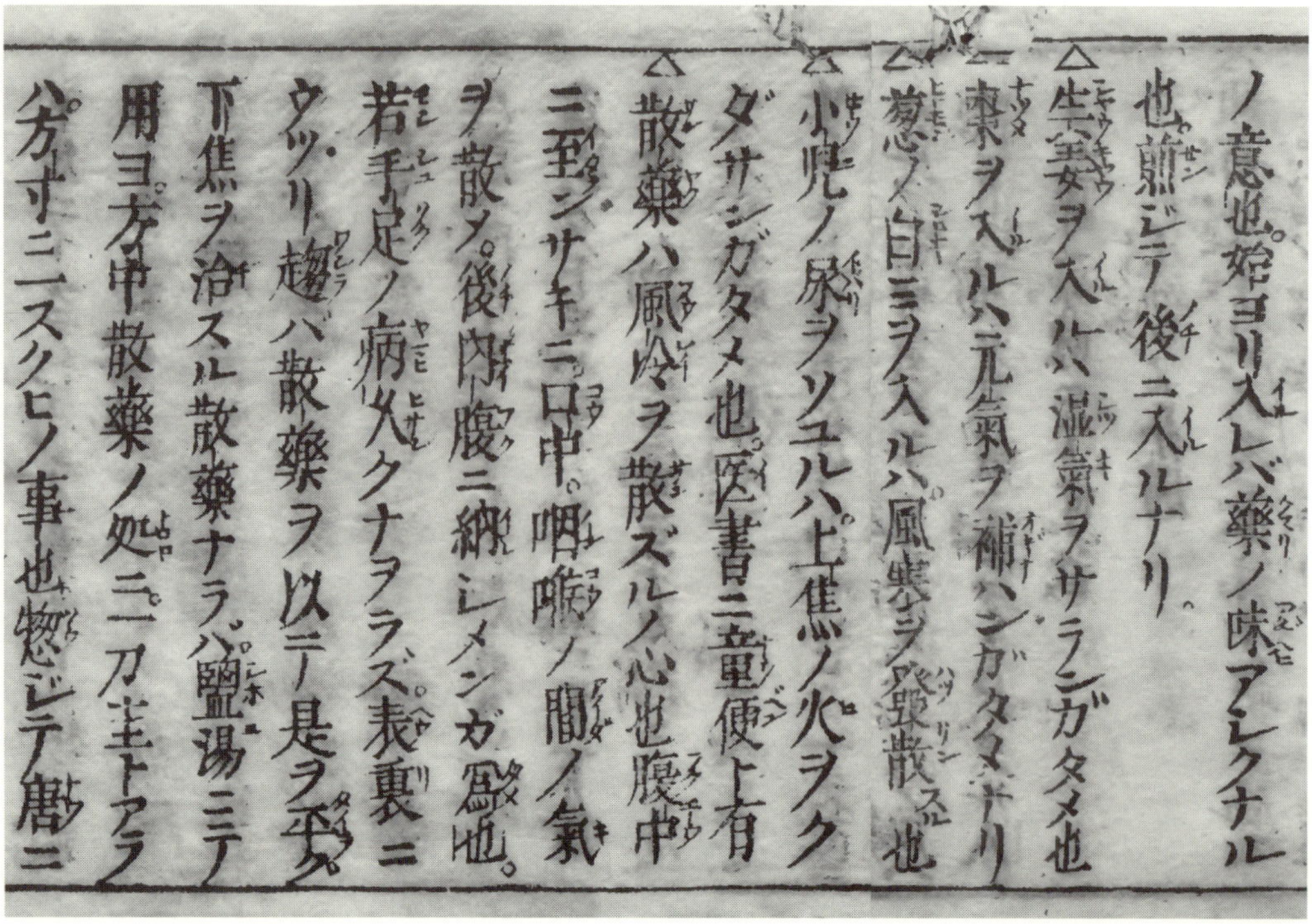
ノ意也。始ヨリ入レバ藥ノ味アレクナル
也。煎ジテ後ニ入ルナリ。
△生姜ヲ入ルハ濕氣ヲサランガタメ也
△棗ヲ入ルハ元氣ヲ補ハンガタメナリ
△葱ノ白ミヲ入ルハ風寒ヲ發散スル也
△小児ノ尿ヲソユルハ上焦ノ火ヲク
ダサンガタメ也。医書ニ童便ト有
△散藥ハ風冷ヲ散ズルノ心也。腹中
ニ至ンサキニ口中咽喉ノ間ノ氣
ヲ散ジ後ニ腹内ニ納レメンガ為也。
若手足ノ病久クナヲラズ表裏ニ
ウツリ趨バ散藥ヲ以テ是ヲ平グ
下焦ヲ治スル散藥ナラバ鹽湯ニテ
用ヨ。方中散藥ノ処ニ刀圭トアラ
バ方寸ニ一スクヒノ事也。惣ジテ唐ニ

悪くなる。煎じてから入れるのである②。

△生姜《しょうきょう》を入れるのは、湿の気を除去するためである。

△棗《なつめ》を入れるのは、元気を補おうとするためである。

△葱《ねぎ》の白い部分を入れれば、風寒を発散できる。

△小児の尿を加えるのは③、上焦の火を降すためである。医書に「童便」とある④。

△散薬⑤は、風冷を散ずるとの意図である。［薬が］腹の中に至る前に、口中、咽喉の中の気を散じ⑥、その後に腹の内に納めようとするためである。もし手足の病が長い間良くならず、表裏に移り趨《はし》れば、散薬を使ってこれを平らげる。下焦を治する散薬ならば、塩湯《しおゆ》で飲め⑦。薬方中の散薬のところに、「一刀圭《とうけい》」とあれば、方寸にひとすくいのことである⑧。総じて、唐の一両とは、日本の十銭である⑨。

△丸は緩であるとあると言うことで⑩、積聚、癥瘕［といった］全ての塊、痛みを緩めようとする意図である⑪。［薬が］その病の在るところに至って。ゆっくり溶けて効果がある。上焦に至る丸薬は、特に⑫小さく丸めるのが良い⑬。下焦に至る丸薬は、大きく丸めるのが良い⑭。中焦に至る丸薬は、中程度に丸めて使用すべきである。「調糊」とは、特に強い糊である。ゆっくり溶かして、下焦に至らせようとの意図である。糊を酒で練ることは。升散をさせないようにする働きである。○蜜丸の意図するところは、諸薬を調合し、中を補い、脾を調えるためである。○黄蠟で薬を丸める意図とは、腹中で溶けさせないようにするためである。たとえば［使い方によっては］峻厳な作用が生じる薬⑮を用いて下焦の病を治するに、蜜や糊で丸めるのは、［そのようにしなければ］、病の在

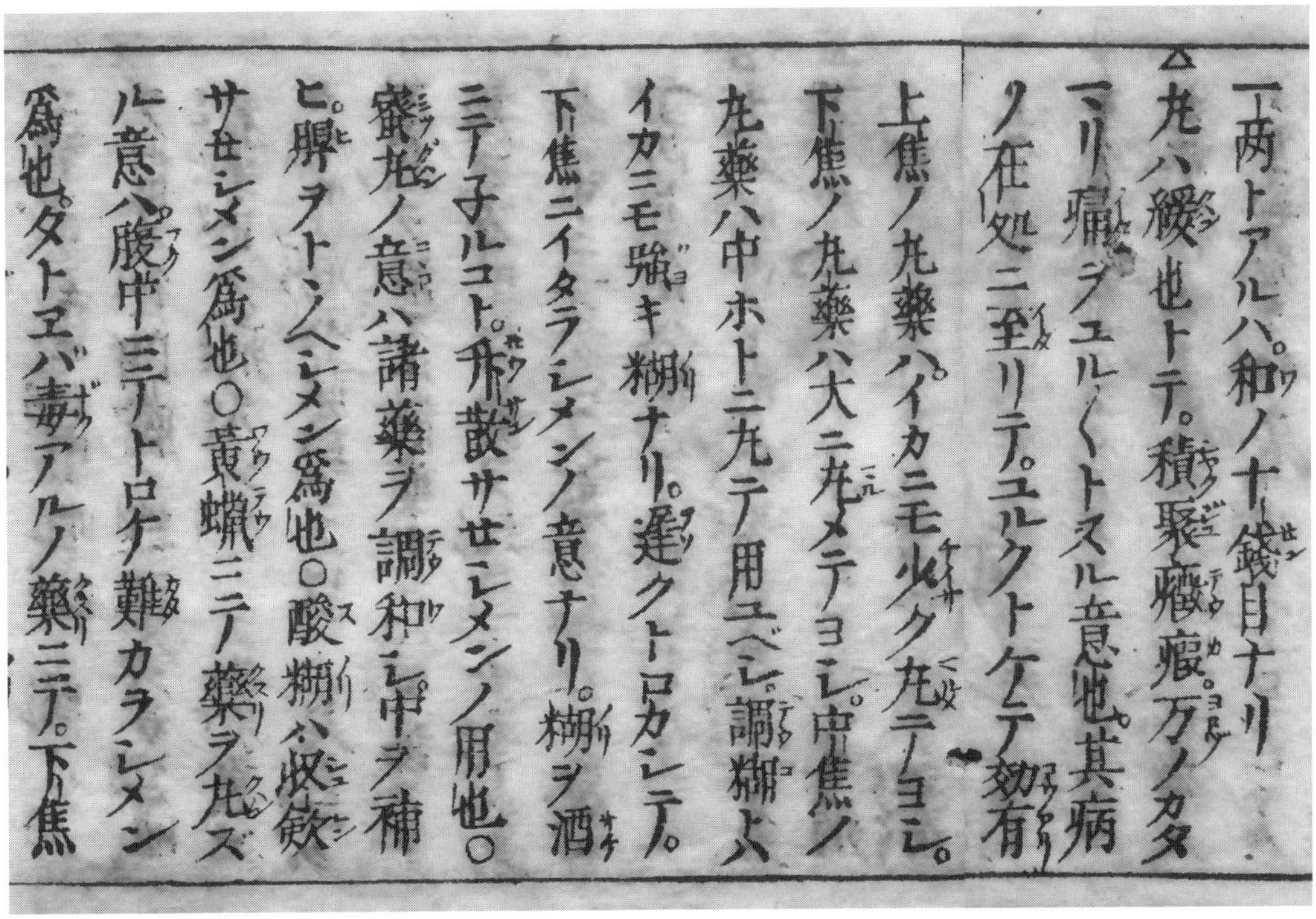
一両トアルハ和《ワ》ノ十銭《セン》目ナリ
△丸ハ緩《ユル》也トテ。積聚《シヤクジユ》癥瘕《チヤウカ》万《ヨロヅ》ノカタ
マリ痛ヲユルクトスル意也。其病
ノ在処ニ至《イタ》リテ。ユルクトケテ効《シルシ》有
上焦ノ丸薬ハ。イカニモ小《チイサ》ク丸テヨシ。
下焦ノ丸薬ハ大ニ丸メテヨシ。中焦ノ
丸薬ハ中ホトニ丸テ用ユベシ。調糊《テウコ》ハ
イカニモ強キ糊《ノリ》ナリ。遅《オソ》クトロカシテ。
下焦ニイタラシメンノ意ナリ。糊《ノリ》ヲ酒《サケ》
ニテ子ルコト。発散《ハツサン》サセシメンノ用也○
蜜丸《ミツグワン》ノ意《コヽロ》ハ諸薬ヲ調和《テウワ》シ。中ヲ補
ヒ。脾《ヒ》ヲトヽノヘシメン為也○酸糊《スノリ》ハ収斂《シユレン》
サセシメン為也○黄蝋《ワウラウ》ニテ薬《クスリ》ヲ丸ズ
ル意ハ。腹中《フクチウ》ニテトロケ難カラシメン
為也。タトヱバ毒《ドク》アルノ薬《クスリ》ニテ。下焦

る所に至らないで、先に上焦や中焦に害をなすからである。そこで黄蠟で丸めるのである。〇生姜の汁で糊をこねる⑯意図とは湿を除去しようとするためである。または半夏の毒を消そうとするからである。

①目録では篇題を「湯丸散《とうがんさん》の論　附 煎薬生熟の弁 服薬の間の食法」に作る。本章は全文、『全九集』巻之二・湯散丸之論《とうさんがんのろん》の大半を概ねそのまま引用したものである。②この一節は『全九集』では「煎ジイデタキル時酒ヲ入テ少ワキ返ラカシテ呑ムベシ」に作る。③原文「そゆる」は「添える」と同じ。補助や支えとなるものを附加すること。④原文「医書に童便と有」は『全九集』には見えず。⑤「散薬」は粉末状の薬。⑥原文「間」は、「中」「内」の意味。⑦「塩湯」は、ここでは食塩を加えた湯のこと。嘔吐止め、熱冷ましなどに用いる。⑧「刀圭」は薬を調合するさじ。「方寸」は一寸四方（約三センチ平方）の広さ。⑨「一両」はここでは薬の材料の量の単位。唐の開宝通宝が一両の十分の一の重さで、日本ではこれを「銭」「匁」と呼んだ。⑩原文「とて」は、これに続く文の理由を表す。⑪原文「ゆるゆる」は「緩緩」、ゆったりしたさま。「心」はここでは、おもむき。⑫原文「いかにも」は、程度が甚だしいさま。⑬原文「少さく」は振り仮名にもあるように「小さく」と同じ。⑭原文「大いに」は物の分量が大であること。⑮原文「毒あるの薬」の「毒」は、使い方によっては人体に害となるように作用のこと。⑯原文「ねやす」は「粘す」で、練って軟らかくする、こねるの意。

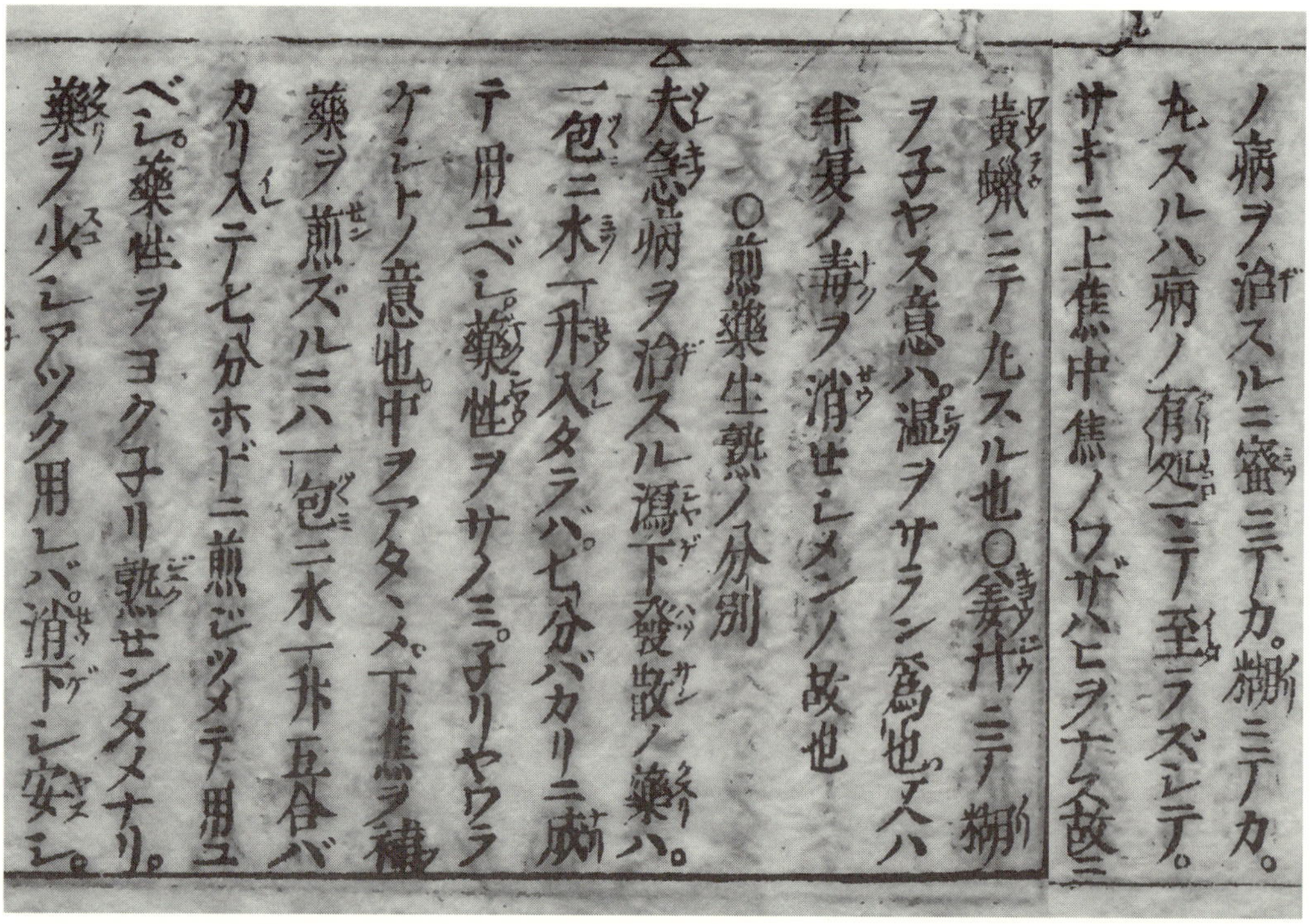
ノ病ヲ治《ヂ》スルニ蜜《ミツ》ニテカ。糊《ノリ》ニテカ。丸スルハ病ノ有処《アリドコロ》ニテ至《イタ》ラズレテ。サキニ上焦中焦ノワザハヒヲナス故ニ黄蝋《ワウラフ》ニテ丸スル也○鍼井《キヤウジウ》ニテ糊《ノリ》ヲ子ヤス意ハ濕《シツ》ヲサランガ為也又ハ半夏ノ毒《ドク》ヲ消《セウ》セシメンノ故也

○煎藥生熟ノ分別

△夫《ソレ》急病ヲ治《ヂ》スル瀉下《シヤゲ》發散《ハツサン》ノ藥《クスリ》ハ。一包《ツヽミ》ニ水《ミヅ》一升入《イレ》タラバ七分バカリニ煎《セン》テ用ユベシ。藥性《ヤクシヤウ》ヲサノミ子リヤワラゲヌトノ意也。中ヲアタヽメ下焦ヲ補藥ヲ煎《セン》ズルニハ一包《ツヽミ》ニ水一升五合バカリ入《イレ》テ七分ホドニ煎ジツメテ用ユベシ。藥性ヲヨク子リ熟《ジユク》セシメンタメナリ。藥ヲ少《スコシ》シアツク用レバ。消下《セウゲ》シテ安《ヤス》シ。

○煎薬生熟の分別①

△そもそも②、急病を治療するための瀉下剤や発散剤は、［薬物］一包みに水一升を入れた場合であれば、［それが］七分ばかりになってから使用すべきである。薬性をそれほどには③練り和らげないようにとの意図である。体内を温め、下焦を補う薬を煎じるには、［薬物］一包みに水を一升五合ばかり入れて、七分ほどに煎じ詰めて使用すべきである。薬性をよく練り熟そうとするためである。薬を少し熱めにして使用すれば、消下しやい④。［逆に］温《ぬる》ければ胸に害を与えて⑤、吐き気がする⑥。全て の薬を煎じ、薬を水飛《すいひ》し⑦、眼を洗ったりする際の水などには、必ず井華水《せいかすい》を使うべきである⑧。暁でまだ汲まれる前の、最初に汲まれた釣瓶《つるべ》の水である。

①本章は全文、『全九集』巻之二・煎薬生熟之分別《せんやくしょうじゅくのふんべつ》を概ねそのまま引用したものである。②原文「夫《そ》れ」は、そもそも。③原文「さのみ」は、下に否定の否定の辞を加えた場合、「それほど」「さして」「格別」の意味となる。④原文「消下」の意

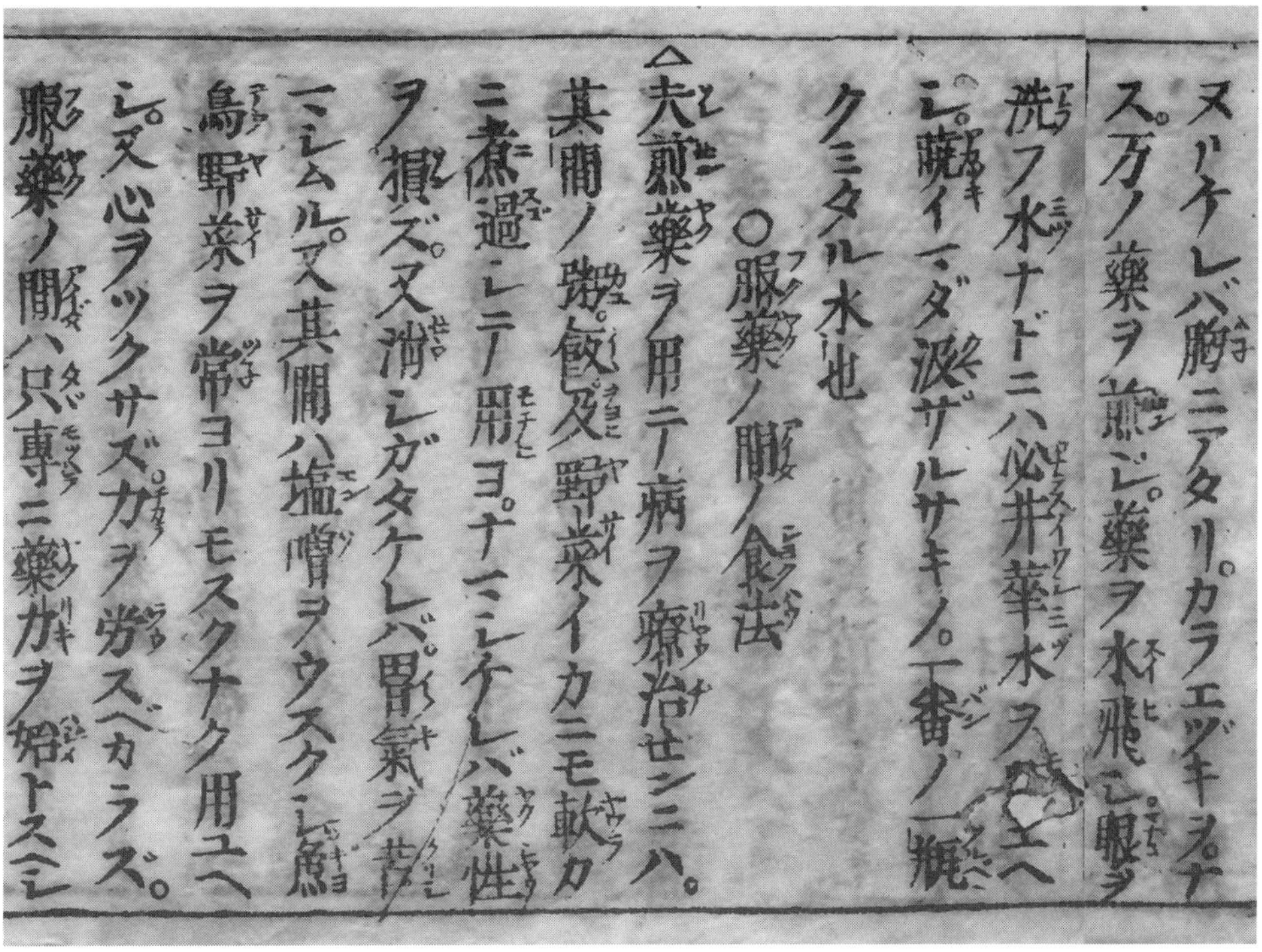
ヌトキレバ胸ニアタリ。カラエヅキヲナ
ス。万ノ薬ヲ煎ジ。薬ヲ水飛シ服ヲ
洗フ水ナドニハ必井華水ヲ用ユヘ
シ。井華イマダ汲ザルサキノ。一番ノ一瓶
クミタル水也
○服薬ノ間ノ食法
△夫煎薬ヲ用テ病ヲ療治セシニハ。
其間ノ粥飯及野菜イカニモ軟カ
ニ煮過シテ用ヨ。ナマシケレバ薬性
ヲ損ズ。又消シガタケレバ胃気ヲ苦シ
マシムル。又其間ハ塩噌ヲウスクシ魚
鳥野菜ヲ常ヨリモスクナク用ユヘ
シ。又心ヲツクサズ力ヲ労スベカラズ。
服薬ノ間ハ只専ニ薬力ヲ始トスベシ

味未詳。あるいは「消化」の意味か。⑤原文「あたり」は、ここでは飲食物や毒が害を与えること。⑥原文「からえずき」は「空嘔」、「空」は接頭語、吐き気があるも何も物がでないこと。漢語では「乾嘔《かんおう》」とも称す。⑦「水飛」は、水中での固体粒子の沈降速度の違いを利用して、粒子を複数に分別すること。⑧「井華水《せいかすい》」は、仏教用語で、午前二時から四時の間に汲んだ井戸水のこと。調剤などにも用いられた。

○服薬の間の食法①

△そもそも煎じ薬を用いて病を治療しようとする場合には、その間の粥、飯、および野菜は特別に軟らかく煮て用いよ②。生《なま》であれば、薬性《やくしょう》を損なう③。また［胃が食物を］消化しなければ④、胃の気を苦しませる。またその間は塩や味噌を薄くして、魚、鳥、野菜を常日頃よりも少なく使うべきである。また心労することや、労働によって疲れるようなことはあってはならない⑤。薬を飲んでいる間は、ただひたすら薬の効能を第一とすべきである⑥。

①本章は全文、『類証弁異全九集』巻之二・服薬之間ノ食法を概ねそのまま引用したものである。②原文「いかにも」は、程度が甚だしいさま。「煮過ごして」の「過ごす」は通常の程度を越して事を行うこと。③原文「なましければ」は「生《なま》しければ」、「生《なま》しい」は煮たり焼いたりしない生であること。④原文「消《しょう》しがたければ」の「消《しょう》する」は、消える、なくなるの意であるが、近世初期の『日葡辞書《にっぽじしょ》』に「胃が食物を消化する」とあり、消化するの意。⑤『孟子』滕文公上に「労心者治人《心を労する者は人を治め》、労力者治於人《力を労する者は人に治めらる》」とあるように、体力を消耗させる二つの要因は心労と肉体労働である。⑥原文「始め」は、物事の序列の第一。

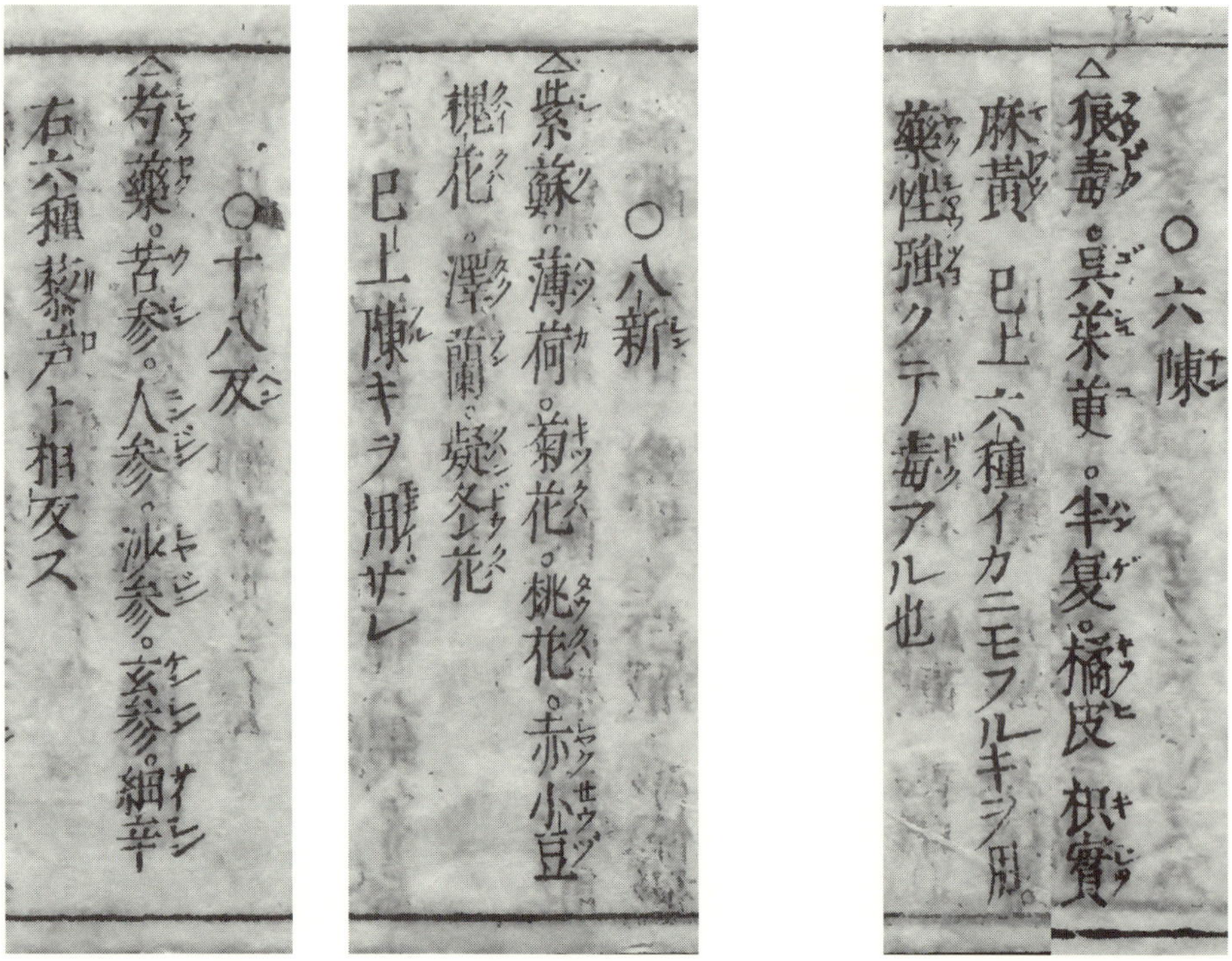

○六陳
△狼毒。呉茱萸。半夏。橘皮。枳實
麻黄　已上六種イカニモフルキヲ用
藥性強クテ毒アル也

○八新
△紫蘇。薄荷。菊花。桃花。赤小豆
槐花。澤蘭。款冬花
已上陳キヲ用ザレ

○十八反
△芍藥。苦参。人参。沙参。玄参。細辛
右六種藜芦ト相反ス

○六陳《りくちん》、八新《はっしん》、十八反《へん》　附 銅鉄《どうてつ》を禁《いま》むの薬《くすり》 禁火《きんか》の薬味

【和訳】

○六陳①

△狼毒《ろうどく》、呉茱萸《ごしゅゆ》、半夏《はんげ》、橘皮《きっぴ》、枳実《きじつ》、麻黄《なおう》。

以上、六種はできるだけ古いものを用いる。薬性《やくしょう》が強く毒があるからである。

①本文にこの篇題無し。目録のよって補う。本章は全文、『全九集』巻之二・調合之指南・六陳《りくちん》をそのまま引用したものである。もとは『儒門事親』巻十四・六陳による。『古今医統』巻之九十四・本草集要にも「六陳薬枳殻、陳皮與半夏、茱萸、野狼毒及麻黄。六般之薬宜陳久、入用之時仔細詳」とある。

○八新《はっしん》①

△紫蘇《しそ》、薄荷《はっか》、菊花《きっか》、桃花《とうか》、赤小豆《しゃくしょうず》、槐花《かいか》、沢蘭《たくらん》、款冬花《かんとうか》。

以上は、古いものは用いないようする。

①本章は全文、『全九集』巻之二・調合之指南・八新《はっしん》をそのまま引用したものである。

○十八反《へん》①

△芍薬《しゃくやく》、苦参《くしん》、人参《にんじん》、沙参《しゃじん》、玄参《げんしん》、細辛《さいしん》。

右の六種は、藜蘆《りろ》と相反する。

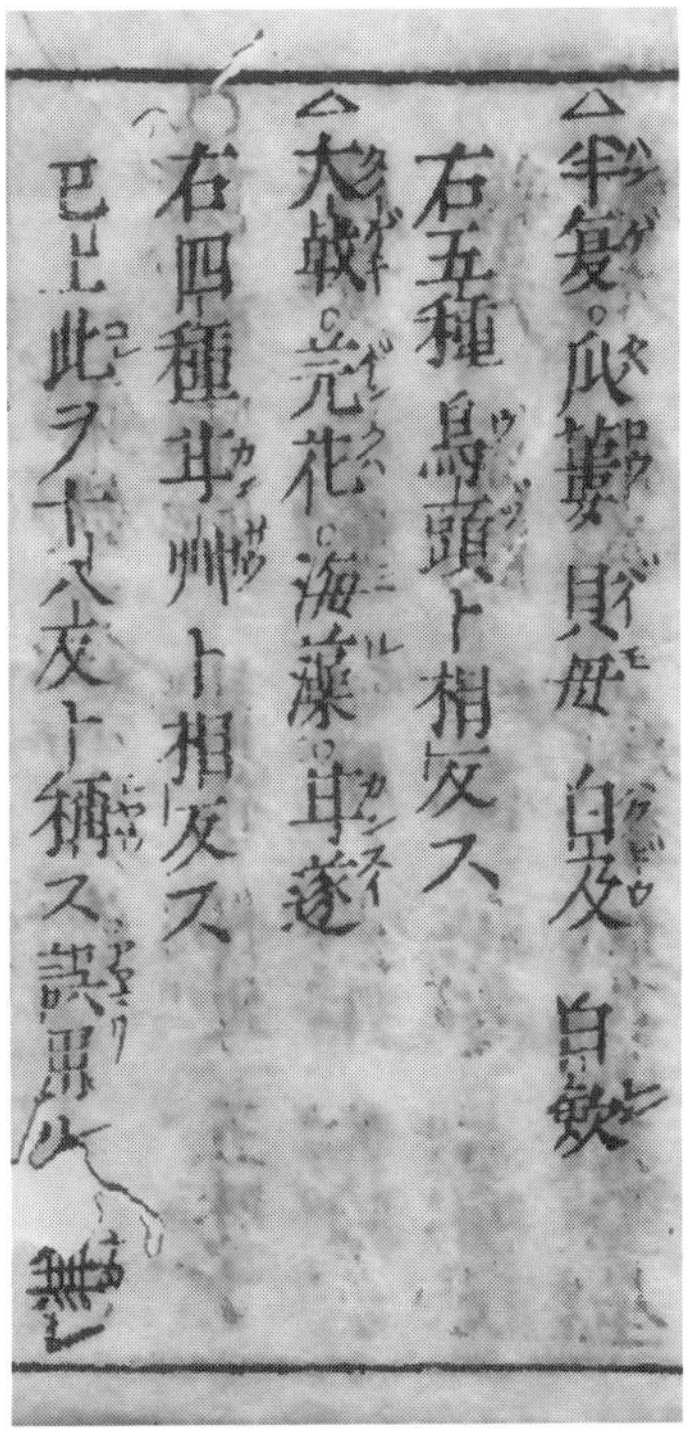

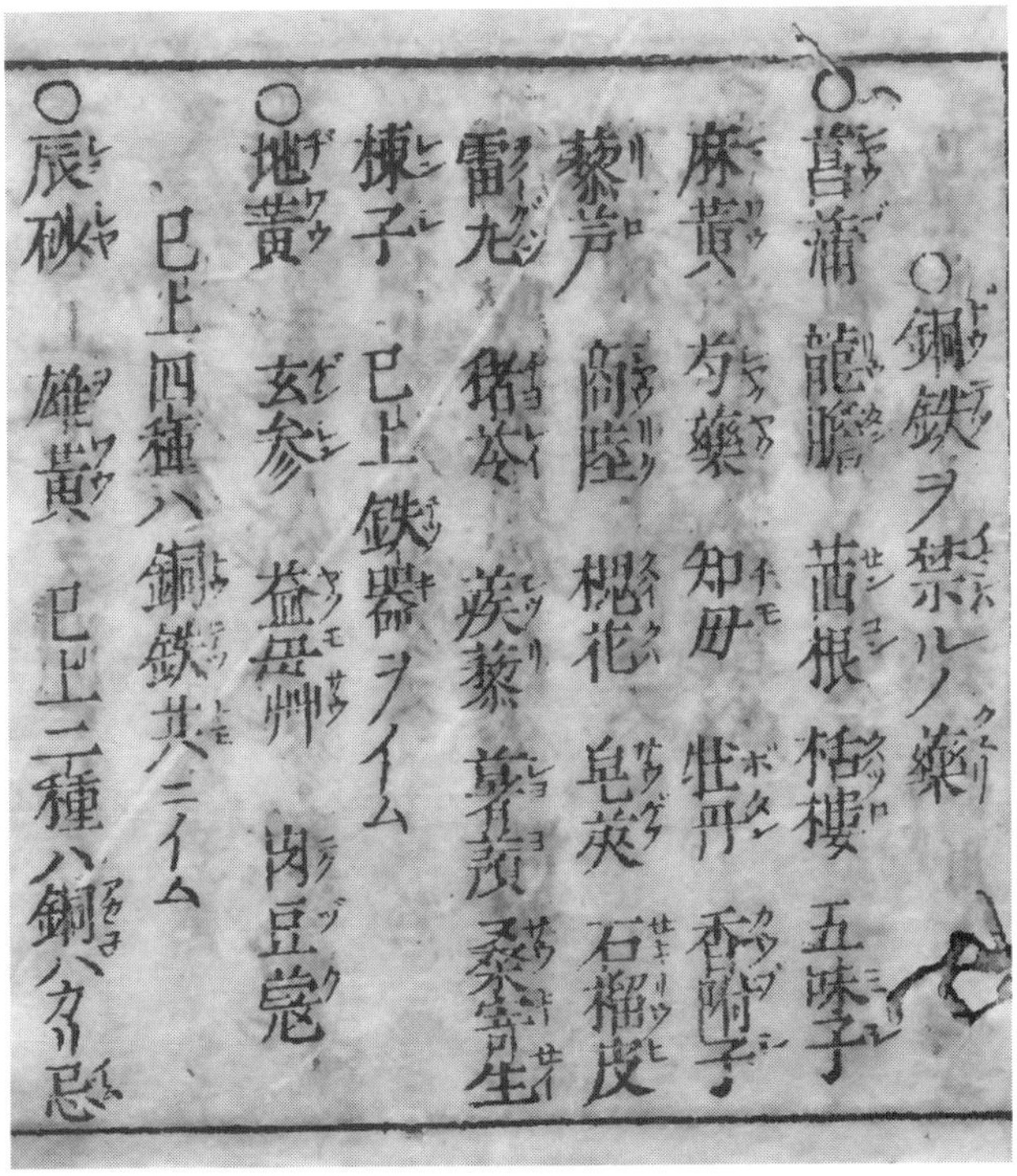

△半夏《はんげ》、瓜蔞《かろう》、貝母《ばいも》、白及《びゃくきゅう》、白蘞《はくれん》。

右の五種は、烏頭《うず》と相反す。

△大戟《たいげき》、芫花《げんか》、海藻《みる》、甘遂《かんすい》。

右の四種は、甘草《かんぞう》と相反す。

以上、これを十八反《へん》と称する。誤用することがあってはならない。

①本章は全文、『全九集』巻之二・調合之指南・十八反《へん》を再編して引用したものである。「十八反」は『儒門事親』巻十四・十八反に見える。

○**銅鉄《どうてつ》を禁《いまし》むる薬《くすり》**①

○菖蒲《しょうぶ》、龍胆《りゅうたん》、茜根《せんこん》、栝樓《かつろう》、五味子《ごみし》、麻黄《まおう》、芍薬《しゃくやく》、知母《ちも》、牡丹《ぼたん》、香《こう》附子《ぶし》、藜蘆《りろ》、商陸《しょうりく》、槐花《かいか》、皂莢《そうきょう》、石榴子《せきりゅうし》、雷丸《らいがん》、猪苓《ちょれい》、蒺藜《しつり》、薯蕷《しょよ》、桑《そう》寄生《きせい》、楝子《れんし》。

以上、鉄器を忌む。

○地黄《じおう》、玄参《げんじん》、益母草《やくもそう》、肉豆蔻《にくずく》。

以上四種は銅と鉄ともに忌む。

○辰砂《しんしゃ》、雄黄《ゆうおう》。

以上二種は銅だけを忌む。

①本章は全文、『全九集』巻之二・調合之指南・禁銅鐵之薬をほぼそのまま引用したものである。

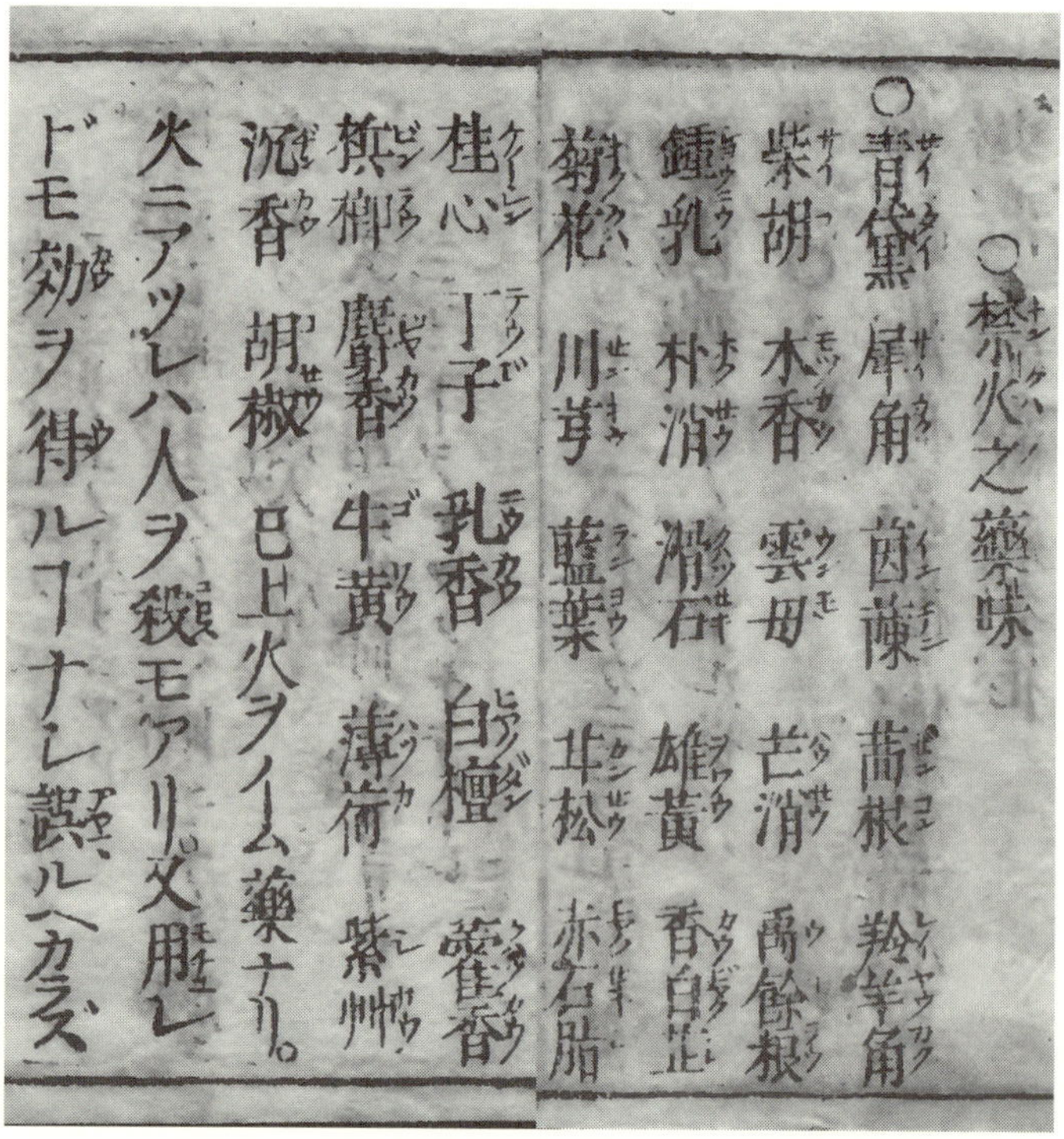

○禁火之藥味
○青黛 犀角 茵蔯 茜根 羚羊角
柴胡 木香 雲母 芒消 禹餘粮
鍾乳 朴消 滑石 雄黄 香白芷
菊花 川芎 藍葉 甘松 赤石脂
桂心 丁子 乳香 白檀 藿香
檳榔 麝香 牛黄 薄荷 紫艸
沉香 胡椒 已上火ヲイム藥ナリ。
火ニアツレハ人ヲ殺スモアリ又用レ
ドモ効ヲ得ルコトナシ誤ルヘカラズ

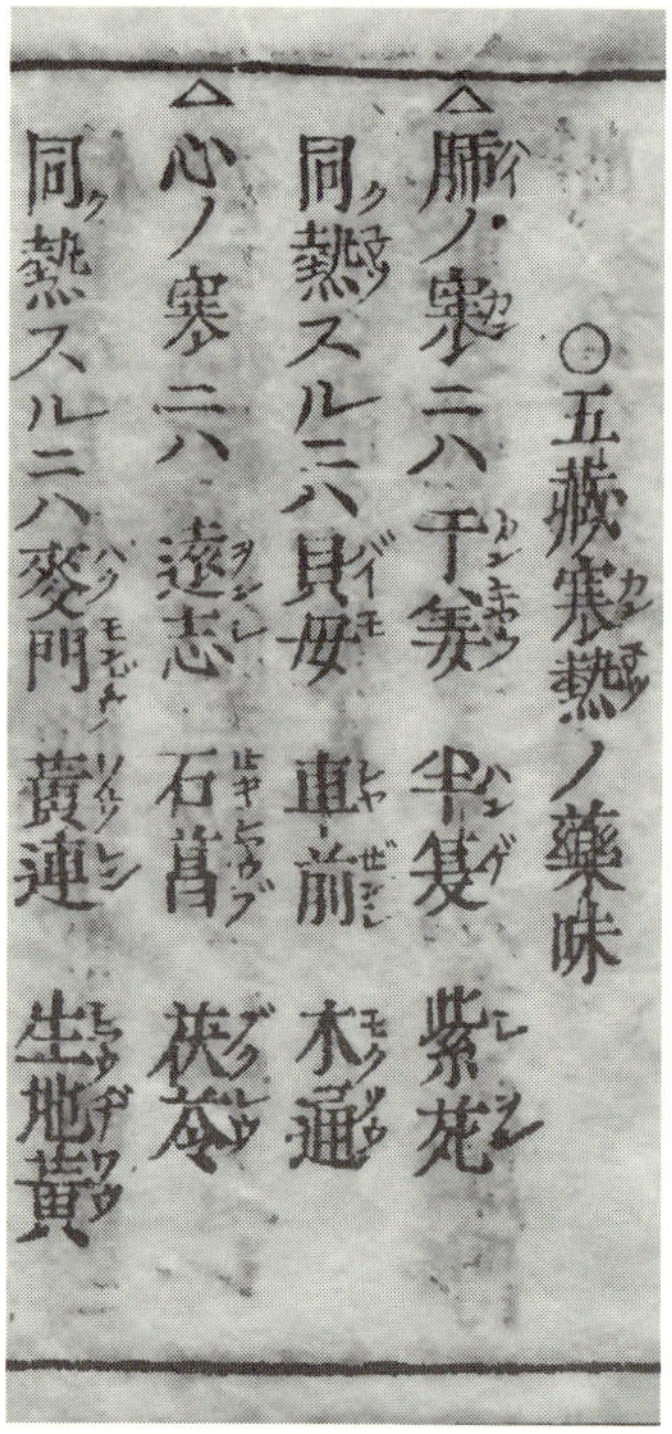

○五藏寒熱ノ藥味
△肺ノ寒ニハ干姜 半夏 紫苑
同熱スルニハ貝母 車前 木通
△心ノ寒ニハ遠志 石菖 茯苓
同熱スルニハ麥門 黄連 生地黄

○禁火の薬味①

○青黛《せいたい》、犀角《さいかく》、茵蔯《いんちん》、茜根《せんこん》、羚羊角《れいようかく》、柴胡《さいこ》、木香《もっこう》、雲母《うんも》、芒硝《ぼうしょう》②、禹《う》余粮《よりょう》、鍾乳《しょうにゅう》、朴消《ぼくしょう》、滑石《かっせき》、雄黄《ゆうおう》、香白芷《こうびゃくし》、菊花《きっか》、川芎《せんきゅう》、藍葉《らんよう》、甘松《かんしょう》、赤《しゃく》石脂《せきし》、桂心《けいしん》、丁子《ちょうじ》、乳香《にゅうこう》、白檀《びゃくだん》、藿香《かっこう》、檳榔《びんろう》、麝香《じゃこう》、牛黄《ごおう》、薄荷《はっか》、紫《し》草《そう》、沈香《じんこう》、胡椒《こしょう》。

以上は火を忌む薬である。火に当たれば、人を殺すものもある。また使用しても効果を得ることは無い③。誤ってはならない。

①本章は全文、『全九集』巻之二・禁火之薬味をそのまま引用したものである。②『脈論口訣』『全九集』ともに「芒消」に作るが、「芒硝」とも作る。③『脈論口訣』の「又用ゆれども効を得ることなし」、『全九集』は「効の無くなる薬もあり」に作る。

○五蔵寒熱の薬味

【和訳】△肺の寒には干姜《かんきょう》、半夏《はんげ》、紫苑《しおん》。同じく熱するには貝母《ばいも》、車前《しゃぜん》子《し》、木通《もくつう》。

△心の寒には遠志《おんじ》、石菖《せきしょう》、茯苓《ぶくりょう》。同じく熱するには麦門冬《ばくもんとう》、黄連《おうれん》、生《しょう》地黄《じおう》。

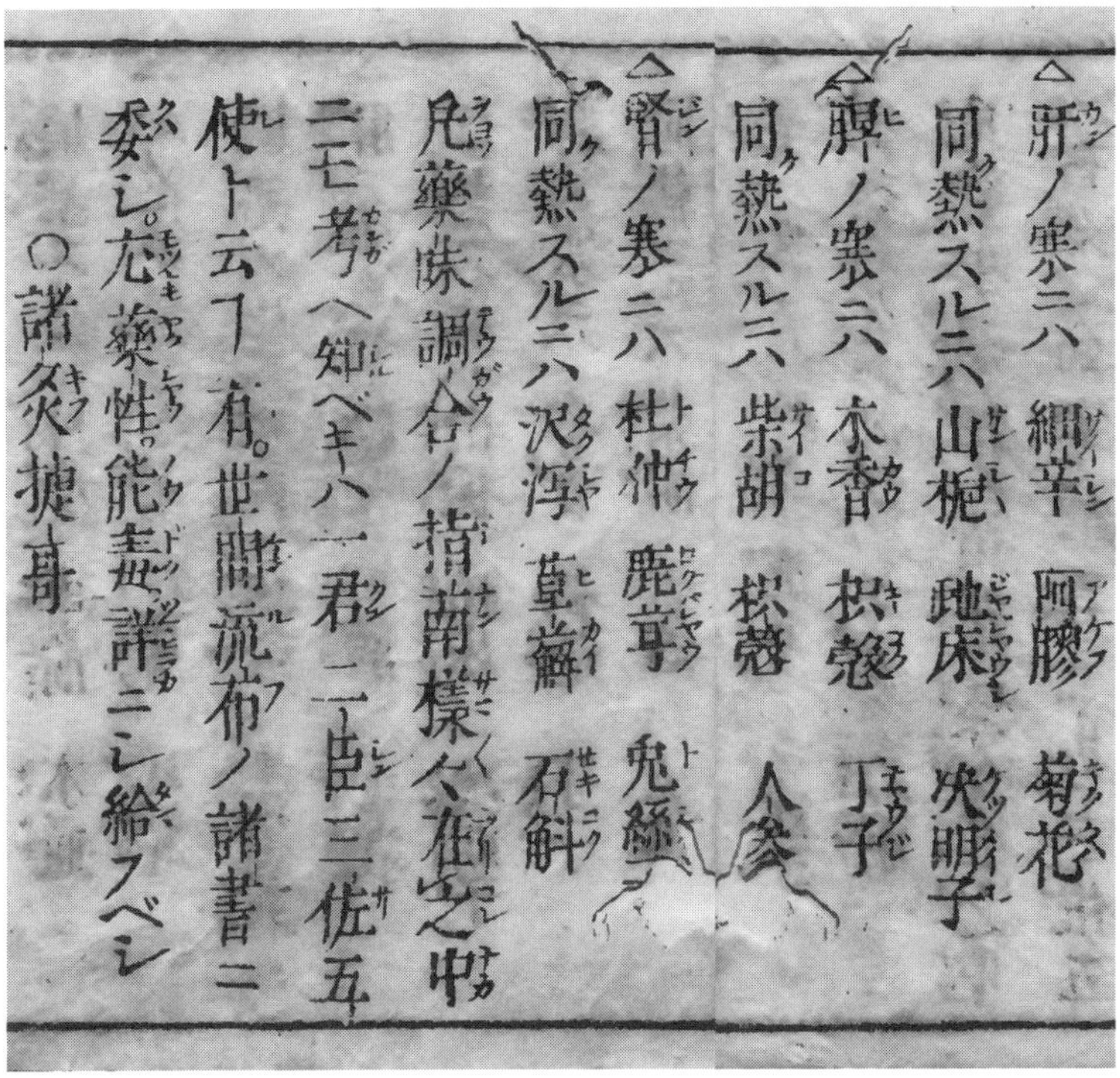
△肝ノ寒ニハ細辛 阿膠 菊花
同《ク》熱スルニハ山梔 蛇床 决明子
△脾《ヒ》ノ寒ニハ木香 枳殻 丁子
同《ク》熱スルニハ柴胡《サイコ》 枳殻 人参
△腎ノ寒ニハ杜仲 鹿茸 兎絲
同《ク》熱スルニハ沢瀉 萆薢 石斛
凡薬味調合ノ指南様々在之中
ニモ考ヘ知ベキハ一君二臣三佐五
使ト云フ有。世間流布ノ諸書ニ
委シ。尤薬性能毒詳ニこレ給フベシ
○諸灸《キウ》捷哥

△肝の寒には細辛《さいしん》、阿膠《あきょう》、菊花《きっか》。同じく熱するには山梔子《さんしし》、蛇床子《じゃしょうし》、決明子《けつめいし》。

△脾の寒には木香《もっこう》、枳殻《きこく》、丁子《ちょうじ》。同じく熱するには柴胡《さいこ》、枳殻《きこく》、人参《にんじん》。

△腎の寒には杜仲《とちゅう》、鹿茸《ろくじょう》、兎絲子《とししし》。同じく熱するには沢瀉《たくしゃ》、萆薢《ひかい》、石斛《せっこく》。

一般に、薬味調合についての教えというものは、様々であるが、中でも考え知るべきものは、一君、二臣、三佐、五使ということである。世間に流布している諸書に詳しい。とはいえ、『薬性能毒《やくしょうのうどく》』①を詳細に調べられるべきである。

①初代曲直瀬道三の薬物書。曲直瀬玄朔らの増補を受けた多くの増補版が伝存する。

○諸灸捷哥①②

①目録では篇題を「諸灸捷歌　并小児」に作る。「哥」は「歌」に通ず。「捷歌」は「捷径を示した歌訣」の意。②この「諸灸捷哥」は、初代曲直瀬道三の灸穴集というべきものである。道三の灸穴は、先ず『全九集』巻之七に端を発している。同書巻之七の鍼灸部分では、灸穴の取り方、灸瘡の処置、人神などの鍼灸禁忌について述べた後、九十三条にわたって灸穴とその位置、主治、灸法を述べている（百会に始まり陰蹻に終わる六十九条と「小児ノ灸法」二十二条、特殊灸法二条）。これら一連の灸治に関する部分は、灸穴の最後の二条分を除き、全て、『太平聖恵方』巻第百の単行書である『黄帝明堂灸経』を基本的枠組みとし、その意訳を行い、更に

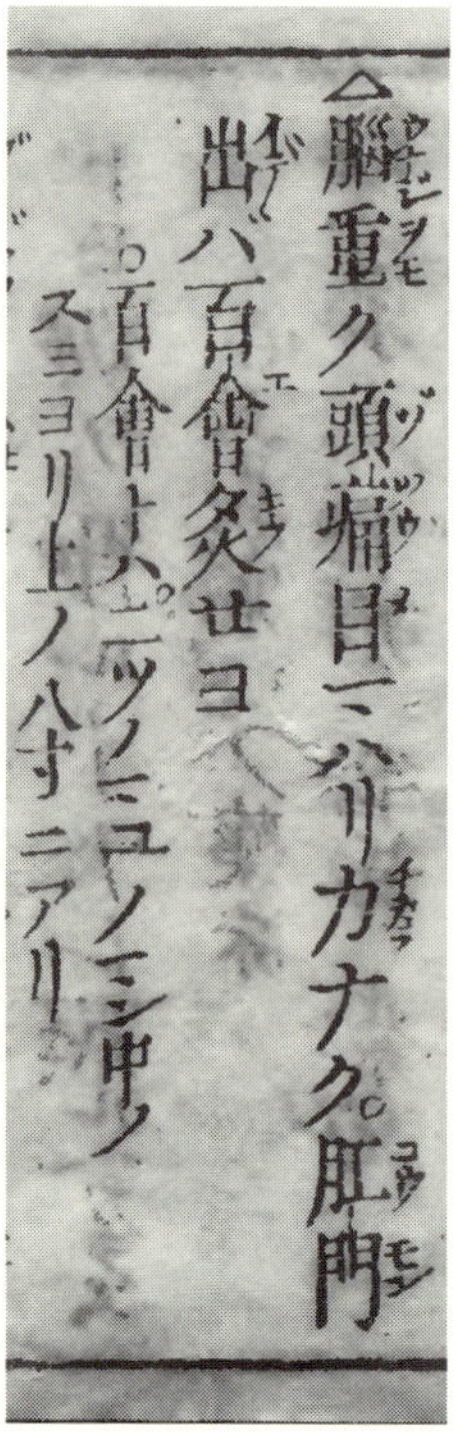
△腦重ク頭痛目ニハリカナク。肛門出ハ百會灸セヨ
○百會ハ上ニツノミユノマン中ノスミヨリ上ノ八寸ニアリ

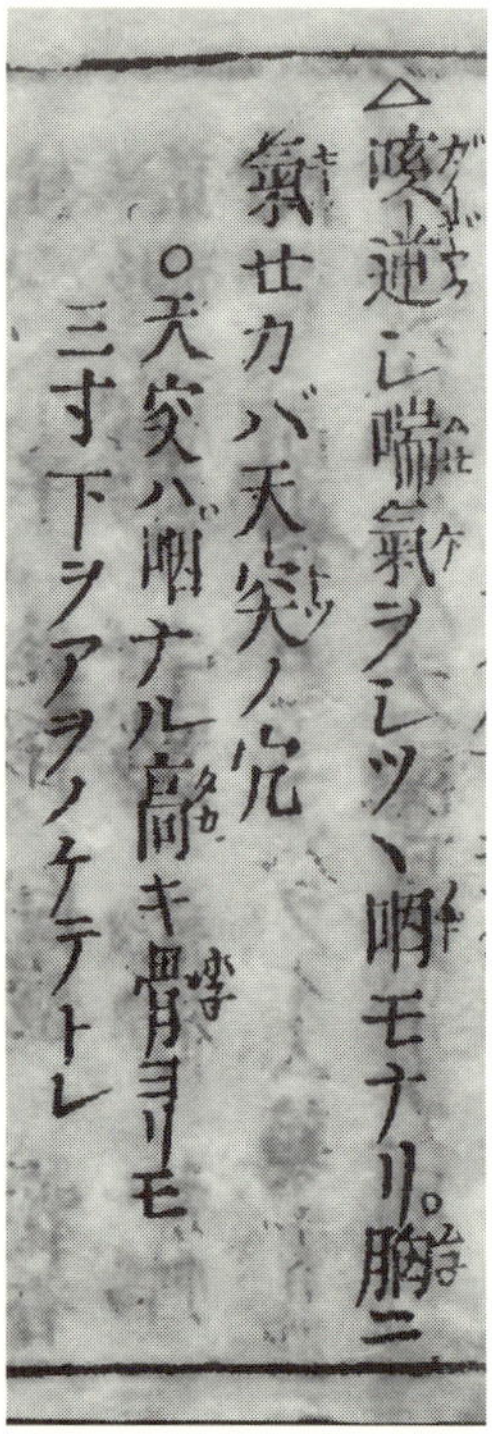
△咳逆シ喘氣ヲレツヽ咽モナリ。胸ニ氣セカハ天突ノ穴
○天突ハ咽ナル高キ骨ヨリモ三寸下ヲアヲノケテトレ

諸本からの引用で増補改編したものである。典拠が『黄帝明堂灸経』であって『太平聖恵方』で無いという理由は、灸穴の配列順序による。これらの灸穴部分は、後に歌訣の形式に変えられて、江戸初期の『灸治兪穴簡略之捷径』『扁鵲新流之書』『針刺枢要之歌』『徳本流灸治法』といった鍼灸書、及び脈書『脈論口訣』に収録された。それら各書におれる伝承の詳細をここで述べることはできないが、『脈論口訣』の灸穴条文については簡単に触れておきたい。『脈論口訣』では中心となる六十九条の灸法条文のうち、六条を欠き、六十三条が収録されている。叙述の形式は『針刺枢要之歌』『扁鵲新流之書』『徳本流灸治法』に一致する。『脈論口訣』の灸法条文には誤記が少なくないため、読み進む際には必ず前記諸本と校合しながら読む必要がある。

△脳が重く、頭痛し、眩暈して、[心]力が無く、肛門が脱出するは百会に灸せよ①。

・百会は、左右の眉の真ん中に墨[で附けた点]の上八寸にある②。

①『黄帝明堂灸経』巻上・正人形第一の「百会一穴、在頭中心陥者中、灸七壮。主脳重鼻塞、頭疼目眩、少心力、忘前失後、心神恍惚、及大人小児脱肛等疾」による。②百会を両眉の正中から八寸上に取る取り方は、『杉山三部書』の『療治之大概集』に見える。

△咳逆し、喘気①があり、咽喉も鳴り、胸に気が急《せ》くようであれば天突の穴。

・天突は、咽喉の高い骨よりも二寸下、仰いで取れ。②

①「喘気」は気喘と同じ、呼吸促迫状態。②『黄帝明堂灸経』巻上・正人形第一

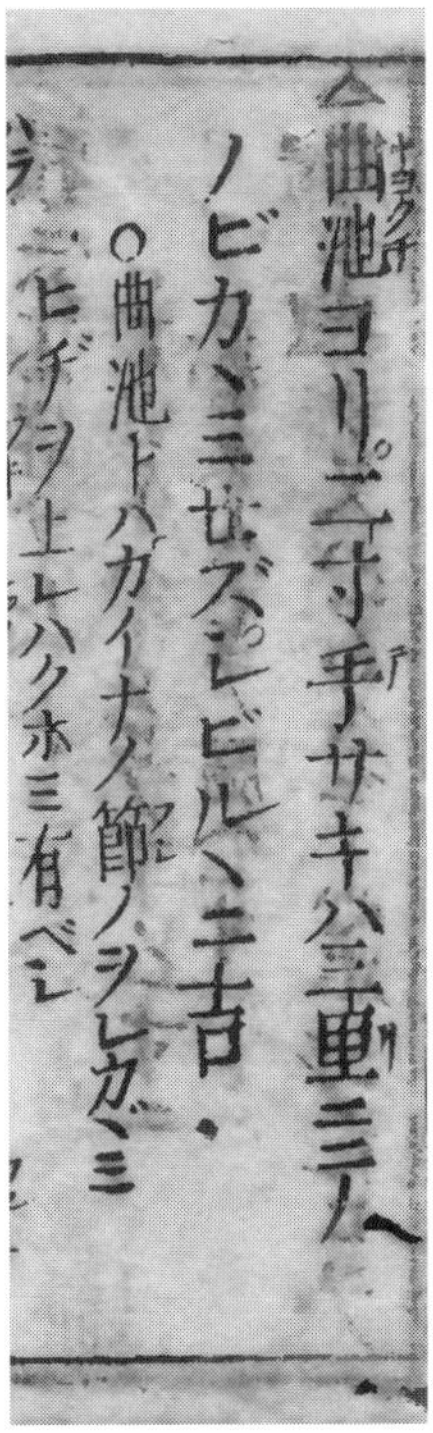

△曲池《キヨクチ》ヨリ二寸手サキ《ア》ヘ三里《リ》ニテノビカヾミセズシビルヽニ吉。
○曲池トハカイナノ節ノヲレカヾミヒヂヲ上レハクボミ有ベシ

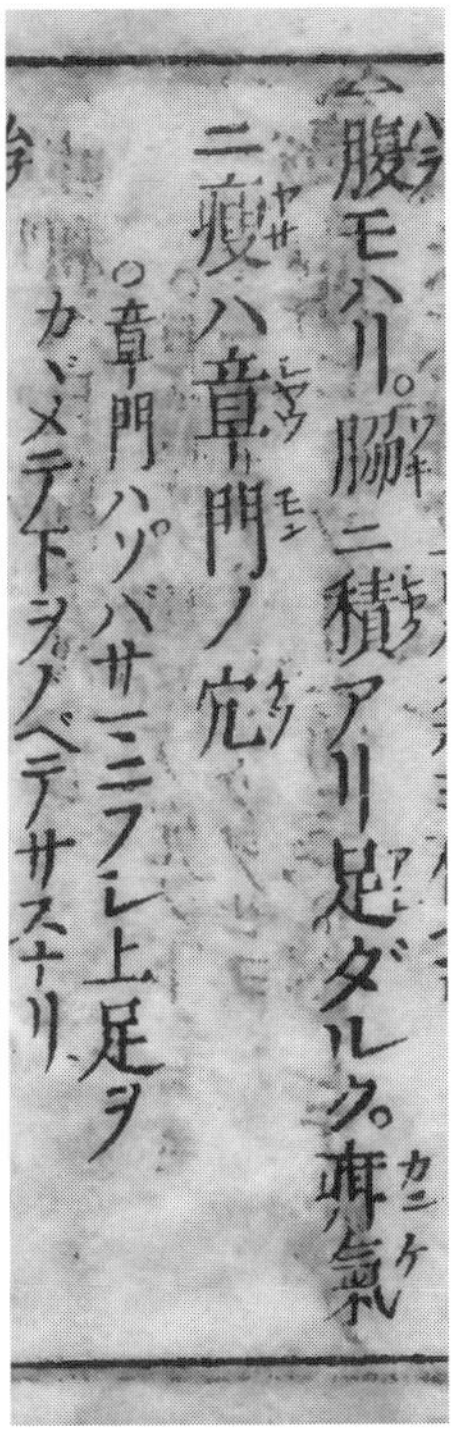

△腹モハリ。脇《ワキ》ニ積《シヤク》アリ足《アシ》ダルク。疳気《カンケ》ニ痩《ヤセ》ハ章《シヤウ》門《モン》ノ穴《ケツ》
○章門ハソバサミニテフレ上足ヲカヾメテ下ヲノベテサスナリ

の「天突一穴。在頚結喉下五分。中央宛宛中。灸五壮。主欬逆気喘。暴瘖不能言。身寒熱。頸腫。喉中鳴翕翕。胸中気哽哽也」による。

△曲池から手先の方に二寸は三里で、［肘が］屈伸せず、痺れるには［この穴を使うと］良い。

・曲池は腕の節の折り屈み①、肘②を挙げれば窪みがあるであろう。③

①原文「おれかがみ」は『徳本流灸治法』では「折かがみ」に作る。②原文「肘」は『徳本流灸治法』では「臂」に作る。③『黄帝明堂灸経』巻上・正人形第二の「三里二穴、一名手三里、在曲地下二寸、按之内起兌肉之端。灸三壮。主肘臂酸重、屈伸難。『秦丞祖明堂』云、主五労虚乏、四肢羸痩也」による。

△腹が脹り、脇に積聚があり、足がだるく、疳気によって痩せた時は章門の穴。

・章門は側臥して上になった足を曲げて、下になった足を伸ばして点をおろすのである。①

①『黄帝明堂灸経』巻上・正人形第二の「章門二穴、在大横文外、直臍季肋端、側臥屈上足、伸下足、挙臂取之。灸七壮。主腸鳴盈盈然、食飲不化、脇痛不得臥、煩熱口乾、不嗜食、胸脇支満、腰背肋間痛、不可転側、身黄羸痩、四肢怠倦、腹中膨張、両脇積気如卵石也」による。原文「さす」は、「刺す」と考えやすいが、灸法条文には不適切。印を付ける、朱点を付けるの意味で「点ずる」とすることが適当と考え、灸点を附けると言う意味で、「点をおろす」と訳した。

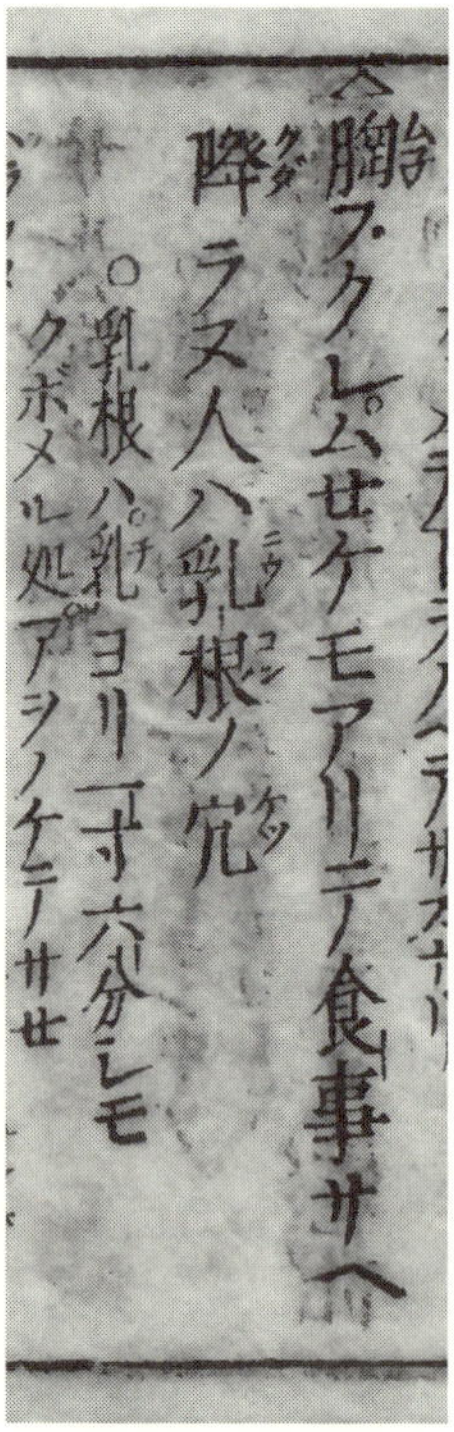

△胸フクレムセケモアリテ食事サヘ
降《クダ》ラヌ人ハ乳根《ニウコン》ノ穴《ケツ》
○乳根ハ乳ヨリ一寸六分ニモ
クボメル処アヲノケテノサセ

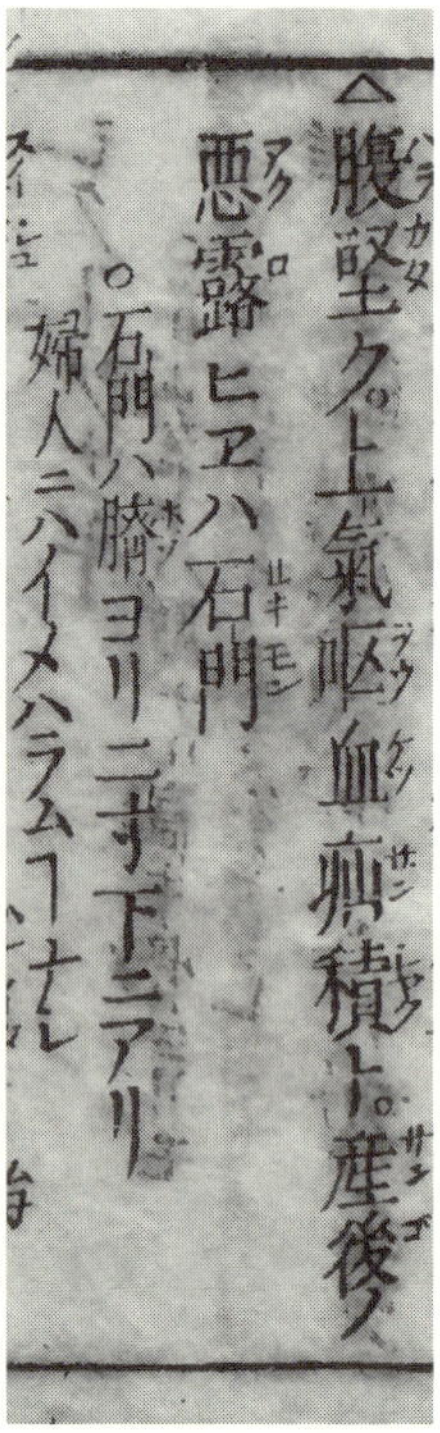

△腹堅《ハラカタ》ク上気嘔血疝積ト産後《サンゴ》ノ
悪露《アクロ》ヒヱハ石門《セキモン》
○石門ハ臍ヨリ二寸下ニアリ
婦人ニハイメハラムヿナシ

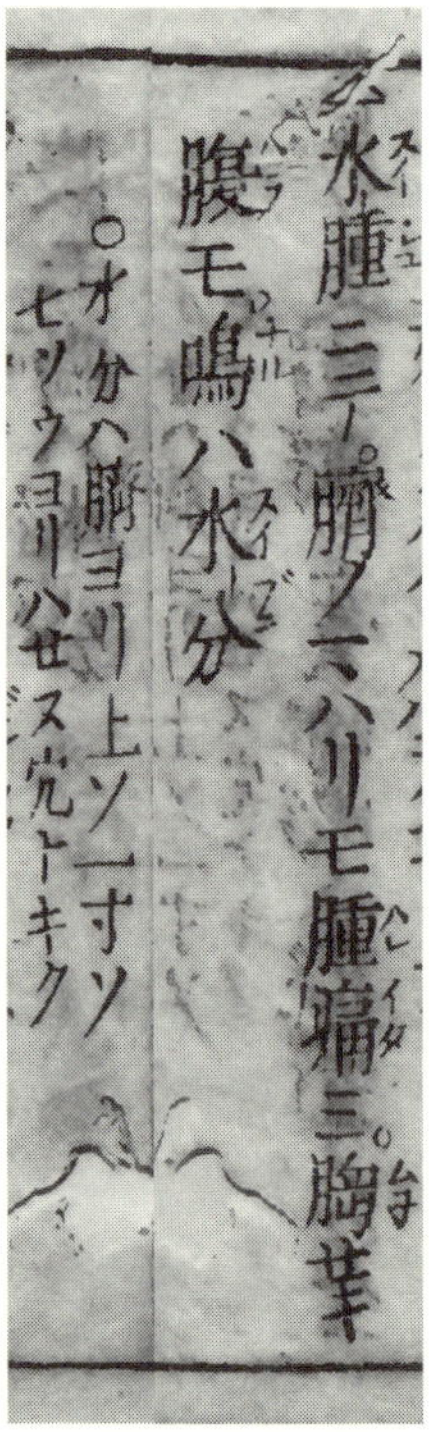

△水腫《スイシュ》ニテ臍ノマハリモ腫痛ミ胸せキ
腹モ鳴ハ水分《スイブン》
○水分ハ臍ヨリ上ソ一寸ソ
セソウヨリハセヌ穴トキク

△胸満して、噎膈①もあって、食事も下りていかない人は乳根穴。

・乳根は乳より一寸六分下の陥凹部、仰向いて点をおろす。②

①原文「噎せけ」は噎膈のこと。「むせけ」という言葉は、『脈論口訣』では「喘気」（百会）にも「噎膈」（乳根）にも使用する。②『黄帝明堂灸経』巻上・正人形第五の「乳根二穴、在乳下一寸六分陥者中、仰而取之。灸五壮。主胸下満悶、臂腫、及乳痛也。『華佗明堂』云、主鬲気不下食、噎病也」による。原文「さす」は、印を附ける、朱点を附けるの意味。

△腹が堅く、上気、嘔血、疝積、及び悪露冷えは石門。

・石門は臍から二寸下にある。婦人には［使うことを］忌む。妊まなくなる。①

①『黄帝明堂灸経』巻上・正人形第六の「石門一穴、在臍下二寸陥者中。灸七壮。主腹大堅、気淋、小便黄、身寒熱、咳逆上気、嘔血、卒疝、繞臍痛、賁豚気上衝。甄権云、主婦人因産悪露不止也」による。原文「悪露ひえ」は難解。扁鵲新流系の写本の一つ『扁鵲新流之書』の「産後の悪血冷えは石門」に従って訳した。

△水腫で、臍の周りが腫れ痛み、胸［で気］が急《せ》いて、腹が鳴れば水分。

・水分は臍の上一寸である。七壮以上はしない穴と聞いている。①

①『黄帝明堂灸経』巻上・正人形第六の「分水一穴、在下管下一寸陥者中。灸七壮。主水病腹腫、繞臍痛、衝胸中、不得息。甄権云、主水気浮腫、鼓脹腸鳴、状如雷声、時上衝心。日灸七壮、四百罷」による。

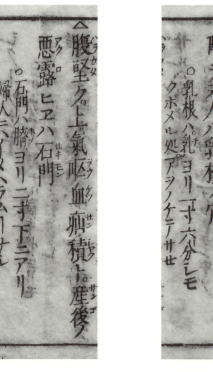

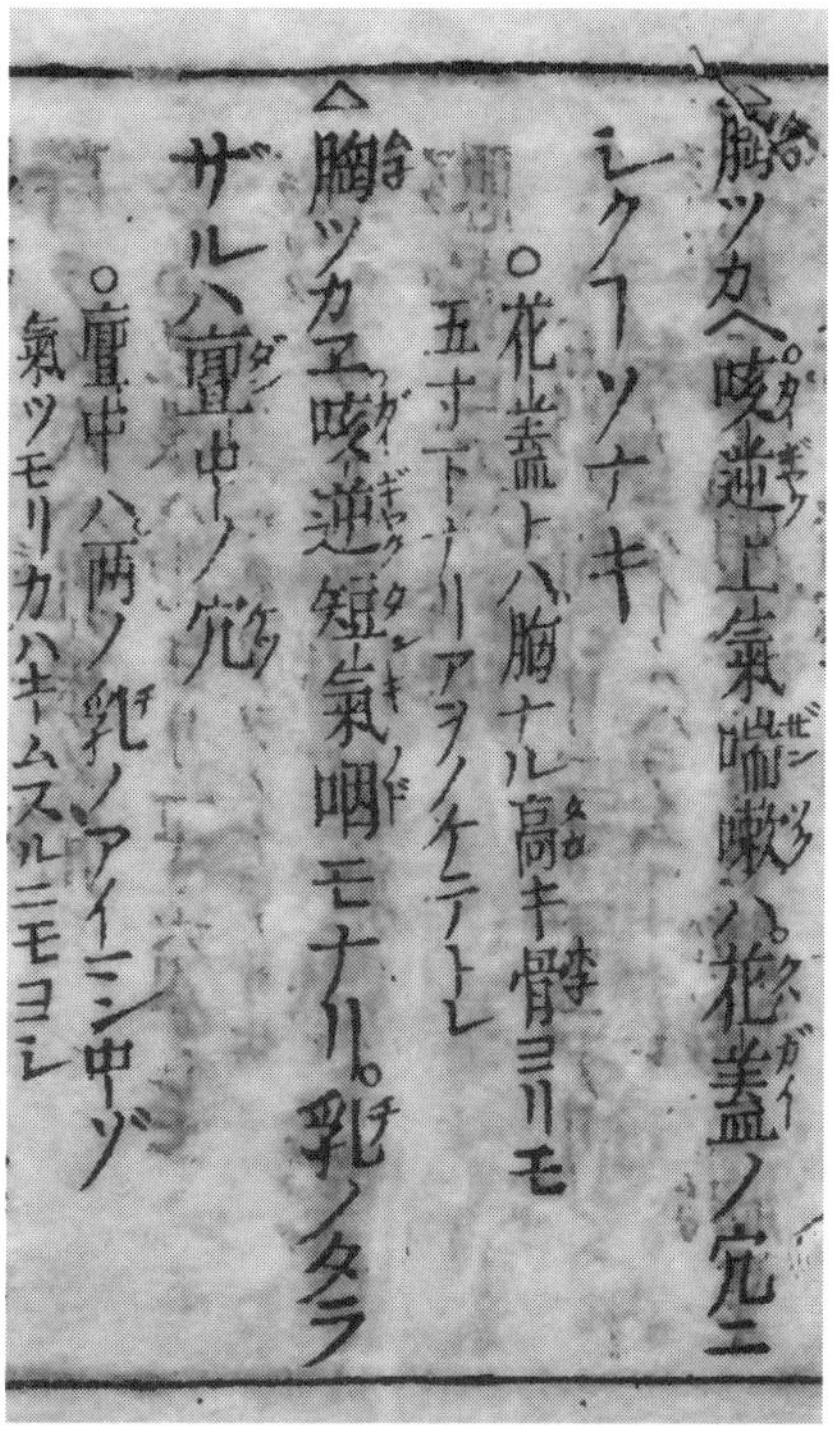

△胸ツカヘ咳逆《ガイギヤク》上氣喘嗽《ゼンソウ》ハ花蓋《クワガイ》ノ穴ニシクコソナキ
○花蓋トハ胸ナル高キ骨ヨリモ五寸下ナリアヲノケテトレ
△胸ツカヘ咳逆短氣咽《ノド》モナリ。乳《チ》ノタラザルハ亶《ダン》中ノ穴
○亶中ハ両ノ乳ノアイマン中ゾ氣ツモリカハキムスルニモヨレ

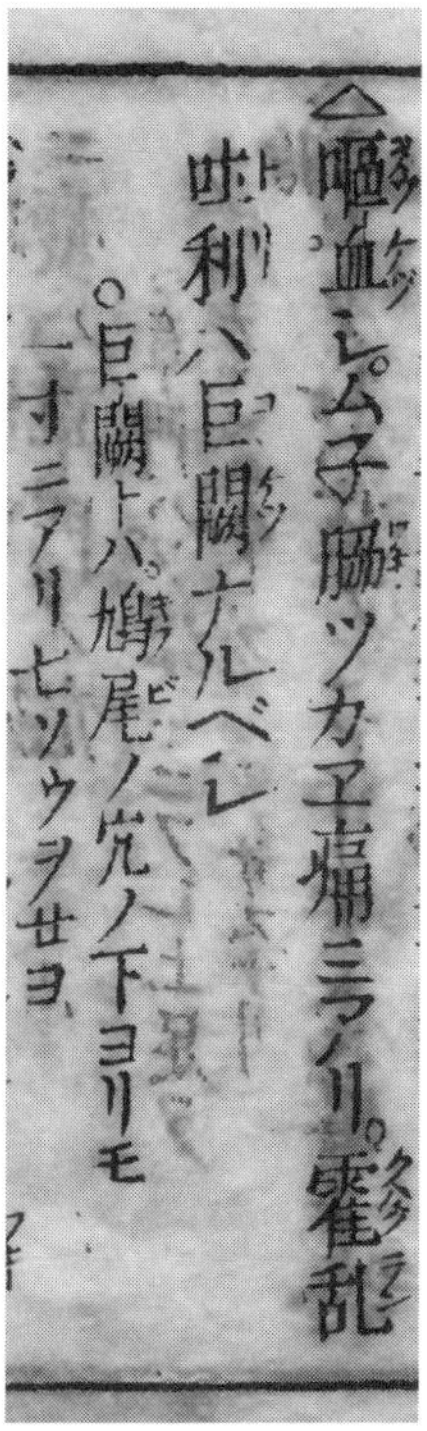

△嘔血シムネツカヘ痛ミアリ。霍乱《クワクラン》吐利ハ巨闕ナルベシ
○巨闕トハ鳩尾《ビ》ノ穴ノ下ヨリモ一寸ニアリ七ソウヲセヨ

△胸が痞え、咳逆、上気、喘息は、華蓋の穴が最も良い。
・華蓋は、胸の高い骨から五寸下にある。仰向いて取れ。①
①『黄帝明堂灸経』巻上・正人形第六の「華蓋一穴。在旋機下一寸陥者中。仰而取之。灸五壮。主胸脇支満。欬逆上気。喘不能言也」による。

△胸が痞え、咳逆、短気、咽喉も鳴り、乳が不足するときは亶中の穴。
・亶中は左右の乳の真ん中である①。積気、乾き噎するにも良い②。③
①「亶中」は膻中に同じ。原文「あいまん中」の「あい」は名詞につく接頭語、一対の関係の時に使う。ここでは「一対の乳の中央」の意。②原文「積気かわきむする」は、『黄帝明堂灸経』の「積気乾噎」の和訳であるが難解。扁鵲新流系の写本の一つ『扁鵲新流之書』では「気つもりかわき結ぼる」に作り、『徳本流灸治法』では「気積かすはき噎る」に作る。ここでは『黄帝明堂灸経』に従い、しばらく「乾き噎《む》する」と訳しておく。③『黄帝明堂灸経』巻上・正人形第七の「亶中一穴、在両乳間陥者中。灸五壮。主胸鬲満悶、咳嗽気短、喉中鳴、婦人妳脈滞、無汗、下火立愈。岐伯云、積気乾噎」による。

△嘔血し、胸がつかえて痛みがあり、霍乱して吐利するは、巨闕であるべきである。
・巨闕は鳩尾の穴の下一寸にある。［灸］七壮せよ。①
①『黄帝明堂灸経』巻上・正人形第七の「巨闕一穴、在鳩尾穴下一寸陥者中。灸七壮。主心痛不可忍、嘔血煩心、膈中不利、胸脇支満、霍乱吐痢不止、困頓不知人」による。

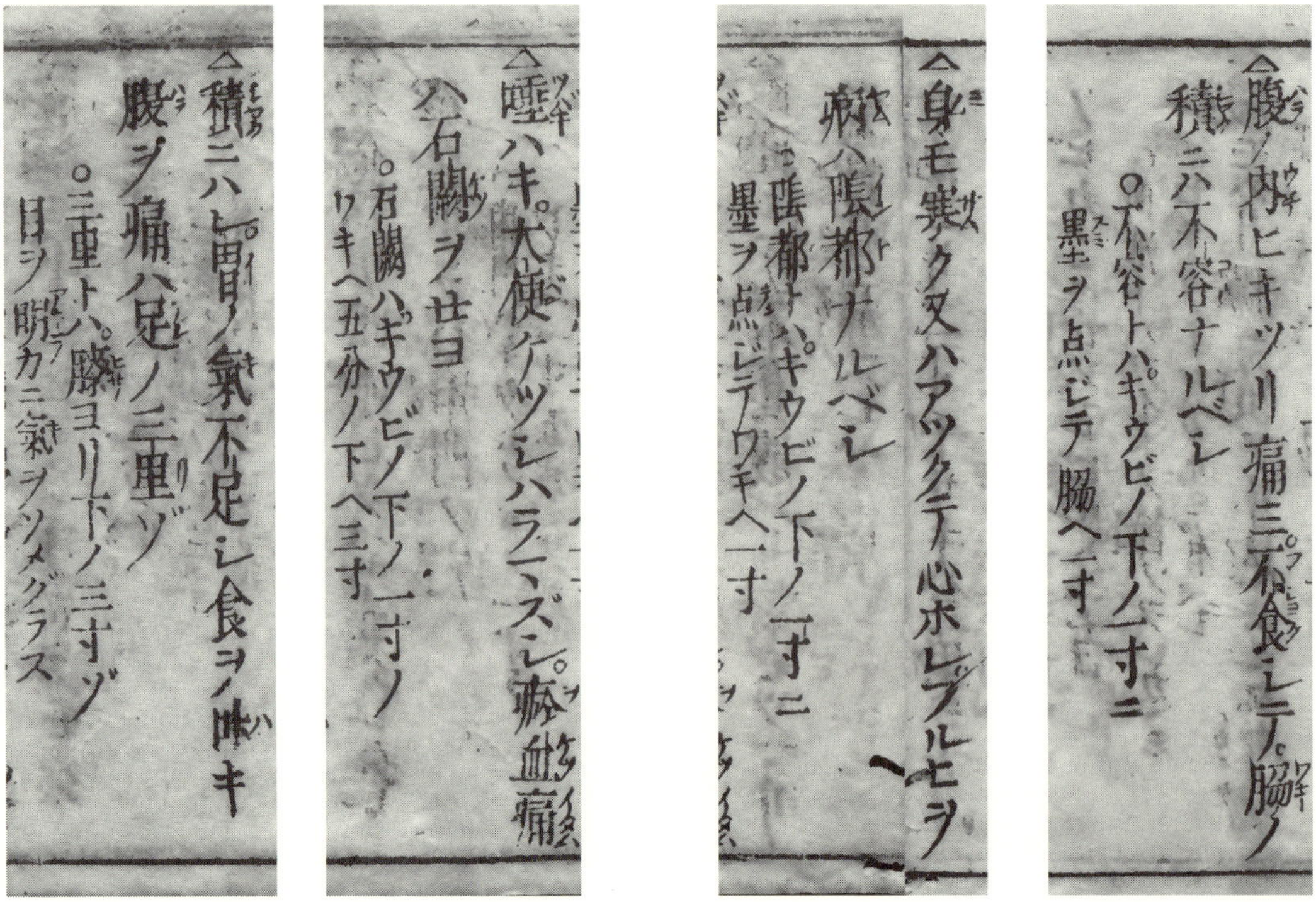
△腹ノ内ヒキツリ痛ミ不食シテ脇ノ積ニハ不容ナルベシ
○不容トハキウビノ下ノ一寸ニ墨ヲ点ジテ脇へ一寸
△身モ寒ク又ハアツクシテ心ホレブルヒヲ病ハ陰都ナルベシ
○陰都トハキウビノ下ノ一寸ニ墨ヲ点ジテワキへ一寸
△唾ハキ大便ケツシハラミズシ瘀血痛ハ石闕ヲ按ヨ
○石闕ハキウビノ下ノ一寸ノワキへ五分ノ下へ三寸
△積ニハレ胃ノ気不足シ食ヲ吐キ腹ノ痛ハ足ノ三里ゾ
○三里トハ膝ヨリ下ノ三寸ゾ
目ヲ明カニ気ヲツメグラス

△腹の内が引きつって痛み、ものが食べられず、脇に積があるには、不容であるべきである。

・不容は鳩尾の下一寸に墨を点じて、その傍ら一寸。①

① **『黄帝明堂灸経』巻上・正人形第八の「不容二穴、在上管両傍各一寸。灸三壮。主腹内弦急、不得食、腹痛如刀刺、両脇積気膨膨然」による。**

△身体が寒かったり熱かったりし、放心状態になり①、［瘧による］震え②を病むは、陰都であるべきである。

・陰都は鳩尾の下一寸に墨を点じ、傍らへ一寸。③

① **原文「ほれ」は惚れる、茫然となること。②原文「ふるい」は「震え」と同じ、瘧疾や胃痙攣の時に起こる震えや痙攣。③『黄帝明堂灸経』巻上・正人形第九の「陰都二穴、在通谷下一寸陥者中。灸三壮。主身寒熱、瘖瘧、病心恍惚也」による。**

△唾を吐き、大便が秘結して、［婦人は］妊まず、瘀血して［腹が］痛むは、石関①を使え。

・石関は鳩尾の下一寸の傍ら五分の下三寸。②

① **原文は「石関」を「石闕《けつ》」に誤る。今正す。②『黄帝明堂灸経』巻上・正人形第九の「石関二穴、在陰都下一寸宛宛中。灸三壮。主多唾嘔沫、大便難、婦人無子、蔵有悪血、腹厥痛、絞刺不可忍者」による。**

△積に腫れ、胃の気不足し、嘔吐し、腹が痛むは三里である。

・三里は膝下三寸である。目がはっきり見えるようにし、気をめぐらす。①

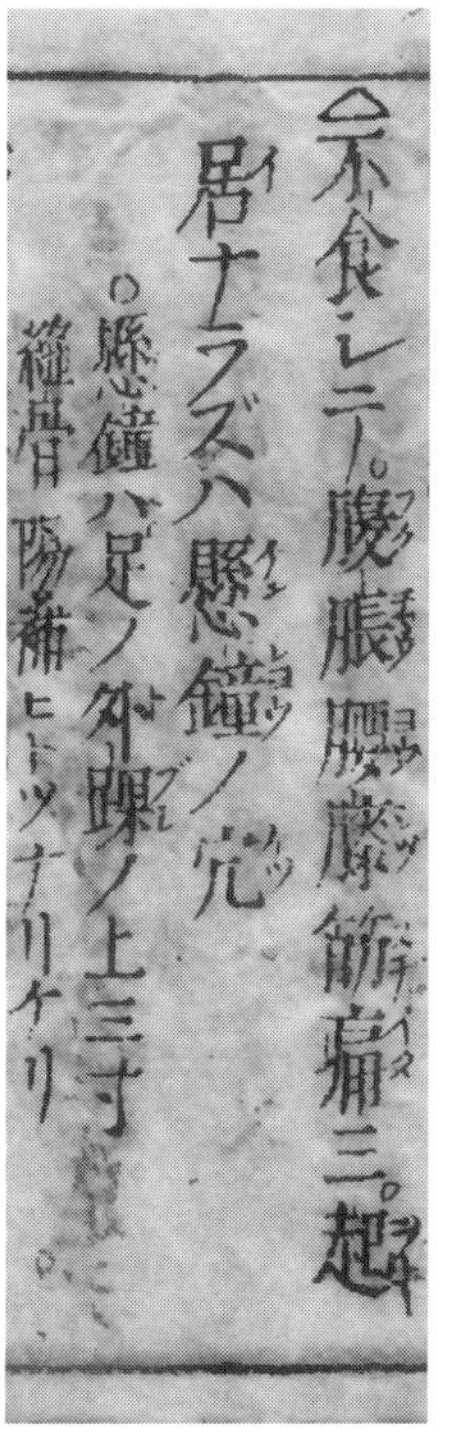

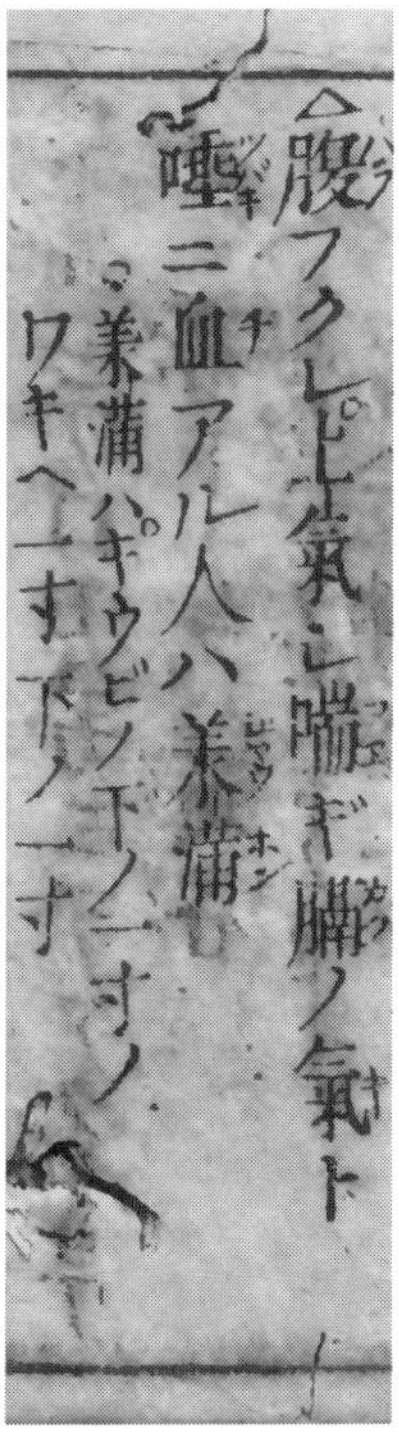

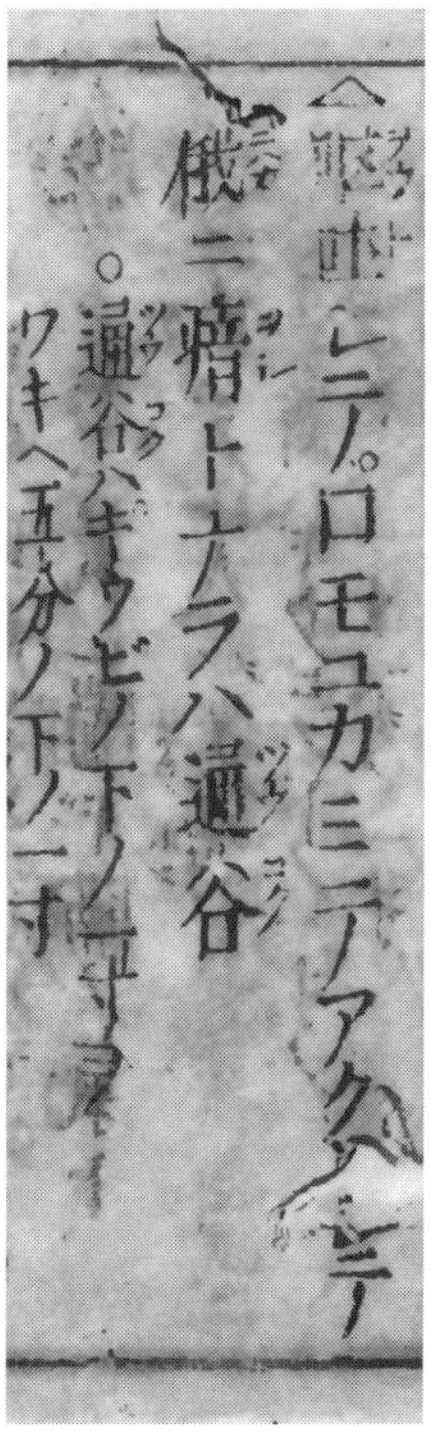

① 『黄帝明堂灸経』巻上・正人形第十の「三里二穴、在膝下三寸、胻骨外、大筋内、筋骨之間、陥者宛宛中。灸三壮。主臓腑久積冷気、心腹脹満、胃気不足、聞食臭、腸鳴腹痛。秦丞祖云、諸病皆治、食気暑気、蠱毒癥癖、四肢腫満、腿膝酸痛、目不明。華佗云、亦主五労羸痩、七傷虚乏、大小人熱、皆調三里。『外台』明堂云、凡人年三十以上、若不灸三里、令気上眼闇、所以三里下気也」による。

△ものが食べられず、腹脹、腰や膝の筋が痛み、起ち居がままならなければ懸鍾の穴。

・懸鍾は足の外踝の上三寸、絶骨、陽輔と一つである。①

① 『黄帝明堂灸経』巻上・正人形第十の「懸鍾二穴、在足外踝上三寸動脈中。灸三壮。主心腹脹満、胃中熱、不嗜食、膝脛連腰痛、筋攣急、足不収履、坐不能起」による。

△腹脹し、上気して息を喘がせ、膈気①し、唾に血が混じる人に承満。

・承満は鳩尾の下一寸、その傍ら一寸の下一寸。②

① 「膈気」は七情の過多や飲食などが原因で起こる噎膈の症状。② 『黄帝明堂灸経』巻上・正人形第十一の「承満二穴、在不容下一寸陥者中。灸三壮。主腸鳴腹脹、上喘気逆、及膈気唾血也」による。

△嘔吐して、口も歪んで欠伸《あくび》して、急に声が出せなくなれば通谷。

・通谷は鳩尾の下一寸、傍ら五分の下一寸。①

① 『黄帝明堂灸経』巻上・正人形第十二の「通谷二穴、在幽門下一寸陥者中。灸三壮。主失欠口喎、及嘔暴瘂、不能言也」による。

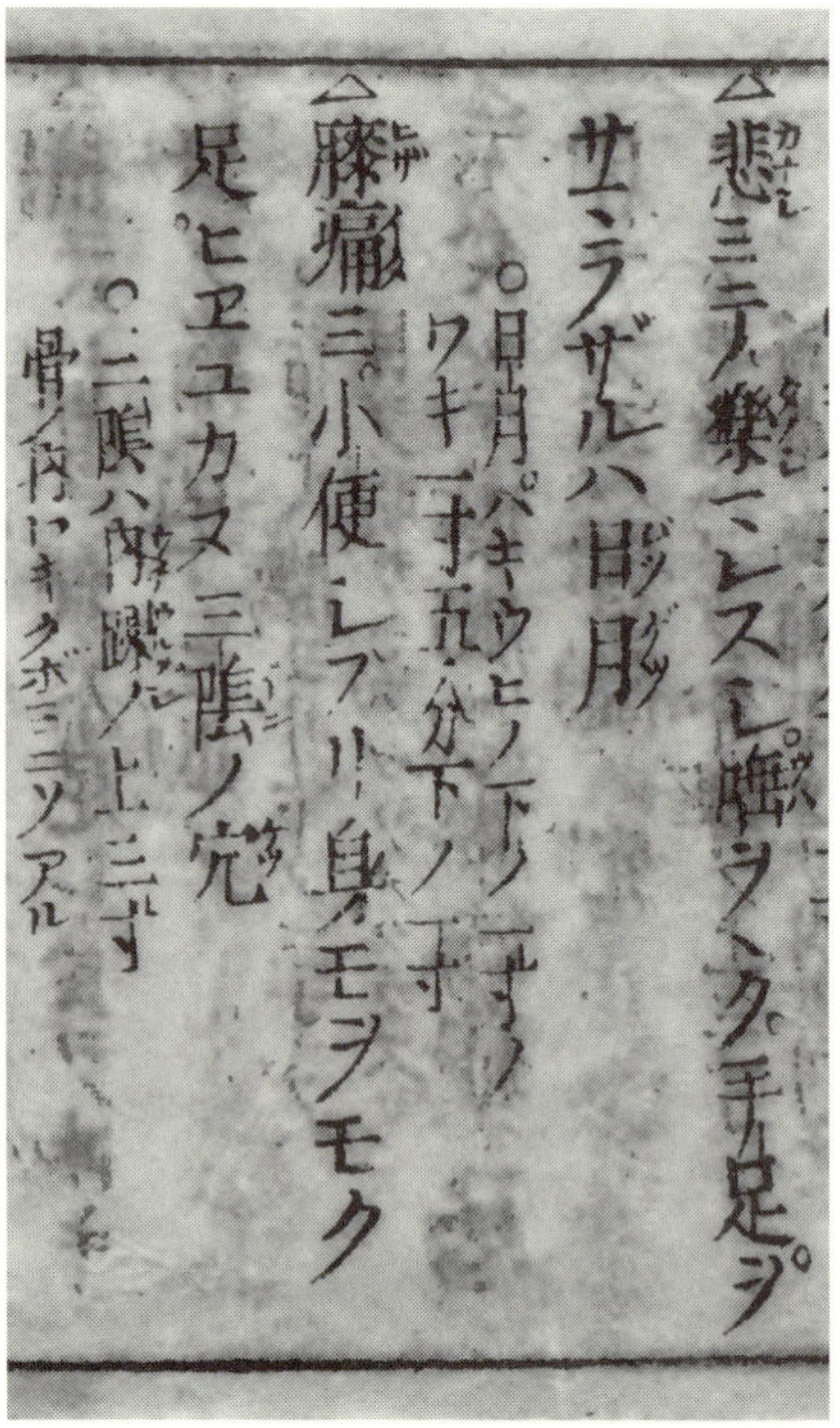

△悲ミテ楽シミセズ唾ヲヽク手足ヲ
サヽラザルハ日月
○日月ハキウビノ下ノ一寸ノ
ワキ一寸五分下ノ一寸
△膝痛ミ小便シブリ身モヲモク
足ヒエユカヌ三陰ノ穴
○三陰ハ内踝ノ上三寸
骨ノ内ニクボミニアル

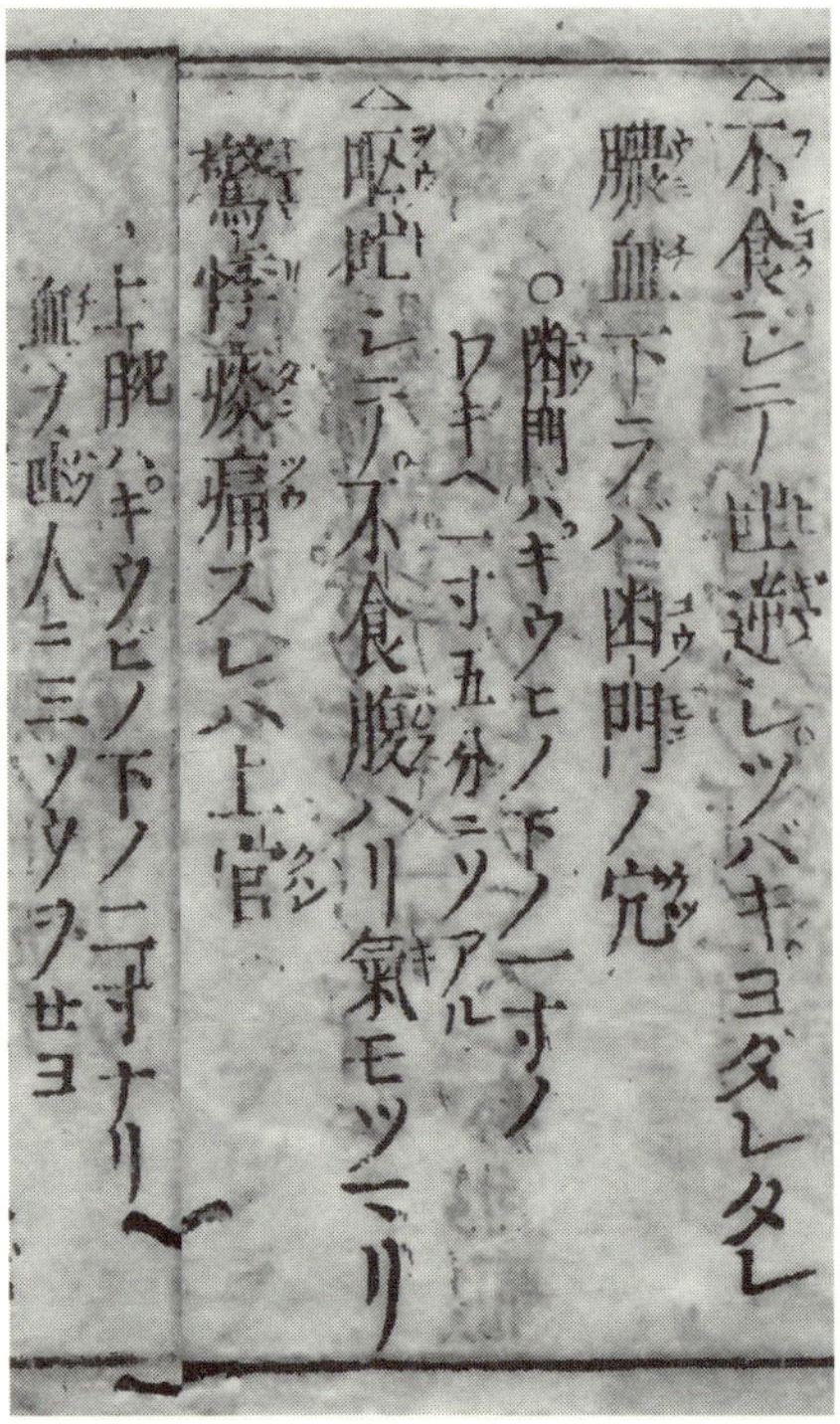

△不食シテ吐逆シツバキヨダレタレ
膿血下ラバ幽門ノ穴
○幽門ハキウビノ下ノ一寸ノ
ワキヘ一寸五分ニアル
△嘔吐シテ不食腹ハリ気モツマリ
驚悸痰痛スレバ上管
・上脘ハキウビノ下ノ二寸ナリ
血ヲ吐人ニ三ソウヲセヨ

△悲しんで楽しめず、唾多く、手足がだるくて動かなければ日月。

・日月は鳩尾の下一寸、傍ら一寸五分の下一寸。①

①『黄帝明堂灸経』巻上・正人形第十三の「日月一穴、在期門下五分陥者中。灸五壮。主善悲不楽、欲走、多唾、言語不正、及四肢不収」による。

△膝が痛み、小便が渋り、身は重く、足が痿えて歩かなければ①三陰の穴。

・三陰［交］は内踝の上三寸、骨の内側の窪みにある。②

①原文「足ひえゆかぬ」は『黄帝明堂灸経』と合わず、また『全九集』では「足軟痿してかなわざる」、『徳本流灸治法』では「足萎《なえ》ゆがみ」、『扁鵲新流之書』では「足なえゆかず」に作る。よって諸本に従って改めて訳出した。②『黄帝明堂灸経』巻上・正人形第十三の「三陰交二穴、在内踝上三寸陥者中、灸三壮。主膝内廉痛、小便不利、身重、足痿不能行也」による。

△物を食べられず、吐逆し、唾や涎が垂れ、［大便に］膿血が下れば幽門の穴。

・幽門は鳩尾の下一寸、傍ら一寸五分にある。①

①『黄帝明堂灸経』巻上・正人形第十四の「幽門二穴、在巨闕傍各一寸半陥者中。灸五壮。主善吐、食飲不下、兼唾多、吐涎、乾噦嘔沫、洩有膿血也」による。

△嘔吐して、物を食べられず、腹が脹り、気も詰まり①、驚悸、痰痛すれば上脘②。

・上脘は鳩尾の下二寸である。血を吐く人に三壮［施灸］せよ。③

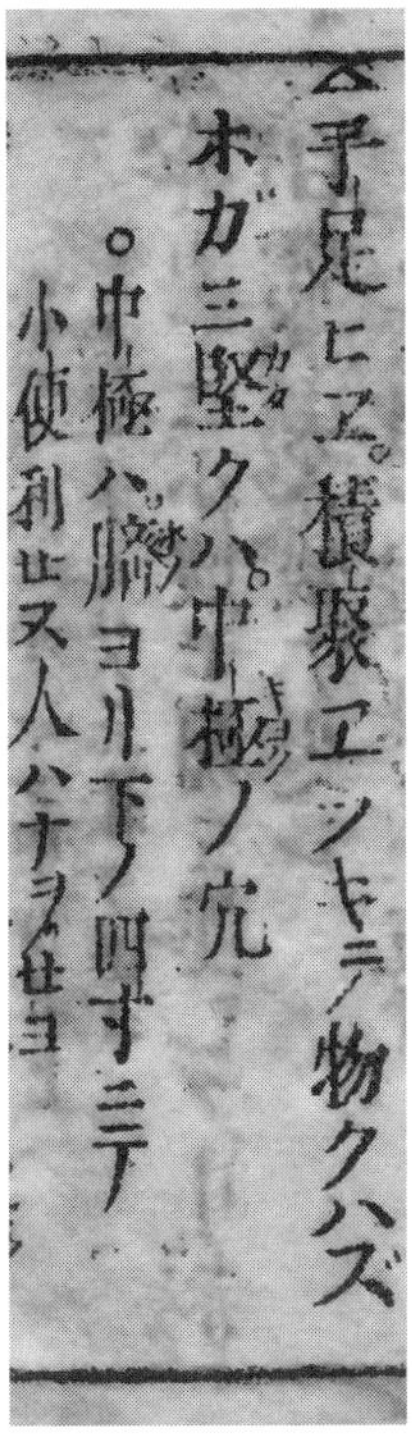
△手足ヒエ積聚エヅキテ物クハズ
ホガミ堅クハ中極ノ穴
○中極ハ臍ヨリ下ノ四寸ニテ
小便利セヌ人ハナヲヨシ

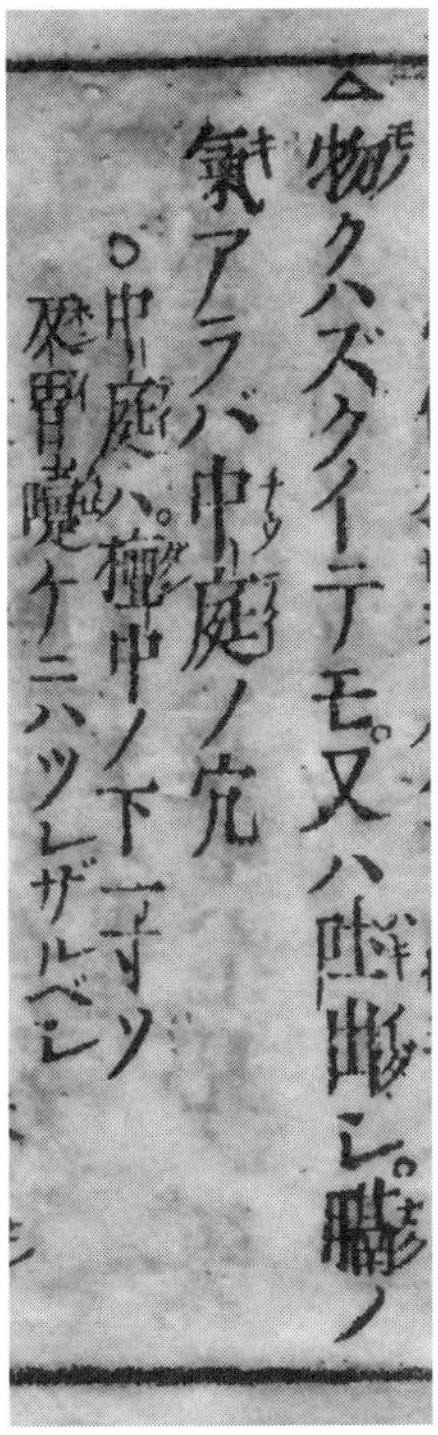
△物クハズクイテモ又ハ吐出シ膈ノ
氣アラバ中庭ノ穴
○中庭ハ檀中ノ下一寸ソ
飜胃噎ケニハツレザルベシ

①原文「気もつまり」は『徳本流灸治法』では「気も痞え」に作る。『扁鵲新流之書』もこれに同じ。②原文は「上管」を「上官」に誤る。今正す。後文も同じ。③『黄帝明堂灸経』巻上・正人形第十五の「上管一穴、在巨闕下一寸。灸三壮。主嘔吐、食飲不下、腹脹気満、心忪驚悸、時吐嘔血、腹疠刺痛、痰多吐涎也」による。

△手足が冷え、積聚、飢えても①物を食べられず、下腹部②が堅ければ中極の穴。

・中極は臍の下四寸で、小便不利の人にはなお良い③。④

①原文「えづき」は嘔吐、吐き気をもよすことであるが、『黄帝明堂灸経』に対応の文無し。今『徳本流灸治法』『扁鵲新流之書』に従い「飢ても」に改めて訳出した。②原文「ほがみ」は「ほかみ」とも。少腹（下腹部）のこと。③原文「なをせよ」は難解。『徳本流灸治法』に従い「尚ほよし」に改めて訳した。『扁鵲新流之書』も「猶よし」に作る。④『黄帝明堂灸経』巻上・正人形第十五の「中極一穴、在臍下四寸陥者中。灸五壮。主尸厥不知人、冷気積聚、時上衝心、飢不能食、小腹痛、積聚堅如石、小便不利、失精絶子、面鼾也」による。

△物を食べられず、一方では①食べても吐いてしまい、膈気②があれば中庭の穴。

・中庭は膻中③の下一寸である。翻胃④、噎《む》せけ⑤には外してはならない。⑥

①原文「又は」は、あるいは、一方ではの意。②「膈気」は七情の過多や飲食などが原因で起こる噎膈の症状。③『脈論口訣』は「檀中」に誤る。今正す。④原文「反胃」は翻胃、胃反と同じ。『病名彙解』の翻胃の条に「飲食を胃の腑より吐《は》き翻《かえ》

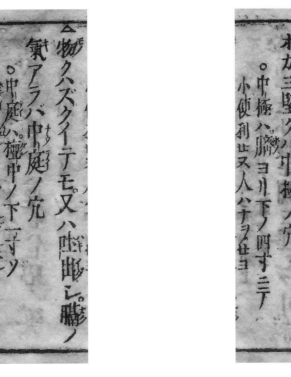

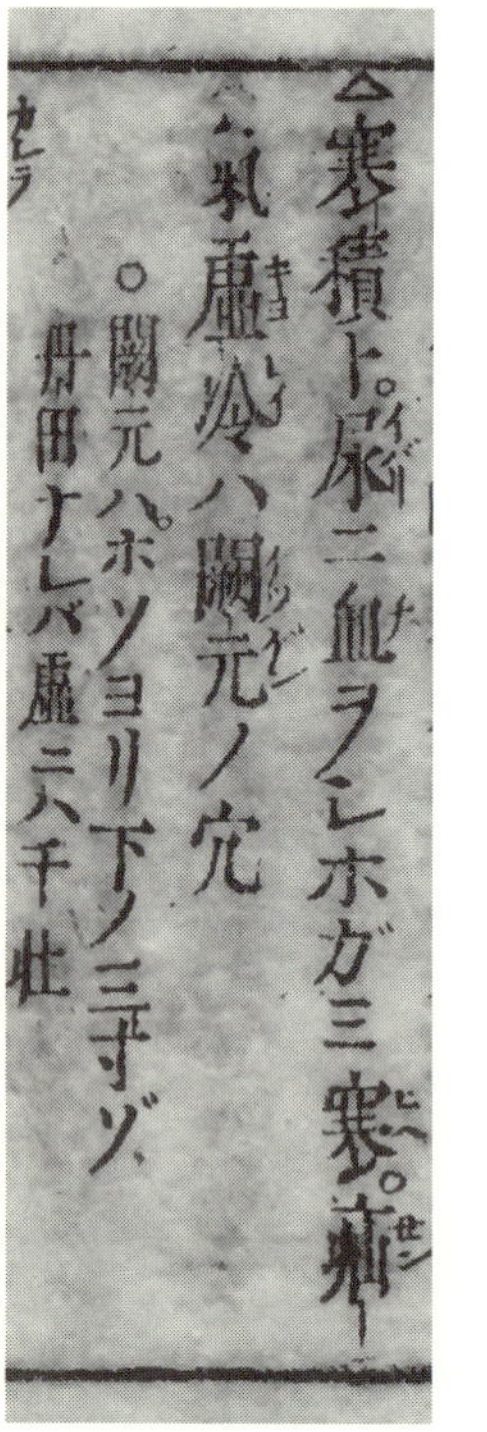

△寒積ト。尿ニ血ヲタレホガミ寒。疝
気虚冷ハ関元ノ穴
○関元ハ。ホソヨリ下ノ三寸ゾ
丹田ナレバ虚ニハ千壮

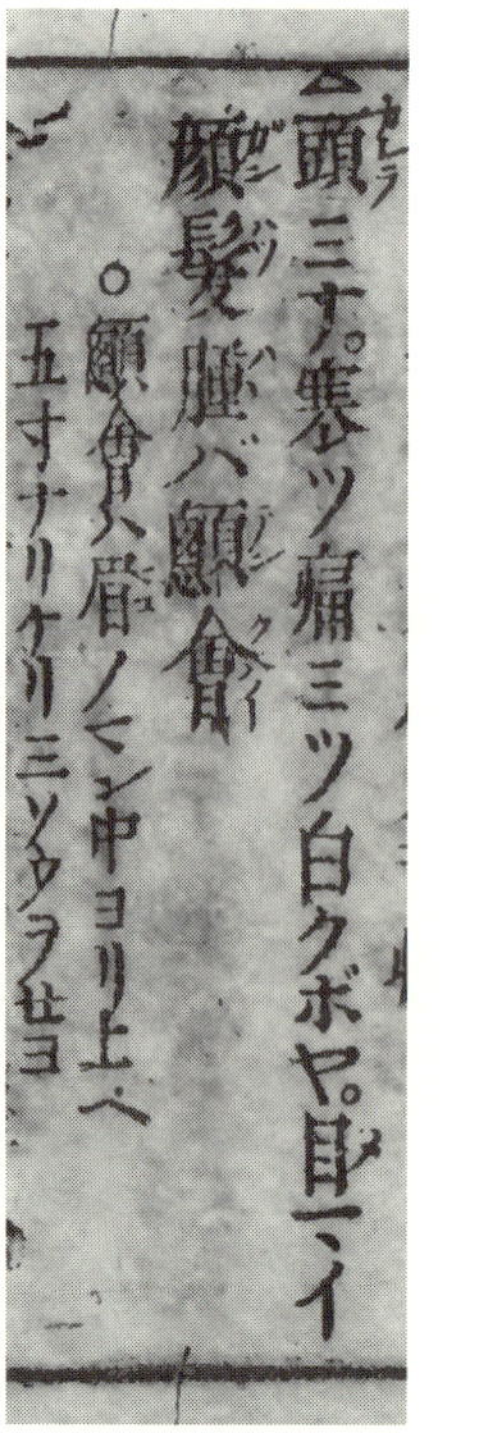

△頭ミナ。寒ツ痛ミツ白クボヤ。目マイ
顔髪腫ハ顖会
○顖会ハ眉ノマン中ヨリ上ヘ
五すナリナリ三ソクヲせヨ

ることなり。反胃とも云えり」とある。⑤『脈論口訣』は「噎《む》せけ」を「噯け」に誤る。今『徳本流灸治法』に従い改める。「噎《む》せけ」は噎膈のこと。⑥『黄帝明堂灸経』巻上・正人形第十六の「中庭一穴、在亶中下一寸、宛宛中。灸三壮。主食飲不下、嘔逆、食下還出也」による。

△寒積、尿血し、下腹部が冷え①、疝気、虚冷すれば関元の穴。
・関元は臍の下三寸である。丹田であるから、虚であれば千壮［施灸せよ］。②

①原文「ほがみ」は「ほかみ」とも。少腹（下腹部）のこと。②『黄帝明堂灸経』巻上・正人形第十六の「関元一穴、在臍下三寸、陥者中。灸五壮。主賁豚寒気入小腹、時欲嘔溺血、小便黄、腹泄不止、卒疝、小腹痛、轉胞不得小便。岐伯云、但是積冷虚乏病、皆宜灸之」による。

△頭が皆な冷えたり痛んだりし①、白禿瘡《しらくも》②や目眩《めまい》、顔面や［頭］髪部が腫れる③は顖会。
・顖会は眉の真ん中の上方五寸である。三壮［施灸を］せよ。④

①原文「つ」は助動詞、「……つ……つ」の形で二つの動作が並行して行われることを表す。なおこの一節は『黄帝明堂灸経』には見えず、『甲乙経』巻之十・陽受病發風第二下の「頭痛顔青」や『備急千金要方』巻第三十・頭面第一の「頭痛顔清」によったものと見られる。②原文「しらくぼ」は「しらくも」と同じ。頭部浅在性白癬。③原文「顔髪腫」は、『黄帝明堂灸経』の「頭皮腫」「面赤暴腫」の和訳と思われるが、「髪腫」は難解。「髪」には「頭髪」の意味があるので、そのように訳しておいた。④『黄帝明堂灸経』巻上・正人形第十七の「顖会一穴、在上星後一

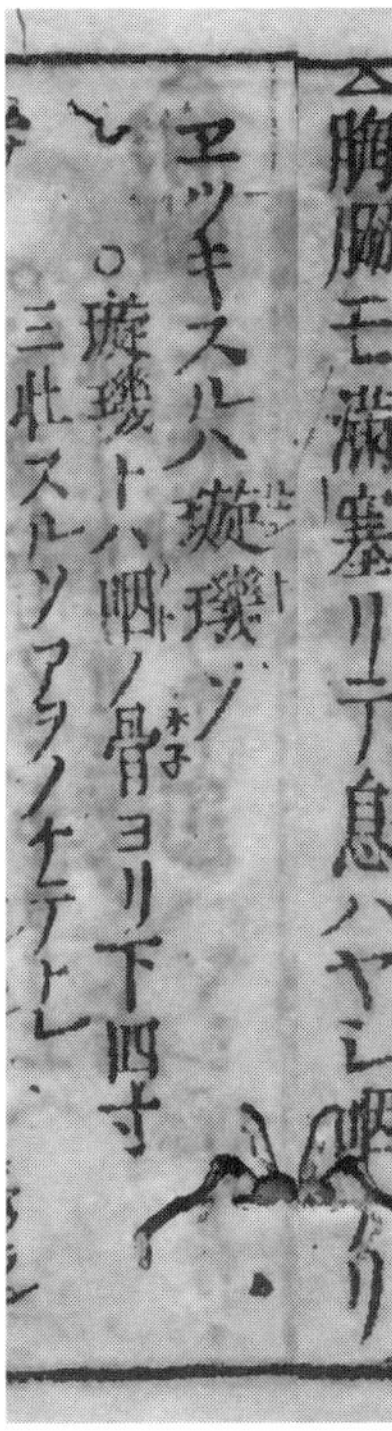
△胸脇モ満塞リテ息ハヤシ咽ナリ
エヅキスルハ旋璣ゾ
○旋璣トハ咽ノ骨ヨリ下四寸
三壮スルゾアヲノケテトレ

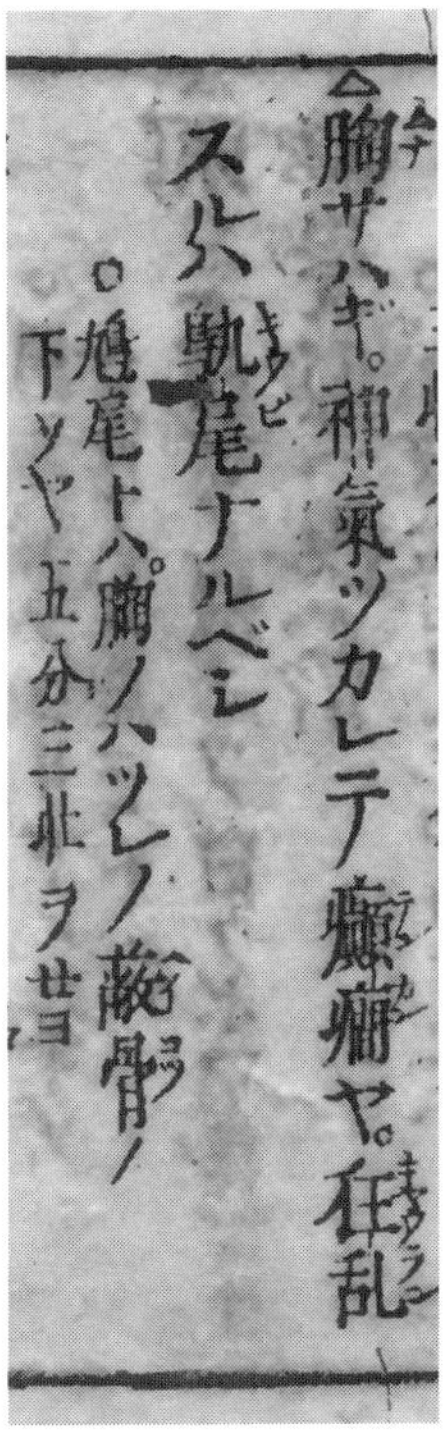
△胸サハギ。神氣ツカレテ癲癇ヤ。狂乱
スルハ鳩尾ナルベシ
○鳩尾トハ。胸ノハヅレノ蔽骨ノ
下ツヤ五分三壮ヲセヨ

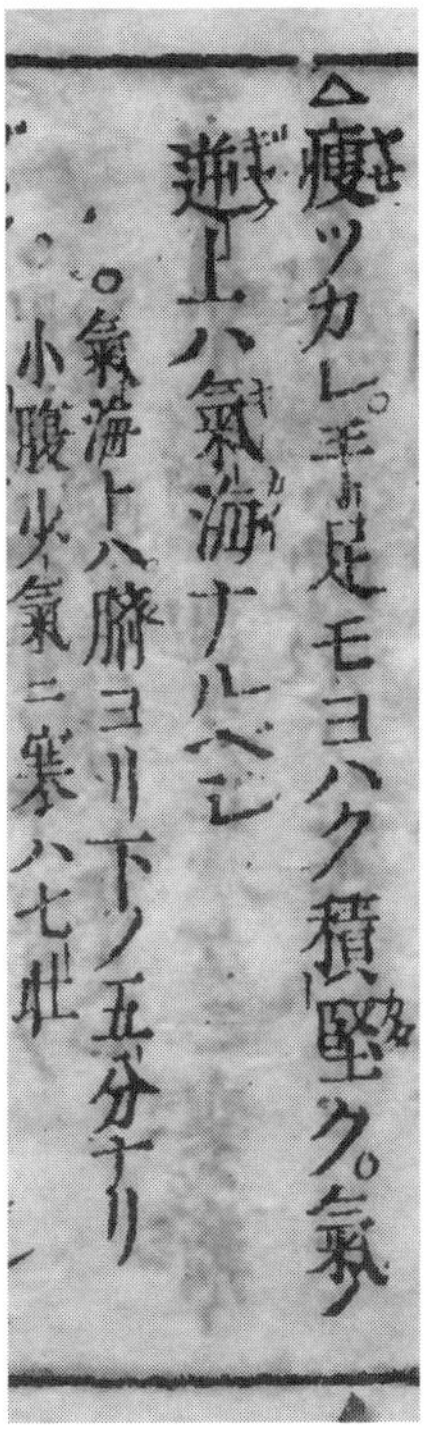
△痩ツカレ。手足モヨハク積堅ク。氣ノ
逆上ハ氣海ナルベシ
○氣海トハ臍ヨリ下ノ五分ナリ
小腹少氣ニ寒ハ七壮

寸陥者中。灸三壮。主頭目眩、頭皮腫、生白屑、兼主面赤暴腫也」による。

△胸や脇が満ち塞がって、呼吸が速く、咽喉が鳴って嘔吐する①は旋璣である。

・旋璣は喉の骨の下四寸。三壮［施灸する］。［取穴の際は］仰向いて取れ。②

①原文「えづきする」は嘔吐、吐逆の意。ただし、『黄帝明堂灸経』とは合わず。典拠未詳。②『黄帝明堂灸経』巻上・正人形第十七の「璇璣一穴、在天突下一寸陥者中、仰頭取之。灸三壮。主胸脇支満、欬逆上喘、喉中鳴也」による。

△動悸し①、神気が衰えて②、癲癇や狂乱するは鳩尾である。

・鳩尾は胸から少し出たところ③蔽骨④下五分にある。三壮［施灸］せよ。⑤

①原文「胸《むな》さわぎ」は「胸騒」、心悸のこと。漢語では「怔忡」とも。②原文「つかれて」は、衰える、弱るの意。神気の衰えは、後文の癲癇や狂乱などとして現れる。③原文「はずれ」は「外」、物や場所の末端の先、あるいは覆い隠すものから出たところ。④「蔽骨」は剣状突起。⑤『黄帝明堂灸経』巻上・正人形第十七の「鳩尾一穴、在蔽骨下五分陥者中。灸三壮。主心驚悸、神気耗散、癲癇病、狂歌不擇言也」による。

△痩せ、疲れ、手足も弱く、積堅く、気の逆上は気海である。

・気海は臍の下五分である①。小腹、少気、冷えには七壮。②

①気海穴の位置は、諸本のほとんどが臍下一寸五分であり、本条の典拠である

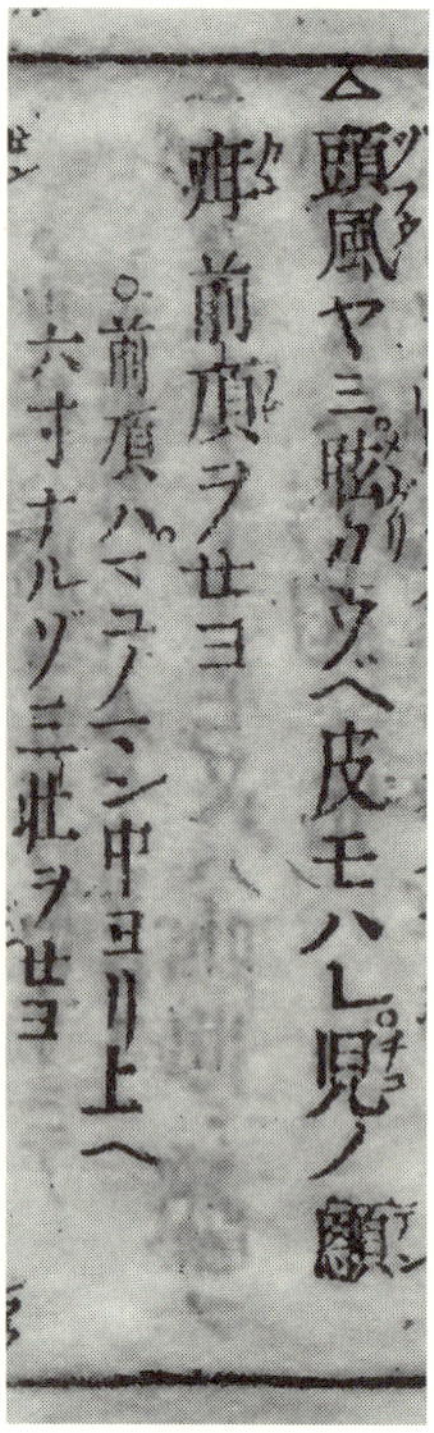

△頭風《ヅフウ》ヤミ眩カウベ皮モハレ児ノ顖瘈前頂ヲセヨ

○前頂ハマユノマン中ヨリ上ヘ六寸ナルゾ三壮ヲセヨ

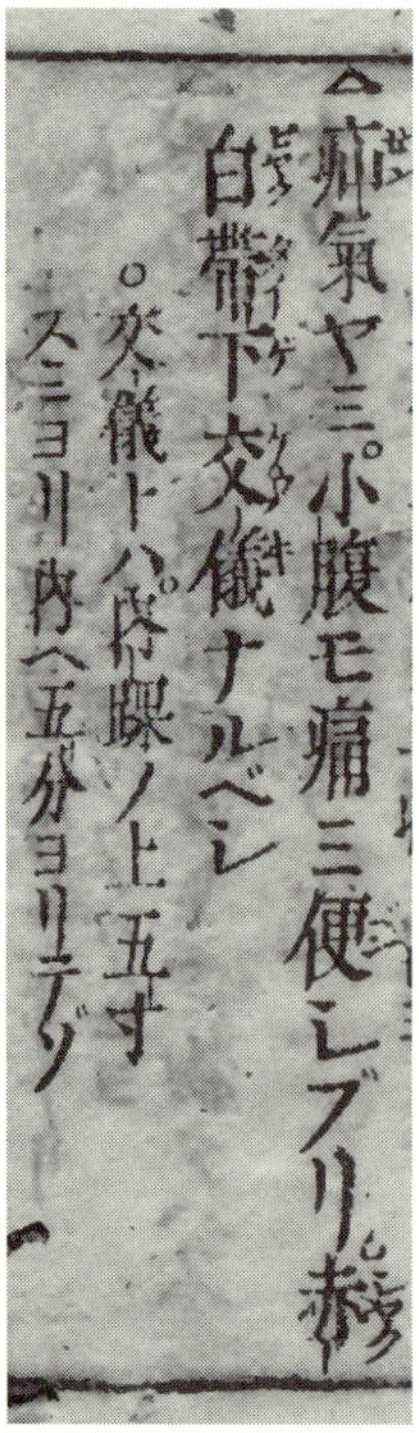

△疝氣ヤミ小腹モ痛ミ便シブリ赤白帯下交儀ナルベシ

○交儀トハ内踝ノ上五寸スミヨリ内ヘ五分ヨリテゾ

『黄帝明堂灸経』も同様である。本条では臍下五分、『全九集』では「臍ノ下三寸五分」、『徳本流灸治法』は本条と同じである。「一寸五分」は「寸五分」と表記されることもあるから、「寸」の字が脱落したものか。②『黄帝明堂灸経』巻上・正人形第十七の「気海一穴、在臍下一寸五分、宛宛中。灸七壮。主冷病、面黒、肌体羸痩、四肢力弱、小腹気積聚、賁豚腹堅、脱陽欲死、不知人、五蔵気逆上攻也」による。

△頭風を病み、目が眩《くら》み①、頭の皮膚も腫れ、小児の癲癇②、前頂に［施灸］せよ。

・前頂は眉の真ん中から上へ六寸である。三壮［施灸］せよ。③

①原文「眩《めぐ》」は「眩《めぐ》る」、目が眩むこと。②原文「顖瘈」は「顛癎」すなわち「癲癇」の誤記と見られる。『徳本流灸治法』では「驚疳」に作る。③『黄帝明堂灸経』巻上・正人形第十八の「前頂一穴、在顖会後一寸、直鼻中央陥者中。灸三壮。主頭風目眩、頭皮腫、小児驚癇病也」による。

△疝気を病み、下腹部も痛み、［小］便が渋り、赤白帯下《しゃくはくたいげ》①は交儀である。

・交儀は内踝の上五寸の墨《すみ》［で附けた点］から内側に五分寄ったところである。②

①白帯下《はくたいげ》と赤帯下《しゃくたいげ》の総称。おりものと不正出血。②『黄帝明堂灸経』巻上・正人形第十八の「交儀二穴、在内踝上五寸陥者中。灸五壮。主卒疝、小腹痛、小便不利、及婦人漏下赤白、月水不調」による。交儀穴は『備急千金要方』巻第四・赤白帯下崩中漏下第三に初出する。

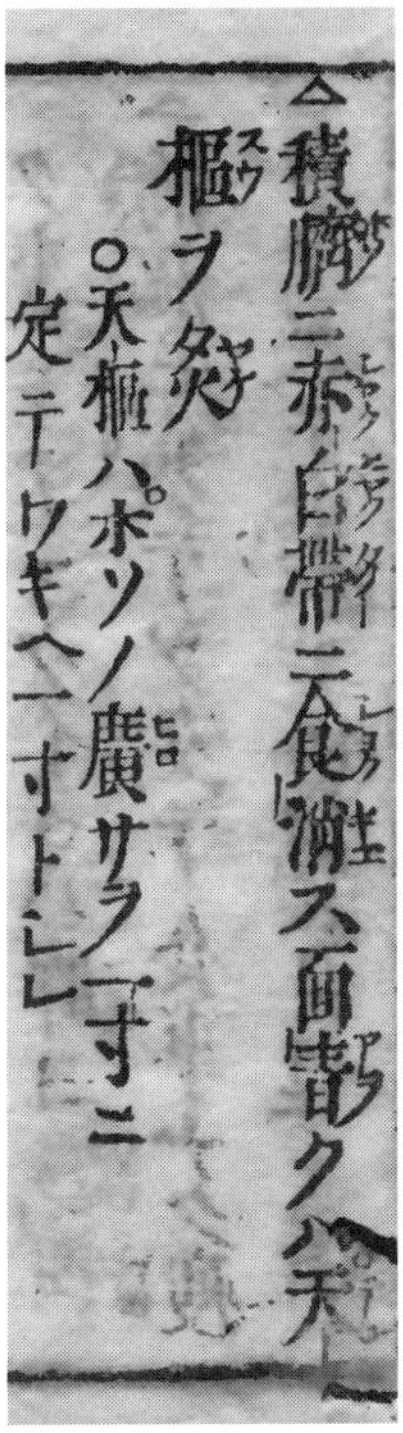

△積臍ニ赤白帯ニ食消セス面青クハ天樞《スウ》ヲ灸ス
〇天樞ハホソノ廣サヲ一寸ニ定テワキヘ一寸トシレ

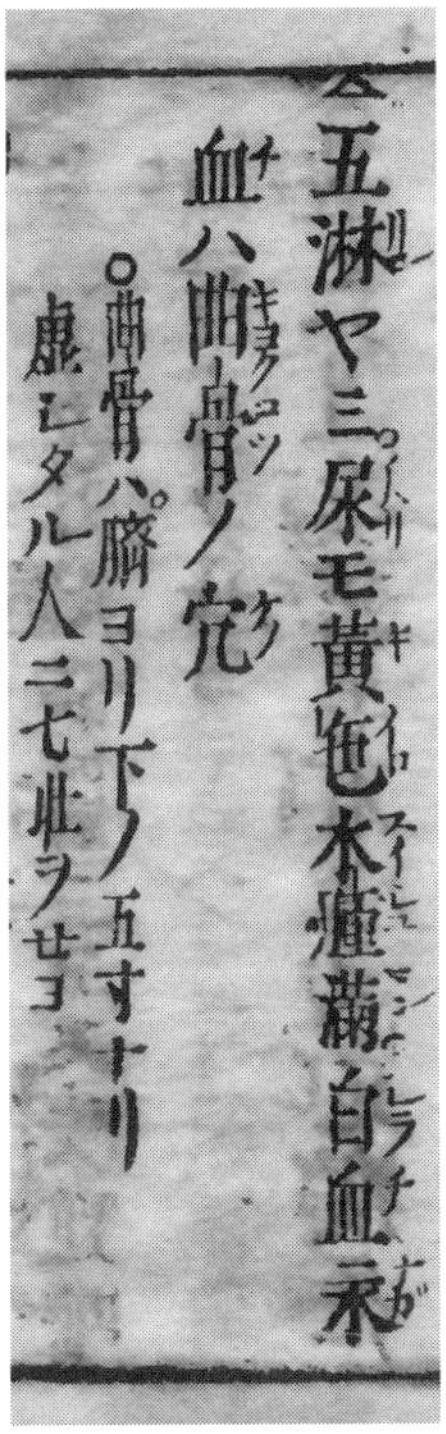

△五淋ヤミ尿モ黄色水腫満白血永《ナガ》血《チ》ハ曲骨《キヨクコツ》ノ穴《ケツ》
〇曲骨ハ臍ヨリ下ノ五寸ナリ
虚シタル人ニ七壮ヲセヨ

△積［があって］臍［の周囲］に［痛みが生じ］、白帯下①、食べ物が消化せず、顔面が青ければ天枢に施灸する。

・天枢［を取るには］臍の広さを一寸と定めて、［臍の］傍ら一寸と知れ。②

①原文「白帯《はくたい》」は白帯下《はくたいげ》の略。こしけ、おりもの②『黄帝明堂灸経』巻上・正人形第十九の「天樞二穴、夾臍両傍各二寸陥者中。灸五壮。主久積冷気、繞臍切痛、時上衝心、女子漏下赤白、及肚大堅、食不化、面色蒼蒼也」による。

△五淋①を病み、尿も黄ばみ、水病②で腫満し、白帯下《はくたいげ》③、赤帯下《しゃくたいげ》④は曲骨の穴。

・曲骨は臍下五寸である。虚した人には七壮［施灸］せよ。⑤

①「五淋」は淋証の五分類。『外台秘要方』巻第二十七や『三因極一病証方論』巻之十・淋証治に見られる。②原文「水腫満」の「水」は「水病」とも。水腫病のこと。「水病」は『素問』評熱病論や水熱穴論などに見える。水液停滞による腫満を主要な症状とし、肺にのぼれば喘を発す。『諸病源候論』巻之二十一・水諸病では風水、大腹水腫など二十二候に分類される。③原文「白血《しらち》」は、こしけ、おりもの。④原文「永血」は「長血」とも。子宮からの長期間の不正出血。⑤『黄帝明堂灸経』巻上・正人形第十九の「曲骨一穴、在横骨上、中極下一寸、其毛際陥者中。灸七壮。主五淋、小便黄、水病脹満、婦人帯下赤白、悪合陰陽、小便閉渋不通、但是虚乏冷極者、皆宜灸之」による。

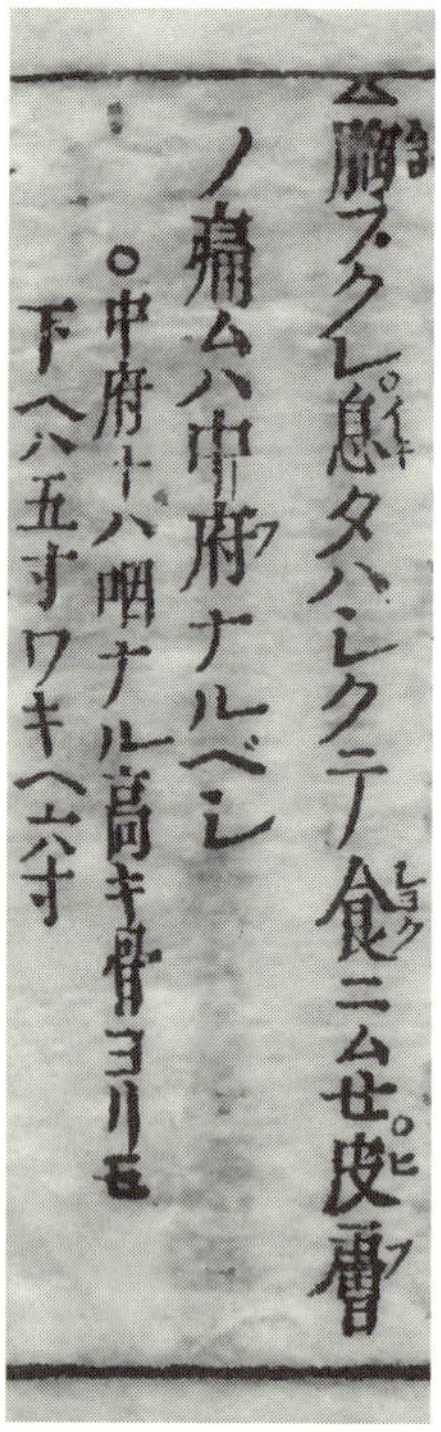
△胸ミツクレ息タハレクテ食ニムセ皮膚ノ痛ムハ中府ナルベシ
○中府ハ咽ナル高キ骨ヨリ五下ヘ五すワキヘ六す

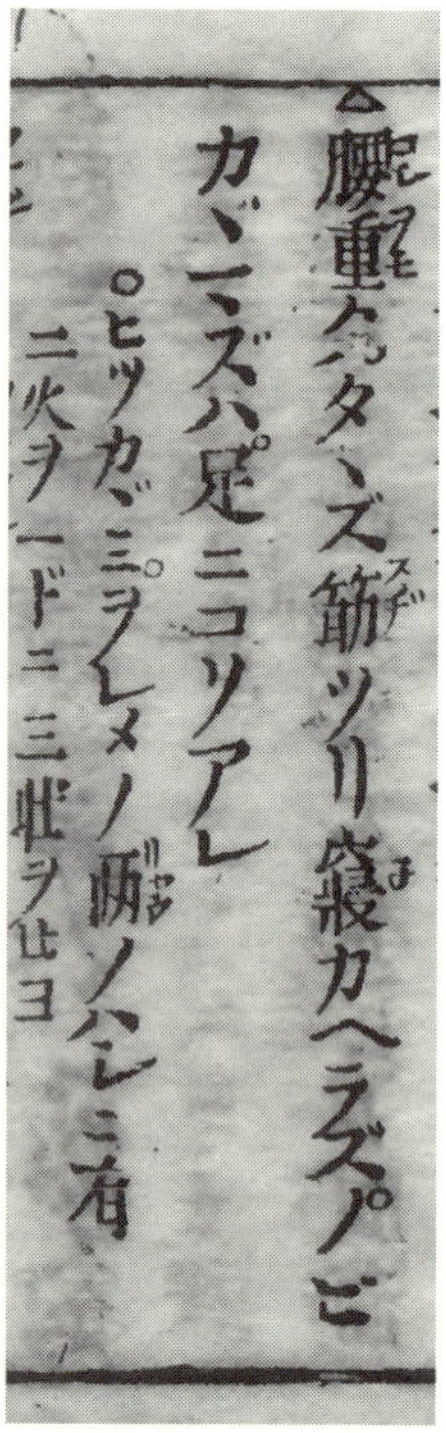
△腰重クタヽズ筋ツリ寝カヘラズノビカヾマズハ足ニコソアレ
○ヒツカヾミヲレメノ所ノハシニ有二火チ一ドニ三壮ヲせヨ

△胸が満ち、息を［喘がせて］正常ではなく①、食べ物によって息が詰まり②、皮膚が痛むは中府である。

・中府は喉の高い骨から下へ五寸、傍らへ六寸。③

①原文「息たわしくて」の「戯《たわ》しく」は、淫らな様であるが、ここでは正常ではない様子。②原文「食にむせ」は、食物で「噎《むせ》る」こと。③『黄帝明堂灸経』巻上・正人形第二十の「中府二穴、在雲門下一寸六分、乳上三肋間、動脈応手。灸五壮。主肺急、胸中満、喘逆、唾濁、善噎、皮膚痛也」による。

△腰が重く、起ち居がままならず①、［足の］筋が引きつり、寝返りができず②、屈伸できないものの［主治穴は］足にある③。

・［主治穴は］膕《ひかがみ》④の折れ目の端に在る。二箇所の施灸⑤を一度に［行い］、三壮せよ。⑥

①原文「たたず」は、立てないの意であるが、『黄帝明堂灸経』は「起坐難」であり、『全九集』の「タチ井ナラズ」が正確であるので、改めて訳した。「たちい」は「立居」「起居」で、日常の立ったり座ったりの動作。②原文「寐がえらず」は「寝返りならず」で、『黄帝明堂灸経』の「不可転側」の訳。『全九集』は「床《ゆか》ガエリナラズ」に作る。③原文「足にこそあれ」の「こそ」は、ある事柄を強調する係助詞。④原文「ひっかがみ」は、膝の裏のくぼみ。室町期の表現「ひっかがみ」の短縮形「膕《ひかがみ》」と同じ。⑤原文「二火」の「火」は施灸の時のモグサの火のこと。⑥『黄帝明堂灸経』巻上・正人形第二十の「張仲文伝神仙灸法、療腰重痛、不可転側、起坐難、及冷痺、脚筋攣急不可屈伸。灸曲瞅両文頭、左右脚四処各三壮、毎灸一脚、二火斉下、艾炷才焼到肉、初覚痛、便用両人、両辺斉吹至火滅、午時著灸至人定已来、自行動臓蔵府一両迴、或蔵府転動如雷声、其疾立愈。此法神効、卒不可量也」

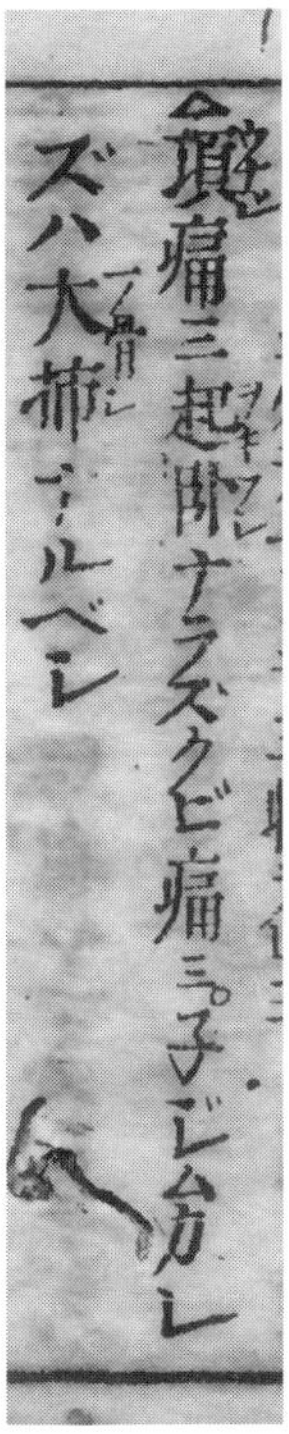
△項痛ミ起臥《オキフシ》ナラズクビ痛ミテ子ジムカレズハ大抒ナルベシ

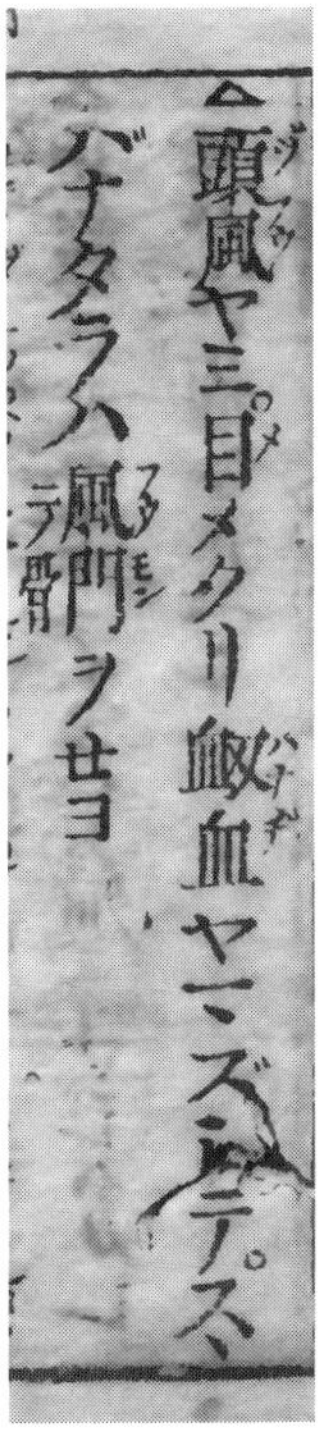
△頭風《ヅフウ》ヤミ目《メ》メクリ衄血《ハナヂ》ヤマズシテスヽバナタラバ風門《フウモン》ヲセヨ

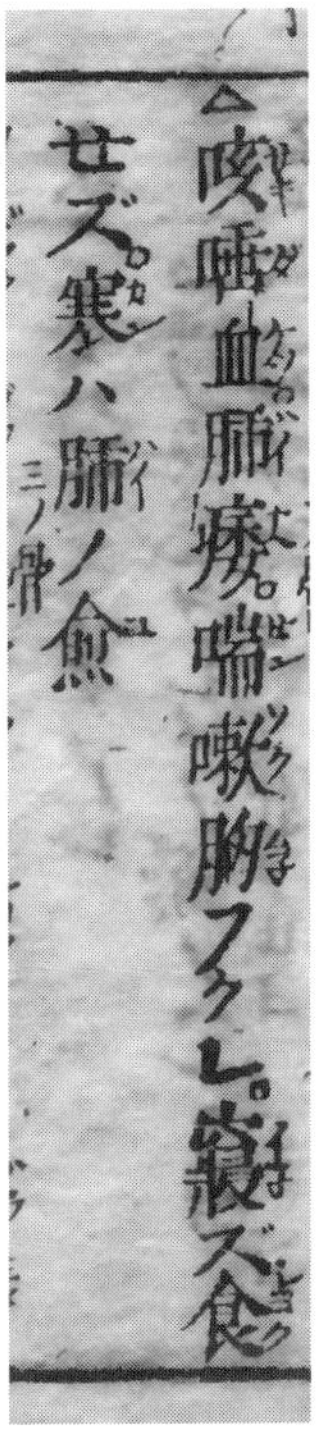
△咳唾血肺痿喘嗽胸フクレ寝ズ食セズ寒ハ肺《ハイ》ノ兪

による。「張仲文」は七世紀の唐の医家・張文仲のこと。。著書は散逸するも、『外台秘要方』に十四条、『太平聖恵方』巻百に四条の灸法佚文が見える。

△項が痛み、起き伏しままならず、頚が痛んで顧みることができなければ①大杼②である。③

①原文「ねじむかれず」は「捩じ向かれず」、身体をねじってその方向に向くこと。本灸法の伝本の一つ『徳本流灸治法』は「回顧《ねじむか》れず」に作る。②原文「大抒」は『全九集』『徳本流灸治法』に従い「大杼」に改めた。「大抒」の右傍に細字で「一ノ骨」とある。③『黄帝明堂灸経』巻中・背人形第一の「大杼二穴、在項第一椎下、両傍各一寸半、陥者中。灸五壮。主頚項痛、不可俛仰、左右不顧、癲病瘈瘲、身熱目眩、項強急、臥不安席」による。

△頭風を病み、目がまわり、鼻血が止まらず、水洟をたらすは風門に［施灸］せよ。

①原文「すすばなたらば」の「すすばな」は「つきはな」とも。たれさがる鼻水のこと。②『黄帝明堂灸経』巻中・背人形第二の「風門二穴、在第二椎下、両傍各一寸半陥者中。灸五壮。主頭疼風眩、鼻衄不止、鼻流清涕也」による。

△咳して唾に血が混じり、肺痿し、喘嗽して胸満し、寝られず、食べられず、寒する①は肺兪。②

①原文「寒」は典拠となる『黄帝明堂灸経』の「肺寒熱」の訳と見られる。②『黄帝明堂灸経』巻中・背人形第五の「肺兪二穴、在第三椎下、両傍各一寸半、宛宛中。灸三壮。主肺寒熱、肺痿上喘、欬嗽唾血、胸脇気満、不得臥、不嗜食、汗不

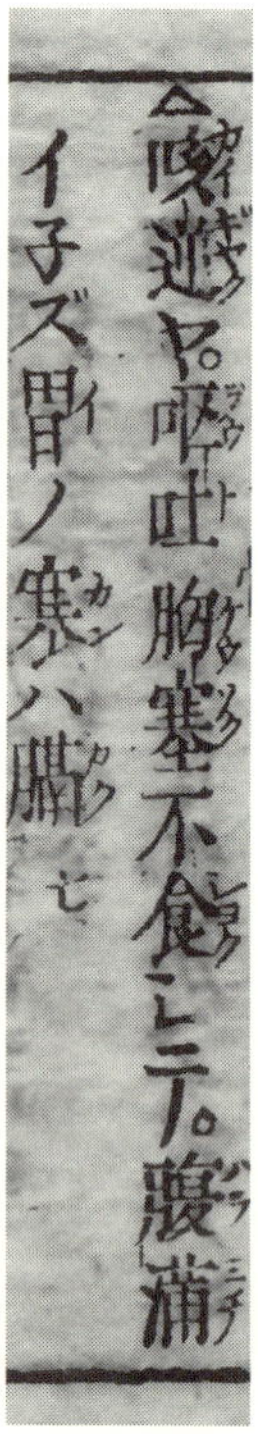
△咳逆シ嘔吐胸塞リ不食シテ腹満
イ子ズ胃ノ寒ハ膈セ

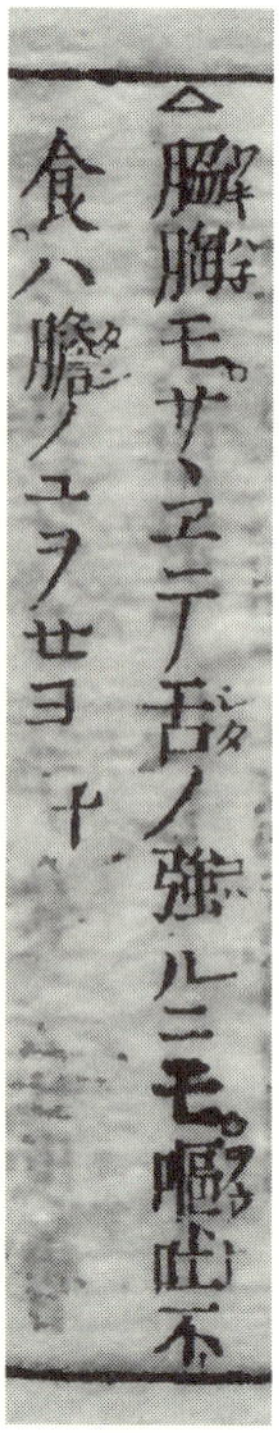
△脇胸モサヽエテ舌ノ強ルニモ嘔吐不
食ハ膽ノユヲセヨ　十

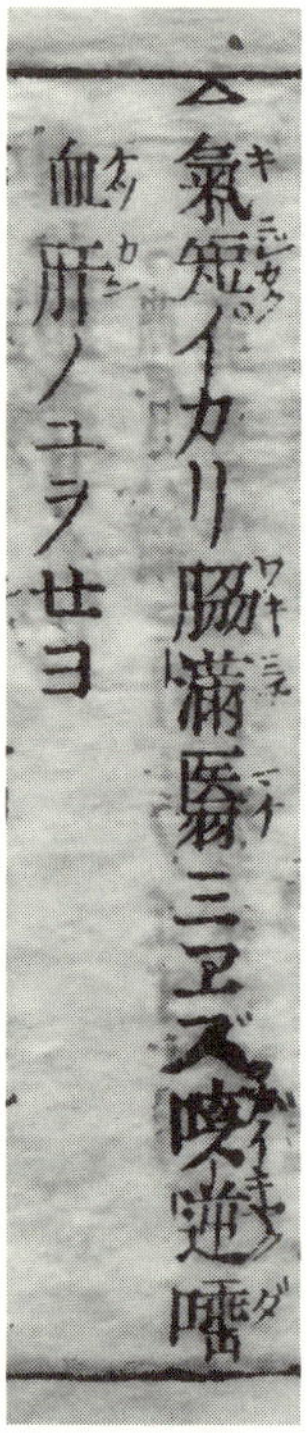
△氣短イカリ脇満目ミエズ咳逆唾
血肝ノユヲセヨ

出、及背強弦急也」による。

△咳逆し、嘔吐、胸塞がり、物が食べられず、腹満し、好んで臥し①、胃の寒②は膈［兪］。③

①原文「いねず」は「寐ず」、寐られないということ。ただし、『黄帝明堂灸経』では「嗜臥」であり、『全九集』のよう「臥コトヲタシナミ」とするのが正しいので、それにしたがって訳した。②原文「胃の寒」の典拠不明。③『黄帝明堂灸経』巻中・背人形第一の「膈兪二穴、在第七椎下両傍、各一寸半陥者中。灸五壮。主欬逆嘔吐、鬲上寒、食飲不下、脇腹満、胃弱、食少嗜臥、怠堕不欲動身」による。

△脇や胸が突っ張り①、舌が強ばり、嘔吐、食物が嚥下できなければ胆兪に［施灸］せよ。（十）②③

①「胸脇支満」の「支」の文字の訳は、近世でもなかなか適確なものがなかったようで、『全九集』では「胸脇ミチ」、本灸法の伝本の一つ『徳本流灸治法』では「胸脇も支て満て」に作る。「支」は「支柱」のように緊張して突っ張った様と解釈される。②これ以下の幾つかの条文の末には、兪穴の位置を示す椎数が記されている。胆兪であれば十椎下左右両傍の意味である。③『黄帝明堂灸経』巻中・背人形第三の「膽兪二穴、在第十椎下、両傍各一寸半、正坐取之、陥者中。灸五壮。主胸脇支満、嘔無所出、舌乾、飲食不下」による。

△気短く、怒り、脇満ち、まけみえず①、咳逆、唾血は肝兪に［施灸］せよ。

①原文「まけみえず」は『全九集』では「目ニマケ生ジトヲク見エズ」、本灸法

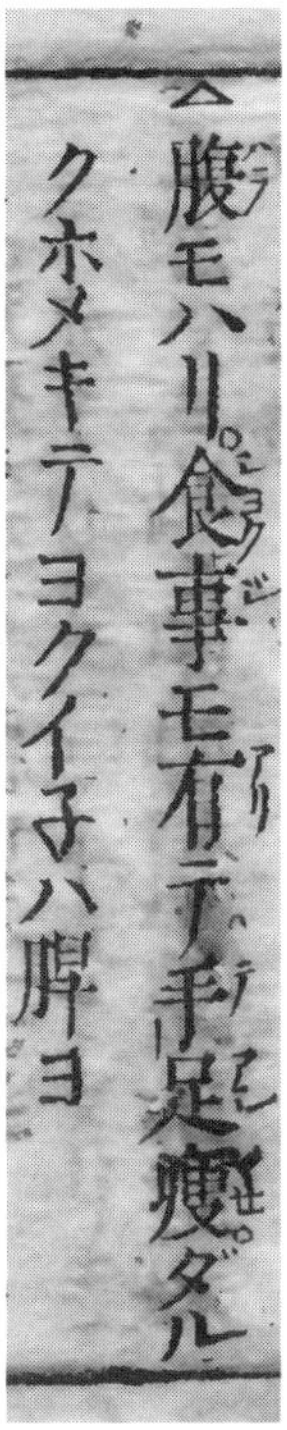
△腹モハリ食事モ有テ手足痩ダルクホメキテヨクイ子ハ脾ヨ

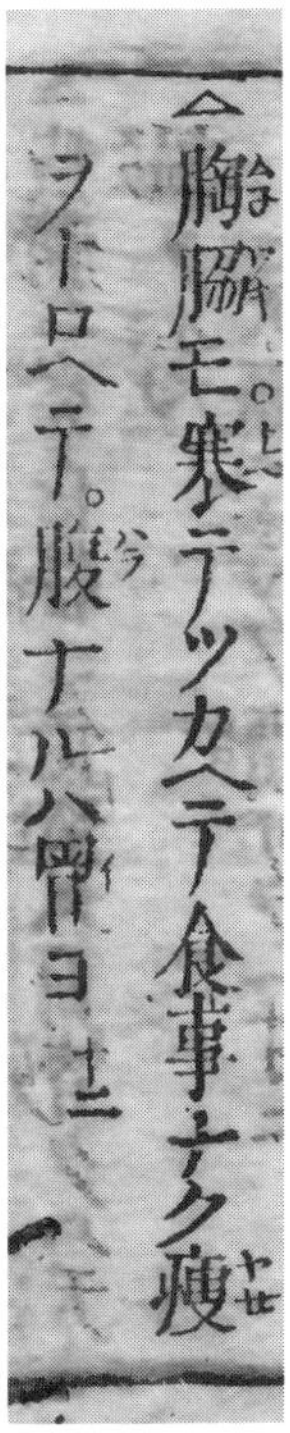
△胸脇モ寒テツカヘテ食事ナク痩ヲトロヘテ腹ナルハ胃ヨ　十二

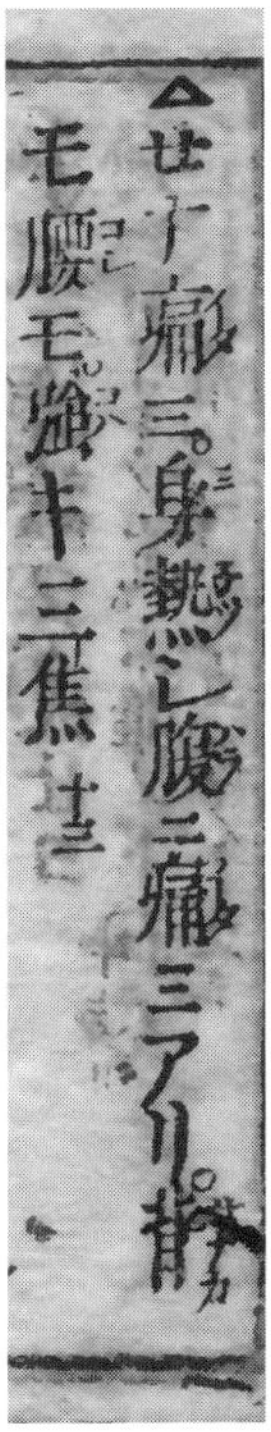
△セナカ痛ミ身熱シ腹ニ痛ミアリセナカモ腰モ強キハ三焦　十三

の伝本の一つ『徳本流灸治法』では「目も見ず」に作る。「まけ」は「眚」「瞙」「目気」と表記し、目暗の意味、そこひのこと。②『黄帝明堂灸経』巻中・背人形第一の「肝兪二穴、在第九椎下、両傍各一寸半陥者中。灸七壮。主咳逆、両脇満悶、肋中痛、目生白翳、気短唾血、目上視、多怒狂衄、目䀮䀮無遠視也」による。

△腹が脹り、食欲はあるが、手足は痩せてだるく、［手足が］熱をもち①、よく横臥するは脾［兪］。②

①原文「ほめき」は「熱《ほ》めく」、熱くなること。②『黄帝明堂灸経』巻中・背人形第三の「脾兪二穴、在筋十一椎下、両傍各一寸半陥者中。灸五壮。主腹中脹満、引背間痛、食飲多、身羸痩、四肢煩熱、嗜臥怠墮、四肢不欲動揺」による。

△胸も脇も冷えて、痞えて食欲もなく、痩せ衰えて、腹が鳴るは胃［兪］。（十二）①

①『黄帝明堂灸経』巻中・背人形第二の「胃兪二穴、在第十二椎下、両傍各一寸半、宛宛中。灸七壮。主胃中寒気不能食、胸脇支満、身羸痩、背中気上下行、腰脊痛、腹中鳴也」による。

△背中が痛み、身体が熱く、腹に痛みがあり、背中も腰も強ばるは三焦［兪］。（十三）①

①『黄帝明堂灸経』巻中・背人形第五の「三焦兪二穴、在第十三椎下、両傍各一寸半、正坐取之、陥者中。灸五壮。主背痛身熱、腹脹腸鳴、腰脊急強也」による。本灸法の伝本の一つ『徳本流灸治法』は「背痛み身熱し腹もふくれなり背も腰もよわき三焦」に作る。

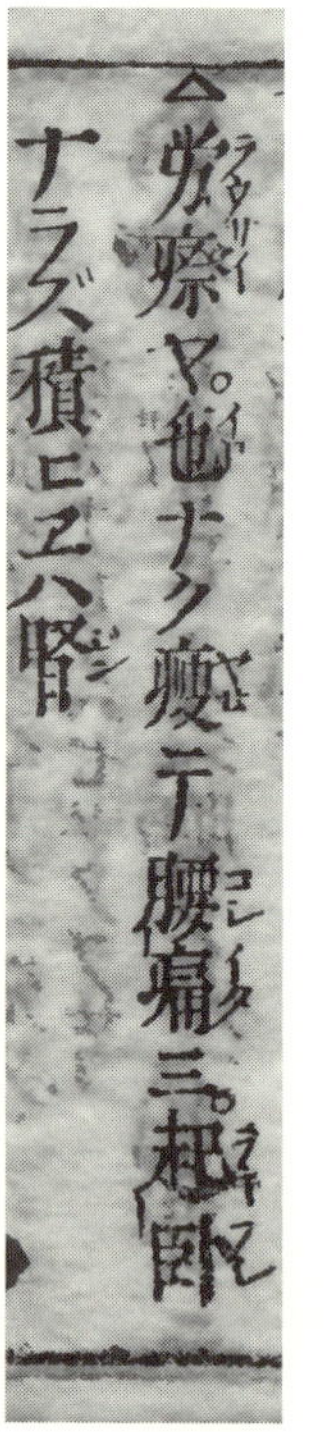

△労瘵ヤ。色ナク痩テ腰痛ミ。起臥
ナラズ積ヒエハ腎

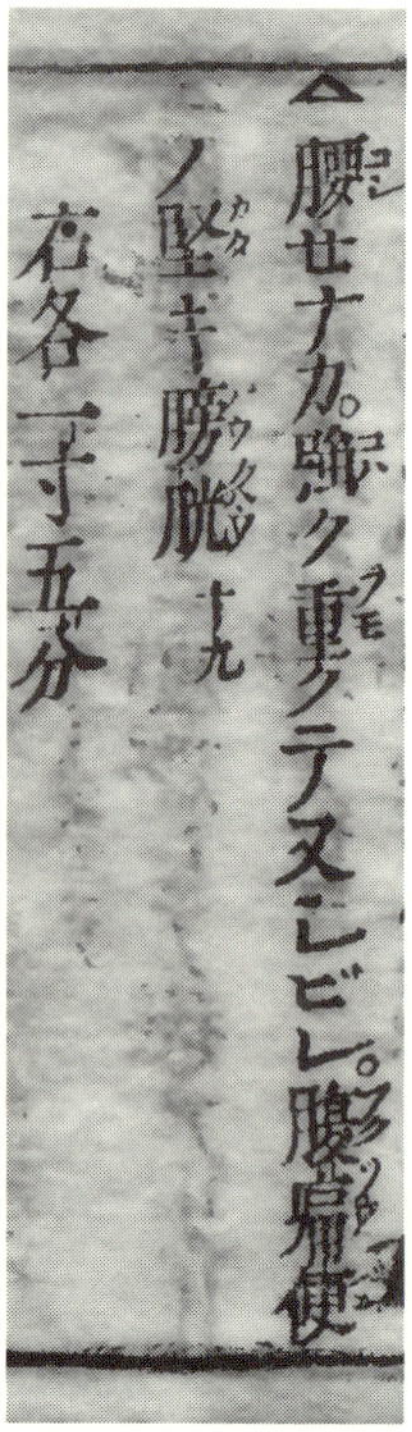

△腰セナカ。強ク重クテシビレ。腹痛大便
ノ堅キ膀胱十九
右各一寸五分

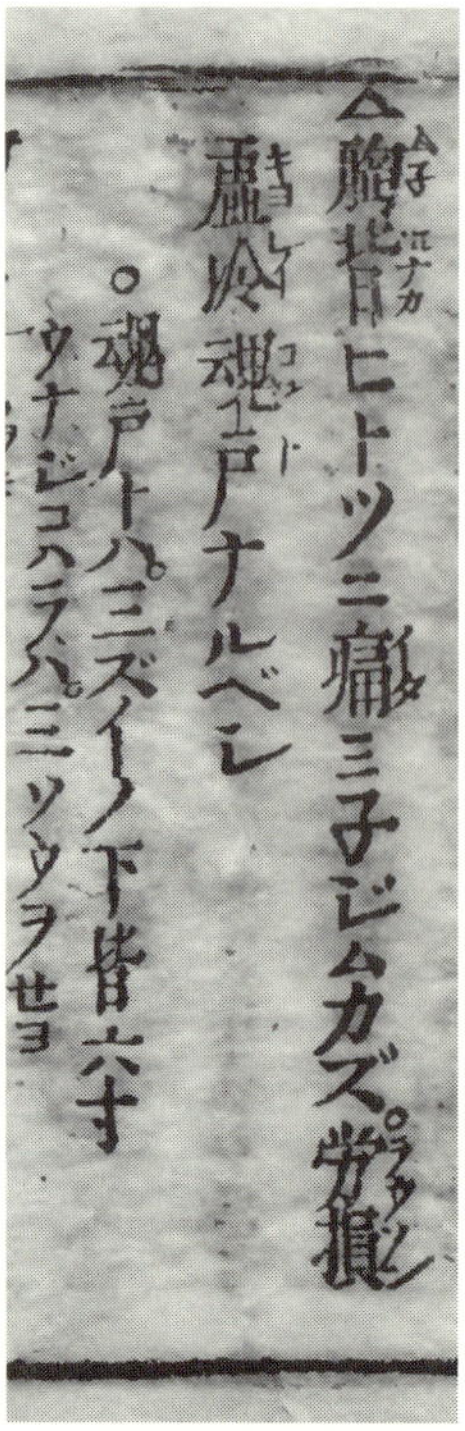

△胸背ヒトツニ痛ミネジムカズ。労損
虚冷魂戸ナルベシ
。魂戸ハ。三ズイノ下皆六寸
ウナジコハラバ。三ソウヲセヨ

△労瘵、色つやが無く痩せて、腰が痛み、起き伏しがままならず、積冷①は腎［兪］。

①原文「積ひえ」は『徳本流灸治法』に従い「積冷」に改めて訳した。②『黄帝明堂灸経』巻中・背人形第一の「腎兪二穴、在第十四椎下、両傍各一寸半、陥者中。灸五壮。主腰疼不可俛仰、転側難、身寒熱、飲食倍多、身羸痩、面黄黒、目䀮䀮、兼主丈夫婦人久積冷気変成労疾也」による。

△腰と背中が強ばり、重くて、しびれ、腹痛、大便難①は膀胱［兪］。（十九）

・以上、各々［脊中を去ること］一寸五分。②

①原文「大便堅き」は「大便難《かたし》」の誤記。②『黄帝明堂灸経』巻中・背人形第二の「膀胱兪二穴、在第十九椎下、両傍各一寸半、陥者中。灸七壮。主腰脊急強、腰已下酸重、労損不仁、腹中痛、大便難也」による。

△胸と背中がともに痛み、［項が強ばって］顧みることができず①、労損、虚冷は魂戸である。

・魂戸②は三椎の下、［両傍］全て六寸、項が強ばれば三壮［施灸］せよ。③

①原文「ねじむかず」は「捩じ向かず」、身体をねじってその方向に向くこと。本灸法の伝本の一つ『徳本流灸治法』は「回顧《ねじむか》れず」に作る。②『徳本流灸治法』は「魂戸」を「魄戸」に作る。③『黄帝明堂灸経』巻中・背人形第二の「魂戸二穴、在第三椎下、両傍各三寸、陥者中。灸三壮。主背甲満悶、項急強不得顧、労損虚乏、尸厥走疰、胸背連痛也」による。

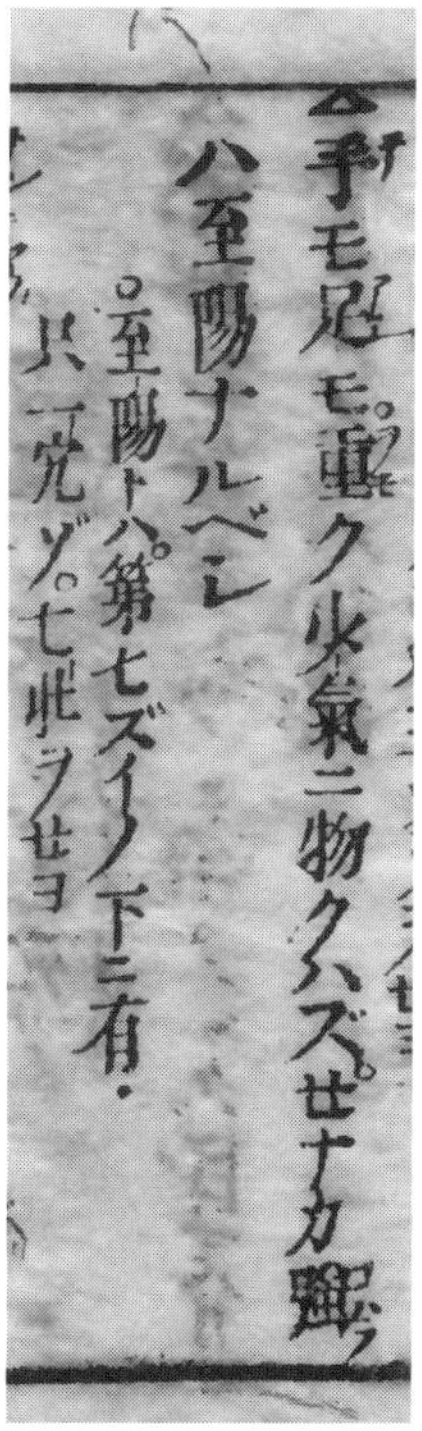
△手モ足モ重《ヲモ》ク少氣ニ物クハズ背ナカ強《コハ》ルハ至陽ナルベシ
○至陽トハ第七ズイノ下ニ有・只一穴ゾ。七壮ヲせヨ

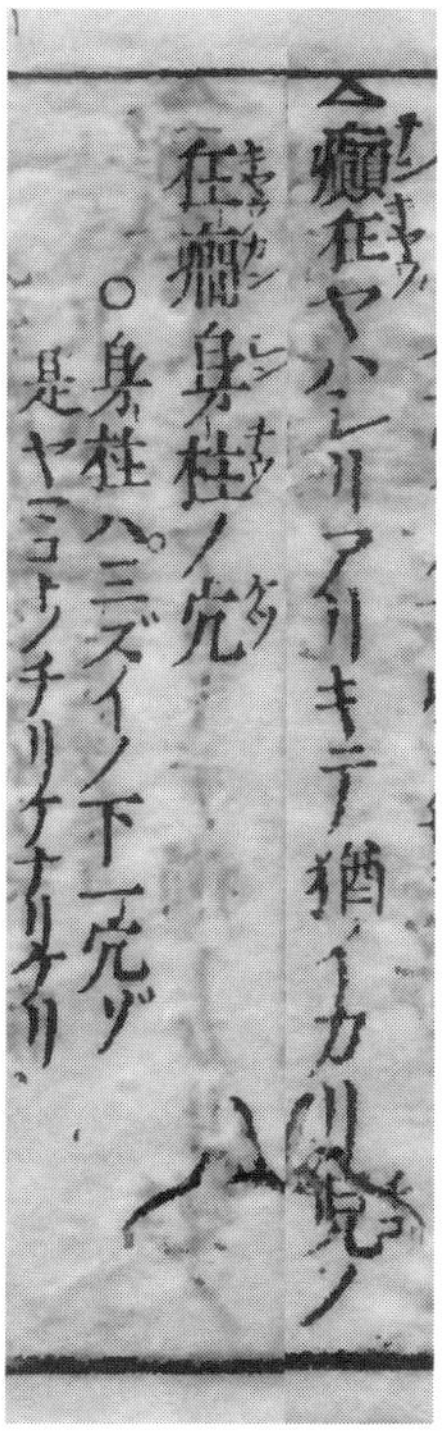
△癲狂《テンキヤウ》ヤハシリアリキテ猶イカリ児ノ狂癇《キヤウカン》身柱《シンチウ》ノ穴《ケツ》
○身柱ハ三ズイノ下一穴ゾ
是ヤコトノチリケナリケリ

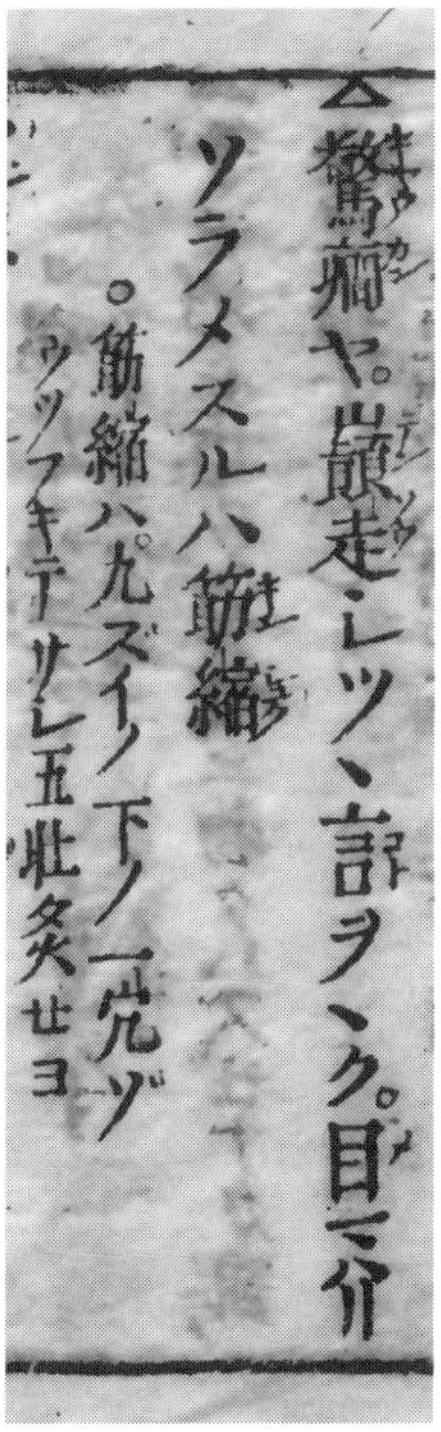
△驚癇《キヤウカン》ヤ顛走《テンソウ》レツヽ語ヲヽク目マイソラメスルハ筋縮《キンシク》
○筋縮ハ九ズイノ下ノ一穴ゾ
ウツフキテサシテ五壮灸せヨ

△手も足も重く、気が少ないため物を言わず①、背中が強ばるは至陽である。

・至陽は第七椎の下にある。ただ一穴である。七壮［施灸］せよ。②

①原文「物くわず」は『徳本流灸治法』の「物いわず」に従って改めて訳出した。②『黄帝明堂灸経』巻中・背人形第二の「至陽一穴、在第七椎節下間、微俛而取之、宛宛中。灸七壮。主四肢重、少気難言、脊急強也」による。

△癲狂し、走り歩いて①さらに怒り、小児の狂癇には身柱の穴。

・身柱は三椎の下の一穴である。これこそ真のチリケである②。③

①原文「はしりありきて」は『徳本流灸治法』では「走りあるきて」に作る。「狂走」の和訳である。②「ちりけ」は「ちりげ」とも。身柱穴の和俗名。③『黄帝明堂灸経』巻中・背人形第三の「身柱一穴、在第三椎下間、宛宛中。灸三壮。主癲狂瘈瘲、怒欲殺人、狂走見鬼。『秦丞祖明堂』云、主小児驚癇也。『千金』楊玄操同」による。

△驚癇、癲病により［狂］走し、頻りに喋り、目がまわって瞳が上にあがるは①筋縮。

・筋縮は九椎の下の一穴である。俯かせた姿勢で点をおろし②、五壮灸せよ。③

①この一節、『徳本流灸治法』では「目みはり上気」に作る。②原文「さし」は「点《さ》す」、すなわち灸点を附けると言う意味。③『黄帝明堂灸経』巻中・背人形第三の「筋縮一穴、在第九椎節下間、俛而取之、陥者中。灸五壮。宜驚癇狂走、癲病多言、脊急強、両目転上、及目瞪也」による。

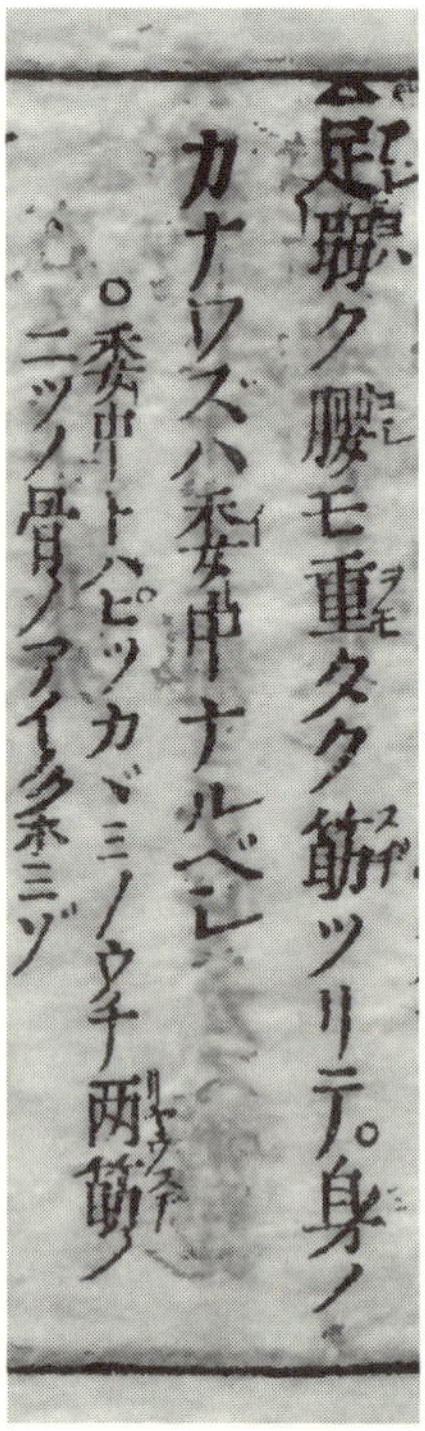
△足《アシ》弱《ヨハ》ク腰《コシ》モ重《ヲモ》タク筋《スヂ》ツリテ。身《ミ》ノ
カナワズハ委中《イ》ナルベシ
○委中トハヒッカヾミノウチ両筋《リヤウスヂ》ノ
ニツノ骨ノアイノクボミゾ

△足が弱り、腰も重くて、筋がつり、身体も自由に動かせなければ委中である。

・委中は膕《ひかがみ》の内①、両筋の二つの骨の間の窪みである②。③

①原文「ひつかがみ」は「膕《ひかがみ》」と同じ、室町期の表現「ひっかがみ」の短縮形で、膝の裏のくぼみ。②原文「両筋の二つの骨のあいのくぼみぞ」の「あい」は、『徳本流灸治法』では「間」に作る。③『黄帝明堂灸経』巻中・背人形第四の「委中二穴、在曲瞅内、両筋両骨中、宛宛是也。令病人合面臥、舒挺両脚取之。灸三壮。主脚弱無力、腰尻重、曲瞅中筋急、半身不遂」による。

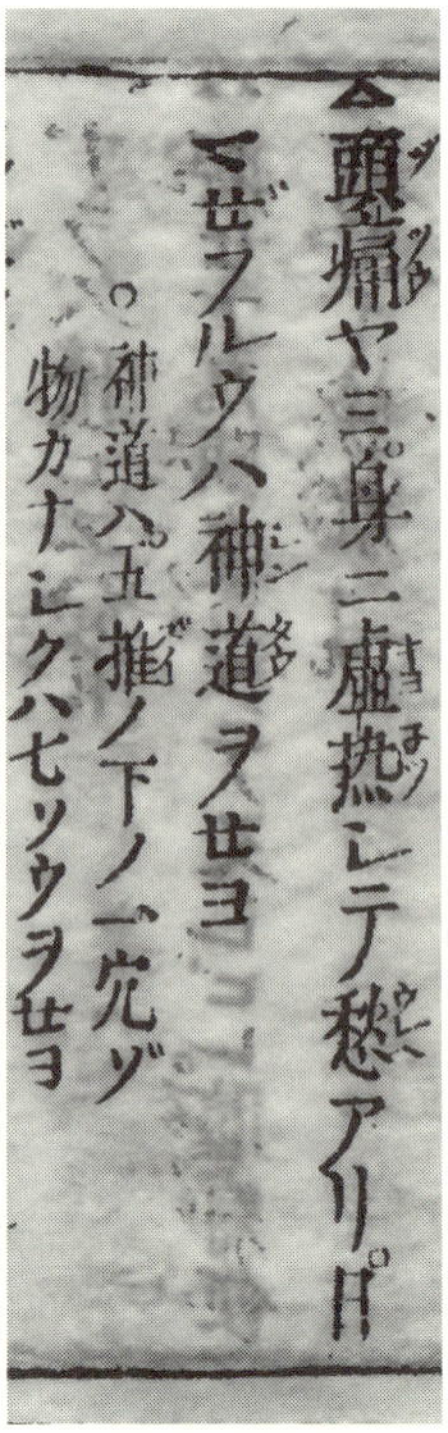
△頭痛《ヅツウ》ヤ。身ニ虚熱《キヨネツ》シテ愁《ウレヘ》アリ。目
マゼフルウハ神道《シンダウ》ヲスセヨ
○神道ハ。五椎《ズイ》ノ下ノ一穴ゾ
物カナシクハ七ソウヲセヨ

△頭痛し、身には虚熱があり、愁いを感じ、「めまぜ瘧《おこり》」には神道に［施灸］せよ①。

・神道は五椎の下の一穴である。物悲しさがあれば七壮［施灸］せよ。

①原文「目まぜふるう」は「痻瘧」の訳語。「痻」は「痎」と同じ。『説文』に「痎、二日一発瘧」とある。本灸法の伝本の一つ『扁鵲新流之書』では、「めまぜ瘧」、『針刺枢要乃歌』では「目ませのをこり」、『徳本流灸治法』は「目ませ瘧」に作る。「めまぜ」は「目交」「瞬」で、まばたきのこと。②『黄帝明堂灸経』巻中・背人形第五の「神道一穴、在第五椎下間陷者中。灸五壮。主身熱頭痛、進退往来、痻瘧、恍惚悲愁」による。

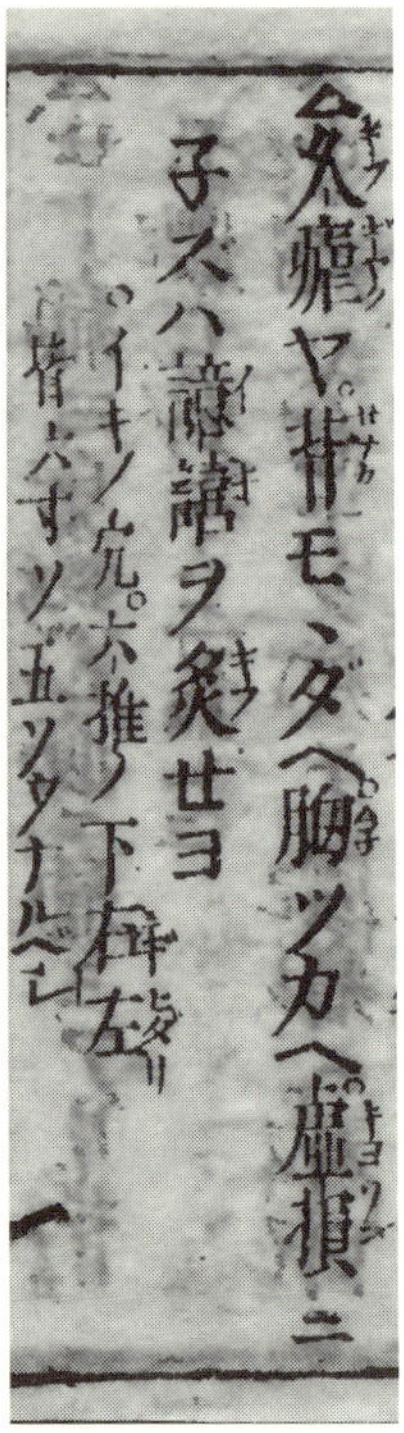
△久瘧《キウギヤク》ヤ。背《セナカ》モ、ダヘ。胸《ムネ》ツカヘ。虚損《キヨソン》ニ
子ズハ譩譆ヲ灸《キウ》セヨ
○イキノ穴。六椎ノ下右左
背六寸ゾ五ソウナルベシ

△慢性的な瘧証や、背部の悶え、胸の痞え、虚損して寐られなければ譩譆に施灸せよ。

・譩譆の穴は六椎の下の左右［各三寸］合わせて六寸にある。［施灸は］五壮すべきである。①

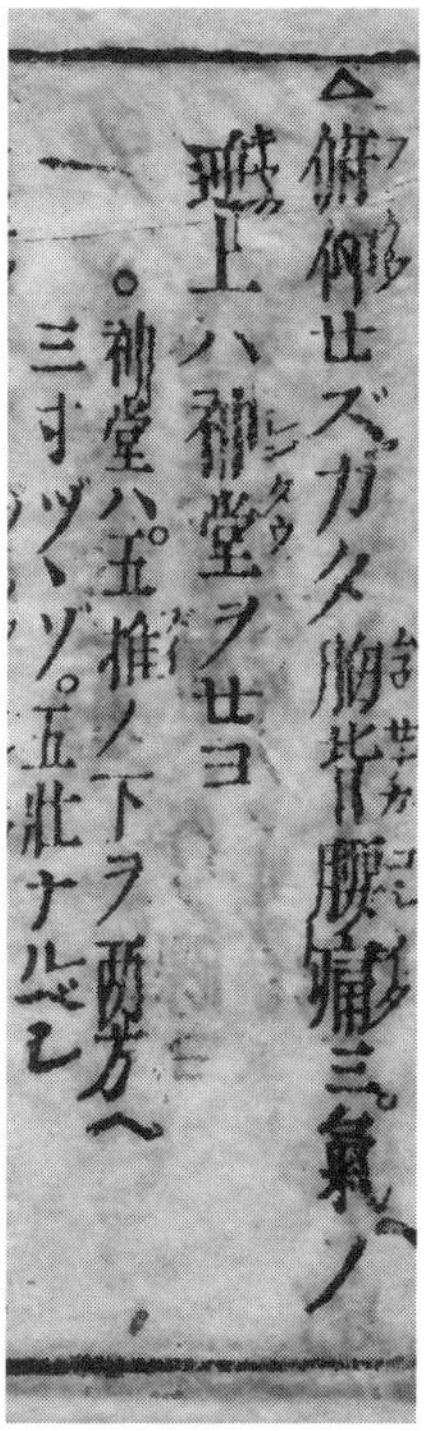

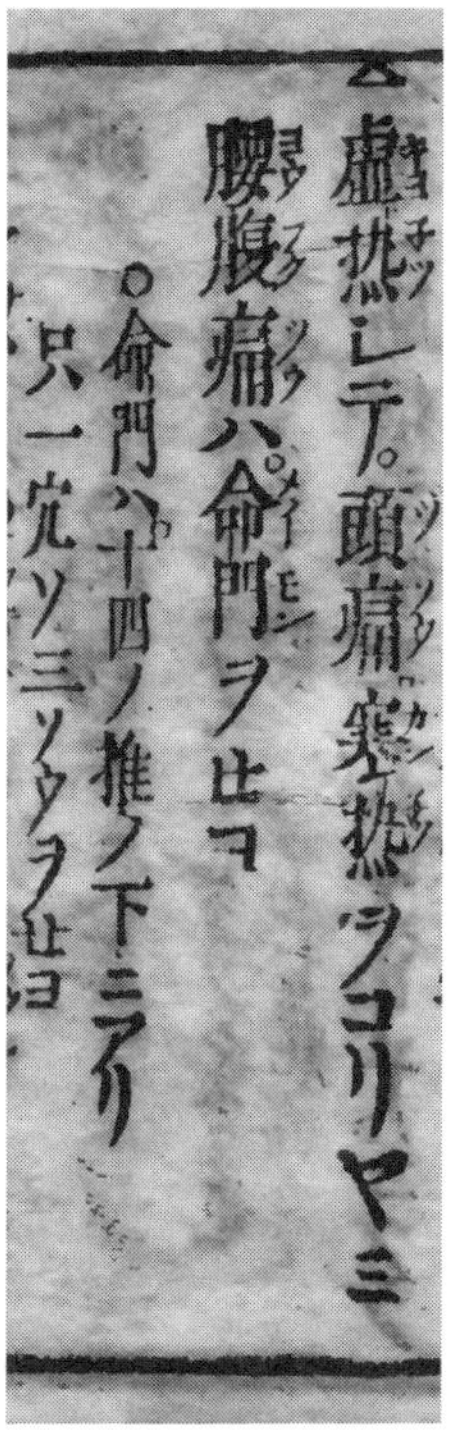

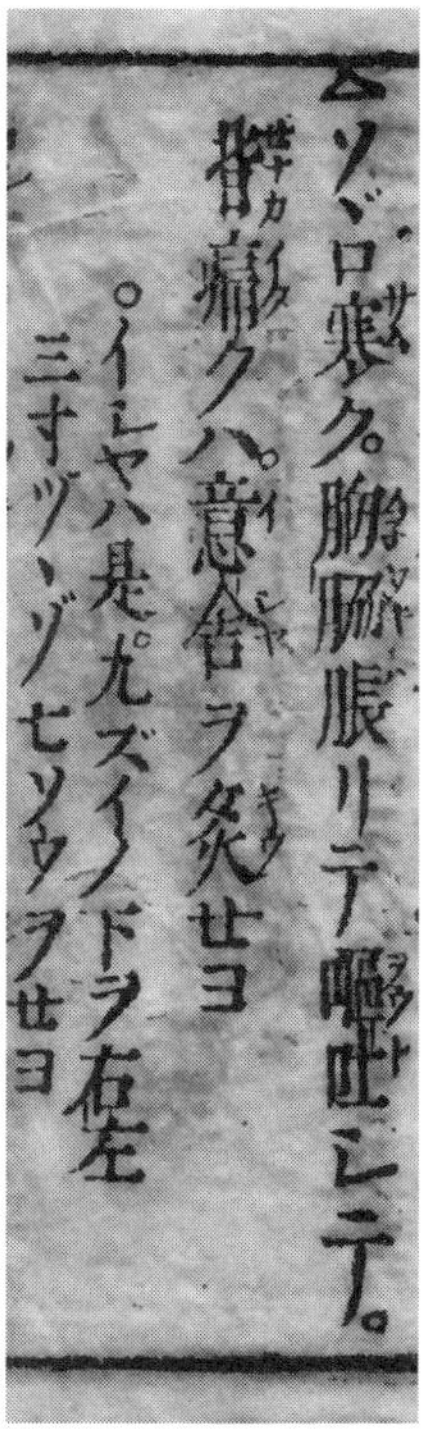

①『黄帝明堂灸経』巻中・背人形第五の「譩譆二穴、在第六椎下、両辺各三寸陥者中。灸五壮。主瘧久不愈者、背気満悶、胸中気噎、労損虚乏、不得睡也」による。

△起き伏しがままならず、肩、胸、背中、腰が痛み、気が逆上すれば神道に［施灸］せよ。

・神堂は五椎の下の両傍三寸である。［施灸は］五壮すべきである。①

①『黄帝明堂灸経』巻中・背人形第六の「神堂二穴、在第五椎下、両傍各三寸、陥者中、正坐取之。灸三壮。主肩背連胸痛不可俛仰、腰脊急強、逆気上攻、時復噎也」による。

△虚熱して、頭痛や寒熱、瘧病①、腰と腹が痛めば命門に［施灸］せよ。

・命門は十四椎の下にある。ただ一穴である。三壮［施灸］せよ。②

①原文「おこりやみ」は「瘧病」、瘧疾の病。②『黄帝明堂灸経』巻中・背人形第六の「命門一穴、在第十四椎節下間、微俯而取之。灸三壮。主身熱如火、頭痛如破、寒熱痎瘧、腰腹相引痛」による。

△これといった理由も無く寒く①、胸や脇が脹り、嘔吐して、背中が痛めば、意舎に施灸せよ。

・意舎は九椎の下の左右三寸である。七壮［施灸］せよ。②

①原文「そぞろ」は理由も無くの意味。②『黄帝明堂灸経』巻中・背人形第七の「意舎二穴、在第九椎下、両傍各三寸、陥者中、正坐闊肩取之。灸七壮。主胸脇脹満、背痛、悪寒、飲食不下、嘔吐不留住也」による。

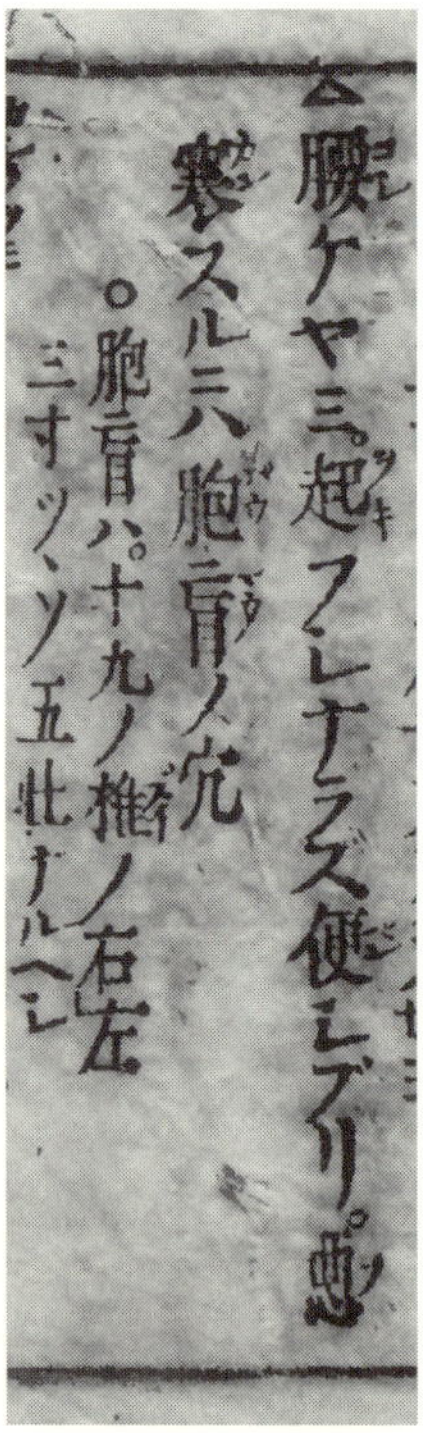

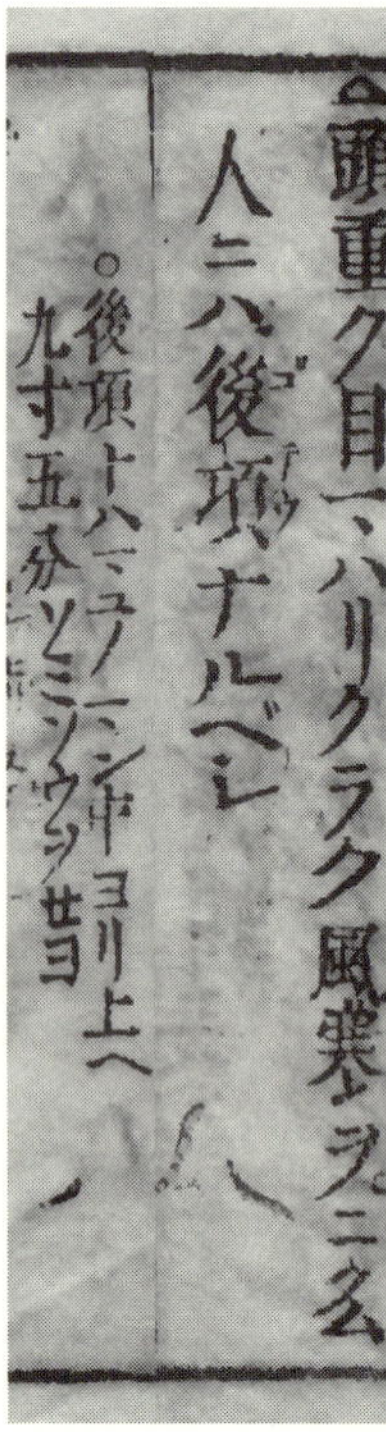

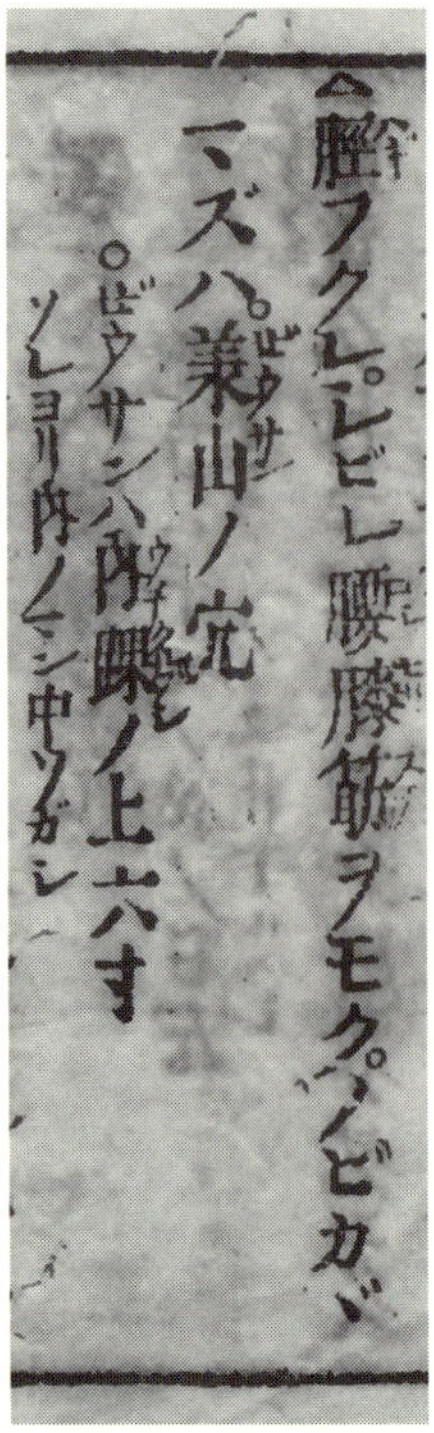

△腰痛して①起きることも臥すことも困難で、［小］便が渋り、悪寒するには胞肓の穴。

・胞肓は、十九椎の左右三寸である。五壮［施灸］すべし。②

①原文「こしけ」は「腰気」、腰痛のこと。②『黄帝明堂灸経』巻中・背人形第七の「胞肓二穴、在第十九椎下、両傍各三寸、陥者中、俛而取之。灸五壮。主腰痛不可忍、俛仰難、悪寒、小便渋也」による。

△頭が重く、目眩がして、目がはっきり見えず、風寒を厭う人には後頂である①。

・後頂は眉の中央から上方に九寸五分である。三壮［施灸］せよ②。

①『黄帝明堂灸経』巻中・背人形第九の「後頂一穴、在百会後一寸五分、玉枕骨上陥者中。灸三壮。主目不明、悪風寒、頭目眩重」による。②後頂を眉を基準に取穴する方法、他に用例を見ず。

△脛やふくらはぎが痺れ①、腰や膝の筋も重く、屈伸できなければ承山の穴②。

・承山は内踝の上六寸、それより内の中央にある③。

①原文「脛ふくれ」は、「脛ふくら」の誤記と見る。『全九集』では「フクラ脛シビレ痛ミ」に作る。「ふくら」は「脹」「膨」を当てて、ふくらんでいること。現在の方言にも「ふくら」を「ふくらはぎ」とする例がある。②『黄帝明堂灸経』巻中・背人形第九の「承山二穴、在兌腨腸下分肉間、陥者中。灸五壮。主寒熱癲疾、脚腨酸痛、不能久立、腰膝重、行坐難、筋攣急、不可屈伸」による。③承山の取穴は『黄帝明堂灸経』とは異なる。『全九集』では「内踝ノ上六寸ニ墨ヲ付け其トヲリノフ

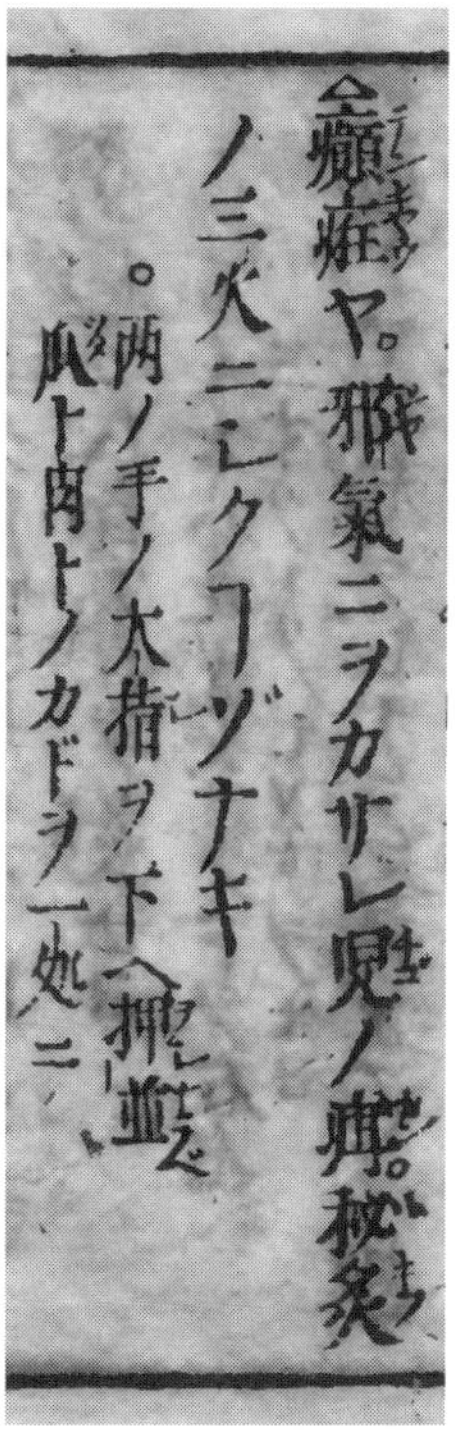

△癲狂ヤ。邪気ニヲカサレ児ノ疳。秘灸ノ三火ニシクコツナキ
。両ノ手ノ大指ヲ下ヘ押並ベ爪ト肉トノカドヲ一処ニ

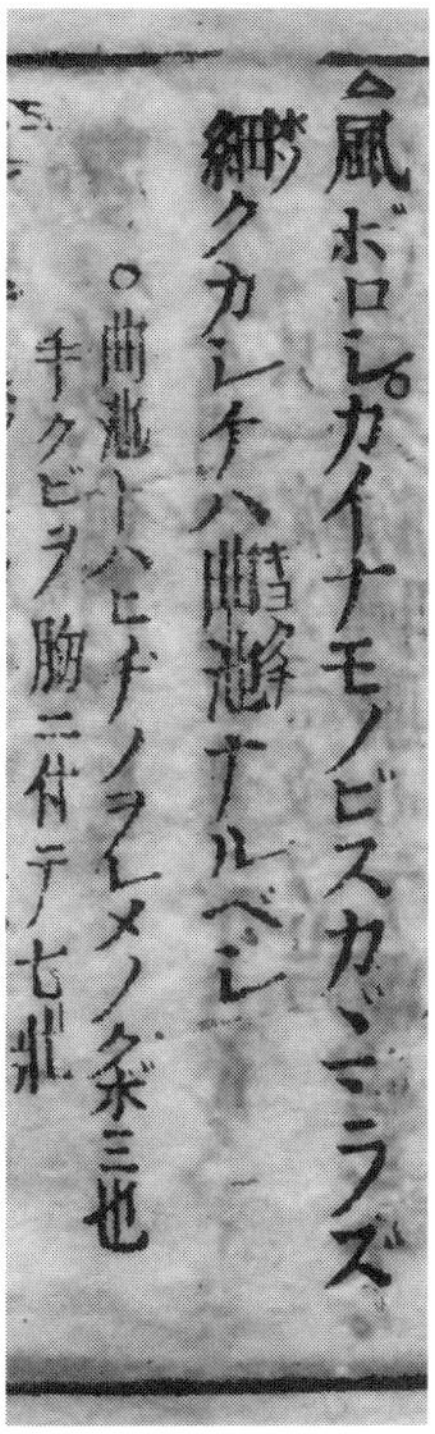

△風ボロシ。カイナモノビスカヾミラズ
瘦細クカシケハ曲池ナルベシ
。曲池トハヒヂノヲレメノクボミ也
手クビヲ胸ニ付テ七壮

クラ脛ノウシロノマン中ニヲロスベシ」とある。承山を内踝から取る方法は、他の用例を見ない。

△癲狂や邪気におかされた小児の疳には、秘灸の三壮①が最も良い。

・両手の第一指を［掌を］下にして押し並べ②、爪と肉との角を［合わせて］一つの［穴の］場所とする。③

①「三火」は三壮のこと。これは日本中世の灸書にしばしば見られる表現である。こうした箇所でも、道三の灸穴が中世由来のものであることが伺える。②原文「下へ押し並べ」の「下」は難解であるが、「手のひらを下にして」と解した。「押し並べ」は一緒に並べるの意。「押し」は接頭語。③『黄帝明堂灸経』巻中・側人形第一の「秦丞祖灸狐魅神邪、及癲狂病、諸般医治不差者。以併両手大拇指、用軟絲縄子急縛之。灸三壮。艾炷著四処、半在甲上、半在肉上、四処尽焼、一処不焼其疾不愈、神效不可量也。小児胎癇、妳癇、癇驚、一依此灸一壮、炷如小麦大」による。

△風邪による発疹①、［肘が痛んで］腕が屈伸ができず②、［肘が］細く痩せるは③、曲池である。

・曲池とは肘の折れ目のくぼみである。手首を胸に付けて七壮。④

①原文「風ぼろし」は「風痱《かざほろし》」「風花《かざばな》」と同じ、風邪によってできる発疹。「ほろし」は発疹のこと。②原文「かいな」は肩から肘まで、あるいは手首までのこと、すなわち腕のこと。③原文「かじけ［る］」は悴《かじ》ける、痩せ衰える、枯れ萎むの意。『全九集』では「痩細《やせほそ》く」と訳す。④『黄帝明堂灸経』巻中・側人形第二の「曲池二穴、在肘外輔屈肘曲骨之中文頭陥者、是穴也。灸七壮。主肘中痛、屈伸難、手不得挙、偏風、半身不遂、捉物不得、挽弓不開、肘臂偏細。『秦丞祖明堂』云、主大人小児遍

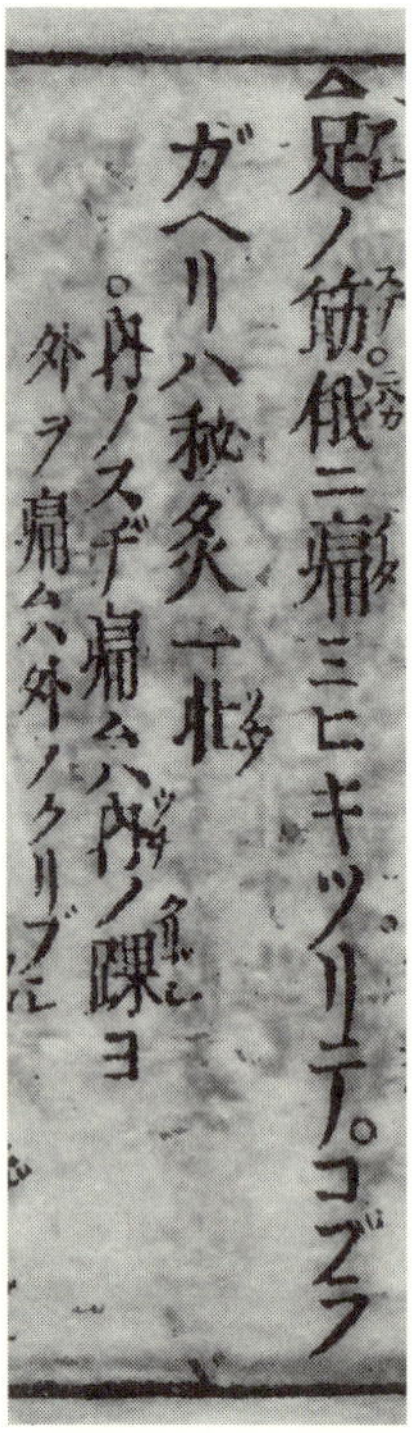
△足ノ筋俄ニ痛ミヒキツリテコブラ
ガヘリハ秘灸一壮
○内ノスヂ痛バ内ノ踝ヨ
外ヲ痛バ外ノクリブシ

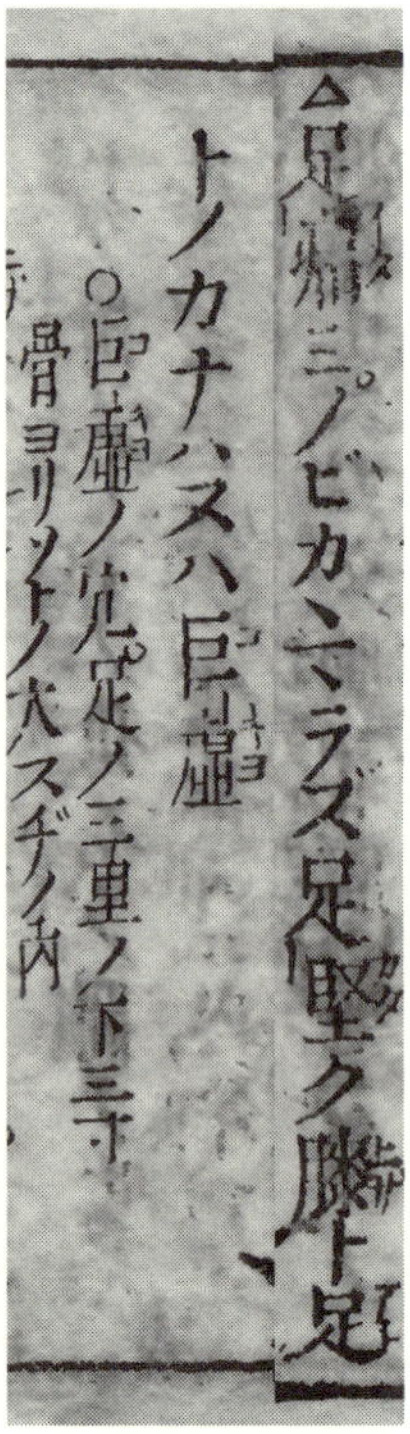
△足痛ミノビカヾミナラズ足堅ク膝ト足
トノカナハヌハ巨虚
○巨虚ノ穴足ノ三里ノ下三寸
骨ヨリソトノ大スヂノ内

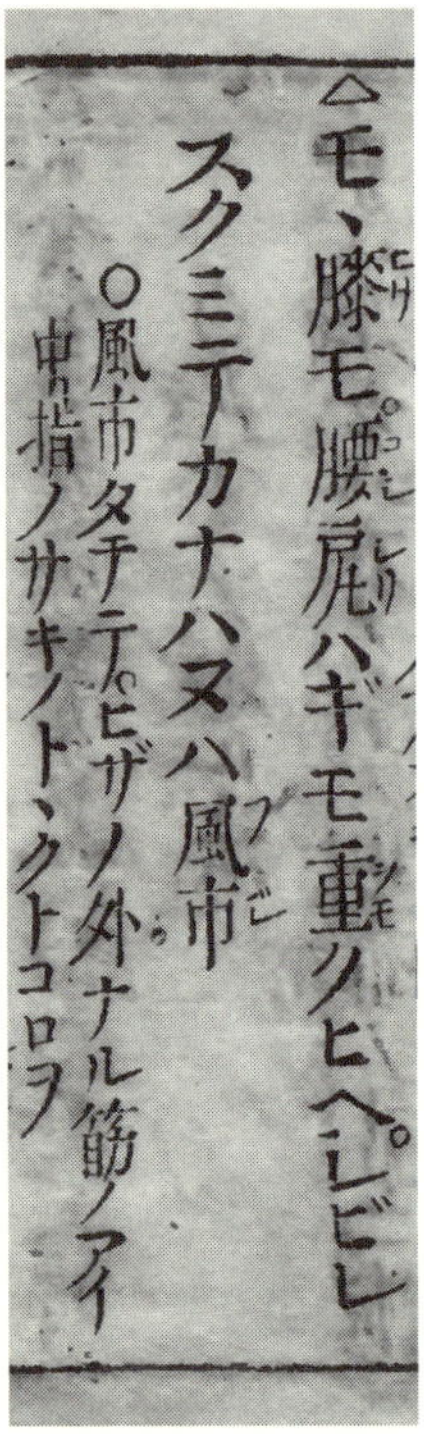
△モヽ膝モ腰尻ハギモ重ク冷ヘシビレ
スクミテカナハヌハ風市
○風市タチテヒザノ外ナル筋ノアイ
中指ノサキノトヽクトコロヲ

身風癮、皮膚痂疥也」による。手を胸につけて行う取穴法は、『甲乙経』の「按胸取之」、『銅人腧穴鍼灸図経』の「以手拱胸取之」による。

△足の筋が急に痛みひきつり、こむら返りするは秘灸一壮①。

・内の筋が痛めば内の踝、外が痛めば外の踝。②

①原文「こぶらがえり」は「こむらがえり」と同じでいずれも「腓返」と表記。漢語の「転筋」の和語。②『黄帝明堂灸経』巻中・側人形第二の「岐伯灸法、療脚転筋、時発不可忍者。灸脚踝上一壮。内筋急、灸内、外筋急、灸外也」による。

△足が痛み、屈伸ができず、足が堅く、膝と足が思うに任せなければ巨虚①。

・巨虚の穴は足の三里の下三寸、骨の外の大きな筋の内。②

①『全九集』では「脚シビレ屈伸シガタク久ク偏風ニ腿ヒザカナハズハ三壮ヲ灸スベシ」に作る。原文「かなわぬ」は「叶わぬ」、思い通りにならないこと。②『黄帝明堂灸経』巻中・側人形第三の「巨虚二穴、在三里穴下三寸、骭骨外、大筋内、筋骨之間、陥者中。灸三壮。主脚脛酸痛、屈伸難、不能久立。甄権云、主大気不足、偏風、腲腿脚不能相随也」による。

△腿、膝も、腰、尻、脛も重く冷え、痺れて強ばり①思うに任せなければ②風市。

・風市は立って膝の外の筋の間、中指の先端が届くところである。③

①原文「すくみて」は「竦《すく》む」、強ばって動かなくなる様。②原文「かなわぬ」は、前条の注のあるように、思い通りにならないこと。③『黄帝明堂灸経』巻中・側人

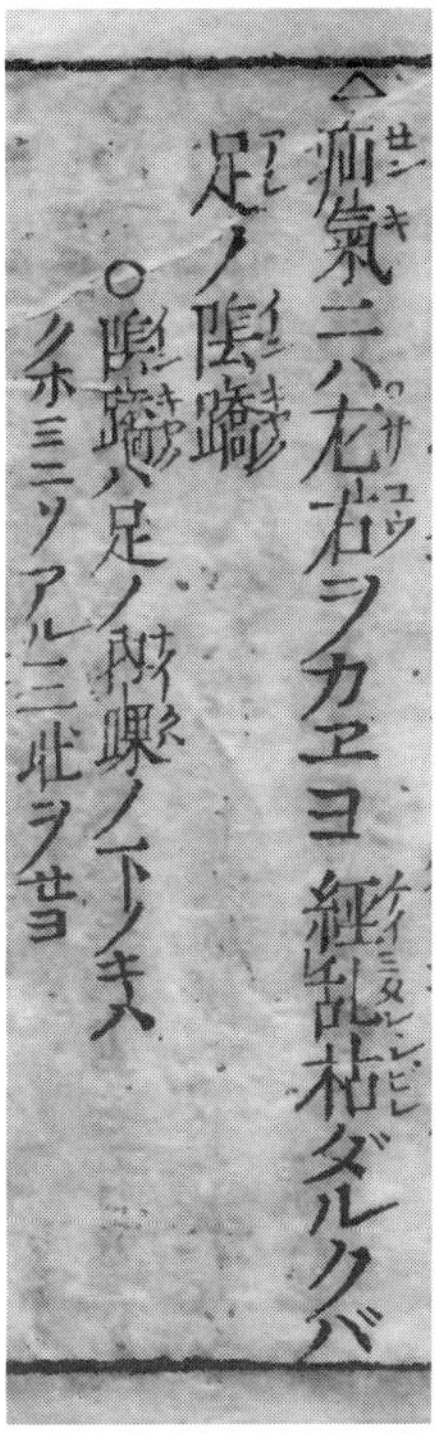
△疝氣ニハ左右ヲカヘヨ 經乱枯ダルクバ足ノ陰蹻
○陰蹻ハ足ノ内踝ノ下ノキハノクボミニソアル三壮ヲせヨ

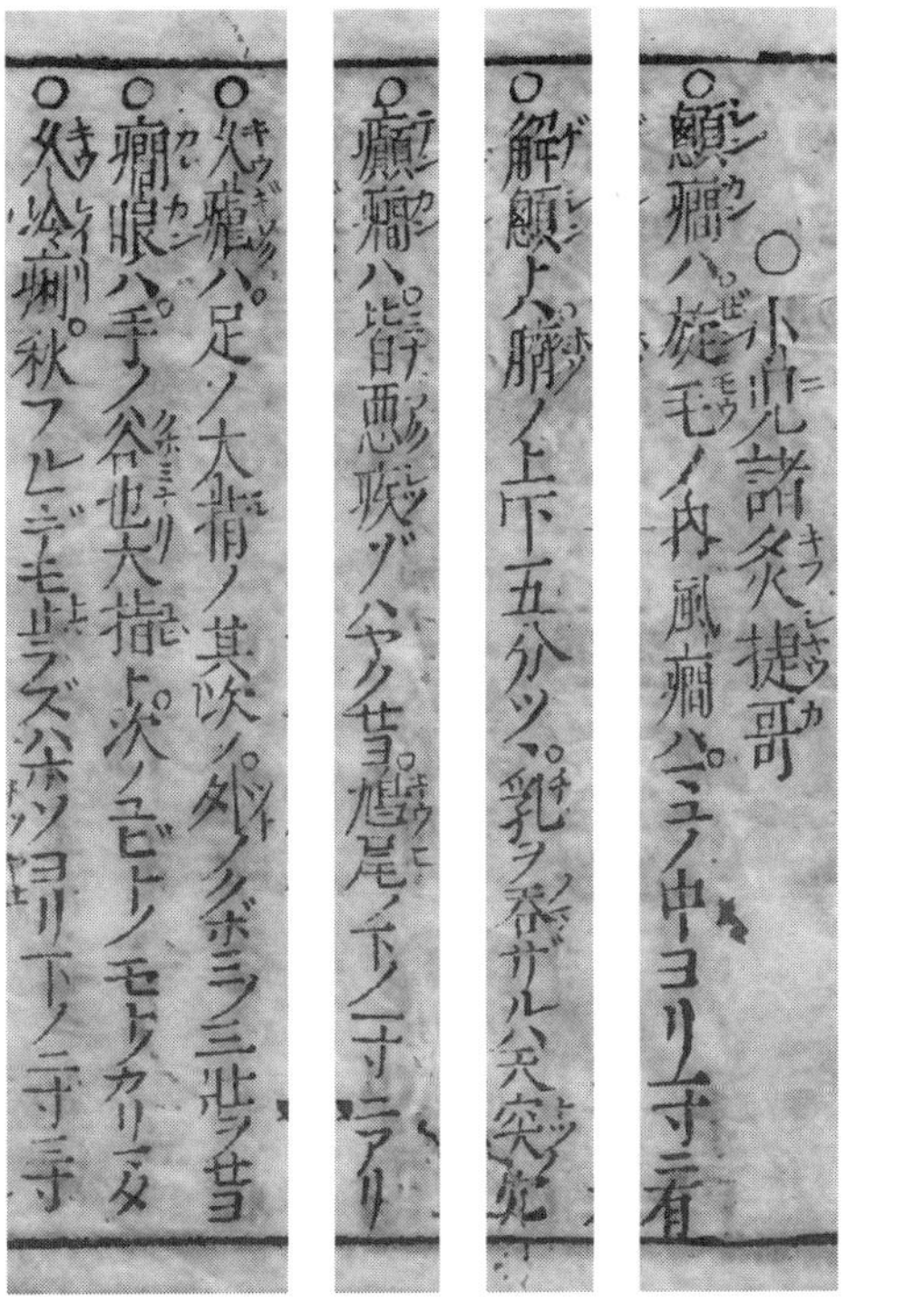
○小児諸灸捷哥
顋癇ハ旋毛ノ内風癇ハ眉ノ中ヨリ一寸ニ有
解顱ハ臍ノ上下五分ヅツ乳ヲ呑ザルハ天突ノ穴
癲癇ハ皆悪疾ゾハヤク施鳩尾ノ下ノ一寸ニアリ
○久瘧ハ足ノ大指ノ其次ノ外ノクボミ三壮ヲせヨ
○癇眼ハ手ノ合谷也大指ト次ノユビトノモトノカリマタ
○久冷痢秋フルモ止ラズハホソヨリ下ノ二寸三寸

形第七の「風市二穴、在膝外両筋間、平立舒下両手著腿、当中指頭陥者宛宛中。灸三壮。主冷痺、脚脛麻、腿膝酸痛、腰尻重、起坐難也」による。

△疝気には、［症状が左であれば右の穴を取るというように、患側と施術の］左右を代えよ。月経不順で、［手足は］痺れ①、怠《だる》ければ足の陰蹻。

・陰蹻は足の内踝の下の際のくぼみにある。三壮せよ。②

①原文「枯《しび》れ」は、「偏枯」の和訳であろうが、和語「しびれ」には漢語「痺」を当てることが通常で、「枯」を当てる例は他に見ない。②『黄帝明堂灸経』巻中・側人形第七の「陰蹻二穴、在足内踝下陥者中。灸三壮。主卒疝、小腹痛、左取右、右取左、立已。女子月水不調、嗜臥怠堕、善悲不楽、手足偏枯、不能行履、及小便難也」による。

小児諸灸捷哥《しょうか》①

○顋癇［の主治穴］は旋毛の内、風癇［の主治穴］は眉の中から一寸にある。

○解顱［の主治穴］は臍の上下五分ずつ。乳を飲まざるは天突の穴。

○癲癇は皆な悪疾である。早く［施術］せよ。［主治穴は］鳩尾の下一寸にある。

○久瘧は足の大指のその次の［指の］外の窪みに三壮せよ。

○癇眼［の主治穴］は手の［合］谷である。大指と次の指との本の雁股《かりまた》②［に当たる位置］にある。

○久冷痢で秋が深くなるまで止まらないものは、臍の下二寸、三寸。

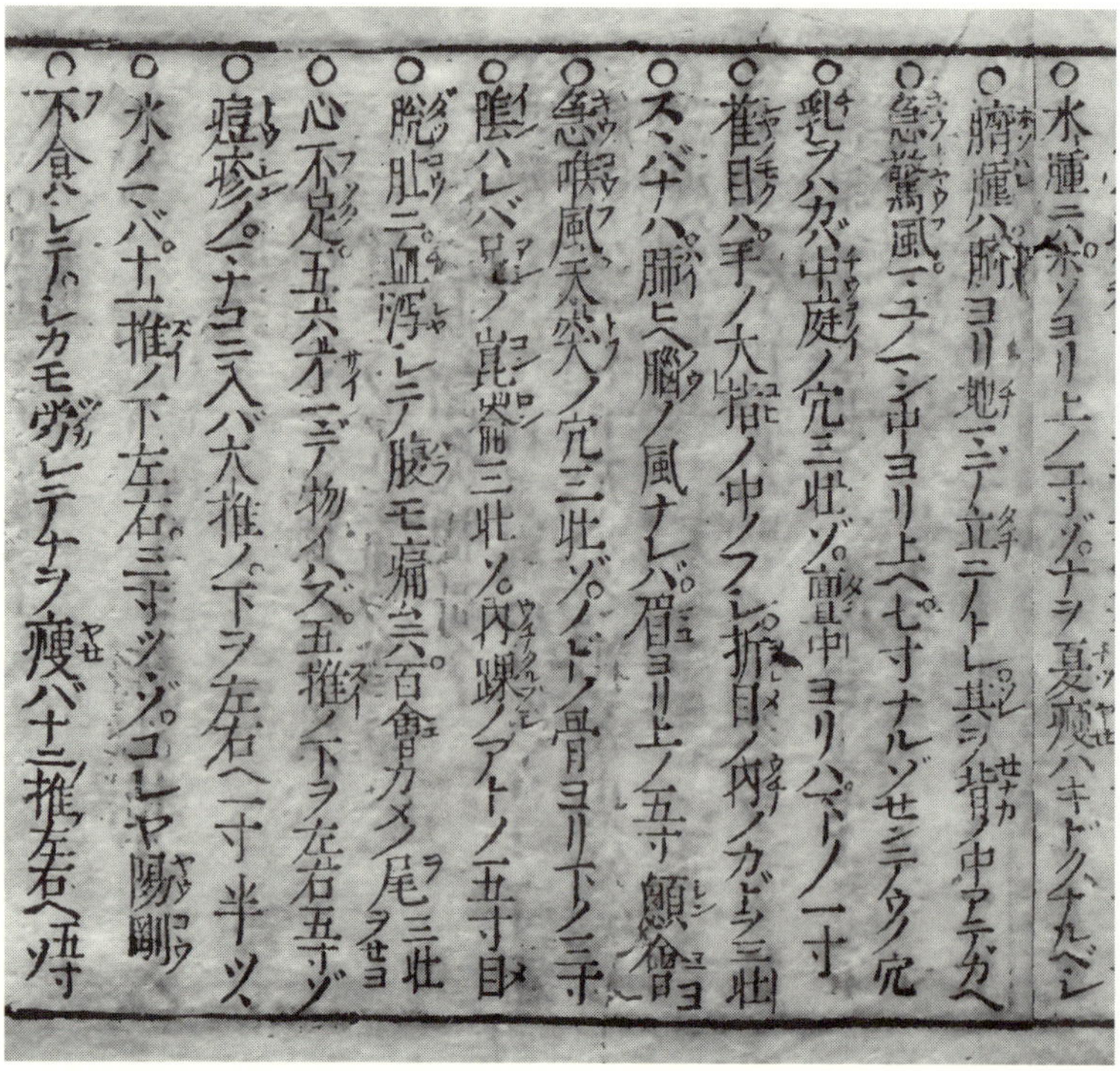
○水腫ニハホゾヨリ上ノ一寸ゾナヲ夏痩ハキドクナルベシ
○臍癰ハ臍ヨリ地マデ立テトレ其ヲ背ノ中ニアテガヘ
○急驚風ニハユノマシ中ヨリ上ヘ七寸ナルゾセニテウノ穴
○乳ヲハカバ中庭ノ穴三壮ゾ亶中ヨリハ下ノ一寸
○雀目ハ手ノ大指ノ中ノフシ折目ノ内ノカドニ三壮
○スヽバナハ肺ヒヘ脳ノ風ナレバ眉ヨリ上ノ五寸顖會ヨ
○急喉風天突ノ穴三壮ゾノドノ骨ヨリ下ノ三寸
○陰ハレバ足ノ崑崙三壮ゾ内踝ノアトノ五寸目
○脱肛ニ血タレテ腹モ痛ムニ百會カメノ尾ヲ三壮ヲセヨ
○心不足五六オサナゴデ物イハズ五椎ノ下ヲ左右五寸ゾ
○痘疹メニ入バ大椎ノ下ヲ左右ヘ一寸半ヅヽ
○水ノマバ十一推ノ下左右三寸ヅヽゾコレヤ陽剛
○不食シテシカモ労レテナヲ痩バ十二推ノ左右ヘ五寸

○水腫［の主治穴］は臍の上一寸である。なお夏やせには奇特［な穴］である。
○臍腫［の主治穴］は臍から地面まで垂直に取れ。それを背中の真ん中にあてがえ。
○急驚風［の主治穴］は眉の真ん中より上に七寸である。前頂の穴。
○乳を吐けば、中庭の穴に三壮［施灸］する。亶中の下一寸。
○雀目は、手の大指の中の節、折り目の内の角に三壮。
○鼻水が垂れ流れるのは、肺の寒え、脳の風であるから、眉の上五寸の顖會である。
○急喉風は、天突の穴に三壮［施灸］する。喉の骨の下三寸。
○陰腫は、足の崑崙に三壮［施灸］する。内踝の後五分③。
○脱肛で、出血して［大便するごとに］腹も痛むには、百会と長強④。三壮［施灸］せよ。
○心［気］不足し、五、六歳まで物を言わないものは、五椎の下の左右五寸。
○痘疹が眼に入れば、大椎の下の左右一寸半。
○水を［止めどなく］飲めば、［主治穴は］十一椎の下、左右に三寸ずつである。これが陽剛である。
○物が食べられず、しかも疲れてなお痩せれば、十二椎の［下］、左右とも三寸⑤である。

①『全九集』巻之七・小児之灸穴に基づき、歌の形式にしたものである。『全九集』は『黄帝明堂灸経』巻下に基づく。「捷哥」の「哥」は「歌」に通ず。「小児諸灸捷歌」は「小児灸法早わかりの歌」の意味。②「雁股《かりまた》」は先端が二股になってい

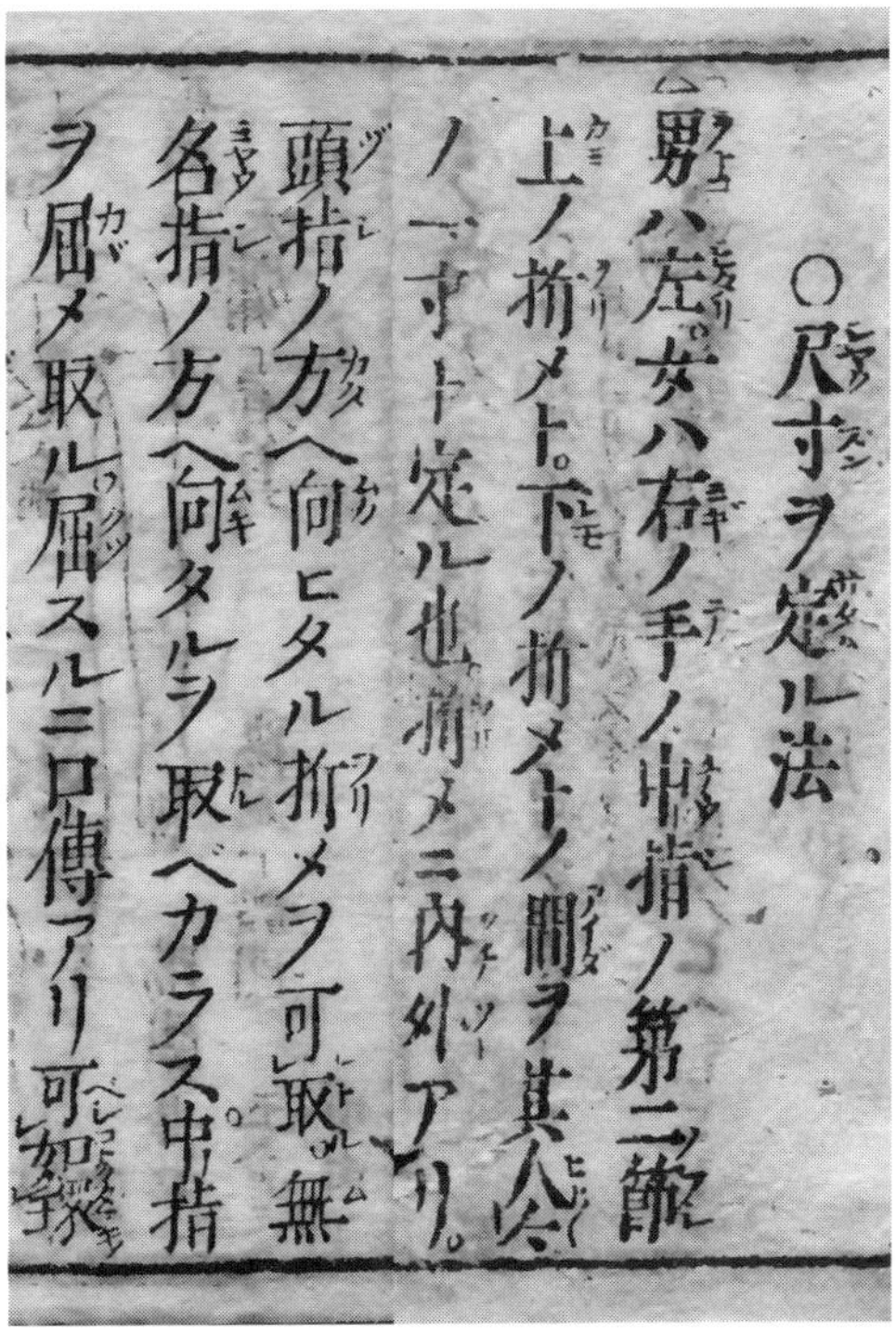
○尺寸ヲ定ル法
男ハ左女ハ右ノ手ノ中指ノ第二節ノ上ノ折メト下ノ折メトノ間ヲ其人ノ一寸ト定ル也。折メニ内外アリ。頭指ノ方ヘ向ヒタル折メヲ可取。無名指ノ方ヘ向タルヲ取ヘカラス。中指ヲ屈メ取ル。屈スルニ口傳アリ可如環

る鏃のこと。③「五分」は原文では「五寸」に作るが、『全九集』に従い「五分」に改めた。④原文「かめの尾」は長強の別名。なお『全九集』では百会のみで、長強の記載無し。⑤「三寸」は原文では「五寸」になっているが、『全九集』に従い改めた。

尺寸髪際大椎の定法　并禁穴①

①本文にこの篇題無し。目録によって補った。本章の経文は、曲直瀬玄朔（一五四九～一六三一）の『日用灸法』冒頭の「尺寸ヲ定ル法」「髪際ヲ定法」「大椎ヲ定ル法」を、ほぼそのまま引用したものである。先行する『全九集』巻之七の灸穴尺寸定法、髪際ヲ定ムルノ法に類文が見られる。

○尺寸を定る法

【和訳】△男は左、女は右の手の中指、その第二節の上の折り目と下の折り目との間を、その人の一寸と定める。折り目に内外があるが、人差し指側の折り目を取るべきである。無名指側を取ってはならない。中指を屈して取る。屈するには口伝がある。[大指と中指の先端を合わせて環のようにすべきである。]

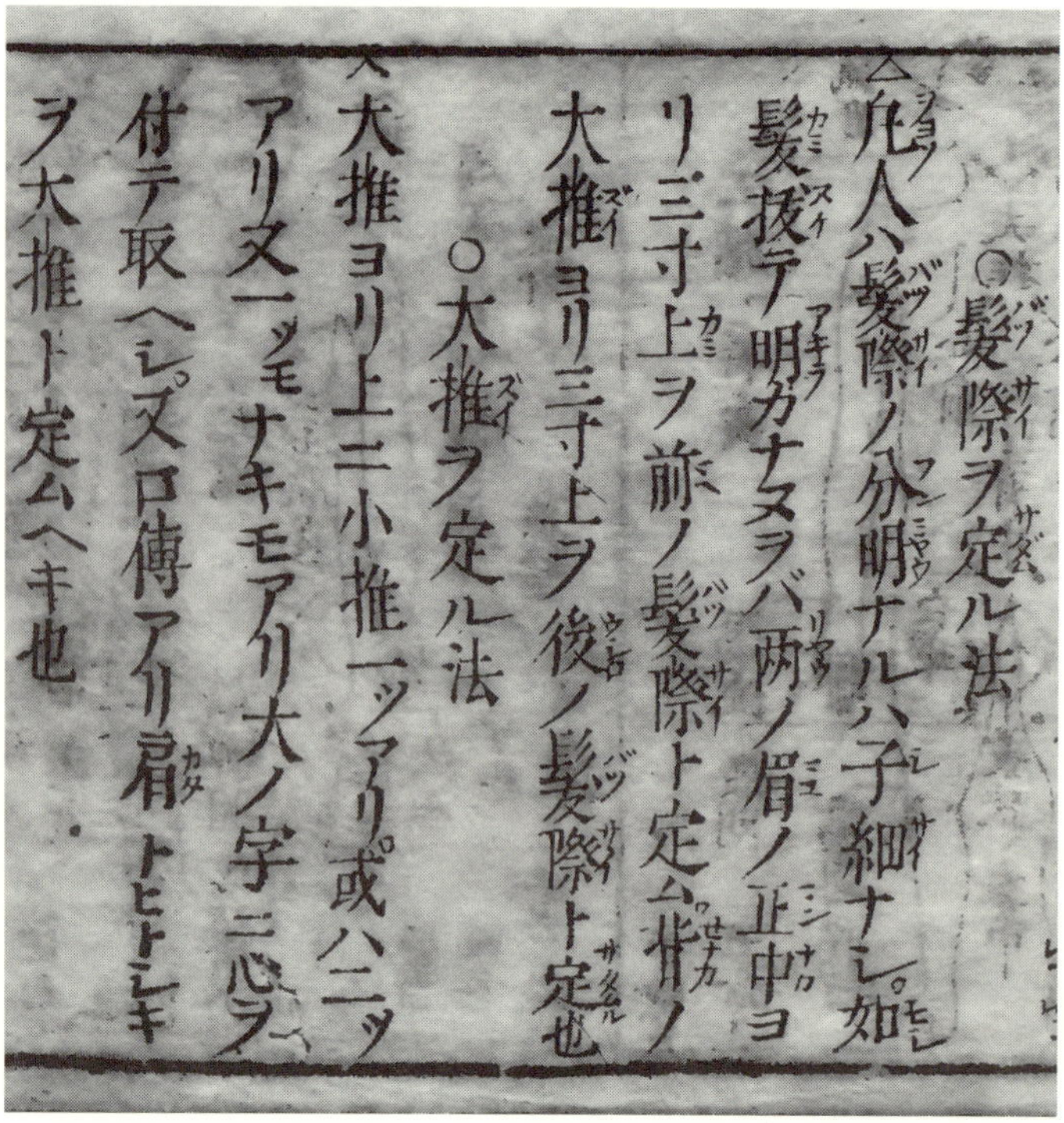

○髪《バツ》際《サイ》ヲ定《サダム》ル法
△凡《ヲヨソ》人ハ髪《バツ》際《サイ》ノ分明《フンミヤウ》ナルハ子細《シサイ》ナシ。如《モシ》髪《カミ》抜《スイ》テ明《アキラ》カナヌヲバ両《リヤウ》ノ眉《ミユ》ノ正中《ミシナカ》ヨリ三寸上《カミ》ヲ前《ミヘ》ノ髪《バツ》際《サイ》ト定ム背《セナカ》ノ大椎《ズイ》ヨリ三寸上ヲ後《ウシロ》ノ髪《バツ》際《サイ》ト定《サダムル》也
○大椎《ズイ》ヲ定ル法
大椎ヨリ上ニ小椎一ツアリ或ハ二ツアリ又一ツモナキモアリ大ノ字ニ心ヲ付テ取ヘシ又口傳アリ肩《カタ》トヒトシキヲ大椎ト定ムヘキ也

○髪際を定る法

△そもそも髪際がはっきりしている人の場合は問題はない。もし髪が抜けて［髪際が］明かでなければ、左右の眉の正中から三寸上を前の髪際と定め、背中の大椎から三寸上を後ろの髪際と定めるのである。

○大椎を定る法①

△大椎より上に小椎が一つ、あるいは二つある。また一つも無い場合もある。「大」という字に注目して取るべきである。また口伝かある。肩と等しい［高さ］を大椎と定めるべきである。

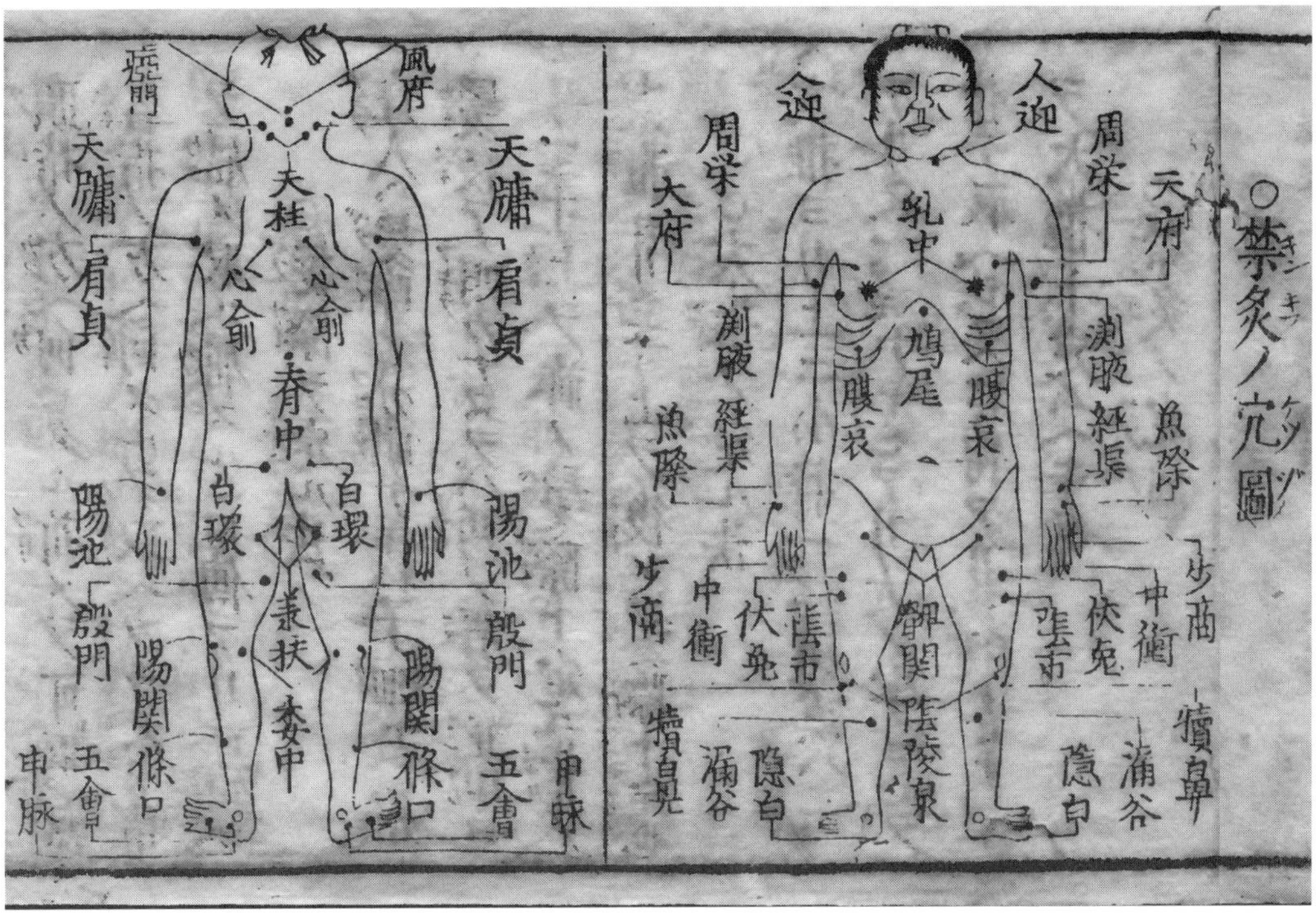

○禁灸の穴図

以上、禁灸［穴］は全部で四十五穴で、［禁灸穴の位置を示す］分寸①は諸本に出ているので、省略する。また血忌《けっき》、人神の日などは禁じるべきであり、記すにも及ばない②。

①原文「寸分」は「分寸」とも同義で、元来は一寸と一分の長さ、あるいは転じて、ごく短いことを意味する。ただし、ここでは現在使用されている意味での「分寸」、すなわち〈経穴の位置の表記とその表記の基準となる長さ〉と同義と見なす。

②「血忌」や「人神」は鍼灸禁忌の一種。鍼灸の禁忌は、『医心方』にも多数の引用が見られる中国古代の鍼灸書『黄帝蝦蟇経』、あるいは『備急千金要方』巻第二十九・太医針灸宜忌第七の推天医血忌等月忌及日忌傍通法や推行年人神法など、歴代の東アジアの鍼灸関連文献には、必ずといってよいほど鍼灸禁忌が収録されている。なお『脈論口訣』の主張とは対照的に『全九集』巻之七や曲直瀬玄朔の『日用灸法』では、「血忌」や「人神」の説が採用されている。

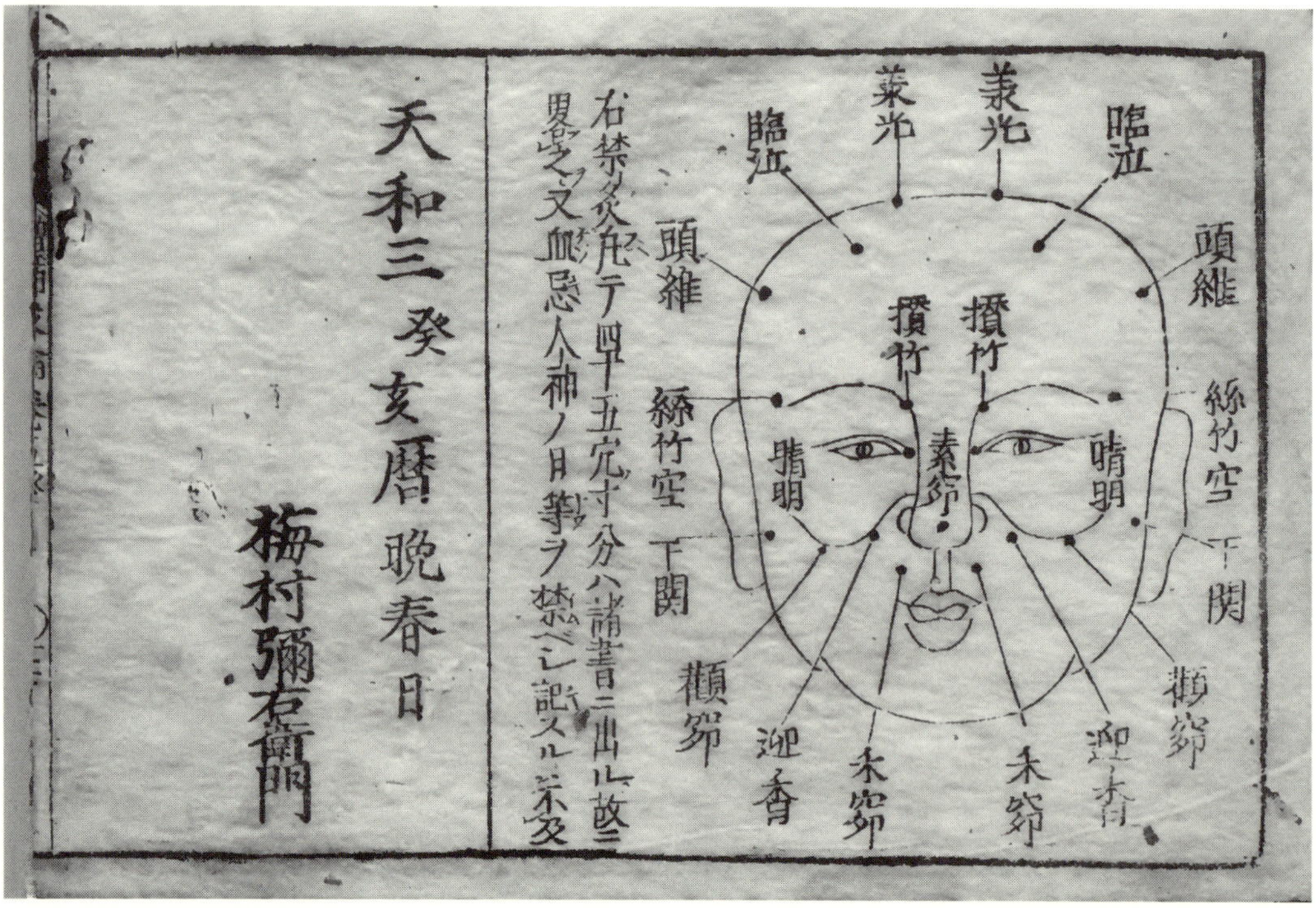

天和三［年］癸亥《きがい》暦晩春日①

梅村弥右衛門②

①天和三年は一六八三年。晩春は陰暦三月。②版本によっては、さらに次行に「寺町通松原下ル町／皇都書林　勝村治右衛門」の二行がある。

『脈論口訣』解説

篠原孝市

概要

『新鐫増補脈論口訣《しんせんぞうほみゃくろんくけつ》』五巻は、漢字仮名交じり文で書かれた横本の脈書で、花洛書林玉池斎の「増補脈論口訣叙」を附して、天和三年（一六八三）に梅村弥右衛門《うえむらやえもん》により刊行されている。ちなみに『脈論口訣』の刊本には、巻末の刊行者名が「梅村弥右衛門」単独のものと、これに「寺町通松原下ル町／皇都書林　勝村治右衛門」を加えた、おそらく一七〇〇年代以降の後印本と見られるものの二種がある。ただし、内容的に違いは無いようである。

書名は、本書に附されている序文や目録では「増補脈論口訣」、各巻の巻頭書名では「新鐫増補脈論口訣」、版心は「増補脈論」となっている。「新鐫」は「新刊」と同義であるが、本書の先行書にあたる脈書は確認されない。

『脈論口訣』は、巻首及び巻之一〜巻之五で構成され、全135葉からなる。第1分冊は「増補脈論口訣叙」1葉、「増補脈論口訣巻首」8葉、新鐫増補脈論口訣巻之一22葉からなる。叙・巻首・巻之一は通しの丁番号が附されているが、第五丁と第六丁が1葉に附されているため、丁番号と総葉数は一致しない。第2分冊は新鐫増補脈論口訣巻之二24葉、第3分冊は新鐫増補脈論口訣巻之三29葉、第4分冊は新鐫増補脈論口訣巻之四24葉、第5分冊は新鐫増補脈論口訣巻之五27葉からなる。

巻首は目録と診脈部位（左右寸関尺と人迎気口）、寸関尺への十二経脈の配当図、巻之一は診脈の心得と左右寸関尺の脈診部位や診脈法やその診察内容、巻之二は四脈（浮沈遅数）、四時の脈、二十四脈（七表八裏九道）など、巻之三は死脈（七死脈、関格の脈など）、諸病証と脈状の順逆（予後）が述べられている。以上の三巻は専ら脈法を述べたものであるが、後半の二巻は内容が異なり、巻之四の前半では婦人門と小児門の二門が論じられ、後半では左右寸関尺の蔵府配当、経脈流注、経脈病証、奇経八脈、五行の色体表的内容、『難経』を主とする内容の要約など、雑多な内容が含まれている。また巻之五では主に『類証弁異全九集』からの摘録で構成され、医療の心得、予後、養生、薬物、灸穴が述べられている。

本書の特徴は、その大半が日本と中国の医書や脈書からの引用で構成されていることにある。そして、その引用には、各巻において、顕著な特徴がある。その詳細は、以下の「編著者」「編著者を示す指標」「引用」の各項で述べることとして、ここではその大概を述べるにとどめる。

本書の巻之一、巻之二、巻之五の三巻の主要な典拠は、本書成立以前に刊行されている初代曲直瀬道三（以下「道三」）の①『診脈口伝集』（一五七七年跋。一六八〇年刊本があるが、刊記の確認できるものは一六五四年刊本のみ）、②『脈訳簡略（さすのみこ）』（一五七七年跋。一六八〇年刊本がある）、③『類証弁異全九集』（一五四四年成立。江戸初期から前期に多数の刊本がある）、④『切紙』（一五七一年に原型が成立。江戸前期に複数の刊本がある）の計四種で、あとは『医学入門』と『難経』からの引用が見られる程度である（巻之五・尺寸髪際の定法に、僅かに道三の女婿・曲直瀬玄朔［一五四九〜一六三一］の『日用灸法』［一六三一年初刊］からの引用がある）。これに対して巻之三では道三の著作と並んで、中国医書の引用、特に明代の医書と脈書が主要な部分を占める。さらに巻之四では、道三の著作からの引用は影を潜め、専ら中国医書からの引用で構成されている。巻之四が他の諸巻と異なった印象があるのはそのためである。

なお、本書の構成内容になんらかの影響をあたえたかもしれない医書として、たとえば中江藤樹の『捷径医筌』（一六五五年刊）巻之首の診脈大要や灸法をあげておきたい。漢文体の横本であるが、その構成や内容には、『脈論口訣』との類似性が感じられる。

編著者

本書の編著者については、従来から諸説があって一定しない。その一例を挙げれば、国文学研究資料館の日本古典籍総合目録では「曲直瀬道三」、小曽戸洋『日本漢方典籍辞典』では「曲直瀬道三（一五〇七〜九四）の著になるとされる脈診学の専書」、早稲田大学の古典籍総合データーベースでは「曲直瀬玄淵」、『杏雨書屋蔵書目録』（一九八二年版）では「著者未詳」、京都大学貴重資料デジタルアーカイブの蔵書検索では「林玉池斎」（慈恵医大も同じ）とするが、いずれも根拠を示さない。

早稲田大学で著者に擬されている曲直瀬玄淵（一六三六〜一六八六）は、一名今大路玄淵、道三から数えて五代目に当たる。系図を示せば道三―玄朔―玄鑑―玄鎮―玄淵と続く医系で、著書に『医学入門私考』（杏雨書屋に自筆稿本）などがある。ただし、『脈論口訣』の中には、曲直瀬玄淵の手になることを示すような箇所はどこにも無い。そもそも玄淵は慶安四年（一六五一）には典薬頭に任ぜられ、明暦三年（一六五七）の剃髪後は法印の位にある幕府の医官である。『脈論口訣』の成立にかかわりながら、その痕跡がどこにも無いということはあり得ないと考えられる。曲直瀬玄淵著者説は、従来の「曲直瀬道三」とする説から類推して、本書刊行当時に生存していた五代目道三・玄淵を以て著者に擬すところからでてきたのではないかと思われる。

「花洛書林玉池斎」を著者とする説であるが、序文を読んでみても、編著者とする決め手になるような言葉は無い。ちなみに玉池斎を刊行者「梅村弥右衛門《うえむらやえもん》」のこととする見方についても検討しておこう。京都大学谷村文庫所蔵の天和四年（一六八四）刊行の華道伝書『立華正道集《りっかしょうどうしゅう》』（8－63／リ／2）の末尾に「書坊　植村藤右衛門梓／梅村弥右衛門行」、本文に続けて附された「立華正道集跋」の末に「皇都　書林　玉池斎／勉止斎　連刻」とある（京都大学谷村文庫所蔵のもう一本の後印本『立《りっ》華正道集《かしょうどうしゅう》』（8－63／リ／3）には本文末の「書坊　植村藤右衛門梓／梅村弥右衛門行」を欠いている）。このことから、「玉池斎」は植村藤右衛門あるいは梅村弥右衛門の可能性がある。ただし、本版本の京都大学貴重資料デジタルアーカイブの書誌詳細では「植村藤右衛門（王池斎）等」として、宮城県図書館では「梅村弥右衛門（玉池斎）」として定論がない。なお植村藤右衛門と梅村弥右衛門の二人の書肆は、貞享三年（一六八六）にも連名で蘆川桂洲の『病名彙解』を刊行しているが、これには『立華正道集《りっかしょうどうしゅう》』のような号名は見られない。

既に述べたように、『脈論口訣』主要な部分は、道三の『診脈口伝集』『脈訳簡略（さすのみこ）』『類証弁異全九集』あるいは『切紙』などからの引用によって構成されている。巻之五の灸穴主治条文ですらそうなのである。したがって、内容本位で云えば「曲直瀬道三著」とすることは必ずしも間違いではない。本訳注が「曲直瀬道三著」としてあるのも、そうした理由による。もちろん、一方では、本書には道三が利用できなかっただろう医書（『古今医統大全』『医学入門』『万病回春』など）からの引用が少なからず見られる。つまり『脈論口訣』は道三の著作の引用を核として、それを道三以降の中国明代医書の引用で補ったものなのである。そこで問題となるのは、直接の編纂作業が誰によってなされたかということである。

編纂者の手がかりとなるものは、本書の中に幾つかある。一つのキーワードは「半井《なからい》」である。たとえば巻之一の「寸関尺の事」には、わざわざ行を改めて「半井流の『切紙』に曰く」として、身長と寸関尺の長さの関係について述べたあと、関上を決める決め手となる「高骨」（茎状突起）に論及し、「其の骨を探り得て、指を尺の中へおろす也。高骨にひつそえて、指をあつる也。此の条、他家に高骨の上を診《と》ると云。大いに誤りなり。半井道三、其の子春蘭軒澄玄より予《よ》に伝うまで習いの第一也」とある。この半井父子とは、本書の訳注でも述べたように、室町後期の宮廷医家・半井道三（～一五〇七。丹波利長）と、その子・半井明親（〜一五四七。通称・法号は春蘭軒澄玄）のことである。そこで、文中に出てくる「予《よ》」は、半井明親の子孫、あるいは半井流の流れをくむものということになる。ただし、現在、半井流の『切紙』の存否は未詳であるため、この「予」を含む一節が半井流の『切紙』に見えるものなのか（そうであれば、「予」は半井流の『切紙』の著者の可能性もある）、そもそもこの段落のどこまでが半井流の『切紙』の本文なのかなどは不明である。

ちなみに、岡本一抱の『脈法指南』巻之一・論三部第二には「吾が朝、半井家の『切紙』と云える書に於いて、彼の一尺一寸の法に従い誤り、且つ関部を以て高骨の下に取る者は尤も誤れるなり。高陽生が『脈訣』に曰く、「骨下関脈形宛然たり」と。此れ手臂を横に伸べて骨下と云う。実《まこと》に骨旁《ほねのかたわら》の謂なり。彼《か》の道三家にその義を熟せずして、妄りに「下《げ》」の一字に泥みて、関脈を骨下《こっか》に取る者は誤りの甚だしき也。近世俗間に伝うる所の脈書も亦たこの謬りを受けて、寸関尺定位の條に、医者の中指を高骨の下《しも》にあてて是れを関の位と定むる者あり」と述べて、半井家の『切紙』や『脈論口訣』を強く批判している箇所がある。しかし、その物言いからして、岡本一抱も半井家の『切紙』を直接目にしておらず、『脈論口訣』の前掲箇所を根拠に批判を展開しているだけではないかと思われる。

このほか、本書巻之一の「諸病軽重の事」には、「此条、当流秘伝也……是半井家秘密也」とある。『脈論口訣』に見える「半井」の記載は以上の二条が全てである。もし『脈論口訣』が半井流の医家の手になるものであるとすれば、あまりに「半井」への言及が少なすぎる。この「半井」云々の条すら、引用された半井流の『切紙』の一部に過ぎない可能性もある。

以上の内容検討、ならびに次の「編著者を示す指標」での調査に基づき、筆者は、本書の編著者を、現時点では、道三の医学に大きな影響を受けた氏名不詳の医家としておくことが穏当ではないかと考える。この医家は、江戸前期に刊行されていた道三の旧著『診脈口伝集』『脈訳簡略（さすのみこ）』『類証弁異全九集』などからの摘録を柱とし、さらに主に明代医書を援用して増補した。編者名を明かすことはなかったのは、『脈論口訣』が基本的に道三の医書と脈書に拠る再編増補版であって、編者自身のオリジナルではないからである。本書刊行当時にはまだ生存していた曲直瀬玄淵に対する配慮もあったかもしれない。『脈論口訣』に似た例として、『脈論口訣』と前後して出た『鍼灸抜萃』（一六七六年初刊。江戸初期頃の古い文章を含む）や、味岡三伯（一六二九〜一六九八）一門の手になる『灸法口訣指南』（一六八五年刊）、『医学至要抄』（一六九九年刊）あるいは『灸法要穴』（写本。刊本は『経穴機要』〔一六九五年刊〕）などを挙げることができる。また、一六六〇年代から一六八〇年代には、江戸初期の頃の著作を再編したり刊行したりする例がいくつもある（吉田流の『刺鍼家鑑集』〔写本。

一六六一年序）、匹地流の『大明琢周鍼法一軸』『大明琢周鍼法抄』（一六七九年刊）、扁鵲新流の『鍼法秘伝鈔』（一六八五年刊）など）。本書もあるいはそうした流れの中の一つといえるかもしれない。

編著者を示す指標

ここで、『脈論口訣』の中に散見する、編著者を示す指標について述べておく。

例えばまず「当流」という言葉が注目される。編著者の項で述べた巻之一の「諸病軽重の事」の「此条、当流秘伝也」以外にも、巻之一の「胃気の脈の事」には「当流、胃の気の習い、明白にして、此条々最も至宝たり」とある。巻之二の「四脈の弁察」では「当流四つ脈を第一の口訣とす」と書き出されている。巻之三の「死脈意得《こころえ》の事」では夏至から立秋までの間に死脈が現れることについて「此事、本経には見えず。当流の習いに代々之《こ》れ有り」と述べ、脈はある程度の時間かけて診るべきであるとして「当流に脈を早く取り退くことを嫌う也」と戒め、足の脈の搏動を診ることの重要性を述べて「口訣に曰く……又は死すべき人にもあらざるに、脈絶える事あり。此時当流、脈出る薬を急に用ゆ可し、則ち脈出る。喘急門に出でたり」とし、巻之三の「諸病生死の脈」の労瘵の条にも「脈死証并びに病証、当流の習い（口訣）」とある。『脈論口訣』に見える「当流」という言葉は以上の六条のみであるが、このうち、巻之二の「四脈の弁察」では「当流……」の段落の次の段落は、「道三の脈書に曰く」として、道三の『診脈口伝集』の「四脈の力説」をそっくりそのまま（『診脈口伝集』の誤字も含めて）引用している。こうしてみると、「当流」は「曲直瀬道三流」とは別の流派である可能性がある。特に「当流」という言葉が何度も出てくる巻之三の「死脈意得《こころえ》の事」の全文は、道三の脈書に対応するものが見られない、典拠未詳の文となっている。

「当流」と関係のあると見られる何かの医書の病門についての言及は、前述した巻之三の「死脈意得《こころえ》の事」の「喘急門」以外にもある。巻之三の「諸病生死の脈」の霍乱の条には「暑と霍乱との見分け様、之れ有り。家の習い有り。能々《よくよく》考える可し。暑門にあり」、労瘵の条には「六七動あるは、大建中湯（自汗門）、逍遙散（婦人門）の類よしとす」と見える。病門という以上、大部の医書と見られるが、道三の主著『啓迪集』にはこれに対応するものは見られず、この病門が出ている医書が何であるかは不明である。

『脈論口訣』の編著者の言葉と見られるものに、「私云」（時に「私曰」とも。「ひそかにいう」と読み、個人的にいえばの義。訳文では「私見では」と訳しておいた）と書き出される部分がある。巻之一の「右関《うかん》脾脈の分別」、巻之二の「弦鉤毛石《げんこうもうせき》の事」（夏微鉤、秋微毛、冬微石の各条）、「反常の脈」（ここに見える「私云」は『脈訳簡略』に含まれているもの）、「虚里《きょり》の脈の事」、巻之三の「諸病生死の脈」（湿、呃逆《いつぎゃく》の各条）、巻之四の「月水不通の事」（附方の地黄通経丸の条）、「虎口三関の脈の事」、「禁物《きんもつ》の事」、「治療の法」（「疸は虫の方……」の条）、巻之五の「養生の論」（「嵆康《けいこう》が云う」の条）に見える。

「家伝」という言葉は、既に言及した巻之三の「諸病生死の脈」の諸気の条に一箇所のみ見える。家伝の伝承に言及する場合は、「習い」という言葉を使うことが多い。

「口伝」という言葉は、巻之一の「胃気の脈の事」、巻之二の「四脈《よつみゃく》の弁察」（ただし、これは道三の『診脈口伝集』に見えるもの）、巻之四の「痘疹法の事」、「悪証の事」、「禁物《きんもつ》の事」、「治療の法」、巻之五の「尺寸を定る法」、「大椎を定る法」に見える。

「口訣」という言葉は、本書の書題の一部ともなっている言葉であるが、『脈論口訣』におけるその現れ方には、大きな特徴がある。まず「口訣」という言葉は、巻之三の「諸病生死の脈」の労瘵で「当流の習い」の下に双行で「口訣」とある以外は、全て「口訣曰」として出てくる。各巻の所出の傾向であるが、以下に述べるように、その大半が巻之二と巻之三に集中的に見える。他には巻之一の「男女の分別」と「左右の診察、外感内傷」に各一回、巻之四の「妊む妊まざるの弁」と「小児診脈の事」に各一回見られるだけで、巻之五には一切見られない。

巻之二では、まず冒頭の「四脈の弁察」に二回見える。訳注でも指摘したように、二度目の「口訣」では、李時珍の『脈訣攷証』の一節が引用書名を挙げずに漢文で引かれている。「口訣」が最も引かれるのは、「二十四節の脈の次第」の章である。この章は中国の宋代から明代前半までの代表的な脈状の体系である七表八裏九道の二十四脈状が述べられている。冒頭の浮・芤・滑の三脈状の解説には見られないものの、実脈以下の二十一脈では全て「口訣」が引かれている。巻之三でもまず冒頭に置かれた「七種の死脈」の七死脈それぞれに「口訣」が附されている。さらに「死脈意得の事」に三回、「諸病生死の脈」の傷寒、痔、腰痛、労瘵にそれぞれ「口訣」が引かれている。こうしてみると、「口訣」は二十四脈状と七死脈に集中的に附加されていることが分かる。「口訣」は基本的に「脈状に関する口訣」なのである。

引用

既に繰り返し述べてきたように、『脈論口訣』は概ね、道三の四つの著作と、それ以外の中国医書や脈書からの引用で構成されている。引用は、書名が明示されたものと、書名が明示されることなく引かれているものの二種に分かれる。以下、それぞれについて述べる。

引用書名を明示した引用は、巻之一～巻之二には、それぞれ十条ほどが見られる。『素問』『霊枢』とその諸家注、『難経』『脈経』『王叔和脈訣』（実際は『脈訣刊誤』と見られる）、そして『大成論』と半井流の『切紙』がその全てである。しかし、巻之三では僅かに『難経』の滑寿の注（『難経本義』）と『素問』至真要大論の引用が各一条見られるだけで、しかも至真要大論とされる引用は、『素問』に対応箇所が確認できない。これは、巻之三が死脈、病脈を集中的に扱っており、冒頭と巻末を除けば、道三の医書からの直接の引用がないことと関連しているように思われる。

巻之四では十五条ほどの引用が見られるが、前三巻と異なり、論じられている内容が婦人科、小児科、左右寸関尺部位、経脈、そして『難経』所載の医論などに移っているためであろう、『霊枢』『難経』『脈経』『脈訣』と『難経』の諸家注のほか、『婦人良方』『医林［類証］集要』『脈影図説』『脈訣刊誤』『診家枢要』『類経附翼』『儒門事親』が引かれている。本巻については、道三の影は薄いというしかない。

巻之五では『素問』のほか、『史記評林』扁鵲倉公列伝、『諸病源候論』『医学発明』『［本草］衍義』『玉機微義』『本草綱目』が引かれているほか、「五蔵寒熱の薬味」の章の末に「尤も『薬性能毒《やくしょうのうどく》』、詳らかにし給うべし」との一節がある。『薬性能毒』は道三の著作であるが、今日の伝本の多くは曲直瀬玄朔らが増補したものである。

しかし、書名が明示されている引用を見ているだけでは、『脈論口訣』を理解することはできない。書名が明示されていない大量の引用が本書の多くの部分を構成しているからである。

書名が明示されていない大量の引用のうち、巻之四を除く諸巻の主要な構成要素となっているのが、道三の四つの著作であるが、その書名は一切出てこない。たとえば『診脈口伝集』は、巻之一の「左右の血液気息」と「左右の診察、外感内傷」、巻之二の最初に「道三の脈書に曰く」あるいは単に「脈書に曰く」として引用されるだけで、その他の引用では道三の名前も書名も示されることは無い。また『切紙』は巻之三の「診候の薬註」に「雖知苦斎盍静翁道三先生一紙の約術秘訣」と記載されるだけである。『脈論口訣』の成立に深く関わっている『類証弁異全九集』『脈訳簡略（さすのみこ）』も、書名が現れることは一切ない。ちなみに『脈訳簡略（さすのみこ）』については、引用を間違えて、他の文章に混入している例も見られる。訳注にも記したように、巻之一・「癥瘕積聚の事」と次章の「痰の鬱結所在の弁」がそれである。

ちなみに、『診脈口伝集』『脈訳簡略（さすのみこ）』『類証弁異全九集』の三書がいずれも平易な和文で書かれていること、また『診脈口伝集』『脈訳簡略（さすのみこ）』の二書が横本で刊行されていることは、『脈論口訣』の体例や体裁をなにがしか規定したかもしれない。『切紙』は巻之二と巻之三に引用が見られるが、他の三書のように全文をそのまま引くというかたちではなく、脈状と脈証についての部分に集中的に引用されている。

なお道三の主著である『啓迪集』（一五七四年自序。一六四九年刊）からの引用や言及を確認することはできない。その理由は不明である。

『脈論口訣』の内容を豊かなものに、あるいは甚だ複雑なものにしているのは、明代までの医書や脈書の引用である。複数の医書に同文や類文が見られるという例が珍しくないから、引用の典拠を確実に指摘することは簡単ではないが、それでも傾向の大概ははっきりしている。それは『玉機微義』『医学正伝』に『古今医統』『医学入門』を加えた四書であり、さらにそれらを凌駕して引かれているのが『万病回春』である。ただし、巻之四の婦人門については『婦人大全良方』が中心的な引用書となっているのは当然である。詳細は本文の訳注を参照していただきたい。

江戸期脈書における『脈論口訣』の位置

ここで道三の脈書以外の江戸期の脈書について概観し、あわせて『脈論口訣』の位置づけを行ってみよう。

道三の孫弟子にあたる饗庭《あえば》東庵《とうあん》（一六二一〜一六七三）は漢文体の『諸家脈位考』（一六七四年刊）を著している。専ら左右寸関尺六部の蔵府経脈配当という問題について、諸家の説を挙げながら詳細に論じたもので、その考証は圧巻であるが、広く読まれたとは思えない。ただ、六部への蔵府経脈配当という問題は、しばしば江戸時代の医家の関心を引いたようで、『難経』の注解書『盧経裒腋《ろけいほうえき》』の著者でもある加藤九皐《かとうきゅうこう》（一六六四〜一七二八）の漢文体の『脈位弁正』（一七二〇年刊）も、この問題のみを取り上げて考証している。

名古屋玄医（一六二八〜一六九六）には、漢文体で書かれた『脈要源委』三巻（一六六九年成立）が写本で伝わっている。本書は、脈診に関する重要事項を全て網羅しており、叙述も整然としていて、『脈論口訣』以前に書かれた脈診専門書として、一定の水準を超えた好著である。ただ、刊行されることがなかったため、ほとんど影響を及ぼすには至らなかった。なお玄医には和文で書かれた写本『脈要訓蒙』（一六八〇年成立）も遺している。

北山友松（?〜一七〇一）の漢文体で書かれた『医方考脈語縄愆《じょうけん》』（一六九七年刊）二巻は、『医方考縄愆』六巻に附刊された脈書である。江戸初期の慶長元和年間に何度が重刊された呉崑の『脈語』の経文を挙げて解説したものである。その内容は高い水準にあるが、単行されなかったこともあり、後世に影響を及ぼすことがなかった。これは同じような性格の脈書に、岡本一抱の和文の脈書『万病回春脈法指南』六巻（一七五五年刊）がある。これは岡本一抱の脈論を門人がまとめたもので、『万病回春』の脈論を挙げて、それを解説したものである。巻之一が総論、巻之二以下が病門別の脈論となっている。『脈論口訣』と比べて整然とした構成で、病証の解説も穏当であり、経絡治療の創成期はもちろん、それ以降もよく読まれた。ただ、これは『医方考脈語縄愆《じょうけん》』についても言えることであるが、原著の枠組に制約されていることからくるのであろうか、いささか臨床的な問題意識が稀薄であるように感じられる。

江戸後半の代表的な脈書は、和文で著された『脈法手引草』三巻（一七七〇年刊）である。本書は『脈論口訣』の精華を踏まえつつ編纂されたもので、『脈論口訣』の後継書ということができる。その凡例で著者は、既に古医方全盛の時代に入っていた江戸中期後半の脈学の実状について、「今、古方家者流と称する者、一向診脈に拘わらず。その偏見、席を同じうして語るべからず。彼の鍼科をなす者もまた、脈候を用いずして治療せんといわば、「渾々の脈は刺すことなかれ」といえる『内経』の禁戒、何を以て免れんや」と嘆じている。日本近世の脈法とは、要するに道三流の脈法、つまり南宋金元明医学の脈法であったから、それらの医学が否定され、鍼灸もまた衰退期にあった江戸中期後半には、脈診を語る者は後退戦を戦うしかなかったのである。

江戸後期に著された村山維益の漢文体の脈書『古脈法図解』（一七九六年刊）は、一口で言えば、和蘭医学と中国伝統医学の脈診を合作しようしたもので、それは鍼灸の分野における石坂宗哲の試みに似ている。このような発想は、近代化を迫られた伝統的な社会が見せる不可避の痙攣的な反応というべきものであって、その後も繰り返されたが、それが何かの成果を上げたことは無い。

多紀元簡（一七五五〜一八一〇）の漢文体の『脈学輯要』（一七九五年自序）は、挨穴研究に使った手法を脈状にも適応して、脈状について考証したものである。その考証は精緻であるが、多紀元簡が脈診というものについて、実際にどんな問題意識を持っていたかは、本書を通読しても浮かび上がってこない。

中茎暘谷《なかくきようこく》（一七七六〜一八六六）の和文で書かれた『切脈一葦《せつみゃくいちい》』三巻（一八三一年刊）と浅田宗伯（一八一五〜一八九四）の漢文体で書かれた『脈法私言《みゃくほうしげん》』（一八四五年刊）は、現在でも漢方家に読まれることの多い脈書である。いずれも臨床的な問題意識が感じられるが、その評価については省略する。

江戸期の脈書は、写本も含めればある程度の数を数えることができる。刊行されることによって広く読まれたものといえば、『脈論口訣』『脈法指南』『脈法手引草』の三書に尽きるといってよい。そのなかでも『脈論口訣』は、曲直瀬道三の問題意識（察証弁治）を最も生々しく伝える、江戸期脈書の白眉である。

【訳・校注】
篠原孝市（しのはら・こういち）
1976年、東京高等鍼灸学校（現・東京医療専門学校）を卒業。1978年に篠原鍼灸院を開院、現在に至る。1988年以来、日本鍼灸研究会（關西鍼の會、東京鍼の会）を主宰、代表を務める。監修に『臨床鍼灸古典全書』（全69冊、オリエント出版社、1988〜1995）など。

カバー・本文デザイン：掛川竜
組版・DTP：アイエムプランニング

現代語訳 **脈論口訣** ―原文・注釈・解説付き

2019年12月1日　初版第1刷発行

著　者　曲直瀬道三
訳・校注　篠原孝市
発行者　戸部慎一郎
発行所　株式会社　医道の日本社
〒237-0068　神奈川県横須賀市追浜本町1-105
TEL　046-865-2161　FAX　046-865-2707
印　刷　シナノ印刷株式会社

ISBN 978-4-7529-1170-8　C3047